实用临床骨病学

（上）

任　一等◎编著

吉林科学技术出版社

图书在版编目（CIP）数据

实用临床骨病学/ 任一等编著. -- 长春 :吉林科学技术出版社, 2016.8
ISBN 978-7-5578-1180-8

Ⅰ. ①实… Ⅱ. ①任… Ⅲ. ①骨疾病—诊疗Ⅳ. ①R68

中国版本图书馆CIP数据核字(2016) 第203045号

实用临床骨病学

SHIYONG LINCHUANG GUBINGXUE

编　著　任　一等
出 版 人　李　梁
责任编辑　刘建民　韩志刚
封面设计　长春创意广告图文制作有限责任公司
制　版　长春创意广告图文制作有限责任公司
开　本　889mm×1194mm　1/16
字　数　972千字
印　张　30.5
版　次　2016年8月第1版
印　次　2017年6月第1版第2次印刷

出　版　吉林科学技术出版社
发　行　吉林科学技术出版社
地　址　长春市人民大街4646号
邮　编　130021
发行部电话/传真　0431-85635177　85651759　85651628
85652585　85635176
储运部电话　0431-86059116
编辑部电话　0431-86037565
网　址　www.jlstp.net
印　刷　虎彩印艺股份有限公司

书　号　ISBN 978-7-5578-1180-8
定　价　120.00元

编委会

主　编

任　一　张　剑　侯建平

孙荣鑫　朱勋兵　段小锋

副主编（按姓氏笔画排序）

何生祯　张　宁　陈文瑶

胡洪生　徐梓耀　黄海峰

编　委（按姓氏笔画排序）

马慧勇（山西长治医学院附属和济医院）

王烨芳（河南省洛阳正骨医院　河南省骨科医院）

田志鹏（三峡大学仁和医院）

朱勋兵（蚌埠医学院第二附属医院）

任　一（贵州省黔南州中医医院）

孙荣鑫（新疆医科大学第六附属医院）

李　娜（新乡医学院第三附属医院）

何生祯（甘肃省天祝县人民医院）

宋莺春（承德医学院附属医院）

张　宁（河北省秦皇岛市北戴河医院）

张　剑（湖北省武汉市第九医院）

陈文瑶（三峡大学仁和医院）

周　游（三峡大学仁和医院）

赵成亮（承德医学院附属医院）

胡洪生（湖北省黄石市第二医院）

段小锋（湖北省荆州市第二人民医院）

侯建平（甘肃省陇西县第二人民医院）

侯洪涛（河南省洛阳正骨医院　河南省骨科医院）

侯宪堂（山东省东明县人民医院）

徐梓耀（山东省文登整骨医院）

黄海峰（三峡大学仁和医院）

常瑞兰（山东省文登整骨医院）

慈斌斌（山东省文登整骨医院）

任　一

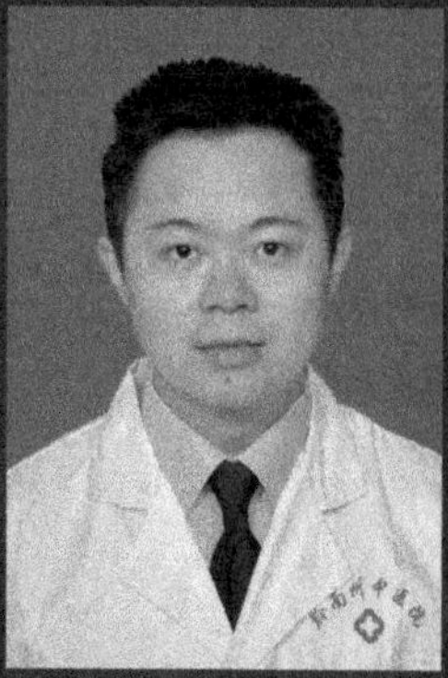

男，汉族，1979年8月生，2002年毕业于遵义医学院临床医学系，现任贵州省黔南州中医医院骨伤二科副主任，副主任医师；贵州省高层次创新性“千”层次人才，贵州省黔南州优秀青年人才，贵州省医学会骨科学会青年委员，贵州省显微外科学会委员。先后于北京解放军总医院、四川大学华西医院、北京积水潭医院骨科进修学习。长期从事骨科临床工作及课题研究，擅长肢体严重创伤的修复重建技术，骨盆创伤的抢救和修复技术，达到贵州省领先级别。对肢体畸形矫形，微创固定术及关节病损修复置换有颇多造诣。主持省级、州级课题五项，曾在《中国矫形外科杂志》《辽宁中医》《现代预防医学》《中国药房》等发表期刊论文二十余篇。获黔南州科技进步奖三项，中国民族医药学会学术著作奖一项。参编骨科专著《实用骨伤科诊疗学》《水族骨伤医药》两部。

张　剑

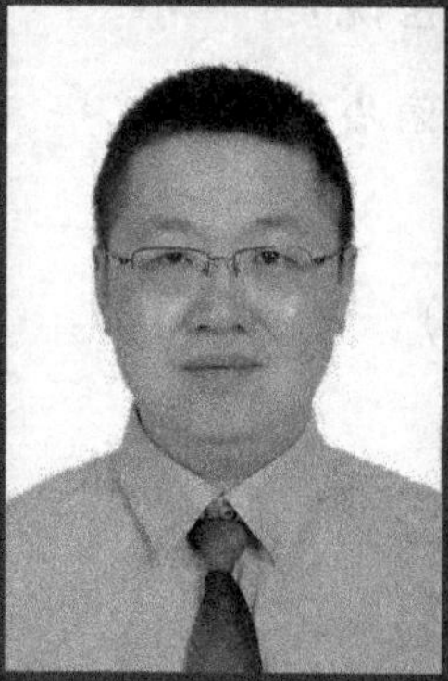

男，1974年10月生，武汉大学医学学士，主治医师，现任武汉市第九医院骨科副主任。全国颈肩腰腿痛研究会理事。潜心专研骨科临床工作近二十年。有扎实的理论知识和丰富的临床经验，在四肢创伤、骨关节疾病诊治方面有深入研究，擅长人工髋关节置换术、人工髋关节翻修术、高龄老人骨折的保守及手术治疗。多次在国家重要期刊发表论文，已获得两项国家专利。本着视病人为亲人的宗旨，竭诚为病人服务。

侯建平

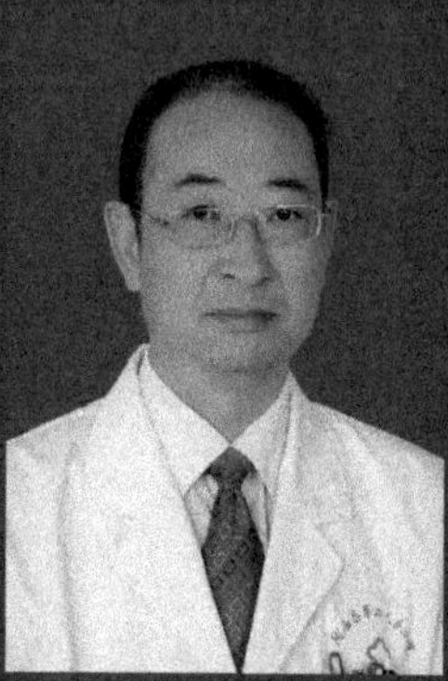

男，1963年生，1988年7月毕业于兰州医学院。能够独立完成骨科的各种复杂的高难度手术。2002年获骨科副主任医师资格。2004年参与完成了《克氏针髓内固定治疗小儿骨干骨折临床应用》科研项目，获陇西县2004年度科技进步一等奖与2005年度定西市科技二等奖。主持完成《自制锁定式钻头保护器在四肢骨折手术钻孔保护中的临床应用研究》科研项目，获2015年陇西县科技进步一等奖，定西市科技进步二等奖。先后在《中国综合临床》2015年12月发表了《肱三头肌正中入路双钢板治疗肱骨远端骨折》，《中医学报》2015年8月发表了《掌侧入路普通斜T型钢板治疗桡骨远端骨折》，《中国创新医学》2009年3月发表了《肱三头肌两侧入路治疗肱骨髁上骨折》。

孙荣鑫

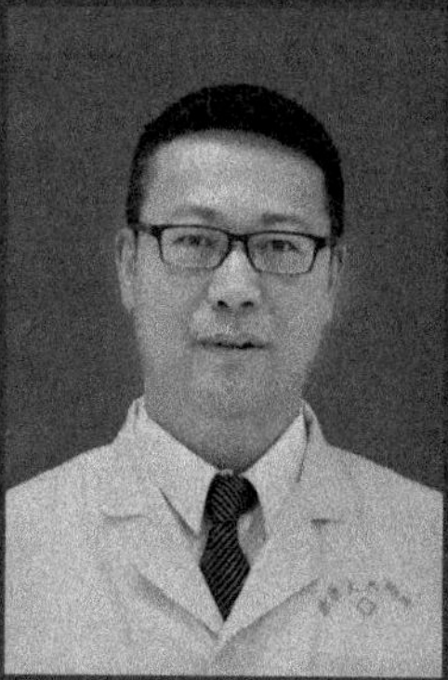

男，1977年生，副主任医师，新疆医科大学六附院关节外科1病区副主任，硕士研究生导师，中南大学湘雅医院骨科博士，曾进修于北京积水潭医院，发表SCI和核心论文二十余篇，擅长髋、膝关节疾患人工关节置换术，肩、膝关节镜下手术，四肢骨盆复杂创伤处理。

前　言

随着我国经济的飞速发展，交通意外、工业和建筑业事故、各种自然灾害以及运动伤所造成的高能量、复杂创伤越来越多，骨折与关节损伤成为临床上的常见病和多发病。骨科是一个不断发展的学科，专业划分变得越来越细，而传统骨科模式已少见。此书旨在向医学生、骨科专业研究生及临床医生尽可能全面地介绍骨科知识。

本书从基础理论、临床实践出发，重点突出临床诊断、治疗方法，贯穿古为今用、中西医结合的原则，重点介绍骨关节疾病的临床诊断和治疗。全书共十七章，包括骨的发生和正常结构、骨的形态与功能、骨的生理学、骨科麻醉、骨科常用检查方法、固定方法、中药治疗、手法治疗、物理疗法、微创骨科技术、创伤急救、创伤的合并症、颅面部骨折、躯干部损伤、上肢疾病、下肢疾病、骨肿瘤的内容。

由于编者水平有限，书稿内容形式上不是太统一，书中可能存在不少缺点和不当之处，敬请专家、同道和广大读者给予批评指正。

《实用临床骨病学》编委会

2016年5月

目　录

第一章
骨的发生和正常结构

第一节 骨的发生

骨组织是一种复杂的结缔组织，由骨细胞和细胞间质组成。骨骼起源于中胚层的间充质细胞，骨的发育包括骨化与生长。骨化有两种形式，即膜内成骨与软骨内成骨，但不论哪一种形式都是间充质细胞分化为成骨细胞。然后骨细胞形成骨及纤维和有机基质。骨盐沉积变为骨质。

一、膜内成骨

骨组织由结缔组织直接形成。间充质首先凝缩成一个结实的结缔组织膜。间充质细胞在膜内的一个或几个区域中衍变成骨细胞，产生针状的骨样组织并钙化形成骨中心。随着骨化中心的扩大，这些针状骨质（骨小梁）逐渐增粗变厚，并相互衔接向四周伸展，形成海绵状骨，即松质骨。在骨的生长发育过程中，位于骨小梁外围的部分骨母细胞被埋没于其基质中成为骨细胞。

在结缔组织膜以外的间充质集合成为骨膜，骨膜内层的骨母细胞同样分泌骨样组织，经钙化后形成骨小梁。这些骨小梁逐渐形成密质骨，即骨板。松质骨（即海绵状骨）和骨板构成扁骨。人体头颅、颜面骨都是经膜内化骨而形成的。从组织胚胎发生来说，膜内化骨的过程比软骨内化骨简单，因此，在临床上形成病变的可能性远较软骨内化骨少，且也不那样复杂。

新生儿的囟门即为颅骨尚未骨化之结缔组织。出生后，颅扁骨的内表面和外表面骨形成过程明显超过骨吸收过程，于是形成两层密质骨（内板和外板），而其中央部分（板障）则仍保持海绵状结构。未发生骨化的结缔组织层将成为膜内骨的骨内膜和骨外膜。

近年来，由衰老对人髂骨骨小梁形态计量参数的影响认为，衰老可使人的骨体积逐渐减少，出现老年性骨质疏松，其发生的原因与人体内分泌系统失调、营养、运动和生活习惯等因素有关。因此，了解随年龄增加而发生的骨丢失规律是进一步研究防治的基础。

二、软骨内成骨

人体大部分骨骼均由软骨内骨化形成。以长骨为例，胎儿时中胚层演变而来的间充质细胞，先凝缩成一块软骨，继之在软骨中部出现钙盐沉着而转变为骨组织，这个骨化的起点叫第一次骨化中心或原发骨化核。同时，软骨周围的软骨膜开始产生成骨细胞，形成一层薄的环状骨板，即早期的骨皮质、与原发骨化核在一起。其周围的软骨膜转变为骨膜。骨化中心随胎儿发育向周围及两端增粗、伸展，其中央部分吸收形成骨髓腔。人体诸骨一次骨化中心，多半在胎儿时已形成，其两端未骨化的软骨部分称为骨骺。骨化中心与两端软骨连接的地方，是骨生长最为活跃，亦是软骨内骨化时最先有钙盐沉着的部位，称为先期钙化带（称为临时钙化带）。

骨骺的软骨内绝大多数在出生后才出现骨化，称第二次骨化中心。出生时一般只有股骨下端、胫骨上端及肱骨头骨骺出现骨化。随着年龄的增长，骨骺由小逐渐增大，并将骨骺软骨分成两个部分，近关节面者称软骨板，最后发展成关节软骨，终生存在；近骨骺端者形成骨骺盘（骨骺板），在X线片上呈一条透亮带，称骨骺线。骨干两端与骨骺连接区，称干骺端，约在18～25岁时，全身骨骺发育停止，骨骺板亦完全骨化，使第一、二次骨化中心愈合，在骺板区常残留一条不完整的致密线。第二次骨化中心的出现及骨骼的愈合，大都有一定的时序，但亦有不少差异，四肢骨骺骨化中心的出现与愈合时间，也有不少差异。在骨生长发育期，除骨干的长度和宽度不断增长外，同时还进行着骨成型作用，以塑成最后的外形轮廓，管状骨末端一般总是比中段宽大，自骨端向骨中段，骨横径总是进行性的向心性收缩，这种过程称之为骨成型或骨收缩。若骨成型不足则骨端与骨干交叉的凹陷变浅、变平，甚至凸出使骨呈杵状。凡是影响骨生长的疾病，如软骨营养不良或石骨症等均可发生，相反，若骨成型过渡，则骨端特别宽大。

胚胎发育晚期，各骨骺中央部位出现次级骨化中心，即使在同一骨中各骨化中心之发育也有先后。次级骨化中心与初级骨化中心的不同之处，前者呈放射状生长而非纵向生长。此外，因关节软骨无软骨膜覆盖，故此处无骨领形成。当次级骨化中心发生之骨组织占据整个骨骺时，仅两处有软骨残留。关节软骨保持终生，不参与骨的形成。骺软骨，又称骺板，为骨骺与骨干连接部位。随着骺板软骨的生长，其软骨成分不断被主要由骨干骨化中心形成的新生骨基质取代，骺板停止生长后骨之纵向生长随之终止。

骺软骨可分为三个区，从近骨骺侧开始依次为：①储备区：又称静止区，由原始透明软骨形成，细胞数量较少，但合成蛋白质功能活跃，其含较丰富的类脂质等营养物质。此区血管极少。②增殖区：软骨细胞迅速分裂堆积而呈柱状，细胞柱与骨之长轴平行，软骨细胞的这种间质性生长使骺板得以持续生长，软骨细胞内质网增多。此区血管丰富。③肥大区：此区含大的软骨细胞，被吸收的基质则缩减为软骨细胞柱之间的薄层间隔。此区可进一步分为成熟区、钙化区和退化区，成熟区中已无细胞分裂。细胞和陷窝扩大呈方形，胞浆中有大量糖原积聚；钙化区中由于矿质沉积使陷窝周围之基质呈深度嗜碱染色；退化区中软骨细胞死亡和裂解，细胞间之基质亦如此，富含血管的原始骨髓扩展至细胞与基质破坏所遗留的腔隙。继而出现骨化区，毛细血管和来源于骨外膜的细胞分裂产生的骨祖细胞侵入软骨细胞死亡后留下的空腔。骨原细胞分化为成骨细胞，后者在钙化的软骨基质中隔面上形成一非连续层并在中隔上沉积骨基质，骨基质发生钙化，一些成骨细胞逐渐变为骨细胞。上述骺软骨各区的连续变化显示软骨内成骨的整个过程，持续至成年骺板闭合为止。

三、骨的生长和改建

骨的生长包括原有骨组织的部分吸收和新骨沉积，二者同时进行，这样骨在生长过程中得以保持其原有形状。在骨的发生过程中，随着骨的生长和增粗，骨的形状需要经过不断改建，才能适应身体的需要。最初形成的原始骨小梁，纤维排列紊乱，含骨细胞较多，支持性能较差。经过不断改建，骨小梁依照张力和应力线排列，具有整齐的骨板，骨单位也增多，以适应机体的运动和负重。著名的Wolff定律说明骨的动力性质："骨的形成和改建按照应力而改变"。扁骨如颅骨的生长主要是靠位于骨缝之间和骨外表面的骨外膜产生骨组织，同时其内面发生骨吸收。由于骨组织可塑性强，颅骨可随脑的生长而增大。长骨的生长过程较复杂。骨骺内软骨的放射性生长使其体积不断增大，继而发生软骨内成骨，故骨骺松质骨部分得以增大。由于骨骺生长速度快于骨干，故骨干两端膨大成漏斗形，是为干骺端。骨干长度增加主要是骺板成骨活动的结果，而骨干增粗则是骨领外面的骨外膜形成新骨的结果；同时其内表面发生骨吸收，使骨髓腔直径不断增大。骺板软骨停止生长后，骺板通过骨化而为骨组织所替代，连接骨骺与骨干之骨组织密度较高，成年后表现为骺线。骨骺闭合一般在17～20岁，但可因人而异。

（任　一）

第二节　骨的正常结构和发育

骨的正常结构如前所述，由细胞和细胞间质组成。骨细胞包括成骨细胞、骨细胞和破骨细胞，骨细胞埋于骨基质中，细胞间质由基质和纤维构成，骨的特点是细胞间质内有大量钙盐沉积，因而构成坚强的骨骼系统。在光镜下，骨由排列方式不同的骨板构成。若将骨的密质骨作横断面观察，骨由松质骨、密质骨、骨膜及血管等构成。各骨的外层由密质骨组成，称为骨皮质。长管状骨骨干的骨皮质较厚，干骺端及骨骺的骨皮质较薄。各骨的内层由骨松质和骨髓腔组成。而颅骨略有不同，由两层密质骨组成，称为内板和外板，相当于长管骨的骨皮质。内、外板之间相当于骨髓腔的部分称板障，颅骨横截面犹如“三合板”。所有骨的骨皮质外包有骨膜。下面以长管骨为例分述如下。

一、松质骨

多分布于长骨的骨骺部，由大量的针状或片状骨小梁相互连接，形成许多网状结构，骨小梁由平行排列的骨板之骨细胞组成，骨小梁之间的空隙内充满红骨髓。松质骨的细胞和细胞间质与密质骨并无区别，所不同的只是其疏松程度及排列方式不同而已。松质骨的间隙较大，呈细小的小梁状；密质骨间隙小，骨组织相互挤紧，呈象牙状。

二、密质骨

密质骨看似紧密，但其中仍有许多相互连通的小管道，内有血管及神经，血管供应骨组织营养和排出代谢产物。长骨骨干的密质骨的骨板排列很有规律，根据骨板的排列方式不同，可区分出下列3种骨板。

(一)环骨板

分布于长骨外周及近骨髓腔的内侧部，分别称为外环骨板及内环骨板。外环骨板较厚，由数层骨板构成，其外包以骨膜。外环骨板是由骨外膜内层的成骨细胞不断添加新骨形成。在外环骨板层中可见与骨干相垂直的孔道，横穿于骨板层，称为穿通管(Volkmann canals)，经此管营养血管进入骨内，和纵行的中央管相通，中央管经穿通管使其与骨面和髓腔相通。靠近骨髓腔也有数层骨板绕骨干排列，称内环骨板层，骨干的内层衬附有骨内膜，也可见有垂直穿行的穿通管。

(二)骨单位

又称哈佛系统(haversian system)，是长骨干的主要结构。骨单位于内外环骨板之间，数量较多，每一骨单位由10～20层同心圆状排列的骨板围成长筒状结构，每一骨单位的骨板间约有3～6层骨陷窝，骨细胞位于其内，骨小管则从中央向周围呈放射状排列。骨单位的中央有一中央管，内含毛细血管及神经。在横切面上，骨板环绕中央管呈同心圆状排列，在纵切面上平行排列。

(三)间骨板

是一些形状不规则的骨板，横切面上呈弧形排列。它是旧的骨单位被吸收后的残留部分，充填在骨单位与环骨板之间。

三、骨膜

骨膜覆盖于除关节面外所有的骨外表面及内表面。

(一)在外表面称骨外膜

又分内外两层。

1.纤维层

是最外的一层，由致密结缔组织构成，彼此交织成网，成纤维细胞分散在束间，较大的血管在束间通行，并有许多神经分布。其粗大的纤维可横向穿入外环骨板，有固定骨膜和韧带的作用。

2.成骨层

外膜内层又叫成骨层，内层疏松，富含小血管和细胞。骨内膜衬于髓腔面骨小梁的表面、中央管及穿通管的内表面，富含血管及细胞，具有一定的成骨和造血功能。

(二)骨内膜

贴附在髓腔面，很薄，是网状结缔组织，也有小血管从骨髓进入骨组织(图 1-1)。骨内膜中的细胞也具有造骨潜能，成年后处于不活跃状态，发生骨损伤时则可恢复造骨功能。

骨外膜和骨内膜的主要功能是营养骨组织，并不断供应新的成骨细胞以备骨生长和修复之用。因此，在骨科手术时应尽可能保护骨膜使免遭损坏。

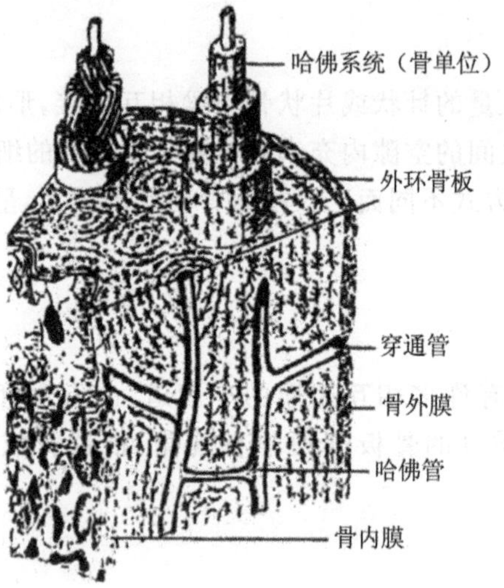

图 1-1 长骨干壁结构示意图

四、骨的血液供给和神经分布

骨骼受多方面的血管供应(管状骨的血液供应有 4 个来源：即滋养动脉、骨骺动脉、干骺动脉、骨膜动脉)，一般可分为 3 种。

(1)较大的营养动脉长骨可有 1～2 支，穿过营养孔进入骨髓腔然后分支，分别进入哈氏管和骨髓内，其末端变成薄膜，扩大后成为血窦网。

(2)较小的营养血管丛，分出许多小血管通过骨端的小孔进入松质骨。

(3)骨骺部的血管主要来自关节囊，在某些部位一些动脉可直接到达骨骺。以上 3 种血管渠道在骨内紧密吻合分布于骨的各部，供应骨的各个组成部分。在生长时期的骨骺部，血管不能穿过骨骺板，故营养主要来自关节囊，而不是来自骨干的血管，如股骨头的营养主要来自于圆韧带的血管，另一部依靠关节囊内回旋血管的分支供养。当骨干与骨骺融合以后，骺板消失，骨骺部血管各支即与干骺部血管相互吻合，共同负担血供。

短骨、扁骨、不规则骨也以类似方式获得血供。在骨内膜不可见到淋巴管，依照同样的方式贯穿骨质，走行于哈氏管中。骨膜的神经很丰富，它伴随着营养动脉进入骨内的血管网均有吻合，而后者与骨内血管相连。骨折伤及滋养动脉时，骨外膜血管体系即可供应较大份额的密质骨，此时只要不损伤肌肉与骨之间的血管连接，则骨膜仍能存活并形成新骨。另一方面，骨外膜也是骨骼肌血供的重要来源，肌营养血管损伤时，只要肌肉与骨外膜的血管连接仍保持完整，肌肉血供即不致明显减少。

骨髓毛细血管床(血管窦)的血，经横向分布的静脉管道汇入中央静脉后者进骨干滋养孔，作为滋养静脉将静脉血引流出骨。长骨的静脉血大部经骨外膜静脉丛回流。另有相当量的静脉血经骨端的干骺端血管回流。

骨髓血管体系与骨膜血管体系的吻合，使骨干具有双重血供，在血供不足时有互相代偿的作用，这对骨折的愈合及决定骨折治疗方案、手术注意事项等均有重要意义。

骨的神经分布：长骨两端、椎骨、较大的扁骨及骨膜，均有丰富的神经分布。骨的神经可分为有髓和无髓两种：有髓神经伴随滋养血管进入骨内、分布到哈佛管的血管周围间隙，有些有髓神经纤维还分布至骨小梁之间、关节软骨下面及骨内膜；无髓神经纤维主要分布至骨髓及血管壁。

（任　一）

第三节　影响骨生长的某些因素

一、激素因素

骨的生长与代谢受多种激素的调节与控制，主要有甲状旁腺素、降钙素和生长激素、雌激素、糖皮质激素等。

（一）甲状旁腺素（parathyroid hormone，PTH）

PTH 主要作用是调节钙磷代谢，使血钙增高，血磷降低，维持组织液中的钙离子于恒定水平。PTH 对骨组织的作用是激活骨细胞、破骨细胞和成骨细胞，加强骨更新或骨改建过程。

（二）降钙素（calcitonin，CT）

CT 是甲状腺滤泡周围的 C 细胞分泌的一种多肽，主要作用是通过抑制骨吸收降低血钙，维持钙平衡。CT 对破骨细胞的骨吸收呈直接抑制作用，而对骨形成则无明显影响。在体外，CT 通过抑制 PTH 诱导的破骨细胞形成，可暂时抑制骨吸收。CT 降低血钙的机制，主要是刺激有机磷酸盐的水解生成无机磷酸盐；在骨吸收处，磷酸盐增加将阻碍磷向细胞内转运，而在骨形成处则加强骨的钙化。除调节钙磷代谢外，CT 还可直接或间接调节镁、氯、钠的代谢，抑制肾小管钙、磷、钠、钾、镁、氯离子的重吸收，增加其尿中排出量。CT 还可通过抑制 1，25－二羟维生素 D 的形成，间接抑制钙的胃肠道吸收。在临床上，CT 主要用于高钙血症、骨质疏松症和 Paget 病等。

（三）甲状腺素（thyroid hormone，T_3，T_4）

甲状腺素对骨骼有直接作用，使骨吸收和骨形成增强，而以骨吸收更为明显。T_3 和 T_4 增加钙、磷的转换率，促进其从尿和粪便排泄。

（四）生长激素（growth hormone）

生长激素能促进蛋白质合成和软骨及骨的生成，从而促进全身生长发育。幼年期生长激素分泌不足，可致生长发育迟滞，身材矮小，称为侏儒症；生长激素分泌过多会使身体各部分过度生长，四肢尤为突出，称为巨人症。如分泌过多发生于成年人，则只能促进短骨生长，出现肢端肥大症。

（五）雌激素（estrogen）

雌激素能刺激成骨细胞合成骨基质，如水平下降，则成骨细胞活性减弱，骨形成减少。正常时，雌激素可拮抗 PTH 的骨吸收作用，降低骨组织对 PTH 骨吸收作用的敏感性。绝经后雌激素的减少可使骨组织对 PTH 敏感性增加，骨盐溶解增加，如不给予雌激素替代治疗常发生骨质疏松。此外，孕激素与雌激素在促进骨形成方面有协同作用。

（六）糖皮质激素（glucocorticoid）

糖皮质激素对骨和矿物质代谢有明显作用。体内此激素过多（如库欣综合征或长期使用糖皮质激素）

可引起骨质疏松，糖皮质激素对骨形成的直接效应是复杂的，短期用药能刺激骨胶原合成，并增加碱性磷酸酶活性，长期用药后则此效应被抑制。

(七)前列腺素(prostaglandin,PG)

前列腺素是具有多种功能的调节因子，对骨形成和骨吸收既有刺激作用，又有抑制作用，视其作用的微环境及作用于骨形成或骨吸收过程的哪一环节而定。前列腺素由成骨细胞合成，主要产物是 PGE_2，也有 PGI_2 和 PGF_2 PGE 的骨吸收作用最强，外源性 $PGF_{2}\alpha$ 可促进骨吸收，动物和人体内研究表明，恶性肿瘤时的高钙血症及牙周病、类风湿性关节炎时的炎性骨丢失，可能与 PG 有关，人工关节松动也被认为是 PG 的作用。在骨髓培养中，外源性 PG 可使破骨细胞样多核细胞数量增加。

二、维生素的因素

骨的生长受多种维生素的影响。其中与维生素 A、维生素 C、维生素 D、维生素 E 的关系最为密切。

(一)维生素 D

维生素 D 是开环类固醇，现视为类固醇激素之一。维生素 D 进入体内即在肝中浓集并羟化成为 25－羟化维生素 D_3，后者在肾内通过线粒体中 1α－羟化酶之作用再发生 1 位羟化成为 1,25－二羟维生素 D_3，或经过 24 位羟化成为 24,25－二羟维生素 D_3。维生素 D 及其活性代谢产物对骨组织呈现两种不同的作用。首先是对骨的直接作用，增加破骨细胞的活力，促进骨吸收，此间 1,25－二羟维生素 D_3，与 PTH 有协同作用；其次，通过增加小肠对钙、磷的吸收，为骨基质的钙化提供足够的钙和磷。这两方面的共同作用使血钙和血磷升高，达饱和状态，间接促进了骨的钙化。

(二)维生素 A

维生素 A 能协调成骨细胞和破骨细胞的活性，保证骨生长和改建的正常进行。维生素 A 严重缺乏时，骨吸收和改建滞后于骨形成，导致骨骼畸形发育。如颅骨改建不能适应脑的发育，椎孔不能扩大而影响脊髓生长，造成中枢神经系统的损伤。维生素 A 缺乏还可影响骺板软骨细胞的发育，致使长骨生长迟缓。维生素 A 过量时，破骨细胞高度活跃，骨因过度侵蚀而易致骨折；如骺板因侵蚀而变窄或消失，可使骨生长停止。

(三)维生素 C

维生素 C 可影响骨原细胞的分裂增殖，并与成骨细胞、软骨细胞和成纤维细胞合成骨基质的功能有关，但并不影响软骨基质的钙化及骨盐沉积。严重缺乏维生素 C 可引起坏血病，使软骨、骨和骨膜的纤维和黏蛋白形成发生障碍，纤维性结缔组织的基质和内皮细胞黏着性减弱，常造成毛细血管出血，特别是骨外膜下出血。生长期间长骨干骺端出血，可阻碍成骨细胞进入，使钙化的软骨大量堆积，脆弱易折断。因骨原细胞分裂受阻，成骨细胞数量不足，类骨质沉积受影响，故干骺端无新的骨小梁形成。骨小梁减少加之钙化软骨质脆易折，易发生骨干与骨骺之间的骨折。骨干的骨生成受阻，使其骨质变薄，在成年人易发生骨折。骨折后因类骨质形成不足，愈合缓慢。

(四)维生素 E

维生素 E 是人体内的一种抗氧化剂，可影响生物膜的脂质成分，稳定膜蛋白和结合酶，保持细胞膜系统的结构和功能正常。在防止过氧化物对亚细胞结构膜脂质的损伤方面，维生素 E 和硒起着互补作用。维生素 E 具有良好的抗衰老作用，可推迟骨质疏松的发生。

三、酶的因素

(一)碱性磷酸酶(alkaline phosphatase,ALP)

是一种磷酸单酯酶，在人体内分布极为广泛，各种组织细胞如小肠、骨、肝、肺、肾等均含 ALP。

临床上常应用血清 ALP 活性测定诊断骨骼疾病，ALP 活性变化往往较其他生化参数出现早且幅度大、且与病变程度相一致。

血浆正常值为1～5 U(Bodansky)或3～13 U(King－Armstrong),Paget病、佝偻病、骨软化、甲状旁腺功能亢进、骨肉瘤和骨转移癌等均有血清ALP活性增高,而在软骨发育不全、磷酸酶过少症、克汀病、坏血病和有放射性物质沉积于骨中时活性下降。除上述疾病原因外,在正常生长(儿童正常值较高)、骨折愈合和妊娠后3个月期间,活性也有所升高。

(二)酸性磷酸酶(acid phosphatase,ACP)

骨ACP测定可反映破骨细胞的活性。此酶在破骨细胞、前列腺细胞和精液中含量很高。正常时,ACP血清值很低,仅为0～1.1 U(Bodansky)或1～4 U(King－Armstrong)。但在前列腺癌转移后、Paget病、成骨不全、原发性甲状旁腺功能亢进和骨硬化病时,其血清值明显升高。

(三)胶原酶(collagenase)

胶原酶由成骨细胞分泌,能分解胶原,在骨吸收过程中破坏骨的有机基质,使破骨细胞得以作用于骨的矿化成分。β转化生长因子(TGF－β)等数种骨生长因子可抑制由1,25－二羟维生素D_3所激发的成骨细胞对Ⅰ型胶原的溶解作用,同时使胶原酶活性降低,提示:骨改建的初期吸收相向沉积相的转化(耦合),可能是由多肽类生长因子介导的,后者系由局部成骨细胞产生或通过蛋白分解骨基质而释出。

(四)酸性水解酶(acid hydrolase)

酸性水解酶是一种分解性代谢酶,其作用在于消化细胞。其典型代表为组织蛋白酶D,存在于细胞溶酶体内,如溶酶体破裂,此酶将消化细胞本身及其周围骨基质。

(五)糖酵解酶(glycolytic elzyme)

糖酵解酶存在于破骨细胞中,能使葡萄糖发生厌氧性糖酵解,先转化为丙酮酸盐,继而在乳酸脱氢酶作用下转化为乳酸,对于骨吸收极为重要。

四、骨生长因子的影响

研究表明,生长因子通过刺激成骨细胞的增殖及其活性,调节局部骨生成作用。现已从骨基质和骨细胞、骨器官培养基中分离出多种骨生长因子,具有各不相同的生物活性,主要有致有丝分裂作用、分化作用、趋化作用和溶骨活性。骨系细胞分泌的生长因子可即时作用于相邻的成骨细胞(旁分泌作用)或其自身(自分泌作用),此外,还大量贮存于细胞外基质中。

(一)骨形态发生蛋白(bone morphogenetic protein,BMP)

BMP是一种疏水性酸性糖蛋白,等电点5.0±0.2,含10余种氨基酸,可能是几种不同相对分子质量蛋白的混合物。BMP与羟基磷灰石有较强的亲和力,可与骨基质中的胶原结合。各种骨病患者骨和血清中BMP含量有变化,如佝偻病时骨基质不能钙化,主要是由于血清BMP含量减少,绝经后的骨质疏松也与缺乏BMP有关,而Paget病则与BMP含量增加有关。骨肉瘤时非但肿瘤组织中BMP含量较高,血清BMP和BMP抗体含量也增高。因此,BMP对骨伤骨病的诊治有重要价值。BMP诱导新骨的过程需要某些激素和生物因子的参与,后者虽不能直接诱导间充质细胞分化为软骨和骨,但可促进诸如成骨细胞、软骨细胞、成纤维细胞和血管内皮细胞的增殖和分化,并能诱导软骨和骨基质的合成,从而促进骨形成。

(二)β转化生长因子(transforming growth factor－β,TGF－β)

TGF－β是一族具有多种功能的蛋白多肽,广泛存在于动物正常组织细胞和转化细胞中,以骨组织和血小板中含量最为丰富。现已鉴定出5种不同分子类型的TGF－β,即TGF－β_1～TGF－β_5,其氨基酸序列有64%～82%相同。

TGF－β具有促进细胞增殖、调节细胞分化、促进细胞外基质合成和调节机体免疫的作用。有关资料研究表明,TGF－β可刺激骨膜间充质细胞增殖、分化,诱导膜内成骨及软骨内成骨过程,同时,TGF－β可抑制破骨细胞生成及成熟破骨细胞的活性,从而有抑制骨吸收的作用。TGF－β对骨组织代谢具有十分重要的作用,提示 TGF－β在骨折修复和骨移植方面有潜在的应用前景。

(三)骨骼生长因子(skeletal growth factor,SGF)

胰岛素样生长因子Ⅱ(insulin－like growth factor,IGF－Ⅱ)与 SGF 属于同一类因子。IGF－Ⅱ不仅可促进骨细胞的增殖,还能增进骨基质胶原的合成。IGF－Ⅱ由骨细胞分泌,存在于骨基质或弥散于细胞外液中,以与结合蛋白形成复合物的形式贮于骨基质,对羟基磷灰石有很强的亲和性。骨基质中的 IGF－Ⅱ只有通过骨吸收被激活释放才能起作用。

(四)胰岛素样生长因子Ⅰ(insulin－like－growth factor Ⅰ,IGF－Ⅰ)

由人血清分离的 IGF－Ⅰ含 70 个氨基酸的单链多肽,相对分子质量 7 700,由 3 个二硫键交叉连接。人骨基质中 IGF－Ⅰ的含量仅及 IGF－Ⅱ含量的 1/10～1/15,人骨细胞产生的 IGF－Ⅰ含量仅及 IGF－Ⅱ含量的 1/50～1/100。IGF－Ⅰ可刺激单层培养中人骨细胞的增殖,且与其剂量呈正相关。在大鼠颅顶骨器官培养中,IGF－Ⅰ主要是通过刺激 DNA 的合成而促进基质合成,体内实验证明 IGF－Ⅰ对大鼠也有促进骨生成的作用。

(五)血小板衍生生长因子(platelet derived growth factor,PDGF)

PDGF 是由两条多肽链组成的杂二聚体,分子质量 28 000～35 000。PDGF 可促进鸡胚和新生小鼠颅顶骨细胞的分裂;在大鼠颅顶骨器官培养中,PDGF 可促进细胞分裂和胶原、非胶原蛋白的合成。除对上述类成骨细胞的作用外,PDGF 还可通过刺激前列腺素的合成而促进鼠颅骨的骨吸收。

(六)成纤维细胞生长因子(fibroblast growth factor,FGF)

FGF 是相对分子质量为 16 000～18 000 的一类蛋白质,根据等电点的不同可将其分为酸性 FGF(aFGF,等电点 5.6)和碱性 FGF(bFGF,等电点 9.6)两种。人和牛骨都含有 FGF,以 bFGF 为主,其含量是 aFGF 的 10 倍。FGF 有多种生物活性,可刺激细胞游走移行,促进细胞的增殖和分化。bFGF 还能促进体外软骨细胞的增殖和分化,在活体中能促进软骨的修复。

(任 一)

第二章 骨的形态与功能

一、骨的形态

骨是一种器官，主要由骨组织构成，有丰富的血管、淋巴管及神经。成人的骨共有 206 块(图 2-1)，其重量约占成人体重的 1/5。由于部位、功能和发生的不同，可有各种不同形态。

(一)骨的分类

根据骨的形态，可将骨分为长骨、短骨、扁骨和不规则骨四种。

1.长骨

为长管状，主要分布于四肢，在运动中起杠杆作用。长骨的中间部分称骨干，骨干内有骨髓腔，容纳骨髓；长骨的两端略膨大，称为骨骺。骨骺的表面有光滑的关节面，被一层关节软骨覆盖。通过骺软骨的软骨细胞分裂繁殖和骨化，长骨不断加长。成年后，骺软骨骨化，骨干与骺融合为一体，原来骺软骨部位形成骺线。

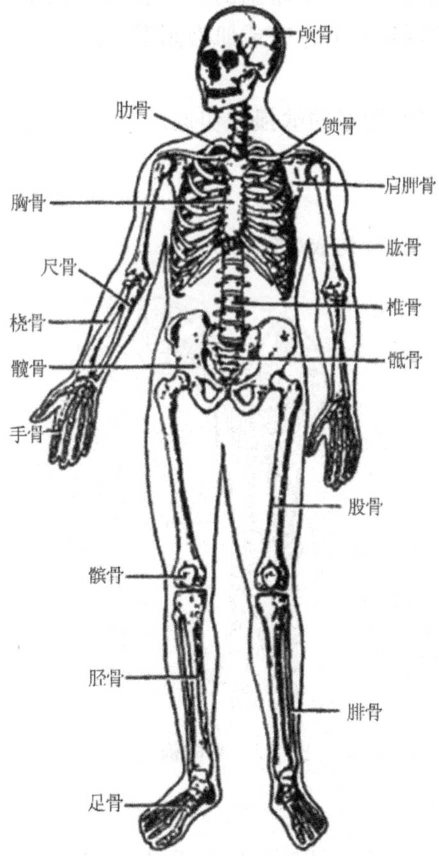

图 2-1 人体全身骨骼

2.短骨

形似立方形，往往成群地联结在一起，主要分布于承受压力较大而运动较复杂的部位，如手的腕骨和足的跗骨。

3.扁骨

为板状，主要构成颅腔、胸腔和盆腔的壁，起保护作用。如顶骨、胸骨、肋骨和髋骨等。

4.不规则骨

形状不规则，如上颌骨、椎骨等。

(二)骨的表面形态

骨的表面形态常受其功能和邻近器官的影响，而使其外形有孔、管、沟、裂、凹、窝和突起等结构特点。

1.骨的突起

明显的突起称为突或棘；基底较广的突起称隆起。粗糙的隆起称粗隆，小粗隆称结节，长形的隆起可称嵴。一般低而粗涩的长形隆起称线。这些突起常与肌、腱和韧带的附着有关。

2.骨的凹陷

大的凹陷称窝，小的称凹或小凹；长形的凹陷称沟，浅的凹陷称压迹。这些形态是受邻近器官的压迫而成。

3.骨的空腔

骨内的腔洞称腔、窦或房，小的称小房，长形的称管或道。腔或管的开口，称口或孔，不整齐的口称裂孔。这些都与容纳某些结构或与某些结构通过有关。

4.骨端的膨大

较圆者称头或小头，常参与组成关节，头下略细的部分称颈。椭圆的膨大称髁，髁的上方突出部分称上髁。头与髁常具有关节面。上髁则往往有韧带或肌肉附着。

5.面、缘和切迹

平滑的骨面称面。骨的边缘称缘，边缘的缺损称切迹。

二、骨的构造与功能

骨的构造由骨质、骨髓和骨膜三部分构成(图 2-2)。

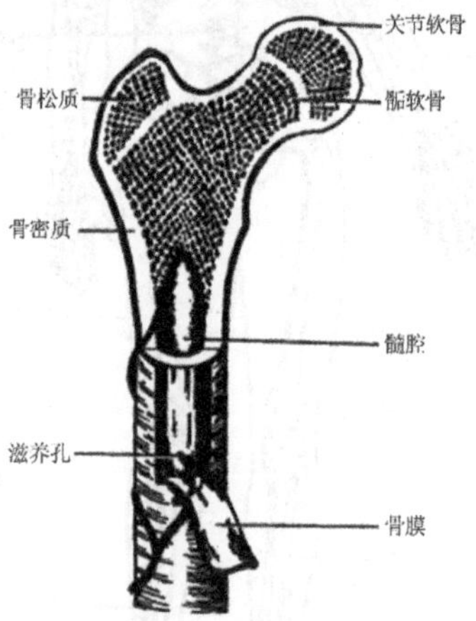

图 2-2 骨的构造

(一)骨质

是骨的主要部分。在骨的切面上，均可见到两种骨质，即骨密质和骨松质。骨密质分布于骨的表层，致密坚实，耐压性较强。骨松质位于骨的内部，由相互交织的骨小梁构成海绵状，弹性较大。骨密质和骨松质的分布因骨的种类及运动方式不同而不同。

(二)骨髓

是富有血液的柔软组织。分布于骨髓腔和骨质间隙内。胎儿和幼儿时期,全部骨髓具有造血功能,因其呈红色,所以叫红骨髓。随着年龄的增长,骨髓腔内的红骨髓失去造血功能,而被脂肪组织所代替,呈黄色,故称黄骨髓。但在慢性失血过多或重度贫血时,黄骨髓可逐渐转化为红骨髓,恢复造血功能。长骨的骺、短骨和扁骨的骨松质间隙内,终生为红骨髓,所以终生具有造血功能。因此,为了检查造血功能的情况,临床上常在胸骨、髋骨等扁骨进行骨髓穿刺,抽取骨髓进行涂片检查,判断骨髓造血功能,帮助诊断血液疾病。

(三)骨膜

是一层致密结缔组织的膜,薄而坚韧,紧贴骨的表面(关节面除外)。骨膜内含有丰富的血管、神经以及成骨细胞等。对骨的营养、感觉和生长均具有重要作用。幼年时期成骨细胞直接参与骨的生长,使骨不断加粗,成年以后处于相对静止状态,但对骨的再生仍起重要作用。骨折时,成骨细胞又重新分裂繁殖,形成骨痂,使断端愈合。因此,处理骨折或手术时,应尽可能保护好骨膜。

三、骨的化学成分和物理特性

骨是由柔韧的有机质和脆硬的无机盐组成的。有机质保证骨的韧性和弹性,无机盐保证骨的硬度和脆性,使骨既坚又韧。骨的这两种成分的比例,随年龄的增长而发生变化。幼儿的骨质中,有机质和无机质约各占一半,所以硬度差,韧性大,不易发生骨折,但易弯曲变形;成人的骨质中,有机质逐渐减少,无机物逐渐增多,约为3∶7,最为合适,因而骨具有一定的弹性和很大的硬度;老年人的骨无机质比例增大,故脆性较大,而易骨折且不易愈合。此外,当机体内外环境发生变化时,骨的形态、结构也可引起一定改变,例如经常进行体力劳动和体育锻炼能使骨变得粗壮;长期卧床和瘫痪的患者,骨质变得疏松;不正确的坐立姿势也可以引起脊柱和胸廓的畸形。

四、骨的发生和生长

像其他组织一样,骨也是活的组织,不断地生长和代谢。全身除颅顶骨和面颅骨是由胚胎时期结缔组织膜直接形成的以外,其余大部分骨是由软骨骨化而来的,称为软骨内成骨。胚胎第8周时,首先在软骨干中央出现骨化点,称为初级骨化中心,从软骨干中部逐渐向两端进行骨化,出生后,软骨的两端又出现新的骨化点,称次级骨化中心,可骨化形成骺的骨质。在于与骺之间相邻的部分称为干骺端,幼年时保留一层软骨板,叫骺软骨。骺软骨的软骨不断增生和骨化,使骨不断变长,成年后,骺软骨全部骨化,干骺融为一体,原来骺软骨部分形成一条骺线。骨的长径停止。在骨不断变化的同时,骨膜内成骨细胞不断新生骨组织,使骨不断增粗。随着骨的变长和增粗,骨干内壁的骨组织不断被破坏和吸收,形成了骨髓腔。骨的生长期间需要钙盐和维生素D,如果钙盐和维生素D不足(或日光照射不够)均可影响骨化过程,使骨质疏松、软化,形成佝偻病,出现“X”形或“O”形腿、鸡胸等畸形。因此,加强体育锻炼,注重妇幼保健,可促进骨的良好发育,增强体质。

(朱勋兵)

第三章 骨的生理学

一、骨的矿化

尽管对这一过程的某些方面已经有了较为深刻的认识，但目前对骨的矿化机制还没有统一的认识。根据电子显微镜下所见，无机钙和磷酸盐最初的核晶形成或沉积是按规则的间隔发生在胶原纤维纵向轴的沿线间，即胶原纤维的表面或里面的一些特定部位。这些结晶物可能是通过胶原线性聚合物重叠形成的一些正常间隙进入胶原纤维的。事实上，胶原的精密结构也可能在钙沉积过程中起着重要的作用，因此，如果由于胶原在体外的化学变化影响了这一过程而使核晶作用开始则必须维持这种精密结构。沉积晶体的轴线和胶原纤维的轴线是平行的，这种走向有助于矿物质和胶原以及与其相关的某些非胶原蛋白的相互作用。晶体的大小和排列是通过同其他非胶原大分子的相互作用而决定的，这些非胶原大分子包括含 γ—羟基谷氨酸蛋白、磷蛋白或糖蛋白。晶体的形成可能因存在有碳酸盐、焦磷酸盐、蛋白聚糖、核苷三磷酸盐或其他结晶毒素而受到抑制。核晶作用一旦开始，钙和磷酸离子的进一步沉淀会导致晶体形成，最终具有一种和羟磷灰石类似的化学结构。然而，最初沉积的矿物成分尚不清楚。一部分学者认为，最初沉积的矿物是透钙磷石，它可能是羟磷灰石沉积的前身。

生物学钙化过程非常复杂，在这一过程中，羟磷灰石或一些类似的矿物会沉积在有机基质内。形成结晶单位必不可少的离子是 Ca^{2+} 和 $PO_4{}^{3-}$，因此最初对钙化过程的解释强调的是动态沉淀，在此过程中，骨组织独特的有机基质环境为这些离子的沉积提供了所需的特殊的条件（例如，碱性磷酸酶的活性增加了磷酸盐的局部浓度，局部 pH 值的升高导致了钙盐溶解度的降低）。现在已知其他一些因素同样很重要，包括调控离子活动的一些特异性活性系数。在研究骨矿化期的性质中，Neuman 在 1953 年提出了外延附生核理论，这一理论的基础是晶体外延附生或种植。按照这一观点，具有类似于羟磷灰石样晶体结构的结晶核的形成引起了钙和磷酸根离子的最初聚集。这种核晶过程的结果是出现了能持续溶解的最小的稳定离子结合物，其需要相当多的能量，其后是晶体成长，此过程需要的能量较少。人们试图找出核晶过程最初开始的部位，却引出了牵涉到胶原纤维、基质和蛋白聚糖的多种不同意见。后来的研究提出，核晶过程的最初部位是在成骨细胞的细胞突起内，而邻近胶原纤维的参与则是一种继发现象。

尽管人们对核晶形成部位还没有达成共识，但普遍认同的是：某些细胞产物，包括诸如碱性磷酸酶和无机焦磷酸酶之类的酶，可能通过去除溶液中的抑制因子来调控钙化过程，因为这些抑制因子会与溶液中的离子争夺关键胞核，结合溶液中的离子，或者以别的方式来妨碍核晶形成和生长。基质小泡是成骨细胞（以及成软骨细胞和成齿质细胞）的产物，它含有很小的膜被小球，其中富含各种酶类，能促进钙和磷离子的浓聚从而促进结晶过程。虽然另外的假说强调在这一过程中还有别的机制，但大部分人认为细胞自身是导致晶体沉积的中心或主导因素，而结晶体沉积对骨结构是至关重要的。

二、钙的体内平衡

骨骼中包含有人体 99％的钙，因此是维持稳定的血钙水平的基本贮器。血浆中的钙浓度正常情况下大约是 10 mg/dL（2.5 mmol/L），且波动范围很小。大约 70％的血钙是通过骨组织和细胞外液之间的连续钙离子交换来维持的；这种交换发生于所有骨表面的羟基磷灰石晶体之间，而且不管骨量发生任何变化交换会继续进行。低钙血症会引起钙离子从骨矿物中释放到细胞外液；相反，高钙血症会促进钙离子从细胞外液流回到骨矿物质中。其余 30％的血钙可能是通过甲状旁腺素和其他激素的作用来调控维持的。

对这种钙交换过程（也叫骨血钙转移或骨血钙平衡失调）Jee 已进行了详细的描述，在此仅做简要论述。钙离子在骨和血浆液体间隙之间的转移中，起着重要作用的是骨的液体间隙。该间隙与有效骨性表面密切相关，位于成骨细胞和（或）骨衬细胞与骨内膜之间以及骨细胞及其陷窝和小管壁之间。骨的液体间隙被一种血管周围液体间隙包绕，该间隙还包绕着哈弗管、福尔克曼管、骨髓及其他脉管间隙中的血管组织。钙离子在血管组织的周边和血浆之间的交换显然是通过骨液和血管周围液体间隙的离子排出实现的，不过调控这些事件的确切机制还不明了；通过这些间隙的液体循环是必不可少的并且可能依赖于泵送机制、膜的间隙作用、胞饮作用的钙转移、局部酸性生成、局部助溶剂、稳定的调控状态或这些因素的任何联合作用。毫无疑问，钙离子从骨中动员并转移到血浆内的过程中，甲状旁腺素是一个关键成分，它不仅影响控制骨液和血管周围围液间隙中液体流动的泵，还会影响细胞自身。因为很少有证据表明破骨细胞拥有甲状旁腺激素受体或者破骨细胞对该激素能直接做出反应，所以有人提出骨吸收是通过甲状旁腺激素对成骨细胞的作用调控的。甲状旁腺激素（以及前列腺素）可引起成骨细胞形状的变化，使骨基质暴露给破骨细胞的突出部。所导致的基质消化可通过释放胶原和骨钙素以及吸引单核破骨细胞前体和可能无用的破骨细胞而进一步促进骨质吸收。激素作用于成骨细胞而释放出的产物可直接激活破骨细胞。

三、骨的吸收和形成

在正常的骨中，骨的形成和吸收一直就没有停止过（图 3-1）。这些过程主要发生在未成熟骨中未成熟骨的塑形引起骨组织正常生长和发育所需要的骨的大小和形态的重大变化；在成熟骨中，这些过程不明显，但对维持组织的生物活性和钙的体内平衡也是必不可少的。

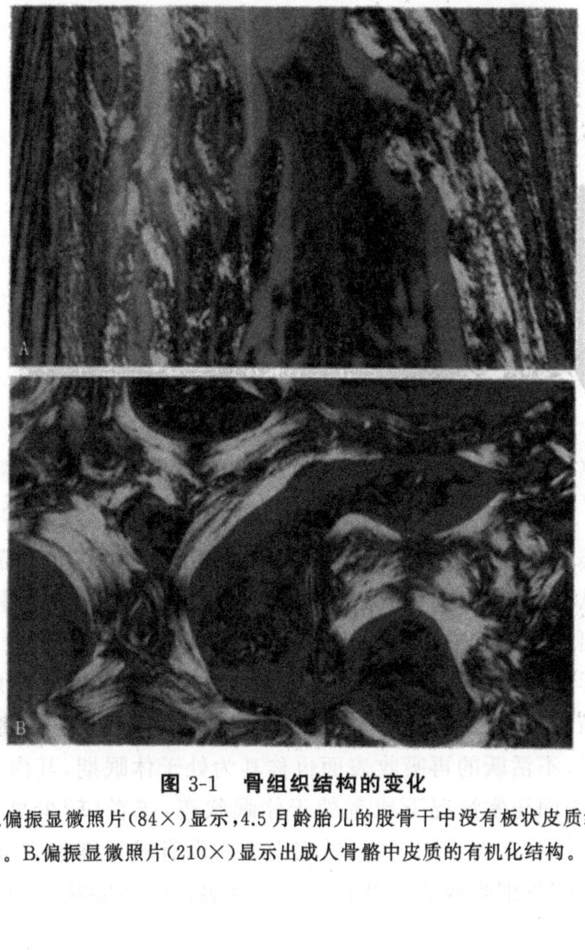

图 3-1　骨组织结构的变化

A.偏振显微照片（84×）显示，4.5 月龄胎儿的股骨干中没有板状皮质结构。B.偏振显微照片（210×）显示出成人骨骼中皮质的有机化结构。

如上文所述，吸收和沉积主要发生于皮质骨和松质骨的表面。骨骼有 4 个或 5 个大的表面，其功能各不相同(图 3-2)。这些表面通常称之为包膜。第一种表面是骨外膜，和骨皮质外表面有关，由外面的纤维结缔组织和内部的一层未分化细胞构成。这两种不同的组织层次不是各部位都有；在关节内部位(如股骨颈)、肌腱和韧带在骨上的附着点以及籽骨周围都没有。骨外膜主要参与骨的形成，不过在以侵袭性骨吸收为特征的某些疾病(如甲状旁腺功能亢进)中，骨外膜还参与骨的清除。第二种膜，即哈弗膜，位于骨皮质内并包围着各个哈弗系统(各自都包含有血管和神经)。尽管哈弗膜不一定和伴有慢性或低周转骨丢失的疾病有明显关系，但它可能参与伴有高周转骨丢失的病变过程并在骨皮质内形成纵向条纹或间隙。皮质内膜与骨皮质的内表面有关，因此成为髓质骨的最外层。它在髓腔骨小梁与骨皮质的连接处被阻断。这层膜的主要功能是作为骨的吸收表面，并会引起成年人随年龄增长而发生的骨皮质变薄。第四种膜是骨内膜，即髓质骨和骨髓的交界面。正如上文所述，该膜的特征是表面积非常大，而且主要是骨丢失膜。在它的外面发现有一层过渡膜，该膜和骨皮质的内缘紧密相连并在骨质重建中发挥着积极的作用。

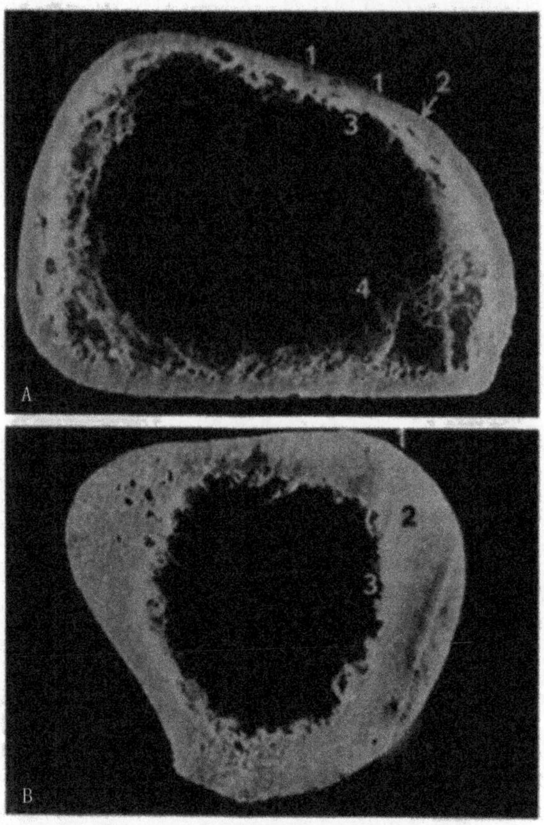

图 3-2　骨吸收和骨形成：有效的骨外膜

管状骨干骺端(A)和骨干(B)的横切面照片显示出参与吸收和沉积过程的骨外膜。在皮质中它们分别是骨膜(1)、哈弗或骨单位膜(2)和皮质骨内膜(3)；在松质骨则有骨内膜或过渡性膜(4)。

静止表面处于休眠状态不参与骨形成和骨吸收。这种表面很光滑，上面覆盖有一层很薄的骨衬细胞。这种表面对能导致骨细胞从其前体中进行分化的骨重建所引起的刺激，对重建活动特定部位的选择，以及对重建程度的调控都能做出反应。形成表面(也叫类骨质表面)的特征是拥有未矿化的类骨质，含有或不含有成骨细胞。活跃的骨形成间歇性地发生在这些表面。形成表面的活动程度可用四环素标记来定量测定。最后一种骨表面即所谓的再吸收表面。该表面由于有吸收腔隙而出现锯齿状边缘。活跃的重吸收表面以存在有破骨细胞为特征，不活跃的再吸收表面也称其为处于休眠期，其内没有破骨细胞。

因此在任何时间，这些表面正常情况下或者处于休眠状态，或者(较少见)积极地参与骨合成或骨吸收。它们的细胞成分随其功能状态而不同，休眠的表面通常没有成骨细胞或破骨细胞，而那些参与重吸收或骨形成的表面则分别含有破骨细胞或成骨细胞。由于骨表面的功能状态和细胞的类型及细胞的有无有着密切的关系，人们曾对以下问题进行了大量研究：引起骨形成和骨吸收的细胞机制；甲状旁腺素、1，25－二羟维生素 D(骨化三醇)、降钙素、前列腺素 E_2、白介素－1、二磷酸盐复合物和光辉霉素等对该机制的影响。

正是骨吸收和骨形成的结合随时调控着骨量。引进这种结合的机制很可能是骨的内在特性。尽管这种机制对保持成骨和破骨的平衡极为重要，但是生成部位及结合因子的确切性质尚不清楚。但已搞清楚的是，要使骨量保持不变，骨吸收增加也必须有相应的增加。

(一)骨吸收

尽管长期以来人们一直认为破骨细胞是参与骨的有机基质和骨矿物质释放的主要细胞，但这种清除微量陷窝周围骨质中的认识引起了人们的关注(尽管还存在争论)，而多的证据表明单核吞噬细胞也参与了骨的吸收。正如 Coccia 所综述的那样，单核细胞和组织巨噬细胞都拥有和破骨细胞类似的细胞器和酶系统；并且在体外发现它们会重吸收骨并分泌一系列刺激骨吸收的物质。被吸收的骨所释放出的产物似乎对拥有骨化三醇特异性受体的单核细胞具有趋化性；骨化三醇在细胞分化为能重吸收骨质的多核巨噬细胞的过程中有重要作用。

肥大细胞是许多有效化学介质的真正储藏库，也同样对骨吸收产生一定影响。肥大细胞的某些产物，如前列腺素或肝素(刺激胶原酶的释放)，对某些因骨质吸收而消失的骨有极大的影响。肥大细胞增殖是甲状旁腺功能亢进和某些骨质疏松的公认特征。参与广泛的骨吸收的骨表面是位于吸收腔隙中的多核破骨细胞聚集的部位。破骨细胞的细纹状(刷状)边缘和邻近骨相接触并处于旺盛的活动状态。破骨细胞的表面有被细胞外裂隙分隔开的不规则细胞突起或叶状伪足，在突起或伪足内可发现有骨矿物质微晶体和胶原的碎片。

上述的所有观察结果和特征有力地支持了下述这一观点：破骨细胞在骨吸收中起着积极作用。但是这一过程(包括其他细胞的参与)的确切机制还不清楚。Vaes 指出，骨吸收需要三个接连的阶段。第一阶段包括破骨祖细胞在造血组织中的生成，随后在骨中沿血管散布并产生静止的破骨细胞前体和破骨细胞。第二阶段包括破骨细胞接触矿化骨后的激活。成骨细胞可通过将矿物暴露给破骨细胞和前破骨细胞或(和)通过释放能激活这些细胞的因子来控制第二阶段。在第三步，活化的破骨细胞通过它们在刷状缘下隔离带内分泌的因子的活动重吸收矿化骨的矿物和有机成分。Raisz 同样强调了成骨细胞系的细胞在引发骨吸收中的重要性。骨表面上蛋白质和蛋白聚糖的清除是通过成骨细胞中原胶原酶和纤溶酶原活化因子的释放而完成的。纤溶酶原活化因子同样存在于破骨细胞。

破骨细胞似乎是骨骼调控血钙浓度的主要细胞；所有能提高血钙浓度的体内因子都同样能提高破骨细胞的活性，而且能降低血钙浓度的激素和药物都能抑制破骨细胞的活性。能直接或间接刺激现有破骨细胞或(和)能增加新破骨细胞生成的物质有甲状旁腺素、维生素 D 活性代谢物、前列腺素 E_2、甲状腺素、肝素和白介素－1；能抑制吸收的物质有降钙素、糖皮质激素、二磷酸盐、胰高血糖素、磷酸盐和碳酸肝酶抑制剂。破骨性吸收在一系列骨病的发病机制中起着主要作用，这些骨病包括代谢性骨病，如骨质疏松、伴有骨质溶解的骨肿瘤和炎症性疾病、Paget 病和骨硬化症。

(二)骨的形成

参与骨形成的主要细胞是成骨细胞。成骨细胞源自间充质的骨祖细胞(即前成骨细胞)，它参与骨基质的合成，随后变为内部骨细胞或无活性的骨衬细胞。新骨形成可能是骨衬细胞活化的结果，也可能是前成骨细胞增殖和分化的结果，或者是两者共同参与的结果。

骨形成的发生包括两个阶段，即基质形成和矿化。基质形成发生在矿化之前，发生部位是成骨细胞和现有类骨质的交界面；矿化发生在类骨质和新生矿化骨的结合处，这个区域被称为矿化前沿。未矿化的基质层，即所谓类骨质缝，成人约为 8～10 μm，这是由于基质生成和矿化的间隔期通常是 10 天。在某些疾病状态，如骨软化症(图 3-3)，类骨质缝的厚度会增大。

新生基质不会立即矿化这一事实支持基质在初期需要发生一系列变化的观点。

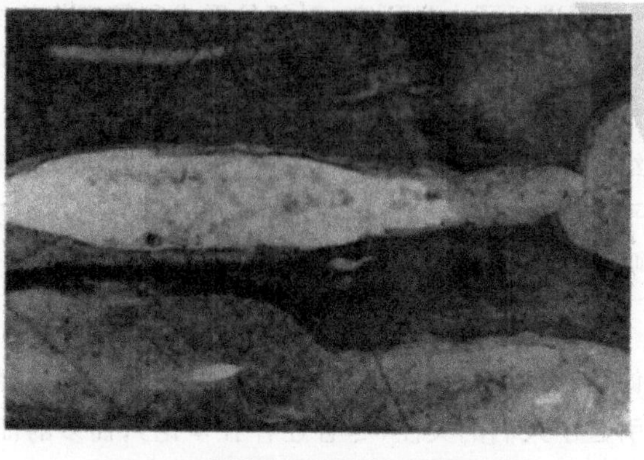

图 3-3 骨缝的厚度增加:骨软化症

未脱钙骨的显钙染色显微照片显示,一层厚的未染色类骨质浅表层及邻近深染的骨质。(50×)

1.新生基质的变化

(1)胶原纤维铰链的增加。

(2)磷脂类结合到胶原纤维上。

(3)非胶原基质蛋白浓度的增加,特别是γ-羧基谷氨酸(BGP)浓度的增加。

(4)钙结合到这些基质蛋白上。

(5)硅和锌的聚集。

(6)氨基葡萄糖的先增加后减少。

经修饰后的骨基质才适合矿化,对此以前已有描述但并尚未完全明确。现已明确的是,各种激素、骨形成蛋白、细胞因子和生长因子都会直接影响这一过程,而且通过改变钙和磷酸盐的供应间接影响着这一过程。

2.骨形成的主要调节因素

尽管分类系统尚不一致,但骨形成的一些主要调节因素可分为五组。

(1)钙调节激素(甲状旁腺素、1,25-二羟维生素 D 和降钙素)。

(2)其他一些激素(糖皮质激素、胰岛素、甲状腺素、性激素和生长激素)。

(3)生长因子(生长调节素、表皮生长因子、成纤维细胞生长因子和血小板来源生长因子)。

(4)局部因子(前列腺素 E_2、白介素和骨来源生长因子)。

(5)离子(钙和磷酸盐)。

四、骨代谢的体液调节

骨代谢和钙的体内平衡与骨骼、肠道和肾的相互作用密切相关,也和一些化学因素的存在密切相关,其中最重要的是甲状旁腺素、降血钙素和 1,25-二羟维生素 D。

1.甲状旁腺素

骨骼代谢的一个重要调节因子是甲状旁腺素,它有两个主要功能:刺激并调节骨质重建的速度;影响调控血钙浓度的机制。该激素是由四个甲状旁腺腺体的主细胞分泌的,由一个 84 个氨基酸的单链多肽组成;进入血液循环后,该激素被代谢为无活性的多肽小片段。84 个氨基酸的确切排列顺序和该分子的第三个氨基末端对生物学活性的重要意义已得到阐明。现已明确甲状旁腺激素的合成和分泌是受细胞外液中离子钙水平严密调控的,血钙水平升高则抑制甲状旁腺素的分泌,血钙水平降低则刺激其分泌;但这种调控的确切机制尚不完全清楚。

甲状旁腺素对骨和肾脏都有直接效应(促进钙从骨骼进入血液,以及刺激从肾小球液中吸收钙);并对肠道有间接效应(影响钙的吸收率)。这些活动协同作用来增加细胞外液中的钙水平,不过对各种靶组织(骨、肾和肠道)的影响程度和快慢各不相同:对肾脏的影响最快,对骨的影响是分期发生的,而对肠道的影响相对较慢且受 1,25-二羟维生素 D 的调节。

(1)对骨的影响。甲状旁腺素可直接影响骨(图 3-4),这一影响的结果可能是骨质吸收也可能是骨形成。甲状旁腺素的即时效应是促进破骨性吸收过程,这对钙的体内平衡是极为重要的;其长期效应是对骨质重建的影响。甲状旁腺素对骨骼的影响是通过成骨细胞来调节的(该细胞含有甲状旁腺素受体并且直接受甲状旁腺素血液循环水平的影响),因为破骨细胞本身不能表达甲状旁腺素受体。但是,成骨细胞却能和破骨细胞相互作用。因此在细胞层面上,甲状旁腺素会影响破骨细胞、成骨细胞、骨细胞和骨表面细胞。注射该激素后几小时内就可引起破骨细胞数量及其相对于成骨细胞比率的增加。这一效应提示,甲状旁腺素至少可以间接地激活现有的破骨细胞(可能与其对暴露于骨表面的成骨细胞的直接作用有关)或增加新破骨细胞的补充量(可能与骨外移行祖细胞在骨中的聚集有关)。研究还发现,破骨细胞形态的变化提示这些细胞的活性增强,包括细胞内核数量的增加。成骨细胞功能开始下降,从而抑制了骨形成。注入甲状旁腺素后不久,聚集在骨表面上的成骨细胞就会分散开形成纺锤状,而且胶原合成也开始下降。然而,随后刺激成骨细胞却会导致骨形成的增加。

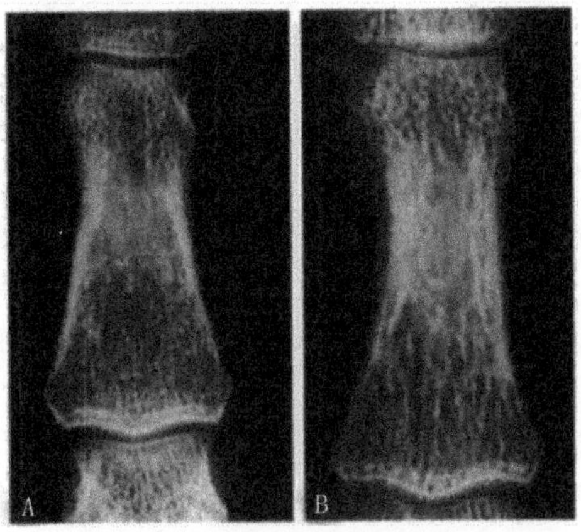

图 3-4 甲状旁腺素对骨的作用:甲状旁腺功能亢进

正常人(A)和甲状旁腺功能亢进患者(B)指骨的放大 X 线片显示出甲状旁腺素对骨的作用。B 中可见骨量减少、骨小梁模糊和明显的骨膜下骨吸收。

甲状旁腺素在不同时期对不同骨细胞的这些已知影响与其在维持钙体内平衡中的重要作用是一致的。血钙水平的下降会导致甲状旁腺素的释放,从而促进骨的吸收和钙从骨骼进入血液。进入循环中的钙可供细胞代谢所用。而后,由于甲状旁腺素对肾脏的附加影响和对肠道的间接影响,补充钙源便可被人体利用,从而减少了对源自骨的钙质需求。此时对成骨细胞的刺激可导致钙结合进骨内,这一点通过骨合成的增加可反映出来。

(2)对肠道的影响。甲状旁腺功能亢进伴发的肠道对钙吸收的增加是该激素的一种间接影响,该作用通过肾脏对 1,25-二羟维生素 D(维生素 D 的一种代谢产物)合成的调节来调控。此外,甲状旁腺素还直接刺激胃泌素的释放并对胃肠平滑肌有松弛作用。

(3)对肾脏的影响。肾脏对钙、磷酸盐、碳酸氢盐和其他离子的排泄都是由甲状旁腺素直接调控的。尽管钙的重吸收主要发生在肾的近端小管,但甲状旁腺素在提高钙从肾小球液中重吸收中的作用则发生在更远端肾小管。受甲状旁腺素影响的钙吸收在肾脏的确切部位是亨勒袢粗的上升支、远端曲小管和皮质集合管的起始部分。然而,尿钙排泄水平的升高是甲状旁腺功能亢进公认的表现,但要除外高钙血症的继发效应。显然,由于存在有血钙过多状态,肾小球中过滤的钙量甚至会超过肾小管增强的储钙能力。

甲状旁腺素引起的肾脏对磷酸盐吸收的抑制作用(即磷酸盐沉着效应)主要发生在近端肾小管,但在较小程度上也发生在远端肾小管。该激素对肾脏的附加影响包括:抑制碳酸氢盐的重吸收,从而导致尿液碱化;刺激 1α 羟化酶的活性,从而引起 1,25-二羟胆钙化醇(维生素 D 的活性代谢物)生成的增加。

2.降钙素

降钙素是由人类甲状腺的滤泡旁细胞或 C 细胞分泌的一种包含有 32 个氨基酸的肽。降钙素典型的化学特征是一个含有由 7 个二硫化物环的氮基端和一个含有脯氨酰胺的羧基端。降钙素的分泌由循环钙水平控制：当血钙水平升高时，降钙素从甲状腺分泌出来，随后由于滤泡旁细胞中分泌粒的排出，使降钙素血浆浓度升高并使甲状腺中降钙素含量降低。动物实验显示，胃肠激素和趋钙激素之间存在有明显相关性，尽管缺少足够的证据，但在人类这种相关性可能和多发性内分泌腺瘤形成综合征的临床表现有关。就降钙素从甲状腺分泌出来后的代谢过程而言，其清除似乎发生在肾脏以及其他组织（清除量较少），包括肝、骨和甲状腺。

降钙素可抑制骨的吸收并可导致明显的低钙血症和低磷酸盐血症。研究数据还表明降钙素对体内骨的生长有刺激作用。然而降钙素作为人类钙代谢调节剂的重要性现在还不清楚。事实上，在甲状腺功能缺失的人中，只要外源性给予甲状腺激素骨骼生长就能正常进行。相反，甲状腺髓样癌患者的降钙素水平虽然很高，但并不会使骨吸收受到明显抑制或使体内钙平衡发生明显紊乱。

在细胞层面，降钙素对成骨细胞没有直接影响；相反，它可能通过使破骨细胞失活而减少骨的吸收。在接触到降钙素数分钟之内，破骨细胞就会变小并从骨表面上缩回。降钙素也会干扰钙从骨向细胞外液的转移，并会抑制肾脏对磷酸盐的重吸收。

3.维生素 D

维生素 D 是参与调节骨代谢的最有活力的体液因子之一。维生素 D 泛指维生素 D_2 和维生素 D_3；维生素 D_2 即麦角骨化醇，它源自植物，可从饮食中获得；维生素 D_3 即胆骨化醇，存在于皮肤中，在人类，这两种形式的维生素 D 具有极相似的效能，所以将它们分开讨论几乎没有任何临床意义。

维生素 D 的主要生物作用是调节肠道对矿物质的吸收以及维持骨骼生长和矿化。目前大家已普遍认同，这些功能是通过 1,25－二羟维生素 D 对肠道、骨和肾脏的作用介导的。然而，最近在许多组织中发现了 1,25－二羟维生素 D 的受体（而以前认为这些组织中不存在），说明该激素的生物作用远不止是单纯和矿物代谢有关的作用。

(1)对肠道的影响。1,25－二羟维生素 D 是使机体从食物中吸收钙质的主要激素。缺乏该激素则会引起钙吸收不良并导致钙的负平衡。1,25－二羟维生素 D 可能对肠道生长产生萎缩性效应，而且对该器官的多种功能有刺激作用。然而，1,25－二羟维生素 D 调控钙吸收的确切生化机制还不是很清楚。现已发现 1,25－二羟维生素 D 能在肠道中诱发一种高亲和力的钙结合蛋白（CaBP）的形成。另外，该激素还可增加黏膜细胞中碱性磷酸酶和钙依赖性腺苷三磷酸酶的活性，并可促进高分子量的刷状缘膜蛋白的磷酸化。这些效应在注入 $1,25(OH)_2D$ 几小时后就可显示出来，并能被蛋白合成抑制剂所阻滞。根据这些发现有人指出，$1,25(OH)_2D$ 担负着调控钙吸收（包括蛋白合成）过程中主动转运成分的任务。但 $1,25(OH)_2D$ 是否也能促进通过简单扩散进行的不太重要的被动钙转运尚不清楚。

除了其对钙吸收的影响外，$1,25(OH)_2D$ 还能增加主动磷酸盐转运，但其机制还不太清楚。磷酸盐的转运似乎不依赖于钙的转运，而且与钙转运相比其对 $1,25(OH)_2D$ 的依赖性要小得多。

(2)对骨的影响。维生素 D 内分泌系统对骨的正常形成和矿化是必不可少的；维生素 D 缺乏时这些过程就会发生严重紊乱。但是因为骨组织十分复杂，存在有多种不同的骨细胞，每种细胞又具有独特的细胞功能，而且在 $1,25(OH)_2D$ 和其他一些也参与骨质调控的体液因子之间存在有复杂的相互作用，因此对维生素 D 在骨代谢中的具体作用尚不完全清楚。

现在大量的证据表明，$1,25(OH)_2D$ 直接作用于成骨细胞以调节它的功能。在这些细胞里确实发现了 $1,25(OH)_2D$ 的特异性受体。研究表明，该激素能诱导含酸的十羟基谷氨酸蛋白（BGP）的合成，并刺激碱性磷酸酶的骨特异性同工酶以及成骨细胞中胶原的合成。$1,25(OH)_2D$ 对胶原（骨基质的一种主要成分）合成及碱性磷酸酶（一种与矿化过程密切相关的酶）的具体作用还不太清楚，因为实验数据并不一致。有证据表明，成骨细胞对这种激素的反应取决于细胞分化的状态，而且 $1,25(OH)_2D$ 可促进成骨细胞从不成熟向成熟的转变。

尽管维生素 D 对骨基质矿化是必不可少的，但它也参加骨的再吸收，这是一个有意思但自相矛盾的观点。生物化学和放射自显影研究所得到的数据结论性地表明，破骨细胞与成骨细胞不同，它不含有 $1,25(OH)_2D$ 的受体；因此，该激素在刺激骨吸收中不大可能对破骨细胞有直接影响。相反，$1,25(OH)_2D$ 在骨吸收中的主导作用可能是受其具有促进造血祖细胞分化成能吸收骨质的细胞的功能介导的。因为有证据表明，1,25$(OH)_2$D与血性淋巴细胞的相互作用可调节这些细胞的功能，而且因为现已明确血性淋巴组织的细胞可生成能吸收骨质的体液因子，如白介素和前列腺素，所以维生素D对血淋巴细胞系统细胞的作用可能是它在骨吸收中发挥作用的基础。

(3)对肾脏的影响。维生素D内分泌系统对肾脏的影响还不太清楚。尽管对患佝偻病的动物注射维生素D能增加肾小管对磷酸盐和钙的重吸收，但在维生素D缺乏状态下，磷酸盐和钙的肾消耗并不是严重的临床问题。因为1,25$(OH)_2$D对肾脏的作用有急性和慢性之分，因此使得对维生素D影响肾脏的确切方式的研究更加困难。

(4)对血液淋巴细胞生成的影响。近年来，基于体外观察积累的证据表明，1,25$(OH)_2$D对血液单核细胞和免疫系统有重要的调节作用。人类单核细胞和其他细胞（如巨噬细胞前体细胞系）上存在有1,25$(OH)_2$D的受体。单核细胞自身能重吸收骨质，并且能调节破骨细胞活化因子的生成，现已明确该因子具有和白介素－1一样的特性。因此，维生素D的骨吸收能力可能是通过对单核细胞的作用介导的；现已证明1,25$(OH)_2$D能促使单核巨噬细胞（破骨细胞的前体）的多核化并能增强巨噬细胞介异的骨吸收。事实上，1,25$(OH)_2$D现已被有效用于骨硬化症的治疗，这是一种先天性疾病，伴有破骨细胞功能不全相关的骨吸收紊乱。

此外还有一些证据表明，1,25$(OH)_2$D在胸腺内的淋巴细胞分化中起着重要作用。与人类单核细胞相反，外周静止的T和B淋巴细胞都没有1,25$(OH)_2$D受体。然而，激活T和B淋巴细胞可引起1,25$(OH)_2$D受体的表达。激活淋巴细胞可触发淋巴因子的释放（包括白介素－2）以及T淋巴细胞中白介素－2受体的表达。在白介素－2的影响下，对初始抗原有反应的T淋巴细胞便开始增殖和细胞分化，分化成的细胞可调节效应因子的作用（包括细胞毒性）并促进或抑制抗体的产生。现已一致认为，1,25$(OH)_2$D是白介素－2非常有活力的抑制剂。通过它对白介素－2的作用以及其他一些可能的作用，1,25$(OH)_2$D抑制淋巴细胞的增殖，抑制B淋巴细胞产生抗体以及细胞毒性淋巴细胞的生成。目前尚不明确，有关1,25$(OH)_2$D免疫调节作用的这些实验数据到底在临床上有什么意义，不过维生素D缺乏常会伴有复发性感染以及粒细胞吞噬性和移动性的降低。

(5)其他影响。在动物和人的各种组织中都曾检出1,25$(OH)_2$D的受体。有人认为，1,25$(OH)_2$D可能抑制甲状旁腺素的分泌，促进促甲状腺激素的分泌，并抑制或刺激催乳素的分泌。

4.其他体液因素

参与调控骨代谢的其他激素和体液因子，Raisz和Kream已做过详细的综述。这些物质包括糖皮质激素、胰岛素、甲状腺激素、性激素和生长激素。

五、代谢性骨病

最近几十年间，多项技术的进步使得人们能对骨的结构进行精确的评价。现已研发出多种生化技术，用以测量影响骨组织的循环激素和维生素，如甲状旁腺素、降钙素和维生素D代谢物。新的非侵入性成像方法，如单光子和双光子液体吸气测定法、双能X线吸收测定法、CT扫描和MR成像，现在已能检测常规X线摄片所不能检测的骨质改变。但是，这些诊断技术只能间接显示骨组织的形态。而制备骨组织切片却能直接检测骨组织。对骨的微观结构研究不仅能确定骨矿化的状态还能了解骨重建活动的水平。

由于两种主要的骨代谢病（骨质疏松和骨软化症）之间的区别一部分在于骨中矿物质质量和数量的不同，因此正确区分钙化和非钙化的骨基质（类骨质）就显得尤为重要。骨的传统处理操作要求去除无机基质以利于组织切片，因此这些操作之后就不可能再对骨矿化程度进行测定。由于传统组织学技术存在有这些不足，因此人们便采用了其他一些方法，包括在显微镜下定性和定量测定未脱钙样品以及在活体内应用四环素之类的骨标记。髂嵴常用作制备未脱钙组织切片的活组织检查部位。

骨的组织形态测定是对未脱钙骨的定量分析方法，采用这种方法时，骨骼重建的参数用体积、面积和细胞数来表示。为了从二维格式中得到这类信息，要用立体学原理来重建第三维。这种方法是法国矿物学家 Celesse 描述的，其理论基础是，如果测量是在极薄的组织切片上随机进行的，那么面积之比就等于体积之比。面积是通过数出在位置上和组织学关注特征相重叠的交叉点数来测定的。这些点阵通过显微镜目镜上的网格投射在组织切片上(图 3-5)。落在关注成分上的平均点数(是总点数的一部分)等于该成分在总的单位体积内所占的体积。通过数出骨边界和平行波浪线相交的点数便可得到骨的表面积和边界长度的数值。两个目标之间的距离，例如两个四环素标记之间的距离可通过校准过的线性分线板测出。可数出单位视野内破骨细胞数、破骨细胞核数或骨细胞数，然后表示成每平方毫米的数量。

在未脱钙骨切片中，骨软化症通常以骨样聚集为特征，这是骨矿化过程有缺陷的结果。然而，过量类骨质可能不仅可由矿化率减低所致，而且可由骨基质合成增加所致。在常规的未脱钙骨切片中，这两种类骨质过量的表现完全相同。鉴别这两种状态要依据矿化率的测定，测定时需用四环素作为体内骨标记。

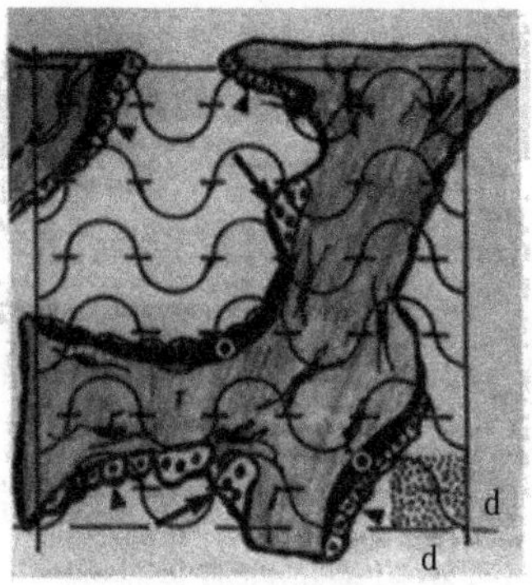

图中示出显微镜目镜上加 Merz Schenk 滤线捆在矿化骨(阴影区)、类骨质(黑色区)和骨髓(无阴影区)上的投照视野。在滤线捆的 36 个交叉点或采样数中，落在矿化骨、类骨质、骨髓、破骨细胞及成骨细胞上的点数分别是 13、3、16、2、2。因此，44.4%的区域是骨组织。因为骨组织 16 个点中有 3 个落在类骨质上，所以类骨质的相对体积是 18.8%。因此被网格完全占有的绝对面积是交点间距离(d)平方值(斑点区)的 36 倍。在 250 倍下观察时，d 可用校准后的目镜测微计测出(每格占 0.155 mm^2)。要获得统计学上有效的结果，大约需要测出 200 个区域(30 mm^2)。

6 条波状平行线有助于补偿非随机走向的骨小梁的随机性，此线间的距离(d)与点间距离相等。这些平等线和小梁边界之间有 18 个交叉点。7 个交点在类骨质的表面，5 个交点在静止的矿化表面，4 个交点填充有破骨细胞的吸收腔隙。因此，在所有与骨边界的交叉点中类骨质表面占 38.9%，静止表面占 27.8%，活跃吸收表面占 22.2%。箭头，破骨细胞；三角箭头，衬在类骨质缝内的成骨细胞；0，类骨质；T，小梁骨。

图 3-5 组织形态测定

荧光四环素抗生素对未成熟矿物质沉积的亲和力(而不是对成熟矿物晶体的亲和力)，可以辨认出钙化病灶，因此可以对骨矿化率进行测定。结合的四环素于是便结合到骨组织成熟的结晶格内并留下来作为矿物质沉积的标记，直到它被脱钙或破骨性吸收除去为止。结合后形成了两个被无荧光可测量的标记间距离分开的荧光四环素带。可获得一系列四环素标记的复合物及标记方案。二甲金霉素、土霉素或脱甲金霉素(去甲基四环素)也同样能达到这样的目的。大部分标记方案采用“3－14－3”方案：在标记的第一阶段，连续给予 3 天四环素(1 g/d，分次给予)；间隔 14 天后，第二阶段给予 3 天四环素。最后一剂四环素给予之后 3～4 天进行骨组织活检。

在紫外线照射下对非脱钙未染色的组织切片上进行四环素荧光评价。在给予四环素第一阶段(见图 3-6)矿化骨中呈现出一条单独的荧光带。第二阶段，即后期注入四环素位于新形成的矿化前沿(即矿化骨和类骨质的交界面)。两个条带之间的距离代表不用药期间新骨合成和矿化的数量。

正常情况下，外部皮质边缘的轮廓是光滑的。骨膜下骨样沉积以及包含破骨细胞的被侵蚀骨表面通常观察不到。骨膜下骨吸收是破骨细胞活动的证据，见于骨周转率高的状态或加速重建状态，例如甲状旁腺功能亢进。

骨皮质厚度减少时就说明皮质骨量发生丢失(图 3-7)。正常骨皮质的平均宽度并不一致，从不到500 μm 到 1 600 μm 以上。骨皮质的多孔性可由正常或异常血管沟(哈弗管和福尔克曼管)来测定。皮质骨内多孔性程度会随骨周转率的升高而增加。破骨细胞的激活可导致骨吸收增加，因而会加大现有的血管沟。在纵向血管内的骨吸收可导致所谓头锥的腔隙形成。皮质骨和髓状骨小梁之间的结合部(正常情况下边界清晰)称之为骨内膜。由于皮质成骨性吸收的增加,皮质骨的孔越来越多,皮质骨和髓腔之间的界限就会消失,如像严重的甲状旁腺功能亢进所见。骨膜内吸收腔的深度和数量都会增加,直到先前的固态皮质骨削弱成像新的厚实骨小梁样,这一过程被叫做皮质骨的网状化或梁状化(图 3-7)。两层皮质骨之间的小梁骨的总量和质量反映出骨骼的承重特性。通常,小梁骨占髓腔的 15%~25%。小梁骨的体积低于 15%是骨量减少的组织学证据。正常时,各个骨小梁呈连续的互相连接或分支;萎缩的骨小梁呈杆状、棒状或点状(图 3-8)。

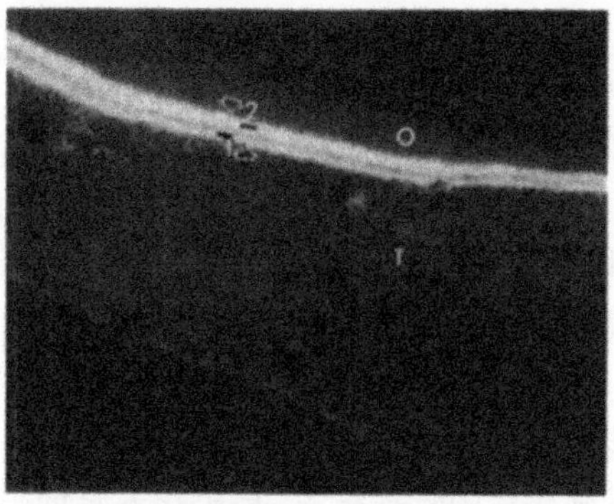

图 3-6　正常的双重荧光四环素标记(空心箭头)

第一个标记(1)位于矿化的骨小梁(T)。第二个标记(2),即后注入的标记物,位于现在的矿化前沿,即类骨缝(0)的交界面。(紫外线,未染,125×)

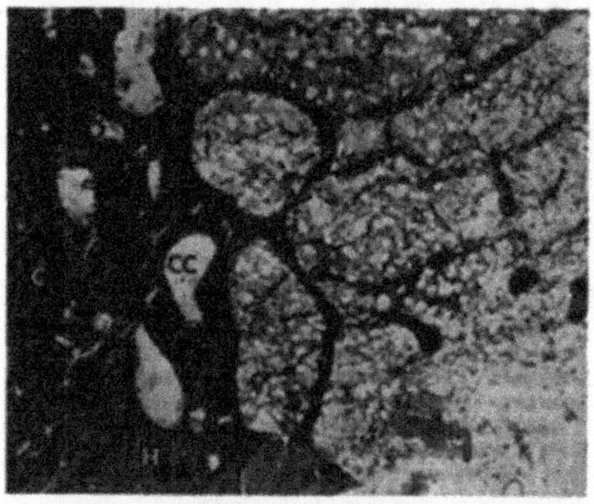

图 3-7　取自正在重建的髂嵴活检样本的皮质骨(C)

锥切面(CC)内的破骨细胞重吸收内膜骨,从而导致皮质骨网状化(即原来的皮质骨形成网状小梁骨)。最终出现皮质骨宽度减少。H,激活前的正常哈弗管。(三色染色,25×)

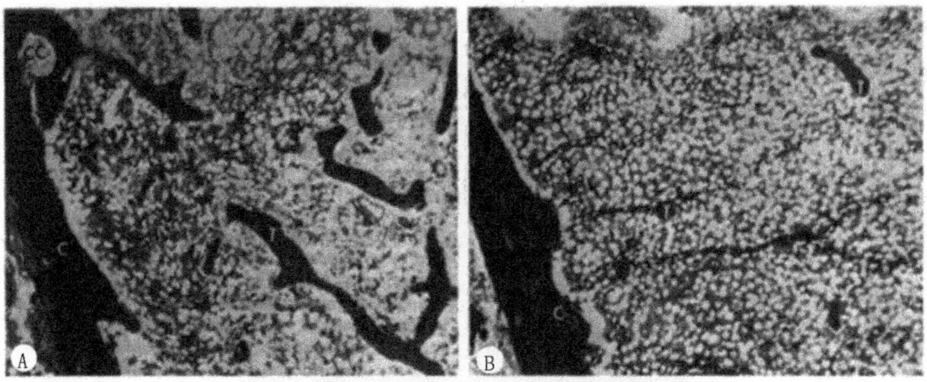

图 3-8　正常和异常的小梁骨结构

A 低倍镜下的髂嵴活检标本。由于皮质锥切面(CC)进行性侵蚀作用导致皮质厚度减小。但是,小梁骨(T)仍然显示正常的板样连接结构。(三色染色,25×)B 骨小梁(T)的体积减小。不仅是骨小梁体积减小,而且由于存在有宽间隔的萎缩性细骨杆(T),小梁骨结构也不正常。(三色染色,25×)

类骨质的相对体积(小梁骨的百分比)正常时为 0.6%~4%,类骨质表面(表示为占小梁骨的百分比)

为4%～20%，平均骨样缝宽度为8～16 μm。过量的类骨质可能源于类骨质包埋的小梁骨表面所占百分比的增加或(和)源于平均骨样缝宽度的增加。正常时，大约35%～40%的类骨质表面衬有丰满的立方形成骨细胞，因此叫做成骨细胞性类骨质表面(占骨小梁表面的2%～8%)。

通过测定破骨细胞的数量及破骨性吸收表面的大小(占骨小梁表面的百分比)可反映出骨吸收的程度。但是，有吸收隐窝的骨小梁表面所占的百分比是破骨性吸收表面的10倍，因为90%的吸收腔隙正常时没有破骨细胞。这些空的吸收隐窝称之为反转表面，因为它们的存在表明在骨吸收期和形成期(二者相伴发生)之间有一中间期。

取自骨中心的脱钙组织切片应在偏光灯下检测其编织胶原的结构。成人髂嵴样本中的编织骨是一种异常表现，表明骨周转加速。荧光灯下检测时，矿化骨和类骨质之间80%～90%的界面会显示出两条平等的四环素荧光带，每条荧光带都表现为狭窄而分离的线性标记(即钙化前沿活动)。带有四环素标记的小梁表面所占百分比应单独记录，因为它代表了骨形成的线性范围。最后用线性分线板测出两条四环素标记中点间的平均距离。这一距离除以两个四环素给予期之间的天数即为平均每天的矿物沉积率，正常时其值为0.4～0.9 μm(平均为0.65 μm)。随着骨沉积率的升高，标记间的距离将变宽。相反，随着矿化率的减低，平行谱带会变窄，并可能融合成一条标记带。

异常形式的荧光标记沉积是骨软化症的特征标志，是矿化不足的形态学表现。四环素荧光的量和沉积在类骨质骨缝矿化中心的未成熟无定性磷酸钙的量成比例。有时，骨样缝中缺乏矿物质因而不能结合四环素，所以会导致荧光缺失。其结果是，矿化前沿活动性(占带有四环素标记骨样缝的百分比)降低(图3-9)。另一个骨软化症常见的特征性异常表现是整个骨样缝中弥散着不规则的荧光。未成熟骨矿质的聚集则表明是成熟的无定型磷酸钙未能转变为羟基磷灰石晶体，因此能结合过量的四环素(图3-10)。

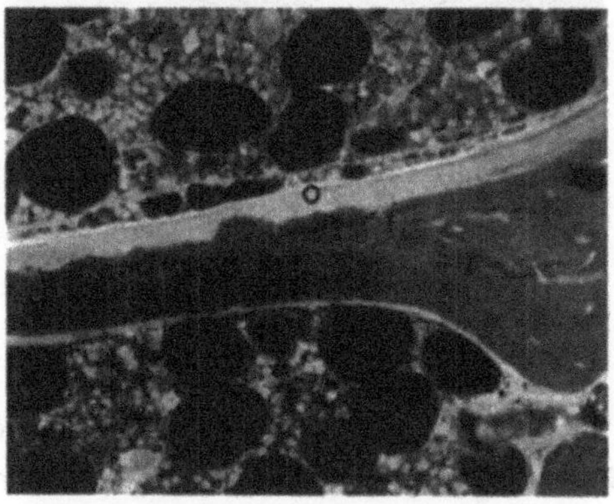

图3-9　骨软化症：异常的四环素荧光图案

矿化不足表现为类骨缝(O)不吸收四环素。在组织形态测定中，这种不足被称为矿化前沿指数异常。T，小梁骨。(紫外线；未染98×)

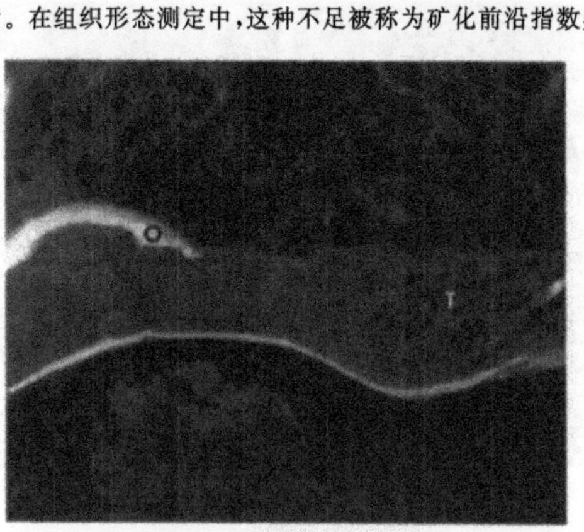

图3-10　骨软化症：异常的四环素荧光图案

类骨缝(O)显示出不规则的弥散性荧光，而不是两条细的线状带，同时可见类骨缝矿化前沿活性减少。T，小梁骨。(紫外线；未染98×)

骨清除和沉积的部位及程度决定着骨骼的生理解剖和矿物代谢的生理学状态。骨重建的活动性受外力、内分泌激素的血液水平和营养与代谢因素的影响。正常时，骨形成和骨吸收是平衡的。骨组织的净丢失可能是由于骨吸收过度、骨形成不足或者是在这种相连过程中二者的某种组合所致。骨重建活动异常所导致的骨病，其特点是骨骼不能起到支持结构的作用，通常继发于骨量不足。当骨质不能再承受正常作用力时就可能发生骨折并引起疼痛和变形。代谢性骨病泛指任何全身性骨骼疾病，不论何种原因；大部分代谢性骨病都源于骨重建不平衡或基质矿化紊乱。

骨量减少指的是在 X 线片上表现为骨骼透 X 线增加的全身性骨质减少。骨质疏松和骨软化症是骨量减少的两大原因。在组织学上，骨质疏松性疾病常伴有骨周转率的增加或减少。骨软化性综合征特征是组织学上出现矿化不足。

高骨周转疾病的特点是骨形成和骨吸收都明显增加(图 3-11)。骨加速周转状态下尽管骨形成增加，但骨量仍会减少。骨形成增加的组织学相关表现包括有类骨质数量的增加、类骨质表面的增加、类骨缝厚度的中度增加以及成骨细胞表面的增加。通过四环素荧光，可见到带有双重标记的那部分小梁骨有所增加，这表明骨形成的线性范围增加。线性范围参数与附加成骨细胞的活动有关。矿化率(两个标记间的距离)可能增加并反映出个体细胞活性的增加。吸收活性增加表现为：破骨细胞数量的增加，以及参与骨吸收的那部分骨表面的增加，因此也表现为充有破骨细胞的腔隙形成的增加。有时可发现有编织骨沉积，提示纤维性骨炎的小梁周围纤维组织沉积吸收，是间充质细胞活性普遍增加的一种表现。这一特征并不是甲状旁腺功能亢进的特异性表现，因为它可能和导致骨周转加快的某种疾病有关。

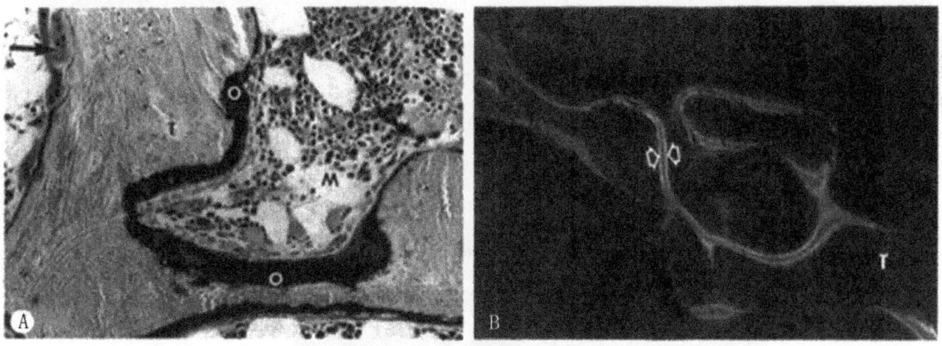

图 3-11　骨周转加速

A 非脱钙骨活检标本中加速骨周转或活跃骨重建的组织学表现。破骨细胞的骨吸收(箭头)伴有成骨细胞的体积(O)增多，其导致整个类骨质表面的增加和成骨细胞性类骨质量的增加。M，骨髓；T，小梁骨。(三色染色，98×)B 尽管在光镜下类骨质数量增加，但动态四环素标记法发现双重荧光标记(空心箭头)的表面范围增大，说明大量含有成骨细胞的活性塑形单位进行着正常的骨基质合成。(紫外线，未染，25×)

伴有骨周转减少的状态几乎显示不出骨形成或骨吸收的改变(图 3-12)。其结果是，类骨缝变薄且稀疏，成骨细胞变扁平，破骨细胞数量减少。很少有明显的四环素标记，这与显微镜下所见的少量类骨质是一致的。因此，保存了矿化前沿(四环素标记的骨缝部分)的活动性，但此时前沿的特征是骨形成的线性范围(骨小梁表面标记的那部分)有所减少。大部分是单荧光标记，因为骨基质沉积率非常低以至于无法区别给予四环素的两个阶段。

骨软化症的常见特征是过量类骨质形成，这是由于基质未能钙化所致，尽管成骨细胞一直在合成基质。类骨缝厚度的显著增加是其特征，但骨软化症时也可能出现类骨质量正常甚至减少。(图 3-13A，B)。描述骨软化症特征的常用静态和动态参数分别是类骨质量的增加以及矿化率的互补性减少(图 3-13C)。利用这两个成分可以把骨软化症和骨质疏松性疾病区别开来，在后者中，骨重建活动性水平会影响类骨质的生成量，例如在低周转状态，矿化率可能很低，但类骨质的量也会适当减少(图 3-12)。在基质对合加速的高周转状态，尽管有过量的类骨质，也不可能发生矿化减少。尽管单纯性骨软化症通常和骨重建活动性减少相联系，但可能出现表明骨周转加速的所有征象，即成骨细胞激活、破骨细胞增殖和小梁周围纤维化。因此骨软化症可能和囊性纤维性骨炎(甲状旁腺功能亢进)同时存在(图 3-14)。

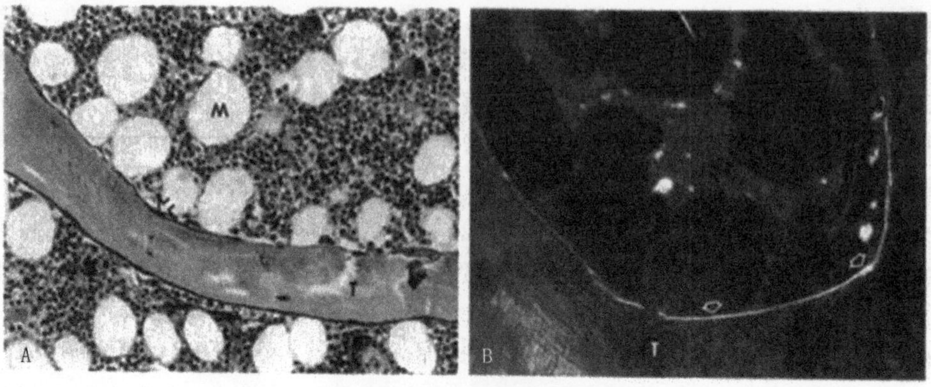

图 3-12　骨周转

A 小梁骨(T)衬有薄的无活性类骨缝(箭头)。骨表面光滑,没有吸收腔隙。M,骨髓。(三色染色,98×)B 由于成骨细胞活性降低,类骨缝只显示有单个不连续的线性标记(空心箭头)。基质对合率很低,使其无法在空间上分开此前两次注入的四环素。因为类骨缝如果出现最少也要有一条线性标记,所以矿化前沿的活性少量降低,因此不会出现矿化不足。T,小梁骨(紫外线,未染,125×)

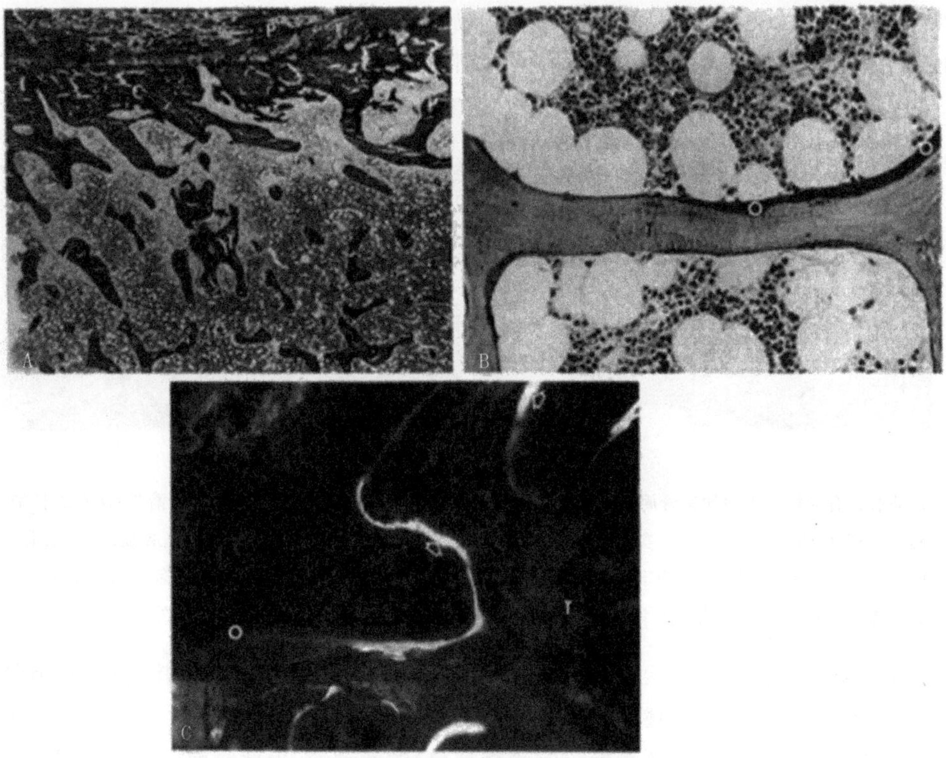

图 3-13　骨软化症

A 骨软化症的典型组织学表现。矿化不足导致未矿化骨基质的聚集。这些类骨缝(箭头)均变厚且沿大部分小梁骨(T)和皮质骨表面分布(即总的类骨质表面增大)。P,骨外膜。(三色染色,25×)B 但是在不存在过量类骨质时,仍然可能发生矿化不足。只有少量小梁骨(T)针状体沿线有正常宽度的类骨缝(O)。(三色染色,125X)C 但是通过检测四环素标记的未脱钙骨活检切片证实有矿化不足。矿化前沿活动性降低表明有骨软化症,表现为未标记的类骨缝(O)或分散的荧光骨缝(空心箭头)(紫外线,未染色,125×)

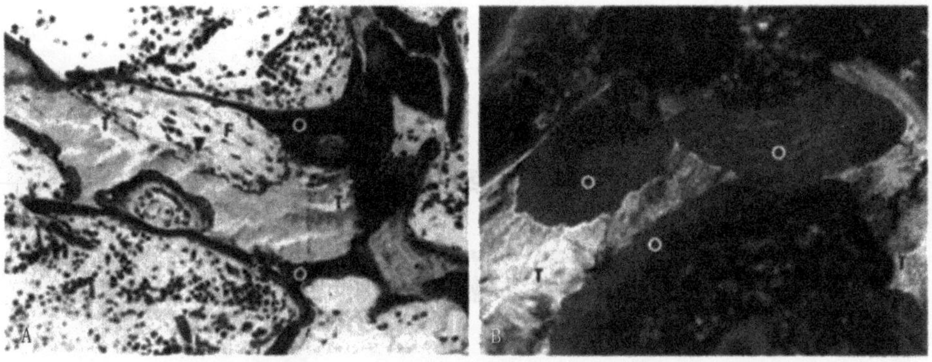

图 3-14　伴周转的加速骨软化症:活性特征

A 类骨质(O)数量的增加可能和高周转性疾病共存,包括小梁周围纤维化(F)和破骨吸收增强(三角箭头)。这种混合型组织学特征,包括矿化不足和囊性纤维性骨炎的特征,表面上可能和活跃的重建性骨质疏松的组织学特征相似 O,T,小梁骨。(三色染色,125×)B 在这里,是否有矿化不足只能通过检测四环素荧光标记的模式来确定。在此病例中,如果在增宽类骨缝(O)上未摄取荧光色素即可诊断为骨软化症。T,小梁骨。(紫外线,未染,125×)

骨是唯一的一直在变化的组织。它通过软骨内骨化和膜内骨化而发生,随后通过塑形和重建过程而修改和完善,形成一种结构和代谢都十分完美的组织。它的细胞,包括破骨细胞、骨细胞和成骨细胞都位于有机基质(主要是胶原)内,而无机物则以类似于羟磷灰石的形式沉积下来。矿化的过程很复杂,尚未得到充分的阐述。

骨在维持体内钙平衡或血钙水平稳定方面起着关键作用。骨细胞对很多体液因素所产生的刺激高度敏感,这些因素中最重要的是甲状旁腺素、降钙素和 1,25－二羟维生素 D。骨的合成和吸收正常时终生都保持精细的平衡,就是通过这些因素的活动来调控的,这些活动过程包括刺激成骨细胞造骨和刺激破骨细胞清除骨。多种疾病的存在均可导致特征性改变,这些改变可用 X 线片和其他成像方法检测到。本书所阐明的正是这些改变。

（张　剑）

第四章 骨科麻醉

第一节 骨科患者病理生理特点

骨科手术可发生于任何年龄。先天性疾病多见于小儿，骨关节病和骨折多见于老年人，故应熟悉老年人和小儿麻醉特点做好术前准备。

骨科患者术前多有卧床病史，易引起肺部感染、血液流变学改变、心肺功能降低等并发症。也可因血液浓缩和血流缓慢导致下肢静脉及深静脉血栓形成，活动和输液时如栓子脱落可致肺栓塞。

脊柱侧凸畸形可致胸廓发育障碍，导致限制性肺功能障碍。全身类风湿性关节炎患者脊柱强直，头部后仰及下颌关节活动均受限，造成气管插管困难。

术前长期应用肾上腺皮质激素治疗的患者可导致肾上腺皮质功能减退，术中易出现休克、苏醒延迟或呼吸抑制等表现。术前接受抗凝治疗者，应注意凝血机制的改变。

（宋莺春）

第二节 骨科麻醉的特点

骨科麻醉管理与骨科手术特殊性密切相关，因此麻醉管理上应根据手术特点采取相应措施。

一、骨组织血运丰富

手术失血较多，尤其是骨面渗血或椎管内出血很难控制，应有充分估计和准备。

二、手术体位较复杂

骨科手术常用体位有仰卧位、侧卧位、俯卧位。若体位安置不当或不同体位麻醉管理方式不当都可能引起并发症，故应特别注意。

(1)确保呼吸道通畅，防止气管导管扭折、脱出。在体位改变前后应常规检查导管位置。

(2)当手术部位高于右心房时，都有发生空气栓塞的危险。

(3)远端缺血或血栓形成；外周神经过伸或受压而引起术后神经麻痹；眼部软组织受压引起的视网膜损伤。

三、止血带的应用

(1)止血带对生理的影响：①细胞缺氧和细胞内酸中毒；②血管内皮细胞损伤而导致毛细血管壁通透性增加；③松开时可出现一过性代谢性酸中毒、外周血管阻力降低及血容量相对不足，有可能发生循环功能失代偿；④一过性呼气末 CO_2 增高。

(2)使用止血带注意事项：上肢止血带应放在中、上 1/3 处，下肢应靠近腹股沟部。①充气压力：上肢以高于动脉收缩压 6.67 kPa(50 mmHg)为宜，下肢高于 13.3 kPa(100 mmHg)为宜。②充气持续时间：上肢一次不超过 1 h，下肢不超过 1.5 h。必要时可松开 10～15 min 后再充气，以免发生神经并发症或肌球蛋白血症。

对心功能代偿不良者，抬高患肢和驱血均要慎重，静脉回流突然增加可能导致心力衰竭。在硬膜外麻醉或腰麻的患者，止血带压力过大，充气时间过长，肢体缺血引起止血带疼痛，表现冷汗、烦躁不安，即使用镇静药和镇痛药也难以控制。

(3)预防止血带并发症应尽量减少缚止血带的时间，以减少缺血区酸性代谢产物的产生和淤积。麻醉医师应记录止血带充气时间，并提前通知手术医师松止血带，在松止血带时要在麻醉单上记录。松止血带之前应补足血容量，血压偏低要及时纠正，必要时给予血管收缩药。

松止血带后如果出现止血带休克立即给以吸氧、升压药、输血、输液，如效果不佳，可考虑给予碱性药、激素、甘露醇等。有条件时应急查血钾，因为止血带以下的肢体缺血缺氧，以及酸性产物的淤积，改变了细胞膜对钾离子的通透性，钾从细胞内大量外释，如果患者术前已有血钾升高，止血带松解后可能更高。有高钾表现时立即给予钙剂、高渗糖、胰岛素等处理以降低血钾。

四、骨黏合剂反应

(1)病因：主要原因与骨黏合剂的液态或气态单体吸收有关，而单体具有扩张血管和直接心肌抑制作用。其次，当骨黏合剂填入骨髓腔后，可致髓腔内高压使气体、脂肪或骨髓颗粒进入循环而引起肺栓塞。

(2)临床表现：当骨黏合剂充填并将假体置入后 1～10 min，患者发生血压明显降低，甚至心搏骤停。

(3)治疗：吸氧，补充血容量，必要时用血管活性药物。

五、脂肪栓塞

(1)病因：多发于脂肪含量丰富的长骨骨折和严重创伤性骨折。由于创伤后脂肪从骨髓释放，使血液中游离脂肪酸增加，发生脏器和组织的脂肪栓塞，主要累及肺和脑血管。低血容量休克也是栓子形成的诱发因素。

(2)临床表现：急性呼吸和中枢神经功能的障碍；突然呼吸困难、肺间质水肿及低氧血症；意识障碍，昏迷。

(3)治疗：关键是防治低氧血症和维持循环稳定。

六、深静脉血栓(DVT)和肺栓塞(PE)

(1)病因：多发于下肢或骨盆骨折后长期卧床的患者，由于血流缓慢、静脉血淤滞以及感染累及小静脉均可引起血液高凝状态，促使静脉血栓形成，主要为下肢深静脉血栓脱落导致。

(2)临床表现：剧烈胸痛、咳嗽，有的咯血；血压突然降低，心率减慢，甚至心搏骤停；呼吸窘迫，低氧血症。

(3)治疗：对大面积肺栓塞的治疗是进行复苏、支持和纠正呼吸与循环衰竭。主要方法包括吸氧、镇痛，控制心力衰竭和心律失常，抗休克。血栓性肺栓塞，如无应用抗凝药的禁忌，可用肝素抗凝治疗，或给予链激酶、尿激酶进行溶栓治疗。空气栓塞时，应立即置患者于左侧卧头低位，使空气滞留于右心房内，防止气栓阻塞肺动脉，再通过心脏机械性活动而逐渐进入肺循环；也可经上肢或颈内静脉插入导管来吸引右心内空气。高压氧舱可促进气体尽快吸收并改善症状。

七、术中脊髓功能监测

(1)诱发电位：脊柱和脊髓手术时，为了解手术操作，如钳夹、分离和牵拉等可能发生的损伤而采用各种不同类型诱发电位监测。监测方法是将一电极放置在腓总或胫后神经干的周围，另一电极放置在颅顶部。刺激神经干的脉冲通过脊髓到达大脑皮质后显示出波形，如果波形幅度降低，周期延长，表示有脊髓损害。

(2)唤醒试验：在手术期间通过减浅麻醉，让患者在基本清醒状态下能按指令活动。其方法通常是先嘱患者双手握拳，再动双足，如活动良好，表示无脊髓损伤。

(宋莺春)

第三节 关节置换术的麻醉

人工关节的材料和工艺越来越先进，接受人工关节置换的患者也越来越多。此类手术确实使患者解除了疼痛，改善了关节活动功能，提高了生活质量。人工关节置换术的不断发展给麻醉带来了新的课题，提出了更高的要求，因为该类患者往往有许多特殊的方面，对此麻醉医师需要有较深的认识，做好充分的术前准备，严密的术中监测和良好管理以及术后并发症的防治工作。

一、关节置换术麻醉的特殊问题

(一)气管插管困难和气道管理困难

类风湿性关节炎和强直性脊柱炎的患者常有全身多个关节受累，前者可累及寰枢关节、环杓关节及颞下颌关节等，可使寰枢关节脱位、声带活动受限、声门狭窄、呼吸困难及张口困难等；后者主要累及脊柱周围的结缔组织，使其发生骨化，脊柱强直呈板块状，颈屈曲前倾不能后仰，颞下颌关节强直不能张口。患者平卧时常呈“元宝状”，去枕头仍保持前屈，如果头部着床，下身会翘起。这两种患者行气管插管非常困难，因为声门完全不能暴露，且患者骨质疏松，有的患者还有寰枢关节半脱位，如果插管用力不当可造成颈椎骨折，反复插管会造成喉头水肿和咽喉部黏膜损伤、出血，气道管理更加困难。一些患者合并有肺纤维化病变，胸壁僵硬，致肺顺应性下降，通气和弥散能力均降低，可致 SpO_2 下降。对此类患者，麻醉医生在术前访视时，如估计气管插管会有困难者，应事先准备好纤维支气管镜以便帮助插管。合并肺部感染致呼吸道分泌物增多，且易发生支气管痉挛，给呼吸道的管理更增加了难度。

(二)骨黏合剂

为了提高人工关节的稳定性，避免松动和松动引起的疼痛，利于患者早期活动和功能恢复，在人工关节置换术中常需应用骨黏合剂(骨水泥)，通常是在骨髓腔内填入骨水泥，再将人工假体插入。骨黏合剂为一高分子聚合物，又称丙烯酸类黏合剂，包括聚甲基丙烯酸甲酯粉剂和甲基丙烯酸甲酯液态单体两种成分，使用时将粉剂和液态单体混合成面团状，然后置入髓腔，自凝成固体而起作用。在聚合过程中可引起产热反应，温度可高达 80 ℃～90 ℃，这一产热反应使骨水泥更牢固。单体具有挥发性，易燃，有刺激性气味和毒性，因此，房间内空气流通要好。未被聚合的单体对皮肤有刺激和毒性，可被局部组织吸收引起“骨水泥综合征”。单体被吸收后大约 3 min 达峰值血液浓度，在血中达到一定浓度后可致血管扩张并对心脏有直接毒性，体循环阻力下降，组织释放血栓素致血小板聚集，肺微血栓形成，因而患者可感胸闷、心悸，心电图可显示有心肌损害和心律失常(包括传导阻滞和窦性停搏)，还可有肺分流增加而致低氧血症、肺动脉高压、低血压及心输出量减少等。单体进入血液后可以从患者的呼气中闻到刺激性气味。肺脏是单体的清除器官，清除速度很快，故一般不会受到损害，只有当单体的量达到全髋关节置换时所释放的单体量的 35 倍以上时，肺功能才会受到损害。因此，对肺功能而言，骨水泥的使用一般是安全的。为减少单体的吸收量，混合物必须做充分搅拌。

除单体吸收引起的对心脏、血管和肺脏的毒性反应外，当骨黏合剂填入骨髓腔后，髓腔内压急剧上升，使得髓腔内容物包括脂肪、空气微栓子及骨髓颗粒进入肺循环，引起肺栓塞，致肺血管收缩，肺循环阻力增加和通气灌流比例失调，导致肺分流增加、心排血量减少和低氧血症。为了减少髓腔内压上升所致的并发症，用骨水泥枪高压冲洗以去除碎屑，从底层开始分层填满髓腔，这可使空气从髓腔内逸出以减少空气栓塞的发病率，也可从下位的骨皮质钻孔，并插入塑料管以解除髓内压的上升。

对骨黏合剂使用时对心肺可能造成的影响，必须高度重视，采取预防措施。应当在用骨水泥时严密监测 PaO_2、$PaCO_2$、$ETCO_2$、SPO_2、血压、心律及心电图等。补足血容量，必要时给予升压药，保证气道通畅，并予充分吸氧。下肢关节置换的手术，在松止血带时，要注意松止血带后所致的局部单体吸收，骨髓、空气微栓子或脂肪栓等进入肺循环而引起的心血管反应，甚至有可能出现心搏骤停的意外。

(三)止血带

四肢手术一般都需在止血带下进行，以达到术野无血的目的。但是止血带使用不当时也会出现一些并发症。

(四)激素的应用

1.概述

行人工关节置换的患者常因其原发病而长期服用激素，因此，可有肾上腺皮质萎缩和功能减退，在围术期如不及时补充皮质激素，会造成急性肾上腺皮质功能不全(危象)。对此类患者应详细询问服用激素的时间、剂量和停用时间，必要时做 ACTH 试验检查肾上腺皮质功能。对考虑可能发生肾上腺皮质功能不全的患者，可在术前补充激素，可提前 3 天起口服强的松，5 mg，每日 3 次，或于术前一日上午和下午各肌注醋酸可的松 100 mg，在诱导之前及术后给予氢化可的松 100 mg 静脉滴注。

2.急性肾上腺皮质功能不全的判定

如果麻醉和手术中出现下列情况，则应考虑发生了急性肾上腺皮质功能不全。

(1)原因不明的低血压休克，脉搏增快，指趾、颜面苍白。

(2)在补充血容量后仍持续低血压，甚至对升压药物也不敏感。

(3)不明原因的高热或低体温。

(4)全麻患者苏醒异常。

(5)异常出汗、口渴。

(6)血清钾升高或钠、氯降低。

(7)肾区疼(腰疼)和胀感、蛋白尿。

(8)在上述症状的同时，可出现精神不安或神志淡漠，继而昏迷。

3.处理

如果考虑为肾上腺皮质功能不全，立即给予氢化可的松 100 mg 静脉推注，然后用氢化可的松 200 mg 静脉滴注。

(五)深静脉血栓和肺栓塞

骨关节手术有许多患者为长期卧床或老年人，静脉血流瘀滞，而手术创伤或肿瘤又使凝血功能改变，皆为静脉血栓的高危因素，在手术操作时有可能致深静脉血栓进入循环。长骨干骨折患者有发生脂肪栓塞的危险性，使用骨水泥时有可能发生空气栓塞。对麻醉医师来说，对术中发生的肺栓塞有足够的警惕非常重要，因为术中肺栓塞发病极其凶险，患者死亡率高，而且容易与其他原因引起的心跳骤停相混淆。因此，术中应密切观察手术操作步骤及患者的反应，严密监测心率、血压、SpO_2、$ETCO_2$ 等。心前区或经食管超声心动对肺栓塞诊断有一定帮助。如果患者术中突然出现不明原因的气促、胸骨后疼痛、$ETCO_2$ 下降、PaO_2 下降、肺动脉高压、血压下降而用缩血管药纠正效果不好等表现时，应考虑有肺栓塞的可能。

为了预防和及时发现因静脉血栓脱落而致肺栓塞，术中须维持血流动力学稳定，补充适当的血容量，并在放骨水泥和松止血带时需严密监测生命体征的变化。

对严重肺栓塞的治疗是进行有效的呼吸支持及循环衰竭的纠正与维持。主要方法包括吸氧、镇痛、纠正心力衰竭和心律失常及抗休克。空气栓塞时，应立即置患者于左侧卧头低位，使空气滞留于右心房内，防止气栓阻塞肺动脉及肺毛细血管，也可通过经上肢或颈内静脉插入右心导管来抽吸右心内空气。对血栓性肺栓塞，如无应用抗凝药的禁忌，可用肝素抗凝治疗，或给予链激酶、尿激酶进行溶栓治疗。高压氧舱可促进气体尽快吸收并改善症状。

二、术前准备及麻醉选择与管理

虽然有许多青壮年患者需行关节置换术，但以老年人多见。老年人常伴有各系统器官的功能减退和许多并存疾病，致围术期和麻醉中并发症增多，其死亡率也比年轻人为高。术前需对高龄患者并存的疾病及麻醉的危险因素进行正确评估，对并存疾病应给予积极的治疗。如对于高血压和冠心病患者，术前应给予有效的控制血压及改善心肌缺血，维持心肌氧供需平衡，以减少围术期心脑血管的并发症；慢性气管炎患者应积极治疗，训练深呼吸及咳嗽，以减少术后肺部感染。老年人心肺肝肾功能减退，药物代谢慢，诱导和术中用药应尽量选用短效、代谢快及对循环影响小的药物，如用依托咪酯诱导，以异氟醚、七氟醚、地氟醚等吸入麻醉药为主维持麻醉，尽量减少静脉用药。

(一)术前准备

1.麻醉前访视与病情估计

关节置换的患者，老年人较多，他们常合并有心血管疾病、肺部疾病、高血压及糖尿病等。类风湿性关节炎和强直性脊柱炎患者累及心脏瓣膜、心包及心脏传导系统者，须详细检查及对症处理。术前一定要了解高血压的程度，是否规律用药(抗高血压药可用至手术日早晨)，是否累及其他器官，有无合并心功能不全。对合并房室传导阻滞和病态窦房结综合征的患者应详细询问病史，必要时安置临时起搏器。慢性肺疾患患者，要注意有无合并肺部感染，术前需做肺功能和血气检查。类风湿性关节炎和强直性脊柱炎要检查脊柱活动受限程度，判断气管插管是否困难，胸廓活动受限的程度如何。合并糖尿病的患者，要详细询问病史，服药的类型，检测术前血糖和尿糖值，必要时给予短效胰岛素控制血糖。有服用激素病史的患者，应根据服药史及术前的临床表现、化验结果决定围术期是否需要补充激素。

2.麻醉前用药

一般患者术前常规用药，有严重的循环和呼吸功能障碍的患者，镇静药或镇痛药慎用或不用。有肾上腺皮质功能不全倾向的患者，诱导前给予氢化可的松 100 mg，加入 100 mL 液体中滴注。

3.术前备血

估计术中出血较多的患者，术前要准备好充分的血源。为了节约血源和防止血源性疾病传播和输血并发症，可采用术中血液回收技术或术前备自体血在术中使用。血红蛋白在 10 g 或红细胞比积在 30%以下，不宜采集自体血。最后一次采血至少在术前 72 h 前，以允许血容量的恢复。拟做纤维支气管镜引导气管插管时，要准备好必备用品，如喷雾器、支气管镜等。

4.维持气道困难的预测与气管插管困难的评估

对类风湿性关节炎和强直性脊柱炎影响到颈椎寰枢关节、颞下颌关节致头不能后仰和/或张口困难的患者，应当仔细检查，估计气管插管的难易程度，以决定麻醉诱导和插管方式。目前，预测气道困难的方法很多，现介绍几种方法。

(1)张口度：张口度是指最大张口时上下门牙间的距离，正常应≥3 指(患者的食指、中指和无名指并拢)，2～3 指，有插管困难的可能，＜2 指，插管困难。不能张口或张口受限的患者，多置入喉镜困难，即使能够置入喉镜，声门暴露也不佳，因此可造成插管困难。

(2)甲颏间距：是指患者颈部后仰至最大限度时，甲状软骨切迹至下颏间的距离，以此间距来预测插管的难度。甲额间距≥3 指(患者的食、中及无名指)，插管无困难，在 2～3 指间，插管可能有困难，但可在喉镜暴露下插管；＜2 指，则无法用喉镜暴露下插管。

(3)颈部活动度：是指仰卧位下做最大限度仰颈，上门牙前端至枕骨粗隆的连线与身体纵轴相交的角度，正常值大于 90°；小于 80°为颈部活动受限，直接喉镜下插管可能遇到困难。

(4)寰枕关节伸展度：当颈部向前中度屈曲(25°～35°)，而头部后仰，寰枕关节伸展最佳。口、咽和喉三条轴线最接近为一直线(亦称“嗅花位”或称 Magill 位),在此位置,舌遮住咽部较少,喉镜上提舌根所需用力也较小。寰枕关节正常时,可以伸展 35°。寰枕关节伸展度检查方法:患者端坐,两眼向前平视,上牙的咬颌面与地面平行,然后患者尽力头后仰,伸展寰枕关节,测量上牙咬颌面旋转的角度。上牙旋转角度可用量角器准确地测量,也可用目测法进行估计分级:1 级为寰枕关节伸展度无降低;2 级为降低 1/3;3 级为降低 2/3;4 级为完全降低。

(二)麻醉方法的选择

1.腰麻和硬膜外麻醉

只要患者无明显的腰麻或硬膜外麻醉禁忌证及强直性脊柱炎导致椎间隙骨化而使穿刺困难,都可选用腰麻或硬膜外麻醉,我院近年来在腰麻或硬膜外麻醉下进行了大量的髋、膝关节置换术,包括>80 岁的高龄患者,均取得了良好效果。而且有研究表明选用腰麻和硬膜外麻醉对下肢关节置换术有如下优点。

(1)深静脉血栓率发生率降低,因硬膜外麻醉引起的交感神经阻滞导致下肢动静脉扩张,血流灌注增加。

(2)血压和 CVP 轻度降低,可减少手术野出血。

(3)可减轻机体应激反应,从而减轻患者因应激反应所引起的心肺负荷增加和血小板激活导致的高凝状态等。

(4)局麻药可降低血小板在微血管伤后的聚集和黏附能力,对血栓形成不利。

(5)可通过硬膜外导管行术后椎管内镇痛。

2.全身麻醉

对有严重心肺合并症的患者、硬膜外或腰麻穿刺困难者以及其他禁忌证的患者,宜采用气管插管全身麻醉。

(1)注意要点:①选用对心血管功能影响小的诱导和维持药物。②尽量选用中短效肌松药,术中严密监测生命体征,术后严格掌握拔管指征。③强直性脊柱炎等气管插管困难者,应在纤维支气管镜帮助下插管,以免造成不必要的插管损伤。④必要时可行控制性降压,以减少出血。

总之,在满足手术要求和保证患者安全的前提条件下,根据患者的病情,手术的范围,设备条件和麻醉医师自身的经验与技术条件来决定麻醉方法。

(2)全麻诱导。对年老体弱者,全麻诱导时给药速度要慢,并密切观察患者的反应,如心血管反应,药物过敏反应等。常用静脉药物及其诱导剂量如下:①异丙酚:成人 2~2.5 mg/kg,在 30 s 内给完,年老体弱者宜减量和减慢给药速度。②咪唑安定:未用术前药的患者:<55 岁,0.3~0.35 mg/kg;>55 岁,0.30 mg/kg,ASA Ⅲ~Ⅳ级,0.2~0.25 mg/kg。已用术前药的患者,适当减量。③乙咪酯:0.2~0.6 mg/kg,常用量 0.3 mg/kg,小儿、老弱、重危患者应减量,注药时间在 30 s 以上。④硫喷妥钠:4~8 mg/kg,常用量 6 mg/kg。⑤常用肌松药及插管剂量:琥珀胆碱 1~2 mg/kg;泮库溴铵 0.10~0.15 mg/kg;维库溴铵 0.08~0.10 mg/kg,哌库溴铵 0.1 mg/kg。

(3)麻醉维持。一般用静吸复合全麻,特别是以异氟醚、七氟醚为主的静吸复合全麻,对患者心血管功能抑制小,苏醒快,是理想的麻醉维持方法,因此,尽量减少静脉用药,而以吸入麻醉为主。

(4)预知气道困难患者的插管处理。预知气道困难的患者,应根据患者情况选择插管方式,切忌粗暴强行插管,特别是有颈椎半脱位,骨质疏松,全身脱钙的患者。气管插管技术的选择如下:①直接喉镜:一般插管无困难的患者,可快速诱导、直接喉镜下气管插管。估计可能有困难,不宜快速诱导,而应咽喉表面麻醉和环甲膜穿刺气管内表面麻醉或强化麻醉下行清醒气管插管。②盲探经鼻插管:用于插管困难的患者。患者清醒,多采用头部后仰、肩部垫高的体位,并可根据管口外气流的强弱进行适当的头位调整,气流最大时,表明导管正对声门,待患者吸气时将导管送入气管内。③纤维光导喉镜引导气管插管患者有明显困难插管指征时,应直接选择在纤维支气管镜帮助下插管。④喉罩:有条件者可选用喉罩处理气道困难和插管困难。

(三)术中麻醉管理

(1)术中严密监测患者的生命体征,维持循环功能的稳定和充分供氧。监测包括血压、心率、ECG、SpO_2、$ETCO_2$ 等项目。

(2)对术前有冠心病或可疑冠心病的患者,应予充分给氧,以保证心肌的氧供需平衡。

(3)硬膜外麻醉要注意掌握好阻滞平面,特别是用止血带的患者,如果阻滞范围不够,时间长则会使患者不易耐受。

(4)对老年或高血压患者,局麻药用量要酌减,掌握少量分次注药原则,防止阻滞平面过广导致血压过低,要及时补充血容量。

(5)注意体位摆放,避免皮肤压伤,搬动体位要轻柔,要注意保持患者的体温。

(6)在一些重要步骤如体位变动、放骨水泥、松止血带前要补足血容量,密切观察这些步骤对机体的影响并做好记录。

(7)体液平衡很重要,既要补足禁食禁水及手术中的丢失,满足生理需要量,又要注意不可过多过快而造成肺水肿。

(8)心血功能代偿差的患者,在总量控制的前提下,胶体液比例可适当加大,可用血定安、海脉素、中分子羟乙基淀粉及血浆等。

术中失血量要精确计算,给予适量补充,备有自体血的患者需要输血时,先输自体血,有条件者可采用自体血回收技术回收术中失血。

(四)特殊手术的麻醉

1.强直性脊柱炎和类风湿关节炎患者的麻醉

(1)病情估计。术前患者访视应注意如下事项:①了解病情进展情况,是否合并心脏瓣膜、传导系统、心包等病变,应作心电图检查及判断心功能分级。②判断胸廓活动受限情况,决定是否作肺功能和血气检查。③了解颈、腰椎有无强直,颈活动度及张口度,依此考虑诱导和气管插管以何种方式进行。④水电解质平衡情况,是否有脱钙。⑤是否有激素服用史,服用时间长短,剂量,何时停用,考虑是否用激素准备。⑥术前用药剂量宜小,呼吸受限者术前可免用镇静镇痛药,入室后再酌情给予。

(2)麻醉方式和术中管理。此类患者的腰麻和硬膜外麻醉穿刺常有困难,而且硬脊膜与蛛网膜常有粘连,易误入蛛网膜下腔,且椎管硬化,容积变小,硬膜外隙很窄,剂量不易掌握,过大致平面意外升高,有时又因硬膜外腔有粘连致局麻药扩散差,麻醉效果不好,追加镇静药又顾虑呼吸和循环抑制,颇为棘手。因此,从患者安全出发,一般采用全麻更为合适。全麻可根据患者颈部活动度和张口程度决定诱导和插管方式。估计有困难者,行清醒经鼻盲探气管插管。对脊柱前屈$>60°$、颈屈曲$>20°$患者,行快速诱导全麻是危险的。此外,反复不成功的插管可发生咽喉软组织损伤、出血、水肿,以致气道难以保持通畅,而出现缺氧、CO_2 蓄积,甚至心跳骤停等严重后果。因此,行纤维支气管镜引导下气管插管是安全可靠的方式。如果条件不具备,可考虑逆行插管术,也可考虑使用喉罩。

有近期或长期服用激素病史者,诱导前给予 100 mg 氢化可的松溶于 100 mL 液体中,输入后开始诱导。全麻忌过深,因此类患者对麻醉药耐量低,用药量应减少,尤其是静脉麻醉药。术中充分供氧,避免低氧血症,并注意液体量和失血量的补充。颈椎强直者,术后需完全清醒后再拔管。

2.髋关节置换术的麻醉

人工髋关节置换术的主要问题是患者多为老年人,长期卧床的强直性脊柱炎、类风湿性关节炎及创伤骨折患者,手术创伤大,失血多,易发生骨黏合剂综合征及肺栓塞。

术前访视患者时,要注意其全身合并症及重要脏器功能情况,如高血压、心脏病、慢性阻塞性肺疾患,糖尿病等,术前应控制血压,改善心肺功能,控制血糖。术前应检查心肺功能。要询问过敏史,服药史,服用激素史等。长期卧床患者要注意心血管代偿功能和警惕深静脉血栓和肺栓塞的危险。术前需准备充分的血源,如备自体血。术前用药需选用对呼吸和循环无抑制的药物。

麻醉方式可根据患者情况和麻醉条件及麻醉医师自身经验来决定。有的医院多采用腰麻或硬膜外麻醉。

当手术截除股骨头颈部，扩大股骨髓腔和修整髋臼时，出血较多。为减少大量输血的并发症，减少输血性疾病的危险可采用一些措施。

(1)术前备自体血。

(2)术中失血回收。

(3)术前进行血液稀释。

(4)术中控制性降压。

(5)注意体位摆放，避免静脉回流不畅而增加出血。

(6)术前、术中用抑肽酶可减少出血。

在用骨黏合剂时应警惕骨水泥综合征的发生，充分供氧，保持血容量正常，减浅麻醉，必要时给予升压药。同时要警惕脂肪栓塞综合征，以防意外发生。

3.膝关节置换术的麻醉

膝关节置换术主要注意松止血带后呼吸血压的变化、骨水泥问题及术后镇痛。膝关节手术一般用止血带减少出血，但要注意由此带来的并发症。少数高血压，心脏病患者在驱血充气后可产生高血压，甚至心衰。在松止血带时可产生“止血带休克”及肺栓塞综合征。在双膝关节同时置换时，要先放松一侧后，观察生命体征的变化，使循环对血液重新分布有一个代偿的时间，再放另一侧止血带。

膝关节置换术后疼痛可能比髋关节置换术后更明显，可行各种方法的术后镇痛，有利于早期活动和功能锻炼。

(宋莺春)

第四节　脊柱手术的麻醉

一、脊柱急症手术

(一)概述

随着汽车的逐渐普及，交通事故也在上升，它是造成脊柱创伤的主要原因之一，另一主要原因是工伤事故。脊柱创伤最常见的是脊柱骨折、椎体脱位和脊髓损伤。脊柱创伤后常因骨折、脱位、血肿导致脊髓损伤，一旦出现脊髓损伤，后果极为严重，可致终身残疾，甚至死亡。据统计脊髓损伤的发病率为8.1/100万至16.6/100万人，其中80％的患者年龄在11～30岁之间。因此，对此类患者的早期诊断和早期治疗至关重要。

(二)麻醉应考虑的问题

1.脊髓损伤可以给其他器官带来严重的影响

麻醉医生对脊髓损伤的病理生理改变应有充分认识，以利正确的麻醉选择和合理的麻醉管理，减少继发损伤和围术期可能发生的并发症。

2.应兼顾伴发伤

脊柱损伤常合并其他脏器的损伤，麻醉过程中应全面考虑，尤其是伴有颅脑胸腹严重损伤者。

3.困难气道

颈椎损伤后，尤其是高位颈椎伤患者常伴有呼吸和循环问题，其中气道处理是最棘手的问题，全身麻醉选择何种气管插管方式方可最大限度地减少或避免因头颈部伸曲活动可能带来的加重脊髓损伤情况，是麻醉医师需必须考虑的至关重要的问题。高位脊髓伤患者可出现气管反射异常，系交感与副交感神经平衡失调所致，表现刺激气管时易出现心动过缓，如并存缺氧，可致心跳骤停，因此，对该类患者在吸痰时要特别小心。

(三)麻醉用药选择

1.麻醉选择

大部分脊柱损伤需行椎管减压和(或)内固定手术，手术本身较复杂，而且组织常有充血水肿，术中出血较多；另外，硬脊膜外和蛛网膜下腔阻滞麻醉均因穿刺及维持平面方面有一定的困难，体位变动也常列为禁忌，如伴有脊髓损伤，病情常较复杂，术中常有呼吸及循环不稳等情况发生，故一般均应采取气管插管全身麻醉。

鉴于脊髓损伤有较高的发病率，并常有复合损伤，特别是颈段和(或)上胸段损伤者，麻醉手术的危险性较大，任何的操作技术都有可能产生不良后果，甚至加重原发损伤，故在诊断之始及至麻醉后手术期间，对此类患者，麻醉医师均应仔细观察处理，特别是对那些身体其他部位合并有致命创伤的患者尤然。

麻醉选择足够深的全身麻醉和神经阻滞麻醉均可有效的预防副交感神经的过度反射，消除这一过度反射是血流动力学稳定的基础；仔细的决定麻醉药用量和认真细致注意血容量的变化并加以处理是血流动力学稳定的重要因素。

2.麻醉用药

脊髓损伤后，由于肌纤维失去神经支配致使接头外肌膜胆碱能受体增加，这些异常的受体遍布肌膜表面，产生对去极化肌松药的超敏感现象，注入琥珀胆碱后会产生肌肉同步去极化，大量的细胞内钾转移到细胞外，从而大量的钾进入血液循环，产生严重的高血钾，易发生心跳骤停。一般脊髓损伤后 6 个月内不宜使用琥珀胆碱，均应选用非去极化肌松药。鉴于脊髓损伤的病理生理改变，在选择麻醉前用药时应慎用或不用有抑制呼吸功能和可导致睡眠后呼吸暂停的药物。麻醉诱导时宜选用依托醚酯、咪唑安定等对循环影响较小的药物，并注意用药剂量及给药速度，同时准备好多巴胺及阿托品等药物。各种吸入和非吸入麻醉药虽然对脊髓损伤并无治疗作用，但氟烷、芬太尼、笑气和蛛网膜下腔使用的利多卡因均能延长从脊髓缺血到脊髓损伤的时间，这种保护作用的可能机制如下。

(1)抑制了脊髓代谢。

(2)对脊髓血流的影响。

(3)内源性儿茶酚胺的改变。

(4)阿片受体活性的改变。

(5)与继发损伤的介质如前列腺素相互作用的结果。

麻醉维持多采用静吸复合的方法。

(四)麻醉操作和管理

1.麻醉操作

脊柱骨折可为单纯损伤和(或)合并其他部位的损伤，在脊髓损伤的急性期任何操作都可能加重或造成新的脊髓损伤。麻醉医师术前应仔细检查、轻微操作。需要强调的是麻醉诱导插管时，不应为了插管方便而随意伸曲头颈部，应尽量使头部保持在中位，以免造成脊髓的进一步损伤。另外，在体位变动时同样要非常小心。

2.麻醉管理

脊柱骨折常可合并其他部位的损伤，尤其对其他部位的致命损伤如闭合性颅脑损伤等须及时诊断和处理，若有休克须鉴别是失血性休克还是脊髓休克，这是合理安全麻醉的基础。

(1)术中监测。脊柱创伤患者病情复杂，故术中应加强对该类患者中枢、循环、呼吸、肾功能、电解质及酸碱平衡的综合的动态监测，以便及时发现并予以相应的处理，只有这样才能提高创伤患者的救治成功率。其实，对该类患者的监护不应只局限于术中，而是在整个围术期均应加强监护，惟此才能降低死亡率。

(2)呼吸管理。术中应根据血气指标选择合适的通气参数，以维持正常的酸碱平衡和适当的脊髓灌注压是至关重要的。动物实验表明高或低碳酸血症均对脊髓功能恢复不利，但创伤后低碳酸血症比高碳酸血症对组织的危害小，一般维持 $PaCO_2$ 4.7～5.3 kPa(35～40 mmHg)为宜，如合并闭合性颅脑损伤，伴有颅内压增高 $PaCO_2$ 应维持在较低水平(25～30 mmHg)为佳。如围术期出现突发不能解释的低氧血症及二氧化碳分压升高，应考虑有肺栓塞、肺水肿或急化呼吸窘迫综合征的可能，缓慢进展的或突发的肺顺应性下降，预示有肺水肿的发生，常表现为肺间质水肿，肺部听诊时湿啰音可不清楚。机械通气时可加用呼气末正压通气。对高位脊髓损伤患者，术后拔除气管导管时应特别慎重，最好保留气管导管直至呼吸循环稳定后再拔，如估计短时间内呼吸功能不能稳定者，可做气管切开，以便于气道管理。

(3)循环管理。对脊柱创伤伴有休克的患者，首先应分清是失血性休克还是脊髓休克，以便作出正确处理。前者以补充血容量为主，而对脊髓休克者可采用适当补液和 α-受体兴奋药(新福林或多巴胺)治疗，且不可盲目补液，特别是四肢瘫痪的患者已存在心功能不全和血管张力的改变，在此基础上如再过量输液，增加循环负荷可导致心力衰竭及肺水肿。其次脊髓损伤患者麻醉时既不可过浅致高血压，也不可过深致低血压。麻醉诱导时常出现低血压，尤其体位变动时可出现严重的低血压，甚至心跳骤停，多见于脊髓高位损伤者。为预防脊髓损伤的自主神经反射引起的心血管并发症，应选择相应的血管活性药物治疗。对脊髓损伤早期出现的严重高血压可选用直接作用到小动脉的硝普钠，α－受体阻滞剂(酚妥拉明)；对抗心律失常可用 β－受体阻滞剂、利多卡因和艾司洛尔(Esmolol)等药，对窦性心动过缓、室性逸搏可选用阿托品对抗；也可适当加深麻醉来预防和治疗脊髓损伤患者的植物神经反射亢进。对慢性脊髓损伤合并贫血和营养不良的患者，麻醉时应注意补充红细胞和血浆，必要时可输清蛋白。

在脊髓休克期间，一般是脊髓损伤后的 3 天～6 周，为维持血流动力学的稳定和防止肺水肿，监测 CVP 和肺动脉楔压(PAWP)，尤其是 PAWP 不仅可直接监测心肺功能，而且还能估计分流量。

(4)体位。脊柱创伤患者伴有呼吸及循环不稳等情况，而手术大多采取俯卧位，必须注意胸腹垫物对呼吸循环和静脉回流的影响，同时还应注意眼或颌面部软组织压伤及肢体因摆放不妥所带来的损伤等。另外，应注意体位变动时可能发生的血流动力学剧变。

3.术中输血补液

术中应详细记录出入量，输液不可过量，并注意晶胶体比例，一般维持尿量在 25～30 mL/h，必要时可予以利尿。已有许多研究表明围术期的高血糖可加重对脊髓神经功能的损害作用，因此，术中一般不补充葡萄糖。根据患者术前的血色素和出血情况而决定是否输血。

(五)颈椎损伤的气道处理

对颈椎损伤患者的进展性创伤生命支持(advanced trauma life support，ATLS)方案已由美国创伤学会提出，方案如下：①无自主呼吸又未行 X 线检查者，如施行经口插管失败，应改行气管切开；②有自主呼吸，经 X 经排除颈椎损伤可采用经口插管，如有颈椎损伤，应施行经鼻盲探插管，若不成功再行经口或造口插管；③虽有自主呼吸，但无时间行 X 线检查施行经鼻盲探插管，若不成功再行经口或造口插管。

ATLS 方案有它的局限性，到目前为止对颈椎损伤的呼吸道处理尚无权威性和可行性的方案。对麻醉医师来说重要的是意识到气道处理与颈椎进一步损伤有密切关系的同时，采用麻醉医师最为娴熟的插管技术，具体患者具体对待，把不因行气管插管而带来副损伤或使病变加重作为指导原则。必要时可借助纤维支气管镜引导插管。颈椎制动是治疗可疑颈椎损伤的首要问题，所以，任何操作时均应保持颈椎处于相对固定的脊柱轴线位置。

1.各种气道处理方法对颈椎损伤的影响

常用的气管插管的方法有：经口、经鼻及纤维支气管镜引导插管等三种。其他插管方法，如逆行插管、环甲膜切开插管及 Bullard 喉镜下插管等目前仍较少应用。

(1)经口插管。颈椎损伤多发生在 C_3～C_7，健康志愿者在放射线监测下可见，取标准喉镜插管体位时，可引起颈椎的曲度改变，其中尤以 C_3～C_4 的改变更为明显。

(2)经鼻气管插管。虽然在发达国家施行经鼻盲探插管以控制患者的气道已经比较普及，但对存在自主呼吸的颈椎损伤患者，仍无有力证据表明采用这种插管技术是安全的，原因在于：①插管时间较长；②如表面麻醉不充分，患者在插管过程中常有呛咳，从而导致颈椎活动，可能加重脊髓损伤；③易造成咽喉部黏膜损伤和呕吐误吸而致气道的进一步不畅；④插管时心血管反应较大，易出现心血管方面意外情况。

我们对大量颈椎创伤合并脊髓损伤的患者采用全身麻醉，快速诱导经鼻或口插管的方法收到良好的临床效果。在此，要强调的是插管操作必须由有经验的麻醉医生来完成，而不应由实习生或不熟练的进修生来操作。

(3)纤维支气管镜引导下插管。纤维支气管镜是一种可弯曲的细管，远端带有光源，操作者可通过光源看到远端的情况，并可调节使其能顺利通过声门。与气管插管同时使用时，先将气管导管套在纤维支气管镜外面，再将纤维支气管镜经鼻插至咽喉部，调节光源使其通过声门，然后再将气管导管顺着纤维支气管镜送人气管内。纤维支气管镜插管和经鼻盲探插管比较，具有试插次数明显减少，完成插管迅速，可保持头颈部固定不动，并发症少等优点，纤维支气管镜插管的成功率几乎可达100%，比经鼻盲探明显增高，且插管的咳嗽躁动发生率低。

2.颈椎损伤患者气管插管方式的选择

如上所述，为了减少脊柱创伤后的继发损伤，选用何种插管方法是比较困难的，但有一点是肯定的，有条件者首选纤维支气管镜插管引导下插管；其次，要判断患者的插管条件，如属困难插管，千万别勉强，可借助纤维支气管镜插管或行气管切开；另外，要选麻醉者最熟练的插管方法插管。只有这样才能将插管可能带来的并发症降到最低。

二、择期类手术

(一)概述

脊柱外科发展很快，尤其最近十来年，新的手术方法不断涌现，许多国际上普遍使用的脊柱外科手术及内固定方法，在国内也已逐渐推广使用，开展脊柱外科新手术的医院也越来越多，在这方面做得较好的是上海长征医院，已有手术患者8 000多例，手术方法及内固定材料等方面基本上与国际接轨。脊柱外科手术大多比较精细和复杂，而且一旦发生脊髓神经损伤，将造成患者的严重损害，甚至残废。因此，在手术前做好充分准备，选择恰当的手术方案及麻醉方法，以确保麻醉和手术的顺利进行显得尤为重要。

(二)脊柱择期手术的特点

脊柱外科手术同胸腹和颅脑手术相比，虽然对重要脏器的直接影响较小，但仍有其特点，麻醉和手术医师对此应有足够的认识，以保证患者围术期的安全。

1.病情差异较大

脊柱手术及接受手术的患者是千变万化和参差不齐的，患者可以是健壮的，也可以是伴有多系统疾病的，年龄从婴儿到老年；疾病种类繁多，既有先天性疾病，如先天性脊柱侧凸，又有后天性疾病，如脊柱的退行性变；既可以是颈椎病，也可以是骶尾部肿瘤等。手术方法多种多样，既可以经前方、侧前方减压，也可以经后路减压，有的需要内固定，有的则不需要，即使是同一种疾病，由于严重程度不等，其治疗方法也可完全两样。因此，麻醉医生术前应该准确了解病情及手术方式，以便采取恰当的麻醉方法，保证手术顺利地进行。

2.手术体位对麻醉的要求

脊柱外科手术患者的正确体位可以减少术中出血，易于手术野的暴露和预防体位相关的损伤。根据脊柱手术进路的不同，常采取不同的体位，仰卧位和侧卧位对循环和呼吸功能影响不大，麻醉管理也相对较为简单。当采用俯卧位时可造成胸部和腹部活动受限，胸廓受压可引起限制性通气障碍，使潮气量减少，如果麻醉深度掌握不好使呼吸中枢受到抑制，患者则有缺氧的危险；而腹部受压可导致静脉回流障碍，使静脉血逆流至椎静脉丛，加重术中出血。另外，如果头部位置过低或颈部过分扭曲等都可造成颈内静脉回流障碍，而致球结膜水肿甚至脑水肿。因此，俯卧位时应取锁骨和髂骨为支撑点，尽量使胸腹部与手术台之间保持一定空隙，同样要将头部放在合适的位置上，最好使用软的带钢丝的气管导管，这样可以避免气管导管打折和牙垫可能造成的捆伤。较长时间的手术，建议采用气管内麻醉。如果采用区域阻滞麻醉，则应加强呼吸和循环功能的监测，特别是无创血氧饱和度的监测，以便及时发现患者的氧合情况。患者良好体位的获得要靠手术医生、麻醉医生和手术护士的一起努力。

3.充分认识出血量大

脊柱手术，由于部位特殊，止血常较困难，尤其是骶尾部的恶性肿瘤手术，失血量常可达数千毫升，因此术前必须备好血源，术中要正确估计失血量，及时补充血浆成分或者全血。估计术中有可能发生大量失血时，为减少大量输血带来的一些并发症，有时可采取血液稀释、自体输血及血液回收技术，也可采用术中控制性降压，但这些措施可使麻醉管理更加复杂，麻醉医生在术前应该有足够的认识，并做好必要的准备，以减少其相关的并发症。

(三)术前麻醉访视和病情估计

1.术前麻醉访视

(1)思想工作。通过麻醉前访视应尽量减少患者术前的焦虑和不安情绪，力争做到减轻或消除对手术和麻醉的顾虑和紧张，使患者在心理和生理上均能较好地耐受手术。麻醉医生术前还应向患者及其家属交代病情，说明手术的目的和大致程序，拟采用的麻醉方式，以减少患者及其家属的顾虑。对于情绪过度紧张的患者手术前晚可给予适量的镇静药，如安定 5～10 mg，以保证患者睡眠充足。

(2)病史回顾。详细询问病史，包括常规资料(如身高、体重、血压、内外科疾病、相关系统回顾、用药情况、过敏史、本人或家族中的麻醉或手术的意外情况、异常或过分出血史)和气道情况估计，以便正确诊断和评价患者的疾病严重程度以及全身状况，选择适当的麻醉方法以保证手术得以顺利进行。虽然脊柱手术的术后并发症和死亡率都较低，但也应同样重视术前的准备工作，包括病史采集工作。特别是对于脊柱畸形手术患者，要注意畸形或症状出现的时间及进展情况，畸形对其他器官和系统功能的影响，特别要注意是否有呼吸和循环系统并发症，如心悸、气短、咳嗽和咳痰。

(3)体格检查。对于麻醉医生来说，在进行体格检查时，除了对脊柱进行详细的检查外，对患者进行系统的全身状况的检查也非常重要，特别是跟麻醉相关项目的检查，如气管插管困难程度的判断及腰麻、硬膜外穿刺部位有无畸形和感染等，以便为麻醉方式的选择做好准备。另外，对脊柱侧凸的患者，要注意心、肺的物理检查。

(4)了解实验室检查和其他检查情况。麻醉医生在术前访视时，对已做的各项实验室检查和其他检查情况应作详细了解，必要时可做一些补充检查。对于要施行脊柱手术的患者，国内除了要进行血、尿常规和肝、肾功能、凝血功能、电解质检查等以外，还应进行心电图检查。如疑有心功能异常的患者，术前可做超声心动图检查，有助于对心功能的进一步评价，从而估计对手术的耐受性。但近年来国外的趋势是在许多患者中已减少了一些常规检查，术前实验室检查、胸片、心电图和B超等应根据患者的年龄、健康情况及手术的大小而定，对健康人的筛选试验如表 4-1 所示。

表 4-1　手术、麻醉前常规检查

年龄(岁)	胸片	ECG	血液化验
<40	−	−	
40～59	−	+	肌酐、血糖
≥60	+	+	肌酐、血糖及全血常规

2.病情估计

在评价患者对麻醉和手术的耐受性时，首先要注意的是患者的心肺功能状态。在脊柱手术中，脊柱侧凸对患者的心肺功能影响最大，因此，严重脊柱侧凸和胸廓畸形的患者术前对心肺功能的估计特别重要，由于心肺可以直接受到影响，如机械性肺损害或者作为一些综合征(如马方综合征，它可有二尖瓣脱垂、主动脉根部扩张和主动脉瓣关闭不全)的一部分而受到影响，可表现为气体交换功能的障碍，肺活量、肺总量和功能残气量常减少，机体内环境处于相对缺氧状态，术中和术后易出现缺氧、呼吸困难甚至呼吸衰竭，因此术前应进行血气分析和肺功能测定，以评价患者的肺功能状态，这对判断其能否耐受手术和预后有重要意义。一般肺功能检查显示轻度损害的患者，只要在术中加强监护一般可耐受麻醉和手术，对中度以上损害的患者，则应在术前根据病因采取针对性的处理。另外，根据病史情况，必要时应行彩色超声心动图检查及心功能测定。

一般认为脊柱侧凸程度越重，则影响越大，预后也越差。任何原因导致的胸部脊柱侧凸，均有可能导致呼吸和循环衰竭。据报道许多这种病例在45岁以前死亡，而在尸检中右心室肥厚并肺动脉高压的发生率很高。特发性脊柱侧凸常于学龄前后起病，如得不到正确治疗，其病死率可比一般人群高两倍，其原因可能是由于胸廓畸形使肺血管床的发育受到影响，单位肺组织的血管数量比正常人少，从而导致血管阻力的增加。另外由于胸廓畸形使肺泡被压迫，肺泡的容量变小，导致通气血流比率异常，使肺血管收缩，最后导致肺动脉高压。术前心电图检查P波大于2.5 mm示右房增大，如果V_1和V_2导联上R波大于S波，则提示有右心室肥厚，这些患者对麻醉的耐受性降低，在围术期应注意避免缺氧和增加右心室负荷。

对于脊柱畸形的患者，还应注意是否同时患有神经肌肉疾患，如脊髓空洞症、肌营养不良、运动失调等，这些疾患将影响麻醉药的体内代谢过程。

有些脊柱手术患者，由于病变本身造成截瘫，患者长期卧床，活动少，加上胃肠道功能紊乱，常发生营养不良，降低对麻醉和手术的耐受力。对这类患者术前应鼓励其进食，必要时可以采取鼻饲或静脉高营养，以尽可能改善其营养状况。高位截瘫患者易合并呼吸道和泌尿道感染，术前应积极处理，另外，截瘫患者由于瘫痪部位血管舒缩功能障碍，变动体位时易出现体位性低血压，应引起麻醉医生注意。部分患者可合并有水、电解质和酸碱平衡紊乱，也必须在术前予以纠正。长期卧床患者因血流缓慢和血液浓缩可引起下肢深静脉血栓形成，活动或输液时可引起血栓脱落，一旦造成肺动脉栓塞可产生致命性后果，围术期前后应引起重视并予以妥善处理。

(四)麻醉方法的选择和术中监测

1.麻醉方法的选择

以前，脊柱手术通常选用局部浸润麻醉，由于麻醉效果常不理想，术中患者常有疼痛感觉，因此，近年来已逐渐被全身麻醉和连续硬膜外麻醉所取代。腰段简单的脊柱手术可以选用连续硬膜外麻醉，但如果手术时间较长，患者一般不易耐受，必须给予辅助用药，而后者可以抑制呼吸中枢，有发生缺氧的危险，处于俯卧位时又不易建立人工通气，一旦发生危险抢救起来也非常困难，因此对于时间较长的脊柱手术。只要条件允许，应尽量采用气管内麻醉。对于高位颈椎手术或俯卧位手术者应选择带加强钢丝的软气管导管做经鼻插管，前者可避免经口插管时放置牙垫而影响手术操作，后者是为便于固定和头部的摆放而气管导管不打折。

大部分脊柱手术的患者术前可以给予鲁米那钠0.1 g、阿托品0.5 mg肌注，使患者达到一定程度的镇静。如果使用区域阻滞麻醉，术前也可以只使用镇静药，特殊病例，可根据情况适当调整术前用药。

2.术中监测

术中监测是保证患者安全及手术顺利进行的必不可少的措施，血压、心电图、SpO_2以及呼吸功能(呼吸频率、潮气量等)的监测应列为常规，有条件的可监测$ETCO_2$。

在脊柱畸形矫正术及脊柱肿瘤等手术时，由于创面大，失血多，加上采用俯卧位时，无创血压的监测可能更困难，因此在有条件的情况下，应行桡动脉穿刺直接测压，如有必要还应行CVP的监测，以便指导输血和输液，对术前有心脏疾病者或老年人可放置漂浮导管，监测心功能及血管阻力等情况。在行控制性降压时ABP和CVP的监测更是十分必要。

在行唤醒试验前，应了解肌松的程度，可用加速度仪进行监测，如果T_4/T_1恢复到0.7以上，此时可行唤醒试验。如果用周围神经刺激器进行监测，则4个成串刺激均应出现，否则在唤醒前应先拮抗非去极化肌松药。目前有的医院已用体表诱发电位等方法来监测脊髓功能。

(五)常见脊柱手术的麻醉

脊柱外科手术种类很多,其麻醉方法也各有其特点,以下仅介绍几种复杂且较常见手术的麻醉处理。

1.脊柱畸形矫正术的麻醉

脊柱畸形的种类很多,病因也非常复杂,其手术方式也不相同,其麻醉方法虽不完全相同,但一般均采用气管内麻醉,下面以脊柱侧凸畸形矫正的麻醉为例作详细介绍。

(1)术前常规心肺功能检查:特发性脊柱侧凸是危害青少年和儿童健康的常见病,可影响胸廓和肺的发育,使胸肺顺应性降低,肺活量减少,甚至可引起肺不张和肺动脉高压,进而影响右心,导致右心肥大和右心衰竭。限制性通气障碍和肺动脉高压所导致的肺心病是严重脊柱侧凸患者的主要死因。因此,术前除做常规检查外,必要时应做心肺功能检查。

(2)备血与输血:脊柱侧凸矫形手术涉及脊柱的范围很广,有时可超过 10 个节段,有的需经前路开胸、开腹或胸腹联合切口手术,有的经后路手术,即使经后路手术,没有大血管,但因切口长,手术创伤大,尤其是骨创面出血多,常可达 2 000～3 000 mL,甚至更多,发生休克的可能性很大,术前必须做好输血的准备。估计术中的失血量,一般备血 1 500～2 000 mL。近年来,不少学者主张采用自体输血法,即在术前采集患者的血液,在术中回输给患者自己。一般在术前 2～3 周的时间内,可采血 1 000 mL 左右,但应注意使患者的血红蛋白水平保持在 100 g/L 以上,血浆总蛋白在 60 g/L 左右。另外,可采用血液回收技术,回收术中的失血,经血液回收机处理后回输给患者,一般患者术中不需再输异体血。采用这两种方法可明显减少异体输血反应和并发症。

(3)麻醉选择:脊柱侧凸手术一般选择全身麻醉,经前路开胸手术者,必要时可插双腔气管导管,术中可行单肺通气,按双腔管麻醉管理;经后路手术者,可选择带加强钢丝的气管导管经鼻插管,并妥善固定气管导管,以防止术中导管脱落。诱导用药可使用芬太尼 1～2 μg/kg、异丙酚 1.5～2.0 mg/kg 和维库溴铵 0.1 mg/kg。也可用硫喷妥钠 6～8 mg/kg 和其他肌松药,但对截瘫患者或先天性畸形的患者使用琥珀胆碱时,易引起高钾(从而有可能导致心室颤动甚至心搏骤停)或发生恶性高热,应特别注意。对全身情况较差或心功能受损的患者也可以选择依托咪酯 0.1～0.3 mg/kg。麻醉的维持有几种不同的方式:吸入麻醉(如安氟醚、异氟醚或地氟醚+笑气+氧气)+非去极化肌松药,中长效的肌松药的使用在临近唤醒试验时应特别注意,最好在临近唤醒试验 1 h 左右停用,以免影响唤醒试验。静脉麻醉(如静脉普鲁卡因复合麻醉和静脉吸入复合麻醉),各种麻醉药的组合方式很多,一般认为以吸入麻醉为佳,因为使用吸入麻醉时麻醉深度容易控制,有利于术中做唤醒试验。

(4)控制性降压的应用:由于脊柱侧凸手术切口长,创伤大,手术时间长,术中出血较多,为减少大量异体输血的不良反应,可在术中采用控制性降压术。但应掌握好适应证,对于心功能不全、明显低氧血症或高碳酸血症的患者,不要使用控制性降压,以免发生危险。用于控制性降压的措施有加深麻醉(加大吸入麻醉药浓度)和给血管扩张药(如 α-受体阻滞药、血管平滑肌扩张药或钙通道阻滞剂)等,但因高浓度的吸入麻醉药影响唤醒试验,且部分患者的血压也不易得到良好控制,所以临床上最常用的药物是血管平滑肌扩张药(硝普钠和硝酸甘油)及钙通道阻滞剂(佩尔地平)。控制性降压时健康情况良好的患者可较长时间耐受 8～9.33 kPa(60～70 mmHg)的平均动脉压(MAP)水平,但对血管硬化、高血压和老年患者则应注意降压程度不要超过原来血压水平的 30%～40%,并要及时补充血容量。

(5)术中脊髓功能的监测:在脊柱侧凸矫形手术中,既要最大限度地矫正脊柱畸形,又要避免医源性脊髓功能损伤。因此,在术中进行脊髓功能监测以便术中尽可能早地发现各种脊髓功能受损情况并使其恢复是必需的。其方法有唤醒试验和其他神经功能监测。唤醒试验多年来在临床广泛应用,因其不需要特殊的仪器和设备,使用起来也较为简单,但是受麻醉深度的影响较大,且只有在脊髓神经损伤后才能做出反应,对术后迟发性神经损伤不能做出判断,正因为唤醒试验具有上述缺点,有许多新的脊髓功能监测方法用于临床,这些方法各有其优缺点,下面仅作简要的介绍。

唤醒试验:所谓唤醒试验(wake—up test),即在脊柱畸形矫正后,如放置好 TSRH 支架后,麻醉医生停用麻醉药，并使患者迅速苏醒后，令其活动足部，观察有无因矫形手术时过度牵拉或内固定器械放置不当而致脊髓损伤而出现的下肢神经并发症甚至是截瘫。要做好唤醒试验，首先在术前要把唤醒试验的详细过程向患者解释清楚，以取得配合。其次，手术医生应在做唤醒试验前 30 min 通知麻醉医生，以便让麻醉医生开始停止静脉麻醉药的输注和麻醉药的吸入。如使用了非去极化肌松药，应使用加速度仪或周围神经刺激器以及其他方法了解肌肉松弛的程度，如果肌松没有恢复，应在唤醒试验前 5 min 左右使用阿托品和新斯的明拮抗。唤醒时，先让患者活动其手指，表示患者已能被唤醒，然后再让患者活动其双脚或脚趾，确认双下肢活动正常后，立即加深麻醉。如有双手指令动作，而无双足指令动作，应视为异常，有脊髓损伤可能，应重新调整矫形的程度，然后再行唤醒试验，如长时间无指令动作，应手术探查。在减浅麻醉过程中，患者的血压会逐渐升高，心率也会逐渐增快，因此手术和麻醉医生应尽量配合好，缩短唤醒试验的时间。有报道以地氟醚、笑气和小剂量阿曲库铵维持麻醉时，其唤醒试验的时间平均只有 8.4 min，可明显缩短应激反应时间。另外，唤醒试验时应防止气管导管及静脉留置针脱出。目前神经生理监测（SEP 和 MEP）正在逐渐取代唤醒试验。

体表诱发电位（SEP）：SEP 是应用神经电生理方法，采用脉冲电刺激周围神经的感觉支，而将记录电极放置在刺激电极近端的周围神经上或放置在外科操作远端的脊髓表面或其他位置，连接在具有叠加功能的肌电图上，接受和记录电位变化。刺激电极常置于胫后神经，颈段手术时可用正中神经。SEP 记录电极可置于硬脊膜外（SSEP）或头皮（皮层体表诱发电位，CSEP），其他还有硬膜下记录、棘突记录及皮肤记录等。测定 CSEP 值，很多因素可影响测定结果，SSEP 受麻醉药的影响比 CSEP 小，得到的 SEP 的图形稳定且质量好。CSEP 是在电极无法置于硬膜外或硬膜下时的选择，如严重畸形时。CSEP 的监测结果可能只反映了脊髓后束的活动。应用 SEP 做脊髓功能监测时，需在手术对脊髓造成影响前导出标准电位，再将手术过程中得到的电位与其进行比较，根据振幅和潜伏期的变化来判断脊髓的功能。振幅反映脊髓电位的强度，潜伏期反映传导速度，两者结合起来可作为判断脊髓功能的重要测量标志。通常以第一个向下的波峰称第一阳性波，第一个向上的波峰称为第一阴性波，依此类推。目前多数人以第一阴性波峰作为测量振幅和潜伏期的标准。在脊柱外科手术中，脊髓体表诱发电位 SSEP 波幅偶然减少 30%～50% 时，与临床后遗症无关，总波幅减少 50% 或者一个阴性波峰完全消失才提示有脊髓损伤。皮层体感诱发电位 CSEP 若完全消失，则脊髓完全性损伤的可能性极大；若可记录到异常的 CSEP，则提示脊髓上传的神经纤维功能尚存在或部分存在，并可依据潜伏期延长的多少及波幅下降的幅度判断脊髓受损伤的严重程度；脊柱畸形及肿瘤等无神经症状者，CSEP 可正常或仅有波幅降低，若伴有神经症状，则可见潜伏期延长及波幅降低约为正常的 1/2，此时提示脊柱畸形对脊髓产生压迫或牵拉，手术中应仔细操作；手术中牵拉脊髓后，若潜伏期延长大于 12.5 ms 或波幅低于正常 1/2，10 min 后仍未恢复至术前水平，则术后将出现皮肤感觉异常及二便障碍或加重原发损伤。影响 CSEP 的因素有：麻醉过深、高碳酸血症、低氧血症、低血压和低体温等，SSEP 则不易受上述因素影响。

运动诱发电位（MEP）：在脊髓功能障碍中，感觉和运动功能常同时受损。SEP 仅能监测脊髓中上传通道活动，而不能对运动通道进行监测。有报道 SEP 没有任何变化，但患者术后发生运动功能障碍。动物实验表明，用 MEP 观察脊髓损害比 SEP 更敏感，且运动通道刺激反应与脊髓损害相关。MEP 监测时，刺激可用电或磁，经颅、皮质或脊柱，记录可在肌肉、周围神经或脊柱。MEP 永久地消失与术后神经损害有关，波幅和潜伏期的变化并不一定提示神经功能损害。MEP 监测时受全麻和肌肉松弛药的影响比 SEP 大，MEP 波幅随刺激强度的变化而变化。高强度电刺激引起肌肉收缩难以被患者接受，临床上取得成功的 MEP 较困难，尤其是在没有正常基础记录的患者。因头皮刺激可引起疼痛，故使运动诱发电位的术前应用受到限制。Barker 等用经颅磁刺激诱发 MEP（tcMEP）监测，具有安全可靠、不产生疼痛并可用于清醒状态的优点，更便于手术前后对照观察。MEP 和 SEP 反应各自脊髓通道功能状态，理论上可互补用于临床脊髓功能监测，然而联合应用 SEP 和 MEP 还需要更多的临床研究。在脊柱外科手术中，各种监测脊髓功能的方法都有其优缺点，需正确掌握使用方法，仔细分析所得结果。一旦脊髓监测证实有脊髓损伤，应立即取出内固定器械及采取其他措施，取出器械的时间与术后神经损害恢复直接相关，有人认为若脊髓损伤后 3 h 取出内固定物，则脊髓功能难以在短期内恢复。术中脊髓功能损伤可分为直接损伤和间接损伤，其最终结果都引起脊髓微循环的改变。动物实验发现 MEP 潜伏期延长或波形消失是运动通道缺血的显著标志。但仅通过特殊诱发电位精确预测脊髓缺血、评价神经损害还有困难。

2.颈椎手术的麻醉

常见的颈椎外科疾病有颈椎病、颈椎间盘突出症、后纵韧带骨化、颈椎管狭窄症及颈椎肿瘤等，多数经非手术治疗可使症状减轻或明显好转，甚至痊愈。但对经非手术治疗无效且症状严重的患者可选择手术治疗，以期治愈、减轻症状或防止症状的进一步发展。由于在颈髓周围进行手术，有危及患者生命安全或者造成患者严重残废的可能，故麻醉和手术应全面考虑，慎重对待。

(1)颈椎手术的麻醉选择。颈椎手术的常见方法有经前路减压植骨内固定、单纯后路减压或加内固定等，根据不同的入路，麻醉方式也有所不同。后路手术可选用局部浸润麻醉，但手术时间较长者，患者常难以坚持，而且局麻效果常不够确切，故应宜选择气管内插管全身麻醉为佳。前路手术较少采用局部浸润麻醉，主要采用颈神经深、浅丛阻滞，这种方法较为简单，且患者术中处于清醒状态，有利于与术者合作，但颈前路手术中常需牵拉气管，患者有不舒服感觉，这是颈丛阻滞难以达到的，因此，近年来颈前路手术已逐渐被气管内插管全麻所取代。上海长征医院骨科在全麻下行颈椎手术已有数千例，取得了良好的效果。

在行颈前路手术时需将气管和食管推向对侧，方可显露椎体前缘，故在术前常需做气管、食管推移训练，即让患者用自己的 2～4 指插入手术侧(常选右侧)的气管、食管和血管神经鞘之间，持续地向非手术侧(左侧)推移。这种动作易刺激气管引起干咳，术中反复牵拉还易引起气管黏膜、喉头水肿，以至患者术后常有喉咙痛及声音嘶哑，麻醉医生在选择和实施麻醉时应注意到这一点，并向患者解释。

(2)麻醉的实施。

1)局部浸润麻醉：常选用 0.5%～1%的普鲁卡因，成人一次最大剂量 1.0 g，也可选用 0.25%～0.5%的利多卡因，一次最大剂量不超过 500 mg，二者都可加或不加肾上腺素。一般使用 24～25 G 皮内注射针沿手术切口分层注射。先行皮内浸润麻醉，于切口上下两端之间推注 5～6 mL，然后行皮下及颈阔肌浸润麻醉，可沿切口向皮下及颈阔肌推注局麻药 4～8 mL，切开颈阔肌后，可用 0.3%的丁卡因涂布至术野表面直至椎体前方，总量一般不超过 2 mL。到达横突后，可用 1%的普鲁卡因 8 mL 行横突局部封闭。行浸润麻醉注药时宜加压，以使局麻药与神经末梢广泛接触，增强麻醉效果。到达肌膜下或骨膜等神经末梢分布较多的地方时，应加大局麻药的剂量，在有较大神经通过的地方，可使用浓度较高的局麻药行局部浸润。须注意的是每次注药前都应回抽，以防止局麻药注入血管内，并且每次注药总量不要超过极量。

2)颈神经深、浅丛阻滞：多采用 2%利多卡因和 0.3%的丁卡因等量混合液 10～20 mL，也可以采用 2%的利多卡因和 0.5%的布比卡因等量混合液 10～20 mL，一般不需加入肾上腺素。

因颈前路手术一般选择右侧切口，故麻醉也以右侧为主，必要时对侧可行颈浅丛阻滞。麻醉穿刺定位如下：患者自然仰卧，头偏向对侧，先找到胸锁乳突肌后缘中点，在其下方加压即可显示出颈外静脉，二者交叉处下方即颈神经浅丛经过处，相当于第 4 及第 5 颈椎横突处，选定此处为穿刺点，第 4 颈椎横突，常为颈神经深丛阻滞点。穿刺时穿刺针先经皮丘垂直于皮肤刺入，当针头自颈外静脉内侧穿过颈浅筋膜时，此时可有落空感，即可推注局麻药 4～6 mL，然后在颈浅筋膜深处寻找横突，若穿刺针碰到有坚实的骨质感，而进针深度又在 2～3 cm 之间，此时退针 2 mm 使针尖退至横突骨膜表面，可再推药 3～4 mL 以阻滞颈神经深丛。每次推药前均应回抽，确定无回血和脑脊液后再推药。如有必要，对侧也可行颈浅丛阻滞。

3)气管内插管全身麻醉：颈椎手术时全麻药物的选择没有什么特殊要求，但是在麻醉诱导特别是插管时应注意切勿使颈部向后过伸，以防止引起脊髓过伸性损伤。最好在术前测试患者的颈部后伸活动的最大限度。颈前路手术时，为方便行气管、食管推移应首选经鼻气管内插管麻醉。颈椎病患者常有颈髓受压而伴有心率减慢，诱导时常需先给予阿托品以提升心率，另外，术中牵拉气管时也引起心率减慢，需加以处理。还有前路手术时，反复或过度牵拉气管有可能引起气管黏膜和喉头水肿，如果术毕过早拔除气管导管，有可能引起呼吸困难，而此时再行紧急气管插管也比较困难。其预防措施如下：①术前向对侧退松气管；②术中给予地塞米松 20 mg，一方面可以预防和减轻因气管插管和术中牵拉气管可能造成的气管黏膜和喉头水肿，另一方面可预防和减轻手术可能造成的脊髓水肿；③术后待患者完全清醒后，度过喉头水肿的高峰期时拔除气管导管。

3.脊柱肿瘤手术的麻醉

脊柱肿瘤在临床上并不少见，一般分为原发性和转移性两大类，临床上脊柱肿瘤以转移性为多见，而其中又以恶性肿瘤占多数，故及时发现及时治疗十分重要。过去对脊柱恶性肿瘤，特别是转移性肿瘤多不主张手术治疗，现在随着脊柱内固定技术的发展和肿瘤化疗的进步，手术治疗可以治愈、部分治愈或缓解疼痛而使部分患者生活质量明显提高。

(1)术前病情估计和准备。脊柱良性肿瘤病程长，发展慢，一般无全身症状，局部疼痛也较轻微。恶性肿瘤的病程则较短，发展快，可伴随有低热、盗汗、消瘦、贫血、食欲减退等症状，局部疼痛也较明显，并可出现肌力减弱、下肢麻木和感觉减退，脊柱活动也受限。无论良性或恶性肿瘤，随着病程的进展，椎骨破坏的加重，常造成椎体病理性压缩骨折或肿瘤侵入椎管，压迫或浸润脊髓或神经根，引起四肢或肋间神经的放射痛，出现大小便困难。颈胸椎部位的肿瘤晚期还引起病变平面以下部位的截瘫和大小便失禁。由于脊柱的部位深，而脊柱肿瘤的早期症状多无特殊性且体征也不明显，因此拟行手术治疗的患者病程常已有一段时间，多呈慢性消耗病容，部分患者呈恶病质状态。化验检查会发现贫血、低蛋白血症、血沉增快等。术前除应积极进行检查，还应加强支持治疗，纠正贫血和低蛋白血症等异常情况，提高患者对手术和麻醉的耐受力。

脊柱肿瘤的手术包括瘤体切除和椎体重建术，手术创伤大，失血多，尤其是骶骨肿瘤切除术，由于骶椎为骨盆后壁，血液循环十分丰富，止血也很困难，失血可达数千毫升甚至更多，故术前须根据拟手术范围备足血源，为减少术中出血可于术前行 DSA 检查，并栓塞肿瘤供血动脉。

(2)麻醉选择和实施。脊柱肿瘤手术一般选择气管内插管全身麻醉，较小的肿瘤可以选择连续硬膜外麻醉。估计术中出血可能较多时，应行深静脉穿刺和有创动脉侧压，可以在术中施行控制性降压术，骶尾部巨大肿瘤患者术中可先行一侧髂内动脉结扎。

全身麻醉一般采用静吸复合方式，药物的选择根据患者的情况而定。如果患者的一般情况好，ASA 分级在Ⅰ～Ⅱ级，麻醉药物的选择没有什么特殊要求，但如果患者的全身情况较差，则应选择对心血管功能抑制作用较小的药物，如静脉麻醉药可选择依托咪酯，吸入麻醉药可选择异氟醚，而且麻醉诱导时药物剂量要适当，注药速度不要过快。对行骶骨全切除术或次全切除术的患者，术中可实施轻度低温和控制性降压术，一方面降低患者的代谢和氧需求量，另一方面可减少失血量，从而减少大量输入异体血所带来的并发症。

4.胸椎疾病手术麻醉

胸椎疾病以后纵韧带骨化症和椎体肿瘤为多见，而肿瘤又以转移性为多见。前者常需经后路减压或加内固定术，一般采用行经鼻气管插管全身麻醉，后者常需经前路开胸行肿瘤切除减压内固定术，也采用全身麻醉，必要时需插双腔气管导管，术中可行单肺通气，以便于手术操作，此时麻醉维持不宜用笑气，以免造成术中 SPO_2 难以维持。术中出血常较多，需做深静脉穿刺，以便术中快速输血输液用。开胸患者需放置胸腔引流管，麻醉苏醒拔管前应充分吸痰，然后进行鼓肺，使萎陷的肺泡重新张开，并尽可能排除胸膜腔内残余气体。

5.脊柱结核手术的麻醉

脊柱结核为一种继发性病变，95%继发于肺结核。脊柱结核发病年龄以 10 岁以下儿童最多，其次是 11～30 岁的青少年，30 岁以后则明显减少。发病部位以腰椎最多，其次是胸椎，而其中 99%是椎体结核。

(1)麻醉前病情估计。脊柱结核多继发于全身其他脏器结核，所以患者的一般情况较差，多合并有营养不良，如合并有截瘫，则全身情况更差，可出现心肺功能减退。患者可有血容量不足，呼吸功能障碍以及水、电解质平衡紊乱。因此，术前应加强支持治疗，纠正生理紊乱。对消瘦和贫血患者，除了积极进行支持治疗外，应在术前适当予以输血，以纠正贫血。合并截瘫者围术期要积极预防和治疗压疮、尿路感染和肺炎。术前尤其要注意的是应仔细检查其他器官如肺、淋巴结或其他部位有无结核病变，若其他部位结核病变处于活动期，则应先进行抗结核治疗，然后择期行手术治疗。

一般脊柱结核患者手术前均应进行抗结核治疗。长期使用抗结核药治疗的患者，应注意其肝功能情况，如肝功能差，应于术前 3 天开始肌注维生素 K_3，每天 5 mg。

(2)麻醉的选择和实施。脊柱结核常见的手术方式有病灶清除术、病灶清除脊髓减压术、脊柱融合术和脊柱畸形矫正术。手术宜在全身麻醉下进行，由于脊柱结核患者全身情况较差，因此对麻醉和手术的耐受力也较差，全身麻醉一般选择静吸复合麻醉，并选择对心血管系统影响较小的麻醉药物，如依托咪酯而不选择硫喷妥钠和异丙酚。麻醉过程中应注意即时补充血容量。颈椎结核可合并咽后壁脓肿，施行病灶清除的径路：①经颈前路切口：可选用局麻或全麻下进行手术；②经口腔径路：适用于高位颈椎结核，采用全身麻醉加经鼻气管插管或气管切开，术中和术后要注意呼吸管理，必要时可暂保留气管导管。

6.腰椎手术的麻醉

腰椎常见疾病有腰椎间盘突出症、腰椎管狭窄及腰椎滑脱等。椎间盘突出可发生在脊柱的各个节段，但以腰部椎间盘突出为多见，而且常为 L_5/S_1 节段。由于椎间盘的纤维环破裂和髓核组织突出，压迫和刺激神经根可引起一系列症状和体征。

椎间盘突出症一般经过保守治疗大部分患者的症状可减轻或消失，只有极少数患者须手术治疗。常规手术方法是经后路椎间盘摘除术。近来出现了显微椎间盘摘除术和经皮椎间盘摘除术等方法，麻醉医生应根据不同的手术方式来选择适当的麻醉方法。行前路椎间盘手术时可选择气管内插管全麻或连续硬膜外麻醉，其他手术方式可选择全身麻醉、连续硬膜外麻醉、腰麻或局部麻醉。连续硬膜外麻醉和局麻对患者的全身影响小，术后恢复也较快，但有时麻醉可能不完全，在暴露和分离神经根时须行神经根封闭，而采用俯卧位时如果手术时间较长患者常不能很好耐受，须加用适量的镇静安定药或静脉麻醉药。腰椎管狭窄的手术方式为后路减压术，可采用连续硬膜外麻醉或全身麻醉。腰椎滑脱常伴有椎间盘突出或椎管狭窄，术式常为经后路椎管减压加椎体复位内固定，由于手术比较大，而且时间也较长，故一般首选气管插管全身麻醉。

(常瑞兰)

第五章
骨科常用检查方法

第一节　体格检查

一、基本检查方法

(一)检查用具

1.一般用具

同一般体格检查用具,如听诊器、血压计等。

2.骨科用具

(1)度量用具:度量用具包括金属卷尺(也可用皮尺或无伸缩性布卷带代替)、各部位关节量角器、前臂旋转测量器、骨盆倾斜度测量计、足度量器、枕骨粗隆垂线等。

(2)神经检查用具:神经检查用具包括叩诊锤、棉签、大头针、音叉、冷热水玻璃管、皮肤用铅笔、握力器等。

(二)检查注意事项

1.环境要求

检查室温度适宜,光线充足。检查女患者时要有家属或护士陪同。

2.检查顺序

一般先进行全身检查再重点进行局部检查,但不一定系统进行,也可先检查有关的重要部分。若遇到危重患者应先进行抢救,避免作不必要的检查和处理。

3.显露范围

其根据检查需要脱去上衣或裤,充分显露检查部位,对可能有关而无症状的部位也应充分显露,仔细检查。同时还要显露健侧作对比(如果双侧均有病变,应设法与正常人作对比)。

4.检查体位

其一般采取卧位,上肢及颈部有时可采取坐位,检查下肢和腰背部时还可采用下蹲位,特殊检查可采取特殊体位。

5.检查手法

检查手法要求动作规范、轻巧,对患急性感染及肿瘤的患者检查应轻柔,避免扩散,对创伤患者要注意保护,避免加重损伤。

6.其他事项

若患者配用矫形支具,如使用拐杖等,应检查是否合适,可能时应取除作全身和局部检查。若患者采用石膏或夹板固定或牵引,应检查肢体位置,血循环情况,固定部位活动情况,牵引重量,局部皮肤有否破损,石膏、夹板是否完好无损,其松紧度是否合适。

(三)一般项目和基本检查法

1.一般项目

包括:①一般的全身检查。②与骨科伤病有关的其他专科检查,如腰背部疼痛、骶尾部疼痛和骨盆不稳定型骨折患者应进行肛门指检,已婚妇女尚应进行阴道检查。与骨科密切相关的一般检查有:

(1)发育与体型:发育状况通常以年龄、智力和体格成长状态(身高、体重及第二性征)之间的关系来判断。一般判断成人正常的指标为:胸围等于身高的一半;两上肢展开的长度等于身高;坐高等于下肢的长度。体型是身体各部发育的外观表现,包括骨骼、肌肉的成长和脂肪的分布状态。临床上把成年人的体型分为无力型(瘦长型)、超力型(矮胖型)和正力型(均称型)三种。

(2)营养状态:根据皮肤、毛发、皮下脂肪、肌肉的发育状况综合判断,也可通过测量一定时间内体重的变化进行判断。临床上分为营养良好、中等、不良三个等级。骨肿瘤和骨结核等消耗性疾病常表现为营养不良。

(3)体位和姿势:体位是指患者身体在卧位时所处的状态。临床上常见的有:自动体位、被动体位和强迫体位。脊髓损伤伴截瘫的患者处于被动体位,而骨折和关节脱位患者为减轻痛苦常处于某种强迫体位。姿势是指举止状态而言,主要靠骨骼结构和各部分肌肉的紧张度来维持。如锁骨骨折患者常以健手扶持患肘;不同颈髓平面损伤急性期后常表现为不同姿势。

(4)步态:即行走时表现的姿态。步态的观察对疾病诊断有重要帮助。

2.基本检查法

骨科基本检查法包括视诊、触诊、叩诊、听诊、动诊和量诊六项,其中视诊、触诊和动诊是每次检查必须做到的,其他各项根据具体需要进行,但记录程序不变。

(1)视诊:除从各个侧面和各种不同体位仔细观察躯干和四肢的姿势、轴线及步态有无异常外,局部还应观察:①皮肤有无发红、发绀、色素沉着、发亮或静脉怒张。②软组织有无肿胀或淤血。③肌肉有无萎缩或肌纤维颤动。④有无包块,颜色如何。⑤瘢痕、创面、窦道、分泌物及其性质。⑥伤口的形状与深度,有无异物残留及活动性出血。⑦局部包扎和固定情况。⑧有无畸形,如肢体长短、粗细或成角畸形。

(2)触诊:①压痛:部位、深度、范围、程度和性质。检查方法:先让患者用一个手指指明疼痛部位和范围,然后检查者用一手拇指末节指腹作按压动作以寻找压痛点,一般由外周健康组织向压痛点中心区逐渐移动,动作应由浅入深,由轻而重,防止使用暴力,以减轻患者痛苦和减少并发症。②各骨性标志有无异常,检查脊柱有无侧弯可用棘突滑动触诊法。③有无异常活动及骨擦感。④局部温度和湿度,双侧对比。⑤包块:部位、硬度、大小、活动度、与邻近组织的关系以及有无波动感。⑥肌肉有无痉挛或萎缩。

(3)叩诊:主要检查有无叩击痛。主要检查方法有:①轴向叩击痛(传导痛)。当疑有骨、关节伤病时可沿肢体轴向用拳头叩击肢体远端,如在相应部位出现疼痛即为阳性,多见于骨、关节急性损伤或炎症病例。②棘突叩击痛。检查脊柱时常用叩诊锤或手指叩击相应的棘突,如有骨折或炎性病变常出现叩击痛。③脊柱间接叩痛。患者取端坐位,检查者左手掌面放在患者头顶,右手半握拳以小鱼际部叩击左手,有脊柱病变者可在相应部位出现疼痛。某些患者可出现上肢放射痛,提示颈神经根受压。④神经干叩击征。叩击已损伤神经的近端时其末端出现疼痛,并逐日向远端推移,表示神经再生现象。

(4)听诊:①不借助听诊器可听到弹响和摩擦音,当关节活动中听到异常响声并伴有相应的临床症状时,多有病理意义,临床上常见于弹响髋、肩峰下滑囊炎和膝关节半月板损伤病例。但如果响声不伴有临床症状,如正常人肩、手和髋部出现的单一响声,不伴有疼痛则没有临床意义。②借助听诊器可以检查骨传导音和肢体血流杂音。骨传导音检查法:以震动的音叉放在两侧肢体远端对称的骨隆起处,或用手指或叩诊锤叩击该处,将听筒放在肢体近端对称的骨隆起处,听骨传导音的强弱、双侧对比,如有骨折则骨传导音减弱。

(5)动诊:包括诊查主动运动、被动运动和异常活动情况,并注意分析活动与疼痛的关系。

1)主动运动:①肌力检查。见有关神经系统检查部分。②关节主动运动功能检查。正常各关节活动方式和范围各不相同,正常人可因年龄、性别、体力锻炼的程度而有所不同。③角度测量法。确定被测夹角的相邻肢段的轴线，选择测量平面(如额状面、矢状面或横截面)，将量角器两臂贴近轴线，并保持方向一致进行测量。

2)被动运动：①和主动运动方向相同的被动运动，一般先检查主动运动，再检查被动运动，然后进行比较。②非主动运动方向的被动运动，包括沿肢体纵轴的牵拉、挤压活动及侧方牵挤活动，观察有无疼痛及异常活动。许多骨科的特殊动诊属于被动运动。

3)异常活动：①关节强直，运动功能完全丧失。②关节运动范围减小，见于肌肉痉挛或与关节相关联的软组织挛缩。③关节运动范围超常，见于关节囊破坏，关节囊及支持韧带过度松弛和断裂。④假关节活动，见于肢体骨折不愈或骨缺损。

(6)量诊。

1)长度测量：将肢体放在对称位置，以骨性标志为基点进行测量。如肢体挛缩不能伸直可分段测量，测量下肢时应先将骨盆摆正。主要测量指标有：①躯干长度。颅顶至尾骨端。②上肢长度。肩峰至桡骨茎突尖部(或中指指尖)，或第七颈椎棘突至桡骨茎突尖部(或中指指尖)。③上臂长度。肩峰至肱骨外髁。④前臂长度。尺骨鹰嘴至尺骨茎突或桡骨小头至桡骨茎突。⑤下肢长度。髂前上棘至内踝尖或脐至内踝尖(相对长度，用于骨盆骨折或髋部疾患)。⑥股骨长度。股骨大转子顶点到外侧膝关节缝或髂前上棘至股骨内髁(相对长度)。⑦胫骨长度。内侧膝关节缝至内踝尖。⑧腓骨长度。腓骨小头至外踝。

2)周径测量：要求两侧肢体取相对应的同一水平测量比较，若有肌萎缩或肿胀应选择表现最明显的平面测量，并观察其随时间推移的变化情况。

3)轴线测定：正常人站立时背面相，枕骨粗隆垂线通过颈、胸、腰、骶椎棘突以及两下肢间；前臂旋前位伸肘时上肢呈一直线，旋后位即成10°～20°的肘外翻(称携带角)；下肢伸直时髂前上棘与第1、2趾间连线经过髌骨中心前方。

4)角度测量：主要测量各关节主动与被动运动的角度(见动诊部分)。

5)畸形疾患的测量：①肘内翻或肘外翻。上肢伸直前臂旋后位测量上臂与前臂所成的角度。②膝内翻。两内踝并拢，测量两膝间距离。③膝外翻。两股骨内髁并拢，测量两内踝距离。

二、骨科相关部位检查法

骨科检查时，必须牢记几个要点。首先，应树立全身情况与局部情况并举的观念，切忌只见局部，忽略整体。其次，应充分暴露被检查部位，这是作好检查的首要条件。对比是骨科检查中常用的方法。应注意左右对比或患侧与健侧对比，上下邻近的组织也应对比。骨科各部位检查的顺序，目前尚无统一的规定和标准。但是必须遵循一个原则，即不遗漏重要的阳性体征和有意义的阴性体征，以保证得到尽可能全面、详尽和准确的资料。准确的诊断和治疗后的随访均有赖于详尽的检查。我们根据平素经验，建议按以下顺序检查：形态检查、功能检查、疼痛检查、特殊检查。

(一)脊柱检查

先观察脊柱的生理弧度是否正常。其指标主要有：棘突是否在一条直线上；两侧肩胛下角连线与两侧髂嵴连线是否平行；两侧肩胛骨距中线是否对称；从枕骨结节向地面作垂线，此线应通过骶骨中线和肛门沟。若有脊柱侧凸，侧凸最大部位多为原发性侧凸，患者常有一反方向的继发性侧凸。为记录侧凸的程度，从第2颈椎棘突向第1骶椎棘突连一直线，然后注明各段凸出最大部位与此连线的距离。

此外，检查时还应注意脊柱的表面标志：从枕骨结节向下，第一个能触到的棘突为第2颈椎；第7颈椎特高，又称为隆椎；与肩胛冈内缘平行者为第3胸椎棘突；在肩胛下角水平处为第7胸椎棘突；髂嵴连线横过第4腰椎棘突。脊柱疼痛的检查，首先应确定疼痛位置。没有固定压痛点的患者往往病变不在脊椎。所以确定压痛点是很重要的诊断方法。

1.颈部检查

(1)形态检查：注意观察颜面、头部有无发育及姿势异常。颈部有无特殊部位的瘢痕和窦道。疑有颈椎结核，应检查有无咽后壁脓肿、颈椎生理前凸消失、后凸畸形、颈椎缩短、发际下移和颈部活动有无受限等。

短颈者多伴有颅底凹陷症或颈椎畸形；落枕者头颈呈僵硬状体位；胸锁乳突肌挛缩者呈斜颈外观；外伤后则呈现保护性姿态，亦称为“军人颈”。颈椎椎体结核早期除颈部活动显得不灵活外，无其他异常形态改变；一旦椎体破坏严重，则患者用双手扶持下颌，预防神经根受压，头不能自由转动；椎体破坏缺损时，常出现后凸或侧凸畸形；流注脓肿多在咽后壁，也可在侧颈部。新生儿胸锁乳突肌上的包块常为先天性斜颈。颈部侧方包块，应鉴别寒性脓疡、淋巴结肿大等。

(2)功能检查：一般让患者作颈部前屈、后伸、旋转、侧屈活动，并与正常者作比较。但对严重病例或需要手术和随访观察者，则需采用半圆尺或头颈活动测量器，并作检查记录。

(3)疼痛检查：常见的压痛点与伤病的部位及性质有关。颈椎病多于第5、6、7颈椎棘突旁有压痛。脊神经受累者，压痛点多位于下颈椎横突、肩胛骨内侧及第1、2颈椎旁，基本上沿斜方肌走行。落枕者斜方肌中点有压痛。鉴别：肩周炎压痛点多在肩部附近，包括冈上肌。前斜角肌综合征压痛点位于锁骨上窝、颈后三角区。而乳突和枢椎棘突之间的压痛多提示枕神经受累。

(4)特殊检查。

1)前屈旋颈试验：先令患者头颈部前屈，再左右旋转活动，若颈椎处出现疼痛即为阳性，提示颈椎骨关节病，表明颈椎小关节多有退行性变。

2)椎间孔挤压试验：将患者头转向患侧并略屈曲，检查者左手掌垫于患者头顶，右手轻叩击之。当出现肢体放射性疼痛或麻木感时，即为阳性。阳性者提示有神经根性损害，常见于神经根型颈椎病。

3)椎间孔分离试验：又称引颈试验。与挤压试验相反，检查者肚腹顶住患者枕部，双手托于颌下，向上牵引，若患者原有根性症状减轻，则为阳性，多提示根性损害。

4)颈脊神经根张力试验：即 Eaten 征，又称 Laseque 征。检查者一手推患者的颞部，一手握住患者的腕部牵向相反方向，患肢出现麻木或放射痛时为阳性。但应注意，除颈椎病根性压迫外，臂丛损伤、前斜角肌综合征者均可阳性。

5)Addison 征：患者坐位，昂首转向患侧，深吸气后屏住呼吸，检查者一手抵患侧下颌，给以阻力，一手摸患侧桡动脉。动脉搏动减弱或消失，则为阳性。表示血管受挤压，常见于前斜角肌综合征等。

2.胸椎与背部

(1)形态检查：观察脊椎有无侧凸、异常后凸(角状驼背、圆形驼背)、剃刀背畸形等。角状驼背多为椎体破坏所致，常见于结核、陈旧性骨折等；圆形驼背多见于中年以上患者，多为脊椎退变或类风湿性疾病。

(2)功能检查：正常胸椎活动度很小。应注意各段活动度是否一样，可以测量棘突之间距离的改变来比较，以确定疼痛区有无肌防卫性强直。当椎体破坏至一定程度时，这种强直必然出现。

(3)疼痛检查：检查胸椎压痛时，应让患者双手抱肩，以使两肩胛骨分开。绝大多数胸椎结核深压痛和间接压痛比较明显，而浅压痛则比较轻。

(4)特殊检查：可行拾物试验：脊柱因为病变而僵硬时，则不能伸膝位弯腰，拾物时只能蹲位。常见于下胸椎及腰椎结核。

3.腰骶椎与腰骶部

(1)形态检查：观察有无脊柱侧弯或腰前凸加大、变平和后凸，体位改变能否纠正，走、立、坐、卧位有无姿势改变，有无肌肉痉挛，有无包块、窦道、脓肿。腰骶部如有丛毛、色素沉着、皮肤斑痕样改变等应考虑隐性脊柱裂以及相关疾病。应注意：腰椎结核可能会有寒性脓疡流注至椎旁、腰大肌、髂窝、腹股沟内侧，甚至大腿内侧、腘窝。

(2)功能检查：前屈 90°(弯腰至指尖达到足背)；后伸 30°；侧屈左右各 30°；旋转 30°(骨盆固定，两肩连线与骨盆横径所成角度)。

(3)疼痛检查：骶棘肌外缘压痛常为横突骨折及肌肉、韧带劳损。骶棘肌旁压痛并向患侧下肢放射表示根性损害，多为腰椎间盘突出症。棘突上压痛多为棘上韧带损伤、棘突滑膜炎及骨折。棘间压痛多为棘间韧带劳损。腰部肌纤维组织炎者压痛点比较广泛。腰椎深部病变如结核、椎间盘炎等可有深部叩击痛，而压痛却不明显。

(4)特殊检查。

1)托马斯征:患者仰卧,大腿伸直,则腰部前凸;屈曲健侧髋关节,迫使脊椎代偿性前凸消失,则患侧大腿被迫抬起,不能接触床面。常见于:①腰椎疾病,如结核、腰大肌流注脓肿、血源性化脓性髂腰肌炎等。②髋关节疾病,如髋关节结核、增生性关节炎和骨性强直等。

2)儿童脊柱超伸展试验:患儿俯卧,检查者将其两小腿提起,正常脊柱后伸自如且不痛。脊柱僵直并随臀部抬高者为阳性,见于脊椎结核。

3)腰部超伸展试验:患者俯卧,检查者将其两下肢提起,抬离床面,并用手向下压其腰部,出现疼痛者为阳性,见于腰椎崩解症。

4)直腿抬高试验:患者仰卧、伸膝,检查者一手压患膝,一手托足跟,抬高肢体至患者疼痛或不能继续抬高为阳性,记录其角度,30°～70°出现阳性者才有意义。常为腰椎间盘突出症。

5)健腿直腿抬高试验:方法同"直腿抬举试验",只是健侧下肢抬高,患肢痛。多为较大或中央型腰椎间盘突出症。

6)直腿抬高加强试验:直腿抬高至痛时,降低5°左右,再突然使足背伸,可引起大腿后侧剧痛,常为腰椎间盘突出症。

7)Laseque征:患者仰卧,屈髋、膝,于屈髋位伸膝时,引起患肢痛或肌肉痉挛者为阳性。这也是腰椎间盘突出症的表现之一。

8)鞠躬试验(Neri试验):患者站立做鞠躬动作,出现患肢后侧放射性疼痛为阳性,提示坐骨神经受压。

9)屈颈试验(又称Linder试验):患者仰卧,检查者一手按其胸前,一手按其枕后,屈其颈部,若出现腰部及患肢后侧放射性疼痛则为阳性,提示坐骨神经受压。

10)股神经牵拉试验:患者俯卧、屈膝,检查者将其小腿上提或尽力屈膝,出现大腿前侧放射性疼痛者为阳性,见于股神经受压,多为腰3、4椎间盘突出症。

11)骨盆回旋摇摆试验:患者仰卧,双手抱膝,极度屈髋屈膝。检查者一手扶膝,一手托臀,使臀部离开床面,腰部极度屈曲,摇摆膝部,腰痛者则为阳性,多见于腰部软组织劳损或腰椎结核。

(二)骨盆环检查

1.形态检查

骨盆是否倾斜,双侧臀沟是否对称,两髂前上棘是否在一直线。骨盆骨折、脊柱侧弯、下肢短缩、臀肌瘫痪、内收肌痉挛等均可引起骨盆倾斜。臀肌有无萎缩,髂前后棘连线与水平线交角是否增大或减小。臀部有无瘢痕、窦道、寒性脓疡。腹股沟有无包块。皮下有无瘀斑、肿胀。注意会阴及阴囊、阴唇处有无皮下瘀血。

2.功能检查

骨盆环为一相对固定的整体,活动度很小。当有明显活动并伴有疼痛时,则多有骨折脱位发生。

3.疼痛检查

骨盆环的许多结构都可在皮下触及,如果骨盆环有损伤,其压痛点有定位意义。腰骶部压痛可能为劳损、结核、类风湿性关节炎。肛门指检应注意骶部、髂骨、坐骨有无肿块,有无骶前脓肿,骶骨尾骨有无异常活动及触痛,若有则可能为骨折。

4.特殊检查

(1)骨盆挤压及分离试验:患者仰卧位,检查者双手将两侧髂棘用力向外下方挤压,称骨盆分离试验。反之,双手将两髂骨翼向中心相对挤压,称为骨盆挤压试验。能诱发疼痛者多为阳性,见于骨盆环骨折。

(2)"4"字试验:患者仰卧,患肢屈髋膝,并外展外旋,外踝置于对侧大腿上,两腿相交成"4"字,检查者一手固定骨盆,一手于膝内侧向下压。若骶髂关节痛,则为阳性。阳性者提示骶髂关节劳损、类风湿性关节炎、结核、致密性骨炎。

(3)床边试验:患者仰卧位,患侧靠床边使臀部能稍突出,大腿能垂下为宜。对侧下肢屈髋、屈膝,双手抱于膝前。检查者一手扶住髂嵴,固定骨盆,另一手将垂下床旁的大腿向地面方向加压,如能诱发骶髂关节处疼痛则为阳性,意义同上。

(4)伸髋试验:患者俯卧位,屈膝至90°,检查者一手压住患侧骶髂关节,一手向上提起患侧小腿,如能诱发骶髂关节部位疼痛,则为阳性,其意义同“4”字试验。

(三)四肢关节检查

1.肩关节与肩锁部

(1)形态检查:注意肩部是否浑圆,两肩胛是否等高、对称,有无畸形。方肩,提示肩部肌肉萎缩、肩关节脱位、腋神经麻痹;翼状肩胛提示前锯肌瘫痪;肩胛高耸,常为先天性肩胛高耸症。肩锁关节脱位者,按压锁骨外端,可有弹性活动。肱二头肌长头腱滑脱,可在结节间沟触及肌腱的弹跳。

(2)功能检查:注意肩关节是一活动度很大的关节,周围附着的肌肉很多,检查时要区分不同肌肉在不同体位、姿势、角度的不同作用。肩部的活动是四个关节活动的组合:肩锁关节、肩肱关节、胸锁关节、肩胛骨胸壁关节。

(3)疼痛检查:肩关节周围常见的压痛点有:肱二头肌长头腱鞘炎,压痛点在结节间沟;冈上肌腱损伤,压痛点局限在大结节的顶点部;肩峰下滑囊炎,压痛点在肩峰下方稍内侧。屈肘位,自肘部沿肱骨干纵轴向上叩击,若肱骨干或肩关节痛,则提示肱骨干或肩关节病变。

(4)特殊检查。

1)杜加征:患肢肘关节屈曲,手放在对侧肩关节前方,如肘关节不能与胸壁贴紧为阳性,表示肩关节脱位。

2)直尺试验:以直尺置于上臂外侧,一端贴紧肱骨外上髁,另一端如能贴及肩峰,则为阳性,提示肩关节脱位。

3)肱二头肌长头紧张试验:患者屈肘,前臂旋后,检查者给以阻力。当有肱二头肌长头腱炎时,结节间沟区有疼痛感。

4)Dawbarn征:患急性肩峰下滑囊炎时,患肢上臂贴在胸壁侧面,肩峰前缘下方可有触痛,如上臂外展,滑囊移位于肩峰下,触痛消失,为阳性。

2.肘关节

(1)形态检查:注意有无肘部肿块,有无内、外翻畸形、连枷式关节等。肘关节肿胀有全关节肿胀、关节内侧肿胀及外侧肿胀之分。

(2)功能检查:肘关节的屈伸活动障碍是肱尺关节(主要)和肱桡关节的病症;前臂旋转功能障碍是远近尺桡关节(主要)和肱桡关节(次要)的病症。检查旋转活动时,肘关节必须靠紧胸壁并与对侧比较,以防肩部代偿。

(3)疼痛检查:肱骨外上髁压痛常见于肱骨外上髁炎(即网球肘)。

(4)特殊检查。

1)腕伸肌紧张试验:患者伸直患侧肘关节,前臂旋前,检查者将患侧腕关节屈曲,若患者肱骨外上髁区疼痛,则为阳性,提示肱骨外上髁炎。

2)Hüter线与Hüter三角:正常情况下,肘关节伸直时,肱骨外上髁、肱骨内上髁和鹰嘴突在一条直线上;肘关节屈曲时,三者成一等腰三角形。肱骨髁上骨折时,三者关系不变;肘关节后脱位时,三者关系改变。

3)肘外翻挤压试验:肘关节伸直位,检查者一手握腕,一手扶患肘,并使其外翻,若有疼痛,则为阳性,提示桡骨小头骨折。

3.腕关节与手部

(1)形态检查:注意有无包块(大小、性质、活动度、软硬度、与腕和手指的关系),有无畸形。餐叉样畸形提示Colles骨折;平手提示正中神经损伤;垂腕提示桡神经损伤;爪状手畸形提示尺神经损伤;此外有并指、多指、锤状指、纽扣指及鹅颈畸形等。腕关节肿胀以腕背伸指总肌腱两侧明显;“鼻烟壶”消失提示舟状骨骨折;个别指骨梭形肿胀提示指骨结核或内生软骨瘤;双手指骨梭形肿胀提示类风湿性关节炎。

(2)功能检查:以合掌法检查腕部屈伸活动是否灵活,是否伴有弹响及阻滞感。

(3)疼痛检查:手桡偏位,沿掌骨纵轴方向叩击第三掌骨,如有震痛,则提示舟状骨骨折;手尺偏位,沿掌骨纵轴方向叩击第四掌骨,如有震痛,则提示月状骨骨折。中指轴向压痛、叩击痛,提示可能有月状骨坏死。

(4)特殊检查。

1)芬克斯坦试验:患者握拳(拇指埋于拳内),使腕部尺偏,若桡骨茎突处出现疼痛为阳性。阳性者提示桡骨茎突狭窄性腱鞘炎。

2)腕关节尺侧挤压试验:患者腕关节置于中立位,检查者将其尺偏并挤压,若下尺桡关节处疼痛为阳性,提示三角软骨盘损伤,尺骨茎突骨折。

4.髋关节

(1)形态检查:有无畸形、肿胀、窦道、瘢痕等。需检查姿势、步态是否稳定,速度是否均匀。髋关节脱位者有其独特站立姿势。跛行常见于下肢骨关节疼痛或缩短。先天性髋关节脱位者臀部后凸,行走时呈鸭步。足步见于关节部分或完全强直者。剪刀步态见于脑性瘫痪。股骨颈骨折者患肢呈外旋畸形。股三角区应注意有无包块,其性质如何,应注意疝和寒性流注脓肿的区别。臀部骨隆起可能为髋关节后脱位,耻骨或闭孔部异常骨隆起可能是髋关节前脱位。大粗隆部肌腱弹跳感常提示弹响髋。

(2)功能检查:注意防止脊椎代偿动作,因此检查时,一下肢屈曲,另一下肢伸直;一下肢外展,另一下肢也外展。这样两下肢互作反方向动作,可防止骨盆的伴随动作。检查中一面记录,一面推测活动受限原因。一般明显旋转受限代表关节软骨面的破坏;外展受限可能为软组织病变(压痛点在内侧)或骨组织的病变(障碍在外侧);伸直受限可为关节内病变,也可为腰大肌短缩、痉挛所致。

(3)疼痛检查:腹股沟中点或臀部压痛提示髋关节可能有病变。外侧大转子的浅压痛往往是大转子滑囊炎的表现。髋关节的活动痛也应该一面检查,一面分析判断病变部位。一般的轻度旋转痛多由于关节面的不平滑引起;严重旋转痛多由软组织受牵拉所致,可据此结合压痛部位和旋转方向推测病变软组织。

(4)特殊检查。

1)足跟叩击试验:直腿抬高,用拳叩击足跟,髋部疼痛为阳性。提示髋关节负重部位关节面破坏,且为晚期。足跟叩击痛不如从外向内叩击转子的疼痛出现早。

2)屈氏试验:裸露臀部,两下肢交替持重和抬高,注意骨盆的动作,抬腿侧骨盆不上升反而下降,为阳性。轻度时只能看出上身摇摆。阳性者提示:①持重侧不稳定,臀中肌、臀小肌麻痹和松弛,如小儿麻痹后遗症或高度髋内翻。②骨盆与股骨之间的支持性不稳,如先天性髋脱位,股骨颈骨折。

3)Thomas 征:详见腰椎检查。

4)Allis 征:患者仰卧,屈髋屈膝,两足平行置于床面,比较两膝高度。不等高为阳性,提示较低一侧股骨或胫骨短缩,或髋关节后脱位。

5)Dupuytren(望远镜)征:患者仰卧,检查者一手握膝,一手固定骨盆,上下推动股骨干,若觉察有抽动和音响即为阳性,提示小儿先天性髋关节脱位。

6)髂胫束试验:患者健侧卧位,健侧屈髋屈膝,检查者一手固定骨盆,一手握踝,屈患髋膝达 90°后,外展大腿并伸直患膝,大腿不能自然下落,并可于大腿外侧触及条索样物;或患侧主动内收,足尖不能触及床面,则为阳性,提示髂胫束挛缩。

7)Ortolani 征:见于小儿先天性髋关节脱位。小儿仰卧,双髋外展,两腿分开,患侧膝关节不能接触床面;如能,则先有一滑动声响,此为暂时复位标志。

8)髂坐线:患者侧卧,髂前上棘到坐骨结节的连线正通过大转子的最高点。否则为阳性,提示髋关节脱位或股骨颈骨折。

9)大粗隆髂前上棘连线:左右大转子的顶点与同侧的髂前上棘作连线,其延长线相交于腹正中线上。

若患侧大转子上移，则两线交于中线旁的健侧。

10)髂股三角：患者仰卧位，自髂前上棘向床面作垂线，测大转子与此垂线的最短距离。比较两侧这一距离，正常时应相等。连接大转子与髂前上棘，构成直角三角形。

5.膝关节

(1)形态检查：比较股四头肌有无萎缩，这往往是膝关节有无病症的标志。膝关节有无肿胀：屈曲位髌韧带两侧“象眼”消失，提示肿胀；股骨内外髁一侧肿胀伴浅静脉怒张，提示有肿瘤的可能。皮肤有无色斑、瘢痕、窦道、发热等也需注意。

(2)功能检查：膝关节只有一个平面的屈伸活动，其活动范围可用角度也可用跟臀距来表示。

(3)疼痛检查：膝关节表面软组织较少，压痛点的位置往往就是病灶的位置。

(4)特殊检查。

1)浮髌试验：患者仰卧，伸膝，放松股四头肌，检查者一手虎口对着髌上囊，压迫膝部，将膝内液体压入髌骨下，一手轻压髌骨后快速松开，可觉察到髌骨浮起，此为阳性。正常膝内液体约5 mL，当膝内液体达50 mL时，方为阳性。

2)髌骨摩擦试验：患者仰卧位，伸膝，检查者一手按压髌骨，使其在股骨髁关节面上下活动，出现摩擦音或疼痛者为阳性。见于髌骨软化症。

3)McMurray试验：患者仰卧，检查者一手拇指及其余四指分别按住膝内外间隙，一手握住足跟部，极度屈膝。在伸屈膝的过程中，当小腿内收、外旋时有弹响或合并疼痛，说明内侧半月板有病变；当小腿外展、内旋时有弹响或合并疼痛，说明外侧半月板有病变。

4)伸直受限征：当膝关节半月板损伤有绞锁时，关节不能全伸，表现为伸直后胫骨粗隆不外旋，而维持在髌骨中线上。

5)局部压痛：内侧半月板损伤时，内侧副韧带中间的关节面部分有明显的压痛点。

6)重力试验：用于检查盘状半月板和侧副韧带。患者健侧卧位，患膝外展，自动伸屈膝，如膝内有响声或疼痛加强，则病变在内侧半月板；若膝外侧痛，则可能是外侧副韧带损伤。如膝内疼痛减轻，则病变在外侧半月板，若膝内侧痛减轻，则可能是内侧副韧带损伤。假如患侧卧位，则相反。

7)伸膝试验：外侧关节间隙包块，在伸膝时消失，屈膝时出现，可能为外侧半月板囊肿。

8)指压试验：检查者以指尖置于内侧副韧带前方的关节间隙，屈膝，旋转小腿数次，或同时伸膝，若内侧半月板损伤，则可感觉到手指下有物体在移动，并可伴疼痛及摩擦声。可用同法检查外侧半月板损伤。

9)研磨试验：患者俯卧，屈膝90°，检查者双手握患肢足部，左腿压住患腿，旋转提起患膝，若出现疼痛，则为侧副韧带损伤；将膝下压，再旋转，若出现疼痛，则为半月板损伤；轻微屈曲时痛，则为半月板前角损伤。

10)侧位运动试验：患者伸膝，检查者一手握踝，一手扶膝，作侧位运动，向内侧推时外侧痛，提示有外侧副韧带损伤；向外侧推时内侧痛，提示内侧副韧带损伤。

11)抽屉试验：患者仰卧，屈膝，检查者双手握住膝部之胫骨上端，向后施压，胫骨后移，则提示后十字韧带断裂；向前旋压，胫骨前移，则提示前十字韧带断裂。

12)过伸试验：患者仰卧，伸膝，检查者一手固定膝部，一手托起小腿，使膝过伸，出现疼痛者可能是半月板前角损伤、髌下脂肪垫肥厚或损伤、股骨髁软骨损伤。

13)肌警觉性征：膝关节结核时，关节活动受限，平衡功能遭到破坏，因此步态停滞、不连贯。

6.踝关节与足部

(1)形态检查：有无畸形(马蹄足、扁平足、内翻足、外翻足、拇外翻、锤状趾、高弓足、并趾、多趾等)，肌肉有无萎缩，有无跛行，有无瘢痕、肿块、瘀斑等。跟腱断裂可于皮下触及一横沟。

(2)功能检查：此区关节较多，应仔细分析，尽力区分，测量清楚。

(3)疼痛检查：足部软组织较薄，局部压痛点往往是压痛部位。压痛在跟腱上，可能是腱本身或腱旁膜的病变；在跟腱止点处，可能是跟腱滑囊炎；在跟部后下方可能是Sever病。

(4)特殊检查。

1)前足横向挤压试验:检查者双手自前足两侧挤压前足引起疼痛,提示跖骨骨折、跖间肌损伤。Morton 病除了放射痛外,还有足趾麻木。

2)捏小腿三角肌试验:患者俯卧,检查者以手捏其三角肌腹,如有足屈曲,为正常;反之,则提示跟腱断裂。

7.四肢关节外骨折与软组织损伤检查

(1)形态检查:对骨折患者,应注意观察肢体及外伤部位有无肿胀、皮下瘀血斑、成角畸形、反常运动、跛行。对软组织损伤患者,则应注意有无皮肤破损、出血、异物污染伤口。伤口形状、部位、大小也应注意描述。此外应注意有无骨及其他深部组织外露,皮下组织有无分离,有无皮下气肿和肢体血液循环障碍等。

(2)功能检查:注意功能障碍,反常运动。

(3)疼痛检查:有无环压痛、局限压痛、传导痛、纵向叩击痛,以及静止状态疼痛较轻活动后加重等现象。

(4)特殊检查:有无骨擦音和骨擦感,皮下瘀斑常位于成角畸形处。

(侯建平)

第二节 X线检查

X线检查不仅能显示病变的范围与程度,而且还有可能做出定性诊断。但必须指出,不少骨、关节疾病,X线表现比病理改变和临床表现出现得晚,因此初次诊断结果阴性,不能排除早期病变的存在,如炎症的早期和肿瘤在骨髓内浸润就有可能无重要发现,诊断中应加以注意,并应根据临床拟诊,依不同疾病的发展规律,定期复查,才能发现病变,并做出可靠的结论。如果定期复查仍为阴性,则可有把握地排除疾病,也有初次X线检查能发现病变而不能明确诊断,经过复查后才能做出定性诊断。

不少骨、关节疾病缺乏典型的或特殊的X线表现,需结合临床资料,才能做出诊断。此外患者年龄、性别、职业和实验室检查对X线的诊断也相当重要。

骨关节含钙量多,密度高,X线不易穿过,与周围软组织形成良好的对比,故X线检查时能显出清晰的影像,从而了解骨与关节伤病的部位、范围、性质、程度和周围软组织的关系;指导骨折脱位的手法整复、牵引、固定;观察治疗效果、病变的发展以及预后的判断;观察骨骼生长发育的情况及某些营养和代谢性疾病对骨骼的影响等。

常规X线检查分荧光透视(简称透视)和摄片。透视是利用X线的穿透和荧光作用,直接进行诊断的一种常规检查方法。透视经济简便,能观察到解剖和功能的双重改变,可在短时间内随意观察所需检查的部位,即刻明确有无病变存在,起到过滤作用,还可用于金属异物的寻找与定位、外伤性骨折与脱位的整复及内固定术中定位,但也存在影像不够清晰,细微病变难以显示清楚和不能留下长久性记录的缺点,需与摄片及其他检查方法相配合,避免发生误诊及漏诊。

X线检查虽有不少优点及重要的使用价值,但并不是完美无缺的,有它的局限性。因X线检查有机械因素、技术因素、病变本身因素、人为的因素影响,故对X线检查不可单纯依赖,它仅是辅助诊断手段之一而已。

一、X线检查位置

(一)正位

正位分前后正位和后前正位,X线球管在患者前方、照相底片在体后是前后位;若X线球管在后方向前投照，则为后前位。常规是采用前后位，特殊申请方用后前位。

(二)侧位

X线球管置侧方，X线底片置另一侧，投照后获得侧位照片，与正位照片结合起来，即可获得被检查部位的完整影像。

(三)斜位

因侧位片上重叠阴影太多，有时申请斜位片，为显示椎间孔或椎板病变，在脊柱有时也申请斜位片。骶髂关节解剖上是偏斜，也只有斜位片上方能看清骶髂关节间隙。

(四)轴位

常规正侧位X线片上，不能观察到该部位的全貌，可加照轴位片，如髌骨、跟骨正侧位上常常看不出病变，在轴位片上可获得确诊。其他如肩胛骨喙突、尺骨鹰嘴、腕关节、足跖趾关节也经常用轴位片来协助诊断。

(五)斜位

除常规斜位外，有些骨质在不同斜位显示不出来，如肩胛骨关节盂、腕舟状骨、腕大多角骨、胫腓骨上关节等。

(六)双侧对比X线片

为诊断骨损害的程度和性质，有时需要健侧对比，如儿童股骨头骨骺疾患，一定要对比方可看得出来。肩锁关节半脱位，踝关节韧带松弛等，有时也要对比方能做出诊断。

(七)开口位

颈1～2正位被门齿和下颌重叠，无法看清，开口位X线片可以看到寰枢椎脱位、齿状突骨折、齿状突发育畸形等病变。

(八)脊椎运动X线检查

颈椎或腰椎，除常规X线检查外，为了解椎间盘退变情况，椎体间稳定情况等，可将X线球管由侧方投照，令患者过度伸展和屈曲颈椎或腰椎，拍摄X线侧位片，对诊断有很大帮助。

(九)断层摄影检查

此检查是利用X线焦距的不同，使病变分层显示影像减少组织重叠，可以观察到病变中心的情况，如肿瘤、椎体爆裂骨折有时采用。

二、阅读X线片

(一)X线片的质量评价

阅读X线片首先要评价X线片的质量如何，质量不好的X线片常常会使有病变的区域显示不出来，或没有病变的区域看似有病变，会引起误差。只有质量好的X线片才能协助诊断。好的X线片黑白对比清晰，骨小梁、软组织的纹理清楚。还要排除X线片上有无手印等污染。

(二)骨骼的形态及大小比例

由于X线检查时对各部位检查的X线焦距和片距是一定的，所以X线片上的影像大体也一致，只要平时掌握了骨骼的正常形态，阅片时对异常情况很容易分辨出来，大小比例虽然按年龄有所不同，但也大致可以看出正常或不正常，必要时可与健侧做对比。

(三)骨结构

1.骨膜

在X线下不显影，只有骨过度生长时才出现骨膜阴影，恶性肿瘤可先有骨膜阴影，雅司病、青枝骨折或疲劳骨折后也常会出现阴影。如果在骨皮质外有骨膜阴影,应考虑上述病变。

2.骨皮质

骨皮质是致密骨呈透亮白色,骨干中部厚而两端较薄,表面光滑,但肌肉、韧带附着处可有局限性隆起或凹陷,是解剖上的骨沟或骨嵴,不要误认为是骨膜反应。

3.骨松质

长管状骨的内层或两端,扁平骨如髂骨、椎体、跟骨等均系松质骨。良好X线片上可以看到按力线排列的骨小梁;若排列紊乱可能有炎症或新生物。如果骨小梁透明皮质变薄,可能是骨质疏松。有时在松质骨内看到有局限的疏松区或致密区,可能为无临床意义的软骨岛或骨岛,但要注意随访,以免遗漏了新生物。当在干骺端看到;有一条或数条横形的白色骨致密阴影,这是发育期发生疾病或营养不良等原因产生的发育障碍线,也无临床意义。

(四)关节及关节周围软组织

关节面透明软骨不显影,故X线片上;可看到关节间隙,此有一定厚度,过宽可能有关节积液;关节间隙变窄,表示关节软骨有退变或破坏。骨关节周围软组织如肌腱、肌肉、脂肪虽显影不明显,但它们的密度不一样,若X线片质量好,可以看到关节周围脂肪阴影,并可判断关节囊是否肿胀,腘窝淋巴结是否肿大等,对诊断关节内疾患有帮助。

(五)儿童骨骺X线片

在长管状骨两端为骨骺,幼儿未骨化时为软骨,X线不显影;出现骨化后,骨化核由小逐渐长大,此时X线片上只看到关节间隙较大,在骨化核和干骺端也有透明的骺板,当幼儿发生软骨病或维生素A中毒时,骺板会出现增宽或杯状等异常形态。

(六)脊椎X线片

1.上颈椎开口位

要看齿状突和侧块两侧是否对称,齿状突有无骨折线,侧位寰椎的位置,寰椎前弓和齿突前缘的距离,成人不超过13 mm,幼儿不超过5 mm,若超过可能有脱位。寰椎后弓结节前缘和第2颈椎棘突根前缘相平,否则是脱位。齿突后缘和第2颈椎体后缘相平,如果不平,可能是骨折脱位。其他颈椎正位呈两侧稍突起,此是钩椎关节;若此突起较尖而高,甚或呈鸡嘴样向侧方突出,这在临床上可压迫神经根或椎动脉,应当引起重视。

2.颈椎侧位片

颈椎侧位片先看椎体,小关节的排列,全颈椎生理弧度是否正常,有无中断现象,还要看椎间隙有无狭窄,椎体缘有无骨质增生,运动照片上颈椎弧度有无异常,椎体间有无前后错动形成台阶状。还要测量椎管的前后直径,椎弓根的横径,过大可能是椎管内肿瘤,过少可能是椎管狭窄。后纵韧带骨化只有侧位X线片上能看到。颈椎前方为食管、气管,侧位片上椎体和气管间软组织阴影有一定厚度,若增厚应怀疑有血肿或炎症。

3.胸腰椎正侧位片

胸腰椎正侧位片要注意椎体形态,椎弓根的厚度,椎弓根的距离。若椎弓根变狭窄,椎弓根距离增大,可能为椎管内有新生物,正位片上要注意脊柱全长是否正直,椎体是否正方或有无异常的半椎体,还要注意两侧软组织阴影,寒性脓肿常使椎旁出现阴影或腰大肌肿胀。下腰椎正位片还要注意有无先天异常,如隐性骶裂、钩棘、浮棘、腰5横突不对称、腰椎骶化或骶椎腰化等。椎间隙有无狭窄,以侧位片较清晰。

侧位片先看排列弧度,常见下胸椎后凸较大,多为青年性骨软骨炎的后果。下腰椎有时会看到过度前凸,这是腰痛的原因,此种患者仔细观察常发现并有滑脱或反滑脱,可能是椎间盘退变的后果。看椎体有无变形,下胸椎两三个楔状或扁平可能是青年性骨软骨炎的后果。单个的变形以外伤多见,但转移病变也不能除外。椎体的骨小梁在质量良好的X线片应当看得清,若看不见或呈透明样,可能有骨质疏松。椎间盘的厚度应当上下一致,而且愈到腰L_3、L_4、L_5其厚度愈大,对比之下若某一节段狭窄,可能是病变。下腰部看到有滑脱,则还要进一步检查有无崩裂或先天发育异常。斜位腰椎片可以帮助诊断。斜位片上可以看到小关节和关节对合情况，小关节面致密或不整齐，可能是小关节有创伤性关节炎或小关节综合征。腰椎运动侧位 X 线片，可发现椎体间其一节段有过度运动或不稳情况，以决定治疗方案。

（侯建平）

第三节 CT 检查

计算机体层扫描，为一种无创伤、无痛苦的影像诊断手段。1917 年由澳大利亚数学家Radon证明，任何物体可以从它的投影无限集合来重建其图像。1963 年由美国科学家 Cormack 发明了用 X 线投影数据重建图像的数学方法，1972 年由英国工程师 Hounsefield 制成的第一台头颅 CT 机应用于临床，1974 年由美国工程师 Ledley 等进一步设计出了全身 CT，使这种原来只用于头部的扫描机扩展到全身各个部位，从而开始了对脊柱、关节、骨盆的研究。早期由于软组织图像不够清晰，因而只限于检查脊柱、关节、骨盆的骨组织。近年来就 CT 机提高扫描速度、检查效率、图像质量和尽量简便操作方面做了很多改进，由原始第 1 代发展到第 4 代高分辨率扫描机，如螺旋 CT 和超高速 CT 相继问世。

一、CT 的基本结构

第 1 代(原始型)CT 机，光源采用密集平行 X 线射束，聚焦在单个检测器上，射束及检测器均安装在一个桥形架上，做平移-旋转式扫描，使 X 线射束通过窄道横穿过患者某一选定部位层面。整个桥形架完成第一个平移扫描后，旋转 1°，再做另一个方向扫描，如此反复连续平移-旋转，直至转完 180°，从而获得数十万测量数据，将这些资料输入电子计算机进行处理，构成一个横断面图像。由于只有一个检测器，扫描的次数多，时间长，需 5～10 min，甚为缓慢。第 2 代扫描机，改用扇形射束和多个检测器，每次扫描转动角度由 1°增加到 10°，能做头部及全身扫描，时间明显缩短，每次需 20～120 s。第 3 代扫描机，用宽扇形射束，检测器数目增加(多达 600 个)，可以连续转动 360°，扫描时间缩短 5～10 s。第 4 代扫描机，使用与第 3 代相同的宽扇形射束，数百个检测器固定排列成环状。只需转动 X 线管即可扫描，每次时间缩短2～5 s。

二、螺旋 CT

螺旋 CT 采用了单方向连续的滑环技术，利用滑环来处理旋转部分与静止部分的馈电及信号传递。其优点在于扫描时间可达 1s，大大缩短层间的延时，并发展了一系列新技术，如体积扫描(通称螺旋式扫描)、可增加造影剂利用率的动态多次扫描和快速扫描序列、动态屏幕等。

(一)扫描方式

通常的 CT 机 X 线管供电是通过高压电缆和发生器相连，并做圆周的往返运动。每次扫描都经过启动、加速、匀速采集数据、减速、停止几个过程，使扫描速度难以大幅度提高。螺旋 CT 采用滑环技术，其方法是通过碳刷与金属滑环接触而馈电或传递信号。滑环有高压滑环和低压滑环两种，前者传递 X 线发生器的输出电压为数万伏，后者传递 X 线发生器的输出电压仅为数百伏。采用滑环技术，使 X 线管可以连续旋转，缩短了层间的延缓时间，短于 5 s，提供了发展容积采集 CT 扫描的途径。

螺旋 CT 扫描是 X 线管由以往的往返运动变成单方向连续旋转运动，同时在患者检查床以均匀速度平移前进或后退中，连续采集体积数据进行图像重建。在扫描过程中，X 线焦点围绕患者形成一螺旋线行径。此类扫描不再是对人体某一层面采集数据，而是围绕患者螺旋式地能够在几秒钟内采集较大容积的数据。常规扫描与螺旋扫描方式的本质区别，在于前者得到的是人体的二维信息，而后者得到的是人体的三维信息，所以螺旋扫描方式又称之为体积扫描。螺旋 CT 扫描获得的是三维信息，且其工作效率更高，在信号处理上比二维信息的处理有丰富得多的内容和更大的灵活性，可以得到真正的三维重建图像而不会有任何重组成分，可根据需要在所扫描的体积内对任意面、任何位置进行重建，还可以在重建的三维图像中把某一部分组织或器官从图像中去掉。三维数据的采集使CT的血管成像(CTA)成为可能，与磁共振血管成像(MRA)相比，它没有运动、吞咽、呼吸和血流伪影，可识别钙化斑等，已有人用来检查肾动脉狭窄、血管病及内支架、移植血管等情况，对某些病例完全可以代替常规的血管造影。扫描速度的提高，除了提高时间分辨之外，也减少运动伪影，并可以实现憋一口气在16～24 s内就完成一个较长部位(器官)的扫描，如肺部的扫描即可在憋一口气情况下完成，这对外伤患者、儿童等尤为重要。

螺旋CT扫描过程中，如果扫描区域比较长或患者不能屏住呼吸时，可导致采集的数据失去连续性。扫描方法包括单螺旋、双螺旋扫描。螺旋CT扫描应仔细选择扫描参数。为了满足实时重建以及三维和CTA的重建要求，工作站方式被广泛采用，它具有高性能计算机处理单元(CPU)和陈列处理机(AP)，还有大容量的内存和外部设备。

(二)与普通CT的比较

1.普通CT的主要缺点

(1)尽管采用薄层连续或重叠扫描，冠状或矢状面成像的空间分辨率仍不能达到诊断要求。

(2)相邻两层扫描间隔时间内轻微的呼吸运动即可使扫描层面不连续，容易遗漏较小的病变，并且降低二维或三维重建图像质量。

(3)增强扫描时需要团注，造影剂在间质内弥散相对较低，减低了肿瘤和周围正常组织之间的对比，而且为了维持较长时间的强化效果所需要的剂量很大。如果不能进一步提高扫描速度，很难克服上述不足。

2.螺旋CT的主要优点

(1)提高病变发现率。

(2)提高扫描速度。

(3)提高病变密度测量能力。

(4)可减少造影剂用量。

(5)在造影剂最高时成像。

(6)可变的重建扫描层面。

(7)可建重叠扫描层面。

(8)可行多层面及三维重建。扫描速度的提高，可明显缩短检查时间。如床进速度1 cm/s，30 cm检查区域仅需30 s。

3.螺旋的缺点

螺旋的缺点主要是影像噪声增加、纵向分辨率下降、螺旋伪影、螺旋曝光时间受限制、X线管冷却时间延长、血管流动伪影、图像处理时间延长和数据存储量增加。

三、超高速X—CT

超高速CT也称电子束CT，它运用了高真空、超高压、电磁聚焦偏转、二次电子发射、光纤、特殊靶金属等现代化高新科学技术，利用130 KV的高压使电子枪产生电子束并加速。利用聚焦装置使电子束聚成一个特定的焦点，再由强力电磁偏转线圈使电子束按规定的角度做同步偏转，射向4个固定的钨环靶以产生旋转X线源，它取消了X线管曝光时同时进行机械旋转的取样方式，并对扫描对象进行扫描。X线穿透扫描对象后，被静止的高灵敏探测器阵列接受，这是两组排列在靶金属对面的探测器阵列。接受的数据经预处理后由光缆送至计算机，并重建图像。由于其扫描时间为50～100 ms，所以使得对心脏、冠状动脉和血管的研究成为可能。在使用造影剂时，能够得到最佳的造影图像。其慢速、快速成像分别为9层/s和34层/s。就其扫描速度来说，是一般CT的40倍，螺旋CT的20倍。对不合作患者(小儿、老年人及烦躁患者等)检查时，不会因运动而产生伪影，从而保证得到清晰的图像。

电子束CT兼有普通CT、螺旋CT和超高速CT的功能，特点是扫描速度快(50 ms/层)、成像速度快(34层/s)、能较长久保持高检测精度。适用于冠心病预测、心脏瓣膜病变、心包疾病、先天性心脏病、肺动脉栓塞和大血管病变的诊断，还可以通过电影扫描序列对关节运动做功能检查。

四、CT 扫描的应用

高分辨率 CT 机能够从躯干横断面图像观察脊柱、骨盆及四肢关节较复杂的解剖部位和病变，还有一定分辨软组织的能力，且不受骨骼重叠及内脏器官遮盖的影响，对骨科疾病诊断、定位、区分性质范围等提供一种非侵入性辅助检查手段。

(一)脊柱扫描

CT 能显示人体横断层面图像，可鉴别人体各种不同组织的密度差异。骨组织密度最高，CT 值高，CT 片上呈白色；体内脂肪、空气密度最低，CT 值也低，CT 片上呈黑色；体内各种软组织，如肌肉、血管、韧带、椎间盘、神经、脊髓等密度差异较小，高分辨 CT 扫描均能显示，有时尚需借助各种造影剂增加对比度，提高对局部组织形态的识别能力。在脊柱方面，CT 能准确显示脊椎骨的完整骨性结构，如椎管、椎间孔、侧隐窝、神经孔、椎间后小关节、椎板结构形态等，可观察脊髓神经根鞘袖、硬膜外和椎体骨的静脉、后纵韧带、黄韧带和椎间盘。CT 还能清楚显示椎体周围软组织，包括椎体后部椎旁肌，如骶棘肌等；椎体前部，可观察到胸、腹腔脏器及相应节段的动、静脉。

CT 检查时经静脉注入非离子碘以此形成人工对比的方法，称之为造影增强法。造影辅助剂的选择，以溶速慢、吸收快、便于观察、不良反应小为首选。此法主要用于普通 CT 检查难以显示或显示不够清楚的组织病变，如脊髓病变、损伤及血管疾病等，可以增加病变与正常组织之间的对比度，血管丰富区域增强作用最为显著。脊髓造影后 1～4 h 做 CT 检查称之为 CTM；CTM 椎间盘造影后 1～4 h 做 CT 检查称之为 CTD。但造影增强检查时需腰椎穿刺和注射药物，有可能引起不良反应和严重并发症，延长检查时间或加重病情，且判定病灶范围也有一定限度。MRI 检查更有实用价值。CT 对脊柱病变的诊断有许多优于常规 X 平片之处，对脊髓病变，则不如 MRI，但 CT 在脊柱病变的诊断上仍具有特殊的价值。

适应证如下所述：

(1)椎间盘病变及退行性病变：CT 能清楚的显示腰椎间盘的形态及其与硬膜囊和神经根的关系，通过观察椎间盘的轮廓和椎间隙的高度，CT 可鉴别椎间盘退行性变和椎间盘突出。

(2)脊椎骨肿瘤：脊椎骨肿瘤最常见为转移瘤，原发性肿瘤较少见。CT 可显示肿瘤范围包括骨内外受累的范围、显示肿瘤的组织结构(脂肪、囊性、实质性及血供)及钙化。

(3)脊椎感染性病变：CT 在显示感染性脊椎病变脊椎骨改变的同时，也可显示椎管内硬膜外、脊椎旁的受累及椎间盘的病变。

(4)脊柱损伤：对大多数脊柱损伤，常规 X 线片仍是首选的检查方法，对观察不稳定骨折如椎弓骨折、关节突关节脱位、显示骨折碎片及其在椎管内的位置，CT 是最佳的检查方法。但 CT 对脊髓、神经的损伤，效果不如 MRI。

(5)椎管内病变：CT 评价椎管内病变多需经静脉注射造影剂或椎管内注射造影剂。静脉注射造影剂 CT 增加扫描主要适用于脊髓血管畸形等。CTM 适用于椎管内肿瘤、脊髓空洞症、发育畸形、血管畸形、蛛网膜炎、损伤术后观察等。

(6)骨盆及四肢骨关节：CT 在骨盆与四肢骨关节疾病中的诊断中有重要价值，主要用于：①骨盆骨折。②骨盆肿瘤。③股骨头缺血性坏死。④骨的感染性疾病。⑤骨及骨关节的其他疾病。⑥骨盆测量。⑦CT 引导下骨穿刺活检。

(二)软组织及四肢关节扫描

CT 的高密度分辨率克服了普通 X 线对软组织检查的不足，也避免了肠气或骨骼对软组织及内脏图像的干扰。各肌肉间有胶原纤维和脂肪组织结构的间隔，CT 可清楚显示每条肌肉和血管以及神经主干的断面，从而为发现病变和观察其演变提供重要资料。CT 检查的适应证和方法：临床上疑有四肢关节损伤与软组织病变，普通 X 线片不能显示清楚，均可行 CT 扫描检查。如：①复杂的骨盆及髋臼缘骨折及某种类型足、踝骨折脱位等。②股骨头缺血性坏死和骨性关节。③骨的囊性病变。④骨和软组织肿瘤。⑤骨与关节感染。检查方法：先摄受检部位的普通X线片，了解病变的范围和大小，以决定扫描的起始部位、范围和体位等。对某些特殊部位和结构，如肩关节、骨盆、骶髂关节、髋关节、膝关节，可利用特殊位置进行扫描。根据病变的大小和类型采用不同准直器和扫描程序，先采用低值观察软组织，高值观察骨与关节。必要时还可采用增强检查，如造影剂注入静脉、关节腔，增加对比度，以明确诊断。

(三)骨折与脱位

一般骨折常规X线片基本都能满足临床的需要，CT扫描对普通X线平片不能满意显示的骨盆、髋关节、膝关节、肩关节、踝关节及胸锁关节等部位骨折可以观察骨折的主体关系，发现平片很难辨认的小碎骨片，如髋臼缘骨折、股骨头骨折小碎片，可准确判断位置所在，对临床上正确的治疗提供重要依据。

有人对25例跟骨骨折进行CT检查，认为CT对跟骨新鲜或陈旧性骨折的检查明显优于常规X线检查，它能准确显示骨折部位、类型、严重度及移位情况，利用薄层扫描、图像重建等技术，可使病变显示更为清晰。跟骨结节角缩小对衡量跟骨骨折的严重和预后有一定价值，而后关节面的骨折和移位对预后的评估十分重要，后关节面移位超过2 mm者，预后均较差。有人对88例骶骨骨折或骶髂关节损伤进行CT扫描检查，将其分为4种基本类型：Ⅰ型骶髂关节分离，占骶骨损伤的39%，CT表现为关节不对称与间隙增宽；Ⅱ型骶骨或髂骨质部骨折，占骶骨损伤的25%，CT图像可见到骶骨或髂骨唇部骨折线累及骶髂关节面，但不累及骶骨的神经孔；Ⅲ型为骶骨纵形骨折，占骶骨损伤的25%，CT图像表现为骶骨纵行骨折线伸入神经孔；Ⅳ型为骶骨粉碎骨折，占骶骨损伤的5%，CT可见骶骨两侧都有复杂的骨折线。

五、CT诊断的创伤骨科常见疾患

(一)脊柱外伤

CT扫描能清楚地显示椎管的完整性、复杂的椎体关节突、椎板骨折及脊柱骨折合并截瘫。并能提供准确减压范围和手术入路的资料，术后也可做CT复查。

1.主要表现

①椎体及其附近低密度骨折线或骨小梁密度呈斑片状密度增高。②椎管内或椎体旁碎骨块。③椎管变形、狭窄。④椎管内有高密度血肿影。⑤椎间盘突出。

2.主要优点

在脊柱损伤方面，与普通X线片相比，有如下优点：①不需要过度搬动患者。②分辨率高，能显示因重叠或普通X线片不易诊断的骨折。③脊髓造影CT可对椎管内神经结构的损伤做出诊断，如脊髓血肿、脊髓断裂和髓内囊肿，亦可显示创伤后椎间盘突出、骨折碎块、硬脊膜外血肿对蛛网膜下腔及脊髓的压迫。

3.主要缺点

①不易显示屈曲暴力性骨折。②对韧带损伤造成的脊柱不稳或关节脱位常不易显示清楚。③对脊髓损伤的病理改变仍不理想。

4.诊断价值

CT能清楚地显示骨折与椎管的关系，是目前脊椎爆裂骨折首选方法。

(二)膝关节半月板损伤

CT主要表现为：①半月板有裂隙，呈低密度的横或纵和斜行条状影，边界一般较清晰。②在关节腔造影时，可见撕裂的半月板间隙内有造影剂渗入其间，呈高密度条状影，边界清楚可见。③盘状半月板表现为较正常的半月板增宽、增厚，正常内侧半月板的宽度不超过同侧胫骨平台关节面的1/2；外侧半月板不超过1/3。④半月板囊肿时表现为半月板局部隆起。⑤十字韧带损伤，表现为胫骨髁间嵴与股骨髁窝之间的V形带状的低密度影中断和变形。关节囊破裂，表现为造影剂外溢。

(侯建平)

第四节 磁共振检查

磁共振成像(MRI)是目前检查软组织的最佳手段,在骨质疏松、肿瘤、感染、创伤,尤其是在脊柱脊髓的检查方面用途较广。MRI可显示水平及纵轴两平面的图像,但对有起搏器、脑内血管夹、主要部位有金属碎片的患者禁用。

基本原理:MRI是在磁场中对组织施以放射频率的脉冲,无须凭借离子放射即可显示所需截面的图像。MRI将无数的光子、中子与核素进行随机排列,并使之与磁场方向平行。每个所用的磁铁具有0.5～1.5tesla(T)的强度。放射频率的脉冲使粒子的核磁运动发生偏振,从而产生图像,使用的表面线圈降低了信号/噪音比值。主体线圈用于各大关节,较小的线圈用于其他部位。上述效应的结果产生了短(T_1)及长(T_2)松弛时间,使原子返回正常的旋转轨道。T_1相偏重于脂肪,T_2相偏重于水分;T_1相的TR值小于1 000,T_2相的TR值则大于1 000。一些组织在T_1及T_2相的影像不同,水、脑脊液、急性出血、软组织肿瘤在T_1相为低信号,在T_2相为高信号,其他组织在两相上的信号强度相同。骨皮质、流动血液、纤维组织呈较暗的影像,肌肉及透明软骨为灰色,脂肪、流速较慢的血液、神经及骨髓的影像则光亮度较强。T_1相往往显示正常的解剖结构;T_2相则可以显示异常组织。

一、脊柱疾病的磁共振成像表现

MRI用于检查人体脊柱,可提供丰富的科学资料,特别是对脊髓神经组织、椎间盘等所提供的影像资料,优于他种检查方法。适用于检查脊柱骨与软组织肿瘤、椎管内肿瘤、椎间盘病变、脊柱脊髓损伤、脊柱感染、颈1～2不稳定、Arnoldchiari畸形、脊髓空洞等。

MRI用于脊髓外伤检查,当T_1加权质子密度由短重复时间与回波时间产生图像时,用于检查骨髓、脂肪、脊髓与亚急性出血;T_2加权成像则由长重复时间与短回波时间产生,检查脑脊液与脊髓,在长回波时间,T_2加权成像其脑脊液为白亮信号,而脊髓稍淡图像犹如脊髓造影,对脊髓水肿与急性出血敏感。梯度回波脉冲序列系用部分20°角,短重复时间与回波时间产生,对检出进行性出血敏感。因此,凡脊髓损害、神经根病变、有持续疼痛及疑有椎间盘突出或上颈椎不稳定者,应行MRI检查。

(一)正常脊柱MRI表现

正常脊柱的MRI表现,按信号强度递减顺序为:脂肪、髓核、骨髓、骨松质、脊髓、肌肉、脑脊液、纤维环、韧带及骨皮质。用自旋回波序列,脊髓、骨髓、松质骨在T_1加权成像显示清楚,而韧带、蛛网膜下腔、椎间盘在T_2加权成像清楚。如果包括病理组织在内,在T_1加权成像上亮度递减顺序为脂肪、骨髓、4～5日的陈旧出血、富含蛋白的液体(如坏死组织)、黏液、黑素、慢血流(如静脉血)自由基、GD—DTPA(为MRI增强剂)pantopagne;在T_2加权成像亮度递减的顺序是肿瘤、胶质化水肿、1周陈旧出血、液体、椎间盘。在T_1与T_2加权成像上均呈暗(低)信号者:空气、快速血流(如动脉血)、钙、铁、数日内鲜血、韧带、肌腱及其他对磁敏感物质。

(二)脊柱脊髓病变的磁共振成像

MRI可准确评价脊柱的各种病理情况,T_1加权成像适用于评价髓内病变、脊髓囊肿、骨破坏病变,而T_2加权成像则用于评价骨唇增生、椎间盘退行病变与急性脊髓损伤。

1.脊髓病变

脊髓空洞症,脊髓内管腔中含有脑脊液,蛛网膜囊肿,不论硬膜内或硬膜外,都易于在T_1加权成像上显出,不用鞘内对比剂。T_1加权成像可检出软组织纤维瘤、脊膜膨出、脂肪瘤、囊性星形细胞瘤、室管膜瘤与脊髓转移瘤,还可检出脱髓鞘病变,如脑干与上颈髓多发硬化、脊髓积水与ArnoldChiari畸形。

MRI有助于髓内、外肿瘤的鉴别。髓外硬膜内肿瘤表现为脊膜囊内软组织包块,可使脊髓移位;硬膜外肿瘤可使硬膜囊移位,并常见椎骨改变。多平面成像对神经纤维瘤的诊断特别有用,硬膜囊的扩张及肿瘤的硬膜内、外成分都可描绘出来。硬膜内脂肪瘤 T_1 为高信号,脑脊液为低信号,脊髓为中信号,在 T_2 则脂肪瘤信号低于脑脊液。钙化病变如钙化终丝室管膜瘤在 T_1 与脊髓信号相同,在 T_2 为极低信号。

2.脊柱肿瘤

脊柱肿瘤包括原发骨肿瘤、肿瘤样疾患、转移瘤与感染等骨结构改变在 MRI 有特殊表现。正常骨松质在 T_1 加权像表现为高密度,与此相对比,椎体海绵血管瘤或海绵血管内皮细胞瘤,则在 T_1 与 T_2 加权成像均呈现亮信号,在 T_1 呈高信号与含有脂肪有关,又因含水分较多,故 T_2 亦呈高信号。囊性转移病变在 T_2 加权成像通常表现为亮信号,而在 T_1 加权成像为暗信号。胚细胞转移病变如前列腺转移癌在 T_1 加权成像为低信号,与皮质骨表现相同。转移瘤像与不含脂肪的新生物一样,在 T_1 加权成像呈低信号,在 T_2 为高信号。MRI 还可用于检出骨病,如骨髓铁沉积与骨硬化症,在这些骨病中,病变组织取代了正常骨髓。

3.脊柱感染性疾患

脊柱感染性疾患如化脓性骨髓炎、脊柱结核与椎间盘炎。脊柱化脓性感染在 T_1 加权成像为低信号,在 T_2 加权成像为亮(高)信号。MRI 对诊断脊柱结核很有用,除椎体破坏外,还可见脓肿形成,此有助于制订手术治疗计划。

4.椎间盘病变

由于其高度敏感而检出异常。在 T_1 加权成像,正常椎间盘的中心部分为中等强度信号,周围部分则为较低信号;但在 T_2 加权成像中,中心部分成为高信号而周围部分为低信号,因中心部分水分较多而周围为纤维组织。椎间盘退行性变的表现,在 T_2 加权成像上椎间盘信号的强度减低,但其是否引起临床症状则不一定,欲确定疼痛之原因是否为椎间盘退变所引起,需行椎间盘造影。MRI 对评估椎间盘脱出的价值,在于当其与临床神经根病或脊髓病相一致时,可明确检出疼痛症状的病理性根源。

用对比增强剂行 MRI 可检出纤维环破裂。此与椎间盘摘除术的瘢痕相似,特别对椎间盘手术后患者,用 GD—DTPA 增强剂行 MRI 可以区别是瘢痕还是又有新的椎间盘突出。在 T_1 加权成像,瘢痕为低信号,如应用 gadolinium 成像,则瘢痕成为高信号,而椎间盘组织不被增强,在 T_1 加权成像与增强成像都是低信号。用增强剂还可检出脊髓内软化及髓外机化压迫物。

5.椎管病变

MRI 在椎管狭窄症中显示压迫部位及范围的精确度可与 X 线、CT 和脊髓造影术媲美,尤其当椎管高度狭窄时,脊髓造影可能得不到关键部位的满意对比,而 T_2 加权 MRI 可较好地观察到脊膜管的硬膜外压迹。MRI 能显示蛛网膜下腔完全阻塞时梗阻的上下平面,用不着在梗阻的上、下椎管内注入对比剂。Crawshaw 等认为 MRI 对神经根管狭窄的诊断有特别意义,硬脊膜外脂肪和侧隐窝内脂肪减少是诊断神经根受压的重要征象。不过,大多数研究资料表明,X 线、CT 在鉴别骨、软组织或椎间盘组织在椎管狭窄中的相对作用方面,较体线圈 MRI 为优,而薄层表面线圈 MRI 区别椎间盘、黄韧带及骨皮质的效果较好。

对临床症状为颈脊髓受压表现者,MRI 能鉴别枕骨大孔疾病和髓内病变等病因,但迄今常用的体线圈 MRI 对颈椎病检查的效果显然不及 X 线、CT 和脊髓造影。矢状面 MRI 屈、伸位动态检查可观察颈椎排列情况。由于脑脊液衬出了神经组织的外貌,T_1 加权图像可显示椎骨半脱位对蛛网膜下腔及颈脊髓的影响。此法在颈椎创伤和类风湿性关节炎病例已广为应用。MRI 屈、伸位动态检查可用于颈椎融合术前、后,有助于确定融合部位及融合部是否稳定。

近来 MRI 被用于腰椎融合术后以测定其功能稳定性,当融合超过 12 个月,在 T_1 加权成像可见有软骨下强信号条带,反映了由于生物力学应力强度的减弱,红骨髓转变为黄骨髓。不稳定融合在 T_1 加权成像的特征是软骨下低信号条带,此条带反映由于生物力学应力的增加而发炎、充血或肉芽形成。

6.运动征象

MRI 运动征象有助于动静脉瘘的诊断,在 T_1 加权成像的低信号模糊区表示高速度血流,其 T_2 加权成像则可见多发的匍行区,系动静脉畸形的高速流动区。

(三)脊髓损伤的磁共振成像表现及其临床意义

MRI 检查可显示脊柱与脊髓的正常与病变情况,有助于确定治疗方案,优于其他任何检查方法。一些作者指出,MRI 检出的脊髓信号,反映出脊髓损伤的病理组织学改变,因而可提供科学的诊断信息。

1.急性脊髓损伤

急性脊髓损伤的 MRI 表现分为 3 型:Ⅰ型为出血型,在脊髓成像中有较大的中心低信号区,表示细胞内去氧血红素,绕以周围薄层高信号边缘(水肿);Ⅱ型为水肿型,脊髓伤区呈现一致的高信号;Ⅲ型为出血加水肿混合型,在脊髓中心为同等高信号,周围为较厚的低信号边缘。weirich等总结 73 例伤后 3 至 24 h 急性脊髓损伤的 MRI 表现,亦分为 3 型:Ⅰ、Ⅱ型与 Kulkarni 分型相同,Ⅲ型表现为高低信号不匀。3 型急性脊髓损伤以Ⅱ型者为轻,治疗恢复较好。

2.陈旧性脊髓损伤

(1)陈旧脊髓损伤脊髓病理组织学改变及其 MRI 表现:以家犬 22 只,以 Allen 方法致伤腰 1 脊髓,伤前后行 MEP 与 SEP 检查,于伤后 50～100 d 间,观察后肢神经功能,行 MRI 检查,并于检查后立即取出脊髓标本做组织学检查。

脊髓组织学改变与 MRI 及神经功能的关系是:脊髓损伤节段中心坏死但周围白质中有不少神经纤维(NF)区者,在 MRI T_1 加权成像中脊髓中有囊区,其周围近似正常脊髓信号,动物可行走,而脊髓中心坏死区较大并软化成疏松组织者,其白质也已坏死,留有少量神经纤维(NF),在 MRI T_1 为脊髓中较大范围低信号或斑片状不匀信号,动物仅能站立。当脊髓全段坏死并软化与胶质化,白质中无多少 NF 时,在软化疏松多者,则整段脊髓呈现低信号,在胶质化较多者,则为斑片不匀。可见 MRI T_1 加权成像表现,反映了脊髓的病理改变。T_2 加权成像则由于脑脊液改变不等,如粘连梗阻等多呈现不匀改变,未能清晰反映脊髓改变。

(2)临床陈旧脊髓损伤病例及其 MRI 表现与肢体神经功能之关系:1990 年－1992 年治疗陈旧脊髓损伤近 200 例,除去有脊柱内固定不能行 MRI 检查,腰椎马尾损伤及行 MRI 检查,在 T_1 与 T_2 加权成像证明脊髓已横断者外,对 76 例的 MRI 表现与神经功能情况进行分析。这些病例均系伤后 3 个月以上,最长 14 年。入院后行 SEP 检查并行脉冲电刺激或手术减压治疗,观察达半年以上。神经检查结果可靠,其中完全截瘫 40 例,不全截瘫 36 例,MRI T_1 加权成像表现可分为 6 型:①脊髓受压,脊髓信号正常但受骨折或突出的椎间盘压迫而变细。②脊髓信号不匀,脊髓信号粗细正常,呈斑片状不均匀或稍低信号。③脊髓中有囊腔,囊腔外有正常信号壁或大囊腔而壁如纸薄。④脊髓低信号并增粗,伤段脊髓信号低且较正常脊髓增粗。⑤脊髓低信号,伤段脊髓呈很低信号。⑥脊髓萎缩,多为脊髓长段变细但信号强度正常或稍高,少数 1～2 年节段变细。

在上述病例中,16 例脊髓信号正常但受压的不全截瘫经治疗后恢复接近正常;12 例脊髓信号不匀者,仅 1 例因受压成为全瘫,其余治疗后均恢复 Frankel 1 级;脊髓低信号且增粗者 6 例为严重不全瘫,且 25 例治疗后均无恢复;脊髓信号很低表示脊髓严重坏死软化,治疗无恢复;在脊髓囊腔中,虽然存在厚壁有脊髓白质为不全瘫者,但治疗后亦无恢复;脊髓萎缩长节段皆为全瘫,且无恢复,短节段者虽不全瘫,但治疗后亦无恢复。因此,陈旧脊髓损伤,MRI T_1 加权成像信号正常但受压之不全瘫表示脊髓内无明显坏死,治疗后可恢复近正常;脊髓信号斑片不匀者,脊髓内有坏死退变,但有神经纤维,治疗后可恢复 I 级;而脊髓呈很低信号、低信号增粗与萎缩变细者,脊髓组织大部坏死,治疗无恢复。

3.脊椎损伤的 MRI 表现

X 线检查是脊柱损伤的常规检查方法,在此基础上行 MRI 检查,可显示普通 X 线片难于显出的病变。在侧位矢状面成像最重要的有:①椎间盘突出压迫脊髓,在脊柱骨折与骨折脱位病例中,约有一半伴有椎间盘向后突出压迫脊髓,多系骨折椎体的上位椎间盘与骨折椎体后上角一起组成后突物压迫脊髓。②椎体骨折其后上角突入椎管,椎体爆裂骨折、骨折块向后移位以及骨折脱位,骨折椎体向后压迫脊髓。③硬膜前及后方血肿、机化物压迫脊髓。上述致压物的部位、范围为制定手术治疗计划提供参考。

二、四肢疾病的磁共振成像诊断

(一)股骨头缺血坏死

股骨头缺血坏死(ANFH)分为创伤性与非创伤性两类。非创伤股骨头缺血坏死的 Ficat 临床分期中,0 期临床前期与Ⅰ期,在 X 线片上均无表现,MRI 成像则很敏感,特异性极强(98%)。Mulliken 等检查 132 例中有 11 例为 Ficat 分期 0 期,由 MRI 检出股骨头坏死;Sakamoto 等检查 99 例 176 髋股骨头坏死,早期呈现带状病变的有 33 髋;Jergesen 等对 41 髋行 MRI 检查,包括临床无症状、放射学无表现者,均呈阳性改变,软骨下骨皮质轮廓改变者 82.9%,局部低信号者 50%,在 T_2 成像上呈高信号者 33.5%。因此,凡持续髋痛且 X 线片上无发现者应行 MRI 检查。

关于 ANFH 的 MRI 分型,Sugano 等分为三型:A 型,坏死区在股骨头负重区的内 1/3 或稍外;B 型,坏死区占股骨头负重区内 2/3 以内;C 型,股骨头坏死区超过股骨头负重区内 2/3。最早的表现是在 T_1 加权成像上为低信号带,如果在信号带范围加大则预后差。张新等对 26 例 30 髋可疑股骨头坏死的高危患者进行 MRI 成像检查,并与骨髓活检相对照,结果阳性率 96.7%。其按大圆健二 ANFH MRI 分类法,A 型弥散均匀一致低信号,B 型环形低信号,C 型弥散非均匀一致低信号,D 型束带低信号。

ANFH 的组织学改变与 MRI 的关系,Hauzeur 等观察 16 髋股骨头坏死 24 个骨髓标本组织学改变与 MRI 表现。骨小梁与骨髓腔坏死,由嗜酸性细胞清除者,MRI T_1 为低信号,且不被 gadolinium 所加强,T_2 亦呈低信号。坏死骨小梁伴皱缩的脂肪细胞,T_1 与 T_2 呈现正常信号。骨小梁坏死并在坏死骨小梁之间充填以纤维组织,T_1 为低信号,而 gadolinium 加强后 T_2 为中间信号。纤维条带而无骨小梁的骨折区域,T_1 为低信号,而 gadolinium 加强后 T_2 为高信号。在爬行代替区,骨小梁增厚伴有纤维化,T_1 呈低信号,虽给以 gadolinium 增强,但 T_2 仍为低信号。进一步观察,在正常骨小梁中存在坏死灶者,其 T_1 与 T_2 信号正常。

髋关节骨髓水肿综合征具有特征性磁共振影像,即股骨上端 T_1 相为低信号,T_2 相为高信号,其临床为髋痛,X 线片股骨头非特异性骨密度减低,有作者认为如不行手术治疗,将发展成为真正缺血性坏死。骨髓骨病理证实骨髓水肿、脂肪细胞碎裂、血细胞坏死等,故此症不能称为骨质疏松。

由上可见股骨头缺血坏死早期骨髓脂肪细胞坏死退变及骨髓水肿,均在 MRI 呈现低信号,最具诊断价值,此时 X 线片上无特异表现;以后纤维组织增生,骨小梁坏死及新骨增生,在 MRI 亦为低信号,但 X 线片已可出现改变了。

对于股骨颈骨折并发的外伤性股骨头坏死,则 24～48 h 内 MRI 检出的敏感性尚不高。Asnis 等对 20 例 GardenⅣ型股骨颈骨折,行人工股骨头置换的股骨头行 MRI 检查,结果是 2 周内骨小梁改变不多,MRI 成像并未检出坏死。

对儿童 Legg-Calve-Perthes 病行 MRI 检查,MRI 可较 X 线片更清晰地显示早期股骨头坏死的范围与位置。

(二)膝关节

检查前向关节内注入生理盐水,造成医源性渗出,再行 MRI 检查,可以更清晰地显示关节结构紊乱情况,95%的前交叉韧带撕裂可由 MRI 检出,半月板损伤可见半月板表面高信号线形影像(撕裂)或纵形影像(断裂)。

Lee 等对 79 例膝关节前交叉韧带行 MRI 检查,与关节镜、前抽屉及 Lachman 试验相对照,敏感性 94%,与前抽屉征比为 78%,与 Lachman 比为 89%,此三者的特异性为 100%。前交叉韧带损伤在 MRI 的表现是前缘呈不规则或波浪状外形,在 T_2 成像呈高信号,且与韧带实质不连续。T_2 成像与关节造影一样,特别有助于诊断,前交叉韧带撕裂的前缘被关节液所充填,呈现高信号。

Laurent 等对 37 例半月板损伤,比较 MRI 检查与关节镜外科所见的结果,按照 Lotysch-crues 的分级,36 例撕裂 92%符合,而 1～2 级即半月板尚连续或有退变者,则 MRI 虽有异常信号,但关节镜下所见无异常。这说明 MRI 在检查半月板损伤或退变方面的高度价值。

Solomon 等对 54 例膝内紊乱症行 MRI 检查比较，并与关节镜检查相对照，结果是内侧半月板敏感性 100%，特异性 80%，准确性 94%，外侧半月板则敏感性、特异性与准确性都是 100%，而 FISP 是敏感性 100%，特异性 82%，准确性 88%，比 SE 稍差。

(三)肩关节

对旋转肩袖撕裂，MRI 诊断的特异性及敏感性高达 90%，肩袖撕裂在 MRI 表现可分 4 级。

0 级：信号正常，形态学正常。

1 级：高信号，形态学正常。

2 级：高信号，形态学异常。

3 级：高信号，形态学上出现撕裂。

有学者对 100 例肩关节患者行 MRI 检查，并与关节镜检相对照，其中 31 例肩袖损伤，MRI 的准确率 93%，敏感性 84%，特异性 97%，17/20 完全撕裂，9/11 部分撕裂由 MRI 检出，2 例部分撕裂未检出，3 例完全撕裂检查为部分撕裂，结论为 MRI 检查肩袖损伤准确率高。

Chandnani 等对 46 例肩关节疼痛者行磁共振成像关节造影。方法是在 X 线透视下用腰椎穿刺针刺入肩关节，注入碘海醇(每毫升含 300 mg 碘)1～2 滴，以证明针头在关节囊内，然后注入 2 mmol gadopentetate dimeglumine 液 25 mL，至感到有一定阻力后拔针行 MRI 检查，即磁共振成像关节造影。可见肩关节囊分为三型：①前缘附着于关节盂唇前，占 20%。②附着于肩胛骨前面盂唇的后内侧，占 20%。③附着于肩胛骨前，盂唇内侧 1 cm 处，占 61%。

对于盂肱韧带损伤的显示，与手术相对照，MRI 的敏感性、特殊性及正确性分别是：上 GHL100%、94%、94%，中 GHL89%、88%、91%，下 GHL88%、100%、97%。损伤率上 GHL3，中 GHL16，下 GHL8。对于关节盂唇损伤按准确率算，上部 89%，前部 95%，下部 96%，后部 100%，都是 T_1 成像，结论为 MRI 关节造影有助 GHL 损伤的诊断。盂唇完整性的检查，中下 GHL 对保持肩肱关节的功能性非常重要。

(四)肘关节

Potter 等 33 例肱骨外上髁炎患者行 MRI 检查，发现桡腕短伸肌起点原发退变者 20 例，退变处呈亮信号。手术中劈开腱，表面为桡腕长伸肌，至深部短肌退变之部位呈黄色，切除之，然后缝合。病理组织学为新生血管，胶原纤维断裂及黏液变性。

(五)腕关节

用 MRI 检查腕关节的三角纤维软骨(TFC)撕裂，准确率可达 95%。有学者对 35 例疑为腕尺侧损伤者行 MRI 检查，有 20 例行手术治疗为对照，其 14 例手术证实 TFC 损伤者，术前 13 例为 MRI 所检出。术前 MRI 表明 TFC 完整者 6 例，手术证实 TFC 无损伤，说明 MRI 检查准确率高。

(六)关节炎与关节软骨损伤

骨关节炎(OA)、类风湿关节炎(RA)及关节软骨损伤，可由 MRI 检出，但准确率较关节镜所见差。Blackburn 等对 33 例膝关节 OA 患者，行站立位 X 线平片、MRI 检查与关节镜检相对比，MRI 所表现的关节软骨损坏范围较关节镜所见为差，二者相比约为 0∶4。但 Fernandez 等认为，MRI 检查 OA 比 X 线平片好得多，其对 52 例膝 OA 进行 X 线平片与 MRI 对比，结果 MRI 提供的信息丰富，X 线平片相差甚多，如关节囊肥厚，MRI 为 73%，X 线片为 0，关节积液为 60%、7%，半月板退变为 52%、7%，骨唇增生为 67%、12%，软骨下骨受累为 65%、7%，甚至在轻度 OA 患者 MRI 亦可检出。有学者对 44 例膝 RA 患者行 MRI 与 X 线片检查对比，MRI 发现 25 例关节边缘侵蚀，42 例软骨下囊变，而 X 线片上仅分别显示 3 及 8 例。包括软组织改变，MRI 能提供清晰的信息。对髋部疼痛疾病，X 线平片未显示病变者，行 MRI 检查，往往可早发现问题。

(七)骨与关节感染

急性骨髓炎髓腔发生炎性改变及骨皮质外软组织改变，MRI 的敏感性较 X 线平片为高，故可以早期发现，特别是深部组织。对急性骨髓炎，T_1 成像见骨髓腔呈一致低信号至中等信号，骨皮质受累者呈中等信号；在 T_2 髓腔炎症区为高信号，高于正常髓腔，感染冲破骨皮质至周围软组织，T_2 亦呈高信号。骨脓肿在 T_1 为低信号或中信号，而 T_2 则为高信号，高于髓腔信号，脓肿壁在 T_1 与 T_2。均为黑边，脓肿内死骨在 T_2 为低信号。化脓性关节炎、滑囊内脓液 T_2 为高信号，骨髓改变同上述骨髓炎。

(八)骨与软组织肿瘤

恶性骨及软组织肿瘤，破坏骨髓腔或软组织，其 MRI 表现较 X 线平片为早。骨巨细胞瘤、骨肉瘤、软骨肉瘤等破坏骨髓腔，常有缺血坏死，在 MRI 呈现低信号。一般认为干骺端肿瘤不会侵犯骨骺，因骺板为一天然屏障。但 Spina 等对 41 例干骺端恶性骨肿瘤行 MRI 检查，特异性为 94%，发现肿瘤冲破骺板，组织学证实骺板受累者 25/41(61%)，骺板被冲破者 30/41(73%)，故认为骺板并非恶性肿瘤的屏障。Drape 等对 31 例临床疑为血管球瘤 27 例为 MRI 所检出，可显出肿瘤之包膜，有 13 例甲床被压迫，并可区别为血管型、实体型与黏液型三型，结论为 MRI 可准确检出甲下血管球瘤。

(侯建平)

第六章
固定方法

第一节　骨折外固定

为了保持骨折复位或矫形术后的位置，必须给予合适的外固定。外固定材料和方法的种类很多，各有优缺点和适应范围。

一、石膏技术

（一）石膏固定的特点及其适应证

石膏固定时，能在短时间内硬化，适合身体四肢外形，固定确实，便于伤员运送。但如应用不当也会带来危害，如固定过松过紧，或固定过久，可引起肌肉萎缩和关节僵硬等，临床应用时应尽力避免。石膏固定应用较广，其适应证有以下几种情况。

(1)稳定性骨折复位后。

(2)骨关节急慢性感染及肢体软组织急性炎症的局部制动。

(3)关节脱位复位后。

(4)关节扭伤、韧带撕裂或撕脱。

(5)在神经、血管、肌腱和韧带缝合术后，在截骨术、关节融合术和植皮术后等将肢体固定于适当体位。

(6)骨折开放复位内固定术后，内固定不够坚牢者。

(7)纠正先天性畸形。

(8)预防病理性骨折及脊柱压缩性骨折等。

（二）常用石膏固定的类型

1.石膏托

根据被固定肢体的长度，将石膏绷带折叠成适当长度的石膏条带，将其浸入水桶中，直至没有气泡，完全浸透。取出轻挤两端挤去水分，在平板上抹平，即成石膏托。将做好的石膏托置于已用棉纸衬垫的伤肢背侧或后侧，并用手抹贴于肢体上，用绷带卷包缠，使之达到固定肢体的目的，石膏条带的厚度上肢一般10～12层，下肢一般12～15层，宽度应包围被固定肢体周径的2/3。

2.石膏管型

指用石膏绷带和条带相结合包缠固定肢体的方法，适用于上肢及下肢。常用的有前臂石膏管型、上肢石膏管型、小腿石膏管型及下肢石膏管型等。

3.躯干石膏

指采用石膏条带与石膏绷带相结合包缠固定躯干的方法。一般以石膏条带包扎为主，用手抹贴，使各石膏条带及绷带之间贴附紧密无空隙存留，形成一个石膏整体。常用的躯干石膏有头颈胸石膏、石膏围领、肩人字石膏、石膏背心、石膏围腰及髋人字石膏等。

4.特殊类型石膏

此类石膏是根据病情的需要，制成各种类型的石膏以达到外固定的目的。例如，石膏绷带与铁丝夹板相结合制成的外展架，常用代替肩人字石膏；架桥式管型石膏，适用于肢体环形创面更换敷料的固定；蛙式石膏用于治疗先天性髋关节脱位；治疗无移位的肱骨或胫腓骨骨折可用U形石膏夹板；还有各种进行功能锻炼用的石膏固定等。

(三)石膏固定的基本技术

(1)石膏固定前，应衬垫保护皮肤，尤其在骨突出部位及石膏内着力的部位(图6-1)。

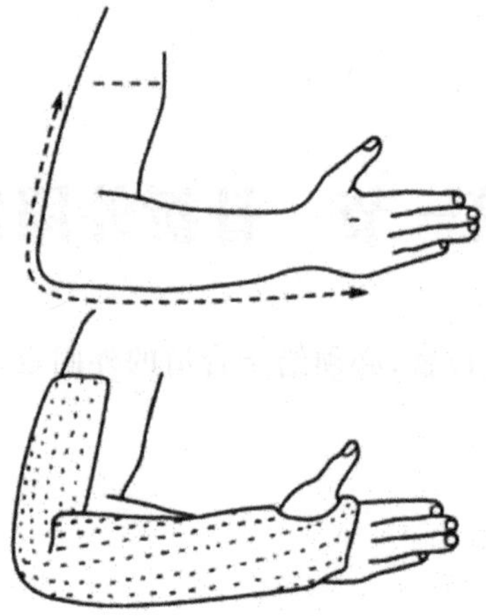

图6-1 上石膏前需衬垫的部位

(2)浸泡石膏卷带的水温宜在40 ℃左右，浸泡时待气泡排净后，表明卷带已浸透，随即取出用双手握住两端，向中央轻轻挤压，挤出多余的水(图6-2)。

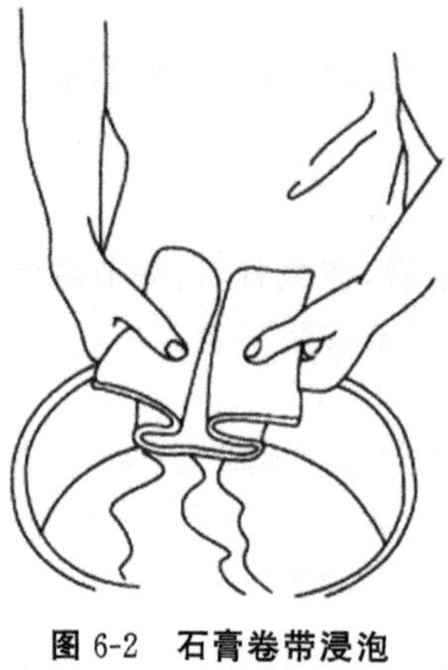

图6-2 石膏卷带浸泡

(3)管型石膏固定时，石膏卷带的裹绕一般从肢体远端开始，用环形或螺旋形缠绕法均匀裹绕，每圈卷带宜盖住前一圈的1/3～1/2。操作过程中应随时抚抹塑形，使各层石膏均匀黏着，一般缠绕6～10层(图6-3)。

注意事项：①环绕石膏卷带，只宜裹绕，用手抹平塑形，不可用力缠绕，以免过紧；②勿用手指按压以免压出凹陷压迫皮肤；可用手掌托扶；③不能回返或扭转；④如大小不符，可折叠下角以缠绕。

(4)石膏托固定时，石膏托放置位置：前臂位于背侧，下肢一般放于大腿小腿后侧。固定时间一般为4～6周，特殊部位根据病情需要可适当延长固定时间。

(四)临床常用的石膏类型和方法

1.肩人字石膏

(1)固定范围：包括上肢、肩部、胸部，下至两髂骨嵴，在胸肘之间用短木棍支撑，以防止石膏在肩部折断。

(2)适应证:用于肱骨颈、肱骨干或肩关节附近的骨折,肩关节融合术后等。

(3)固定位置:多固定于功能位,即肩关节外展 45°,前屈 30°,内旋 15°。

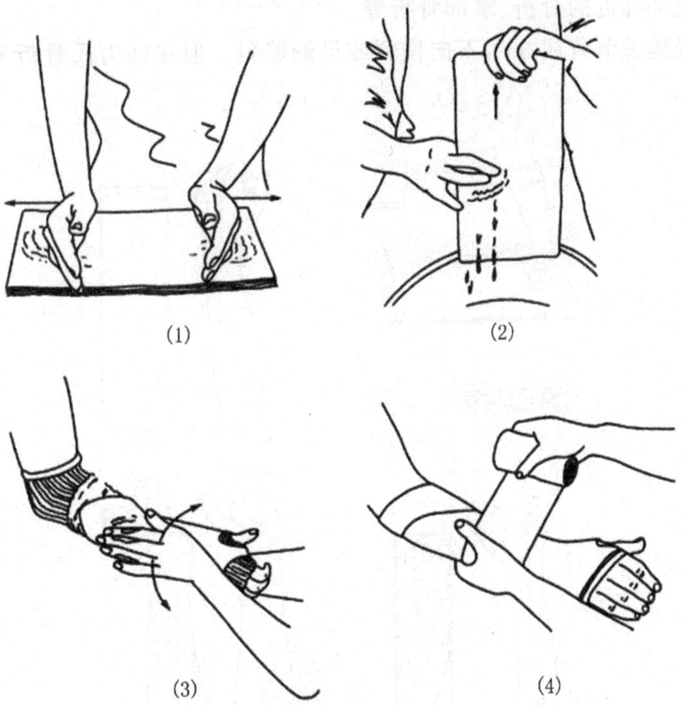

图 6-3　石膏托及石膏卷带用法

(4)方法:准备前、后、侧方及胸围石膏带,在腋下、肘、腕部多加衬垫,女性应防止乳腺受压。皮肤衬垫后,先上石膏卷带 2～3 层,再将各石膏带放置适当位置,外用石膏卷带裹绕抚抹塑形,变硬成形后,加用支撑棍(图 6-4)。

2.长臂石膏

(1)固定范围:自上臂上 1/3 至手掌横纹。

(2)适应证:肱骨中下 1/3 骨折、前臂骨折、肘部骨折、肘关节融合术后等。

(3)固定位置:肘关节屈曲 90°,前臂中位(图 6-5)。

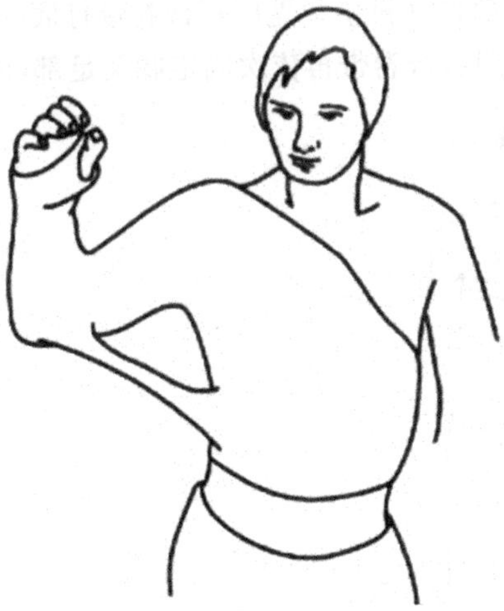

图 6-4　肩人字石膏

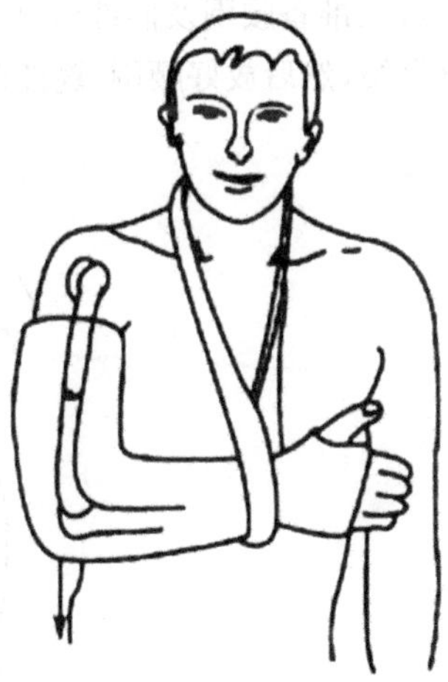

图 6-5　长臂石膏

3.前臂石膏

(1)固定范围:上至肘关节稍下,下至手掌远侧横纹。

(2)适应证:用于腕部邻近的骨折、掌部骨折等。

(3)固定位置:一般腕关节背屈 30°,不向桡侧或尺侧偏斜。但在柯力氏骨折复位后,要固定于掌屈及尺侧倾斜位(图 6-6)。

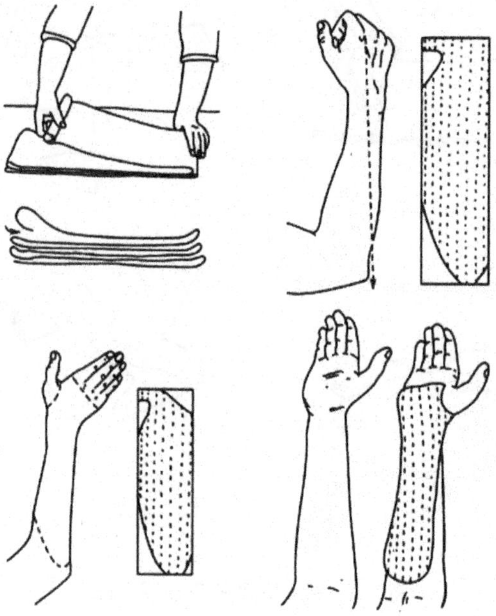

图 6-6　前臂石膏

4.髋人字石膏

(1)固定范围:单侧髋人字石膏上起双侧肋缘稍上,下至伤肢足趾,健侧在髋关节处,双侧髋人字石膏上起肋缘稍上,伤肢下至足趾,健侧下至股中份。

(2)适应证:单侧髋人字石膏用于股骨下 1/3 骨折或膝关节伤、髋及膝关节结核等,双侧用于髋关节周围骨折、股骨中 1/3 以上骨折和髋关节融合术后。

(3)固定位置:髋关节置于屈曲 15°～20°,外展 10°,旋转中立位;膝关节屈曲 15°～20°,踝关节背屈 90°。

(4)操作方法:准备腰围及髋部前、后带、侧带和斜带,骨突出部作好衬垫。先用石膏卷带打底1～2 层,在髋部做人字形裹绕,然后放好腰围、髋部前、后带和侧带、斜带,外用石膏卷带再依次固定膝及足部(图 6-7)。

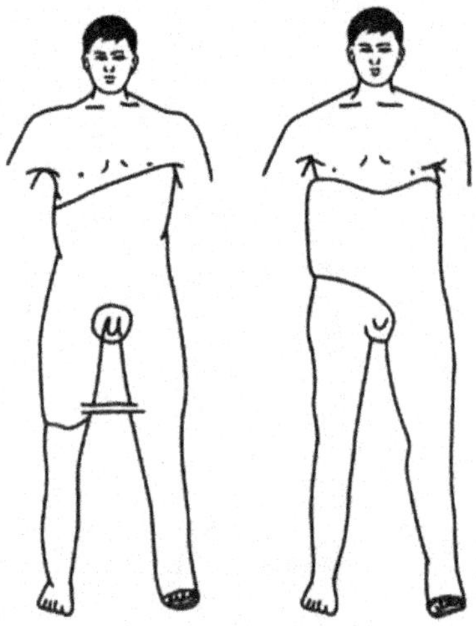

图 6-7　髋人字石膏

注意躯干部石膏不要过紧，以免影响呼吸和进食，可在上石膏前放棉垫于腹部，待石膏成形后取出。

5.长腿石膏

(1)固定范围：上自股中上段，下至足部跖趾关节处。

(2)适应证：多用于胫腓骨骨折和膝部损伤、膝关节融合术后等。

(3)固定位置：一般固定于功能位，即屈膝 10°～15°，小儿则固定于伸直位。小腿骨折时固定于屈膝 25°～30°(图 6-8)。

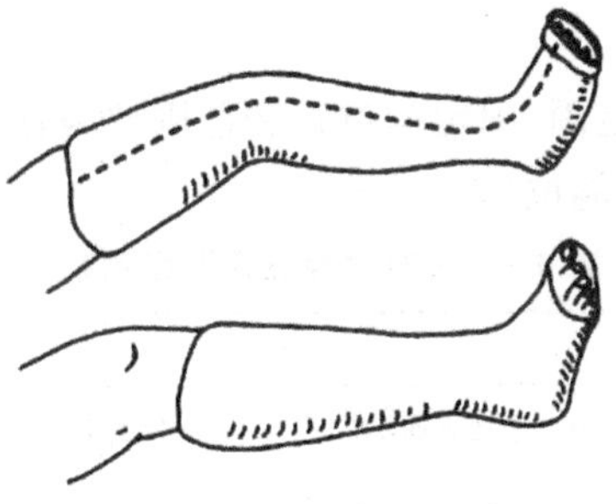

图 6-8　长腿、短腿石膏

6.短腿石膏

(1)固定范围：从膝下至足趾上。

(2)适应证：用于足踝部骨折、扭伤、踝关节融合术后等。

(3)固定位置：踝关节 90°，防止足内、外翻(图 6-8)。

7.石膏背心

(1)固定范围：石膏背心前上缘与胸骨柄上缘同高，下至耻骨联合下缘；两侧上缘离腋下约三横指；后面上缘在肩胛骨中部，下缘至骶尾骨连接部。若为下腰椎损伤应包括躯干及一侧大腿；如固定上胸椎应带石膏领；如固定颈椎应包括头部。

(2)适应证：多用于脊椎骨折、脊椎结核和脊椎融合术后。

(3)固定位置和操作方法。①两桌法：在胸腰段稳定型椎体压缩性骨折，可采用两桌法复位上石膏背心。上石膏前，先穿好纱布背心，用棉垫作好衬垫以保护两侧髂嵴、骶骨及脊柱。上腹部贴皮放置棉垫，以便在石膏成形后取出。将伤员俯卧于高低不同的两张桌面上，上肢和下颌处于高桌上，下肢自股上 1/3 以下置低桌上，两桌高度相差约 30 cm，将两桌慢慢分开，使躯干悬空于两桌之间，利用伤员自身重量形成脊柱过伸，并手法轻按棘突隆起处，使骨折复位，随即上石膏背心固定。先用石膏卷带打底 1～2 层，再上胸围、腰围、前带、后带和两侧带，再用石膏卷带完成石膏背心固定。操作中边上石膏边用手抚摸塑形，操作要迅速，并需托住胸腹部，以免伤员不能耐受。待石膏成形后，在上腹区将石膏开窗，取出上腹部棉垫，以便于伤员呼吸、进食和搔痒。②站立法：伤员取站立位，两臂上举拉住吊绳，在保持脊柱的生理弧度下上石膏背心。上石膏的操作方法与两桌法同(图 6-9)。

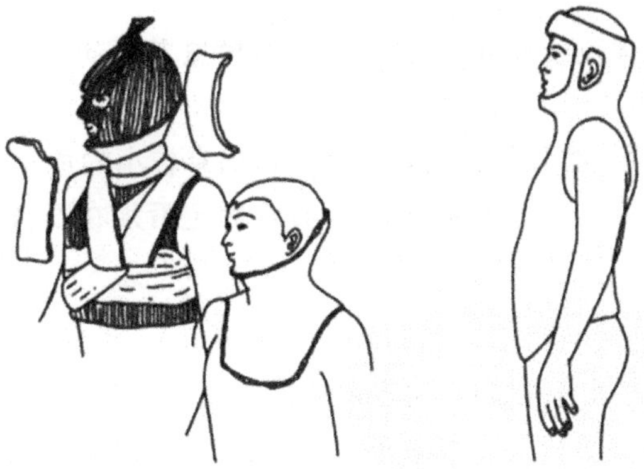

图 6-9　头胸石膏

(五)石膏使用注意事项

(1)石膏卷带浸泡要适当,待完全排除气体后即取出应用,如过早取出,或久泡水中,或取出后再泡在水中,均不适用。

(2)上石膏松紧要适当,石膏过紧可引起肢体循环障碍;严重者可造成肢体坏死或缺血性挛缩。石膏过松则起不到固定作用。

(3)要预防压疮,上石膏前必须作好衬垫,上石膏时避免手指按压石膏,上石膏后,如局部有压迫疼痛,应及时开窗松解。

(4)正确掌握石膏固定的位置和范围:固定的位置和范围要根据骨折的部位和类型来决定。一般情况下,如无特殊要求,应将关节固定于功能位(表 6-1)。

表 6-1 关节功能位置及固定范围

骨与关节	功能位置	固定范围
肩关节肱骨	外展 45°～55°,内旋 15°,前屈 30°,肘关节屈 90°,肘与前胸平齐,前臂稍旋前	肩人字石膏,包括胸、肩、上臂、肘及前臂,女性应托起乳房以防受压
肘关节尺桡骨	一侧屈 90°。如固定双侧,一侧屈 110°,一侧屈 70°,前臂中立位	自腋部起,下达手掌远侧横纹
腕关节手部	腕背曲 20°～30°,手能握拳,拇指对掌位	肘下至手掌远侧横纹
手指关节指骨	掌指关节屈 60°,指间关节屈 30°～45°	前臂至指
髋关节股骨	一侧屈 15°～20°,外展 10°～15°,旋转中立位,两侧者,则一侧全伸,另一侧稍屈,小儿一侧亦全伸	髋人字石膏,自肋缘至足趾,必要时包括对侧髋关节,下达股中部
膝关节胫腓骨	屈膝 10°～15°,小儿全伸	大腿根至足趾
踝关节跟骨	背屈 90°,足不内翻或外翻	小腿至足趾
脊柱		胸 4 以上包括头颈部 腰 4 以下包括两侧大腿

(5)石膏成形后要修整边缘,以免压迫皮肤。

(6)石膏未干时,要妥为支垫,避免受压变形。注意防水、防潮、防大小便污染。搬动患者时要注意勿折断石膏。

(7)要注意观察肢体末端循环情况,抬高患肢,发现有过紧情况,如疼痛、肿胀、血液回流不佳,甚至感觉麻木时。应立即松解石膏,沿正中线将石膏纵行切开,去除宽约 1 cm 石膏,然后将石膏向两侧适当撑开,并应剪开里层纱布到皮肤以达到完全松解的目的。

(8)如在骨隆突处有疼痛,或有伤口需检查和换药,可对准部位将石膏开窗。开窗后要包扎,防止开窗性肿胀。

(9)对卧床患者要定期转换体位及翻身,防止压疮。指导患者活动未固定的关节及固定肢体的肌肉,防止发生肌肉萎缩和关节僵硬。

(10)切开石膏纠正畸形:如胫、腓骨骨折经石膏固定后仍有较小的成角畸形,可沿石膏周径切开 2/3,适当加压纠正畸形,再以石膏卷带固定于正确的位置;石膏固定后须在石膏上注明骨折的类型,固定日期及固定时间。

(六)石膏的拆除

换石膏或拆除石膏时,应备有适当的器材,注意避免损伤皮肤。下肢石膏可沿长轴在前面中份切开,向两侧撑开去除。上肢石膏可沿桡侧纵行切开并撑开去除。由于较长时间固定不动,在拆除石膏后常有局部不适、肿胀和关节僵硬。拆除石膏后应抬高患肢,加强锻炼,辅以理疗、按摩,或用弹性卷带包扎,促进康复。

二、小夹板固定技术

小夹板局部固定是利用与肢体外形相适应的特制夹板来固定骨折。多数夹板固定不包括骨折邻近关节，仅少数邻近关节部位的骨折使用超关节固定。小夹板固定治疗骨折的原理是通过配用各种类型纸压垫，形成两点或三点着力挤压点，外用4条布带松紧适当地缚扎，防止骨折的移位。固定过紧影响肢体血运，固定过松无固定作用，小夹板固定的松紧度需随时调整；近几年来，国内发生因使用小夹板不当所致缺血性挛缩的病例似较其他方法多，因此术后必须严密观察末梢血运感觉及运动状况，应严格掌握适应证。

(李　娜)

第二节　骨折内固定

骨折是骨骼连续性的中断或破坏。骨折涉及骨骼及周围软组织的一系列损伤。骨折一旦发生，首先的机体反应是出血，继发肢体肿胀；随着炎性物质的渗出及对于软组织的刺激，肌肉发生痉挛。肌肉的张力增加对于骨折端起到一定保护性制动作用。由于炎性物质的刺激及肌肉痉挛，患者感到疼痛并主动限制肢体活动。由于制动作用，骨折端活动减少，大多数骨折可以愈合。但由于长期制动，继而造成的肌肉萎缩、关节僵直、骨质疏松及血栓形成等骨折合并症，往往使得肢体功能失用。

现代骨折治疗目的不仅仅是骨折的复位和愈合，而更重要的是恢复肢体功能。因此要求在骨折得到牢固固定以保证其愈合的前提下，允许肢体进行早期、无痛、主动的活动，以防骨折合并症的发生。使包括骨、关节及肌肉的整体运动系统得到功能康复。

内固定是目前骨折治疗的主要手段。对于内固定物材料、外形的设计以及其力学特性的充分认识，有助于医生在临床工作中的正确使用。

一、骨折固定的科学基础

(一)骨折固定的生物力学知识

对于生物力学和生物学反应(如应力、血供)的认识是必需的。

在骨折愈合过程中，力学因素与生物学反应之间存在着紧密的联系。应用内固定技术需要具有生物力学和生物学反应(如应力、血供)的知识。

负荷或载荷，是指某一力学结构受到的外力作用。力学负荷的类型可分为静力负荷和动力负荷：负荷大小方向不随时间变化者称为静力负荷，持续或间断随时间变化者称为动力负荷。置于张力侧钢板施加的加压力在早期一段时间内是静力。

负荷的作用也可使正常骨骼产生形变，或对骨折提供不同的稳定性的作用。静态加压力通常是稳定的。而肢体的运动作用作用在骨折端产生的应力可造成骨折界面的不稳定。合力的作用的结果取决于其起作用的时间及大小。在存在着作用于骨折骨骼的可产生不稳定的应力情况下，外科医生手术内固定的目的是应用足够的静力加压来维持骨折端的稳定性。骨骼的整体结构上可以抵抗很大的负荷，但局部的超负荷也会造成断裂。

施加的负荷(如轴向张力)在材料内部产生应力。应力随负荷而增加，但随负荷承受面积增加而减少。当应力增加到材料强度的临界水平时，材料则会破裂，在此，破裂的临界条件可以用强度来表示(材料破坏前可承受的最大应力)。

在骨折愈合初期，当修复组织的强度及刚度尚不起作用时，用可耐受的应变来表示骨折愈合相关组织受到的危害，比用应力更为恰当。较大的应变会对骨折愈合过程中细胞的生长产生不利影响。

同时作用于骨折部位的其他因素也需考虑，如：①内固定物产生的静力；②肢体活动造成的动力(该力有造成骨折不稳定的趋势);③力所作用的接触面大小。

因此不同部位存在着不同的力学条件。由于局部的力学条件不同,在同一骨折部位可以见到不同的愈合形式。

负荷的作用也包括使正常骨骼产生形变,或对骨折提供不同的稳定性的作用。静态加压力通常是稳定的。而起运动作用的张力或剪力则会造成界面不稳定。复合力的作用取决于前所述的一定时间及部位中的相对值。在存在着作用于骨折骨骼的动力性张力的情况下,外科医生的目的是应用足够的静力加压来维持稳定性。由于骨骼在整体上可以抵抗很大的负荷。很小面积的局部超负荷会造成断裂。

施加的负荷(如轴向张力)在材料内部产生应力;应力随负荷而增加,但随负荷承受面积增加而减少。当应力增加到材料强度的临界水平时,材料则会破裂,在此,破裂的临界条件可以用强度来表示(最大张力强度)。

在骨折愈合初期,当修复组织的强度及刚度尚不起作用时,用可耐受的应变来表示骨折愈合相关组织受到的危害,比用应力更为恰当。

(二)骨折的稳定性

骨折的稳定性(自身性的或固定后的)对于骨折愈合过程中的生物学反应具有很大影响。血供正常条件下,骨折愈合的形式,迟缓愈合或者不愈合的发生均取决于与稳定性有关的力学条件。骨折稳定性的重建(如良好的复位和加压)可以减少内固定物所承受的负荷。固定的稳定性对于内固定物的疲劳和腐蚀也是一个至关重要的因素。

“稳定性”这一名词的用法在医学和自然科学中意义各有所不同。在内固定方面,稳定性是用来描述对于骨折端制动的程度。稳定的固定是指在一定负荷下几乎没有移动的固定。名词“坚强固定”被用来描述一种特殊情况,在指骨折面获得加压力的情况下骨折端之间完全没有相对的移位。在同一骨折面内可以同时存在绝对的和相对的稳定区域。

(三)稳定性、应变与骨折愈合

稳定的程度通常以应变量来表示(修复组织的形变)。应用修复组织应变大小来估计骨折愈合的进展比仅仅靠移位(不稳定)来判断更为适宜。因为应变表示生物组织(如细胞)的形变。这可以使医生对相对移位(骨折不稳定)与修复组织间隙之间的关系进行分析,来决定临界变形量。

骨折愈合过程中的生物学走向,修复组织中细胞分化及转归与骨折端的力学条件密切相关。如果修复组织所受的应变低于其应变耐受性,骨折将走向愈合。如果修复组织所受的应变高于其应变耐受性,则会发生骨折不愈合。用应变这一概念来分析力学条件,可以理解为什么单纯的窄小间隙的骨折对于甚至很小量的移位都非常不能耐受而多发骨折片(粉碎)骨折却能很好耐受。

(四)疲劳

固定的稳定性的程度对于内固定物所承受的负荷大小具有决定作用。在内固定材料发生疲劳断裂和(或)(磨损)腐蚀方面,内固定物所承受的负荷是十分关键的因素。

由于骨折解剖复位后,骨骼能够承受部分应力,骨折端的牢固固定可以重新获得“结构的连续性”。因此,作用于内固定物上的负荷会被复位后的骨骼分担。“骨骼应该保护固定物”(Weber)的观念应得到临床医生的充分认识。由于不正确地操作会造成内固定物在固定系统中所承受的应力增加,当所受到的应变超过内固定材料的应变耐受极限则会发生疲劳断裂。

二、骨折固定机制

骨折固定的基本机制有 2 种:夹板作用和加压作用。夹板作用是用一坚硬物体将骨折两端连接起来。夹板作用的强弱程度与夹板和骨骼之间的距离成反比。距离越大固定作用越弱。常用的夹板有石膏、小夹板、钢板、髓内针等。加压作用是在骨折复位后在骨折端施以加压力,使骨折端具有压力前负荷。

(一)夹板作用

夹板有 2 个基本形式:一个是可以允许骨折块间内固定物滑动,另一个则不允许滑动。传统的非内锁式髓内针允许骨沿针滑动。这是由于针与骨间的摩擦力一般很小。钢板是不允许滑动的。因为钢板螺钉所产生的摩擦力很大(1 枚螺钉在钢板下面与骨骼之间所产生的加压力平均高达 3 000 N)。

髓内针是一种治疗骨折非常有效的器材,可以不附带任何其他的固定方法。髓内针允许骨折端有小的移位。而由于吸收可造成骨折端有一定的短缩。沿髓内针的滑动(必须发生骨端吸收)可以使骨折端重新接触并重获稳定。钢板用于简单的骨折,如不附加其他方法(如骨折端加压),则无法提供有效的稳定性来防止骨折端之间的微小活动所造成的骨吸收。当这种吸收发生时,钢板下面与骨骼表面之间的摩擦力则无法承担骨连接作用。此时钢板将承受骨骼上的全部负荷,并会发生疲劳断裂。因此,钢板固定一定要伴有用螺钉获得的骨折端加压,或应用钢板预弯的方法获得轴向加压(或由于功能性负荷造成的接触),来保证骨性接触足以抵抗负荷而无间断性移位。

(二)加压

加压是骨折固定的一种非常好的方法。因为可以用最少量的内固定材料来获得有效的稳定性。加压是将两个表面(骨对骨或内固定物对骨)相互压迫。

加压可分为 2 种不同的类型。

1.静力加压

施加静力加压以后,骨折端之间存在相互压迫。随着骨折端的吸收,静力加压力将逐渐消失。

2.动力加压

由于功能运动而产生的动力造成骨折接触面产生负荷和除去负荷。作为张力带而用的钢丝或钢板,将功能性张力变为压力,于是产生一种允许某些负荷传导性运动的固定。

对骨折端进行加压固定操作的作用是多方面的:①加压造成前负荷:当应用的压力始终大于任何负性作用(如可产生弯曲作用的生理性张力)时,骨折面便始终紧密接触;②压力造成摩擦力:当加压面产生的摩擦力始终大于施加的剪力时,加压后的骨折可以抵抗滑动性移动。横断骨折中的局部剪力大多由骨骼长轴周围的扭力造成。当骨骼受到沿其长轴的负荷时(如负重),斜行骨折的斜面将受到剪力。

产生加压可以用不同的方法。它们之间的区别不仅在于应用的内固定物不同,而在于加压作用的机制及效果也不同。

用 1 枚螺钉穿过骨折线的方法来获得骨折的加压,其具体方法是螺纹部分把持在靠近螺钉尖的骨折块中,当拧螺钉时,骨折块就会被拉向螺钉头顶住的另一骨折块(图 6-10)。拉力螺钉产生作用的前提是靠近螺钉头的骨折块。

不与螺钉螺纹固定。这可以通过应用半螺纹螺钉或用扩钻的方法去除靠近螺钉头部分骨折块内的螺纹来完成(滑动孔)。要使滑动孔发挥适当的作用,螺钉必须沿钻孔长轴置放(如偏于螺钉长轴的作用力将使螺纹与滑动孔之间的对合面失去拉力螺丝钉作用)(图 6-11)。

拉力螺丝钉固定产生“绝对稳定”,但所提供的强度通常被认为是不足的。施加的功能负荷骨折断端则可产生移位。拉力螺丝钉固定常需要用一块具有中和作用的钢板来保护。

通过对骨骼的钢板预弯,应用钢板可产生加压。这种加压方法的先决条件是骨折端有接触,之后便可以承受负荷。

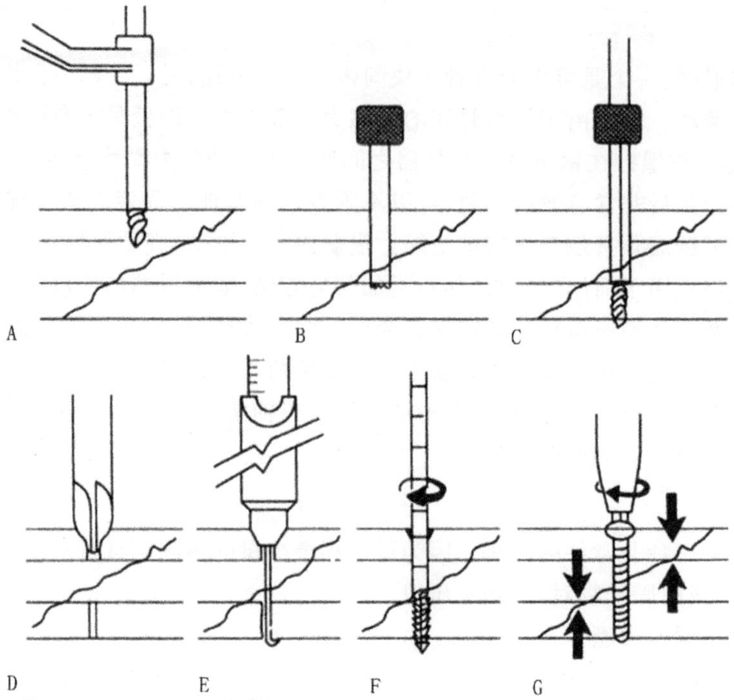

图 6-10　骨折复位后 4.5 mm 皮质骨拉力螺钉的操作步骤

A—近侧骨皮质用 4.5 mm 钻头钻孔；B—插入 3.2 mm 钻头导向器；C—用 3.2 mm 钻头将对侧皮质钻孔；D—用埋头器将近端钉孔扩大；E—测量长度；F—用 4.5 mm 丝攻将对侧皮质攻纹；G—拧入 4.5 mm 皮质骨螺钉，在骨折端产生加压作用

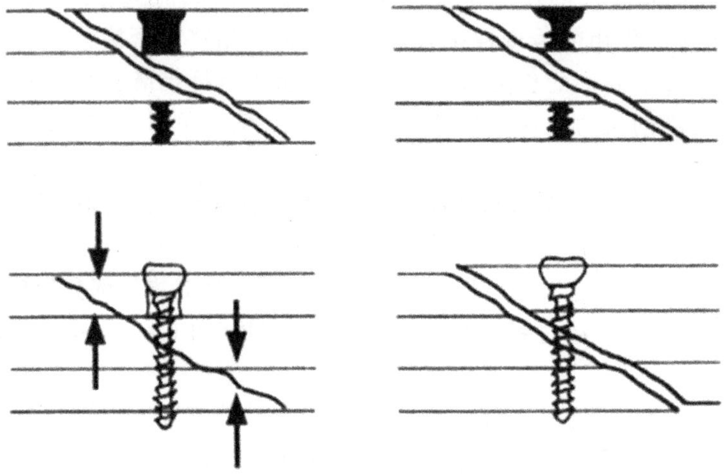

图 6-11　拉力螺钉的应用

当一块预弯后的钢板固定于骨骼时，弯曲便被伸展开来，由于其弹性回缩，钢板便有重新弯曲的趋势，而这种弯曲是由塑性(不可逆)形变所造成的，于是产生了使得远端骨折间隙靠拢并加压的弯曲力矩(如远离钢板的间隙)。早期曾建议使用平滑弯曲，而现在已经明确，只有跨越内侧螺钉之间距离的弯曲部分才有作用。所以应该应用这两个钢板孔之间相对锐角的弯曲，弯曲的角度应为，一块 8 孔 4.5 mm 小 DCP 要弯曲到相对骨骼面抬高 2 mm。该方法的作用取决于所应用的预弯与轴向加压之间的平衡。应注意到，两侧皮质相等加压本身并不是目的，良好的稳定性只需将远侧皮质加压在生理应力下足以维持接触而不超负荷。远端皮质的加压对抵抗扭力和剪力非常重要。在扭力下当钢板固定之后，横行截骨处的移位发生于钢板轴线附近或就在钢板轴线上。在这部分论述中，远端皮质的力臂大于近端皮质力臂的数倍。钢板预弯同时结合拉力螺丝钉的好处在于，一旦负荷下降，由于钢板的弹性回缩力，骨折可被重新固定。预弯可以增加稳定性，还可以

与骨端的拉力螺丝钉相结合应用。这在直径较小或骨质松软的骨骼中尤其有效。预弯的缺点是预弯后钢板的弹性回缩力会干扰已经获得的复位。

张力带固定是靠功能负荷中的动力成分而产生加压力。张力带的经典范例是用钢丝固定于横断髌骨骨折的表面。钢丝与股骨髁的支持协同作用，将股四头肌作用下的张力转化为作用于髌骨关节面的动力性压力。

张力带技术主要应用于干骺端骨折。少量的不稳定对于松质骨愈合影响较小(图 6-12)。

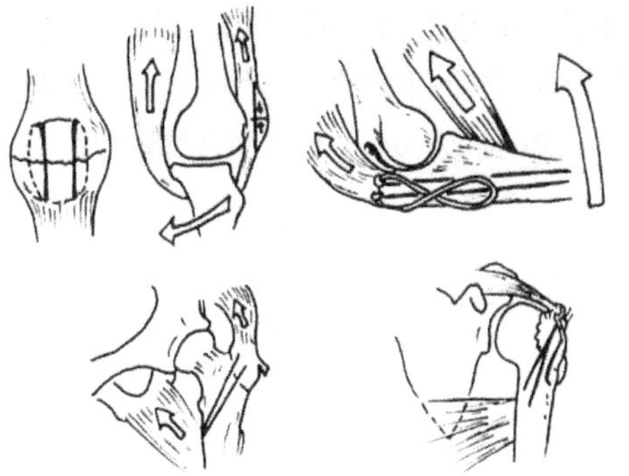

图 6-12　张力带内固定原则

三、固定材料的金属学特性

绝大多数内固定物的材料是不锈钢。另外，近年来钛合金材料也逐步应用于内固定材料的制造。金属材料要满足内固定的需要必须具备以下条件：①良好的生物相容性，无毒、无免疫反应、无致癌性；②满足内固定物的强度要求，其中包括张力、压力、扭力、抗疲劳能力和可塑性等；③耐腐蚀性；④对 X 线片影像干扰小。

金属内固定物的加工过程有 2 种：铸造和锻造。铸造后的材质其力学强度要减弱，而锻造后的材质力学强度加强。另外较新的工艺是冷轧加工，可以大大提高材质的刚度和弹性极限。

(一)表面处理

金属表面有一层氧化层，表面处理以酸性物质或电解液来增加金属表面氧化层的厚度，以提高其组织相容性。

(二)腐蚀

金属表面的腐蚀有两类情况。

1.电化学腐蚀

常见于 2 种不同金属直接接触的情况下，如同时应用钛板和不锈钢螺钉。

2.机械腐蚀

金属某一部分受到过高的应力时，其表面氧化层就会损伤，进而在更深层氧化而降低材料强度。

(三)金属的力学特性

(1)应力、应变。

(2)极限应力是指足以使材料断裂的应力。

(3)屈服点是指可以造成材料形变的初始应力。

(4)弹性力是指材料发生形变后一旦屈服点应力去除，材料回复到原始状态的能力。通常以弹性模量来表达。

(5)刚度是指材料抵抗形变的能力。

(四)金属疲劳断裂

金属受到交变的应力作用超过一定极限时会发生疲劳断裂，疲劳断裂与应力的大小和交变的次数有关。同样的交变次数下，应力越大越易发生疲劳断裂。

金属材料的力学强度不仅取决于材料本身，还取决于合金的成分和加工工艺方法。作为内固定材料的金属要求具有较高的屈服强度和抗疲劳断裂强度。目前最能满足以上要求的金属材料是316L不锈钢和钛合金。

316L不锈钢具有良好的屈服强度和抗疲劳强度，易于加工，且价格便宜，但组织相容性较钛金属略差，弹性模量较高(为骨骼的12倍)。钛合金材料组织相容性良好，弹性模量与骨骼更为接近(为骨骼的6倍)，但加工工艺要求高，价格昂贵。另外其延展性较差，当螺钉拧入过紧时容易断裂。临床研究显示不锈钢材料与钛合金对于骨折愈合的影响差异无显著性。在组织相容性的临床调查中，AO统计分析了应用1 251个钛板与26 000块不锈钢板治疗骨折的病例，发现在感染率方面差异无显著性。

四、内固定材料

(一)螺钉

1.螺钉的结构

螺钉外径：螺钉螺纹的直径。

螺钉钉芯：螺纹部分的钉杆。

螺距：螺纹之间的距离。

螺杆：螺钉无螺纹部分的螺杆(图6-13)。

螺钉中钉芯部分非常重要，其截面积的大小与抗弯曲强度直接有关。钉芯直径越大，抗弯曲强度越大。另外钉芯的直径与所应用的钻头直径相关。

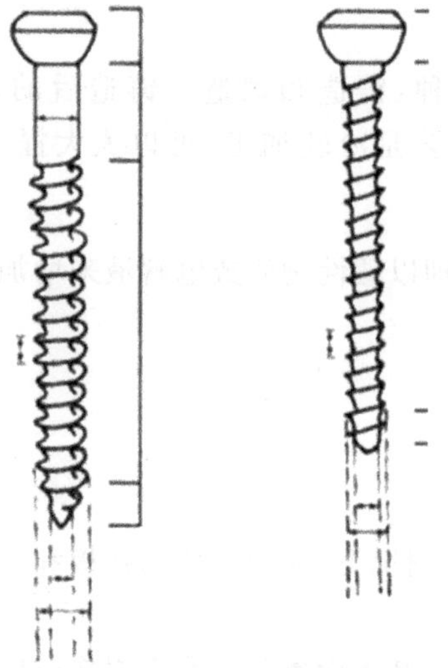

图6-13 螺丝钉的结构

螺钉的断裂有2种原因：①扭弯应力，扭弯应力使螺钉受到剪式应力；②弯曲应力，当弯曲应力作用于螺钉长轴时螺钉会发生断裂。如果钢板固定时未将螺钉拧紧，钢板在螺钉帽下滑动造成弯曲应力，会造成螺钉断裂。在临床应用中，螺钉一定要拧紧，但不可过紧，因为螺钉拧得过紧会增加螺钉的扭矩(图6-14)。

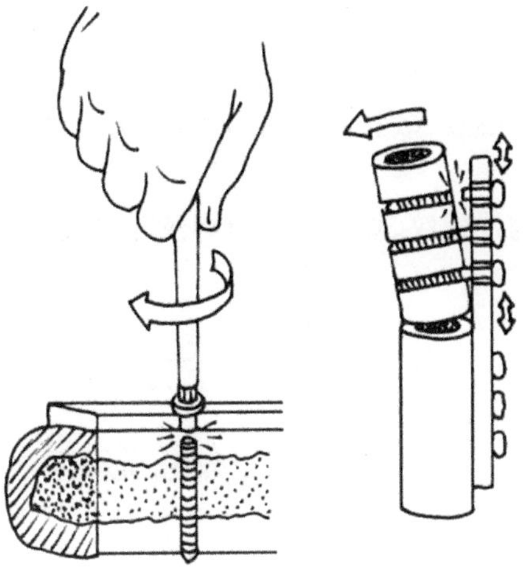

图 6-14　螺丝钉的断裂

A—扭转应力;B—弯曲应力

螺纹的设计对于螺钉的强度也具有影响。螺纹与钉芯之间的夹角越锐利,应力在此处越集中,越可造成螺钉断裂(图 6-15)。

在内固定的应用中,螺钉的另一特性"拔出应力"十分重要。螺钉的抗拔出力与螺纹的面积和成正比。螺距越小,螺纹面积越大,抗拔出力越强。

对于应用钢板进行长管状骨折内固定时螺钉的最少数目,AO 经过大量的临床研究,在其《内固定手册》中做出了明确规定。在骨折线的一侧最少需要固定的骨皮质数目:股骨 7 层、胫骨、肱骨 6 层、尺桡骨 5 层。

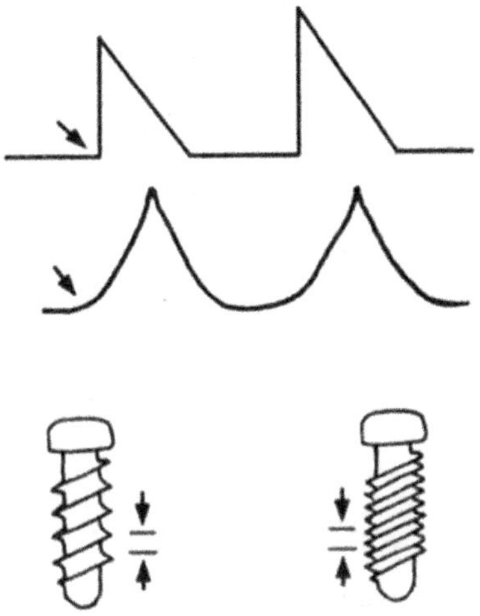

图 6-15　螺纹设计的影响

2.螺钉的种类

(1)自攻螺钉:自攻螺钉在拧入时可以在骨骼中自行开出螺纹而无须攻丝。自攻型螺钉其钉尖部分有切槽,可以切割出骨道面允许螺纹进入:但由于切槽很短,并不占有螺纹全长,所以在拧入时会有骨屑堆积。另外螺丝是以挤压的方式进入骨质中,在螺纹周围造成骨损伤。

自攻型皮质骨螺钉在操作时不需事先攻丝故操作简便,节省手术时间。但由于骨屑的存在,螺钉所受的扭力很大,同时螺钉的切槽部分使螺纹面积减少,加之螺纹周围骨损伤,其抗拔出力比非自攻型皮质骨螺钉减少 17%～30%。自攻型皮质骨螺钉拧入时需要很大的轴向压力,可以使复位后的骨折块发生再移位。松质骨螺钉也是一种自攻型螺钉,其螺纹直径由尖端开始顺时针方向增大,在拧入时骨屑可以排出。

操作时不可用丝攻攻其全长，否则会损伤骨质而减弱抗拉出力。

(2)非自攻螺钉：非自攻螺钉没有切槽，尖端是钝圆的。操作时要求事先钻孔，然后攻丝。非自攻型螺钉的优点是由于事先在骨质上攻出螺纹，故拧入时扭力很小，另外扭入时无须很大轴向压力，不会造成复位后的骨折块再移位。

(3)皮质骨螺钉：皮质骨螺钉为浅螺纹、短螺距的全螺纹非自攻型螺钉。由于钉芯相对较短，抗弯曲能力很强(图 6-16)。

A

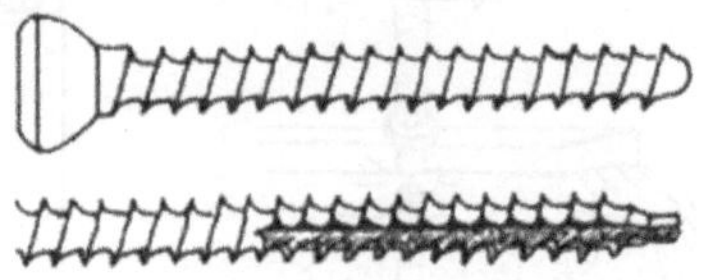

B

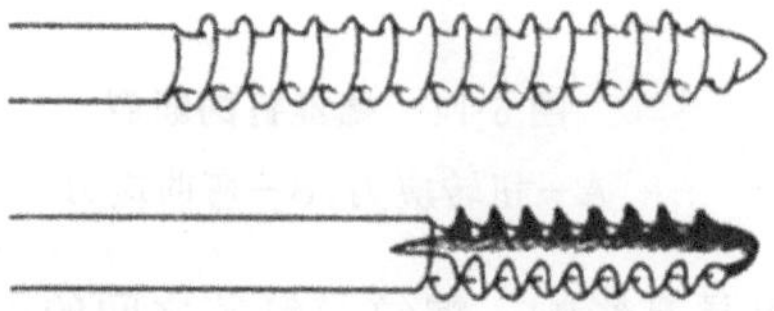

图 6-16　丝攻及相应的螺丝钉

A—4.5 mm 系列皮质骨螺丝钉及丝攻；B—6.5 mm 系列松质骨螺丝钉及丝攻

(4)松质骨螺钉：松质骨螺钉螺纹很深，螺距较长，钉芯直径相对小。由于外径与钉芯比例很大，或者说螺纹面积较大，故在骨质中有良好的把持作用。松质骨螺钉用于干骺端的松质骨。分全螺纹和半螺纹 2 种。当螺钉用于拉力螺钉时应选择半螺纹螺钉(图 6-17)。

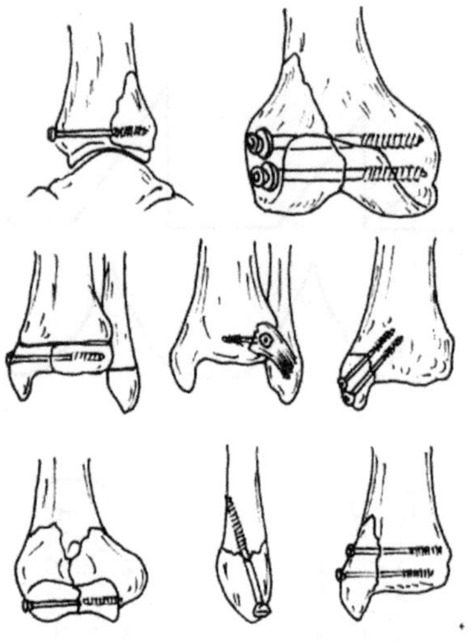

图 6-17　松质骨螺丝钉应用的经典适应证

其螺纹长度选择的原则是螺纹要全部位于对侧骨块中，而不要经过骨折线，否则影响加压效果(图 6-18)。

(5)空心螺钉：空心螺钉外形为松质骨螺钉，其中空结构允许导针通过。对于某些骨折，在 X 线监视下先钻入导针暂时固定，如复位及导针位置满意，通过导针即可拧入空心螺钉。临床上常用于干骺端骨折闭合复位，经皮螺钉固定。

(6)踝螺钉：踝螺钉是螺钉尖端有一三角形钉刃的半螺纹皮质骨螺钉，可以自攻。主要使用于内踝骨折的固定。目前在临床上已较少使用，多以半螺纹松质骨螺钉代替。

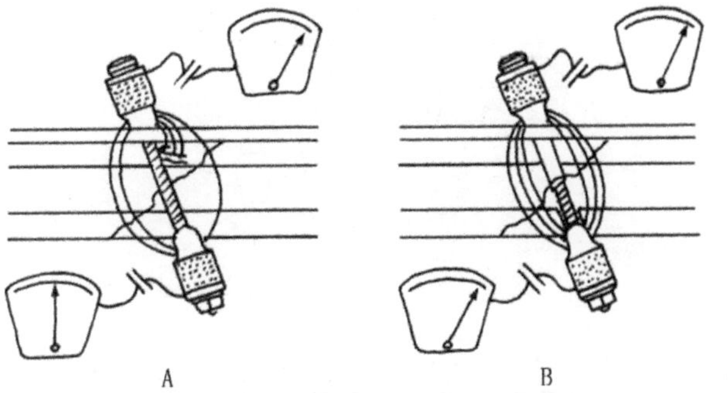

图 6-18　拉力螺丝钉加压作用的减少及恢复

A—应用全螺纹拉力螺丝钉加压作用减少 40%;B—应用部分螺纹拉力螺丝钉骨折端得到良好的加压

(7)锁定螺钉:用于锁定钢板。主要结构特点是螺钉钉帽和钢板钉孔之间有连接固定装置,螺钉拧入钢板固定后,螺钉和钢板间有特定的固定机构连接,使螺钉和钢板间不会再产生相对活动,产生角度固定作用。如 AO 组织研发的 LCP 系列内固定器,螺钉和钢板孔间是以锥形螺纹进行锁定固定的。

(二)钢板

钢板是内固定技术中常用的材料。钢板可根据其所起到的生物学作用而分为:中和钢板、加压钢板、支持钢板和桥接钢板等。另外,根据不同的设计形态又可分为动力加压钢板、有限接触钢板、管状钢板、重建钢板、角度钢板及滑动螺钉钢板等。根据不同生物力学需要和不同解剖部位可选择不同的钢板。同一块钢板,在不同的操作方法下可起到不同的生物力学功能。

1.钢板的生物力学功能

(1)中和钢板:在长管状骨骨折以拉力螺钉固定时,虽然骨折端获得的压力提高了固定的稳定性,但不足以抵抗骨骼所承受的弯力、扭力和剪力。在中和钢板的保护下,肢体可以进行早期的活动,而生理应力由中和钢板来承担,以保证骨折端稳定的力学环境(图 6-19)。

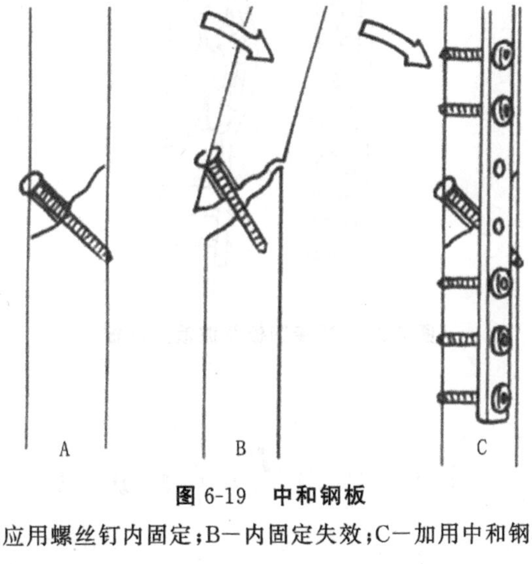

图 6-19　中和钢板

A—单独应用螺丝钉内固定;B—内固定失效;C—加用中和钢板内固定

(2)支持钢板:支持钢板主要应用于关节内及干骺端骨折。骨折复位后支持钢板的应用可以维持复位并抵抗轴向应力引起的作用于骨折端的弯力、加压和剪力。支持钢板应用时需要良好的塑形,使其形态与钢板下骨一致,否则钢板固定后会发生骨折移位。

(3)加压钢板:加压钢板用于长管状骨横形或短斜形骨折(图 6-20)。先在钢板一侧中心位拧入螺钉,再于另一侧偏心位拧入螺钉,骨折端可获得加压力。

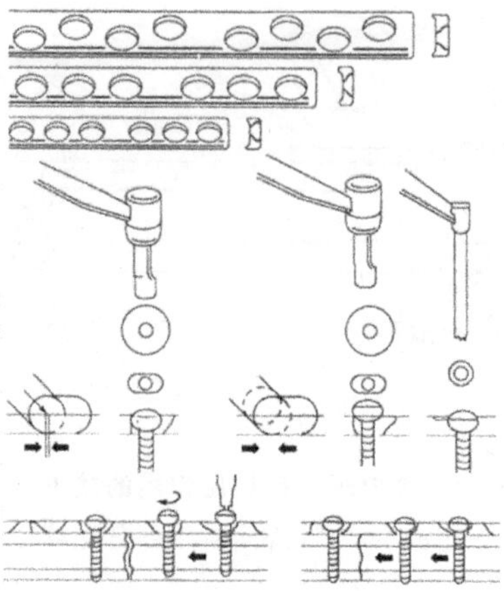

图 6-20 动力加压钢板

加压钢板在行加压固定之前一定要预弯，既事先将钢板弯曲后再置放于骨骼上。当螺钉拧紧后钢板的弹性回缩力可使对侧骨皮质同样获得加压，否则对侧骨皮质骨折线会张开。

(4)桥接钢板：桥接钢板主要应用于骨不连。在钢板置入前在位于骨缺损或骨折粉碎的部分弯曲塑形，固定时该部分不置放任何螺钉，在该部分行植骨(图 6-21)。

2.钢板固定的张力带原则

钢板在长管状骨骨干骨折固定时的置放位置十分重要。由于骨骼的形态均略有弯曲，在轴向应力作用下，骨骼的一侧受到压力，而对侧受到张力(图 6-22)。

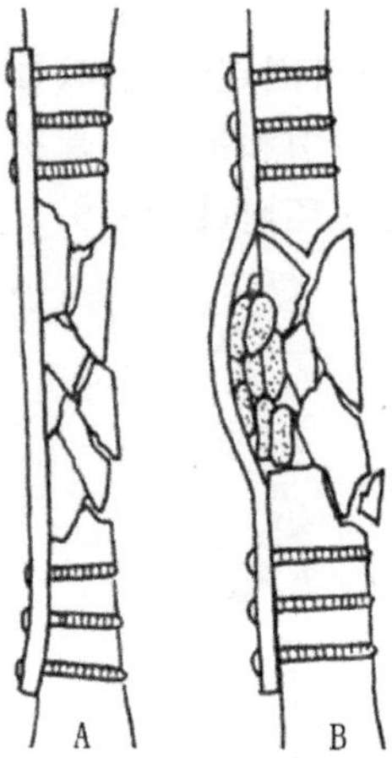

图 6-21 桥接钢板及波浪形钢板

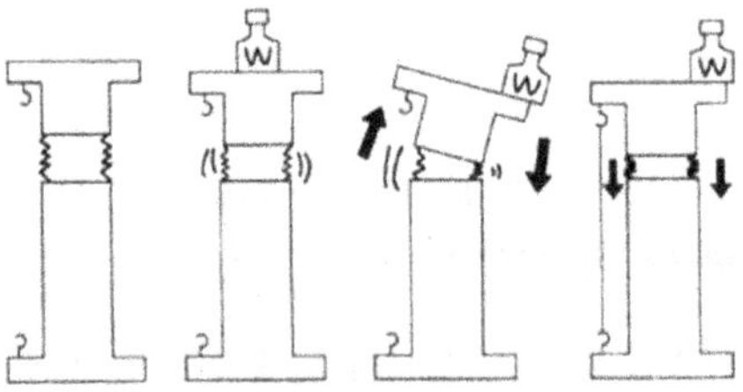

图 6-22 钢板固定的张力带原则

钢板固定时必须将其置于张力一侧，否则固定的稳定性减弱(图 6-23，图 6-24)。

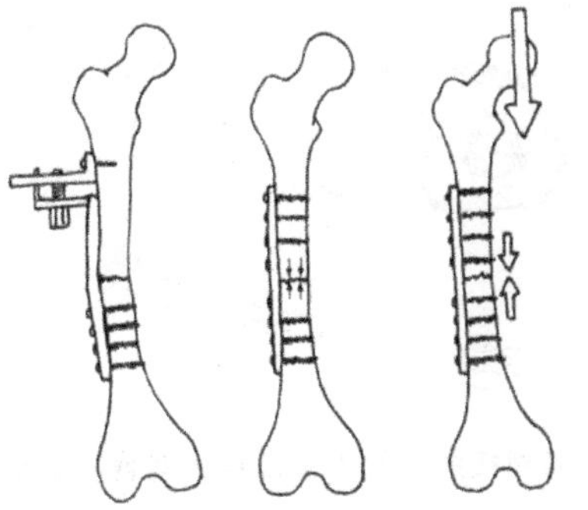

图 6-23　股骨干外侧加压钢板的应用，静力加压和动力加压的联合示意图

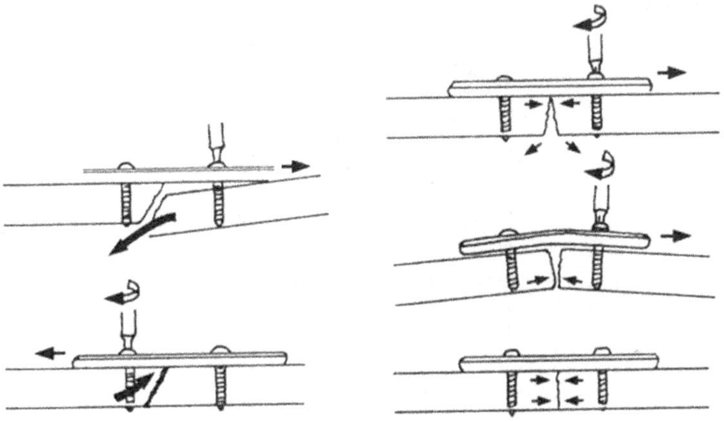

图 6-24　钢板的作用

A—钢板可以作为复位的工具；B—钢板的预弯对骨折复位的作用

各长管状骨的张力侧位置不同：股骨干位于后外侧，胫骨在步态负重期位于外侧，在步态摆动期前侧，肱骨位于外侧，尺骨位于背侧，桡骨位于桡侧。

3.钢板的种类

(1)动力加压钢板(DCP)：动力加压钢板可分别作为中和钢板、加压钢板和支持钢板来应用。

动力加压钢板钉孔的斜坡允许螺钉拧入时向钢板中心滑动，当钢板一端的钉孔中心位拧入螺钉固定后，另一端将螺钉偏心位拧入钉孔，在拧紧的过程中螺钉向中心滑动大约 1 mm，并带动螺钉所固定的骨块一起向中心滑动。此时如果骨折端复位良好，没有间隙存在，便可在骨折端形成加压。第 1 枚加压螺钉置入后，钉孔的水平轨迹仍允许有 1.8 mm 的滑动，同时还可以拧入第 2 枚加压螺钉。

动力加压钢板的钉孔允许螺钉在轴向有 25°倾斜，在侧方有 7°倾斜。可根据需要来确定螺钉方向。

在作为中和钢板使用时，所有螺钉均在钉孔的中心位置入。

动力加压钢板的缺点：①由于与骨骼接触面很大，钢板的压力造成钢板下骨膜损伤，破坏骨膜血供，继而造成骨质疏松，在钢板去除后有可能发生再骨折；②螺钉孔的斜坡位于一侧，只行一侧加压；③由于钢板的厚度一致，钉孔处最为薄弱，受力时应力在钉孔处集中，易造成钢板断裂。

(2)限制接触型钢板(LC-DCP)：AO 于 1982 年发明限制接触型钢板。其特点是钢板的底面有凹槽，钉孔的斜坡是双侧的。其优点是钢板与骨骼只部分接触，由于骨膜血供损伤小，凹槽部分允许骨膜存在和生长，较少地干扰骨膜血供从而防止钢板下骨质疏松(图 6-25)。

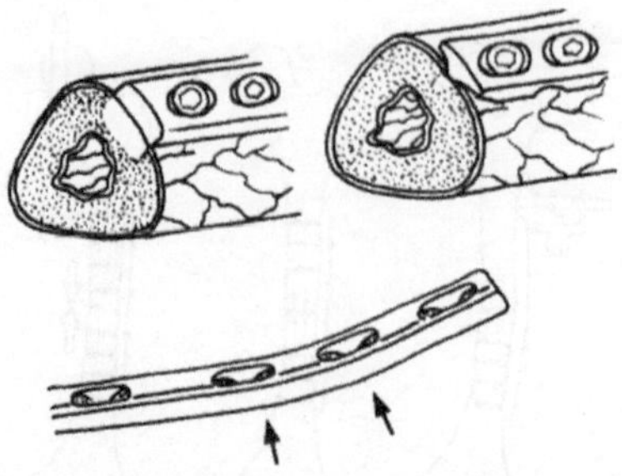

图 6-25 限制接触型动力加压钢板对骨膜血运破坏较小

再者由于凹槽可以应力分散，防止了钉孔部位应力过于集中。另外钢板孔允许螺钉轴向倾斜 40°，增加了固定的灵活性(图 6-26)。

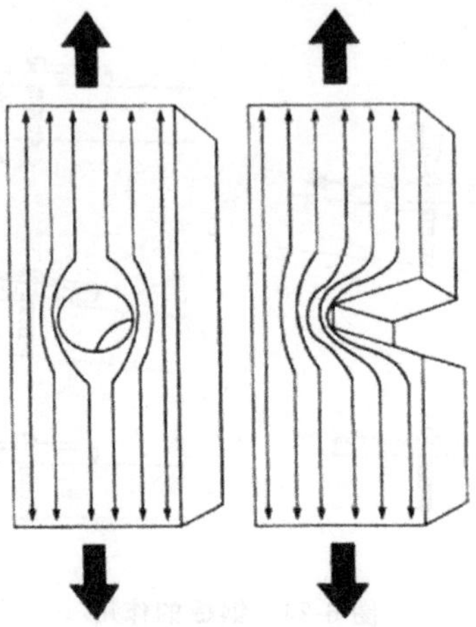

图 6-26 应力集中于钉孔的周围及沟槽的底部

(3)点接触型钢板(PC-Fix)：点接触型钢板设计特点是有 1 个三爪形尖扣和 1 个垫圈。两者可将螺钉与钢板固定为一体，以防止螺钉从骨骼中拔出。三爪形尖扣将钢板垫起，使钢板与骨膜不直接接触。与限制接触型钢板相比，更小的干扰骨膜血供(图 6-27)。

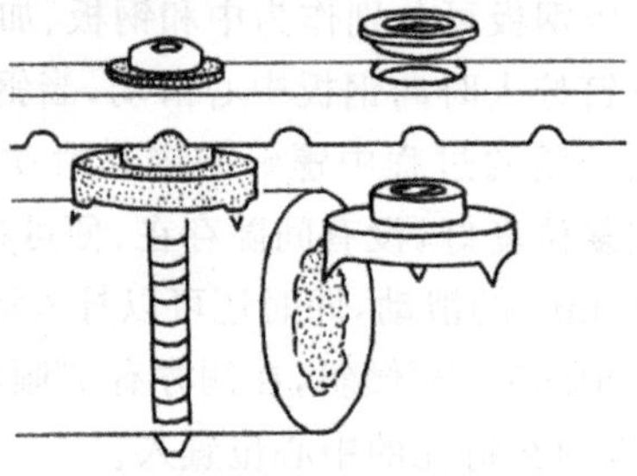

图 6-27 点接触型钢板

(4)环形钢板：环形钢板分为 1/2 环形、1/3 环形和 1/4 环形 3 种。环形钢板可以抵抗张力和扭力，并可行动力加压，在直径较小的长管状骨骨折时有助于骨折复位。但由于其厚度只有1 mm，总强度较差，所以只可用于应力不大部位的骨折固定。

(5)重建钢板：重建钢板的特点是在钢板的侧方均有切槽，使之可以在各平面塑形。主要应用于应力不大、形态复杂部位的骨折，如髋臼、肱骨远端骨折(图 6-28)。

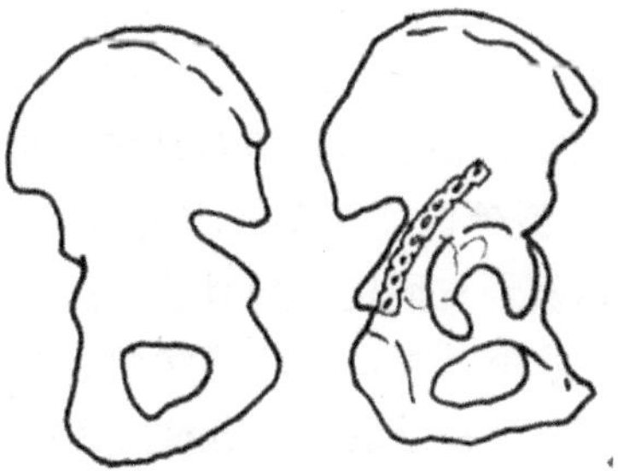

图 6-28 重建钢板

(6)角钢板:角钢板发明于 50 年代,曾被广泛应用于股骨远近端骨折。角钢板由两部分组成,钢板和刃部,两者之间弯成 130°或 95°夹角。钢板较刃部稍厚,刃部剖面呈"U"形。操作时先将刃部打入至股骨头颈(130°角钢板)或股骨髁(95°角钢板),再将钢板固定于骨干。

角钢板有如下缺点:①刃与钢板折弯初应力集中,易于断裂;②刃部对于骨折端没有加压作用;③刃部在打入时位置要求很高,否则钢板与骨干无法贴附,因此操作困难。

(7)滑动螺钉钢板:滑动螺钉钢板设计有侧板一端有一套筒,拉力螺钉可在套筒中滑动。其优点:①拉力;螺钉可以使骨折端获得压力;②套筒与钢板结合部强度很大,不易断裂;③拉力螺钉置入后再套入套筒,侧板位置灵活可调。

(8)LISS:LISS 是 20 世纪 90 年代 AO 组织为应用 MIPPO 技术设计开发的钢板螺丝钉固定系统。与以上钢板相比,主要设计改进是螺钉帽和钢板孔都带有螺纹,螺钉拧入钢板孔对骨骼进行固定的同时,钢板和螺钉之间通过螺纹进行了固定,固定后,钢板可不贴附在骨表面,螺钉和钢板之间连接锁定成整体,不会产生晃动,螺钉的方向与钢板的相对位置也是唯一的。其固定形式相当于内置的外固定架,所以,LISS 又有 LIF 之称。LISS 钢板是解剖型设计,每个固定部位有其相应使用的钢板。目前股骨远端钢板(LISS DF)和胫骨近端外侧钢板(LISS PLT)两系统应用较为成熟(图 6-29)。

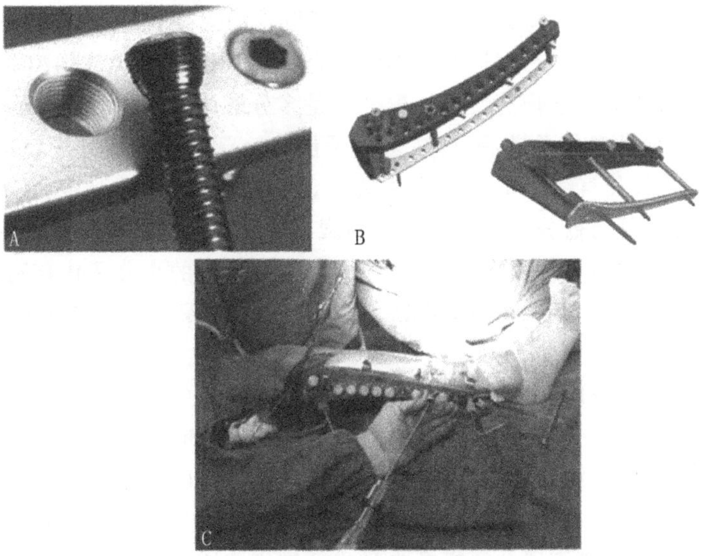

图 6-29 LISS 系统

A—LISS 系统的螺钉与钢板孔;B—LISS 钢板与导向器(LISS DF);C—LISS 系统的术中使用(LISS PLT)

通过设计的改进,LISS 系统产生了如下 4 大特点,也可以说是其优势:①固定钢板的解剖型设计,使钢板与固定骨表面形态一致,术中固定时不必再进行钢板的塑形和预弯;②在钢板固定后由于钢板与螺丝钉之间角度的固定,对骨折端内外翻的稳定作用增加;③由于钢板螺钉的锁定机制,螺钉的松动机会大大降低。单侧皮质螺钉的设计,可进行关节假体周围骨折的钢板固定;④由于采用经皮固定技术及固定钢板与骨表面固定后存在间隙,对骨折端的血供干扰小,降低了手术创伤,减少了需要植骨几率。LISS系统应用的主要缺陷是需在透视下手术及内固定物费用昂贵。应用LISS的手术适应证是干骺端及关节内骨折,也可用于骨干的骨折。对于C2型骨折,即关节内简单骨折合并干骺端的粉碎骨折,应用LISS系统可显示出较大的优越性。使用LISS对C型骨折进行固定,术中可对关节内骨折进行切开复位,用拉力钉固定,再经同一切口通过肌肉深层插入钢板经皮固定干部骨折。这样能够保证关节面的解剖复位。而逆行髓内针固定则不便于做到这点。LISS系统对股骨髁的冠状面骨折骨折不能起到固定作用。必要时应术前做CT检查,确定是否存在股骨远端或胫骨近端存在冠状面骨折。

由于应用LISS进行手术时需要闭合复位骨折端,在手术操作中给术者带来了新的要求。对闭合复位技术及对手术器械操作需要一定训练和积累经验。但LISS固定系统在膝关节周围骨折的固定领域会显示出其特有的优势。

(三)生物材料

在矫形骨科领域内,例如在骨性内固定的材料及骨缺损的结构重建方面,还有许多待解决的问题,传统的观念不断受到新的挑战。在骨骼内固定方面,通常使用的金属板、螺丝钉,其固定坚强,然而,其主要缺点是在骨折愈合后患者需要不只一次手术来除去这些金属植入物。在骨折内固定中使用的典型金属弹性模量为骨的5～10倍,现证实骨和金属之间弹性模量的不同在骨折治愈过程中可造成面向钢板的皮质骨变薄及骨质疏松。这一切减少了骨的强度,妨碍了愈合骨承担其通常的负荷功能。另外,金属植入物的松动和腐蚀作用也常需要除去。二次手术增加了患者经济上,心理上及身体上的负担,因此,近30年来,许多生物材料学家及矫形骨科医生纷纷探索新的可吸收材料来取代金属植入物。这种可吸收材料必须符合如下几种基本需要:①用于骨折固定的材料具有足够的强度;②组织和材料间良好的相容性,能使骨折早期愈合及最少的合并症;③在最后阶段,材料应逐渐分解,将应力转移给愈合骨,并防止骨矿物质及骨组织的强度减少。

1.生物材料简介

无论其来源如何,大多数聚合物是由许多重复的单体组成的大分子,它们具有碳原子支架。当同一单体反应时,可形成高聚物,而两种不同的单体结合可产生随机的共聚物、共聚物团块或转移共聚物。聚合物的理化性质,对于判定其在人体内将来功能如何,有着极其的重要性。影响活体内变化的聚合物性质是:分子定向作用,几何同分异构,形态和构型。围绕聚合物主干原子取代基构型的规律性决定聚合物有规结构等性质,后者影响机体对聚合物的反应。聚合物是多分散体或不同大小分子的混合物,其分子量也影响聚合物的性质。有3种类型分子量:平均数量分子量(Mn),平均重量分子量(Mw)及平均粘滞度分子量(Mv)。分支状聚合物较其直线类似体通常更紧密,因而具有较低的黏度,在活体内,高平均分子量(它们有较高的黏度)比那些具有低分子量和低黏度的聚合物经历较慢的生物降解过程。

现已知有许多可生物降解聚合物,它们在生物体内降解成无毒的小分子化合物,其中最著名的是聚羟基乙酸(PGA),聚乳酸(PLA)及它们共聚物,聚-P-二噁烷(PDS)及聚羟丁酸(PHB)。

2.组织反应

由聚合物移植可导致各种反应,生物降解聚合物的局部组织反应依赖于降解的速度、聚合物成分和降解产物的生物相容性。Hollinger等人将具有生物相容性的50 ∶ 50聚乳酸(左旋)和聚羟基乙酸的共聚物,制成一个小的,多孔圆柱体结构,在鼠的嚼肌陷凹中诱导了典型的对于邻近组织短暂的急性炎症反应。在移植72小时后,可观察到一个狭长的纤维蛋白渗出和水肿肉芽组织区域,发展、渗透到植入物周围间隙中,同时有多形核粒细胞和单核细胞混合浸润及少量成纤维细胞增生,肌肉纤维中的局灶退行性变化是由肿胀、周围核减少及染色特征性改变来显示的,这一切可能是由新近外科操作及植入物随机械刺激造成的。移植7～14天后,肉芽组织逐渐成熟,形成一个薄的细胞纤维血管囊,结合有数量不等的淋巴细胞和浆细胞,在囊的内面,组织细胞和少量多核巨细胞排列在表面并渗入到植入物的间隙中,在植入28～35天,散布组织细胞的薄的边缘及增加的多核巨细胞排列于植入物表面和间隙中,这一发现是不溶性的生物相容性聚合物慢性吸收反应的特性。在反应期间,植入物周围淋巴细胞及浆细胞浸润明显减少,证明了在鼠肌肉中复合聚合物的免疫遗传问题是可以忽略的。Cutright等人在实验中发现聚乳酸、聚羟基乙酸聚合物和其共聚物的体内实验中，早期样本(20天)，骨直接紧靠聚合物颗粒生长，从而证实这些材料具有良好的组织耐受性。

Cutright 等人将聚乳酸以缝线形式置于鼠前肢的肌肉内，发现聚乳酸放置于组织中，早期(14天)引起炎性反应，显示大细胞形成并在28天时产生明显的周围吞噬细胞的界限。Cutright 还将聚乳酸和聚羟基乙酸缝线进行组织学比较，其结论为：①和聚乳酸相比较，聚羟基乙酸缝线最初炎性反应较重，但在以后的阶段，两种材料反应逐渐缓和；②聚羟基乙酸缝线在整个实验期间更定位不变，而聚乳酸在11天后，其缝线束逐渐融合并有些消失；③整个实验期间所有缝线耐受区域巨细胞反应都很明显，但这种反应特别局限化。

在所有文献中没有任何报告指出合成的可生物降解聚合物用于缝线和实验性骨修复中的不利全身反应。Hollinger 认为当聚合物降解时，不起作用的添加剂，如聚合反应的起始因子或增塑剂可释放至血流中，可能会出现问题，这些物质在高浓度时是具有细胞毒性，但 Hollinger 在聚乳酸和聚羟基乙酸的高聚合物或复合聚合物的降解中，未观察到有害的影响。

3.生物降解

许多人认为，所有聚合物对于由热、氧化、机械干扰、水解或电磁辐射引起的降解都是敏感的。α-聚酯如聚乳酸、聚羟基乙酸及聚仲二噁烷生物降解过程主要是通过水解(非特异性水解分裂)完成的。聚乳酸降解时产生的乳酸被结合在三羧酸循环中并以二氧化碳和水的形式由肺排泄。聚羟基乙酸除了水解降解外，也可由非特异性能酶及能产生羟基乙酸单体的羟基肽酶破坏，羟基乙酸单体能在尿中排泄或由羟基乙酸盐氧化酶酶促转化为乙醛酸盐，它可和甘氨酸转移酶发生反应，产生的甘氨酸可用于合成丝氨酸，后者在转化为丙酮酸后参加三羧酸循环后分解。

有许多因素可以影响可生物降解聚合物的降解速度。Kulkarni 等人报告了在组织培养基中，左旋聚乳酸比消旋混合物溶解性及时降解的敏感度均低。聚合物的晶体度影响水吸收的速度，因而，聚乳酸(左旋)晶状体妨碍水的吸收，且比晶体度较小的消旋形式降解更慢。α-聚酯类共聚物比其组成的高聚合体晶体度要小，因而降解更快。

聚乳酸:聚羟基乙酸共聚物在体内降解的速度也依赖于乳酸和羟基乙酸的克分子比率。聚羟基乙酸中重复的乳酸单体上的甲基因能保护羧基碳免受组织液侵蚀，因而，乳酸的水解过程比共聚物中的羟基乙酸单体要慢，所以，含乳酸多的共聚物比那些含羟基乙酸多的共聚物水解要慢。Cutright 等人的试验也证实了这一点。

除了单体克分子比外，乳酸和羟基乙酸沿长链的顺序也影响生物降解的速度，如沿聚乳酸。聚羟基乙酸链有一片纯乳酸和纯羟基乙酸团块是可能的，而有交替的乳酸和羟基乙酸单体也是可能的。在这两个例子中，单体酸的克分子比可以是相同的，然而，每一个共聚物以不同的速度经历水解分裂。实际上，顺序大概绝大多数是随机的，如此多变性是有关文献报告聚乳酸:聚羟基乙酸共聚物降解速度差异的一个原因。

Chawla 等人比较不同分子量聚乳酸在体内的降解，使用分子量为 0.89×10^6、1.99×10^6、2.66×10^6 及 2.94×10^6 4种聚乳酸，在植入48周后，0.89×10^6 聚乳酸只留有79%样本，而分子量为 1.99×10^6、2.66×10^6 及 2.94×10^6 相应值各为35%、90%及93%。因此可以得出结论，低分子量聚乳酸降解要比高分子量样本快。

徐若璞等人使用不同分子量(1.1×10^3、6.4×10^3、1.3×10^4 及 2.3×10^4)在体外非均相降解过程中认为降解速度与分子量无明显关系，但与聚合物表面积有关。其中 2.3×10^4 为未经研磨的呈粗颗粒状进行降解，较其他细粉末状的试样，其降解缓慢得多，由降解前后分子量变比幅度不大，说明其降解过程首先是聚乳酸在溶剂分子作用下，从聚合物颗粒表面离开，再在介质中水解，样品的表面积大，相同时间内从聚合物表面离开的聚乳酸分子就多，降解速度就快。

文献论及的聚乳酸和聚羟基乙酸高聚合物和共聚物降解速度绝对值的不同归因于上述的各种因素造成聚合物的多样性决定的。聚合物物理特征的多样性导致了适合水解的表面区域不同，这就是聚酯缝线同圆柱或板降解速度不同的原因。由于单位容积聚合物表面区域增加了，水解分裂的机会也就增加了。因此，一个多孔块要比同样大小的玻璃样稠密的块降解得快，当然，一个大的植入物在体内被破坏比小的植入物要慢。

此外，聚合物放置的位置对于降解也有作用。若一个可生物降解植入物被安置在血管丰富区域，其降解速度要比那些放在无血管区要快。如位于下颌骨的植入物显示出比位于颅盖骨的植入物降解要快。

4.机械性质

许多实验表明，可生物降解的合成聚合物的机械强度能够用于骨折内固定。Leenslag 等(1987)准备了高分子量聚乳酸(Mv 达到 1×10^6)，将其制成接骨板和螺丝钉。作者进行了机械性质的评价，发现聚乳酸碰撞强度在很大程度上受准备的样本类型影响。具有高分子量的聚合后聚乳酸具有最大的碰撞速度。作者同时用聚乳酸板和四孔金属钢板相比较，在应用金属板张力 50%时，观察到聚合板破裂(各为 1 300 N及 650 N)。两种骨板的弯曲系数值彼此非常接近(聚乳酸为 5 GPa，钢板为5～7 GPa)。Lyndrop 等(1988)报告用人尸体髌骨实验性截骨后用可生物降解聚羟基乙酸材料固定用 AO 张力带相比较。在一侧用两根交叉的聚羟基乙酸棒固定而在另一例用 AO 张力带固定。平均张力强度在聚羟基乙酸组开始移位时为 48 N，当移位间隙为 1 mm 时，其平均张力强度 AO 组为 120(40～250)N，而聚羟基乙酸组为 123(60～385)N。实验显示髌骨截骨后用可生物降解聚羟基乙酸棒的原始张力强度与用 AO 张力带固定的张力强度一样甚至更高。

Partio 报告了用于骨折治疗的可生物降解螺丝钉的力学强度。指出这种螺丝钉的弯曲强度为 320 MPa，切变强度为 200 MPa，弹性模量为 10～15 GPa，这意味着这种螺丝钉当核心直径为 3.2 mm 时，能承受 160 磅的体重。在这种材料的实际应用中，一个令人担心的问题是材料在体内水解后强度减少从而影响内固定的稳定，为了防止可生物降解材料在体内过早水解吸收而影响植入物的强度，许多人进行了一系列的实验。Tormala 等(1987)制造了自身增强及碳素纤维增强的聚乳酸/聚羟基乙酸共聚物。自身增强样本在同样共聚物基质中含有大量(>60%)可生物降解聚乳酸/聚羟基乙酸共聚物纤维，碳素纤维增强板用同样方法制造。力学实验表明由于高度的纤维各向异性，自身增强材料只能在弯曲条件下试验，易变的结构使其在张力试验条件下沿棒的长轴方向滑动并不会造成真正的张力折断。Tormala 发现自身增强材料具有最高的原始弯曲强度，获得的 250 MPa 值与典型的金属植入材料强度相同并比松质骨强度高近20 倍。纤维增强改变了聚乳酸/聚羟基乙酸样本弯曲折断的方式。未增强的聚乳酸/聚羟基乙酸共聚物显示出具有高的原始弯曲强度(150 MPa)，然而它易碎，在弯曲折断时这种材料瞬时间破成几块而增强材料的弯曲折断是易变的，纤维只是部分破裂且实验棒只是在棒的长轴方向部分滑动。碳素纤维增强并未明显改进聚乳酸/聚羟基乙酸的弯曲强度(150 MPa→190 MPa)，而对张力强度的影响更明显(45 MPa→90 MPa)。为了延长植入物在体内降解的时间，Tormala 在板的表面喷撒了一层薄金(50 nm)，实验表明涂金层减慢了纤维增强样本丧失其强度的速度，而在非增强样本中未发现这种影响。Vainionpa 等人也研究了自身增强聚羟基乙酸棒体外强度及强度保持的性质，其实验表明增强后同样改变样本弯曲折断的方式，指出在水解条件下，比相应的聚乳酸/聚羟基乙酸棒显示更好的强度和强度保持性质。

Tormala 等人发现将自身增强聚羟基乙酸棒植入兔皮下，7～8 周保持其强度，而自身增强聚羟基乙酸螺丝钉在体内保持其强度到 5 周，认为，这种棒和螺丝钉适合于松质骨骨折的内固定(同时使用石膏固定)，而自身增强聚乳酸棒在体内保持其强度至少到 15 周，是皮质骨骨折固定的潜在材料。Rokkanen 等人研究了自身增强聚乳酸和聚羟基乙酸棒在体内外的强度保持性质，发现在 4 周后，自身增强聚羟基乙酸棒在体外(37%蒸馏水中)弯曲强度由(350±50)MPa 减至(45±8)MPa，切变强度由(200±20)MPa 减至(137±7)MPa 在体内(兔皮下)弯曲强度减至(13±3)MPa，切变强度为(57±10)MPa，棒在 6 周丧失强度。自身增强聚乳酸棒 12 周后体内弯曲强度由(210±20)MPa 变为(105±10)MPa，切变强度由(100±10)MPa 为(90±10)MPa，因而得出与上相似的结论：聚经羟基乙酸棒 6 周丧失强度，而聚乳酸在 12 周内皮质骨中保持其强度。

5.可生物降解合成聚合物

自从60年代以来,许多人开始研究这种可生物降解的聚合物并发现,共有诱导骨合成的作用。

Hollinger等人在25只鼠中,用50 : 50的左旋聚乳酸和聚羟基乙酸的复合聚合物制成盘状来恢复胫骨皮质松质骨缺损(直径为1.95 mm)。在其后的实验中,一种蛋白酸性磷脂加在1 : 12.5重量/体积的50 : 50聚乳酸和聚羟基乙酸的复合物及二氯乙烷以生产2.95 mm的盘。在同样的实验中,盘由50 : 50聚乳酸和聚羟基乙酸的复合聚合物制成。180只成年鼠胫骨准备了两侧的皮质松质骨伤口(直径为1.95 mm),其同样被分成3个治疗组:①共聚物加蛋白酸性磷脂;②共聚物;③无植入物。为估计骨修复速度,在两种实验中,实验部位(缺损和连续骨)恢复和处理上用组织形态测量法。其组织形态测量法提示:①蛋白酸性磷脂-共聚物联合产生最快的治愈率;②骨基质修复在共聚物组要比非治疗控制组充裕得多;③植入盘部分降解在3天最明显。由于在上述实验中观察到了有希望的结果,Hollinger准备了由1%重量百分比的蛋白酸性磷脂及聚乳酸和聚羟基乙酸的共聚物所组成的矩形、刚性的多孔块,来用于成年狗下颌骨非连续性骨缺损的治疗。X线检查及临床证据提示通过3个半至4个半月的治疗,显示出骨性愈合,在组织学上,共聚物在6个月时完全降解。

Cutright和Hunseck将聚乳酸以1.5 mm厚片形式用于治疗12只恒河猴的眼眶底骨折,作者报告了通过猴正常的眼活动,聚乳酸片被吞噬细胞和带有绒毛突起的巨型细胞吸收,剩余的聚乳酸在38周后吸收。

Schmitz和Hollinger使用聚乳酸和聚羟基乙酸共聚物及同种脱矿质的冻干骨(DFDB)混合,并将其植入于20只兔颅盖约15 mm直径的缺损中,和对照组相比较,共聚物-DFDB植入物显示明显大量骨小梁结构,作者估价了聚乳酸-聚羟基乙酸植入物在骨性伤口中的成骨能力,认为同对照组骨伤口相比较,显示了加速治愈的速度。

除上述以外,可生物降解聚合物在内固定设计上是有用的。许多医生使用金属内固定板是考虑它比骨坚硬,但在骨塑形方面又有不利的影响,此外随后的外科治疗常需除去金属器械,这可以通过设计同骨有相同弹性模量的可生物降解器械和螺丝钉来避免,为了判定对于固定是否可行,Cutright利用聚乳酸缝线(直径0.35 mm)用于猴的下颅骨联合骨折的固定,报告了用正常方法治疗骨折,聚乳酸缝线只引起很小的炎性反应。Vintonen显示兔股骨远端截骨后用可生物降解的聚羟基乙酸缝线固定,79%完全满意,Vainiopaa等人在兔体内用可生物降解的聚羟基乙酸棒和缝线固定同样的截骨,所有截骨均在6周愈合。

6.临床应用

自从1985年以来,这项技术开始应用于临床。首先将聚乳酸/聚羟基乙酸共聚物制成棒状,直径为3.2 mm或4.5 mm,长度为50 mm或70 mm,应用于踝关节骨折的患者。对于目前已进行数千例移位性踝关节骨折的病例,踝关节骨折生物降解内固定物的临床功能结果及骨愈合同金属固定是一样的。

可吸收内固定物的应用范围尚有局限性。生物降解性丝线可以用于锁骨远端骨折、肱骨大结节骨折、胫腓联合韧带增强等。棒和钉可以用于肱骨小头骨折、桡骨头骨折、股骨头骨折、股骨髁骨折、踝关节骨折及足部骨折的治疗。由于可吸收内固定物强度衰减过快及缺乏骨折块之间的加压作用,使其不能用于椎体、骨盆及长管状骨的固定。

可吸收内固定物在使用早期时,由于固定强度相对差,手术后需要使用短期外固定保护,随着材料的改进,以及手术医生对于这种材料性质和使用技巧的理解,在大多数应用部位,可以不使用外固定,而是允许早期部分活动。

可吸收内固定物最主要的并发症为无菌性液体聚积反应。一般出现在术后6～12周。患者术后无局部体征,后期在愈合的伤口处突然出现疼痛、皮肤发红、肿胀及波动。可以破溃产生窦道,细菌培养阴性,组织学检查主要是巨细胞吞噬细胞,属于非特异性炎性反应。这是机体对内固定物吸收时的正常生物反应,与免疫反应无关,而与聚合物的降解吸收和异体反应有关。通常在5周内自行局限。

目前研究集中在降解速度较慢的材料上,使其强度保持时间更长,反应更小,以便应用于长管状骨骨干骨折的固定上。

(孙荣鑫)

第三节　牵引技术

牵引技术是利用牵引力和反牵引力，作用于骨折部位，以达到复位或维持复位的目的。

一、皮肤牵引

皮肤牵引的牵引力较小，适用于小儿股骨骨折的牵引治疗、肱骨不稳定性骨折的牵引或肱骨骨折的外展架上的牵引及成人下肢骨骼牵引的辅助牵引等。但皮肤有损伤、炎症或对胶布过敏者，禁用皮肤牵引。皮肤牵引的设备要求简单，仅用胶布、扩张板、重锤、绷带、牵引绳和床头牵引架及床脚垫高用的木垫等。手指的皮肤牵引多用橡皮筋牵拉。

皮肤牵引是指借助胶布贴于伤肢皮肤上，利用肌肉在骨骼上的附着点，将牵引力传递到骨骼上。胶布远侧端粘扩张板，于扩张板中心钻孔穿绳打结，再通过牵引架的滑轮装置，并悬吊适当的重量进行持续皮肤牵引(图6-30①)。另有一种皮套牵引，原理相近，牵引重量略轻于皮肤牵引。

皮肤牵引应注意以下几点。

(1)适用于小儿及年老体弱者，皮肤必须完好、清洁。3岁以下儿童下肢骨折时行双下肢悬吊牵引(图6-30②)。

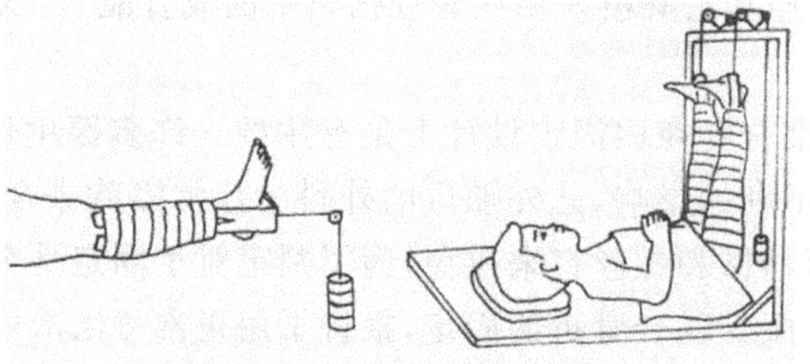

图6-30　下肢皮肤牵引

(2)牵引重量一般不超过5kg，否则牵引的力量过大，易伤皮肤或起水疱，影响继续牵引。

(3)一般胶布牵引时间为2～3周，时间过长则因皮肤上皮脱落而影响胶布粘着。如需继续牵引，应更换新胶布维持牵引。

(4)牵引期间应定时检查伤肢长度及牵引的胶布粘贴情况，及时调整重量和体位，防止过度牵引。

(5)应注意粘贴胶布的部位及长度要适当，不得超过骨折线。胶布要平整无皱，不能贴于踝上，内外踝应加软垫以免压疮。包缠绷带不能压迫腓骨头颈部，不能扭转。以免压迫引起腓总神经麻痹。

二、骨牵引

骨骼牵引的力量较大，可持续牵引较长时间，且能有效地调节牵引重量和方向，因而有较好的牵引效果。骨牵引因牵引力直接作用于骨折端，较皮肤牵引力大5～6倍以上，能更好地对抗肢体肌肉痉挛或收缩。在牵引的同时还可在局部加用小夹板固定矫正骨折端的侧方移位，调整牵引肢体的体位可纠正骨折的旋转移位，并纠正成角畸形。

(一)适应证

(1)成人长骨不稳定性骨折(如斜形、螺旋形及粉碎性骨折)，因肌肉强大而容易移位的骨折(如股骨、胫骨、骨盆、颈推)。

(2)骨折部的皮肤有损伤、擦伤、烧伤、部分软组织缺损或有伤口者。

(3)开放性骨折感染者。

(4)合并有胸、腹或骨盆部损伤,需密切观察而肢体不宜做其他固定者。

(5)肢体合并血循环障碍(如小儿肱骨髁上骨折暂不宜作其他固定者)。

(二)牵引用具

(1)局部麻醉和切开手术用具。

(2)穿针用具,如手摇钻、克氏针等。

(3)骨圆针、牵引弓、颅骨牵引钳、马蹄式牵引弓、冰钳式牵引弓。

(三)常用牵引方法

1.尺骨鹰嘴牵引

此牵引技术适用于肱骨颈及肱骨干、肱骨髁上及髁间粉碎性骨折移位或局部肿胀严重而不能立即复位固定者以及陈旧性肩关节脱位将进行手法复位者。

操作步骤:在肱骨干内缘的延长线(即沿尺骨鹰嘴顶点下 3cm),画一条与尺骨背侧缘的垂直线,在尺骨背侧缘的两侧各 2cm 处,画一条与尺骨背缘平行的直线,相交两点即为牵引的进、出点。将患者上肢提起、消毒、麻醉后,将 2mm 左右骨圆针从内侧标记点刺入尺骨,手摇钻将骨圆针穿过尺骨鹰嘴向外标记点刺出(图 6-31③)。注意切勿损伤尺神经,不能钻入关节腔。使牵引针两端外露部分等长,安装牵引弓,拧紧牵引弓的螺钉。将牵引弓拉紧,系上牵引绳,沿上臂纵轴线方向进行牵引。同时将伤肢前臂用帆布吊带吊起,保持肘关节屈曲 90°。一般牵引重量为 2～4kg。

2.股骨髁上牵引

此牵引技术适用于有移位的股骨骨折、有移位的骨盆环骨折、髋关节中心脱位和陈旧性髋关节后脱位等,也可用于胫骨结节牵引过久,牵引针松动或钉孔感染,必须换钉继续牵引时。

操作步骤:将伤肢放在布郎氏架上,自髌骨上缘 1 cm 画 1 条与股骨垂直的横线,再沿腓骨小头前缘与股骨内髁隆起最高点,各作一条与髌骨上缘横线相变的垂直线,相交的两点作为标志,即骨圆针的进出点。消毒,铺巾,局部麻醉后,从大腿内侧标记点刺入骨圆针(直径 3～5 mm)直至股骨,一手持针保持水平位,并与股骨垂直,钻入或锤击针尾,将骨圆针穿出外侧皮肤标记点,使两侧牵引针外露部分等长。用巾钳将进针处凹陷的应肤拉平,安装牵引弓(图 6-31④),在牵引架上进行牵引。将床脚抬高 20～25 度以作对抗牵引。牵引所用的总重量应根据伤员体重和损伤情况决定,成人一般按体重的 1/7 或 1/8 计算,年老体弱、肌肉损伤过多或有病理性骨折者,可用体重的 1/9 重量。

3.胫骨结节牵引

此牵引与股骨髁上牵引适用范围相近,牵引时膝关节活动不便。

操作步骤:将伤肢放在布朗氏架上,助手用手牵引踝部固定伤肢,以减少伤员痛苦和防止继发性损伤。自胫骨结节向下 1cm 画一条与胫骨结节纵轴垂直的横线.在纵轴两侧各 3cm 左右处,画两条与纵轴线平行的纵线与横线相交,即骨圆针进出点(图 6-31⑤)。此牵引技术的方法和牵引重量,均与股骨髁上牵引技术相同。值得注意的是,进针应在外侧,需防止损伤腓总神经。

4.跟骨牵引

此技术适用于胫腓骨不稳定性骨折,某些跟骨骨折及髋关节和膝关节轻度挛缩畸形的早期治疗。

操作步骤将踝关节保持中立位,自内踝下端到足跟后下缘连线的中点即为进针标记点(图6-31⑥),消毒、铺巾、局部麻醉后,用 3 mm 骨圆针从内侧标记点刺到跟骨,手持针保持水平位并与跟骨垂直,手锤击针尾,将针穿过跟骨并从外侧皮肤穿出(针外侧应高于内侧 1 cm),使牵引针两端外露部分等长。用布巾钳拉平皮肤,安装牵引弓,在布朗架上进行牵引,一般成人的牵引重量为 4～6 kg。

5.颅骨牵引

牵引技术适用于颈椎骨折和脱位,特别是骨折脱位伴有脊髓损伤者。

操作步骤:剃去头发,仰卧位,头部两侧用砂袋固定。用 2%龙胆紫在两侧乳突之间画一条冠状线;再自鼻尖到枕外粗隆画一条矢状线。颅骨牵引弓的中心部对准两线的交点,两端钩尖放在横线上充分撑开牵引弓，钩尖所在横线上的落点作为切口标记。用1%利多鲁卡因在标记点处进行麻醉(直至骨膜)，在两标记点各做个小切口(横竖均可)，直至骨膜，并略作剥离，用颅骨标记点钻孔(图6-31①)。钻孔时应使钻头的方向与牵引弓钩尖的方向一致(即向头中心钻入)，用3mm钻头，套上安全帽，仅钻入颅骨外板，此时板障有出血。钻孔后安装颅骨牵引弓，并拧紧牵引弓螺丝，应防止松脱或向内挤紧刺入颅内。牵引弓系结牵引绳。通过床头滑轮进行牵引。床头抬高20 cm左右，作为对抗牵引。牵引重量要根据颈椎骨折和脱位情况决定，一般由6～8 kg。如伴有小关节交锁，重量可加到12.5～15 kg，同时将头稍呈屈曲位，以利复位。如经床边X线照片证实颈椎骨折、脱位已复位，应立即在颈部和两肩之下垫以薄枕头，使头颈稍呈伸展位。同时应立即减轻牵引重量至2～3 kg，改为维持牵引。

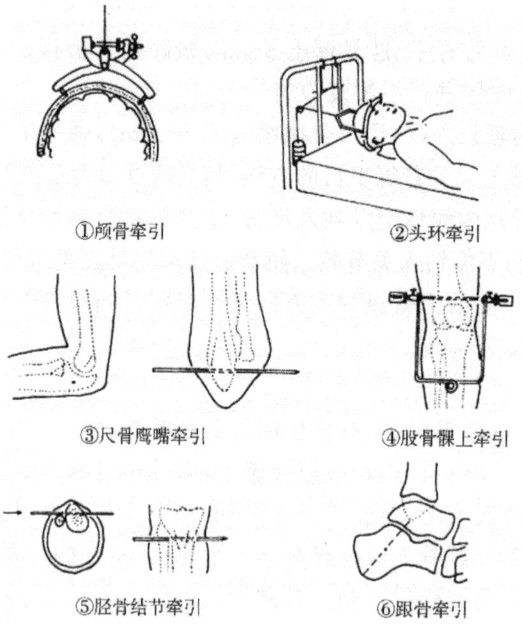

图6-31 骨牵引

6.头环牵引

是一种治疗急性脊柱损伤的理想牵引治疗方法。脊柱骨折或脱位的整复、随后的手术治疗及非于术治疗的固定，均可使用此牵引。

操作步骤：术前要检查全部所需器材和物品，其中包括4支定位固定钢针、2只钻头、4个头颅钢针及5个直径不同的头环。

①用手或木制枕头将患者的头颈垫好固定。4个头颅针部位的头发要剪整齐，并进行消毒铺单。②头颅钢针的位置存眼眉外1/3的上方1cm处和耳上1cm的近乳突处。③选择一个无菌头环，套于头颅使其周围间隙约为15cm用4只固定针固定，一般常用2号头环。④头环套于头颅的位置，恰好是选择钻孔为头颅钢针固定的位置，并用4个头环固定钢针固定。⑤将全部头颅钢针钻孔部位均进行局部麻醉，3～5分钟后即可进行头颅钢针固定。⑥不必行皮肤切口，将螺丝颅骨钢针经头环孔钻进头皮及颅骨外板。⑦4根颅骨钢针以对角为序，用同样压力扭紧固定，用头环牵引弓系绳，经过滑轮进行牵引。同时将患者的床头抬高(图6-31②)。⑧术后处理：颅骨钢针进入皮肤部涂上无菌油膏，以防感染。摄颅骨X线片检查，以保证颅骨钢针不进入颅骨内板。术后前几天每天复查，适当扭紧颅骨钢针，但不必扭得过紧。若颅骨钢针发生松动或钻得过深，可改换颅骨钢针固定的位置。

7.头胸固定架

患者在坐位姿式下装置头胸固定架，急性损伤或瘫痪的患者应仰卧位。固定时间取决于患者年龄、病情等。

三、布带牵引

(一)颌枕带牵引

用布带托住下颌及后枕部,通过滑轮及牵引支架,加重量进行牵引,适用于轻度颈椎骨折或脱位、颈椎间盘突出症及神经根性颈椎病等。有两种牵引方法:一为卧床持续牵引,牵引重量一般为2.5～3kg;二为坐位牵引(图6-32①),每日1次,每次20～30分钟,间断牵引,重量自6kg开始。根据每个患者的具体情况,逐渐增加重量,但须注意如有松动不稳者,不宜进行重量较大的牵引,以免加重症状。

(二)骨盆带牵引

适应于腰椎间盘突出症及有腰神经根刺激症状者。一种是用骨盆牵引带包扎于骨盆,两侧各一个牵引带,所系重量相等,总重量为9～10kg,床脚抬高20～25cm,使人体重量作为对抗持续牵引。另一种方法是利用机械大重量间断牵引,即用固定带将两侧腋部向上固定,作对抗牵引,另一端用骨盆牵引带包托进行牵引,每天牵引1次,每次牵引20～30分钟,牵引重量先从体重的1/3重量开始,逐渐加重牵引重量,可至体重±10%。但腰椎如有明显不稳定者不宜用较大重量牵引,以免加重症状。

(三)骨盆悬吊牵引

适用于骨盆骨折有明显分离移位者。使用骨盆悬带通过滑轮及牵引支架进行牵引(图6-32②)。待4～6周解除牵引,进行石膏裤固定。

重量间断牵引,即用固定带将两侧腋部向上固定,作对抗牵引,另一端用骨盆牵引带包托进行牵引,每天牵引1次,每次牵引20～30分钟,牵引重量先从体重的1/3重量开始,逐渐加重牵引重量,可至体重±10%。但腰椎如有明显不稳定者不宜用较大重量牵引,以免加重症状。

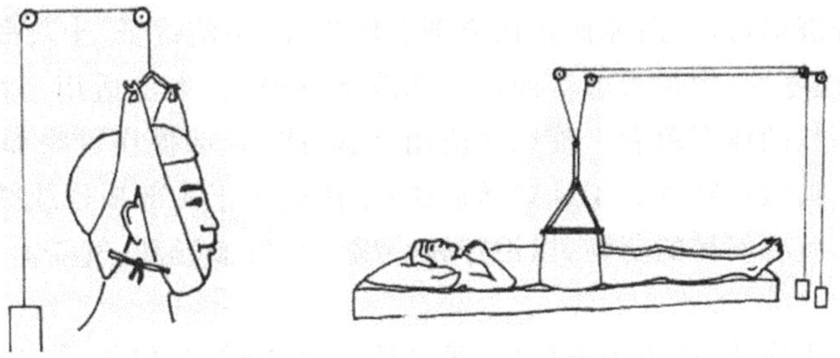

①颌枕牵引　　②骨盆悬吊牵引

图6-32　布托牵引

(侯宪堂)

第七章 中药治疗

第一节 内治法

一、骨伤内治法

1.损伤三期辨证治法

(1)初期治法:①行气消瘀法:是伤科内治法中最常用的一种治疗方法。适用于损伤后有气滞血瘀,局部肿痛,而无里实热证,或有某种禁忌而不能猛攻急下者。常用的方剂有消瘀活血为主的桃红四物汤、活血四物汤、复元活血汤或活血止痛汤。②清热凉血法:本法包括清热解毒与凉血止血两法。适用于跌仆损伤后热毒蕴结于内,引起血液错经妄行,或创伤感染,邪毒侵袭,火毒内攻等证。常用的清热解毒方剂有五味消毒饮、龙胆泻肝汤、普济消毒饮等;凉血止血方剂有四生丸、小蓟饮子、十灰散、犀角地黄汤等。但须注意清热凉血法属清法,药性寒凉,须量人虚实而用。③攻下逐瘀法:本法适用于损伤早期蓄瘀,大便不通,腹胀拒按,苔黄,脉洪大而数的体实患者。临床多应用于胸、腰、腹部损伤蓄瘀而致阳明腑实证,常用方剂有大成汤、桃核承气汤、鸡鸣散加减等。④开窍活血法:本法适用于头部损伤或跌打重症所致神志不清者。是用辛香开窍、活血化瘀、镇心安神的药物,以治疗跌仆损伤后气血逆乱、气滞血瘀、瘀血攻心、神昏窍闭等危重症的一种急救方法。

(2)中期治法:①和营止痛法:适用于损伤后,虽经消下等法治疗,但仍气滞瘀凝,肿痛尚未尽除,而继续运用攻下之法又恐伤正气,常用方剂有和营止痛汤、橘术四物汤、定痛和血汤、和营通气散等。②接骨续筋法:适用于损伤中期,筋骨已有连接但未坚实者。瘀血不去则新血不生,新血不生则骨不能合,筋不能续,所以使用接骨续筋药,佐活血祛瘀之药,以活血化瘀、接骨续筋。常用的方剂有续骨活血汤、新伤续断汤、接骨丹、接骨紫金丹等。

(3)后期治法:①补气养血法:是使用补养气血药物,使气血旺盛以濡养筋骨的治疗方法。凡外伤筋骨,内伤气血以及长期卧床,出现气血亏损、筋骨萎弱等证候,均可应用本法。补气养血法是以气血互根为原则,临床应用本法时常需区别气虚、血虚或气血两虚,从而采用补气为主、补血为主或气血双补。气虚为主,用四君子汤;血虚为主,用四物汤;气血双补用八珍汤或十全大补汤。气虚者,如元气虚常投以扶阳药补肾中阳气,方选参附汤;卫气虚用芪附汤;中气虚方用术附汤;中气下陷用补中益气汤;如脾胃气虚可选用参苓白术散。对损伤大出血而引起血脱者,补气养血法要及早使用,以防气随血脱,方选当归补血汤,重用黄芪。使用补气养血法应注意,补血药多滋腻,素体脾胃虚弱者易引起纳呆、便溏,补血方内宜兼用健脾和胃之药。阴虚内热肝阳上亢者,忌用偏于辛温的补血药。此外,若跌仆损伤而瘀血未尽,体虚不任攻伐者,于补虚之中仍需酌用祛瘀药,以防留邪损正,积瘀为患。②补益肝肾法:又称强壮筋骨法,凡骨折、脱位、筋伤的后期,年老体虚、筋骨萎弱、肢体关节屈伸不利、骨折迟缓愈合、骨质疏松等肝肾亏虚者,均可使用本法加强肝肾功能,加速骨折愈合,增强机体抗病能力,以利损伤的修复。临床应用本法时,应注意肝肾之间的相互联系及肾的阴阳偏盛。肝为肾之子,故肝虚者也应注意补肾,养肝常兼补肾阴,以滋水涵木,常用的方剂有壮筋养血汤、生血补髓汤；肾阴虚用六味地黄汤或左归丸；肾阳虚用金匮肾气丸或右归丸；筋骨委软、疲乏衰弱者用健步虎潜丸、壮筋续骨丹等。在补益肝肾法中参以补气养血药，可增强养肝益肾的功效，加速损伤筋骨的康复。③补养脾胃法：本法适用于损伤后期，因耗伤正气，气血亏损，脏腑功能失调，或长期卧床缺少活动，而导致脾胃气虚，运化失职，饮食不消，四肢疲乏无力，肌肉萎缩者。补益脾胃可促气血生化，充养四肢百骸，本法即通过助生化之源而加速损伤筋骨的修复，为损伤后期常用之调理方法。常用方剂有补中益气汤、参苓白术散、归脾汤、健脾养胃汤等。④舒筋活络法：本法适用于损伤后期，气血运行不畅，瘀血未尽，腠理空虚，复感外邪，以致风寒湿邪入络，遇气候变化则局部症状加重的陈伤旧疾的治疗。本法主要使用活血药与祛风通络药，以宣通气血，祛风除湿，舒筋通络。如陈伤旧患寒湿入络者用小活络丹、大活络丹、麻桂温经汤；损伤血虚兼风寒侵袭者，用疏风养血汤；肢节痹痛者，用蠲痹汤、宽筋散、舒筋汤、舒筋活血汤；腰痹痛者，用独活寄生汤、三痹汤。祛风寒湿药，药性多辛燥，易损伤阴血，阴虚者慎用，或配合养血滋阴药同用。

2.损伤部位辨证治法

(1)按部位辨证用药法：头面部用通窍活血汤、清上瘀血汤；四肢损伤用桃红四物汤；胸胁部伤可用复元活血汤；腹部损伤可用膈下逐瘀汤；腰及小腹部损伤可用少腹逐瘀汤、大成汤、桃核承气汤，全身多处损伤可用血府逐瘀汤或身痛逐瘀汤加味。

(2)主方加部位引经药：根据不同损伤的性质、时间、年龄、体质选方用药时，可因损伤的部位不同加入几味引经药，使药力作用于损伤部位，加强治疗效果。损伤早期症见肿胀、皮下瘀斑、局部压痛明显、患处活动功能受限，治拟活血化瘀、消肿止痛，方选桃红四物汤；筋伤中期治拟活血舒筋、桂风通络，方选橘术四物汤；骨折者治拟接骨续筋，方选新伤续断汤。辨证加减：如上肢损伤加桑枝、桂枝、羌活、防风；头部损伤若伤在巅顶加藁本，两太阳伤加白芷，后枕部损伤加羌活；肩部损伤加姜黄，胸部损伤加柴胡、郁金、制香附、苏子；两胁肋部损伤加青皮、陈皮、延胡；腰部损伤加杜仲、补骨脂、川断、狗脊、枸杞、桑寄生、萸肉等；腹部损伤加炒枳壳、槟榔、川朴、木香；小腹部损伤加小茴香、乌药；下肢损伤加牛膝、木瓜、独活、千年健、防己、泽泻等。故临床选方可根据不同部位而适当加减而取得良好疗效。

二、骨病内治法

(1)清热解毒法：适用于骨痈疽，热毒蕴结于筋骨或内攻营血诸证。骨痈疽早期可用五味消毒饮、黄连解毒汤或仙方活命饮合五神汤加减。本法是用寒凉的药物使内蕴的热毒清泄，因血喜温而恶寒，故不宜寒凉太过。

(2)温阳驱寒法：适用于阴寒内盛之骨痨或附骨疽。本法是用温阳通络的药物，使阴寒凝滞之邪得以驱散。流痰初起，患处漫肿酸痛，不红不热，形体恶寒，口不作渴，小便清利，苔白，脉迟等内有虚寒现象者，可选用阳和汤加减。阳和汤以熟地黄大补气血为君，鹿角胶生精补髓、养血助阳、强壮筋骨为辅，麻黄、姜、桂宣通气血，使上述两药补而不滞，主治一切阴疽。

(3)祛痰散结法：适用于骨病见无名肿块，痰浊留滞于肌肉或经隧之内者。骨病的瘢痕积聚均为痰滞交阻、气血凝留所致。此外，外感六淫或内伤情志以及体质虚弱等，亦能使气机阻滞，液聚成痰。本法在临床运用时要针对不同病因，与下法、消法、和法等配合使用，才能达到化痰、消肿、软坚之目的。常用方剂有二陈汤、温胆汤、苓桂术甘汤等。

(4)祛邪通络法：适用于风寒湿邪侵袭而引起的各种痹证。祛风、散寒、除湿及宣通经络为治疗痹证的基本原则，但由于各种痹证感邪偏盛及病理特点不同，辨证时还应灵活变通。常用方剂有蠲痹汤、独活寄生汤、二痹汤等。

（徐梓耀）

第二节 外治法

一、药膏

1.药膏的配制

将药物碾末过筛后，选加饴糖、蜜、油、水、鲜草药汁、酒、醋或医用凡士林等，调匀如厚糊状，敷贴患处。调和剂的选用主要根据治疗的需要，如缓急止痛多选用饴糖或蜂蜜；散瘀消肿常选用白酒；清热解毒、凉血止血常选用鲜药汁；软坚散结多用米醋。伤科药膏用饴糖较多，其与药的比例一般为 3∶1，主要是取其硬结后药物的功效和固定保护伤处的作用，具有作用直接、迅速、使用方便等优点。对于有创面的创伤，可用药物与油类或拌匀制成的油膏。油膏常选用麻油、猪脂、羊脂、松脂、黄蜡、白蜡及凡士林等调制，因其柔软、润滑、无板硬黏着不舒感，并有滋润创面的作用，尤宜于凹陷折缝之处。

2.药膏的种类

(1)消瘀退肿止痛类：适用于骨折、筋伤初期肿胀疼痛剧烈者，可选用消瘀止痛药膏、定痛膏、双柏膏、消肿散、散瘀膏等药膏外敷。

(2)舒筋活血类：适用于扭挫伤筋，肿痛逐步减退之中期患者。可选用三色敷药、舒筋活络药膏、活血散等药膏外敷。

(3)接骨续筋类：适用于骨折整复后，位置良好、肿痛消退之中期患者。可选用外敷接骨散、接骨续筋药膏、驳骨散等。

(4)温经通络类：适用于损伤日久，复感风寒湿邪者。发作时肿痛加剧，可用温经通络药膏外敷；或在舒筋活络类药膏内酌加温散风寒、利湿的药物外敷。

(5)清热解毒类：适用于伤后感染邪毒，局部红、肿、热、痛者。可选用金黄膏、四黄膏外敷。

(6)生肌拔毒长肉类：适用于局部红肿已消，但创口尚未愈合者，可选用象皮膏、生肌玉红膏、红油膏等。

3.药膏临床应用注意事项

(1)药膏在临床应用时，摊在棉垫或纱布上，大小根据敷贴范围而定，摊妥后还可以在敷药上加叠一张极薄的棉纸，然后敷于患处。棉纸极薄，药力可渗透，不影响药物疗效的发挥，又可减少对皮肤的刺激，也便于换药。摊涂时敷料四周留边，以防药膏烊化沾污衣服。

(2)药膏的换药时间，根据伤情的变化、肿胀的消退程度及天气的冷热来决定，一般 2～4 天换 1 次，古人的经验是“春三、夏二、秋三、冬四”。凡用水、酒、鲜药汁调敷药时，需随调随用勤换，一般每天换药一次。生肌拔毒类药物也应根据创面情况而勤换药，以免脓水浸淫皮肤。

(3)药膏一般随调随用，凡用饴糖调敷的药膏，室温高容易发酵，梅雨季节易发霉，故一般不主张一次调制太多，或将饴糖煮过后再调制。寒冬气温低时可酌加开水稀释，以便于调制拌匀。

(4)少数患者对敷药及膏药过敏而产生接触性皮炎，皮肤奇痒及有丘疹、水疱出现时，应注意及时停药，外用青黛膏或六一散，严重者可同时给予抗过敏治疗，如蒲公英、黄芩、金银花、连翘、车前子、生苡仁、茯苓皮、甘草水煎服。

4.常用药膏的制备使用方法

(1)消瘀止痛药膏。

组成：木瓜 60 g、栀子 30 g、大黄 150 g、蒲公英 60 g、地鳖虫 30 g、乳香 30 g、没药 30 g。

功效：活血祛瘀，消肿止痛。

用法：共为细末，饴糖或凡士林调敷。

(2)定痛膏。

组成:芙蓉叶 4 份、紫荆皮 1 份、独活 1 份、生南星 1 份、白芷 1 份。

功效:祛风消肿止痛。

用法:共研细末。用姜汁、水调煮热敷,可用凡士林调煮呈软膏外敷。

(3)双柏膏。

组成:侧柏叶 2 份、黄柏 1 份、大黄 2 份、薄荷 1 份、泽兰 1 份。

功效:活血解毒,消肿止痛。

用法:共研细末,以水、蜜糖煮热成厚糊状外敷患处,亦可加入少量米酒调敷,或用凡士林调煮成膏外敷。

(4)消肿散。

组成:制乳香 1 份、制没药 1 份、玉带草 1 份、四块瓦 1 份、冬青叶 1 份、虎杖 1 份、五香血藤 1 份、天花粉 2 份、生甘草 2 份、叶上花 2 份、重楼粉 2 份、黄芩 2 份、五爪龙 2 份、白及粉 2 份、红花 1 份、苏木粉 2 份、龙胆草 1 份、土黄连 1 份、飞龙掌血 2 份、绿葡萄根 1 份、大红袍 1 份。

功效:消瘀退肿止痛。

用法:研末混合,用适量凡士林调煮成膏,外敷患处。

(5)散瘀膏(本方为浙江省中医院经验方)。

组成:玄明粉、黄柏、黄连、黄芩。

功效:活血祛瘀,消肿止痛。

用法:共为细末,凡士林调膏外敷。

(6)三色敷药。

组成:去衣炒黑黄荆子 8 份、炒黑紫荆皮 8 份、全当归 2 份、木瓜 2 份、丹参 2 份、羌活 2 份、赤芍 2 份、白芷 2 份、片姜黄 2 份、独活 2 份、甘草 0.5 份、秦艽 1 份、天花粉 2 份、怀牛膝 2 份、川芎 1 份、连翘 2 份、威灵仙 2 份、木防己 2 份、防风 2 份、马钱子 2 份。

功效:消肿止痛祛风湿,利关节。

用法:共研细末,用蜜糖或饴糖调拌如厚糊状。

(7)舒筋活络药膏。

组成:赤芍 1 份、红花 1 份、南星 1 份、生蒲黄 1 份、旋覆花 1.5 份、苏木 1.5 份、生草乌 2 份、生川乌 2 份、羌活 2 份、独活 2 份、生半夏 2 份、生栀子 2 份,生大黄 2 份、生木瓜 2 份、路路通 2 份。

功效:活血止痛。

用法:共研细末,饴糖或蜂蜜调敷,凡士林调也可。

(8)活血散。

组成:乳香 15 g、没药 15 g、血竭 15 g、贝母 9 g、羌活 15 g、木香 6 g、厚朴 9 g、制川乌 3 g、制草乌 3 g、白芷 24 g、麝香 1.5 g、紫荆皮 24 g、生香附 15 g、炒小茴香 9 g、山甲珠 15 g、煅自然铜 15 g、独活 15 g、续断 15 g、虎骨代用品 15 g、川芎 15 g、木瓜 15 g、肉桂 9 g、当归 24 g。

功效:活血舒筋,理气止痛。

用法:共研细末,开水调成糊状外敷患处。

(9)外敷接骨散。

组成:没药 15 g、乳香 15 g、自然铜 30 g、滑石 60 g、龙骨 90 g、赤石脂 90 g、麝香 0.3 g。

功效:和营定痛,接骨续筋。

用法:为末,好醋浸没,煮干、炒燥,临卧时以麝香少许留舌上,温酒送药末。若骨已接、尚痛,去龙骨、赤石脂。

(10)接骨续筋药膏。

组成:自然铜 3 份、荆芥 3 份、防风 3 份、五加皮 3 份、皂角 3 份、茜草根 3 份、续断 3 份、羌活 3 份、乳香 2 份、没药 2 份、骨碎补 2 份、接骨木 2 份、红花 2 份、赤芍 2 份、地鳖虫 2 份、白及 4 份、血竭 4 份、硼砂 4 份、螃蟹末 4 份。

功效：接骨续筋。

用法：共为细末，饴糖或蜂蜜调煮外敷。

(11)驳骨散。

组成：桃仁 1 份、黄连 1 份、金耳环 1 份、川红花 1 份、栀子 2 份、生地黄 2 份、黄柏 2 份、黄芩 2 份、防风 2 份、甘草 2 份、蒲公英 2 份、赤芍 2 份、自然铜 2 份、土鳖 2 份、侧柏 6 份、大黄 6 份、骨碎补 6 份、当归尾 4 份、薄荷 4 份、毛麝香 4 份、牡丹皮 4 份、金银花 4 份、大透骨消 4 份、鸡骨香 4 份。

功效：消肿止痛，散瘀接骨。

用法：共研细末，水、酒、蜂蜜或凡士林调煮外敷患处。

(12)金黄膏。

组成：大黄 2 500 g、黄柏 2 500 g、姜黄 2 500 g、白芷 2 500 g、制南星 500 g、陈皮 500 g、苍术 500 g、厚朴 500 g、甘草 500 g、天花粉 5 000 g。

功效：清热解毒、散瘀消肿。

用法：研细末，用酒、油、菊花、金银花膏、丝瓜叶或生姜等捣汁调敷，或按凡士林 8 份、金黄膏 2 份的比例调制成膏外敷。

(13)四黄膏。

组成：黄连 1 份、黄柏 3 份、大黄 3 份、黄芩 3 份。

功效：清热解毒，消肿止痛。

用法：共研细末，以水、蜜调敷或用凡士林调制成膏外敷。

(14)象皮膏。

组成：第一组：大黄 10 份、川芎 5 份、当归 5 份、生地 5 份、红花 1.5 份、川连 1.5 份、甘草 2.5 份、荆芥 1.5 份、肉桂 1.5 份、麻油 85 份；第二组：黄古 25 份、白古 25 份；第三组：象皮 2.5 份、血竭 2.5 份、乳香 2.5 份、没药 2.5 份、珍珠1 份、人参 1 份、冰片 0.5 份、地鳖虫 5 份、白及 1.5 份、白蔹 1.5 份、龙骨 1.5 份、海螵蛸 1.5 份、百草霜适量。

功效：活血生肌，接筋续损。

用法：第一组药，用麻油煎熬至枯色，去渣取油。入第二组药，炼制成膏。第三组药分别为细末，除百草霜外，混合后加入膏内搅拌，以百草霜调节稠度，装瓶备用。用时直接摊在敷料上外敷。近年来，有把药物分别为末后混合，用凡士林调煮，制成橡皮膏油纱，外服用。

(15)生肌玉红膏。

组成：当归 5 份、白芷 1.2 份、白蜡 5 份、轻粉 1 份、甘草 3 份、紫草 0.5 份，血竭 1 份、麻油 40 份。

功效：活血化瘀，解毒镇痛，润肤生肌。

用法：先将当归、白芷、紫草、甘草四味，入油内浸 3 日，慢火熬微枯，滤清，再煎熬，入血竭化尽，次入白蜡，微火化开。将膏倾入预放水中的盅内，候片刻，把研细的轻粉末放入，搅拌成膏。将膏匀涂纱布上，敷贴患处。并可根据溃疡局部情况的需要，掺撒提脓、祛腐药在膏的表面上外敷，效果更佳。

(16)红油膏。

组成：九一丹 10 份、东丹 1.5 份、凡士林 100 份。

功效：化腐生肌。

用法：先将凡士林加热至全部呈液状，然后把两丹药粉调入和匀为膏，摊在敷料上敷贴患处。

二、膏药

1.膏药的配制

将药物碾成细末配以香油、黄丹或蜂蜡等基质炼制而成。其配制方法如下。

(1)熬膏药肉:将药物浸于植物油中,主要用香油(芝麻油),加热熬炼后,再加入铅丹(又称黄丹或东丹),其主要成分为四氧化三铅,也有用主要成分为一氧化铅的密陀僧制膏的。经过"下丹收膏",制成的一种富有黏性,烊化后能固定于伤处的成药,称为膏或膏药肉,膏药要求老嫩合度,达到"贴之即黏,揭之易落"的标准。膏药肉熬成后浸入水中数天,再藏于地窖阴暗处以"去火毒",可减少对皮肤的刺激,防止诱发接触性皮炎。

(2)摊膏药:将已熬好经"去火毒"的膏药肉置于小锅中用文火加热烊化,然后将膏药摊在皮纸或布上备用,摊时应注意四面留边。

(3)掺药法:膏药内药料掺和方法有三种:第一是熬膏药前将药料浸油,使有效成分溶于油中;第二是将小部分具有挥发性又不耐高温的药物如乳香、没药、樟脑、冰片、丁香、肉桂等先研成细末,在摊膏药时将膏药肉在小锅中烊化后加入,搅拌均匀,使之融合于膏药中;第三是将贵重的芳香开窍药物,或特殊需要增加的药物,临贴时加在膏药上。

2.膏药的种类

膏药按功用可分为如下几种。

(1)治损伤与寒湿类:适用于损伤者,有坚骨壮筋膏;适用于风湿者,有狗皮膏、伤湿宝珍膏等;适用于损伤与风湿兼证者,有万灵膏、损伤风湿膏等;适用于陈伤气血凝滞、筋膜粘连者,有化坚膏。

(2)提腐拔毒生肌类:适用于创伤而有创面溃疡者,有太乙膏、陀僧膏等。一般常在创面另加药散,如九一丹、生肌散等。

(3)膏药临床使用注意事项:①膏药有较多的药物组成,适用多种疾患,一般较多应用于筋伤、骨折的后期,若新伤初期有明显肿胀者,不宜使用。②对含有丹类药物的膏药,由于含四氧化三铅或一氧化铅,X线不能穿透,所以做X线检查时应取下。

(4)常用膏药的制备使用方法。

1)坚骨壮筋膏。

组成:第一组:骨碎补90 g、川断90 g、马钱子90 g、白及60 g、硼砂60 g、生草乌60 g、生川乌60 g、牛膝60 g、苏木60 g、杜仲60 g、伸筋草60 g、透骨草60 g、羌活30 g、独活30 g、麻黄30 g、五加皮30 g、皂角核30 g、红花30 g、泽兰叶30 g、虎骨用代用品24 g、香油5 000 g、黄丹2 500 g;第二组:血竭30 g、冰片15 g、丁香30 g、肉桂60 g、白芷30 g、甘松60 g、细辛60 g、乳香30 g、没药30 g、麝香1.5 g。

功效:强壮筋骨。

用法:第一组药,熬成膏药后温烊摊贴。第二组药,共研为细末,临贴时撒于药面。

2)万灵膏。

组成:老鹳草30 g、透骨草30 g、紫丁香根30 g、当归30 g、自然铜30 g、没药30 g、血竭30 g、川芎25 g、半两钱一枚、红花30 g、川牛膝25 g、五加皮25 g、石菖蒲25 g、茅术25 g、木香10 g、秦艽10 g、蛇床子10 g、肉桂10 g、附子10 g、半夏10 g、石斛10 g、萆薢10g、鹿茸10 g、虎骨用代用品(如狗骨、猪骨)1对、麝香6 g、麻油5 000 g、黄丹2 500 g。

功效:消瘀散毒,舒筋活血、止痛接骨。

用法:血竭、没药、麝香各分别研细末另包,余药先用麻油微火煨浸三日,然后熬黑为度,去渣,加入黄丹,再熬至滴水成珠,离火,待少时药温,将血竭、没药、麝香末放入,搅匀取起,去火毒,制成膏药。用时烘热外贴患处。

3)损伤风湿膏。

组成:生川乌4份、生草乌4份、生南星4份、生半夏4份、黄金子4份、紫荆皮4份、生地4份、苏木4份、桃仁4份、桂枝4份、僵蚕4份、青皮4份、甘松4份、木瓜4份、山柰4份、地龙4份、乳香4份、没药2份、羌活2份、独活2份、川芎2份、白芷2份、苍术2份、木鳖子2份、穿山甲片2份、川续断2份、山栀子2份、地鳖虫2份、骨碎补2份、赤石脂2份、红花2份、丹皮2份、落得打2份、白芥子2份、细辛2份、麻油320份、黄铅粉60份。

功效:祛风湿、行气血、消肿痛。

用法:用麻油将药浸泡7~10天后以文火煎熬,至色枯,去渣,再将油熬,约两小时左右,滴水成珠,离火,将黄铅粉徐徐筛入搅匀,成膏收储,摊用。

4)化坚膏。

组成:白芥子2份、甘遂2份、地龙肉2份、威灵仙2.5份、急性子2.5份、透骨草2.5份、麻根3份、细辛3份、乌梅肉4份、生山甲4份、血余1份、巴豆1份、全蝎1份、防风1份、生草乌1份、紫砂半份、香油80份、东丹40份。

功效:祛风化瘀。

用法:用香油敷药至枯,去渣,炼油滴水成珠时,将烟搅净后下东丹。

5)太乙膏。

组成:玄参100 g、白芷100 g、当归身100 g、肉桂100 g、赤芍100 g、大黄100 g、生地黄100 g、土木鳖100 g、阿魏15 g、轻粉20 g、柳枝100 g、血余50 g、东丹2 000 g、乳香25 g、没药15 g、槐枝100 g、麻油2 500 g。

功效:清热消肿,解毒生肌。

用法:除东丹外,将余药入油煎,熬至药枯。滤去渣滓,再入东丹熬搅拌匀成膏。隔火炖烊,摊于纸或布料敷贴。

6)陀僧膏。

组成:密陀僧40份、赤芍1份、当归1份、乳香1份、没药1份、赤石脂0.5份、百草霜4份、苦参8份、桐油64份、香油32份、血竭1份、儿茶1份、大黄16份。

功效:解毒止血。

用法:密陀僧研成细末,用香油把其他药煎熬,去渣后入密陀僧末,制成膏。外用等。

三、药散

药散又称药粉、掺药。药散的配制是将药物碾成极细的粉末,一般过细筛,收储瓶内备用。使用时可将药散直接掺于伤口处,或置于膏药上,将膏药烘热后贴患处。

1.药散的种类

(1)止血收口类:适用于一般创伤出血撒敷用,常用的有桃花散、花蕊石散、金枪铁扇散、如圣金刀散、云南白药等。

(2)祛腐拔毒类:适用于创面腐脓未尽,腐肉未去,窦道形成或肉芽过长的患者。常用红升丹、白降丹。

(3)生肌长肉类:适用于脓水稀少,新肉难长的疮面,常用的有生肌八宝丹等,也可与祛腐拔毒类散剂掺和在一起应用,具有促进新肉生长、疮面收敛、创口迅速愈合的作用。

(4)温经散寒类:适用于损伤后期,气血凝滞疼痛或局部寒湿侵袭患者,常用的有丁桂散、桂麝散等,具有温经活血、散寒逐风的作用,故可作为一切阴证的消散掺药。

(5)散血止痛类:适用于损伤后局部瘀血结聚肿痛者,常用的有四生散、消毒定痛散等,具有活血止痛的作用。四生散对皮肤刺激性较大,使用时要注意皮肤药疹的发生。

(6)取嚏通经类:适用于坠堕、不省人事、塞不通者。常用的有通关散等,吹鼻中取嚏,使患者苏醒。

2.常用药散的制备使用方法

(1)红升丹。

组成:朱砂15 g、雄黄15 g、水银30 g、火硝120 g、白矾30 g、皂矾18 g。

功效:拔毒去腐,生肌长肉。用于一切疮疡溃后,疮口坚硬,肉暗紫黑,或脓腐不净者。

制用法:炼丹一般分为结胎、升丹、收丹三个步骤。

1)结胎:分冷胎法和热胎法。①冷胎法:先将火硝、白矾研碎。另将水银、朱砂、雄黄研细末,至不见星为度,再入硝、矾末研匀,即移入耐火锅中,铺平于锅底,用一口径较小的耐火锅覆盖,要求与锅口吻合严密。②热胎法：先将硝石、白矾置乳钵内研细，入锅中微火加热。使硝、矾溶解混合，再加入朱砂、雄黄细末混合，加热至水分去尽，使成蜂窝状，去火放凉，将水银均匀地洒在蜂窝内；或不到蜂窝状时即离火放冷，将水银洒于表面，用瓷碗覆盖严密。

2)升丹：先将韧性皮纸条浸湿填糊锅碗接口处。另取白矾末平撒一层于纸上，用水调煅石膏末涂抹严密，使无缝隙，上边用砂土填满，使与锅口平，碗底放白米数粒，再用重物压在上面，使米粒露出，便于观察。

封口安装备后，将丹锅放火上加热，先用文火升炼 30～40 分钟，改用武火炼至碗底米粒变黄色，再改文火继续炼至米变焦色，即可去火。

3)收丹：将锅放冷，轻轻除去上面封口的泥砂，将瓷碗取下，碗里即黏附有赤红色的丹药。用刀铲下，以纸包严。放地上一夜，以出火毒。每用少许，撒于疮口，以膏药覆盖。或配制成其他剂型应用。

(2)白降丹。

组成：朱砂 6 g、雄黄 6 g、水银 50 g、火硝 45 g、白矾 45 g、皂矾 45 g、硼砂 15 g、食盐 45 g。

功效：提毒，去腐，蚀肉，杀虫。用于痈疽发背及疔疮等证，初起未成脓者及已成脓未溃者。

制用法：分为结胎、降丹、收丹三个步骤。

1)结胎：上药七味，除水银外。其余分别研为细粉。先将硝石、皂矾、食盐 3 味细粉同水银共研至不见星为度。再将朱砂、雄黄、硼砂用套色法，陆续配研合匀，置瓦罐内，用文火加热熔融，以竹棍轻轻搅拌，使其均匀粘结于罐底，去火待冷，以罐底朝上，并不掉落为度。

2)降丹：将罐倒叩于稍大瓷碗上，罐碗接口处用韧性纸浸湿围严，用黄泥或煅石膏粉调成稀糊状，涂抹严密，上面碗周围用土填满，稍高出碗口，使固定不动。再取与瓷碗口直径相等之盆，盛满凉水，将固定之罐碗置于盆口上，便水与碗底接触，以便冷结。水盆坐人地坑中一半，然后在罐的周围罩以宽铁皮圈，罐与铁皮圈之间燃着木炭，一次加足，埋过罐底为度，先用武火炼 1 小时，再用文火炼 2 小时，停火待冷。

3)收丹：冷却后，将罐口的泥土、石膏轻轻除去，吹净尘埃，撕去纸条，用刀刮取白色丹药，用纸包严，置地上出火毒，避光储存。每周用 0.09～0.15 g。撒于疮头上，或用较硬米饭合药搓条入疮孔内，或配伍他药外用。

(3)九一丹、七三丹、五五丹。

组成：九一丹(熟石膏 9 份、升丹 1 份)、七三丹(熟石膏 7 份、升丹 3 份)、五五丹(熟石膏 5 份、升丹 5 份)。

功效：提腐祛脓，其提腐能力与升丹的多少有关。

用法：研极细末，掺于疮面，或制成药线插入疮口。

(4)生肌散。

组成：制炉甘石 50 份、滴乳石 30 份、滑石 100 份、琥珀 30 份、朱砂 10 份、冰片 1 份。

功效：生肌收口。

用法：研极细末。掺疮面上，外再盖膏药或油膏，也可用凡士林适量，调煮成油膏外敷，其中冰片也可待用时才掺撒在膏的表面方敷。

(5)桃花散。

组成：白石灰 6 份、大黄 1 份。

功效：止血。

用法：先将大黄煎汁，泼入白石灰内，为末，再炒，以石灰变成红色为度，将石灰过筛备用。用时掺撒于患处，纱布紧扎。

(6)花蕊石散。

组成：花蕊石 1 份、石硫黄 2 份。

功效：化瘀止血。

用法：共入瓦罐煅研为末，外掺伤面后包扎。

(7)金枪铁扇散。

组成:乳香2份、没药2份、象皮2份、老木香2份、明矾2份、炉甘石1份、降香1份、黄柏1份、血竭1份。

功效:收敛、拔毒、生肌。

用法:共为极细末,直接掺于伤口或溃疡面上。

(8)如圣金刀散。

组成:松香2份、生矾1份、枯矾1份。

功效:止血燥湿。

用法:共研细末,掺撒溃疡面。

(9)生肌八宝丹。

组成:煅石膏3份、赤石脂3份、东丹1份、龙骨1份、轻粉3份、血竭1份、乳香1份、没药1份。

功效:生肌收敛。

用法:共研成极细粉末,外敷创口。

(10)丁桂散。

组成:丁香、肉桂各等份。

功效:祛风散寒、温经通络。

用法:共研细末,加在膏药上,烘热后贴患处。

(11)桂麝散。

组成:麻黄15 g、细辛15 g、肉桂30 g、牙皂10 g、半夏25 g、丁香30 g、生南星25 g、麝香1.8 g、冰片1.2 g。

功效:温化痰湿,消肿止痛。

用法:共研细末。掺膏药上,贴患处。

(12)四生散。

组成:生川乌1份、生南星6份、生白附子4份、牛半夏14份。

功效:祛风逐痰,散寒解毒、通络止痛。

用法:共为细末,存放待用。用时以蜜糖适量调成糊状外敷患处。用醋调煮外敷亦可。

(13)消毒定痛散。

组成:炒无名异、炒木耳及大黄各15 g。

功效:泻火、解毒、定痛。

用法:共研细末,蜜水调敷患处。

(14)通关散。

组成:猪牙皂、细辛各等份。

功效:通关开窍。

用法:研极细末,和匀,吹少许入鼻中取嚏。

四、搽擦药

1.酒剂

酒剂又称为外用药酒或外用伤药水,是用药与白酒、醋浸制而成,一般酒醋之比为8∶2,也有单用酒浸者。近年来还有用乙醇溶液浸泡加工炼制的酒剂。

(1)活血酒。

组成:活血散15 g、白酒500 g。

功效:通经活络。

用法:将活血散泡在白酒中,7至10日即可。

(2)伤筋药水。

组成:生草乌 120 g、生川乌 120 g、羌活 120 g、独活 120 g、生半夏 120 g、生栀子 120 g、生大黄 120 g、生木瓜 120 g、路路通 120 g、生蒲黄 90 g、樟脑 90 g、苏木 90 g、赤芍 60 g、红花 60 g、生南星 60 g、白酒10 000 g。

功效:活血通络止痛。

用法:药在酒醋中浸泡 7 天,严密盖闭,装入瓶中备用,患处热敷或熏洗后,用棉花蘸本品在患处轻擦,日擦 3～5 次。

2.油膏与油剂

用香油把药物熬煎去渣后制成油剂,或加黄蜡或白蜡收膏炼制而成油膏。具有温经通络、消散瘀血的作用。适用于关节筋络寒湿冷痛等证,也可配合手法及练功前后作局部搽擦,常用的有跌打万花油、活络油膏、伤油膏等。

五、熏洗湿敷药

1.热敷熏洗

热敷熏洗是将药物置于锅或盆中加水煮沸后熏洗患处的一种方法。先用热气熏蒸患处,待水温稍减后用药水浸洗患处。

(1)新伤瘀血积聚者。

1)散瘀和伤汤。

组成:番木鳖 15 g、红花 15 g、生半夏 15 g、骨碎补 9 g、甘草 9 g、葱须 30 g、醋 60 g 后下。

功效:活血祛瘀止痛。

用法:用水煎药,沸后,入醋再煎 5～10 分钟,熏洗患处,每日 3～4 次,每次熏洗都把药液煎沸后用。

2)海桐皮汤。

组成:海桐皮 6 g、透骨草 6 g、乳香 6 g、没药 6 g、当归 5 g、川椒 10 g、川芎 3 g、红花 3 g、威灵仙 3 g、甘草 3 g、防风 3 g、白芷 2 g。

功效:活络止痛。

用法:共为细末,布袋装,煎水熏洗患处。

3)舒筋活血洗方。

组成:伸筋草 9 g、海桐皮 9 g、秦艽 9 g、独活 9 g、当归 9 g、钩藤 9 g、乳香 6 g、没药 6 g、川红花 6 g。

功效:舒筋活血止痛。

用法:水煎,温洗患处。

(2)陈伤风湿冷痛、瘀血已初步消散者。

1)八仙逍遥汤。

组成:防风 3 g、荆芥 3 g、川芎 3 g、甘草 3 g、当归 6 g、苍术 10 g、丹皮 10 g、川椒 10 g、苦参 15 g、黄柏 6 g。

功效:祛风散寒,活血通络。

用法:水煎,温洗患处。

2)上肢损伤洗方。

组成:伸筋草 15 g、透骨草 15 g、荆芥 9 g、防风 9 g、红花 9 g、千年健 12 g、刘寄奴 9 g、桂枝 12 g、苏木 9 g、川芎 9 g、威灵仙 9 g。

功效:活血舒筋。

用法:水煎,温洗患处。

3)下肢损伤洗方。

组成:伸筋草 15 g、透骨草 15 g、五加皮 12 g、三棱 12 g、莪术 12 g、秦艽 12 g、海桐皮 12 g、牛膝 10 g、

木瓜 10 g、红花 10 g、苏木 10 g。

功效：活血舒筋。

用法：水煎，温洗患处。

2.湿敷洗涤

多用于创伤，使用方法是“以净帛或新棉蘸药水”，“渍其患处”。

六、热熨药

1.坎离砂

坎离砂又称风寒砂。用铁砂加热后与醋水煎成药汁搅拌制成，临用时加醋少许拌匀置布袋中，数分钟内会自然发热，热熨患处，适用于陈伤兼有风湿症者。

2.熨药

熨药俗称“腾药”。将药置于布袋中，扎好袋口放在蒸锅中蒸汽加热后熨患处，适用于各种风寒湿肿痛症。能舒筋活络，消瘀退肿。常用的有正骨熨药。

组成：当归 12 g、羌活 12 g、红花 12 g、白芷 12 g、乳香 12 g、没药 12 g、骨碎补 12 g、防风12 g、木瓜 12 g、川椒 12 g、透骨草 12 g、川断 12 g。

功效：活血舒筋。

3.其他

如用粗盐、黄砂、米糠、麸皮、吴茱萸等炒热后装入布袋中热熨患处。民间还采用葱姜豉盐炒热，布包罨脐上治风寒。这些方法，简便有效，适用于各种风寒湿型筋骨痹痛、腹胀痛及尿潴留等症。

（徐梓耀）

第八章
手法治疗

第一节　骨折整复手法

一、原理及目的

骨折整复手法是指用指、掌、腕、臂或身体其他部位的劲力，结合器械，随症运用各种手法技巧，作用患者患部及穴位，以达整复骨折的一种治疗方法。

通过学习掌握骨折复位基本手法及常见骨折复位手法。

二、适应证

(1)绝大多数闭合骨折，特别是四肢骨折。

(2)部分开放骨折，如伤口较小或伤口经清创关闭。

(3)没有手法复位禁忌证者。

(4)估计手法整复效果良好者。

三、禁忌证

(1)年老体弱，对骨折功能恢复要求不高者。

(2)病危或复合伤者，应以抢救生命为首要目的，暂不宜复位。

(3)较严重的开放骨折(包括伤口污染严重者)。

(4)估计手法整复难以成功，或成功后难以维持固定者，如股骨干骨折严重缩短移位，某些斜形的不稳定骨折。

四、物品准备

准备骨折固定器具(如夹板、石膏、绷带、压垫等)、外用药、复位床，麻醉用品等。

五、操作方法

1.常用骨折复位手法

(1)拔伸：主要用于矫正患肢的重叠移位，一般是由术者和助手分别握住患肢的远端近端，对抗用力牵引(图 8-1)。

(2)旋转：主要用于矫正骨折的旋转移位，一般是由术者手握骨折远段在拔伸下，围绕肢体纵轴向内或向外旋转以恢复肢体的正常生理轴线。

(3)折顶：主要用于单靠牵引不易完全矫正的重叠移位。要点是先做加大骨折成角拔伸，至两断端同侧骨皮质相遇时，骤然将成角矫直，使断端对正。本法要慎用，操作要仔细，以免骨锋损伤重要的软组织(图 8-2)。

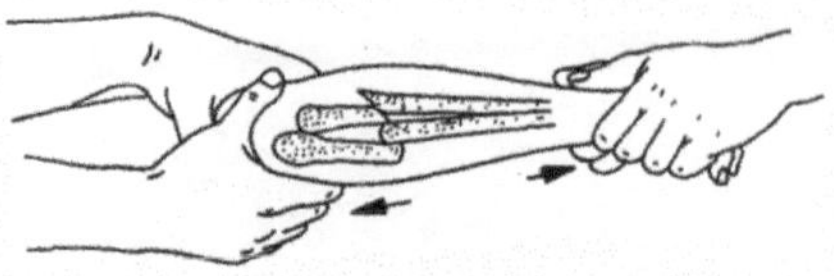

图 8-1　拔伸手法

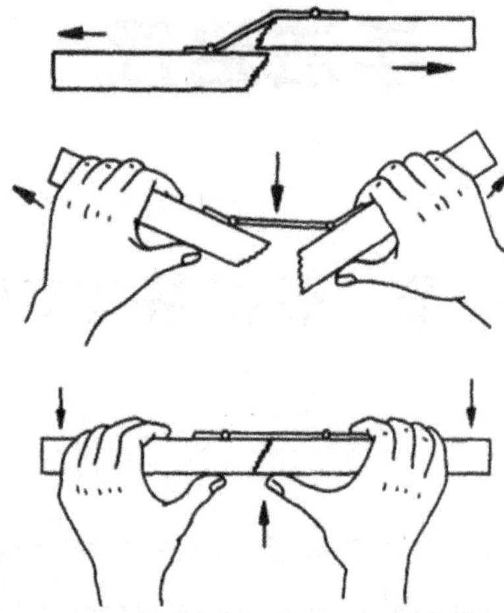

图 8-2　折顶手法

(4)回旋：主要用于有背向移位(即两骨折面因旋转移位而反叠)的斜形骨折。一般是术者一手固定近端，另一手握住远端，按移位途径的相反方向回旋复位(图 8-3)。

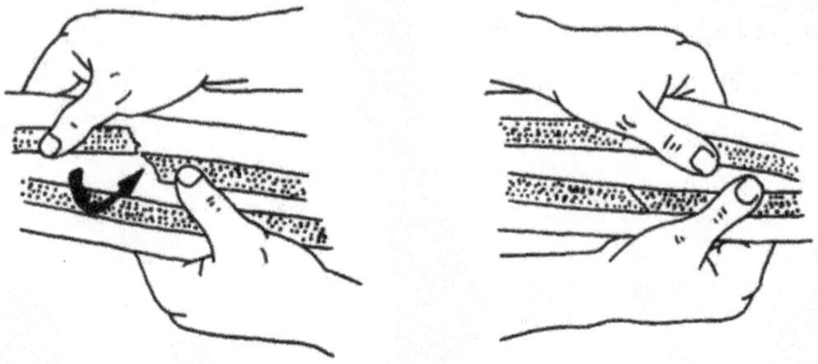

A　B

图 8-3　回旋手法

(5)分骨：主要用于尺、桡骨、掌、跖骨骨折，骨折端因成角移位及侧方移位而相互靠拢时。方法是术者用两手拇指及示、中、环指，分别挤捏骨折处背侧及掌侧骨间隙，使靠拢的骨折端分开(图 8-4)。

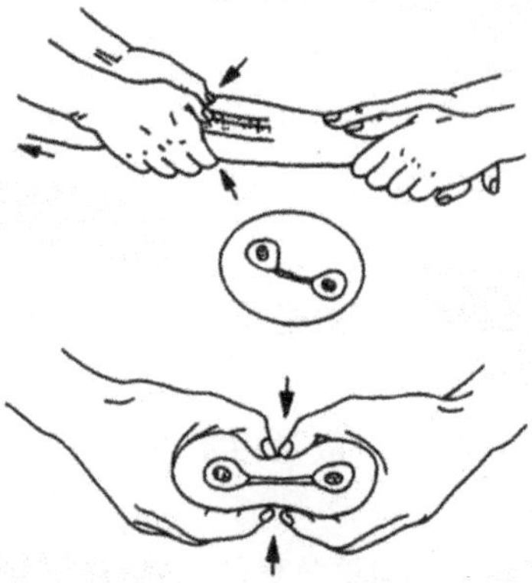

图 8-4　分骨手法

(6)屈伸:用于骨折脱位的整复。方法是术者一手固定关节的近端,另一手握住远端沿关节的冠轴摆动肢体以复位(图 8-5)。

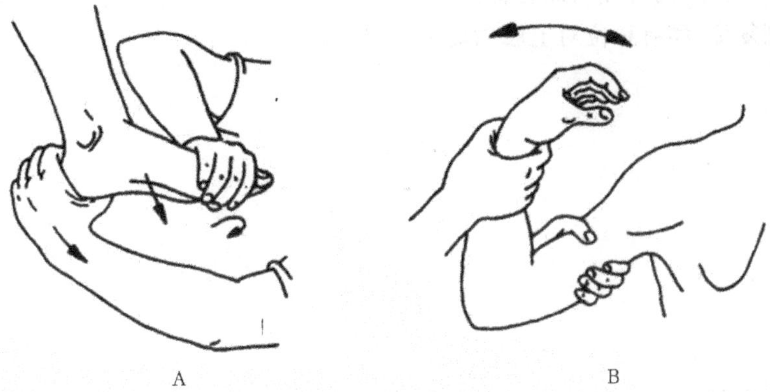

图 8-5 屈伸手法

(7)端提捺正:主要用于重叠成角及旋转移位矫正后还有侧方移位者。方法是在持续手力牵引下,术者两手拇指压住突出的远端,其余四指捏住近侧骨折端,向上用力使"陷者复起,突者复平"。或术者借助掌、指分别按压远端和近端,横向用力夹挤以矫正之(图 8-6、图 8-7)。

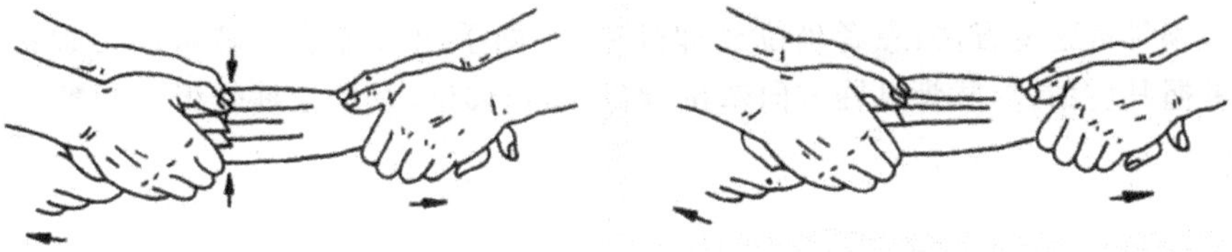

图 8-6 端提手法

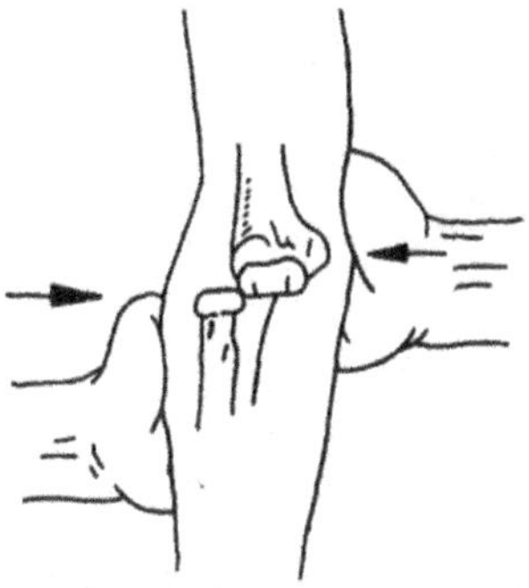

图 8-7 捺正手法

(8)纵压:主要用于检查横形骨折的复位效果。方法是术者两手固定骨折部,让助手在维持牵引下稍稍向左、右、上、下摇摆远端,术者双手可感觉到骨折的对位情况,然后沿纵轴挤压,若骨折处不发生缩短移位则说明骨折对位良好(图 8-8)。

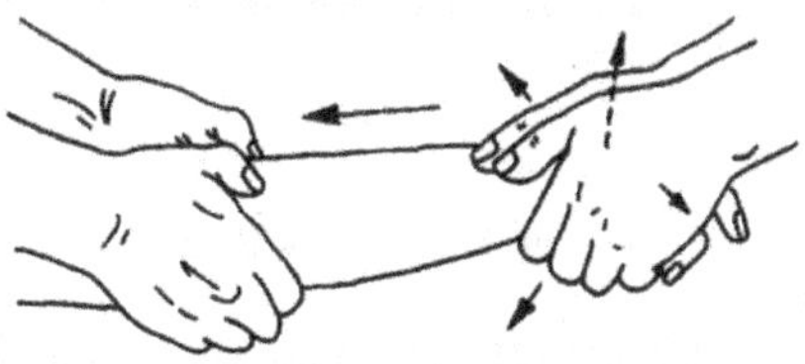

图 8-8 纵压手法

2.常见骨折复位手法

(1)锁骨骨折整复方法:患者坐位,挺胸抬头,双手叉腰,术者将膝部顶住患者背部正中,双手握其两肩外侧向背部徐徐牵引,使之挺胸伸肩,此时骨折移位即可改善,如仍有侧方移位,可用捺正手法矫正。但此类骨折不必强求解剖复位,稍有移位对上肢功能也妨碍不大(图 8-9)。

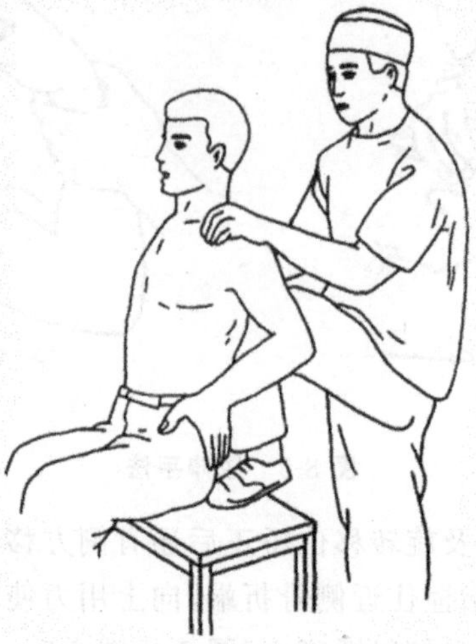

图 8-9 锁骨骨折整复法

(2)肱骨外科颈骨折整复方法:患者坐位或仰卧位,一助手用布带绕过腋窝向上提拉,屈肘 90°,前臂中立位,另一助手握其肘部,沿肱骨纵轴方向牵拉,纠正缩短移位,然后根据骨折不同类型再采用不同的复位方法(图8-10)。

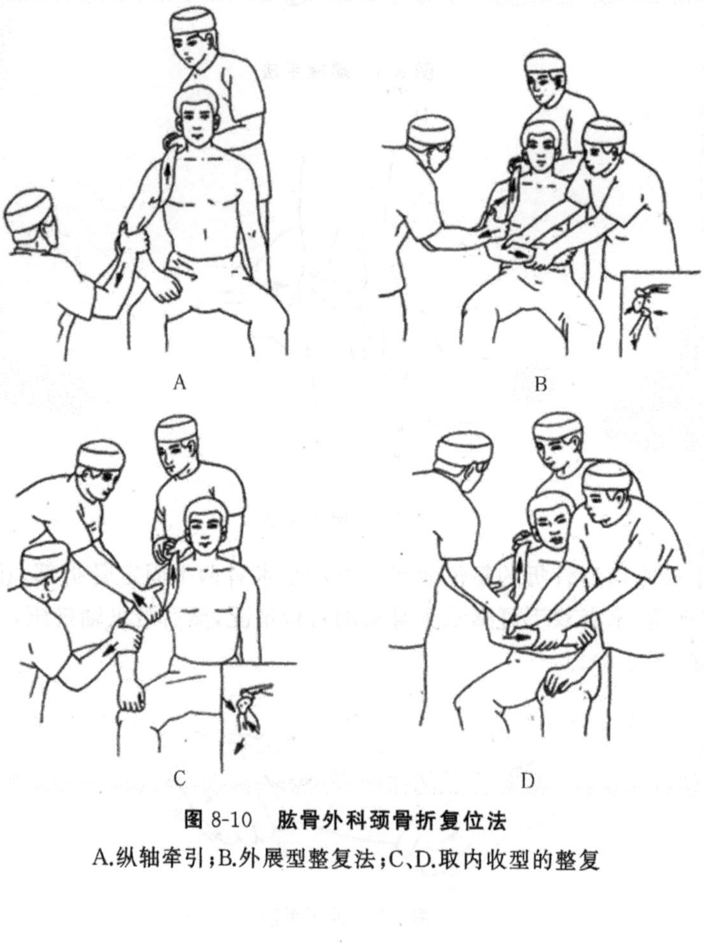

图 8-10 肱骨外科颈骨折复位法

A.纵轴牵引;B.外展型整复法;C、D.取内收型的整复

1)外展型骨折:术者双手握骨折部,两拇指按于骨折近端的外侧,其他各指环抱骨折远端的内侧向外捺正,助手同时在牵拉下内收其上臂即可复位。

2)内收型骨折:术者两拇指压住骨折部向内推、其他四指使远端外展,助手在牵引下将上臂外展即可复位。如成角畸形过大,还可继续将上臂上举过头顶,此时术者立于患者前外侧,用两拇指推挤远端,其他四指挤按成角突出处,如有骨擦感,断端相互抵触,则表示成角畸形矫正。

(3)肱骨干骨折整复方法:患者坐位或平卧位。一助手用布带通过腋窝向上,另一助手握持前臂在中立位向下、沿上臂纵轴对抗牵引,一般牵引力不宜过大,否则易引起断端分离移位。待重叠移位完全矫正后,根据骨折不同部位的移位情况进行整复(图 8-11)。

1)上 1/3 骨折:在维持牵引下,术者两拇指抵住骨折远端外侧,其余四指环抱近端内侧,将近端托起向外,使断端微向外成角,继而拇指由外推远端向内,即可复位。

2)中 1/3 骨折:在维持牵引下,术者以两手拇指抵住骨折近端外侧推向内,其余四指环抱远端内侧拉向外,纠正移位后,术者捏住骨折部,助手徐徐放松牵引,使断端互相接触,微微摇摆骨折远端或从前后内外以两手掌相对挤压骨折处,可感到断端摩擦音逐渐减小,直至消失,骨折处平直,表示已基本复位。

3)下 1/3 骨折:多为螺旋或斜形骨折,仅需轻微力量牵引,矫正成角畸形,将两斜面挤紧捺正。

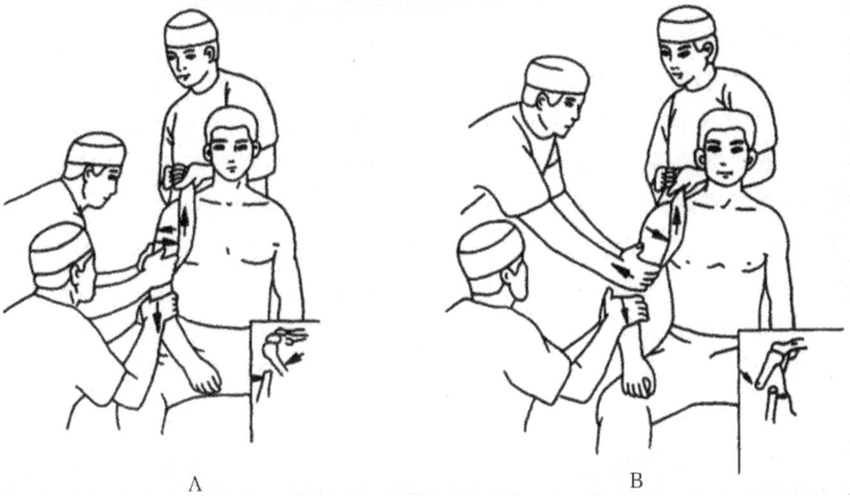

A B

图 8-11 肱骨干骨折复位法

A.上 1/3 骨折复位法;B.中 1/3 骨折复位法

(4)肱骨髁上骨折整复方法(图 8-12):①患者仰卧,两助手分别握住其上臂和前臂,做顺势拔伸牵引,术者两手分别握住近段相对挤压,纠正重叠移位。若远段旋前(或旋后),应首先纠正旋转移位,使前臂旋后(或旋前)。纠正上述移位后,若整复伸直型骨折,则以两拇指从肘后推远端向前,两手其余四指重叠环抱骨折近端向后拉,同时用捺正手法矫正侧方移位,并令助手在牵引下徐徐屈曲肘关节,常可感到骨折复位时的骨擦感;整复屈曲型骨折时,手法与上述相反,应在牵引后将远端向背侧按压,并徐徐伸直肘关节。②患者仰卧,助手握患肢上臂,术者两手握腕部,先顺势拔伸,再在伸肘位充分牵引,以纠正重叠及旋转移位。整复伸直型尺偏型骨折时,术者以一手拇指按在内上髁处,把远端推向桡侧,其余四指将近端拉向尺侧,同时用手掌下压,另一手握患肢腕部,在持续牵引下徐徐屈肘。这样,桡偏或尺偏和向后移位可以同时矫正。尺偏型骨折容易后遗肘内翻畸形,是由于整复不良或尺侧骨皮质遭受挤压,而产生塌陷嵌插所致。因此,在整复肱骨髁上骨折时,应特别注意矫正尺偏畸形,以防止发生肘内翻。

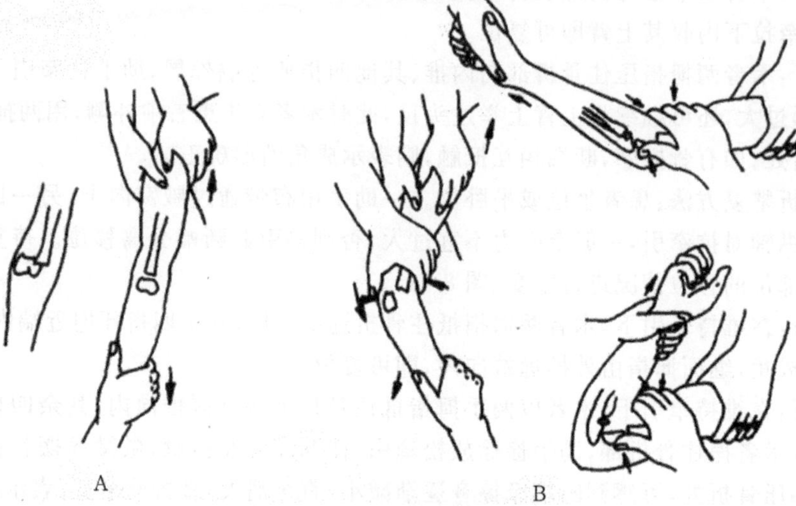

图 8-12 肱骨髁上骨折复位法

A.先矫正侧移位;B.再矫正前后移位

(5)桡、尺骨干双骨折整复方法:患者平卧,肩外展 90°,肘屈曲 90°,中、下 1/3 骨折取前臂中立位,上 1/3 骨折取前臂旋后位,由两助手拔伸牵引,矫正重叠、旋转及成角畸形。桡尺骨干双骨折均为不稳定时,如骨折在上 1/3,则先整复尺骨;如骨折在下 1/3,则先整复桡骨;骨折在中段时,应根据两骨干骨折的相对稳定性来决定。若前臂肌肉比较发达,加之骨折后出现血肿,虽经牵引后重叠未完全纠正者,可行折顶手法加以复位。若斜行骨折或锯齿形骨折有背向侧方移位者,应用回旋手法进行复位。若桡尺骨骨折断端互相靠拢时,可用挤捏分骨手法,术者用两手拇指和示、中、环三指分置骨折部的掌、背侧,用力将尺、桡骨间隙分到最大限度,使骨间隙恢复其紧张度,向中间靠拢的桡、尺骨断端向桡、尺侧各自分离。

(6)桡骨下端骨折整复方法(图 8-13):患者坐位,老年人则平卧为佳,肘部屈曲 90°,前臂中立位。整复骨折线未进入关节、骨折段完整的伸直型骨折时,一助手把住上臂,术者两拇指并列置于骨折远端背侧,其他四指置于其腕部,扣紧大小鱼际肌,先顺势拔伸 2～3 分钟,待重叠移位完全纠正后,将远端旋前并利用牵引力骤然猛抖,同时迅速尺偏掌屈,使之复位;若仍未完全整复,则由两助手维持牵引,术者用两拇指迫使骨折远端尺偏掌屈,即可达到解剖对位;整复骨折线进入关节或骨折块粉碎的伸直型骨折时,则在助手和术者拔伸牵引纠正重叠移位后,术者双手拇指在背侧按压骨折远端,双手余指置于近端的掌侧端提近端向背侧,以矫正掌背侧移位,同时使腕掌屈、尺偏,以纠正侧方移位。整复屈曲型骨折时,由两助手拔伸牵引,术者可用两手拇指由掌侧将远段骨折片向背侧推挤,同时用示、中、环三指将近段由背侧向掌侧压挤,然后术者捏住骨折部,牵引手指的助手徐徐将腕关节背伸,使屈肌腱紧张,防止复位的骨折片移位。

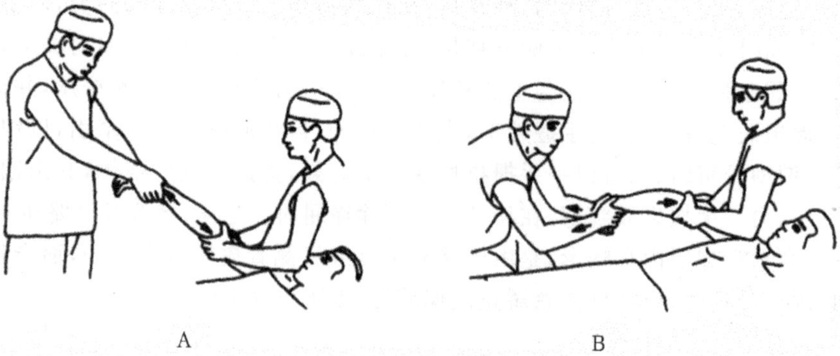

图 8-13 桡骨下端伸直型骨折复位法

A.拔伸;B.尺偏掌屈

(7)股骨干骨折整复方法:患者取仰卧位,一助手固定骨盆,另一助手用双手握小腿上段,顺势拔伸,并徐徐将患肢屈髋 90°,屈膝 90°,沿股骨纵轴方向用力牵引,矫正重叠移位后,再按骨折不同部位分别采用下列手法。

①上 1/3 骨折:将患肢外展,并略加外旋,然后由一助手握近端向后挤按,术者握住远端由后向前端提。②中 1/3 骨折:将患肢外展,同时以手自断端的外侧向内挤压,然后以双手在断端前、后外夹挤。③下 1/3 骨折:在维持牵引下,膝关节徐徐屈曲,并以紧挤在腘窝内的两手做支点将骨折远端向近端推按(图 8-14)。

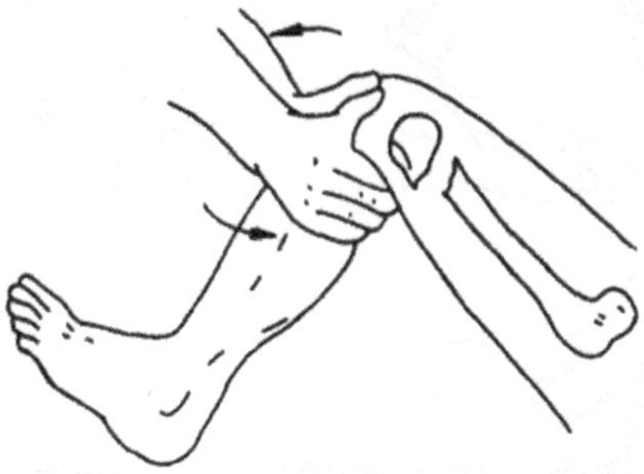

图 8-14　**股骨干下** 1/3 **骨折复位法**

若股骨干骨折重叠移位较多,手法牵引未能完全矫正时,可用反折手法矫正。若斜行、螺旋骨折背向移位,可用回旋手法矫正,往往断端的软组织嵌顿亦随之解脱。若有侧方移位,可用两手掌指合抱或两前臂相对挤压,施行端提捺正。

(8)髌骨骨折整复方法:①无移位的髌骨骨折:其关节面仍保持光滑完整,筋膜扩张部及关节囊亦无损伤者,在患肢后侧(由臀皱纹至足跟部)用单夹板固定膝关节于伸直位。②有轻度分离移位的骨折:可在局麻下,先将膝关节内的积血吸干净,患肢置于伸直位,术者用两手拇、示、中指捏住断端对挤,使之相互接近,然后用一手的拇、示指按住上下两断端,以另一手,触摸髌骨,以确定是否完整,如完整者可用抱膝环固定或弹性抱膝兜固定,后侧长夹板将膝关节固定在伸直位四周,外敷活血祛瘀、消肿止痛药物。

(9)胫腓骨干骨折整复方法:患者平卧,膝关节屈曲 20°～30°,一助手用肘关节套住患者腘窝部,另一助手握住足部、沿胫骨长轴作拔伸牵引 3～5 分钟,矫正重叠及成角畸形。若近端向前内移位,则术者两手环抱小腿远端并向前端提,一助手将近端向后按压,使之对位。如仍有左右侧方移位,可同时用捺正手法推近端向外,推远端向内,一般即可复位。螺旋、斜形骨折时,远端易向外侧移位,术者可用拇指置于胫腓骨间隙,将远端向内侧推挤;其余四指置于近段的内侧,向外用力提拉,并嘱助手将远端稍稍内旋,可使完全对位。然后,在维持牵引下,术者两手握住骨折处,嘱助手徐徐摇摆骨折远段,使骨折端紧密相插。最后以拇指和示指沿胫骨前嵴及内侧面来回触摸骨折部,检查对线、对位情况(图 8-15)。

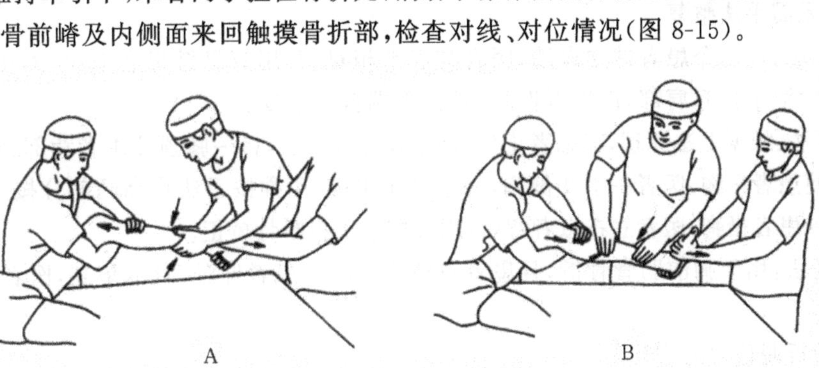

图 8-15　**胫腓骨干骨折整复方法**

A.拔伸下端提按压;B.捺正手法矫正左右侧方移位

(10)踝部骨折整复方法:患者平卧屈膝,助手抱住其大腿,术者握其足跟和足背作顺势拔伸,外翻损伤使踝部内翻,内翻损伤使踝部外翻。如有下胫腓关节分离,可在内外踝部加以挤压;如后踝骨折合并距骨后脱位,可用一手握胫骨下段向后推,另一手握前足向前提,并徐徐将踝关节背伸。利用紧张的关节囊将后踝拉下,或利用长袜套套住整个下肢,下端超过足尖 20 cm,用绳结扎,作悬吊滑动牵引,利用肢体重量,使后踝逐渐复位。若手法整复失败或系开放性骨折脱位,可考虑切开复位内固定,陈旧性骨折脱位则可考虑切开复位植骨术或关节融合术(图 8-16)。

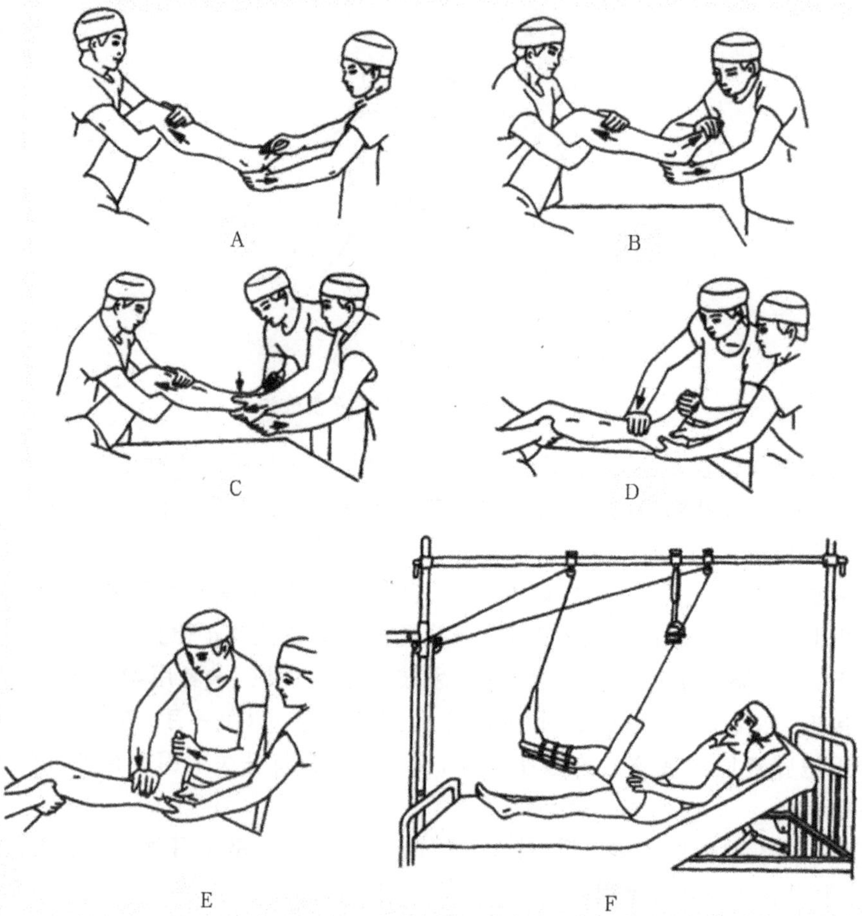

图 8-16　踝部内外翻骨折合并距骨脱位复位方法

A.拔伸;B.翻转;C.挤压;D.推提;E.背伸;F.袜套悬吊牵引

(11)肋骨骨折整复方法:单纯肋骨骨折,因其有肋间肌的保护和其余肋骨的支持,所以多无明显移位,且较稳定,一般无需手法整复。

1)立位整复法:此法令患者站立靠墙,医者与患者相对,并用双足踏患者双足,双手通过患者腋下,相叉抱于背后,然后双手扛起肩部,使患者挺胸,骨折断端自然整复。

2)坐位整复法:根据上法原理,嘱患者正坐,助手在患者背后,将一膝顶住患者背部,双手握其肩,缓缓用力向后方拉开,使患者挺胸,医者一手扶健侧,一手按定患侧,用推按手法将高凸部分按平。若后肋骨骨折,助手扶住胸前,令患者挺胸,医者立在患者背后,用推按手法将断骨矫正。

3)卧位整复法:用于胸前肋骨骨折,且患者身体衰弱时。患者仰卧,背部垫高,医者仍按坐位时的手法进行整复。

(12)脊柱骨折脱位整复方法。

1)屈曲型脊椎骨折:屈曲型脊椎压缩骨折时,椎体前部坚强有力的前纵韧带往往保持完整,但发生皱缩。通过手法整复,加大脊柱背伸,前纵韧带由皱缩变为紧张,附着于韧带的椎体前部及椎间盘有可能膨胀,恢复其压缩前的外形。

双踝悬吊法:此法复位前可给止痛剂(哌替啶 100 mg 肌内注射)或局部麻醉(1%普鲁卡因 40～60 mL注入椎板附近)。患者俯卧,两踝部衬上棉垫后用绳缚扎,将两足徐徐吊起,使身体与床面约成 45°角。术者用手掌在患处适当按压,矫正后凸畸形。复位后患者仰卧硬板床,骨折部垫软枕(图 8-17)。

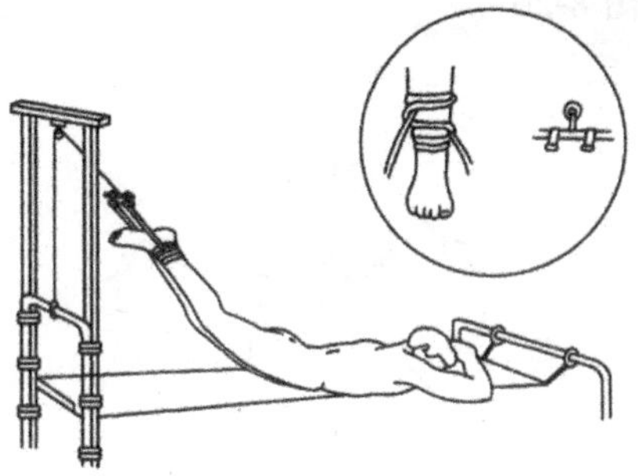

图 8-17 双踝悬吊法

攀索叠砖法:此法是一种过伸位脊椎骨折复位法。先令患者双手攀绳,以砖 6 块,分左右各叠置 3 块,双足踏于砖上,然后抽去足下垫砖,让身体悬空(足尖触地),脊柱呈过伸位,医者在患者腰后,将后凸畸形矫正。适用于体格健壮屈曲型单纯性胸腰椎压缩骨折患者。

垫枕法:此法患者仰卧硬板床,骨折部置软枕,垫枕可逐渐加压,使脊柱过伸。此法配合练功疗法效果更好,适用于屈曲型单纯性胸腰椎压缩骨折以及过伸复位后维持整复效果(图 8-18)。

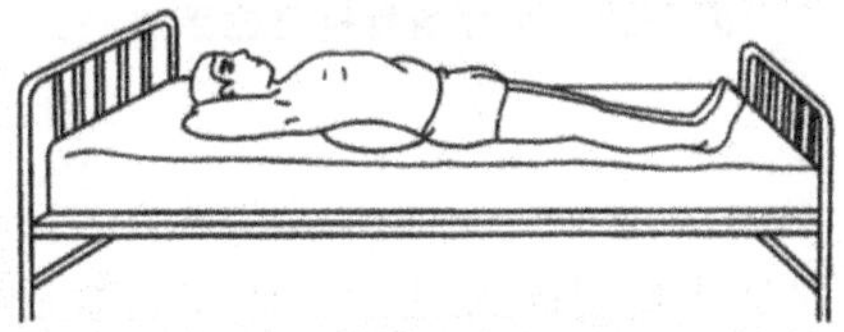

图 8-18 垫枕法

攀门拽伸法:此法令胸腰椎骨折患者俯卧在硬木板上,患者双手攀住木板上缘,用 3 个人在下腰部与双下肢拔伸牵引,医者用手按压骨折部进行复位。这是一种非过伸位脊柱骨折复位法,适用于不稳定性的屈曲型胸腰椎压缩或粉碎骨折以及年老体弱的患者。

持续牵引法:这是我国古代整复颈椎骨折的拔伸牵引法。近代对于轻度移位、无关节交锁的颈椎骨折,一般采用枕颌布托牵引(图 8-19)。将枕颌布托套住枕部与下颌部,通过滑车进行牵引,头颈略后伸,牵引重量2～3 kg,持续牵引 4～6 周。若颈椎骨折伴有关节交锁者,需用颅骨牵引。牵引重量应逐步增加,并及时摄片了解复位情况,一般采用 5～10 kg 即可将交锁整复,牵引方向先略加前屈,复位后,牵引方向改为后伸,后换带颈托或石膏围领保护。

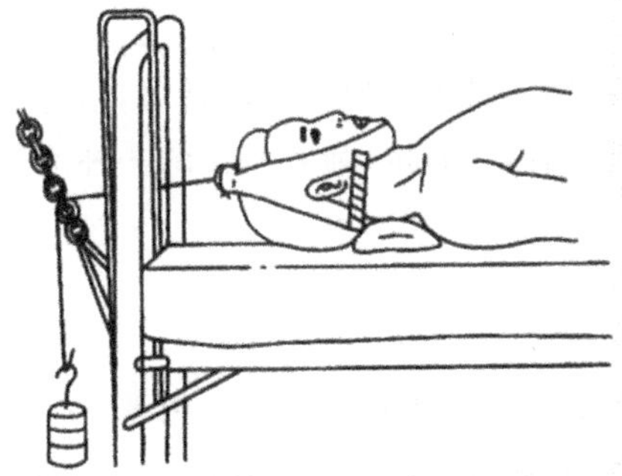

图 8-19 枕颌布托牵引法

2)伸直型脊椎骨折:伸直型脊椎骨折极少见。颈椎部损伤时,可采用颈椎中立位枕颌布托牵引,必要时可使颈椎稍向前屈曲。无脊髓损伤者，持续牵引4～6周后，换带颈托或石膏围领保护。腰椎部损伤时，应避免脊柱后伸，根据需要将脊柱安置于伸直或略屈曲的位置。

(13)股骨颈骨折屈髋屈膝整复方法：患者仰卧，助手固定骨盆，术者握其腘窝，并使膝、髋均屈曲90°向上牵引，纠正缩短畸形，然后伸髋内旋外展以纠正成角畸形，并使折面紧密接触。复位后可做手掌试验，如患肢外旋畸形消失，表示已复位(图8-20)。

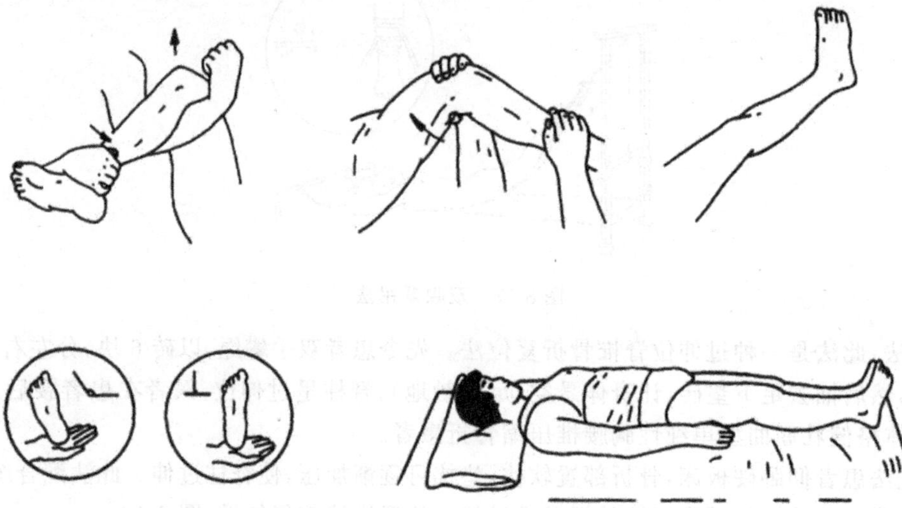

图8-20 股骨颈骨折复位手法

六、注意事项

(1)复位前应充分了解病情(特别是认真阅读X线片)，研究确立最佳整复方法，预计和考虑整复过程及整复后可能遇到的困难、问题和相应处理措施。

(2)手法要及时、稳妥、准确、轻巧，避免因反复整复而加重损伤。

(3)复位后监视：①观察体形，触摸肢体轮廓，与健侧对比，初步确认复位满意度。②X线摄片复查，鉴定复位标准。③血液循环检查。④感觉活动等神经检查。

(侯宪堂)

第二节 脱位复位手法

一、原理及目的

脱位复位手法是指用指、掌、腕、臂或身体其他部位的劲力，结合器械，随症运用各种手法技巧，作用于患者患部及穴位，以达治病疗伤、整复骨折、脱位、强壮身体的一种治疗方法。

二、适应证

(1)新鲜外伤性脱位。

(2)全身情况较好，无昏迷或其他脏器损伤和危重休克患者。

(3)经X线确诊为关节脱位者。

三、禁忌证

(1)开放性关节脱位,创口未经清创手术者。

(2)复合性创伤,患者有进行性出血,生命体征有危象的危重患者。

(3)精神病患者,不能与医师合作时。

(4)诊断未明确,未摄 X 线片检查确诊者。

(5)陈旧性脱位超过 3 个月,关节严重粘连,或已明显有骨化性肌炎的患者。

四、物品准备

(1)复位治疗床,备宽布带。

(2)麻醉药物,如普鲁卡因等。

(3)外敷药物和固定器材,如夹板、绷带等。

五、操作方法

1.一般方法

(1)拔伸牵引,欲合先离,术者与助手顺势对抗牵引,力度适中恰当。

(2)让脱出之远端从原路返回,在足够的牵引后,用端提等手法,徐徐屈曲关节使其入臼。

(3)利用杠杆原理,以脱位肢体的远端为力点,脱位关节囊为支点,通过旋转、内收、外展或伸屈等活动,利用杠杆作用使其入臼。

(4)入臼后认真检查关节的外形,关节活动功能是否完好,并借助关节的特殊检查体征,确认已入臼,如肩关节之搭肩试验(Duga's 征)。

2.常见关节脱位复位法

(1)颞颌关节脱位口腔内复位法:患者低坐,术者面向患者,用双手拇指伸入患者的口腔内,按于两侧下臼齿上,其余四指在外面托住下颌,两拇指先往下按,待下颌骨移动时再往里推之,余指同时协调地将下颌骨向上端送,听到滑入关节的响声,说明脱位已复位,此时拇指速向两旁滑开,随即从其口腔内退出(图 8-21)。

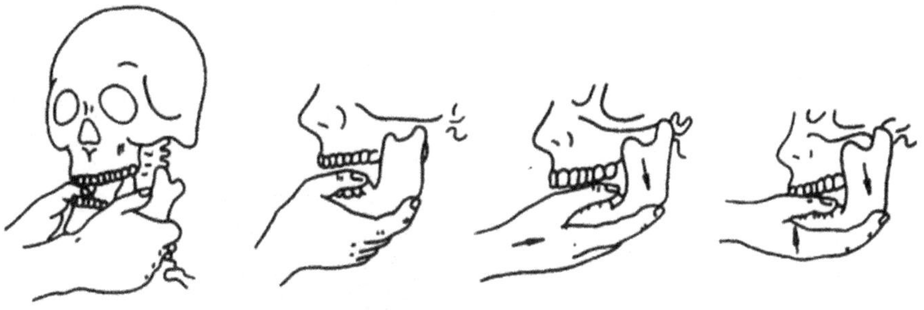

图 8-21　颞颌关节脱位口腔内复位法

(2)肩关节脱位拔伸足蹬复位法:患者仰卧,用拳大的软布垫于患侧腋下,以保护软组织,术者立于患侧,用两手握住患肢腕部,并用足(右侧脱位用右足,左侧脱位用左足)抵于腋窝内,在肩外旋、稍外展位置沿伤肢纵轴方向缓慢而有力地牵引,继而徐徐内收、内旋,利用足跟为支点的杠杆作用,将肱骨头挤入关节盂内,当有回纳感觉时,复位即告完成。在足蹬时,不可使用暴力,以免引起腋窝血管神经损伤。若用此法肱骨头尚未复位,可能系肱二头肌长头腱阻碍,可将患肢内、外旋转,使肱骨头绕过肱二头肌长头腱,然后再按上法进行复位(图 8-22)。

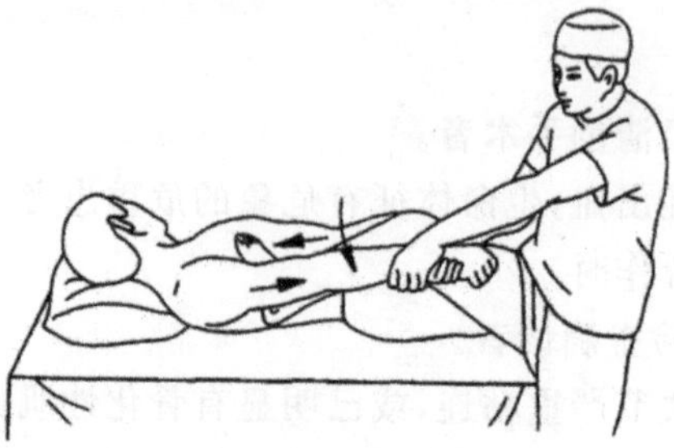

图 8-22　肩关节脱位拔伸足蹬复位法

(3)肩关节脱位拔伸托入复位法：患者坐位，术者站于患肩外侧，以两手拇指压其肩峰，其余四指插入腋窝(左侧脱位，术者右手握拳穿过腋下部，用手腕提托肱骨头；右侧脱位，术者用左手腕提托)。第一助手站于患者健侧肩后，两手斜形环抱固定患者，第二助手一手握患侧肘部，一手握腕上部，外展外旋患肢，由轻而重地向前外下方作拔伸牵引。与此同时，术者插入腋窝的手将肱骨头向外上方钩托，第二助手逐渐将患肢向内收、内旋位继续拔伸，直至肱骨头有回纳感觉，复位即告完成(图 8-23)。

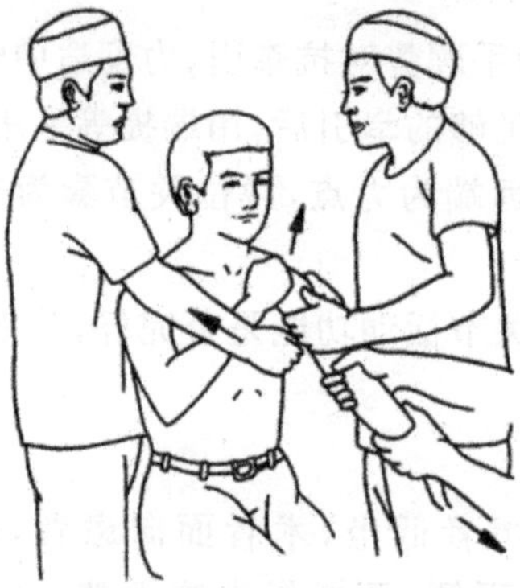

图 8-23　肩关节脱位拔伸托入复位法

(4)肘关节脱位拔伸屈肘复位法：患者取坐位，助手立于患者背后，以双手握其上臂，术者站在患侧前面，以双手握住腕部，置前臂于旋后位，与助手相对拔伸，然后术者以一手握腕部继续保持牵引，另一手的拇指抵住肱骨下端向后推按，其余四指抵住鹰嘴向前端提，并慢慢将肘关节屈曲；若闻入臼声，说明脱位已整复。或平卧位，患肢上臂靠床边，术者一手按其下段，另一手握住患肢前臂顺势拔伸，有入臼声后，屈曲肘关节(图 8-24)。

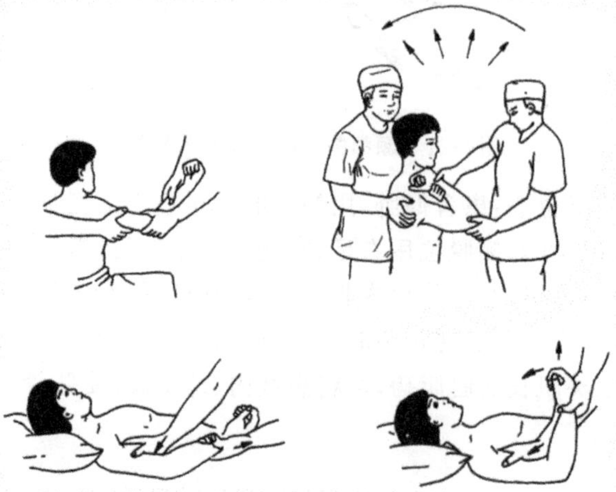

图 8-24　肘关节脱位拔伸屈肘复位法

(5)小儿桡骨小头半脱位复位法：不需麻醉，家长抱患儿正坐，术者与患儿相对。以右侧为例，术者左手拇指放在桡骨头外侧处，右手握其腕上部，并慢慢地将前臂旋后，一般半脱位在旋后过程中常可复位。若不能复位，则右手稍加牵引至肘关节伸直旋后位，左手拇指加压于桡骨头处，然后屈曲肘关节，常可听到或感到轻微的入臼声。或可屈肘 90°向旋后方向来回旋转前臂，也可复位(图 8-25)。

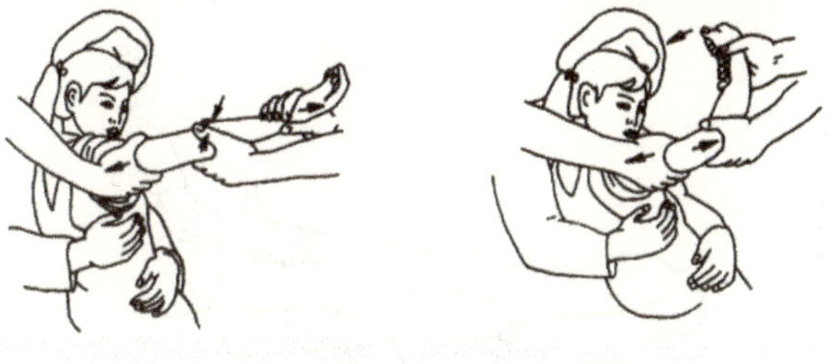

图 8-25　小儿桡骨小头半脱位复位法

(6)月骨脱位拇指整复法：患者在麻醉下(如臂丛麻、局麻)，取坐位，肘关节屈曲，两助手分别握住肘部和手指对抗牵引，在拔伸牵引下前臂旋后(即仰掌)，腕关节背伸(四指向上一拗)，使桡骨与头状骨之间的关节间隙加宽，术者两手握住患者腕部，两手拇指用力推压月骨凹面的远端(捺在骨陷之所)，迫使月骨进入桡骨和头状骨间隙，然后逐渐使腕掌屈(掌往下捺，微带拽势)，当月骨有滑动感，中指可以伸直时，多数表明已复位(图 8-26)。

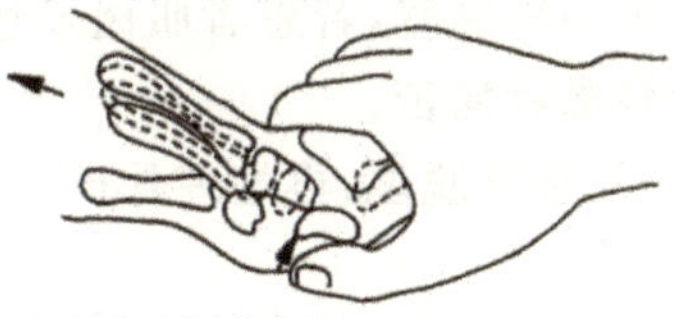

图 8-26　月骨脱位复位法

(7)髋关节脱位回旋复位法：患者仰卧，助手以双手按压双侧髂嵴固定骨盆，术者立于患侧，一手握住患肢踝部，另一手以肘窝提托其腘窝部，在向上提拉的基础上，将大腿内收、内旋，髋关节极度屈曲，使膝部贴近腹壁，然后将患肢外展、外旋、伸直。在此过程中，其髋有响声者，复位即告成功(图 8-27)。因此法的屈曲、外展、外旋、伸直是一连续动作，形状恰似一个反问号“?”，亦称划问号复位法。

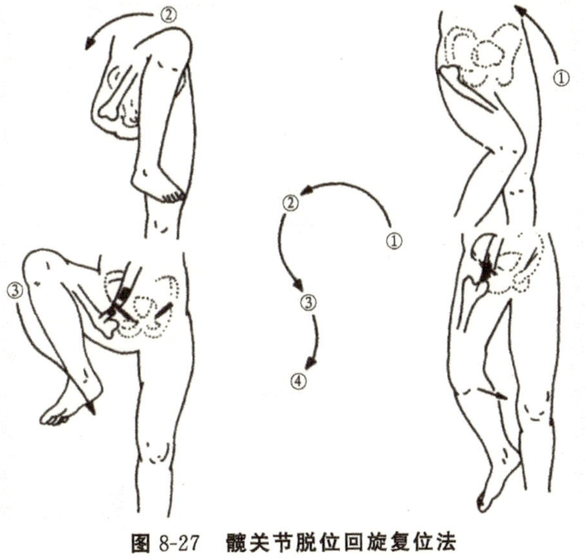

图 8-27　髋关节脱位回旋复位法

回旋法应用杠杆原理整复脱位，当屈髋牵引、内收内旋髋关节时，使股骨头与髋臼上缘分离，然后继续屈髋屈膝，使股骨头向前下方滑移，再外展外旋髋关节，利用髂股韧带为支点，依靠杠杆作用使股骨头移至髋臼下缘，最后伸直大腿，使股骨头向上滑入髋臼。由于回旋法的杠杆作用力较大，施行手法时动作要轻柔，不要使用暴力，以免导致骨折或加重软组织的损伤。

(8)髋关节脱位拔伸足蹬复位法：患者仰卧，术者两手握患肢踝部，用一足外缘蹬于坐骨结节及腹股沟内侧(左髋脱位用左足，右髋脱位用右足)，手拉足蹬，身体后仰，协同用力，两手可略将患肢旋转，即可复位(图 8-28)。

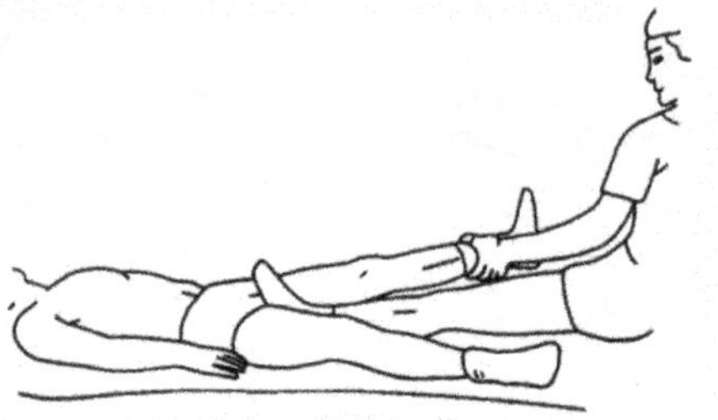

图 8-28 髋关节脱位拔伸足蹬法

六、注意事项

(1)在整复时牵引未充分，关节重叠未牵开，切勿过急屈曲关节，易造成人为的骨折损伤，尤其老年骨质疏松患者。

(2)利用杠杆原理复位法，切忌用力粗暴，以免引起骨折和加重损伤。

(3)一般新鲜脱位，整复操作适当，可不须麻醉，若患者肌肉发达，或复杂性脱位，或患者疼痛难受，可用针麻、臂丛麻醉、硬膜外麻醉等，以减轻患者痛苦。

(4)脱位合并近关节骨折者，原则上先整复脱位，再处理骨折。

(任 一)

第九章
物理疗法

物理疗法是利用各种物理因子（如电、磁、声、光、冷与热等）作用于机体，引起机体内一系列生物学效应，从而达到调节、增强或恢复各种生理功能，影响病理过程，以达到康复目的的一种疗法。

一、物理疗法的治疗作用

物理疗法在疾病的治疗和康复中具有十分重要的作用。它具有因物理因子直接引起局部组织的生物物理和生物化学变化的直接作用以及因物理因子作用人体后而引起体液改变，或通过神经反射，或通过经络穴位而发挥的间接作用。物理疗法对骨伤科疾病治疗的主要作用有以下几个方面。

（一）消炎作用

对肌肉、关节、皮肤、筋膜、韧带、神经、器官和内脏的急慢性炎症，物理疗法可以改善局部的血液循环，降低局部小血管的渗透性，提高白细胞和巨噬细胞能力，从而促进局部病变组织从被动充血及淤血状态中逆转过来，变成血流通畅的主动充血，以消除组织水肿，促进血肿吸收，改善组织缺氧和营养状态，消除炎症反应。

（二）镇痛作用

炎症刺激、缺血、代谢产物、致痛介质及精神因素等都可产生疼痛。不论是神经痛、肌肉痉挛性疼痛、肢体缺血性疼痛、炎症性疼痛等，根据疼痛的部位和性质，选用合适的物理疗法，可以提高痛阈，消除各种致痛原因，从而起到镇痛的作用。

（三）减少瘢痕和粘连的形成

瘢痕组织是一种循环不良、结构不正常、神经分布错乱的修复性组织；粘连是因炎症渗出后组织纤维化而形成的病理性结缔组织。物理疗法可减少胶原纤维的形成和玻璃样变性过程，也可减轻瘢痕组织水肿，改善局部组织血供和营养，从而减少瘢痕和粘连的形成。同时，也可缓解或消除瘢痕瘙痒、瘢痕疼痛等症状。

（四）避免或减轻并发症和后遗症

因外伤、手术、瘫痪导致关节制动以及关节炎症所致的关节功能障碍和肌肉萎缩，运用物理疗法可以镇痛和改善局部的血液循环，有利于肌肉得到较充分的活动和血液的濡养，可避免关节僵硬，肌肉萎缩等后遗症。

二、物理疗法的种类

（一）电疗法

电疗法包括直流电疗法、低频脉冲电疗法、中频脉冲电疗法和高频电疗法等。

1.直流电疗法

直流电疗法系应用方向恒定不变的电流来治疗疾病的方法。直流电作用于机体时，处于直流电场中的组织内可引起正负离子的定向移动，带电胶粒的电泳和水分子的电渗，因而引起组织兴奋性，细胞膜结构与通透性、酸碱度和组织含水量的变化。直流电疗法具有镇静、止痛、消炎、促进神经再生和骨折愈合、调整神经系统和内脏功能，提高肌张力等作用。适用于周围神经损伤、脊髓损伤、瘢痕增生及粘连等。心力衰竭、有出血倾向及对直流电过敏者、局部有广泛或严重皮损伤者禁用。利用直流电将药物离子导入人体以治疗疾病的方法，称直流电离子导入疗法。用这一疗法将中药导入损伤局部，是骨伤科常用的电疗方法之一。

2.低频电疗法

应用频率每秒低于100 Hz的各种波形的脉冲电流治疗疾病的方法，称为低频脉冲电疗法。低频电疗法疗效确切，应用广泛，具有促进神经系统功能恢复，调整内脏器官的功能，镇痛，引起骨骼肌节律性收缩，防止废用性肌萎缩，训练肌肉做新的动作，改善局部血液循环的作用。临床应用的低频电疗法包括有电刺激疗法，感应电疗法，间动电疗法等。禁忌证同直流电疗法。

(1)电刺激疗法：是以各种不同形式的电流作用于神经或肌肉，使肌肉产生收缩的治疗方法，又称电体操疗法。适用于周围神经损伤。废用性肌萎缩等。

(2)感应电疗法：是应用感应电流来治疗疾病的方法。适用于废用性肌萎缩、扭挫伤及下运动神经元部分损伤后的弛缓性麻痹等。

(3)间动电疗法：间动电是在直流电的基础上叠加经过半波或全波整流后的50 Hz正常电流而成。可以起到止痛，促进周围血液循环，调节神经肌肉组织的紧张度等作用，适用于扭挫伤、废用性关节强直、肌萎缩、腰肌劳损、肩周炎等。

3.中频电疗法

应用频率为1 000～100 000 Hz的正弦电流治疗疾病的方法称为中频电疗法。中频电疗的主要治疗作用为镇痛、促进局部血液循环与淋巴回流、锻炼骨骼肌与提高平滑肌紧张度、松解粘连与促进瘢痕组织的吸收。目前临床应用的中频电疗法包括等幅中频正弦电疗法、调制中频电疗法和干扰电疗法等3种。

(1)等幅中频正弦电疗法：是应用1 000～5 000 Hz(常用2 000 Hz)的等幅中频正弦电流治疗疾病的一种电疗法。具有明显的镇痛、止痒、消炎消肿作用，还有软化瘢痕和松解粘连、促进毛发生长等作用。适用于瘢痕增生、瘢痕粘连、肌腱粘连、关节僵硬等。禁忌证同直流电疗法。

(2)调制中频电疗法：是使用一种低频调制的中频电流。其频率为2 000～5 000 Hz，调制频率10～50 Hz，调制深度0～100%，通常有连调、交调、间调、变调4种波型，本疗法克服了机体对电流的适应性。具有止痛和调节神经功能、拮抗肌肉痉挛、促进血液循环和炎症吸收、促进淋巴回流的作用，有利于药物离子的充分导入。临床应用主要同干扰电疗法，但更适用神经肌肉电刺激和药物离子导入。禁忌证同直流电疗法。

(3)干扰电疗法：干扰电流又称交叉电流，干扰电疗法就是利用这种电流来治疗疾病的一种电疗法。具有止痛，促进局部血液循环，兴奋骨骼肌及平滑肌等的治疗作用。适用于扭挫伤、神经痛及创伤后期的积液或淤血吸收不良等。禁忌证同直流电疗法。

4.高频电疗法

医学上应用频率100 kHz以上的高频电磁振荡电流治疗疾病的方法，称为高频电疗法。高频电疗法包括长波电疗法、中波电疗法、短波电疗法、超短波电疗法、微波电疗法等。近几十年来，长波、中波疗法的应用逐渐减少，短波、超短波、微波疗法得到广泛的研究和应用。其生理和治疗作用主要基于热效应和非热效应。热效应具有消炎作用、止痛作用；非热效应可使神经纤维再生加速，白细胞吞噬作用加强，急性炎症的发展受到控制并逐渐吸收消散。

(1)短波电疗法：用波长在10～100 m范围内的高频电磁波对人体进行治疗的一种方法。短波电疗主要以电感场法进行治疗。短波电疗法具有高频电疗法共有的生物学效应和治疗作用。短波电疗法的温热效应比较明显,改善组织血液循环、镇痛、缓解肌肉痉挛等作用比较突出。适用于扭挫伤、神经损伤、关节及软组织损伤后遗症等。内脏出血、心血管系统代偿功能不全、带心脏起搏器者禁用。

(2)超短波电疗法:超短波电疗法的治疗作用与短波电疗法基本相同,但热效应比短波更好,更均匀,具有较明显的非热效应,提高免疫力、消散炎症、镇痛、促进组织尤以结缔组织增生的作用比较突出。其适应范围和禁忌证同短波电疗法。

(3)微波电疗法:微波电疗法的作用基础主要也是热效应,其特点是作用局部均匀,其适用范围和禁忌证同短波电疗法。

(二)光疗法

凡是应用日光或人工光源治疗疾病的方法称为光疗法。现代应用人工光源的有可见光、红外线、紫外线和激光等。用于消炎、镇痛治疗的多选用红外线、紫外线。

1.红外线

利用红外线治疗疾病的方法称红外线疗法。红外线是不可见光线,红外线治疗的主要作用是温热效应,不过这种辐射热透入机体很表浅,不像高频电流所致热效应那样深。红外线治疗作用主要为改善局部血液循环,松弛肌肉痉挛和镇痛。适应于较浅表组织的慢性劳损、扭伤和炎症等。红外线还有使表层组织干燥的作用,对于渗出严重的伤口与溃疡,能使渗出物在表皮结成防护性痂膜,制止渗出。治疗时一般照射在裸露的局部,温度以患者感到舒适为佳。

2.紫外线

紫外线是一种光化学辐射线,为不可见光。根据其波长可分 A、B、C 三波段。A 波段波长为 320～400 μm,其生物作用弱,但有明显的色素沉着,能产生荧光反应,适于过敏及佝偻病。B 波段波长为 280～320 μm,能调节机体代谢,增强免疫,刺激组织再生和上皮愈合过程。C 波段波长为 180～320 μm,由于光聚合作用具有对病毒和细菌有明显的杀灭或抑制其生长繁殖的作用,因此,紫外线在临床上常应用于杀菌,抗炎、镇痛和促进伤口愈合等。

(三)超声波疗法

应用超声波治疗疾病的方法称超声波疗法。超声波是一种机械弹性振动波,振动频率超过 20 kHz,不能为人的听觉器官所接收。超声波作用于人体时,由于机械的振动作用(即微细按摩作用),引起细胞浆运动,原浆颗粒旋转,质点颤动和摩擦等变化,通过神经-体液机制、刺激组织的再生过程,加速炎症的消散与损伤组织的修复,瘢痕组织软化,小剂量与中等量的超声波还有镇痛作用。

(四)磁疗法

磁疗法是利用磁性材料或电动生磁原理所产生的磁场,作用于机体一定部位或穴位来治疗疾病的方法,称磁疗法。磁场对人体的作用机理比较复杂,其作用似乎与细胞膜生物电位、离子交换以及生物高分子的磁矩取向有关。主要治疗作用是镇痛、消肿、消炎和镇静。使用的方法也较多,临床应随症选用。

(五)温热疗法

利用各种热源为介体,将热传至机体而达到预防和治疗疾病的一种方法称温热疗法。常用的传热介质有蜡、泥类、水、砂、蒸气等。临床上常用的热疗法有:温泉热疗法、石蜡疗法、蒸气浴疗法、砂浴疗法等。它们具有温热和机械的综合作用。中药热熨法亦是一种热疗法,除具有温热作用外,还具有药物的治疗作用。

(六)冷疗法

冷疗法是应用比人体皮肤温度低的物理因子(冷水、冰等)刺激来作为治疗和康复的一种手段。冷效应可降低神经传导速度、抑制感受器的传入冲动、降低痛的感觉,冷使局部组织温度降低,组织代谢率降低，抑制局部组织反应，故冷疗可减轻疼痛、降低肌张力及减轻炎症的反应。冷疗的方法可直接使用冰块按摩、冰冻毛巾、冰水袋冷敷。患有周围血管疾患及皮肤感觉障碍者不宜做冷敷。

（七）激光疗法

激光疗法是20世纪60年代发展起来的一门新技术，治疗作用主要是通过热效应、机械效应、光化学效应和电磁效应四个方面。其适用范围可包括伤口及其感染、皮肤黏膜及溃疡、扭挫伤等。

（陈文瑶）

第十章

微创骨科技术

第一节　肩关节镜

过去，准确诊断肩部疼痛是一件令人感到困难的事情，以致长期以来专科医师们不得不以“肩周炎”、“软组织劳损”等来笼统诊断。CT、MRI尤其是后者的诞生，极大地推动了诊断的水平。而关节镜在肩关节疾病诊疗中的运用，使得诊断的水平达到了更加准确细化，并且具有直观动态的特点。现在我们终于知道原来肩痛相当大的一部分是有着具体病因的，如肩峰撞击综合征、SLAP病、Bankart损伤、关节不稳定等，仅约5%才属于肩周炎。要准确细化地诊断肩痛，必须掌握影像学理论、肩关节理学检查等，尤其要掌握关节镜的使用技术。本节简单介绍一些肩关节镜的基本知识。

一、解剖生理

肩关节具有广义与狭义两种描述。狭义上指肱盂关节；而广义上还包括了肩锁关节与肩胸“关节”（肩胛骨－胸廓间在肩关节活动时的相对活动，它类似关节却没有关节的结构）。另外，在肩关节活动时，胸锁关节与肩峰－肩袖“关节”也参与其中。所以，肩关节的解剖生理是非常复杂的。由于进化关系，肩关节非常灵活，它是人体所有关节中活动方向最多、最复杂的，有屈伸、收展、内外旋转3组活动，并由这3组活动衍生出各种组合活动如前上举、外上举、搭肩搭背等。但肩关节这种灵活性是以牺牲结构稳定性为代价的：它没有典型的球窝关节的匹配与稳定，巨大的肱骨头关节面是关节盂关节面的3倍。如此不稳定的装置，当然需要很多辅助稳定结构。肩关节的稳定装置有静力性与动力性两种。静力性稳定装置由关节囊以及增厚的关节囊韧带（如前方的盂肱上、中、下3组韧带及喙肱韧带等）和关节盂唇等组成。这些结构将肱骨与肩胛骨连接起来；肩锁关节和喙锁韧带将锁骨与肩胛骨强有力地连接起来。但就静力结构来讲，3块骨的解剖关系形似吊车装置，胸锁关节是支点，锁骨是吊杆，肩胛骨是吊钩，肱骨以下等是悬吊重物，肩锁关节和喙锁韧带是连接吊钩与吊杆之间的主要结构。“吊车装置”形象地勾勒出3骨之间的结构与力学传导关系。动力性稳定结构主要由包裹关节周围的肩袖、肱二头肌长头关节内段等组成。肩关节前下是薄弱区域，故而前下脱位最易发生。由于长期各种急性和慢性累积损伤，肩关节静力稳定结构出现松弛或缺失，肩关节活动支点和轨迹出现病理性改变，异常支点和异常活动轨迹的形成导致关节内外及周围组织继发性损伤，最终形成关节不稳定和功能障碍。临床上可见的此类疾病有肩峰撞击综合征、关节囊肱骨头附着损伤（如HTML等）、SLAP病、Bankart损伤和关节外各类滑囊炎症等。关节镜解剖与大体解剖不同，它描述从不同的关节镜入口能观察到关节内的解剖结构。肩关节镜入口作为观察的常用入口只有后上入口与前方入口。南加利福尼亚州骨科医院制订的肩关节镜外科镜下解剖结构观察目录，比较完整不至遗漏，操作起来有条不紊，在临床运用中很有价值。共有15个解剖位点（表10-1），其中10个位点从后上入口观察，5个位点从前方入口观察；而肩峰下间隙的观察位点也有8个（表10-2）。对于每个解剖点的理解请参考有关肩关节镜专著。

表 10-1 肩关节镜入口 15 点解剖观察

从后上入口观察
1.肱二头肌长头肌腱及上方盂唇
2.后方盂唇及后方关节囊隐窝
3.腋下隐窝及肱骨头下方关节囊附着
4.下方盂唇及盂关节面
5.肩袖冈上肌肌腱部分
6.肱骨头裸区及肩袖后部附着
7.肱骨头关节面
8.前上盂唇、上中盂肱韧带及肩胛下肌肌腱
9.前下盂唇
10.前下盂肱韧带从前方入口观察
11.后方关节盂唇及肱骨头后方关节囊附着处
12.后方旋肌袖部分包括冈上肌肌腱和冈下肌肌腱
13.前方盂唇及下盂肱韧带肱骨头附着
14.肩胛下肌肌腱及其肩胛下隐窝和中盂肱韧带盂唇附着
15.肱骨头前方关节面、肩胛下肌肌腱肱骨头附着处及肱二头肌长头肌腱肩袖间隙通道

表 10-2 肩关节镜肩峰下间隙 8 点解剖观察

从后方入口观察
1.肩峰下方及喙肩韧带
2.肩峰外缘及肩峰下滑囊外侧皱襞
3.肱骨头大结节冈上肌、冈下肌肌腱附着
4.肩袖肌腱一骨结合部
5.肩峰下滑囊内侧壁
从前方入口观察
6.肩峰下滑囊后滑膜帘
7.肱骨大结节肩袖附着后面
8.肩袖前方、肩袖间隙及肩峰下滑囊前方隐窝

二、设备与器械

肩关节镜手术的设备与膝关节镜的有所不同，前者需要压力泵与维持体位的牵引装置或沙滩椅架。关节镜基本器械与膝关节镜相同，前者需要成套的全肩关节镜下的修补缝合器械系统（如 Spectrumset，Linvatec）、各种口径的防漏套管等。

三、手术环境

肩关节镜手术室配置和人员站立流动与膝关节镜手术有很大不同，主要是由患者体位决定的。以外展牵引位为例，主刀医师与助手围绕肩关节 0°～180°范围内站立流动，此处必须与麻醉台隔开，因此，麻醉台一般置于患者肚脐腹侧。关节镜设备组置于麻醉台的足侧，如果光导索、摄像头电线不够长，也可置于背侧近足部。在肩关节的腹侧与背侧可各放置一个 Mayo 台，分别放置成套手术器械与刨削手柄、摄像头等。洗手护士工作台在主刀的后方(图 10-1)。

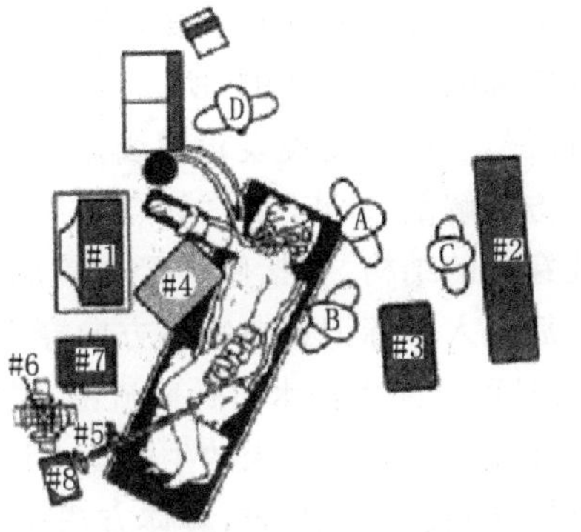

图 10-1　肩关节镜手术设备及手术人员位置

A.主刀医师;B.助手;C.洗手护士;D.麻醉师 1.监视器;2.手术器械;3.Mayo 台;4.Mayo 台;5.牵引架;6.悬吊架;7.压力泵;8.高频电刀

四、麻醉与体位

肩关节镜手术患者必须施行全身麻醉,手术过程中需要足够的肌肉松弛以及控制血流动力学参数。肩关节及其周围血供非常丰富,由于无法使用止血带,所以使用控制性降压措施并结合其他一些方法,就可以控制手术出血以达到关节镜手术视野的清晰。足够的肌肉松弛可使关节间隙在牵引下增大而方便手术。从某种角度讲,在肩关节镜手术中,仅有关节镜医师的经验技术而缺少麻醉师的配合,手术将不能成功。

肩关节镜手术的患者体位目前主要流行外展牵引和沙滩椅两种体位。前者患者取侧卧位,肩关节在牵引架牵引下维持外展 70°,前屈 15°,整个身体后倾 10°,一般牵引重量小于 7 kg;后者患者取坐位至少 60°,屈髋屈膝,肩胛骨脊柱缘置于手术台边缘。两种体位各有优缺点。外展牵引位具有关节间隙大且比较恒定的优点。缺点是有臂丛神经损伤的可能性;如果关节镜手术失败而转换成开放手术时,可能要重新铺巾,容易引起肩关节下脱位;图像不符合视觉习惯。沙滩椅位的优点:体位摆放方便迅速,神经损伤危险性降低,关节内解剖变形小,图像符合视觉习惯,上肢活动性好易于改用开放手术等;缺点:镜头易产生雾气,易致压迫损伤。但对于成熟的肩关节镜医师来说,究竟采取何种体位,取决自身技术特点以及患者特点。

五、一般操作技术与原则

一位能熟练操作膝关节镜手术的医师未必能很好地完成肩关节镜手术。主要是由于肩膝的解剖特征不同而形成了不同的手术技术特点和原则。①止血措施不同:膝关节能使用止血带,肩关节不能使用止血带而只能通过其他措施,主要有控制性降压、灌注液加肾上腺素,以及压力泵等的使用。②穿刺技术不同:由于肩关节腔外组织厚,有重要的神经血管毗邻以及关节腔有肩袖围绕,关节间隙又很窄,所以必须使用非贯穿性穿刺术,以免损伤这些重要结构。③套管技术:为了防止液体渗漏至关节腔外,强调钝性穿刺。由于腔外组织厚,若大量液体外渗导致组织水肿更厚,又有重要结构环绕,在穿刺口频繁进出操作器械会形成假道加重软组织损伤,增加了重要结构损伤的概率,所以必须在操作器械进出频繁的穿刺孔使用安全的套管钝性穿刺安装技术。由于肩关节镜部分的操作是在关节腔外进行,如肩袖修补,所以手术时间必须严格限制。

肩关节镜常用入口有后上入口(PSP)、前上入口(ASP)及前下入口(AIP 或 AMGP)。制作入口方法:首先,在制作入口前必须先用消毒标记笔绘出解剖标记点、线及入口点,即标出肩峰后外角、前外角、肩峰外侧缘中点、肩胛冈、锁骨前缘、肩锁关节、喙突和喙肩韧带等,然后连接起来;以拇指压住肩胛上窝,沿拇指缘画线,即可画出肩胛上窝周缘。肩胛上窝前缘即锁骨及肩锁关节后缘,后缘亦即肩胛冈缘。再画出后滑膜帘线,亦即肩峰下滑膜囊后界,具体方法是从肩锁关节后缘画一条与肩峰外侧缘垂直的线并向远侧延长 4 cm。最后很重要的是画出关节镜入口点。必须记住很重要的一点，画出的标记线实际上是骨性轮廓的浅表部，而手术入口却是位于骨性轮廓的深部以下的，所以，可根据骨性深部轮廓线作为参照。有些医师则直接画出骨性解剖标志深部轮廓线，它应该比浅表轮廓线宽大一些。后上入口一般位于肩峰后外角下方 2 cm、内侧 2 cm，或位于所谓后方的解剖“软点”处；“软点”的深层解剖位置位于冈下肌、小圆肌之间。制作入口时必须注意，从后方四边孔穿出的结构，包括腋神经与旋肱动脉，距肩峰后外角下 7～8 cm。在制作入口时，可以先以静脉穿刺针自后上入口标记点向喙突方向穿入，进入关节腔时有一种突破感，然后注射 20 mL 生理盐水，若在取走针筒时可见注入盐水自针筒流出，说明针在关节腔内，然后用镜鞘及闭孔器以上述方法穿入关节腔内，取走闭孔器可见先前注入的生理盐水流出，说明已经进入关节腔内。如果操作熟练，还可采用以镜鞘及闭孔器直接穿刺进入关节腔，具体方法是以钝头触摸肱骨头、关节盂后缘以及两者之间的“台阶”，然后向空隙处穿入关节腔，在穿刺过程中仍应以喙突为参考。前方入口的制作方法与后上入口的有所不同，后者是解剖定位后的“盲”穿，前者是解剖定位后的关节镜监视下的穿刺。体表解剖定位在喙突外侧沿喙肩韧带下缘呈外上内下排列的彼此间距约 1 cm 的两点上。前方需要制作几个入口，必须在关节镜初步诊断之后才能决定。如果发现存在 SLAP 病等，则只需做前上入口即可；如果是 Bankart损伤等，则需要制作前上、前下入口。具体有两种方法：内外法和外内法。施行内外法时，先推进后上入口中的镜体接近前方恰好位于肱二头肌长头肌腱下方的前方关节囊，然后拔出镜子换作闭孔器并用力向前方穿破至皮下，形成一顶“帐子”，然后以尖刀片刺破皮肤，将镜鞘闭孔器推至皮外，将防漏套管顺闭孔器引入关节腔内，如此前上入口制作完成。而外内法，则先以静脉套管针在皮肤定位点穿入关节腔，关节腔内的位置恰位于肱二头肌长头肌腱下方的前方关节囊，此处也是肩胛下肌与冈上肌间的肩袖裂隙处，定位后作皮肤口，接着用交换棒或钝性闭孔器穿过防漏套管，然后先以闭孔器钝头穿入关节腔，再将防漏套管旋入关节腔。制作前下入口，一般只能用外内法。关节内位置位于肱二头肌长头肌腱、肩胛下肌腱及盂唇间的三角区内，低位入口时则正好位于肩胛下肌腱上缘或穿过该肌腱。制作前方入口时必须在喙突外侧以防损伤腋区臂丛神经血管束。另外，刺入关节腔时应采用先向外穿入，通过喙肱肌肌腱时再向内侧刺破关节囊的“波浪状”推进方法，以免损伤喙肱肌肌腱内侧的肌皮神经。然后，自前方防漏套管引入一根交换棒，并慢慢进入关节镜鞘，此时镜体自镜鞘慢慢退出，并监视着交换棒进入镜鞘引出后方入口，拔出镜鞘，顺交换棒插入防漏套管。完成了 3 个防漏套管的安装之后，关节镜的诊疗操作就可以在 3 个入口间相互转换。

六、专项操作技术与原则

专项操作技术并不是凭空形成的，它是针对肩关节常见疾病设计的系列技术。为修复重建肩关节损伤盂唇、关节囊韧带骨面撕裂伤、关节囊松弛、肱二头肌长头肌腱盂上附着处撕裂、肩袖损伤等，设计了骨面的锚固螺钉安装技术、全关节腔内的缝合技术、打结技术等，只有掌握这些技术并在使用时遵循一定的原则，才能完成关节镜下的各类肩关节手术。

锚固螺钉是一类尾部带孔、孔内含有缝线、螺头具有特殊设计的螺钉，螺钉部分固定入骨面一定深度并通过各种特殊设计，如螺纹(如 Linvatec 公司的 Revo 系列螺钉、强生公司的 Fastin 系列等)、弹力钢丝(如 B-2 螺钉)等结构与骨面隧道咬合，而尾孔内的缝线将自骨面撕裂的结构重新贴合固定于骨面。安装此类螺钉，必须先在骨面上开一钉道，为增强螺钉的抗拉伸强度。钉道必须与两个平面呈 45°角。另外，螺钉旋入浅深要得当，过深，钉道口骨性锐缘会磨断缝线；过浅，影响软组织贴合骨面甚至螺钉松脱。

将缝线穿过撕裂组织的两瓣，或自骨面上撕裂的一瓣组织，才能将两瓣组织缝合在一起或将一瓣撕裂的组织重新贴合固定于骨面。目前，将缝线穿过组织的器械主要有各种弯度的尖部带孔的引线器、中空的穿线器、鸟嘴钳等。

通过打结器在关节腔内打结，是非常重要的技术，甚至还形成了系统的打结理论。一般打结的两根缝线中总是以其中一根为轴线，然后以另一根围绕其打结。首先介绍半套结亦即滑结(不同于半方结)，又根据手法分为上手和下手两种。推结器推结是顺着轴线而下的，此时环绕线应不断间歇收紧来配合半套节下滑到位，这种技术被称为"推一拉技术"(push-pull)。总是沿着同一根轴线打半套结，得到的仍然是一对容易松脱的滑结。如果不断变换轴线来打半套结，那么就一根轴线来讲，它的行径会变得曲折，这样半套结就不容易松脱。当半套结的环线超过打结位置时，半套结就转换成半方结了，这种技术称为"Pastpoint技术"。由于第1个半套结在打第2个半套结时往往容易松弛，所以有些学者沿用了其他行业的一些打结并对其进行改良。目前有SMC结、田纳西结、Duncan结、Hangman结等。

七、并发症

肩关节镜手术的并发症可以分成以下几类：一般外科手术并发症、专科手术并发症以及专类手术并发症。第1类并发症主要是指诸如麻醉意外、出血损伤、手术感染等；第2类并发症是指与肩关节镜手术有关的并发症，主要是指皮肤压创、臂丛损伤、关节内外结构医源性损伤、腋神经损伤、肌皮神经损伤、肩关节周围大血管损伤等；第3类并发症是指锚固螺钉松脱、位置不正等。

八、围手术学与术后康复

肩关节镜手术是一种在全身麻醉、肌松及降压的情况下施行的微创手术，因此必须考虑到一些麻醉相关的禁忌情况。手术后建议使用镇痛泵止痛，撤除泵后必须使用镇痛药物并辅以理疗冰敷消肿治疗，使得康复锻炼在"无痛"下进行。手术后的康复训练必须是一种"安全"训练，即不至于损伤修复后的结构，所以锻炼的范围、程度在手术后的不同时间段内应有所区别。锻炼主要注重3个方面，即关节活动范围、肌力及综合动作训练。

(赵成亮)

第二节　膝关节镜

一、解剖生理

关节镜技术已成为诊断和治疗膝关节内疾病的黄金标准。已有研究经证实，在膝关节运动损伤的诊断中，关节镜检查比MRI更敏感和有效。如果具备良好的关节镜操作技术，无论是使用前外侧入路或正中入路，都能对膝关节进行系统的检查。本节旨在通过介绍膝关节镜下的正常和病理性异常表现，以促进对关节镜这项新技术的了解。

(一)髌上囊

1.正常表现

常规的膝关节镜检查即从髌上囊开始。髌上囊可以看作是膝关节向近侧的囊性扩张，镜下可发现4种滑膜皱襞：髌骨上、髌骨下、外侧和内侧滑膜皱襞。髌上囊顶部(前侧)为白色的股四头肌腱和深红色的股四头肌，与滑膜相连。如果镜下不能发现此两种结构，则提示存在一个完全封闭的髌上滑膜皱襞，将髌上囊与关节腔分开。一般情况下，髌上滑膜是不完整的，镜下仅能见到上内侧或上外侧部分，在水平方向上沿髌骨近侧缘走行。髌上囊底部为含有脂肪的白色滑膜组织，覆盖于股骨远段前半部分。在有陈旧性关节内刺激如半月板损伤时，髌上囊底部滑膜常有肥厚增生。

在髌上囊扩张良好的情况下，医师能直观地检查滑膜组织。滑膜组织异常最常出现于风湿性关节炎，其次是反应性滑膜炎。通过镜下仔细检查滑膜绒毛的特征、血管分布和炎症表现，能确诊这两种疾病。此外，任何关节内晶体沉积或粘连征象都能通过关节镜证实。

2.病理表现

髌上囊的内容物以及髌上囊的扩张程度具有重要的临床意义。膝关节创伤是进行膝关节镜手术最常见的原因，镜下检查可发现关节内血肿在髌上囊内聚集并机化，有凝血块或纤维蛋白凝块；髌上滑膜皱襞出现纤维化增厚并破裂；陈旧性损伤时反应性关节炎症表现为充斥整个髌上囊，滑膜绒毛增生肥大。这些镜下表现应与炎症性疾病如风湿性关节炎的滑膜表现相鉴别。

如果关节腔终止于髌骨上缘，说明髌上皱襞完全闭合形成髌上间隔，或者先天性髌上囊缺失。髌上皱襞将膝关节腔和髌上囊分开，在20%的成年人中这层膜是完整闭合的，但大多数情况下仅保留不同程度的残迹。正确的治疗方案取决于髌上滑膜皱襞是否引起症状。镜下正常的皱襞内缘呈光滑的弧形、圆顶形或新月形，连续无中断。膝关节损伤后皱襞可出现增厚、炎症和纤维化表现。这些创伤后表现改变了皱襞的生理特性，镜下变得僵硬，缺乏弹性。值得注意的是，有些引起明显症状的游离体被完整的髌上皱襞遮挡，难以在镜下发现，此时应打开皱襞彻底检查髌上囊。

关节内血肿或关节内手术后过长时间制动可引起髌上囊部分或完全粘连封闭，此时常发现单个或多个粘连索带，提示髌股关节的生物力学结构完整性被破坏。

膝关节镜手术的另一项显著的优势就是可在镜下方便地切取组织进行活检。术中如果发现组织异常增生，应进行活检。色素沉着性绒毛结节性滑膜炎是一种以含铁血黄素沉积的绒毛异常增生为特征的疾病，可局限于单个结节或关节内弥漫性分布。局限性色素沉着性绒毛结节性滑膜炎引起的症状和体征与游离体相似。滑膜软骨瘤病是一种以软骨性或骨软骨性化生和关节内游离体形成为特征的滑膜疾病。滑膜软骨瘤病有3种表现：①软骨化生无游离体。②滑膜过度增生合并游离体。③正常滑膜合并游离体。

（二）髌股关节

1.正常表现

髌骨的最重要功能是作为股四头肌收缩时伸直小腿的支点，增加伸膝装置的功效。髌股关节面被一条中间嵴分为外侧和内侧两个关节面。正常的股骨滑车沟宽度存在一定的变异。股骨颈的前倾决定了滑车的方向，并影响髌股关节的轨迹。轴线位屈膝45°观察显示股骨外侧髁比内侧髁高1 cm左右。

当需要完全显露髌股关节面时，须作髌上入路，彻底的髌股关节检查还包括通过上外侧或上内侧入路评价髌骨滑行的轨迹。在膝关节完全伸屈活动中检查髌股关节运动轨迹，观察关节面之间的吻合关系。正常情况下，伸膝位时髌骨存在轻度外偏；逐渐屈曲膝关节，可见髌骨向远侧和内侧滑动，屈膝45°时髌骨位于滑车沟正中。

伸膝装置和髌股关节的变异很大。二分髌骨就是一种由于髌骨骨化中心融合出现问题而形成的解剖变异。Saupe根据二连髌骨的连接位置进行分型：Ⅰ型，位于下极；Ⅱ型，位于外侧缘；Ⅲ型，最为常见，位于外上极。对于膝前疼痛伴有髌骨外上部持续压痛的病例，切除二连髌骨外上部多余的部分能有效缓解疼痛并恢复膝关节功能。

2.病理表现

对于急性高能量膝前创伤而影像学检查未发现骨折的病例，关节镜有助于评价软骨或骨软骨损伤。如果没有髌骨半脱位或不稳定的表现，则可单纯清除损伤软骨。但多数情况下髌股关节紊乱比髌股关节软骨损伤更常见。

髌下和髌前皱襞向前方延伸至前十字韧带，可与韧带连接、部分相连或完全分开。它们是最常见的膝关节皱襞，但并非膝关节疼痛的主要原因。镜下可发现起源于髌下脂肪垫的绒毛或内侧滑膜皱襞嵌夹于髌股关节中，是髌股关节疼痛的潜在病因，最终导致髌股关节软骨软化。为更明确检查，应当关闭冲洗管，在无灌注压的情况下进行伸屈膝活动，易于发现髌股关节内的嵌夹征象。

髌骨半脱位和髌骨不稳定主要通过体格检查和影像学检查诊断。关节镜检查可发现此类患者髁间凹狭窄，或者髌股关节吻合不良；髌骨处于向外侧半脱位的位置，以及髌骨和股骨外侧髁关节面存在损伤。如果存在髌股关节半脱位，屈膝45°时髌骨并不位于滑车凹正中，只有在更大屈膝位时才处于正中位置，有时可见明显的髌骨外侧偏移和倾斜。

Fulkerson根据髌股关节软骨损伤的位置象限分型：Ⅰ型，髌骨中线远侧或内侧；Ⅱ型，外侧关节面；Ⅲ型，内侧关节面切线骨折；Ⅳ型，上内和上外部关节面。Outerbridge根据关节软骨损伤的程度分类：Ⅰ

度，单纯软骨软化；Ⅱ度，软骨病损直径小于 1.27 cm(0.5 in)；Ⅲ度，软骨病损直径大于 1.27 cm(0.5 in)；Ⅳ度，骨质裸露。具体损伤程度的检查须使用探钩进行。

股骨滑车部位的软骨退行性改变也是关节镜检查的最常发现，此处的软骨退变与髌骨软骨退变并不一定相对应，有时此处软骨退变是引起膝关节症状的唯一原因。软骨损伤部位透明软骨消失，机体通过纤维软骨的增生进行修复，纤维软骨的生物力学性能低于透明软骨，致早期出现磨损和退行性改变。

(三)内侧沟

1.正常表现

股骨内侧髁被一层滑膜覆盖直至关节软骨边缘，沟的内侧壁延伸至半月板滑膜边缘。检查从内侧沟的最后部分开始，然后慢慢撤回镜头，观察整个内侧沟，可见到内侧滑膜半月板结合部的前部。

镜头从髌上囊移至内侧沟的过程中有时可见内侧滑膜皱襞。一般情况下这一皱襞并非异常，但当此结构很大时，如果膝关节未处于完全伸直位，皱襞会阻止镜头轻松进入内侧沟。不引起症状的皱襞边缘较薄且光滑柔软，无炎症表现或增厚。直视下屈曲膝关节时可见皱襞绷紧，紧贴于股骨内侧髁上。

半月板滑膜边缘有时可发现显著的变异。如果不用探钩将滑膜半月板结合部充分拉开，滑膜内深深的褶皱很容易被误认为半月板外周撕裂，这一点值得注意。在膝关节急性和亚急性创伤后，滑膜增生和炎症可蔓延至内侧沟。

2.病理表现

在治疗内侧副韧带完全撕裂的病例时，可用关节镜排除其他关节内损伤，评估撕裂的韧带。内侧半月板或半月板滑膜结合部损伤也可在关节镜下修补；严重的损伤可引起内侧副韧带以及内侧关节囊断裂。在个别情况下，在内侧沟里能看到移位的内侧副韧带。

内侧沟内常能发现游离体隐匿其中。无论对于术前已诊断游离体，还是术中偶然发现游离体的病例，对内侧沟进行详细的检查都是非常必要的。当镜头从髌上囊进入内侧沟的过程中可同时观察股骨内侧髁，可见退变性骨赘突起，提示关节面明显破坏。

内侧沟内还可发现病理性内侧滑膜皱襞。尽管皱襞可从许多方面引起症状，但内侧膝关节疼痛通常是由其他的损伤引起。此外，皱襞的弹性随着年龄的增长而逐渐下降，因此改变了皱襞和内侧髁之间的关系。

(四)内侧间室

1.内侧半月板

(1)正常表现：屈膝外旋胫骨，镜头从内侧沟进入内侧间室，同时对膝关节施加外翻应力，显露内侧半月板。正常半月板呈黄白色，光滑有弹性，游离缘较锐。根据血供不同可分为内、中、外 3 区。从前外侧入路观察，半月板分为 3 个部分：前角、体部、后角。从前内侧入路插入探钩，轻柔地抬起半月板显露其下表面以及组成半月板胫骨结合部的冠状韧带。使用探钩轻柔牵拉半月板，这样可以发现已复位和未达全层的半月板撕裂。在屈伸膝关节的过程中，结合直视和探钩可动态评价半月板的活动性。将镜头插入后内侧间室可观察半月板后角在胫骨上的附着部，以及内侧半月板后角周缘的附着情况。内侧和外侧半月板前角之间有膝横韧带连接。

当对膝关节施以外翻应力时，正常的半月板游离缘会出现小的皱褶，注意不要和半月板撕裂混淆。正常半月板的活动范围有限，异常的活动提示外周性半月板撕裂。正常半月板在前后向平均可移动 5 mm，而前角活动范围相对更大一些。半月板和股骨髁的生理特性随年龄变化，半月板游离缘磨损，但只要不出现游离的碎片即不应视为异常。

(2)病理表现：半月板撕裂分为创伤性和退变性两种。创伤性半月板撕裂可根据位置、方向和形状分型。根据位置的分型揭示了撕裂部位与其血供的关系，提示愈合潜力。在内侧间室可观察内 1/3 和中1/3 的撕裂，外 1/3 撕裂需探钩协助或从后内侧间室进行观察。在半月板体部，内侧副韧带的斜行纤维撕裂容易和半月板外周撕裂相混淆。

对于半月板损伤除了应观察损伤形态和部位外，更应区分新鲜和陈旧性损伤。血性关节积液、半月板基底部及邻近关节囊部位的淤血、锐利而有弹性的半月板撕裂缘，以及伴发的新鲜韧带损伤均提示新鲜半月板损伤；浆液性关节积液、半月板撕裂部圆钝或毛边样改变，以及伴发的陈旧性损伤均提示陈旧性半月板损伤。半月板连接部位滑膜的隆起或翻起、滑膜的铁锈色改变、关节囊的增厚、受检查部位关节软骨损伤也是陈旧性半月板损伤的继发改变。半月板损伤根据位置和形态分为以下类型：①纵形撕裂，常出现于后角，往往需通过探钩才能检查其存在以及大小范围。局限于后角的 4 周内损伤通过制动常能自行愈合，如果损伤延伸至半月板中部，应行半月板修补；如果前十字韧带(ACL)断裂则应保留半月板；如果为陈旧性损伤应行半月板修整性切除。②放射状撕裂：常出现于体部，需行修整性切除。③桶柄样撕裂：复位状态的桶柄样撕裂很容易诊断，如果桶柄脱位至股骨髁间凹，在内侧关节间室可能仅发现很小的半月板残端，回抽镜头就能看到脱位部分。如果桶柄于半月板前角断裂，则可能脱位至后内侧室，应对半月板后角以及后内侧室进行详细检查。④水平撕裂：常为半月板退变的一种表现，往往不是膝关节症状产生的原因，对其切除应谨慎。⑤舌瓣形撕裂：又称鸟喙状撕裂，是桶柄样损伤的进展，当蒂在后角时，整个舌瓣可能隐匿于后内侧室，如果通过探钩或关节囊挤压不能脱出，应行后内侧室检查。

2.内侧胫股关节

(1)正常表现：对股骨髁和胫骨平台关节面系统的检查是非常必要的，可发现软骨软化和骨软骨损伤。正常的关节软骨呈黄白色，光滑有弹性。磨损最常见的部位是屈膝 30°～45°。用探钩轻柔地检查关节面，正常情况下关节软骨应和软骨下骨贴合牢固。

(2)病理表现：关节面的非炎症性损伤存在以下病因。①骨关节炎。②骨软骨和软骨性骨折。③剥脱性骨软骨炎。骨软骨炎或退变性关节炎是老年患者关节损伤的最常见原因。而很多陈旧性膝关节不稳的年轻患者也可出现加速的骨关节炎，如陈旧性 ACL 损伤的年轻患者可出现后内侧胫骨髁磨损，深至骨质。胫股关节的横形损伤条纹提示 ACL 功能不全，是由于胫股关节滚动滑动机制异常引起。损伤条纹间隔2～3 mm，位于胫股关节后 1/3 部分。ACL 断裂所致损伤条纹多位于股骨内髁外侧半，常伴有软骨的局限性剥脱。内侧胫股关节的退变应与膝关节力线联合起来分析，有明显膝内翻者应行力线矫正。

骨软骨和软骨性损伤由撞击、撕脱或剪切力引起，常见于髌骨和股骨髁。用探钩探查关节面与镜下观察同样重要，尤其对于症状延续时间较长的患者，因为关节面的纤维性愈合可能掩盖其下面的异常情况。剥脱性软骨炎是一种局限性的软骨或骨软骨分离，可伴有或不伴有坏死的骨碎片，股骨内侧髁外表面是最多发的部位。

(五)髁间凹

1.内侧半月板后角、后十字韧带

(1)正常表现：镜头从内侧间室移至髁间凹，其间可通过摆动镜头将脂肪垫挡在镜头侧面的前方，以免妨碍视野。导光索接头 11 点钟处可观察内侧半月板后角和后内侧结合部，在 2～4 点钟处可观察后十字韧带(PCL)内侧部分纤维。PCL 的股骨附着点位于 ACL 后内侧，常被滑膜覆盖。

(2)病理表现：内侧半月板后角的撕裂常位于半月板滑膜结合部，呈放射状撕裂。

2.髌下滑膜皱襞

(1)正常表现：髌下滑膜皱襞(又称黏膜韧带)一般分为 3 种类型，独立的条索型、与 ACL 相连的条索型、隔膜型。不同类型临床意义不大。

(2)病理表现：髌下滑膜皱襞淤血、断裂，或嵌夹于胫股关节之间引起伸膝障碍。髌下脂肪垫的撞击和纤维化也可引起膝前疼痛。镜下可见一块白色纤维化滑膜在关节屈伸过程中与髁间凹发生撞击，从髌上入路最易观察。这种情况下切除纤维化脂肪垫效果显著。

3.ACL

(1)正常表现：ACL 是一种关节囊内滑膜外结构，属于关节腔外结构，表面可见滑膜血管。前内侧束在整个伸屈过程中几乎保持等长状态，而后外侧束于伸膝时紧张。ACL 也会慢慢随年龄退化。ACL 常常被髌下皱襞覆盖，为了显露髁间凹可将其切除。ACL 前方可见半月板间横韧带。

镜下直视 ACL 时作前抽屉试验，拉紧 ACL 纤维，然后用探钩从 ACL 股骨附着点至胫骨止点探查 ACL 纤维，这样能够发现隐匿的韧带部分损伤。将镜头插入股骨外侧髁内侧面和 ACL 之间可观察 ACL 的股骨附着点，这里是 ACL 断裂最多发的部位。韧带纤维的渗血也提示撕裂。

ACL 的股骨附着点是外侧髁最后内侧部分的一个半圆形区域，其长轴向前方稍倾斜，后方凸面与股骨髁后关节面平行。这一位置的精确定位对于 ACL 重建中移植物的等长植入是非常重要的。在髁间凹范围内，外侧髁解剖变异会导致移植物定位不良。髁后缘前方的髁间凹壁上有一个突起，称为“住院医师嵴”，只有在髁间凹成形术中切除这一突起，才能显露真正的后缘。

少数情况下，ACL 内部的韧带囊肿也会引起膝关节疼痛。术前 MRI 有助于诊断和定位韧带囊肿。

(2)病理表现：急性 ACL 损伤时，滑膜组织和韧带纤维之间的出血有助于诊断。探查 ACL 可发现完全断裂的纤维、被拉长却连续的纤维和正常纤维。

陈旧性 ACL 断裂的表现和急性损伤者不同，更容易混淆。最典型的病例是更靠近侧部位的断裂，ACL 从其股骨附着点处移位，其残端在髁间凹深部与 PCL 发生瘢痕连接。这就可能出现体检和关节镜检查上的矛盾。Lachman 试验显示硬性终止点，前向移位增大，而轴移试验阳性。镜下检查，韧带前部表现正常，韧带纤维延伸至胫骨止点，前抽屉试验时紧张。只有沿着外侧髁内壁深入镜头观察，直至发现韧带未终止于正常股骨附着点，方能作出正确的诊断。

单纯 PCL 断裂从后内侧或后外侧入路更易发现，尤其对于 PCL 陈旧性损伤或部分损伤的病例，因为从前侧入路观察时完整的 ACL 会遮挡大部分 PCL。

(六)外侧间室

1.正常表现

镜头从髁间凹进入外侧间室。当镜头到达外侧半月板最内侧缘，屈膝并施以外翻应力(“4”字位)，即打开外侧间室，使镜头能够越过外侧半月板前角，进入外侧胫股关节之间。由于外侧半月板比内侧半月板更接近圆形且更小，通常能看到其整体。使用探钩检查半月板下表面，可观察腘肌腱裂隙。腘肌腱裂隙位于半月板的后外侧约 1 cm 宽，可由于创伤原因延长，或成为半月板纵形撕裂的组成部分。外侧半月板前角和胫骨的附着部位于髁间隆突前方，ACL 胫骨止点后方，两者的纤维部分融合。由于外侧半月板不与外侧副韧带相连，故比内侧半月板活动度更大，膝关节屈伸过程中可在胫骨平台上移动 10 mm 左右。探钩能轻易地进入腘肌腱裂隙，将外侧半月板向前方牵拉，注意不要将此现象误认为半月板撕裂。外侧半月板会随年龄退变，出现不同程度的钙化，内缘磨损。虽然这并非膝关节疼痛的常见原因，但使半月板易于出现退变性撕裂。

外侧盘状半月板是一种较常见的变异，可分为 3 型：①不完全型。②完全型。③Wrisberg 韧带型。膝关节弹响综合征即与 Wrisberg 型盘状半月板密切相关。这种类型的盘状半月板失去外周附着，仅保留后板股韧带(Wrisberg 韧带)与股骨的连接。

2.病理表现

内侧半月板的分型也适用于外侧半月板。一般来说，外侧半月板更小，更易于切除，所以应在切除撕裂前检查整个半月板的上下表面。外侧半月板囊肿比内侧半月板多发，通常位于外侧副韧带前方的关节线上，体检时伸膝位易于触及。囊肿常发生于半月板撕裂处，呈水平走向，深入关节囊。

外侧胫股关节软骨退变较内侧少，且罕见剥脱性软骨炎。股骨外侧髁软骨损伤的发生概率较胫骨外侧平台高，主要由髌骨脱位引起。外侧间室还可发现游离体。

(七)外侧沟

1.正常表现

镜头从外侧间室越过外侧半月板外侧缘进入外侧沟，同时对膝关节施以内翻应力。外侧髌股韧带附着于外侧髁，尺寸和紧张度各异。镜头在沟内从下向上可观察半月板滑膜结合部，有时可见沿结合部有一条较宽的裂隙，属正常变异。深入镜头可见腘肌腱以及腘肌腱裂隙。外侧沟的髌外侧滑膜皱襞比内侧沟少见，当镜下发现炎症和纤维化表现时视为异常。

2.病理表现

外侧沟病理性皱襞的诊断方法和内侧间室相同。外侧沟外侧壁的出血提示外侧副韧带撕裂，Ⅲ度撕裂时可见外侧关节囊壁的裂口。必须对外侧沟及外侧间室进行详细的检查，以排除隐匿于滑膜褶皱内的游离体。

(八)后内侧间室和后外侧间室

1.正常表现

完整的关节镜检查包括后内侧间室和后外侧间室。后内侧室内可观察股骨内侧髁后部、内侧半月板后角、PCL后部和半月板滑膜皱襞后部。

膝关节后外侧角的解剖结构较复杂。在关节囊组织和外侧半月板外缘下方，腘肌腱分为相同尺寸的两束：一束(腘肌腱)延续至腘肌肌腹附着；另一束(腘腓韧带)直接附着于腓骨头最靠近端和后侧的突起。屈膝过程中板股韧带向前方牵拉外侧半月板后角。板股韧带从外侧半月板后角延伸至股骨内侧髁外表面，被分为两束，走行于PCL前的Humphrey韧带和走行于PCL后的Wrisberg韧带。韧带的粗细变异较大，直径通常为PCL的1/3。这两种板股韧带并不一定同时存在。后外侧室常隐匿游离体，可用手挤出，也可通过后外侧入路取出。

2.病理表现

在诊断内侧半月板撕裂时，观察半月板后角附着部非常重要，因为撕裂经常发生于半月板滑膜结合部，尤其伴发ACL断裂时。一项研究显示，仅进行常规前路关节镜检查会漏诊63%的此类损伤。过伸损伤的患者中可发现后侧关节囊的撕裂。

二、设备与器械

关节镜是一项对医师操作要求极高的技术，关节镜手术依靠一系列专业性极强的设备与器械。优秀的关节镜外科医师必须熟练掌握设备器械的维护、安装和使用。关节镜手术常用的设备与器械如下：①镜头。②套管和钝头。③光缆和冷光源。④摄像头和监视器。⑤图像记录设备。⑥冲洗和吸引装置。⑦操作器械。⑧止血带。⑨下肢固定器。

器械的维护和消毒：镜头、摄像头、纤维光缆和电动刨削系统都对高温敏感，所以不宜用常规的高压蒸汽消毒。环氧乙烷消毒效果好，但消毒时间需要6～8 h，通常用于器械过夜消毒。手术之间的消毒可使用戊二醛浸泡或过氧乙酸消毒。

使用戊二醛消毒器械可能使患者及手术室内其他人员出现接触性皮炎、呼吸道刺激、黏膜刺激，甚至鼻出血等不良反应，所以戊二醛浸泡后的器械必须用无菌生理盐水冲洗两遍方能使用。

过氧乙酸是一种最新应用的消毒技术。消毒效果好，对器械无腐蚀，消毒装置携带方便且使用自来水。消毒温度在50℃～56 ℃，对热敏感器械安全。消毒时间仅20～30 min，适用于手术之间使用。

国内的医疗质量控制标准都规定了器械必须做到灭菌，所以应多备几套器械以应对同时多台手术开展的需要。

三、麻醉与体位

(一)麻醉

膝关节镜手术的麻醉分为术前、术中、术后3期。术前准备与一般常规手术相同。

诊断性膝关节镜检查可在局部麻醉、区域麻醉或全身麻醉下进行，具体麻醉方式的选择取决于疾病的情况和预计进行的手术，以及患者、麻醉师和医师的喜好。

局部麻醉需在入路部位和关节腔内先后注射麻醉剂。早期使用局部麻醉手术失败的原因主要是利多卡因和丁哌卡因等局部麻醉药的用量和浓度不足。目前使用0.5%丁哌卡因30～50 mL或1%利多卡因

20～30 mL，效果较好。

局部麻醉适用于诊断性关节镜检查、游离体取出、半月板切除、滑膜皱襞切除、外侧支持带松解或软骨成形术。而对于需要长时间使用止血带或需要建立骨隧道重建关节内结构的手术不适用。仅使用局部麻醉的患者至多能耐受充气止血带阻断血流 30 min。局部麻醉在关节镜手术中的使用需要患者的配合。

利多卡因、丁哌卡因，或两者联用是膝关节镜局部麻醉最常用的麻醉剂。0.25％丁哌卡因和 1.0％利多卡因加肾上腺素联用，总量 30～50 mL 行关节内注射效果较满意。另取 5～7 mL 行入路局部麻醉。建议布比卡因总剂量不应超过 3 mg/kg，联用肾上腺素。关节内注射后 20 min 达到最大麻醉效应。由于局部麻醉和区域麻醉剂的毒性效应有蓄积作用，医师应及时与麻醉师沟通，以控制麻醉剂总量。然而在关节镜手术开始的 10 min 内至少 50％的麻醉剂被灌注液冲出，所以更大的麻醉剂量也在安全范围内。有鉴于此，在联用肾上腺素的情况下，1％利多卡因最大剂量为 7 mg/kg，0.25％丁哌卡因最大剂量为3 mg/kg。应额外使用静脉内镇静剂协助镇痛并缓解焦虑。如果在关节镜手术过程中发现局部麻醉效果不理想，应立即使用全身麻醉。未有报道显示，膝关节镜手术中使用局部麻醉存在明显的并发症。关节镜手术中局部麻醉患者所需术后观察时间也明显少于区域麻醉或全身麻醉的患者。

区域麻醉适用于存在全身麻醉禁忌证的患者，包括蛛网膜下隙麻醉（简称腰麻）和硬膜外麻醉。通常联用静脉内镇静剂。区域麻醉的禁忌证包括变态反应、凝血紊乱、局部或全身性感染和神经系统异常。

当预计术后疼痛持续时间较长时，可在全身麻醉后立即通过导管加用连续硬膜外麻醉，有助于术后立即恢复膝关节活动。连续蛛网膜下隙麻醉由于可能引起马尾综合征已很少使用。全身麻醉并发症包括深静脉血栓形成、肺栓塞、心肌梗死、心律失常、充血性心衰、呼吸衰竭等。相比之下，区域麻醉此类并发症的发生率较低。区域麻醉可能引起的并发症包括感染、神经系统后遗症、中枢神经系统或心血管系统毒性。

硬膜外麻醉需要将麻醉剂穿过黄韧带注入硬膜外腔，而腰麻将麻醉剂穿过硬脑膜注入蛛网膜下隙。麻醉时患者取坐位或侧卧位，L_2～L_5 或 L_3～L_4 椎间隙为常用穿刺点。腰麻常用利多卡因、丁哌卡因和丁卡因，硬膜外麻醉常用利多卡因、丁哌卡因、氯普鲁卡因和依替卡因。两种麻醉方法中，腰麻的运动阻滞效果更好，较少引起止血带疼痛，但头痛的发生率较高，尤其多发于女性患者和年轻患者以及使用大号穿刺针的病例。局部麻醉和区域麻醉使患者在手术过程中保持清醒状态，相比全身麻醉全身性并发症发生率显著降低。

全身麻醉的指征是需长时间使用止血带，需建立骨隧道，对局部麻醉药过敏，以及关节内结构的重建手术。全身麻醉时肌肉松弛，便于关节镜下观察膝关节间室。全身麻醉技术的发展已经降低了术后不良反应以及门诊手术后的不适，使用丙泊酚（异丙酚）代替巴比妥酸、硫喷妥钠作为诱导剂就是一个很好的例子。硫喷妥钠的半衰期为 5～12 h，而丙泊酚的半衰期仅为 55 min。如此迅速的消除使麻醉不良反应甚为轻微。

周围神经如股神经、闭孔神经、股外侧皮神经、坐骨神经以及腰丛的神经阻滞也可用于膝关节镜手术，但相对硬膜外麻醉和腰麻而言可行性不大。

（二）体位

膝关节镜手术的患者一般都取仰卧位，患肢可固定于伸膝位或屈膝 90°位，医师使用大腿固定器或外侧挡板固定患肢。对侧下肢的体位可自然下垂于手术台末端，平放于手术台上或外展抬高。自然下垂于手术台末端可能引起静脉血淤滞，增加下肢深静脉血栓形成的风险，也可影响患肢内侧或后内侧入路的操作。

通常于大腿近中 1/3 交界处放置止血带。如果需要在屈膝位进行手术，应使患膝在手术台远端缺口处下垂，使膝关节屈曲大于 90°，大腿固定器放置于靠近缺口处，便于操作。腓总神经是麻醉过程中下肢最容易损伤的神经，所以可使用一条无菌巾将对侧下肢固定于微屈曲位，髋关节微屈曲可缓解股神经张力；膝关节微屈曲可缓解关节后侧神经血管结构张力，使其更靠后侧，进入安全区域。使用支架将对侧下肢外展抬高也能有效缓解上述结构的张力，同时也便于内侧和后内侧入路的操作。无论使用何种体位，消毒范围都应包括从足部至大腿近侧的所有皮肤，并用无菌巾包扎足部。聚伏酮碘（碘伏）或碘溶液是常用的皮肤消毒剂，碘过敏者可使用其他消毒剂。

医师可选择坐位进行手术，也可站立位进行手术。

四、一般操作技术

(一)入路

诊断性关节镜检查的入路可以采取标准入路，也可以任意选择。标准入路一般包括前内侧、前外侧、后内侧和上外侧入路。在膝关节镜的发展史中，关节镜外科医师发现需要建立额外的入路彻底检查膝关节。这些额外的入路包括后外侧、上内侧、内侧髌韧带旁、外侧髌韧带旁、内侧辅助、外侧辅助、内侧髌骨中、外侧髌骨中、髌韧带中央入路等。

了解膝关节的相关解剖是安全顺利完成膝关节镜手术的关键。准确的入路定位能将手术损伤降至最低，保证清晰地观察到相应的关节内结构，协助器械操作。开始学习关节镜手术时，在体表作入路标记有助于准确定位。标记部位包括髌骨、髌韧带、胫骨结节、关节线、腓骨头和股骨髁，然后根据这些标记的位置定位关节镜入路。入路的定位最好在屈膝 90°位进行。建立入路必须遵循一定的原则：①准确定位。②是否有必要。③逐个建立，以利关节充盈膨胀，达到视野清晰。

(二)三角技术

关节镜手术的三角技术是指镜头和其他任意一种器械的同时使用。器械顶端和镜头的顶端组成三角的顶点。三角的顶点就是观察操作的目标物。三角技术至少需要两个入路，通常是前外侧入路和前内侧入路。需掌握 3 个基本原理：选择正确的入路和器械，明确病损情况，掌握操作步骤。当初学者开始学习三角技术时，可使用一根探钩协助镜头定位。当技术逐渐熟练后可增加其他器械。熟练掌握这一技术需要一条较长的学习曲线。

(三)标准关节镜检查

患者仰卧位，膝关节外侧放置挡板。麻醉效果满意后，膝关节镜检查准备工作就绪。进行麻醉后膝关节检查，重点检查并记录膝关节屈伸活动度、髌骨活动度和膝关节稳定性。以上的检查项目都必须与对侧健膝对比进行。妥善包扎止血带，捆绑于大腿中上部。止血带充气至300 mmHg。

触及外侧关节线，于髌骨下方髌韧带外侧 1 cm 内作水平切口，建立前外侧入路。通过镜头注入灌注液，灌注压设为 55～65 mmHg。通过镜头观察内侧间室，同时在直视下建立前内侧入路，初学者可借助针头定位。从前内侧入路插入探钩，进行系统的镜下检查。

医师用腰部支撑患侧下肢的足部并保持伸膝，镜头向上指向髌骨，向下指向滑车沟即可观察整个前室。然后屈曲膝关节可评价髌骨的运动轨迹。接着医师用腰部外侧支撑患足并给予外翻应力，于屈膝 30°位观察内侧间室。将手术台放低可以获得更好的力矩。镜头从前室移至内侧室的过程中检查内侧沟。检查内侧室时使用探钩检查关节面，屈膝可检查股骨内侧髁后部。检查半月板时必须包括其上表面和下表面。镜头穿入髁间凹后十字韧带内侧的空隙可观察内侧半月板后角，操作时先将套管和钝头沿股骨内侧髁外缘插入，然后拔出钝头插入镜头。同样使用探钩检查外侧半月板后角的上表面和下表面。将患侧下肢摆成“4”字位，用内侧间室相同的方法检查外侧间室，再检查外侧沟。

检查结束后，在其中一个入路放置一根引流管，无菌敷料加压包扎，放止血带。

五、专项操作技术与原则

(一)半月板修补的专项操作技术与原则

1.由内到外技术

常规关节镜检查，清除半月板边缘所有的纤维性无细胞物质，使半月板边缘新鲜。根据半月板撕裂的位置从前内侧或后内侧入路插入锉刀或篮钳完成这一操作。锉掉半月板周围的滑膜可刺激血管反应，促进愈合。

在内侧副韧带后方作一条6 cm长的后内侧切口，游离关节囊。隐神经在此水平上位于缝匠肌和股薄肌之间，必须加以保护。

从前内侧入路插入关节镜，前外侧入路插入缝线套管，使用连接“2-0”不可吸收缝线的长弯针穿透撕裂半月板。在屈膝20°～40°的位置沿垂直方向穿过缝线。当缝针穿透关节囊时，牵拉后内侧入路的软组织保护器，使缝线可从后内侧入路撤出，将穿过后方关节囊外线打结。使用双腔导管系统时两根针同时穿出，单腔导管系统的缝针则是先后穿出。每根缝线间距5 mm。除了缝合后角的缝线外，其他所有的缝线都能通过这种方法进行缝合。缝合后角时，关节镜从前外侧入路插入，缝线套管从前内侧入路尽可能靠近髌韧带的位置插入。在内侧副韧带前方缝合时，需要作一个前内侧小切口进行打结。每穿过一根缝线就立即在关节囊外打结，防止和未打结的缝线缠绕。完成半月板缝合后，最后使用探钩检查固定的牢固性，逐层缝合切口。

2.由外到内技术

由外到内的半月板修补技术从一个紧靠关节线的安全的解剖位置开始，避开神经血管结构在关节镜监控下穿入关节腔，从而把神经血管损伤的风险降至最低。由外到内技术通常都是从关节外周向关节内穿入直的或弯曲的空心针，再将缝线沿针芯穿入。

体表定位时，外角的位置靠近屈膝90°时股二头肌腱前方的外侧关节线上(避开腓总神经)，内角的位置在屈膝15°时后内侧角后方2 cm处紧靠鹅足肌腱后方，直接向关节囊钝性分离。使用一根直的或弯曲的18号穿刺针穿过半月板的撕裂部位，穿入缝线，并从前侧入路拉出。在缝线末端打多个线结，形成一个较大的线团。再将线团拉入关节，压紧半月板。也可将穿过半月板的缝线再引出关节囊外打结，然后将成对的缝线在关节囊上打结，固定半月板。

3.全关节内技术

全关节内修补技术无须开放的切口，只需要一个和关节镜入路相同尺寸的小切口。全关节内技术对器械的要求很高，齐全的器械是成功完成手术的前提。最基本的器械配置：①30°和70关节镜。②套管、牵引器和由内到外修补的缝针。③全关节内修补的器械。

作关节镜入路，镜头插入后侧室。使用70°关节镜观察后侧半月板。一旦确认撕裂类型适合修补，使用透照法确定后侧切口的位置。屈膝90°，使用一根穿刺针获取入路的角度。作1 cm长的切口，将一根锐性套管从此切口插入关节。将半月板修补套管和锐性内芯推进至紧靠滑膜外侧，钝性内芯在关节镜直视下插入关节。当关节镜刺入关节间室时神经血管束位于关节镜顶端的后方。全关节内缝线系统通过手柄向前推送缝线，使缝线从穿线器顶端伸出(Linvatec软组织修补系统)。顶部的结构是一个中空的缝针，有不同角度和(或)形状，根据撕裂确切的位置及其和套管的位置关系替换。缝针通常穿过关节囊穿入半月板。当一段缝线卷入关节间室时必须保持穿线器顶部，在关节镜的直视下确保穿线器能穿过半月板撕裂端后缩回，并从套管退出。从套管插入一把缝线抓钳，将缝线头端从套管推出。缝线打结使用滑结或打结器完成。一般而言，缝合的方向最好从套管顶端向撕裂的中心，垂直缝合2～5针。

(二)前十字韧带重建的专项操作技术与原则

1.移植物的切取

(1)髌韧带移植物的切取：自髌骨下极开始，至胫骨结节内侧1 cm处，在髌韧带表面作一斜形切口。自肌腱表面仔细剥离腱鞘。肌腱切取的宽度不可超过髌韧带总宽度的1/3。如果髌韧带总宽度不小于30 mm，可使用一把可调节间距的双刃手术刀(Parasmillie，Linvatec，Largo，FL)切取髌韧带中1/3，双刃间距10 mm。切取过程中应注意方向与髌韧带纤维平行。对于体形较小的患者则切取髌韧带中央9 mm肌腱。髌骨骨栓的标准尺寸为10 mm×23 mm，胫骨端骨栓为10 mm×25 mm。可使用Stryker的环形摆锯切取骨栓，其内径有9、10、11 mm 3种。先切取胫骨骨栓，最常用的是内径10 mm的环形摆锯。当胫骨骨栓切取后，将伸膝装置向远端牵拉，暴露髌骨，软组织回缩覆盖髌骨近端，这样可以使手术切口更小。然后使用同一把摆锯切取髌骨骨栓。最后用骨刀将骨栓小心切下。

(2)腘绳肌肌腱移植物的切取：在鹅足的胫骨止点处作一垂直切口，屈曲膝关节约90°。自胫骨结节内侧 1.5 cm、远侧 0.5 cm 开始，向远侧做一个 2～3 cm 长的纵形切口。浅筋膜下钝性分离，暴露鹅足。顺缝匠肌走行切开缝匠肌腱膜约 3 cm，在该肌腱内侧面探及半腱肌和股薄肌腱，用直角钳将肌腱钩出，将扩展为膜状的半腱肌和股薄肌腱止点端连同骨膜一起切下。翻转肌腱，从背侧的分界面将两根肌腱分开，用 2 号缝线分别捆绑肌腱的游离端。通常先取半腱肌腱。切断肌腱下表面的分支纤维束，用力向外牵拉肌腱末端缝线，可松解黏附的组织，将分支束拉入切口并在直视下切断。将肌腱穿入剥离器。然后用力牵拉肌腱，同时剥离器沿直线方向剥离至肌腹。使用同样的方法切取股薄肌腱。

2.移植物的处理

采用髌韧带移植物重建时，用咬骨钳将两块骨栓的直径修剪至 9 mm 或 10 mm 大小，并将骨栓边缘修成圆形使其能顺畅地通过隧道。在胫骨骨栓上钻 3 个孔，穿入 5 号尼龙线。髌骨骨栓钻 1 个孔，穿入 2 号尼龙线。然后把移植物固定在牵引板上预牵张(3.63 kg 负荷)。在骨－肌腱结合处用无菌笔做标记。沿股骨隧道骨栓中央画一条纵行标记线，在将其拉入股骨隧道的过程中监测骨栓的旋转。当移植物的处理完成后，结束牵张，并用抗生素浸泡的纱布覆盖。采用腘绳肌肌腱重建时，将取下的肌腱缩短至 22～24 cm。刮除肌腱上附着的肌肉，并用 2 号不吸收缝线在每束肌腱的末端标记。将对折后的肌腱穿过测量管，测出的直径即是骨隧道的内径。将移植物湿润。放置一边。在滑轨上换上钢板固定夹和牵引钩。在微型钢板(一般长 12 mm，宽6 mm，带有 4 孔)的两端共两孔内分别穿入 6 号聚乙烯牵引线和 2 号聚乙烯翻转线后，将微型钢板夹持于固定夹中。将聚乙烯带的一端从微型钢板中间一孔穿过，再从另一孔穿回；另一端从肌腱反折袢孔穿过。将肌腱的缝线端固定在牵引钩上，拉紧聚乙烯带，用 80 N 的牵张力进行肌腱的预牵张。预牵张时间 5 min 以上。

3.隧道定位

胫骨和股骨隧道的定位选择对重建手术的结果至关重要。应避免股骨隧道定位偏前方，防止移植物张力过大及屈膝受限。同样，过于靠前的胫骨隧道会导致移植物与髁间凹发生撞击。采用髌韧带和腘绳肌肌腱重建的隧道定位相似。

从前内侧入路插入胫骨定位器顶端，隧道内口的定位可参考 PCL 前缘、外侧半月板前角后缘和胫骨髁间嵴。外侧半月板前角后缘形成的弧紧靠内侧胫骨嵴，大约位于 PCL 前方 7 mm。然后插入钻头建立胫骨隧道。胫骨隧道外口的位置大约在胫骨结节内侧一横指，内侧关节线远侧两横指附近。

然后通过胫骨隧道建立股骨隧道。使用过顶点参考型定位器在髁间凹侧壁做一标记，在此标记后方留一层皮质骨。当用髌韧带作移植物时，建立内径 10 mm 的股骨隧道，标记点在“过顶点”前方 6.5 mm 处。直径 10 mm 的隧道后方需要留置 1.5 mm 厚的皮质骨。在屈膝 70°位将导针穿过胫骨隧道，定位于髁间凹上的标记的位置并钻入。将一根空心股骨钻头沿导针扩股骨隧道(通常直径为 10 mm)。隧道深度为 25～30 mm。

4.移植物的植入和固定

(1)髌韧带移植物的植入和固定：髌韧带移植物通常使用界面螺钉固定。先固定股骨隧道内骨栓。从前内侧入路插入界面螺钉的导针，于屈膝 70°位，使用 7 mm 丝锥攻丝。然后沿导针放入 8 mm×23 mm 界面螺钉。用力牵拉胫骨骨栓上的尼龙线以测试股骨隧道固定是否牢靠。在触摸胫骨隧道内骨栓活动度的同时屈伸膝关节数次。无活动并不一定表示移植物已完全达到等长的标准，更可能表示胫骨骨栓卡在隧道中，牵拉缝线时移植物无法达到合适的张力。屈伸膝关节，标记出胫骨骨栓在隧道中最远端的位置，通常接近完全伸膝位。在此位置牵拉尼龙线使移植物紧张，穿入一颗 9 mm×23 mm 可吸收界面螺钉，固定胫骨端。移植物固定后完全屈伸膝关节数次，做轴移试验和 Lachman 试验，如果结果不满意，则需要重新调整移植物张力，直至达到要求的膝关节稳定性。

(2)腘绳肌肌腱移植物的植入和固定：用带尾孔导针，将牵引线和翻转线贯穿两隧道，从大腿的外上方拉出。牵拉牵引线，使微型钢板呈纵向，依次将微型钢板、聚乙烯带和肌腱近段拉入股骨隧道。当预计微型钢板刚好完全从股骨隧道外口牵出时，牵拉翻转线，将微型钢板由纵向转为横向，回拉肌腱，钢板横架于股骨隧道外口上，完成植入物股骨端固定。将胫骨端缝线从钛质纽扣孔中穿出，沿缝线将纽扣向上推，使其紧贴胫骨隧道外口。反复伸屈膝关节，进行等长检查和撞击试验。在屈膝40°位将较粗肌腱段两端缝线打结，在完全伸膝位将较细肌腱段缝线打结。

(三)后十字韧带重建的专项操作技术与原则

自体髌韧带曾经作为交叉韧带重建的金标准，但是现在认为，在PCL重建过程中6～8股腘绳肌腱提供的强度远大于髌韧带。另外，关节镜下骨块在关节腔内有限的空间翻转和在隧道内穿行翻转比较困难；采用腘绳肌腱就不存在这些问题，而且对供区的损伤小，几乎没有并发症，逐渐成为重建的首选材料。

1.移植物的切取

同腘绳肌肌腱重建ACL的取材方法。

2.移植物的处理

刮除肌腱上附着的肌肉，测量肌腱总长度(如半腱肌长28 cm)后，用2号不吸收缝线分别缝合肌腱两端。然后对折肌腱成等长的两段(各14 cm)，在其反折处穿入2根同样的缝线。两端的缝线打相同的结以区别，再次对折两段肌腱成4股(股长7 cm)。如果股薄肌长度为21 cm以下可3折，编织缝合时两端各缝合2根2号不吸收缝线，一端线直接绑在聚乙烯带，剪断缝线后，回折在对端的1/3处，其2/3处和留置缝线的一端等齐，在齐折处穿入2根缝线；如果长度和半腱肌接近可4折，同样编织两端的线打成相同的结以固定时对应，在移植物反折端直接将聚乙烯带穿入打结。原则是在保证最后移植物长度在7 cm的前提下，尽可能多地增加其股数(一般7股或者8股)。测量移植肌腱总直径后，用100 N拉力行预牵张，至移植物植入。在距移植物近端25 mm处用亚甲蓝(美蓝)笔或者可吸收线做一个标记。

3.隧道定位

从后内侧入路插入镜头，从前内侧入路插入胫骨隧道定位器，钻胫骨隧道。隧道内口位于胫骨关节面下1 cm，中线外侧，隧道与胫骨轴成45°。隧道直径与移植物直径相同。从高位前内翻入路进镜，从前外侧入路进操作器械，钻股骨隧道。隧道内口位于髁间凹1～2点钟或者10～11点钟，距软骨缘1 cm。股骨隧道分为靠关节的粗隧道和靠外侧的细隧道两部分，粗隧道部分直径与移植物总直径相同、隧道深度为肌腱应当内置的长度20 mm细隧道部分直径4.5 mm。

4.移植物的植入和固定

从高位前内侧入路插入镜头，监控下将导线从胫骨隧道送入关节，再从股骨隧道拉出。将移植物近端的聚乙烯带从胫骨隧道拉入关节腔，再从股骨隧道拉出。持续牵拉聚乙烯带，利用韧带腔内推托器，将移植物于胫骨隧道内口反转处向后上方反复推提，先将其提入关节腔，而后拉进股骨隧道，直至近端标记线至股骨隧道内口。

将聚乙己烯带两端穿入微型钢板中间两孔，沿聚乙烯带将微型钢板推至股骨隧道外口，将聚乙烯带打结，使移植物固定于股骨端。将移植物胫骨端编织线穿入钛质纽扣中，拉紧韧带，于屈膝40°前抽屉位将半腱肌肌腱缝线打结(4股或3股)，于完全伸膝位将股薄肌肌腱缝线打结(2股或3股)，完成韧带胫骨端固定。固定后再次抽屉试验，检查关节的情况，如果紧张强度不足，可以通过旋转纽扣来加强。

六、手术适应证

(一)半月板修补的适应证

半月板撕裂是否适合修补取决于多个因素。撕裂部位的供血情况是首先需要考虑中的因素。Arnoczky及Warren证实了半月板的外1/3部分存在血管网。这个解剖发现引出将半月板撕裂分为3个区的概念：①位于血管区的红一红撕裂，修补后愈合率很高。②位于血管区与非血管区连接处的红一白撕裂，修补后有一定的愈合率。③位于血管中心的白一白撕裂，修补后一般不能愈合，部分切除是最好的手术方法。

撕裂的类型是考虑是否进行修补的另一个重要因素。桶丙样撕裂及垂直纵向的撕裂自身有趋向稳定的复位及固定的趋势。水平撕裂，放射状、片状、复杂及退行性撕裂难以愈合，部分切除是最常见的治疗方法。在放射状撕裂的病例中,周围的环状纤维断裂,所以即使愈合后半月板仍没有功能。

虽然年龄较大不是绝对的禁忌证,但对于修补手术来说年龄因素是必须予以考虑的。通常多数老年患者的退行性撕裂不适合手术治疗。关节表面的情况、个人的活动能力及关节的其他合并损伤都必须予以考虑。一系列新材料和新技术的出现扩大了半月板修补术的适应证。

半月板缺失对膝关节退行性变的影响相比十字韧带损伤更为显著。当半月板损伤合并 ACL 时,如果半月板有中等程度的愈合可能性,就应该进行半月板修补术。关节镜下半月板切除术仅适用于半月板愈合可能性很小的病例。

有学者认为,具有以下特点的半月板撕裂修补愈合率较高:①同时伴有 ACL 损伤,尤其当半月板修补术和 ACL 重建术同时进行时。②撕裂部位于半月板周缘。③长度较短的撕裂。④年轻患者。⑤新鲜损伤。

(二)前十字韧带重建的适应证

治疗 ACL 功能不全的目的在于恢复膝关节稳定性。避免损伤复发及预防半月板和关节软骨等的继发性损伤。任何年龄希望恢复运动功能的和对生活质量要求较高的患者都适合做 ACL 重建手术。此外,决定是否须手术治疗 ACL 损伤不应仅仅建立在出现膝关节不稳定的基础上,还取决于患者的生活方式及运动水平。不应简单地把年龄作为衡量标准,因为总体水平才是更为重要的因素。通常认为更年轻的个体的运动水平也更高,更依靠膝关节。然而,很多老年的个体正参与高运动量的娱乐活动,并且持续较长时间。所以年龄不应成为 ACL 重建术的禁忌证。重建手术的成功取决于严格遵守手术原则,包括具有足够强度和刚度的移植物的选择、移植物的准确定位以避免张力过大和髁间凹撞击、移植物的坚强固定为早期康复提供足够的强度和刚度等。

很多组织曾被用来做 ACL 的替代品,包括自体移植物、同种异体移植物和人工合成材料。目前,最流行的移植物是自体骨—髌韧带—骨和四股腘绳肌腱。

无使用髌韧带作为移植物禁忌的患者都可以采用髌韧带进行韧带重建。采用髌韧带重建 ACL 有一些特殊的适应证:全身性韧带松弛的患者相对禁忌采用腘绳肌肌腱,而髌韧带刚度较大,是这类患者使用自体移植物重建的最佳选择;对于合并有膝关节后内侧韧带复合结构损伤的患者,也不宜采用腘绳肌肌腱进行 ACL 重建,因为此方法会进一步损伤膝关节后内侧的稳定性,所以也特别适合采用髌韧带进行重建。对于经常跪地工作(如地毯工、木匠等)要避免膝前痛和跪地痛,髌韧带短小、有损伤或有病变,患髌股关节疾病的患者禁忌采用髌韧带重建。

采用腘绳肌腱的优势在于不损伤伸膝装置,这对有髌股关节紊乱史和曾使用髌韧带重建后翻修的患者尤其重要,同时也更美观。排除腘绳肌腱已被切除的患者,采用腘绳肌腱重建 ACL 没有绝对的禁忌证。全身性韧带松弛的患者相对禁忌采用腘绳肌肌腱,这些患者可能更适合采用最终刚度较大的髌韧带。而对于合并有膝关节后内侧韧带复合结构损伤的患者,也不适合采用腘绳肌肌腱进行 ACL 重建,因为此方法会进一步损伤膝关节后内侧的稳定性。如果术前通过 MRI 检查,或者术中取半腱肌肌腱时发现肌腱直径小于 3 mm,则四股半腱肌肌腱也难以保证强度,应当改用其他材料。

(三)后十字韧带重建的适应证

通过患者的病史、体检和影像结果诊断后 PCL 的损伤,根据 PCL 损伤的程度选择适当的患者。一般习惯把后抽屉试验中胫骨结节的后移范围作为 PCL 损伤程度的分级标准。正常膝关节屈曲 90°时胫骨结节位于股骨髁前 1 cm,与正常侧对比,如果胫骨结节后移 3～5 mm,PCL 损伤为Ⅰ度;胫骨结节后移 6～10 mm为Ⅱ度;后移 11 mm 以上为Ⅲ度。PCL 损伤后,膝关节的向后松弛是一个进行性过程,在伤后关节周围纤维化期,后抽屉试验可能阴性;进行到纤维化消退期时,此时胫骨结节后移达到Ⅱ度;如果辅助稳定结构松弛时,在关节向后位移达到Ⅲ度。目前根据韧带的损伤程度,把 PCL 损伤分为部分损伤和完全断裂。对于高龄或者活动较少陈旧性 PCL 完全断裂的患者以及 PCL 部分损伤的患者,可以采取非手术治疗的方法。尽管近期效果尚可,但远期有诱发髌股关节炎的可能。

急性损伤、单纯PCL损伤、撕脱骨折并且向后移位大于10 mm，即Ⅲ度损伤的患者必须手术治疗。合并后外侧角损伤的PCL损伤患者应该尽早行重建术，合并有内侧副韧带损伤的患者首先制动，内侧副韧带和关节囊愈合后，方可行PCL重建术。

对于陈旧性损伤的单纯PCL损伤，胫骨后移位大于10 mm者考虑手术治疗。关节损伤引起胫骨后移大于10 mm者考虑关节韧带复合伤，合并有后外侧韧带结构损伤比较常见，需要一期手术重建所有的韧带，后外侧的韧带结构是PCL修复重建的基础。

对于Ⅱ度以内的PCL损伤，传统的观点认为，通过股四头肌功能操练，可以恢复关节的稳定性。等到出现髌股关节炎或者内侧膝关节炎时，才予以择期行PCL重建。现在则认为，韧带损伤应该积极治疗，对于韧带损伤小于50%的患者，采取刺激增强技术；大于50%的患者，则采取PCL重建。因为股四头肌是动力性稳定结构，它是在膝关节产生不稳后，通过本体感受器产生的调节反应，其反应是滞后的，不能提供即时的稳定性；而PCL是静力性稳定结构，在膝关节的活动中提供即时稳定性。尽管增加股四头肌力能增加髌腱对胫骨结节向前的提升力，但引起的代价是髌股关节和胫股关节的压力增加，导致关节的退行性改变。

(四)滑膜切除的适应证

膝关节出现持续性反复发作的关节肿胀、疼痛，如果明确诊断为弥漫性色素沉着绒毛结节性滑膜炎，应当尽早进行治疗，这样才能够保证膝关节功能。因为前后十字韧带都在滑膜包绕之内，滑膜炎拖延不治会造成十字韧带侵蚀，严重影响膝关节稳定性，最终影响膝关节整体功能。

经过适当治疗后不愈的顽固性滑膜炎和经化疗或放疗的滑膜炎需要作滑膜切除术。滑膜的化疗或放疗方法仅在欧洲施行，对于其治疗的效果和引起的不良反应仍有争议。关节镜下滑膜切除术的优点就是可以在滑膜炎的早期手术治疗，不影响半月板的完整性，不用限制活动，对关节的稳定性没有影响，无畸形情况发生，不会引起诸如关节间隙狭窄、骨赘发生等影像学的改变，其手术效果良好。

关节镜下滑膜切除术的禁忌证主要包括出血性疾病。既往认为化脓性关节炎也是禁忌证。现在则认为，随着医疗技术的提高，这两种疾病为相对禁忌证，尤其是化脓性关节炎，有学者在关节镜下清理灌洗化脓性关节炎取得良好的效果。因此，如果具备足够的技术条件仍可以切除。

七、并发症

1988年，美国和加拿大一些关节镜医师对8 791例膝关节共同进行了一项广泛的、多中心的随访研究，结果发现162例并发症，发生率为1.85%。综合这些大型研究可以发现，膝关节镜最常见的并发症是关节积血。所有膝关节镜手术中，需要吸引或手术排出的关节积血的病例约占1%。仅次于关节积血的最常见并发症是感染，多中心研究中有19例出现感染，发生率为0.02%。血栓栓塞性疾病和麻醉并发症也较常见于关节镜手术，发生率均为0.01%。1988年的多中心研究显示，器械断裂、神经系统并发症和严重血管并发症已较早期的研究明显减少。外侧支持带松解术的并发症发生率最高，达到7.2%。半月板切除的并发症发生率令人吃惊地高于半月板修补。也有关于不同方式的ACL重建术的并发症的研究，其中人工材料重建的发生率最高(3.7%)，同种异体重建的发生率为3.3%，自体组织重建的发生率最低(1.7%)。

八、围术期与术后康复

(一)围术期

1.术前评价

术前评价应包括详细的病史和体检。现病史应包括主诉以及何时、何地、何种方式受伤。过去史应包括以前曾经受到的骨科相关损伤以及治疗方式，任何用药史和药物过敏情况。应详细询问是否存在胃炎或消化性溃疡，以确定使用非甾体类抗炎药(NSAID)的安全性；应了解过去曾进行手术的麻醉并发症情况。

体检应包括以下项目:膝关节渗出、活动度、压痛、畸形、股四头肌周长、详细的韧带检查。对侧下肢必须进行相同检查以资对比。应常规检查脊柱和同侧髋关节有无畸形以及可能引起膝关节疼痛的病变,这对于青春期和老年患者尤其重要。还应检查下肢力线和步态,并进行详细的神经血管检查。

术前应权衡手术的利弊,并记录于病历卡上。

2.对患者的宣教

对患者的宣教于关节镜手术的结果以及手术过程都起到非常重要的作用。教育对象包括患者本人及其家属,应向其详细介绍关节镜手术的作用、风险和可能出现的并发症,并强调术后康复锻炼对于整个治疗结果的重要作用。教育过程中可使用图表、膝关节模型、宣教手册、X线片、MRI片。术中发现的病理情况可通过摄片或录像记录后保存。术后应制订详细的康复计划,协助患者出院后进行康复锻炼。

(二)术后康复

如果预计术后会出现持续的关节内渗血,应放置关节内引流。引流管放置时间根据具体情况调整,一般在术后1~2天内拔除。术中切开操作术后可在24~48 h内预防性使用抗生素,一般情况下不建议使用。

研究显示,术后关节内注射丁哌卡因有助于控制术后疼痛,使用的剂量至今尚有争议。0.50%丁哌卡因30 mL能有效减少患者在复苏室内阿片受体类药物的用量,促进早期活动,并减少住院时间。但尚未发现0.25%丁哌卡因30 mL关节内注射有任何相似的镇痛效果。研究已经显示,丁哌卡因对关节软骨不造成伤害,且只要关节内注射量不超过150 mg,丁哌卡因血清浓度的毒性作用极低。单独使用吗啡或联用布比卡因都不能明显缓解术后疼痛,需要进行额外麻醉,或佩戴负重支具。术前疼痛与术后疼痛有密切的联系。

手术入路应使用2号或3号缝线闭合,术后使用无菌敷料加压包扎,可调节支具固定膝关节,冰敷,并抬高患肢。调节支具至一定角度,可限制膝关节屈伸。每1~2 h抬高下肢并使用冰敷10~15 min能有效缓解疼痛和肿胀。对于剥脱性骨软骨炎、软骨缺损,或其他需要限制负重的病例,应使用拐杖。

术后4~5天通常服用口服麻醉药。口服或肌内注射非NSAID,尤其是滑膜切除、粘连松解等术后患者。

膝关节镜手术患者关节功能恢复较快。坐着工作的患者通常术后几天即可恢复工作。但这只是相对情况,受到诸如疼痛、伤口情况、关节活动度、下肢力量、活动强度、工作、希望恢复的运动水平等因素的影响。

各种不同手术的术后康复计划不尽相同。半月板部分切除的术后康复包括等长伸展训练和力量训练。等长训练应在手术后立即开始。肌力训练应包括股四头肌、踝关节、90°~45°伸屈膝、内收或外展位直腿抬高、跟腱训练。伸展训练维持膝关节活动度,应包括腘绳肌、股四头肌、跟腱训练。在条件允许的情况下,固定自行车是一种很有效的训练方式。出院后可根据医师或理疗师的建议在家中继续康复训练。

患者出院时,应对其反复强调可能出现的并发症,以及继续康复训练的注意事项。出院后定期门诊或电话随访。

(段小锋)

第三节 髋关节镜

一、髋关节镜技术

(一)概述

髋关节疾病仅次于膝关节,但髋关节镜手术远远少于其他关节的手术。由于其位置深在,周围有丰厚的肌群和软组织包绕，有时临床检查、诊断和治疗比较困难。随着关节镜技术的应用，许多髋关节内疾病可通过关节镜进行诊断检查和镜下手术治疗。Dorfmann 报道了 12 年间413 例髋关节镜手术经验，以原因不明的髋关节疼痛进行诊断性髋关节镜检查占 68%，另外为游离体取出和髋关节骨性关节炎清理。

(二)手术适应证、禁忌证与并发症

1.适应证

(1)游离体取出和髋关节骨性关节炎清理是其绝对适应证。

(2)髋臼发育不良合并骨性关节炎，适合于初期和部分进展期，不适合于晚期患者。

(3)股骨头坏死适合于 Ficat 分期Ⅰ～Ⅱ期的病例，Ⅲ～Ⅳ期股骨头塌陷伴者原则上不选用。

(4)髋关节内肿瘤性质不明确，关节镜下活检。

(5)强直性脊柱炎早期，关节间隙无狭窄，影像学显示滑膜组织肥厚，关节内积液，保非手术治疗效果不明显者。

(6)髋关节感染非手术治疗无效，可行关节镜下清理，进一步明确细菌学诊断并行关节内灌注负压吸引术。

2.禁忌证

(1)关节严重粘连或强直者。

(2)关节囊挛缩，关节间隙难以牵拉张开者。

(3)关节囊有严重破裂者。

(4)局部有化脓性感染或有其他脏器疾病不能耐受手术者。

3.并发症

(1)牵引床立柱挤压可引起会阴部或会阴神经损伤，严重者可致坐骨神经、股神经损伤。

(2)手术灌注可致腹腔内渗液。

(3)器械操作过于粗暴，可引起软骨损伤，甚至股骨头骨坏死等。

(三)设备与器械

(1)关节镜设备系列，包括摄像成像系统、监视器、冷光源。

(2)手动器械和电动切割刨削系统。

(3)广角关节镜直径 4.0 mm 30°、70°。

(4)射频气化仪和不同角度气化电极。

(5)计算机视频采集系统，收集图像资料。

(6)X 线透视机。

(四)麻醉与体位

硬膜外或全身麻醉，仰卧位，置手术牵引床上，采用外展牵引位(图 10-2)。

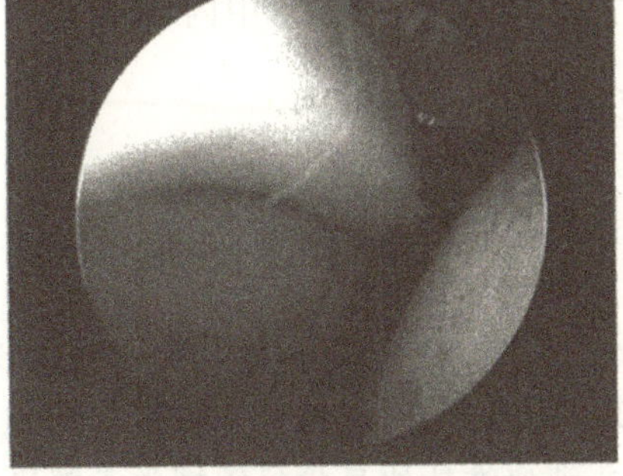

图 10-2 髋关节镜手术采用外展牵引位

(五)术前准备

(1)备 C 形臂或 C 形臂双关球 X 线透视机、牵引床。

(2)患者仰卧位于牵引床上,双下肢对抗牵引,牵引重量为20～40 kg,将髋关节间隙牵开,以便关节镜进入。C形臂X线透视确认,如出现"半月征"则表示髋关节间隙已经拉开,股骨头上缘与髋臼缘的垂直距离应大于10 mm(图10-3)。

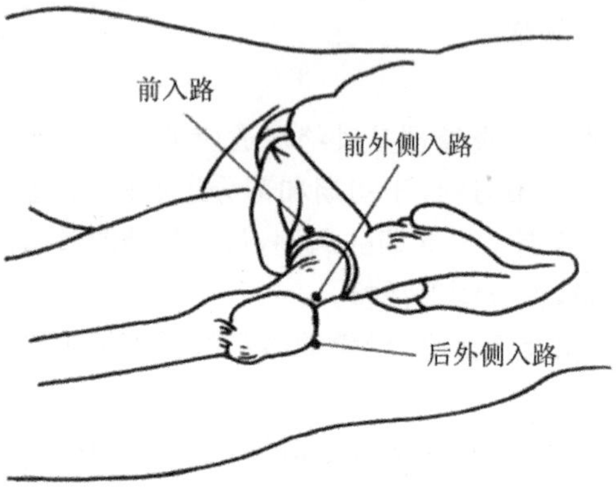

图10-3 牵引下股骨头半脱位状态

(3)术前标记股神经、血管、股外侧皮神经的走行,股骨大转子、髂前上棘等骨性标志和关节镜入口(图10-4)。

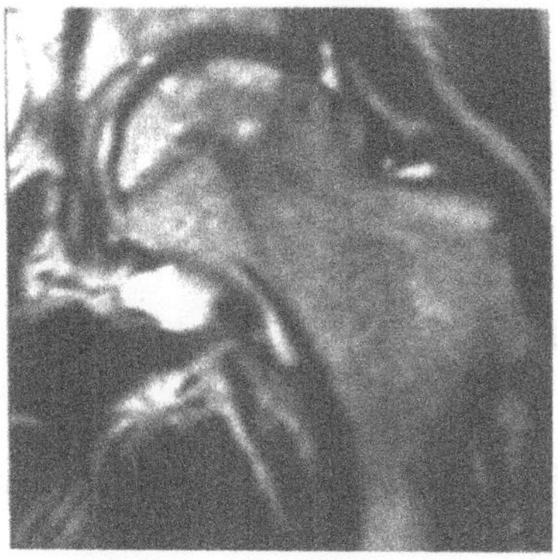

图10-4 髋关节镜入路

(六)操作步骤

(1)在股骨大转子顶点向腹股沟韧带的中点方向与躯干纵轴线呈30°～45°进行穿刺。针头连接输液管和注射器,并充满生理盐水。由于牵引后髋关节腔内产生负压针头进入关节腔后,液体被主动吸入关节腔内6～10 mL,液体注入后反流,标示穿刺成功。注入含肾上腺素的生理盐水40～60 mL,将髋关节腔充盈扩张。

(2)关节镜直视下,在大粗隆前外侧或后外侧置入穿刺锥套管建立工作通道。由于股骨头为球形曲面,难以观察全面,可采用30°或70°关节镜交替使用,术中内、外旋转可增加观察股骨头的视角。

二、髋关节镜技术的临床应用

(一)髋关节清理减压术治疗股骨头骨坏死

1.概述

股骨头缺血性坏死(avascular necrosis,AVN)的病因和病理变化较为复杂,目前多数学者认为股骨头缺血性坏死与应用激素、饮酒和创伤等因素有关,这些会造成股骨头血供障碍,以股骨头缺血或静脉回流受阻等一系列病理改变为主。股骨头缺血性坏死是骨科领域尚未解决的难题之一。对AVN的治疗主要有非手术治疗、姑息性手术治疗及人工关节置换术。人工关节置换术主要用于晚期AVN继发髋关节骨性关节炎的患者,人工关节置换受病变程度、年龄和人工关节使用寿命等因素的制约并非首选。姑息性手术治疗为延缓股骨头坏死的发展起到了积极的作用。姑息性手术治疗以钻孔减压植骨术为代表的方法已沿用多年，为延缓病程发展、减轻临床症状和改善功能等方面起到了一定的作用。但是，术后不少患者疼痛症状缓解不显著，其疗效并非理想。甚至有的单纯髓内减压术后加速了股骨头塌陷的发生。如果股骨头顶区一旦发生塌陷，则预后欠佳，如能早期发现并予以适当的积极处理，则有可预防股骨头塌陷的发生。

2.适应证

Ficat 0～Ⅱ期的股骨头外形轮廓和关节间隙正常，属于较早期改变，股骨头并无塌陷，X 线片显示其压力线和张力线无形态结构改变，在 MRI 图像上可以发现股骨头顶部有低信号区(图 10-5)。对于年龄较轻、病变在 0～Ⅱ期的患者，非手术治疗无效且人工关节置换条件尚不成熟的患者，早期采取小直径低转速、多孔道钻孔减压和髋关节镜监视下关节镜清理术，有助于减轻关节疼痛、改善功能、延缓病情发展。

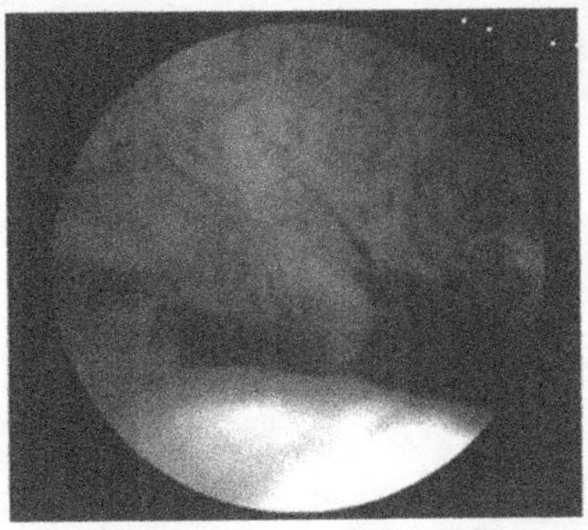

图 10-5　MRI **示股骨头负重区坏死，信号异常**

3.术前准备

同髋关节镜手术外，准备直径 3.0～4.5 mm 的克氏针和电钻，进行多孔道减压。双管球或 C 形臂 X 线透视机备用。术前根据 X 线片 CT 或 MRI 资料预先设计钻孔位置、深度，术中应用带有刻度的钻或导针。术前将髋关节骨性标志、血管神经走行、大转子顶点和前后各 3～4 cm 处分别标记，作为关节镜和器械入口。

4.麻醉与体位

硬膜外麻醉，仰卧位，患者置骨折牵引床上，患肢牵引，对侧对抗牵引，重量 20 kg。

5.操作步骤

(1)穿刺：选用 18 号穿刺针，长度 25 cm，进行髋关节穿刺，注入生理盐水扩张关节腔，液体反流说明穿刺针已在关节腔内。

(2)在针旁 5 mm 切开皮肤 4 mm，将穿刺锥和关节镜套管穿入关节腔内，其方向与穿刺针一致，与身体纵轴呈 45°，穿透关节囊后退出钝性针芯，连接关节镜和进水管。穿刺锥勿损伤股外侧皮神经、血管和关节软骨面。

(3)在关节镜直视下置入另一个关节镜套管，进行滑膜切削和等离子刀消融和清理滑膜和软骨创面。

(4)关节镜检查证实，股骨头坏死各期均有滑膜组织充血水肿、增生肥厚(图 10-6)关节腔内有大量漂浮颗粒、碎屑和组织碎片。关节镜下手术包括刨削清理增生肥厚、充血水肿的滑膜组织，清除关节内碎屑、游离体、软骨降解微粒、微结晶、大分子成分、炎性因子和致痛物质，改善关节内环境。清除影响关节活动的因子，解除关节内功能紊乱。

(5)在 C 形臂透视下用直径 3.0～4.5 mm 钻头，进行股骨头髓内减压，采用低速电钻或手摇钻对坏死区进行多孔道扇形减压或减压孔 3～5 个(图 10-7)。

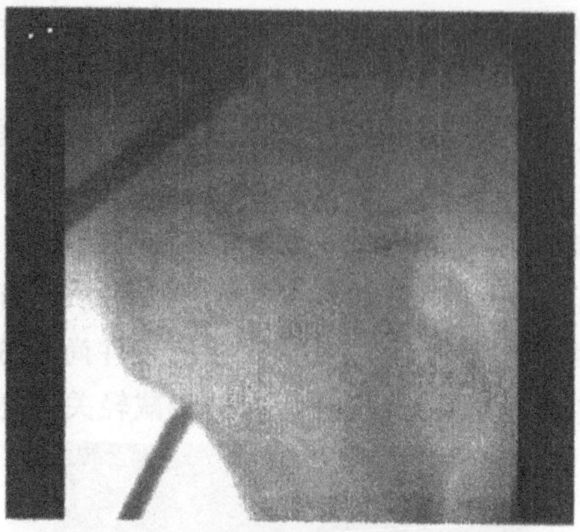

图 10-6　髋关节滑膜增生水肿

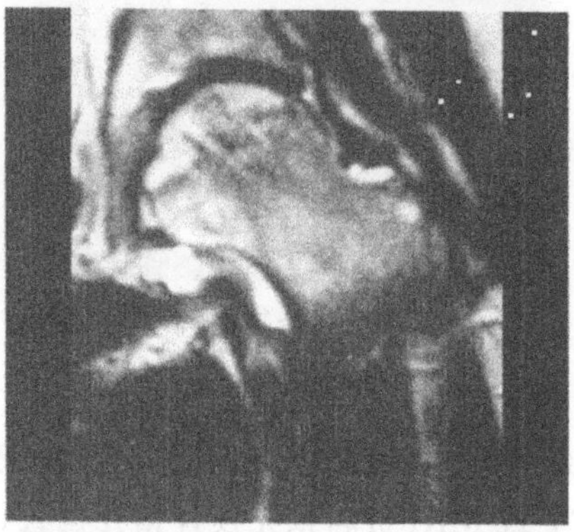

图 10-7　在 C 形臂监视下进行股骨头钻孔减压和清理术

6.评价

过去股骨头坏死术后临床症状改善并不明显，股骨头坏死的髋关节 MRI 显示除了股骨头坏死的改变外，关节内滑膜组织肥厚，关节腔积液，说明关节腔内有滑膜炎和继发性骨性关节炎的病理改变。

股骨头形态和软骨随病变程度发生相应的变化。Ficat 0 期关节内以滑膜炎改变为主，关节软骨及负重区改变不明显。Ⅰ期股骨头负重区软骨面有 1～2 mm 的凹陷，Ⅱ a 期股骨头表面为弧形凹陷大于 2 mm，Ⅱ b 期关节面呈橘皮样不平负重区软骨呈刨冰样碎裂，说明软骨下骨已有微小骨折发生，Ⅲ期关节软骨呈鹅卵石路面样高低不平，有的软骨下骨分离、剥脱，软骨下骨裸露和关节内游离体。股骨头缺血坏死发生疼痛的原因除了股骨头缺血和骨内压高之外，与关节内滑膜炎和关节内结构和内环境紊乱有关。传统的髓内减压用的钻头为联合钻，直径较粗(8～12 min)。直达股骨头的软骨下骨，通过隧道清除大量骨质后，股骨头负重区骨质已被掏空，破坏了股骨头的正常排列结构，失去了正常支撑作用。尽管植骨也难以恢复原有的结构。股骨头髓内减压采用高速电钻，钻头高速旋转摩擦可产生高热，致股骨头和隧道周壁的骨细胞坏死，对股骨头负重区埋下了一个危险的、随时塌陷的陷阱。目前采用的多隧道、细直径、扇形股骨头减压，由于钻头细采用低转速，不产生高热，不造成骨细胞坏死，有利于修复。隧道与隧道之间保留了隔离支撑带，即可以达到减压和改善血供目的，又起到了支撑和缓冲应力的作用，有效地避免了股骨头塌陷。股骨头钻孔减压后阻断缺血坏死的进程和炎症过程的恶性循环。在髋关节镜监视下手术，可有效地防止关节软骨面穿透伤。

(二)髋臼盂唇病变

髋臼盂唇对增加股骨头包容、传递关节应力、稳定髋关节具有重要意义，盂唇病变将增加髋关节骨性关节炎的发生率并加速关节退变的进程。盂唇富含痛觉神经末梢，盂唇病变本身也可引起疼痛、弹响、绞锁、关节失稳等一系列的髋关节症状。经髋关节镜检查证实：40％的不明原因髋关节疼痛由盂唇病变引起。髋臼盂唇病变的病因主要由退变引起(约占 48.6％)，其次为创伤(约占 18.9％)，再次为特发性

(27.1%)和先天性(5.4%)。特发性指既无外伤史且镜下也无明显盂唇退变者,先天性则指盂唇本身结构正常但有半脱位者。

按关节镜下形态,可将盂唇损伤分为放射瓣状、放射纤维状、边缘纵行损伤及不稳定型盂唇等类型。其中不稳定型主要指盂唇结构正常但有半脱位功能失常者。总的来说,盂唇撕裂伤多见于前侧盂唇,以放射瓣状多见,但日本学者报道,盂唇撕裂伤以后侧盂唇多见。这可能与日本人习惯极度屈曲、外展、外旋髋关节席地而坐,髋关节后方应力增加有关。因 MRI 和髋关节造影对盂唇病变不敏感漏诊率很高,髋关节镜对诊断盂唇病变极有价值。同时可在关节镜下行盂唇部分切除术,去除病变盂唇缓解关节症状,如显示盂唇突入关节腔磨损关节软骨(图 10-8)。

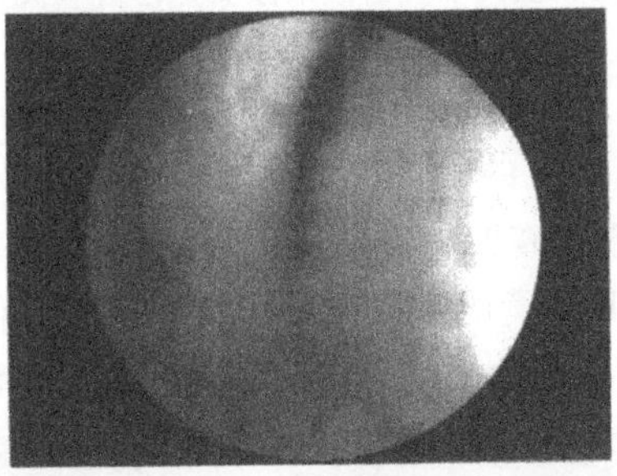

图 10-8 盂唇突入关节腔磨损关节软骨

(三)关节内异物和游离体

关节内游离体和异物的存留无疑将使关节功能严重受限。除引起关节绞锁、失稳等机械失效外,如果游离体或异物嵌夹于负重区的关节软骨面之间,关节面破坏将不可避免。同理,全髋置换术后,一旦骨水泥、羟磷灰石碎屑等进入关节成为第三体后,将大大增加关节面的磨损增高松动概率。因此,一般来说,有游离体存留的关节,预后大多不好。经关节镜可在无须关节脱位的情况下取出游离体。并且,通过关节镜下灌洗装置可有效地清除关节内一些体积较小、无法钳夹的游离体或血肿。目前,经关节镜游离体取出技术已较成熟,全髋置换术后经关节镜取出关节第三体也陆续见诸报道。

(四)关节炎

关节镜检查可在较早阶段对髋关节 OA 作出诊断,但这种早期诊断大多是因不明原因髋关节疼痛而行关节镜检查得出的。关节镜诊疗对髋关节骨性关节炎的重要意义主要在于其可以显著缓解髋痛症状,并为后继治疗提供极有价值的参考信息。关节镜下髋关节清理术可使约 60%的髋关节 OA 患者的疼痛症状在 2 年内获得较显著的缓解,术后疼痛逐渐加重后,再施行镜下关节清理术仍能获得较显著的症状缓解。目前,对清理术为何能获得较长时间的症状缓解机制尚不十分明了,估计与镜下去除病变软骨、骨赘和大量冲洗带走关节内炎性介质有关。但关节镜下关节清理术无疑对推迟全髋置换术有重要意义,对年轻患者尤其如此。髋关节镜下对髋臼及股骨头软骨面破坏的程度和部位进行准确评估,对选择截骨术还是关节置换术具有重要参考价值。同理,一旦选择截骨术后,无论是髋臼截骨术还是股骨近段截骨术,关节面情况显然是决定具体术式的最主要依据之一。就这一点而言,髋关节镜检查的价值是其他手段不可比拟的。

化脓性关节炎,一旦诊断为化脓性髋关节炎,呈现滑膜充血、水肿、软骨破坏。通常的处理是手术切开并将股骨头脱位做彻底的关节清理。但手术无疑将破坏来自小凹动脉和旋股内侧动脉升支的血供。由于化脓性髋关节炎以小儿居多,一旦造成骨骺早闭,其后果对髋关节功能而言将是灾难性的。对于成年人切开手术也有造成股骨头坏死之虞。髋关节镜技术的出现为诊治化脓性髋关节炎或全髋置换术后感染提供了新的手段,关节镜下可见滑膜充血水肿,有脓性关节液和关节软骨破坏(图 10-9)。Wui 等报道,经髋关节镜下关节减压、清除坏死组织和大量生理盐水冲洗后,其经治的 7 例化脓性髋关节炎均取得了很好疗效。Hyman 等在关节镜下对 8 例全髋置换术后迟发急性感染的髋关节施行了清创、冲洗、引流手术,术后经平均 6 年随访,无 1 例感染复发。但针对关节置换术后感染的关节镜下手术应以假体无松动迹象为原则,且仅适用于感染为急性发作、细菌对抗生素敏感者。

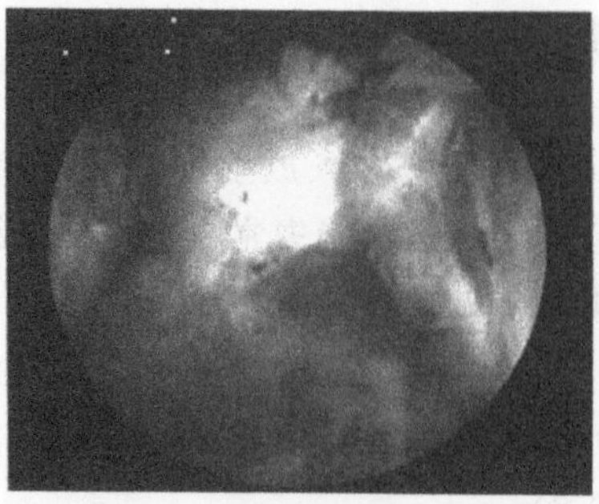

图 10-9　化脓性关节炎引起滑膜充血水肿和关节软骨破坏

(五)滑膜病变

关节镜检查对诊断滑膜病变有其特有的优势。术者不仅可在关节镜下直视滑膜,依据大体外观作出大致诊断,还可很方便地采取标本做病理检查明确诊断(图 10-10)。对色素性绒毛结节性滑膜炎(PVNS)、滑膜软骨瘤病、类风湿滑膜炎等髋关节镜下滑膜切除术可取得良好疗效。但以上经验仅限于轻度或中度病变的患者,对重度病变,因技术限制难以彻底切除滑膜,并且关节软骨已为滑膜所侵蚀,故疗效并不显著。

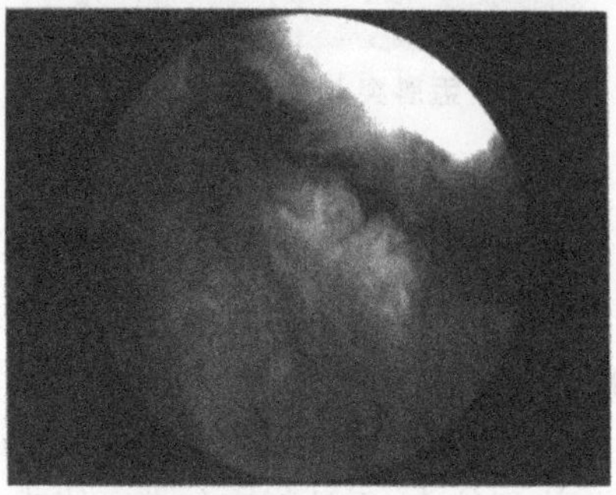

图 10-10　髋关节滑膜炎滑膜充血水肿增生

(六)其他

除上述常见病种外,髋关节镜诊疗术对 Reiter 病、Legg-Calve-Perthes 病、软骨软化以及部分骨代谢病也有一定疗效,但其作用机制尚不明了。

(七)术后治疗

髋关节镜诊疗术后,患者将会在短时期内有一定程度的腹股沟区不适。一般要求患者 3 d 内避免完全负重,6 周内避免髋关节剧烈运动。术后及早进行理疗和功能锻炼将有益于关节功能的及早康复。

(八)展望

髋关节镜外科技术为髋关节疾病的诊疗提供了全新的手段。尽管当前该技术尚不普及,无论是关节镜技术本身还是对关节镜下髋关节生理或病理解剖的认识,都有进一步深化拓展的余地,但髋关节镜外科作为一种微侵袭内镜技术,为人们在微创的前提下,更直接地认识和处理髋关节疾病提供了可能。随着认识的深化和技术的改良,髋关节镜技术一定会在髋关节疾病的诊治中起到越来越重要的作用。

(周　游)

第四节　肘关节镜

一、概述

随着关节镜技术的普及与发展,对肘关节许多以往进行开放手术的疾病均可以在关节镜下诊断和治疗。由于肘关节周围血管神经丰富，解剖结构复杂，肘关节镜的开展还不够普遍。

二、手术适应证

(1)原因不明的肘关节疼痛，经其他诊断手段不能确诊者。

(2)肘关节内游离体、肱骨小头剥脱性骨软骨炎软骨碎片摘除及关节软骨修整。

(3)类风湿或结核性滑膜炎、化脓性关节炎、尺骨鹰嘴滑囊炎关节镜下滑膜部分切除清理。

(4)尺骨鹰嘴或鹰嘴窝内骨赘。

(5)肘关节肱骨小头骨折，镜下闭合复位固定术。

(6)肘关节粘连镜下松解术、肘管综合征和网球肘。

以上疾病均可在肘关节镜下检查手术。

三、操作前准备

标志肘关节的体表解剖结构，肘关节可选用2.7 mm或4.0 mm的30°关节镜头。备用刨削器和等离子刀以及手动关节镜器械。电视监视器放于患者对侧。必要时采用进水泵，也可采用3 000 mL生理盐水高挂于手术床以上1.5 m进行灌注。备用带有橡胶隔膜的套管，可以减少器械反复进出时损伤邻近神经血管，又可减少液体外渗进入组织间隙。手术过程中进水泵压力不要过大，维持在5.3～8.0 kPa(40～60 mmHg)为佳。

四、麻醉与体位

可采用仰卧位、俯卧位或侧卧位进行手术。俯卧位或侧卧位有利于医师进行肘关节后入路手术操作，但不利于肘关节前室的观察和术中患肢的活动，故更多医生喜欢采用仰卧位手术。仰卧位肩关节外展90°并屈肘90°，该体位可使肘前窝的神经血管结构放松，使其远离手术入口。前臂牵引重量5～6 lb(1 lb=0.454 kg)重锤，经滑轮悬吊牵引，也可采用徒手牵引。术者可根据需要自由调整肘关节屈曲角度以及前臂的旋前旋后活动。

麻醉可采用斜角肌间沟神经阻滞麻醉，可有效地使患肢肌肉松弛，并可配合使用上臂止血带控制出血，是最常使用的麻醉方法，其缺点为术后不能立刻进行神经系统的检查。局部麻醉的优点是安全，当器械靠近神经时患者会适时给医生以提示，其缺点是止痛不完全，患肢肌肉紧张，不能使用止血带。

五、操作步骤

(一)手术入路

1.外侧入口

位于肱骨外上髁、桡骨小头及尺骨鹰嘴尖构成的等腰三角形的中心，又称为肘关节外侧软点(图10-11)。该入口可以通过触摸肘关节后方的骨性结构而准确定位，是肘关节穿刺最常选用的进针点。前外侧入口：是肘关节镜检查的标准入口，一般作为肘关节镜检的主要入口(图10-12)。根据入口与肘关节距离的远近，前外侧入口又分为：远端前外侧入口位于外上髁远端2～3 cm，前方约1 cm处；中间前外侧入口位于肱桡关节近端前方约1 cm处；近端前外侧入口位于外上髁近端2～3 cm，前方约1 cm处。前外侧入口在桡神经下方通过，肘关节囊膨胀及屈肘可使桡神经移向前方，增加手术操作的安全性。一般入口越偏向近端越容易建立，且损伤神经的概率越小，但近端入路关节镜在软组织中走行距离长，影响器械操作的灵活性。

2.前内侧入口

前内侧入口位于内上髁远侧2 cm，前方2 cm处，相当于肘内侧屈褶纹延伸处。此入口在进入关节囊前要通过旋前圆肌的腱性部分及指浅屈肌的桡侧部分，从正中神经及肱动脉的下方经过(图10-13)。关节镜监视下从前外侧入口用Wissinger棒法建立前内侧入口更为方便及安全。

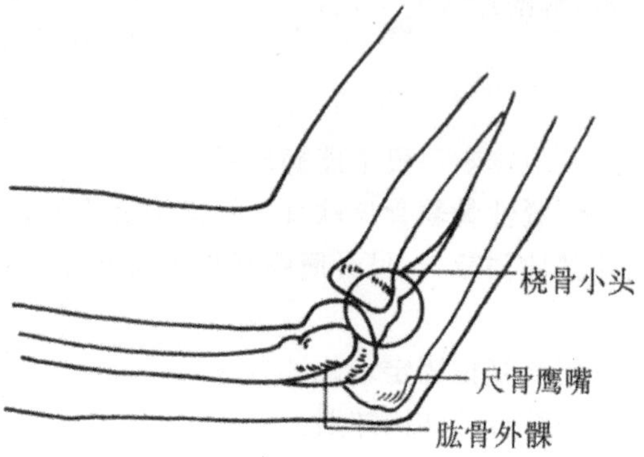

图 10-11　肘关节镜外侧入路示意图

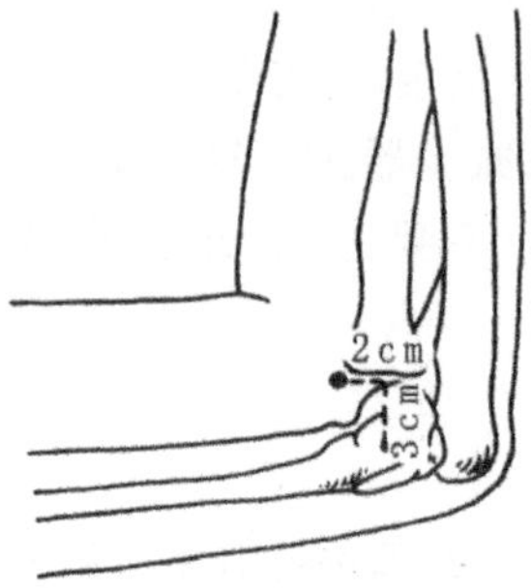

图 10-12　肘关节镜后外侧入路示意图

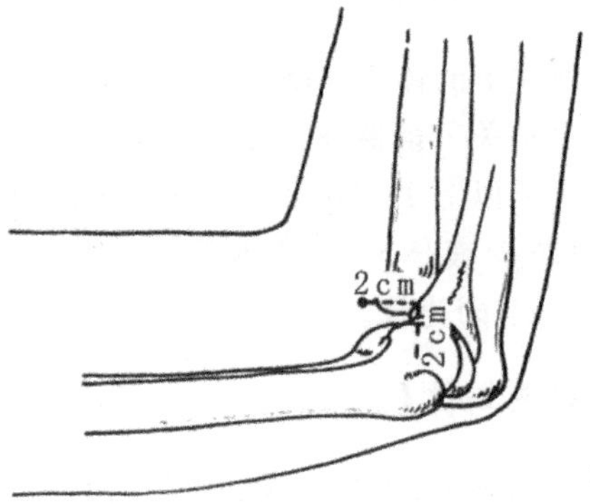

图 10-13　肘关节镜前内侧入路

3.后外侧入口

位于尺骨鹰嘴近端 3 cm 处，沿肱骨外上髁嵴，紧贴肱三头肌腱边缘的外侧穿入(图10-14)。在仰卧位时应将患者的肘关节屈曲 20°～30°，放松肱三头肌，同时应将后方关节囊膨胀。俯卧位时，应将患者的肘关节屈曲 90°，穿刺点位于肱骨外上髁嵴紧贴肱三头肌腱边缘，尺骨鹰嘴近端2 cm处。

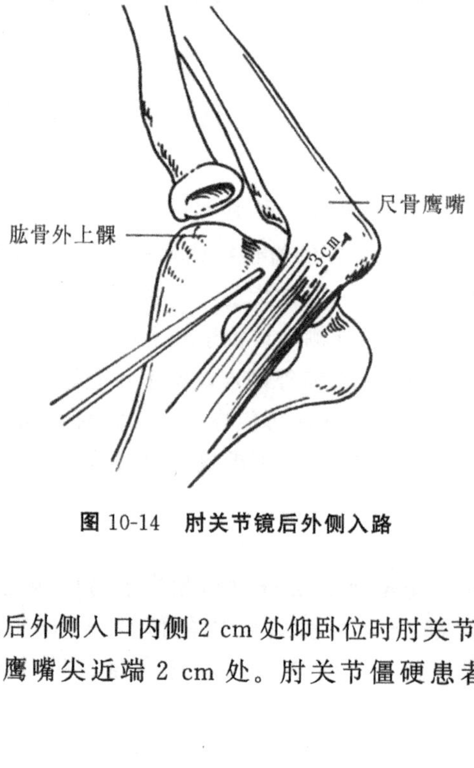

图 10-14　肘关节镜后外侧入路

4.后正中入口

位于尺骨鹰嘴尖近端 3 cm，后外侧入口内侧 2 cm 处仰卧位时肘关节体位同后外侧入口；俯卧位时肘关节屈曲 90°，入口点位于尺骨鹰嘴尖近端 2 cm 处。肘关节僵硬患者有时后正中入口更容易建立

(图10-15),可做为第一个建立的入口。

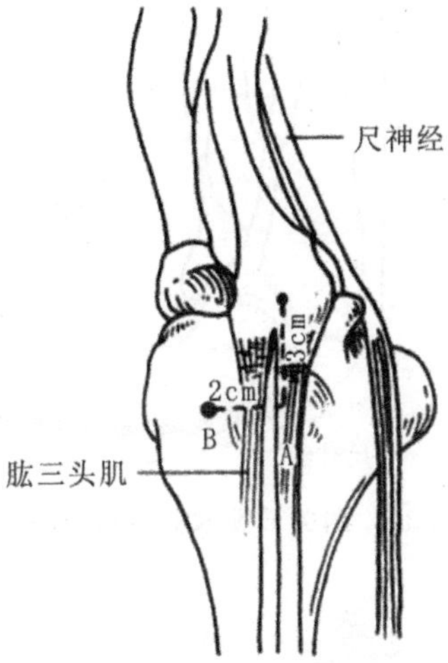

图 10-15　肘关节镜正后方入路

5.内上入路(髁上前内入路)

俯卧,在内上髁近侧 2 cm 处,关节镜穿过肌间隔前方,紧贴近端肱骨面(可防止损伤正中神经、肱动脉),对准桡骨小头方向插入关节镜(图 10-16)。可显示整个肘关节内结构。

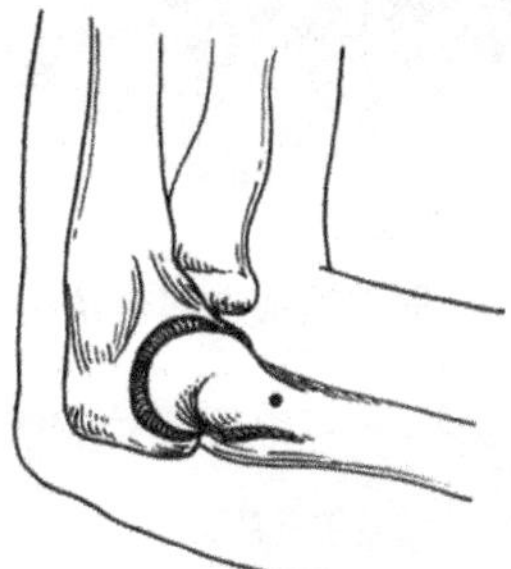

图 10-16　肘关节镜内上入路

(二)肘关节镜检查

肘关节解剖复杂,血管神经丰富,关节镜检查前,应首先将各骨性标志在体表用记号笔标记清楚(图 10-17),供术中定位参考。用注射器于外侧入口穿刺进入肘关节,注入含肾上腺素的生理盐水25～30 mL使肘关节囊膨胀。注意穿刺不宜过深,否则冲洗液注入前方软组织引起关节外肿胀。自前外侧入口插入 18 号硬膜外针,观察有液体流出确定其位于关节腔内。拔除穿刺针,于该部位用尖刀切开皮肤 3 mm,止血钳钝性分开至关节囊,将关节镜穿刺套管插入关节内,连接进水管。此入路可用以检查尺骨冠状突、冠突窝、滑车嵴以及内侧关节囊,屈伸肘关节可以检查冠状突有无撞击;将关节镜回拉少许,可观察到部分桡骨头及肱桡关节,前臂旋前、旋后位可观察到上尺桡关节。

前内侧入口,可以采用前外侧入口相同的方法自外而内建立,也可以从前外侧入口用Wissinger棒建立通道。Wissinger 棒法时,将关节镜向前推至内侧关节囊,到达预定的内侧入口位置后,拨出关节镜,插入 Wissinger 棒,推进直至顶起内侧的皮肤,将皮肤切开一小口,使交换棒穿出皮肤,再将关节镜鞘管顺交换棒插入关节腔,移除交换棒后插入关节镜。前内侧入口可以观察尺桡关节、肱桡关节、桡骨头及环状韧带(图 10-18)。施加外翻应力可以清楚观察到肱骨小头。与前外侧入口协同操作,可完成肘关节前方的游离体取出(图 10-19、图 10-20)、剥脱性骨软骨炎的清理、冠突窝骨赘的磨除等手术。

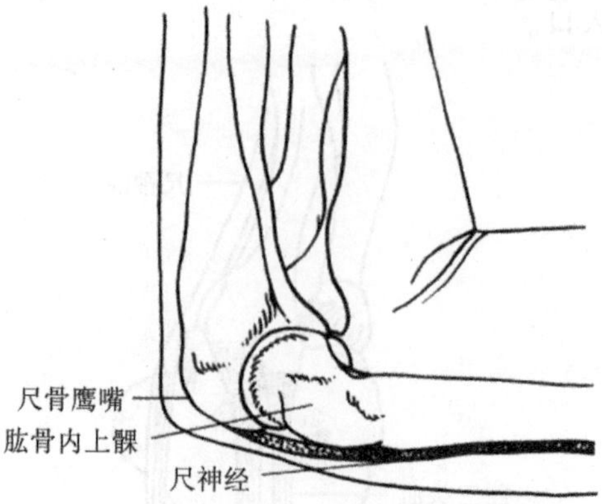

图 10-17 肘关节镜术前应标记的部位

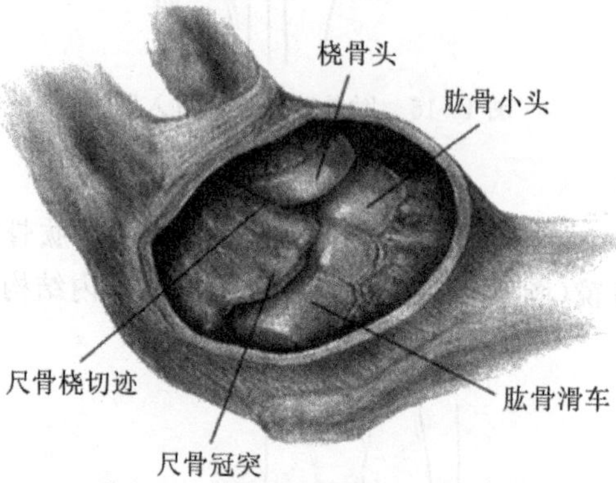

图 10-18 肘关节前方解剖结构示意图

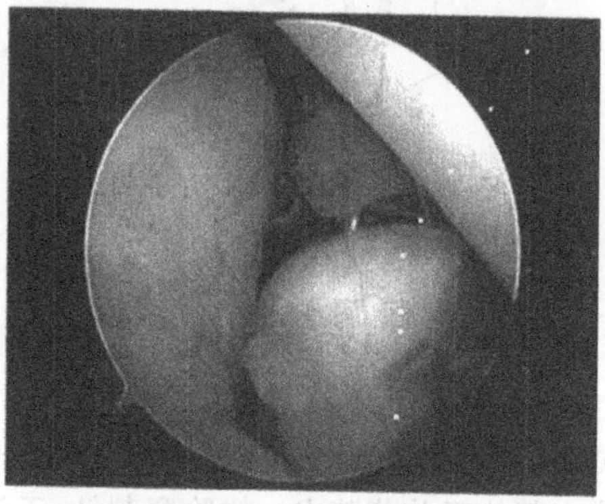

图 10-19 关节镜下游离体取出

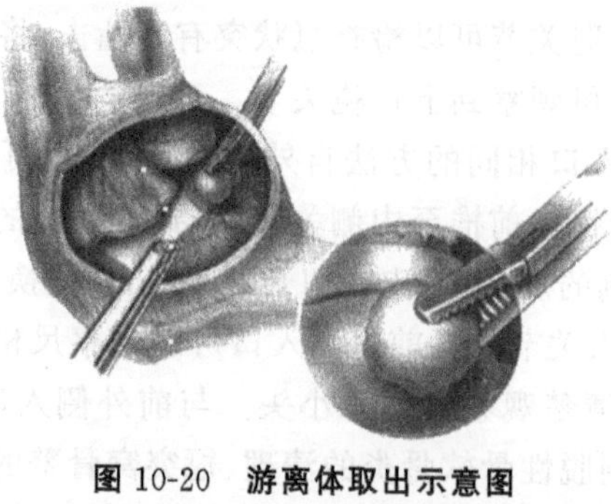

图 10-20 游离体取出示意图

保留进水通道，维持关节囊膨胀，采用由外向内的方法建立直接外侧入口，插入套管时注意操作轻柔，避免损伤关节软骨。该入口可观察肱骨小头凸面及桡骨头凹面，有助于对剥脱性骨软骨炎软骨损害的全面评估;此外尚可观察鹰嘴与滑车关节的外侧面等,小的游离体常隐藏在此处。

可经直接外侧入口关节镜引导下建立后外侧入口或后正中入口,在关节镜下观察鹰嘴窝、尺骨鹰嘴及滑车后方,游离体常因重力作用存留在此间隙。通过此入口尚可进行骨赘的清理等手术,操作时注意保护后内侧的尺神经。

(三)肘关节游离体取出

肘关节游离体多发生于肘关节创伤性骨关节炎、滑膜软骨瘤病等疾病。由于游离体在关节内游动,往往造成关节内绞锁,造成关节软骨面损伤。软骨游离体没有钙化则 X 线不显影,有时关节内游离体的数目与 X 线片的显示情况不一致,手术时注意切勿遗留游离体。关节镜下检查发现游离体多位于前关节腔或鹰嘴窝内,关节内多有增生、肥厚、滑膜充血水肿,由于游离体撞击造成上尺桡关节和肱桡关节表面损伤不平,桡骨头软骨破坏,旋转活动受阻挡。如果视野不清楚,可用刨削器或射频汽化清除增生肥厚的滑膜组织,再进行游离体取出术。太大的游离体不好取出时,可以咬碎后取出,但取出后应将其拼在一起观察有无缺损,以免遗留。如果游离体游动不好咬住时,可以用针头刺入游离体再用游离体钳夹住取出。

六、术后处理与功能锻炼

使用止血带进行关节镜手术时有可能出现肢体的暂时性麻痹,通常发生在长时间的手术之后。如果需要用止血带,应该在 60～90 min 后放气。仔细观察止血带的压力和测试止血带表的准确性可减少这些问题。一般止血带性麻痹通常较轻,几天后就可消失。

术后注意观察早期肘关节软组织肿胀情况,严防组织张力过大导致的前臂缺血性肌挛缩;注意检查有无血管神经损伤的迹象。只要病情允许,即应鼓励患者早期开始肘关节的主动与被动活动。除各部位关节镜手术共同的并发症外,肘关节镜手术报道较多的并发症主要为桡神经损伤、尺神经损伤、正中神经损伤和皮神经损伤等并发症。1986 年,北美关节镜学会报道了 1 569 例肘关节镜手术,其中 1 例尺神经损伤,2 例感染。Thomas、Andrews 等也相继报道了术中桡神经损伤及正中神经麻痹的病例。因皮神经损伤导致的感觉异常也有报道。

(马慧勇)

第五节 断掌显微解剖及其再植手术

由于掌部的血管、神经、肌肉和肌腱等的解剖结构复杂,特别是血管、神经的分支与交通支众多,分布复杂,因此再植较一般断肢更加困难。如何进一步提高再植的成活率及最大限度地恢复功能,本节单独就断掌做详尽的阐述。

一、断掌显微解剖

由于腕、掌部的血管、神经、肌肉和肌腱等解剖结构呈多层次排列,特别是血管、神经的分支与交通支复杂,又较细小,再植仍比较困难,再植的成活率和功能恢复不如断肢、断指再植。熟悉腕、掌部不同区段的解剖结构,特别是有关的血管和神经,是进一步提高再植成活率和最大限度功能恢复的基础。因此,本节重点叙述掌部的血管和神经。

(一)腕、掌部离断平面的划分

腕、掌部离断的范围,其近端为桡腕关节平面,远端相当于指掌侧总动脉分出指掌侧固有动脉的平面。对上述范围的离断再植,国内外许多学者进行了临床和显微外科解剖学研究,但有关断掌再植的分型尚不统一,归纳起来有下述两种:①以腕掌部血管的分布为基础分为腕掌部、掌中部和掌指部三型断掌。②根据损伤情况和再植特点，在三型断掌分型基础上，增加混合性和毁损性两型断掌。本节拟以掌部综合性解剖结构为基础，结合多数文献的分型方法，将腕掌部分为掌近区段(腕掌区段)、掌中区段和掌远区段(掌指区段)来叙述各区段的解剖结构。

(二)腕、掌部各区段解剖特点

1.掌近区段(腕掌区段)

相当于腕骨段或掌深弓以近的断腕。此区段远端桡、尺侧分别有大、小鱼际肌起始，指屈浅、深肌腱，拇长屈肌腱和正中神经集中于腕管内，尺神经和尺动脉位于腕尺侧管内；指伸肌腱在腕背侧亦较集中，桡、尺侧腕屈肌腱和腕伸肌腱列于掌、背两侧；正中神经和尺神经为神经干；桡、尺动脉及其主支排列为掌、背两个层次(图 10-21)。手背浅静脉已汇合成数条静脉干，张绍祥等归纳为桡、尺侧组：桡侧组平均有 2.0(1～4)支；尺侧组有 3.0(2～5)支，分别位于相对应的第 2 掌骨背桡侧和第 3 掌骨背尺侧，总截面积尺侧组大于桡侧组 15.6%(表 10-3)。

表 10-3　掌近区段主要血管的内径

血管名称	内径	
	范围	平均
桡动脉	1.7～2.9	2.3
尺动脉	1.5～2.9	2.2
第 1 掌背动脉	0.4～1.5	0.9
第 2 掌背动脉	0.5～1.1	0.8
桡侧组浅静脉	0.9～3.0	1.8
尺侧组浅静脉	0.6～3.0	1.6

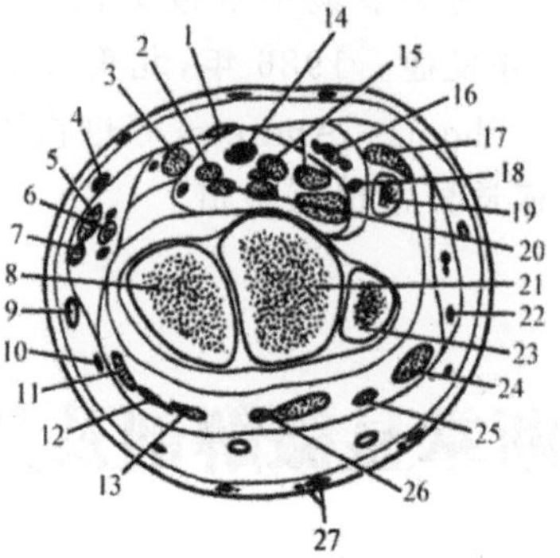

图 10-21　掌近区段断面的主要结构

1.掌长肌腱；2.拇长屈肌腱；3.桡侧腕屈肌腱；4.桡神经浅支；5.拇长展肌腱；6.桡动、静动；7.拇短伸肌腱；8.手舟骨；9.头静脉；10.桡神经手背支；11.桡侧腕长伸肌腱；12.拇长伸肌腱；13.桡侧腕短伸肌腱；14.正中神经；15.指浅屈肌腱；16.尺动、静脉；17.尺侧腕屈肌腱；18.尺神经；19.豌豆骨；20.指深屈肌腱；21.月骨；22.尺神经手背支；23.三角骨；24.尺侧腕伸肌腱；25.小指伸肌腱；26.指伸肌腱；27.浅静脉皮神经。

2.掌中区段

相当于掌骨段或掌深弓与掌浅弓之间。此区段桡、尺侧为大、小鱼际肌，掌心部有手内在肌(骨间肌、蚓状肌)和指浅、深屈肌腱，背侧有指伸肌腱。正中神经、尺神经和桡神经在此段的分出肌支、指掌侧总神经和返神经(图 10-22)。动脉分支多，排列为掌浅、掌深和掌背侧三层：掌浅层主要为掌浅弓，弓的凸出部在本段中 1/3，从弓发出三条指掌侧总动脉和小指尺侧固有动脉；掌深层为掌深弓和由弓发出的掌心动脉，掌深弓位于本段近侧 1/3，拇主要动脉亦在此区段内；掌背侧有第 1～4 掌背动脉。手背浅静脉平均有 8.9(4～13)支，83.3%有手背静脉弓(图 10-23)。

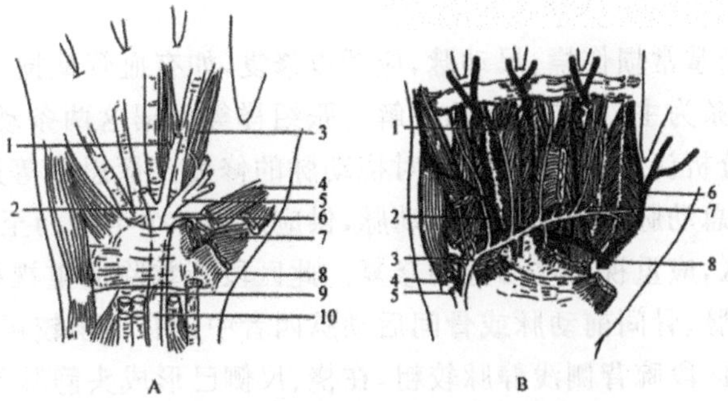

图 10-22 腕掌部正中神经、尺神经的分支

A.正中神经的分支分布:1.至第 2 蚓状肌神经;2.正中神经尺侧支;3.第 1 蚓状肌;4.拇短屈肌浅头;5.第 1 指掌侧总神经;6.鱼际肌支;7.拇对掌肌;8.拇短展肌;9.掌皮支;10.正中神经。B.尺神经的分支分布:1.至第 3 蚓状肌神经;2.尺神经关节支;3.尺神经深支;4.尺动脉;5.尺神经浅支;6.拇主要动脉;7.至骨间肌神经;8.桡动脉。

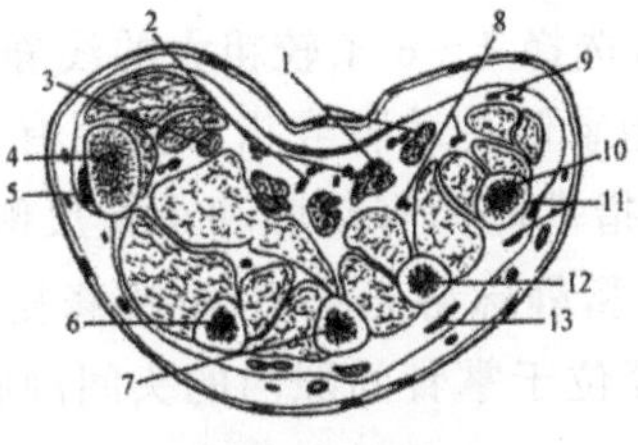

图 10-23 掌中区段断面的主要结构

1.指屈肌腱;2.指掌侧总血管神经;3.拇长屈肌腱;4.第 1 掌骨;5.拇长伸肌腱;6.第 2 掌骨;7.第 3 掌骨;8.掌心动、静脉;9.小指掌侧固有血管神经;10.第 5 掌骨;11.小指伸肌腱;12.第 4 掌骨;13.指伸肌腱。

3.掌远区段

相当于掌远纹以远区段。此区段指屈浅、深肌腱位于指腱鞘内,指伸肌腱开始扩张形成指背腱膜。动脉由三层转变为两层,指掌侧总动脉和指掌侧总神经的远区段位于本区段的近端,分别位于第 2～4 掌骨间隙内(图 10-24),在远区段分为指掌侧固有动脉,指掌侧固有神经。示指桡侧和小指尺侧指掌侧固有动脉和神经,分别位于相应掌骨的桡侧和尺侧。手背浅静脉相对集中在相应掌骨头间隙内,此区段平均有浅静脉 10.3(8～15)支,内径平均为 1.2(0.4～2.0)mm。

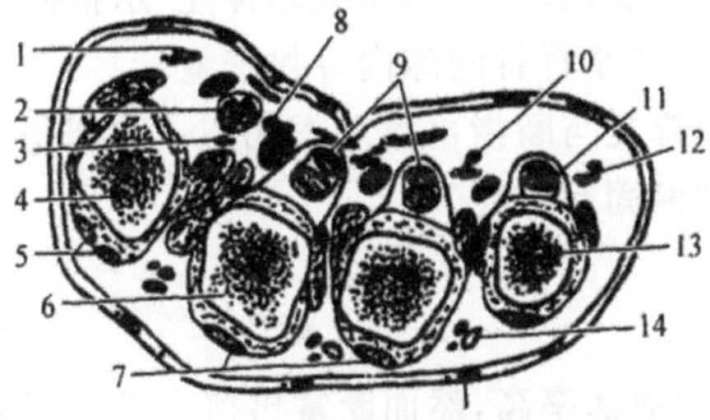

图 10-24 掌远段断面的主要结构

1.指掌侧固有血管、神经;2.指屈肌腱;3.掌心血管;4.第 2 掌骨;5.指伸肌腱;6.第 3 掌骨;7.指伸肌腱;8.指掌侧总血管、神经;9.指浅屈肌腱;10.指掌侧总血管、神经;11.指深屈肌腱;12.小指掌侧固有血管、神经;13.第 5 掌骨;14.指背血管、神经。

(三)断掌再植的解剖要点

断掌再植成活的关键是血管的修复重建,临床观察表明,充足的血供更有利于神经、肌肉和肌腱等结构的功能恢复和再植手营养状况的改善。神经、肌腱、肌肉、骨和关节的修复,则与手功能恢复密切相关。尤其是神经的修复是重建手功能的重要方面,应争取将感觉神经和运动神经全部恢复。

1.各区段血管修复

(1)掌近区段:此区段断掌常损伤桡、尺动脉,应予以修复,如有血管缺损,用游离静脉段桥接修复,桡、尺动脉对手部血供,以哪一条为主,存在不同的见解。张绍祥等根据这两条动脉在手部血供部位、血管横截面积与优势供区等综合分析认为,应更加重视对桡动脉的修复。徐恩多等则认为掌浅弓主要由尺动脉形成,由弓发出的各指掌侧总动脉及指掌侧固有动脉,供应尺侧3个半指乃至5个指血供者,占87.4%,尺动脉在手部血供占主要地区,应重视对尺动脉的修复。此区段断掌除应重视桡、尺动脉的修复外,在一些个体桡动脉掌浅支、正中动脉、骨间前动脉或骨间后动脉四者中常有一条较粗大,也是手部血供主要血管,应予以重视,注意修复。此区段腕背侧浅静脉较粗,在桡、尺侧已形成头静脉和贵要静脉,除修复上述两条静脉外,在头静脉与贵要静脉之间,尚有2~3条较粗的浅静脉,亦应修复。

(2)掌中区段:此区段断掌损伤血管多,常损伤掌浅、深弓及其分支,掌浅弓常破坏缺损。由于此区段各主要动脉有各自主要血供范围,应视血管远、近端损伤的具体情况加以分析,灵活搭配,重建血供,对掌浅弓缺损者,庄永青、王琰采用足背静脉弓移植修复重建。总的来说,修复桡动脉→掌深弓供血系统可重建拇、示指血供;修复尺动脉→掌浅弓→指掌侧总动脉供血系统,可重建中、环指和小指血供。此区段手背浅静脉有4~13支,83.3%存在静脉弓,选择4~6条较粗大的浅静脉予以修复。

(3)掌远区段:此区段断掌会损伤指掌侧总动脉或指掌侧固有动脉的始段。若为指掌侧总动脉损伤,除修复3条指掌侧总动脉外,示指桡侧指掌侧固有动脉和小指尺侧指掌侧固有动脉亦应争取修复。对指掌侧总动脉指固有动脉缺损者,采用Y型静脉游离移植、桥接修复。若为指掌侧固有动脉损伤,则修复优势侧血管为主。此区段的静脉主要修复位于掌骨间隙内的头间静脉4~6条。

2.各区段神经修复

(1)掌远区段:此区段多为干性神经损伤,修复较容易:①正中神经在腕前区位置较浅,位于桡侧腕屈肌腱与掌长肌腱之间,于屈肌支持带深面至手掌,在屈肌支持带下缘分为内、外侧支。外侧支发正中神经返支(鱼际肌支),除正中神经主干损伤外,该支有可能被损伤,应特别注意修复。②尺神经在豌豆骨桡侧,经屈肌支持带与腕掌侧韧带形成的腕尺侧管入手掌,于钩骨钩处分为浅、深支。此段可损伤尺神经干或尺神经浅、深支的始端。③桡神经浅支在桡骨茎突远侧上方3.5~6.5 cm处分为内、外侧支。内侧支横径平均为2.1 mm,外侧支为1.3 mm,可在第1、2掌骨底之间的间隙内寻找缝接。④尺神经手背支多在尺骨茎突平面转至手背,分为内、外侧支,横径分别为1.1 mm和2.0 mm。可在尺骨茎突下段寻找修复。

(2)掌中区段:此区段内神经支多,各神经支有各自支配的肌和感觉区域。运动神经支多细小,修复较困难,应重点修复正中神经返支、尺神经运动支、指掌侧总神经、示指桡侧和小指尺侧指掌侧固有神经。桡神经浅支和尺神经手背支已分散,可在掌背骨间隙内寻找修复。

(3)掌远区段:此区段内的神经修复与断指再植基本相似。除拇指和小指应注意指背神经修复外,重点修复指掌侧总神经或各指的指掌侧固有神经。

二、断掌再植手术

断肢(指)再植技术已较成熟,且成活率高,然而断掌再植由于其特殊性,再植较困难,影响再植成活率的提高。解放军89医院至2008年6月前进行断掌再植365例,成活率91.5%。

断掌再植的适应证、急救、再植术及术后处理基本同断肢(指)再植术。

(一)分型

断掌是指从掌腕关节至掌指关节处的断离,根据需要有以下几种分型。

1.按断离的形态分型

(1)横形断掌。

(2)斜形断掌。

(3)纵裂形断掌。

(4)圈形断掌。

(5)毁坏形断掌:沉重的钝性物压轧或挤压伤,手掌中近端毁损或部分缺失。腕掌骨呈粉碎性骨折、脱位或缺失。皮肤、肌肉、肌腱、神经严重挫灭或撕裂。血管广泛挫灭断裂。远端无血供。尽管尚有破碎组织相连,实质上等于完全断离。此型再植相当困难,利用结构完好的残存手指,移植在尺桡骨远侧残端,成2指或3指的再造手,重建部分手的功能。

2.按血管结构特点分型

(1)掌指动脉型:自掌中纹以远,即掌骨中段至掌指关节处断掌。此型为指总动脉断裂。

(2)掌弓动脉型:掌中纹至拇指外展背侧水平线,即掌骨中段至掌骨基底部的断掌,此型为掌浅弓动脉损伤。

(3)掌弓主干型:拇指外展背侧水平线以下,相当掌骨基底到掌腕关节水平的断掌。此型为尺动脉浅弓动脉干断裂。

(4)混合型:为不规则损伤,合并二型以上断掌。

3.根据断掌平面分型

见图10-25。

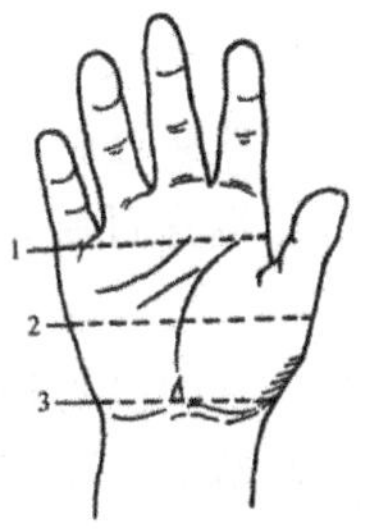

图10-25 掌部离断Ⅰ、Ⅱ、Ⅲ型

1.掌远段离断;2.掌中段离断;3.掌近段离断。

(1)掌远段离断:远侧掌横纹,即掌骨头以远的断掌(经掌骨头、颈及掌指关节)。该处指总动脉与神经已分为指固有动脉与指神经。近节指背静脉弓的弓脚向掌骨头集中,汇合成掌背与头间静脉。屈指肌腱在骨纤维管内,伸肌处于指背腱膜起始段即伸腱帽。拇指常不断离,再植方法见第二节。诸指间指蹼存在良好侧支循环,再植后成活率高。

(2)掌中段离断:相当于掌骨段(经掌骨基底及掌骨干)。两侧为大小鱼际肌,掌心在中央,内在肌集中在该段内。掌浅弓及指总动脉在远端,掌深弓在该区域近端,拇主要动脉及第1掌背动脉等均在此区域内。掌背静脉等分别向头静脉、副头静脉及贵要静脉集中。正中、尺神经的肌支、指神经支亦在该区域内散开。损伤较重、组织修复及血循环重建常不够满意,失败机会多。

(3)掌近段离断:相当于腕骨段(经掌腕关节、腕骨),两侧为大小鱼际肌起点,尺侧有尺神经管,中央为腕管,屈肌腱及神经集中于管内。伸拇伸腕伸指等肌腱容易寻找。桡动脉经解剖鼻烟壶底,从第1掌骨间隙穿入掌内;尺动脉在豌豆骨、钩骨钩外侧通过后组成掌弓。两动脉于该段无大分支。背侧静脉已汇成数根主干。

(二)分类

1.非掌指部离断

(1)完全性断掌:其含义同完全性断肢或完全性断指。

(2)不完全性断掌:有少量指蹼与另一健指相连,或有皮肤相连,其相连皮肤少于1.5 cm,此断掌不能依靠健指或相连组织侧支成活。

2.掌指部离断

(1)全手掌离断:包含第1～5指或第2～5指。

(2)部分手掌离断:只包含部分手指的斜行离断。

(三)手术要点

1.彻底清创

彻底清创是再植成功的先决条件。由于挫伤坏死组织的临床判断有时很困难,加上有过多的切除组织会影响手的功能之虑,常使清创偏于保守。正确的做法是应根据损伤情况,软组织颜色、厚度,皮肤,皮下组织有无分离等综合判断。对切割性损伤,只要切除皮缘 1~2 mm,缩短骨骼 0.5~1 cm 即可。对圆盘锯致伤的断掌,软组织切除不应少于 3~4 mm,骨骼的缩短稍多于软组织。对挫伤与撕裂性断掌的清创,应无保留地切除一切无生机的组织,根据挫伤组织的情况决定骨骼应缩短多少。若有神经、肌腱从近端撕脱者,应探查前臂。在软组织清创的同时,应辨认组织结构,给予标记,为修复做好准备。血管、神经的清创应在手术显微镜下进行。有时虽然肉眼观察血管正常,但在显微镜下可发现内膜粗糙、内膜与管壁分离等现象。血管的清创应达到显微镜下正常的程度。

2.骨关节处理

掌腕骨允许多缩短一些以适应血管与软组织的修复。但掌指关节应尽量保存以利抓握,必要时创造条件待二期关节成形或移植。拇指的腕掌关节是锁匙关节,也尽量保存以利活动。对掌腕部的骨折,应在背伸 25°~30°、拇指外展位,用克氏钢针经第 1 掌骨穿过腕骨与桡腕关节,同时还要固定第 2 与第 5 掌骨。掌中部骨折时,各掌骨应分别用克氏钢针固定,近端穿过腕掌关节,远端尽可能从掌骨头背侧穿出。

3.血管吻合——再植成败的关键

掌远段及近段再植动脉吻合较易(图 10-26)。掌中段再植时,掌内血管分布可呈多种类型,桡尺动脉间可成完整的深浅弓,亦可形成不完整的弓或树枝状分布。如浅弓破坏,近侧端只有 2 个断端,而远侧有多根指总动脉甚至指固有动脉断口,要在术中灵活地搭配。总的来论,吻合桡动脉分支可保存拇、示指;吻合尺动脉可保证中、环、小指血供。吻合指总动脉可供养相邻两指;吻合指动脉通过指蹼内丰富侧支循环,亦能带活邻指。在不同平面的断掌,可能是尺、桡动脉主干与指总动脉吻合,或为指总动脉与指动脉吻合,常有血管口径差异的问题。可采用 3%罂粟碱行外膜注射扩张口径小的一端,使其两端大致相等;或将口径小的一端剪成斜面、M 形等,相对扩大口径。吻合时注意使内膜外翻,适当缩小针距,并使针距排列均匀。吻合的动脉应微有张力、不扭曲、无喷射状漏血。若术中反复出现动脉供血停止,常说明清创不彻底,或吻合有缺点,或吻合时带入了纱布纤维或外膜,或出现血管痉挛,这种情况若经解痉处理无效,就应切断重新吻合。根据血管口径的大小决定缝合针数。采用 10-0 或 11-0 无创伤性尼龙线,对腕掌部尺、桡动脉缝合 12 针,指总动脉 8~10 针,指总动脉对指动脉缝 6~8 针。静脉缝合的针数可稍少,边距宜稍大。掌腕部或掌中部的全手掌离断,通血后应检查拇指血供情况,若拇指血供不足,应探查并吻合拇指动脉。手的静脉是由深静脉回流到浅静脉,断掌再植只要吻合手背静脉就能保证足够的静脉回流而不必吻合深静脉。

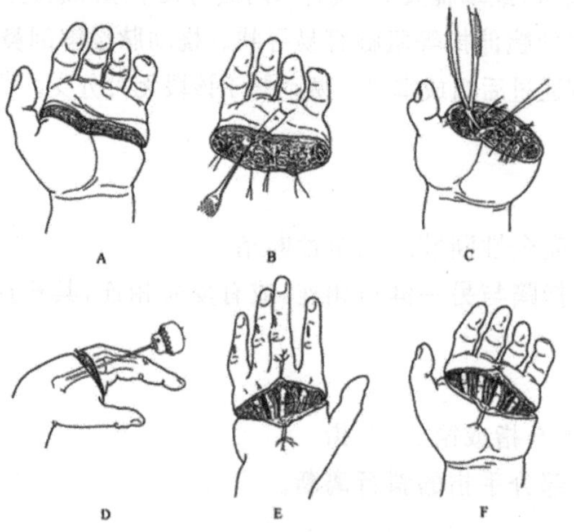

图 10-26 断掌血管吻合

4.神经的处理

手内的感觉及运动支争取全部修复。在掌中段,应重点修复正中神经鱼际回返支及各指指总或固有神经;尺神经分支处损伤,将近侧神经干束分开,并按运动束、感觉束的相应的位置分别与远端的支作束膜缝合。若有缺损可作束间移植。

5.肌腱修复

拇指伸屈长肌腱须一期修复。对于手指,其伸指肌腱在吻合手背静脉之前缝合,而屈指肌腱,可切除远侧指浅屈肌腱,以近端指浅屈肌腱或指深屈肌腱与远端指深屈肌腱缝合。在掌腕部,同时切除腕横韧带,在掌指部尚须切除部分纤维鞘管,只要肌腱对合严密,即使在掌指部鞘管内或鞘附近的断腱进行一期修复仍可获得良好效果。断掌再植后,由于瘢痕形成,组织粘连,二期手术时,组织的解剖和辨认均有困难,并有误伤血管神经的可能,甚至危及手指的成活,因此屈肌腱均应一期修复。

6.皮肤覆盖

一期封闭创面,合理地缩短骨骼,无张力下缝合皮肤以保护深部组织。若清创后皮肤缺损大,用游离植皮及皮瓣转移封闭创面,可避免坏死、感染,也可为晚期整复创造条件。

(田志鹏)

第六节　断指显微解剖及其再植手术

20 世纪 60 年代末报道首例断指再植成功以来,断指再植技术已广泛开展,20 世纪 80 年代进一步取得幼儿断指、末节断指和双手 10 指离断再植成功。

一、断指显微解剖

断指再植的成功除了具备精湛的显微外科技术外,熟练掌握指的显微外科解剖知识还是断指再植成活和良好功能恢复的基础。

(一)指动脉和神经

每个指的掌侧和背侧均有对称性分布的动脉和神经,即 2 条指掌侧固有动脉和固有神经,2 条指背动脉和神经。神经与动脉伴行,构成指掌侧和指背侧血管神经束。

1.指掌侧动脉和神经

(1)掌侧总动脉:在掌骨头平面分叉,分为两条指掌侧固有动脉。指掌侧总神经分为两条指掌侧固有神经的位置,在动脉分叉平面近侧约 1.5 cm 处(相当于远侧掌纹平面)与指掌侧固有动脉在掌指关节平面才完全相伴行,形成血管神经束,沿指屈肌腱鞘两侧行向远端。

(2)掌侧固有动脉和神经:两者位置及排列关系恒定,以各指中轴为准,在近节指和中节指,神经位于动脉内侧。指固有神经沿途发数条细小支至指掌面及背侧面,在近节指近端 1 cm 处恒定地发出横径为 1.0～1.2 mm的背侧支,斜行越过动脉浅面行向远侧指间关节背面,支配中、远节指背侧皮肤(图 10-27)。指掌侧固有动脉向掌侧发出分支与对侧的相应分支吻合形成弓;向背侧发出数支穿动脉和关节支,分布于指背侧和各指间关节。在末节指,动脉主干逐渐转向指的中部并与对侧同名动脉吻合,形成指端血管弓(网)。

(3)手指两侧固有动脉:指掌侧固有动脉管径有所不同,并呈规律性分配,即拇指、示指和中指的尺侧固有动脉粗于桡侧固有动脉(差 0.2～0.3 mm),而环指和小指的尺侧动脉细于桡侧动脉(约 0.2 mm)。上述管径粗细的分布规律,可指导断指再植优先吻接血供占优势侧的血管。

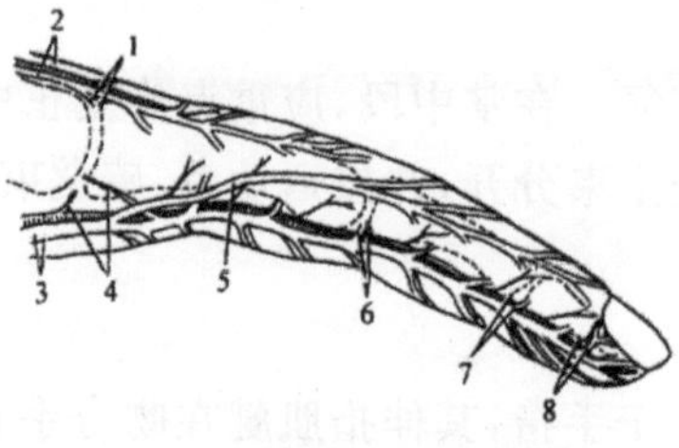

图 10-27 指新脉和神经(侧面观)

1.关节支;2.指背动脉和神经;3.指掌侧固有动脉和神经;4.关节支;5.背侧支;6.关节支;7.关节支;8.甲床支

2.指背动脉和神经

(1)指背侧动脉和神经:变异较大。拇指背桡侧动脉来自桡动脉鼻烟窝段的分支,外径约 0.5 mm;尺侧动脉来自第 1 掌背动脉,外径 0.8 mm,桡侧指背神经为 1.1 mm,尺侧为 1.3 mm。动脉与神经在拇指近端相伴行,在拇指远端神经则与发自拇指掌侧固有动脉的穿支相伴行。小指背侧的动脉、神经分布与拇指相类似,桡侧和尺侧指背动脉外径均为 0.4 mm,相应侧的指背神经横径为 0.8 mm 和 0.9 mm。

(2)示指、中指和环指桡侧半指背动脉和神经:约有 90%仅分布至近节指近侧半或达近节指间关节背面,分布达末节指的极少。上述三指背面远侧大部分是由指掌侧固有神经背侧支及其相伴行的指掌侧固有动脉的分支分布。

3.指动脉弓

指两侧的固有动脉除在指端吻合形成动脉弓外,向掌侧和背侧恒定地发横行吻合支,形成指掌弓和指背弓。

(1)指掌弓:指固有动脉在近节指和中节指的远侧 1/3 平面均发一横行吻合支形成动脉弓。该弓紧贴指骨掌侧骨膜、屈指肌腱的深面。

(2)指背弓:徐达传等观察到指固有动脉在距甲根皮近侧约 5 mm 处向背侧发的横行吻合支形成指背弓,弓位于浅筋膜内,外径在 0.4～0.9 mm,并分细支至甲床根部及甲廓组织,上述动脉弓对沟通指两侧的血供,指掌侧与背侧的血供有意义。

(二)指静脉

可分为浅静脉、深静脉和交通支三部分。

1.指浅静脉

指的浅静脉较粗,指静脉血主要通过浅静脉回流。断指再植术中主要吻合浅静脉。指的静脉可分为指背面、指掌面和指侧面三部分。为便于断指再植时静脉的寻找和对其进行定位描述,将示指、中指、环指和小指四指自末节至近节分为 9 个平面。远侧和近侧指间关节以及掌指关节分别为第 3、第 6 和第 9 平面。拇指划分为 6 个平面。在每一个平面上设一个切面,术者面向近侧切面,将切面视为钟面,背面正中为 12 点(图 10-28),指浅静脉在某些位点上有较恒定存在的规律性。左、右手指断面上的位点具有对称性,文中以右手为标准进行描述。

(1)指背面均浅静脉:指背面的浅静脉起自甲床两侧的两条小静脉,距甲沟 1～2 mm,沿甲皱襞向指背面正中靠拢,口径 0.3～0.4 mm。两条小静脉在第 2 和第 3 平面之间汇合,其汇合点恰在 12 点处,口径为 0.5～0.6 mm,在汇合处尚有来自甲皱襞和甲床的两条小静脉汇入(图10-29),由甲床来的小静脉口径约为 0.1 mm。汇合后的静脉在指背面 12 点处上行,越过远侧指间关节。在其两侧还有来自指侧面的两条口径约 0.2 mm 的小静脉上行,位置恒定。在末节指指甲周围的浅静脉汇集形式可归纳为两种基本类型,各型的出现率见图 10-30。

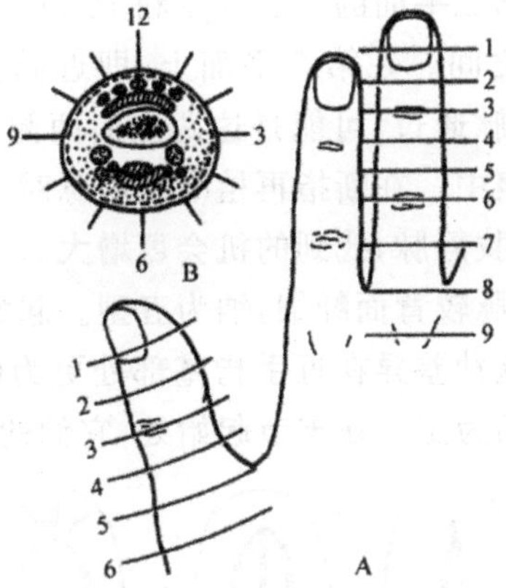

图 10-28　指各平面的划分

A.第一平面位于甲床的近侧 1/3 和中 1/3 交界处;第二平面位于甲皱襞和远侧指间关节中点;B.近侧平面上各点的划分及结构

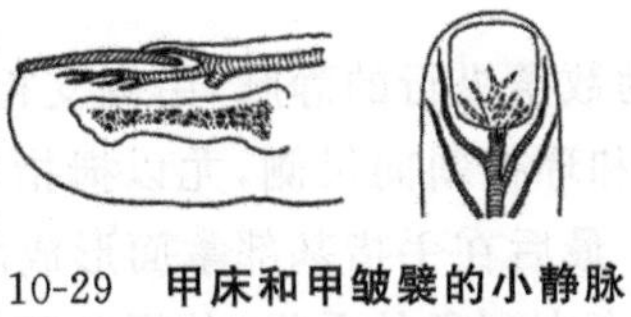

图 10-29　甲床和甲皱襞的小静脉

A.Ⅰa 型;B.Ⅰb 型;C.Ⅱa 型;D.Ⅱb 型

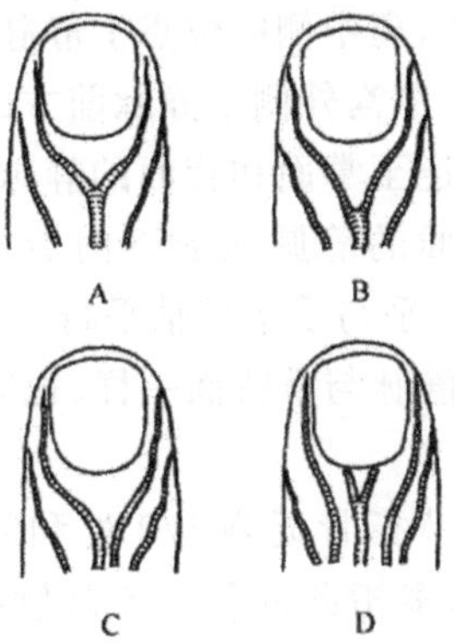

图 10-30　末节指背面浅静脉类型

在中节指中部,纵行的浅静脉多集中在 1 点和 11 点之间,并相互吻合成网,在靠近近侧指间关节处又趋分散。跨过关节处浅静脉形成 4～6 条相互平行的静脉,排列整齐,吻合支少而纤细,口径 0.8～1.0 mm。在近节指处浅静脉又趋集中,相互吻合成网,最终形成 1～3 个静脉弓。口径约 1.5 mm。但拇指不形成弓。其余各指为单弓者占 74%,双弓者占 21%,三弓者占 5%。相邻手指的静脉弓脚在掌骨头两侧汇合注入手背静脉。中指背面的静脉基本位于正中,而其他各指有偏离正中的倾向。即示指和拇指背面的浅静脉偏向桡侧,以示指更显著。环指和小指则偏向尺侧,以小指为明显。指背浅静脉在不同的水平面还接受侧面来的静脉。

综上所述,指背浅静脉的分布特点是:以围绕甲床近似弓状的静脉开始,以近节指近侧 1/3 处的静脉弓结束。远侧指间关节处排列规整,中节处集中成网,近侧指间关节处分散,近节指处又集中成弓。形成集中、分散、集中的趋势。拇指无静脉弓,浅静脉数量多,口径较其他指稍粗,近节的静脉口径为1.5～1.8 mm。

从切面上来看,在手指不同节段的不同平面上,指背浅静脉排列有一定的规律性,在某几点上较恒定,像末节指第一平面的 3 点和 9 点处，第二平面的 2、3、9 点和 10 点处，第三平面的 12 点处。第 3、4、7 和 8 平面上，静脉多集中在 11、12 和 1 点之间。在第 6 平面上，即近侧指间关节处，指背静脉分散于 10、11、12、1 和 2 点之间，而 3 和 9 点上无静脉通过，可能是这两点向两侧突出，经常受压所致。拇指、示指和小指的切面上，在远离中指的一侧更为集中。在断指再植吻合静脉时，如果在断面的静脉出现频率较高的位点上，较集中的部位，所偏向的一侧寻找静脉，找到的机会可增大。

(2)指掌面浅静脉：指掌面的浅静脉较背面纤细，纳为五型。起始处小静脉口径 0.4 mm，与皮肤相贴，不易分离，尤其是在跨过远侧指横纹这种差异在近手指基部处更为明显。Matloub(1770)曾提出，手指末节静脉回流以掌面为主，而近节以背面为主。在末节起始处，它们的起始形态各异(图 10-31)。

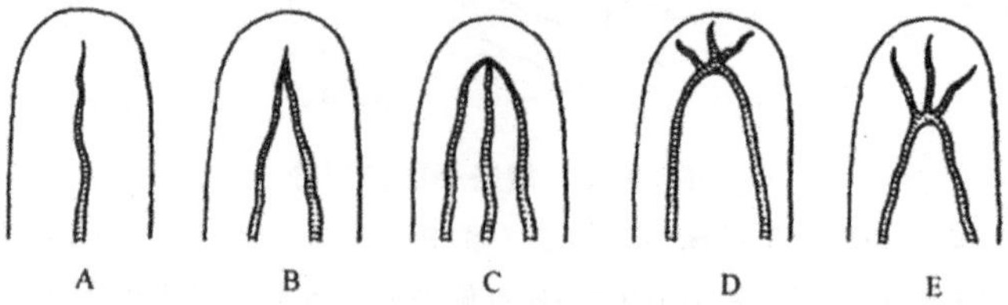

图 10-31　末节指掌面浅静脉的类型

A. Ⅰ型占 48%；B. Ⅱ型占 20%；C. Ⅲ型占 17%；D. Ⅳ型占 10%；E. Ⅴ型占 5%

指掌侧浅静脉从中节开始，多数为数条纵行的静脉，由侧支相互吻合成网。指掌面的静脉也有偏离中指的倾向，拇指和示指偏向桡侧，小指和环指斜向尺侧，尤以拇指和小指为显著。指掌面浅静脉在不同的水平与指侧面静脉相连，再连于指背。最后在手指基部掌面形成两条小静脉，稍向两侧倾斜而连于指蹼静脉，口径约 1.0 mm。掌面静脉排列有离中现象的手指，其根部两侧的两条小静脉口径以偏离中指侧的较粗。小指根部掌面只有尺侧一条。从切面上来看，第 1、2 和 3 平面上 5、6 和 7 点上较恒定地有小静脉通过。从水平面 4 开始掌面浅静脉出现偏移，离中侧的位点上静脉出现的频率较高，且口径稍大。

(3)指侧面浅静脉：指侧面的静脉起于甲沟外侧小静脉前方的一条纤细的静脉，口径约 0.3 mm。它向近侧行至远侧指间关节时分为两条，分别连至掌面和背面的静脉，分叉时有时呈弓状。末节侧面静脉起始部的形态可分 5 型。在中节和近节指侧面的静脉从前下向后上倾斜，连接掌面和背面的静脉，每侧有 2～3 条，越近基部倾斜度越大，近基部者几乎与手指长轴平行。发自中节掌面，经近侧指间关节前外侧向后上的静脉，较为粗大而恒定。指侧面的静脉与掌背面一样，也有离中现象。远离中指侧的静脉较粗大。

2.指深静脉

指背深静脉与指背动脉伴行，起于近节指骨近侧 1/3 处和掌指关节囊附近，很快汇入掌背动脉的伴行，行程较背侧的长。一般所述指深静脉多指此静脉。该静脉是否存在，一直有争议。Eaton(1968)提出，这条伴行静脉行于指血管神经束内。国内张良(1981)用连续组织切片法和显微解剖法进一步证实了它的存在。Lucas(1984)、Nysrom(1991)也相继发表了对指掌侧固有静脉的观察结果，支持这条静脉存在的观点。指掌侧固有静脉纤细，仅为同名动脉的 1/3～1/2，或更小。起始部位不一，近者可起于近节指近侧 1/3，远者可起于末节指，无集中起于某一水平的趋势。该静脉多为 1 条，偶见 2 条者，伴同名动脉的一侧纡曲走行，最后汇入指掌侧总静脉。

3.指深、浅静脉交通支

指深、浅静脉之间有交通支相连，多在指掌侧固有静脉和指背浅静脉之间，少数连于指掌侧固有静脉和指侧面浅静脉之间。这些交通支常与指掌侧固有动脉发出的小动脉相伴行。有少数指掌侧浅静脉在向近侧走行过程中穿至深筋膜下，在指血管神经束的前方走行一定距离后，再穿回浅筋膜内。这种情况在无伴行静脉的节段内更为多见。这种静脉与动脉的关系不如伴行静脉密切，相距较远，口径远大于伴行静脉，与动脉口径相近。

二、断指再植手术

断指再植自 20 世纪 60 年代中期获得成功以来，发展迅速，在我国不仅大城市医院，现在县医院及工矿基层医院亦已广泛开展断指再植手术。由于显微镜及显微器械不断改进，显微外科技术不断提高，使再植的成活率由50%提高到97%。89所医院2008年底行断指再植10 000余例，其成活率为97%，各种高难度断指再植也不断取得成功，而且手指功能恢复良好。因此，现代人们对于断指再植的认识和要求在不断深入与提高，对于断指再植的适应证亦在不断扩大。要为伤者最大限度地接活一个有用的手指，就必须根据伤情、全身情况、环境、技术能力和设备情况而决定断指是否再植。

(一)手术指征

1.全身情况

创伤性手指断离，除了单纯切割伤外，常系因爆炸、挤压、车祸、挫裂伤，有可能合并创伤性休克及胸、腹、脑等重要脏器损伤，故对断指伤员必须全面检查，了解其他部位损伤的程度。应当首先处理危及生命的合并伤、将断指暂时冷藏保存，待全身情况许可并能耐受长时间手术时再进行再植手术。或是一面积极地处理全身情况，一面做好再植准备，一旦全身情况好转，即可进行再植。决不可不顾全身情况贸然施行再植手术，以免延误或加重病情危及生命。

2.年龄

(1)断指伤员绝大多数为生产劳动与生活劳动中的青壮年，对手的外形及功能要求较高，迫切希望接活一个外形美观、功能恢复良好的手，以便从事社交活动及生活劳动。老年人断指要考虑到有无伴有老年性疾病、身体功能有所减退、能否耐受长时间的手术及术后较长时间卧床与制动、术后能否适应抗凝、抗痉挛等药物的应用。如身体条件允许、本人要求迫切，可以再植。

(2)小儿断指再植后，由于肌腱、神经、骨骼能获得良好的结果，以及由于年龄小适应性及塑造性强，容易使各部分发育良好，任何能够再植的部分都应进行再植，决不能轻易放弃再植，并竭尽全力保证再植手指成活，以免遗留终身残缺，由此带来严重生理影响和心理上的痛苦。

3.再植时限

再植时限是指指体断离至血液循环恢复之间的时间，在这一段时间内，手指还能再植成活。断指要比断肢对组织缺血缺氧的耐受性大，但缺血时间越长，二重损伤(组织缺血缺氧损伤，再植后血液再灌注损害)越严重，达到一定程度，组织将发生不可逆的病理变化，手指再植不会成活。

断指再植的时限是相对的，它受季节温度的影响，而组织对缺血缺氧的耐受力与温度又有很大的关系。炎热高温季节，断离指体组织迅速变性坏死，其再植时限就相应缩短，而低温寒冷季节，或伤后的断指经过冷藏处理，组织变性慢，其再植时限就可适当延长。从实践中看，在常温下总缺血时间(包括热缺血和凉缺血时间)以不超过24 h为宜。文献上报道经过冷藏处理的总缺血时间为96 h仍再植成活，随着冷冻保存技术的发展，再植时限可进一步延长，王增涛报道冷冻保存81天手指再植成功。这毕竟为一定条件下的少数病例，尚不能视为常规。

4.断指状态

(1)必须有一定的完整性：为了使指体能够成活并在后期恢复较好的功能，断离的手指应保持一定程度的完整性，再植手术方能获得成功。对于较整齐的各平面的切割性断指均为再植的适应证。凡爆炸伤指体破碎、挤压伤致指体失去原有的形状、组织结构已完全破坏，显然已无再植条件。有的外伤指体虽完整，但挫伤严重，使皮下静脉网破坏、毛细血管床、指动脉均广泛损害，这类亦失去再植条件。指体轻度挫伤，皮下散在小点状淤血斑，只要指动脉及指背静脉尚健康，也可试行再植。如断指部分皮肤缺损可利用邻指皮瓣或小静脉皮瓣移植覆盖创面后再植。

有许多完整的断指在来医院途中经生理盐水、75%乙醇、苯扎溴铵液及葡萄糖液或已融化的冰水浸泡时间较久，组织水肿或脱水，浸泡液进入血管腔及组织间隙，血管内皮细胞受到不同程度的损伤，影响成活。浸泡时间短，组织损坏较轻，可试行再植。

(2)有一定的长度：指体断离后两断端分别进行清创缩短后再植，切割、电锯伤缩短很少，不影响再植的长度。而手指的长度是关系整个手外形美观的一个重要标志。如两断端破坏严重，清创时需去除较多组织，再植后手指过于短小就会失去美观及功能的意义，故无再植的必要。切割性一指多段断离伤，再植虽有一定难度，但清创中去除缩短较少，应争取再植。既往断指多指掌指关节至远侧指间关节之间的断离，对末节离断再植提及很少并有很多争议。随着显微修复外科的发展，对末节再植意见渐趋一致。对拇指、幼儿、青年及从事乐器等特殊职业者，只要末节（包括指尖）完整，能找到可供吻合的血管，均应再植。再植的末节对功能及外形均有良好效果。

(3)必须能恢复一定的功能：再植的手指不仅要保证成活，更重要的是恢复其功能。如果接上去的手指不能发挥应有的功能或对整个手的正常功能不利，就不能再植。例如一个掌指关节和近侧指间关节都遭到严重损害的手指，再植后关节不论伸直位或屈曲位融合，都不会发挥伸屈功能，反而在生活劳动中对其他指功能有一定影响。同样，一个神经、肌腱撕脱缺损又不能修复的断指，再植成活后既没有感觉功能又没有运动功能，对此类损伤就应毫不犹豫地放弃再植。相反，对具有特殊重要功能的拇指撕脱性断离，其肌腱、神经、血管从近端抽出，平面不规则，挫伤范围广，利用这些抽出的组织再植是不可能的，需动用示指的部分血管、神经、肌腱组织进行再植。此非但再植成活率高，而且术后功能恢复良好。

任何手指的缺失，对手的握持功能均有一定程度的削弱，因此，对任何有条件再植的断指均应积极再植。多个手指断离，只要有再植条件，均原位再植，手术中根据损伤程度和每个手指在整个手中所占长度比例缩短，进行原位或移位再植。只要设计合理，术后手虽比原来小，但外形仍显美观，并恢复较大捏、夹、抓、握功能。如断离的手指没有条件再植，应将有条件再植的手指移植到能发挥更大作用的指位上。

(二)分类

断指是指掌指关节以远不同平面的手指离断伤，包括近节、中节和末节离断。根据手指损伤的程度可分为两类。

1.完全性断离

断离手指远侧部分完全离体，无任何组织相连，或只有已挫伤的少许软组织相连，但在清创时必须将这部分组织切除者称为完全性断离。

2.不完全性断离

伤指的断面有骨折或脱位，断面只有损伤的肌腱相连或残留相连的皮肤不超过手指断面周径的1/8，其余组织包括血管均断裂，断指的远侧部分无血供或严重缺血，不接血管将引起手指坏死者称为不完全性断离。

不完全性手指断离易与手指开放骨折并血管、神经、肌腱损伤者相混淆。后者相连的组织较多，尚保留一些侧支循环，不吻接血管也能成活，即使需要进行血管修复重建其血液循环以保证远端指体的成活，这种损伤也不能称为不完全性断指。

(三)手术方法

断指再植是一直在手术显微镜下操作的一项比较细致而难度较大的工程，除了必须熟练掌握骨科、血管外科、整形外科等基本知识外，还必须熟练掌握显微外科操作技术，能达到稳、准、轻、巧无创伤的操作技能。根据再植的一般原则和顺序，按具体情况，灵活掌握，使手术中的每一步骤、每一环节确保无误。其手指断离再植的顺序有两种。一种是多数学者常规采用的顺行再植法，即清创→骨骼固定→伸屈肌腱缝合→指背静脉吻合→背侧皮肤缝合→指固有动脉吻合→指神经缝合→掌侧皮肤缝合。另一种是逆行再植法，即掌侧皮肤缝合→指神经缝合→指动脉吻合→屈肌腱缝合→骨骼固定→伸肌腱缝合→指背静脉吻合→指背皮肤缝合。后者优点为手术操作中不用翻手，尤其在拇指再植及小儿再植中较为方便，但在做骨骼内固定时要慎重，防止牵拉及扭伤已缝合的动脉及神经。

1.清创

清创的目的在于使创伤、污染的创面变为相对整齐清洁的伤口，为组织修复创造条件。彻底的清创是手指再植手术成功的首要环节。应当细致准确，既要清创彻底，又要珍惜健康组织，一般先清创远端再清创近端，对多指断离，可分组进行清创，以减少手术时间，节省医师的精力和体力。

(1)刷洗：剪去过长的指甲，用无菌毛刷蘸肥皂乳或肥皂，刷洗断离的手指和伤手3遍，每遍刷洗

3～5 min，然后用生理盐水冲洗干净，拭干。

(2)浸泡：将伤手和离体指浸泡在 1∶2 000 氯己定液中 5 min，浸泡同时将创面污物、异物及血块去除。个别污染严重者用 3%过氧化氢泡洗 2 遍，然后更换氯己定液再浸泡 5 min。

(3)消毒：以碘酒、乙醇，氯己定，或用碘附液消毒远近端皮肤，然后铺无菌巾单。

(4)创面清创：创面清创全过程必须在手术显微镜下进行，以便辨认血管神经，避免损伤或切除过多组织。以小圆刀或眼科剪沿断端皮缘切除一周 2～3 mm 宽皮肤。切至指背皮下时仔细辨认位于皮下的小静脉，其断端处往往有淤血点，稍加解剖即能找到指背静脉断口，一般能发现 2～4 条静脉在指背互相形成弓或网。如指背静脉细小或已破坏不能利用时，可在掌侧中央皮下找到静脉。指动脉和指神经位于屈肌腱两侧的皮肤韧带夹层内，用手指轻挤压断端或切开部分皮系韧带即可看到。如动脉血管回缩时可提起较粗的指神经，在神经后外侧可找到。将准备吻合的血管神经外膜以细丝线结扎以作标记，然后将整个创面的组织切除一层，直达骨面。腱鞘、肌腱、指骨均作相应的清创缩短，最后用 1∶1 000 氯己定液再清洗消毒。

2.骨骼固定

指骨的内固定是再植手术的支柱。软组织清创后的指骨相对增长应将两断端指骨切除 5 mm 左右，小儿切除 2 mm 左右，以便进行软组织修复。关节附近离断者，应于远离关节指骨多咬除一些，关节处只切除少许即可，以保证关节的完整性。一侧关节面破坏、另一侧关节完整时，可将已破坏的关节清除，形成一个半关节，可留作后期关节成形，一般不主张关节融合。其固定方法可采取细钢针髓内贯穿固定。此法简单、迅速，是较常用的方法。钢针交叉固定，多用于指骨体处断离，因不通过关节固定，固定较牢，可早期作功能练习，但固定操作时易损伤血管、神经，要细心。也可用 0.6～0.8 mm 的钢丝固定。无论采用哪种固定方法，总的原则是选用简便易行、确实可靠、节省时间的固定方法。固定完毕，缝合骨膜或筋膜，以防止骨端分离及旋转(图10-32)。

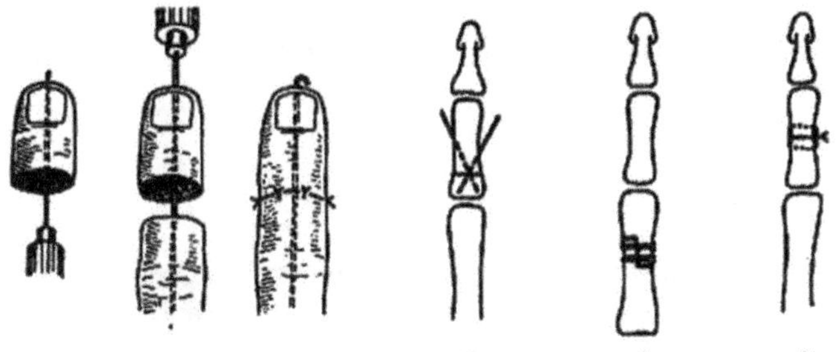

图 10-32　指骨固定方法

A.克氏针贯穿固定；B.克氏针交叉固定；C.梯形截骨螺丝钉固定；D.钢丝环扎固定

3.肌腱修复

肌腱早期修复是手指功能恢复重要一环。缝合肌腱应无创操作，细致进行，以恢复原来的解剖结构。其顺序是先缝合指伸肌腱(包括侧腱束缝合)，然后缝合指屈肌腱。指伸屈肌腱用 3-0 尼龙线作间断“8”字或褥式缝合。指屈肌腱修复包括指浅屈、深屈肌腱与腱鞘，只要有修复的条件如切割伤均全部修复。断指患者常因外伤致腱鞘不规则破损，范围大，不能修复，为防止肌腱粘连，将指屈浅肌腱剪除，只缝合指深屈肌腱，也是目前常采用的一种修复方式。指深屈肌腱近端回缩力大，牵出后为防止在张力下缝合而撕裂伤，于断端以近 15 mm 处横穿一针头，使其不能回缩，以利于操作。可用 3-0 尼龙线作 Kessler 或“∞”字缝合或改良 Bunnell 缝合。肌腱对合后可在断端间断加针缝合，以充分对合，增加缝合强度和消灭粗糙面(图 10-33)。

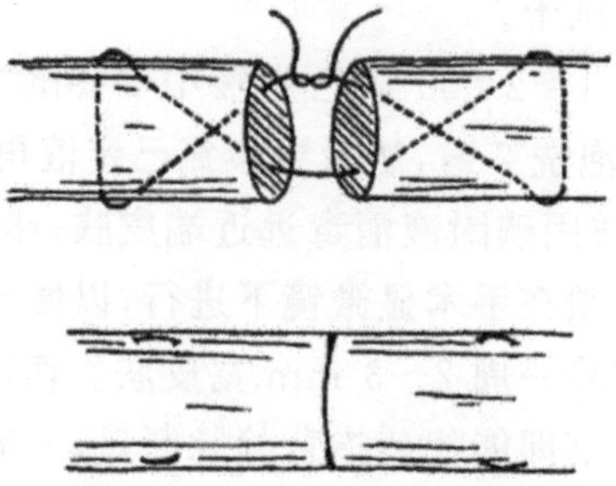

图 10-33　改良 Bunnell 缝合

4.指背静脉修复

精细的血管吻合是再植手术成活的关键。应集中精力认真细致地吻合血管。缝合前，先将伤手置于手掌朝下、手背向上的便于操作的合适位置，手术野铺以清洁湿润纱布，以便放置针线并易发现及防止纱布纤维脱落带入血管腔。将血管周围的软组织牵开，以显露两端相对应、口径相等指背静脉。吻合之前还必须对血管质量进一步检查，如有内膜损伤必须切除，如吻合张力大，血管长度不够，可在近端充分游离指背静脉，以延长其长度。如缺损过大，可取他处静脉移植。将静脉两断端外膜剪去 2 mm，在吻合处深面用一小块绿色的塑料膜作为背景，再用肝素普鲁卡因液冲洗断端血管腔。根据血管粗细情况可选用10-0、11-0 或 12-0 无损伤针线，作两定点间断加针外翻吻合(图 10-34)。缝合质量好的血管，松掉血管夹即有静脉血通过吻合口反流至远端。小儿的血管细、娇嫩，不宜应用血管夹，可行开放式吻合。指背只要有可供吻合的静脉均尽量予以吻合，以利于再植指的血液循环(图 10-35)。

5.指背皮肤缝合

指背皮肤缝合应在静脉吻合完毕后及时进行。缝合时和拉线打结时要避开静脉部位，防止误伤已修复好的静脉。一般选用 3-0 丝线缝合，皮肤对合后使静脉在无张力下通畅良好。手指两端的周径相差不大时，不用作锯齿状切开皮肤缝合，只作环形缝合不会压迫静脉影响回流，并且皮肤愈合后瘢痕细小，外形良好。

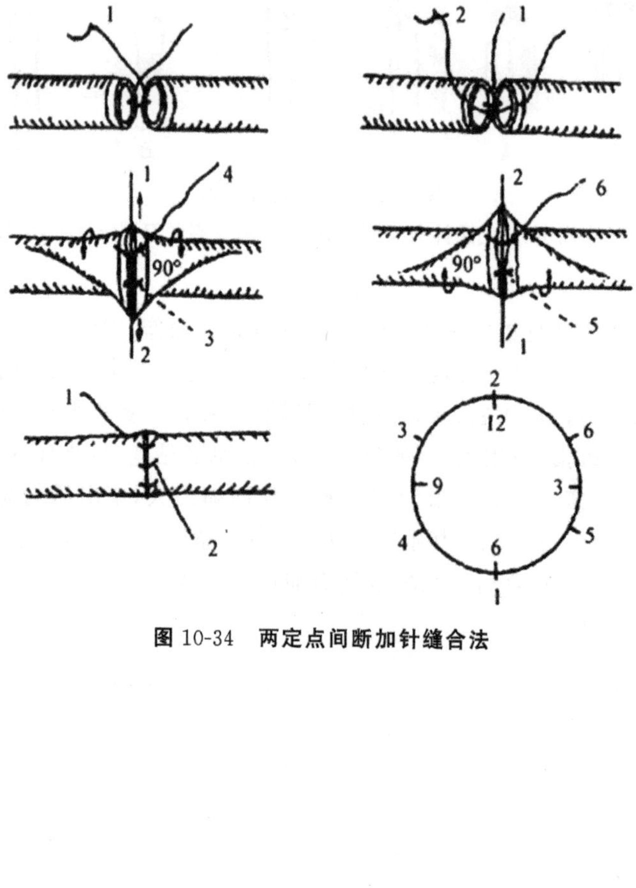

图 10-34　两定点间断加针缝合法

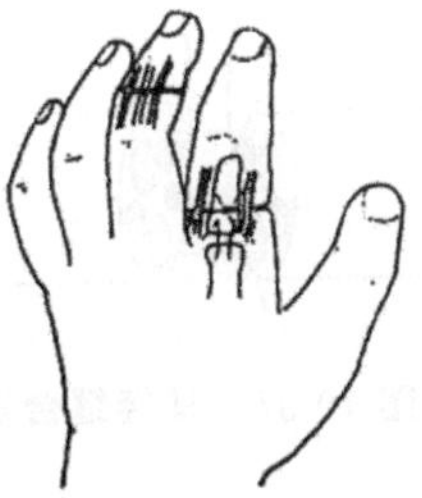

图 10-35　指背静脉吻合

6.指动脉修复

指动脉修复是手指再植术中的最重要环节，必须以一丝不苟的精神与吻合静脉相同的方法去吻合动脉。吻合前要对动脉两断端作详细检查，除注意外膜的损伤征象外，尤其重视内膜的损伤，如内膜毛糙不光滑，表示已损伤，应剪除损伤段，直至正常的内膜为止。近端血管多有回缩，外露较少，常常需要做侧方切口去寻找。血管清创完毕后松开止血带或去除血管夹让近端血管喷血，将腔内残留的血凝块喷出，如血管呈持续状喷血，一般表示血管良好。如血呈渗出或间断状喷出，甚至无出血现象，表示血管痉挛或仍有血管损伤处。在撕脱性损伤中，即便是血管外观正常以及有正常出血，偶然有时也可以发生血栓。在临床上看到指动脉血栓形成要比静脉血栓形成的多。

血管缺损过多，不可在张力下勉强吻合，应采取措施，在无张力下吻合。一般可采用健侧的指动脉游离足够长度后移位于患侧与远端指固有动脉吻合。多个手指断离时，可取小静脉移植修复。实践证明，高质量的多个吻合口修复比在张力下修复要保险得多；吻合两条指动脉比吻合一条指动脉使再植指成活的机会多，而且后期无明显的手指变细及怕冷等改变。偶尔，血管痉挛是一个难题，但常常可以在局部外膜下使用 3%罂粟碱注射液得到缓解。对于顽固性痉挛，采取上述方法无效时，剥离外膜、管腔内压扩张或在已吻合的血管远端用显微镊子轻柔地夹持血管进行通畅试验，常能最后奏效(图 10-36)。血循环恢复后，其征象为：①萎瘪的指腹变为丰满，恢复原来的张力。②皮肤颜色由苍白转为红润，毛细血管充盈试验阳性。③指体由冷变温。④指端小切口出血活跃，血呈殷红色。⑤超声多普勒测试仪，在指端能听到动脉搏动声。

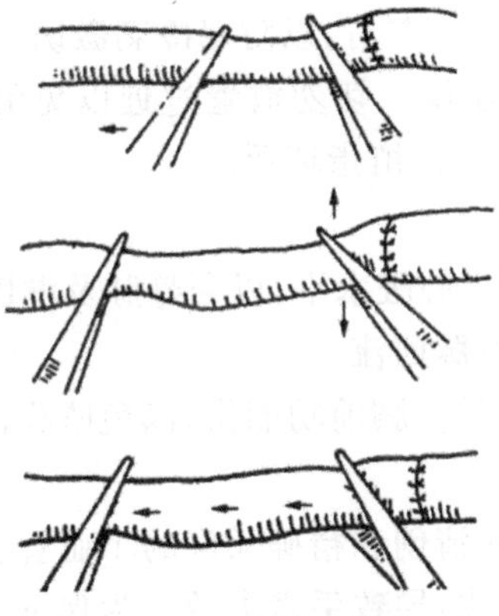

图 10-36　血管通畅试验

7.指神经修复

早期正确地修复神经是再植手指感觉功能恢复的基础。因此必须认真仔细修复神经，最好两条指固有神经均修复，以恢复更好的感觉。缝合神经是在指动脉修复后进行；否则会妨碍指固有动脉吻合操作。在吻接前将挫伤的神经切除，使健康的两端在无张力下用 9-0 无损伤尼龙线间断外膜缝合，一般 2～4 针(图 10-37)。缝合两条神经确有困难时，可缝合一侧指神经。如缝合同侧有困难时可跨越屈肌腱交叉缝合，或取邻指的神经移位交叉吻接。根据各手指在功能上有一定区别，故一般修复主要的一侧，如拇、小指修复尺侧，示、中、环指修复桡侧指固有神经为主。

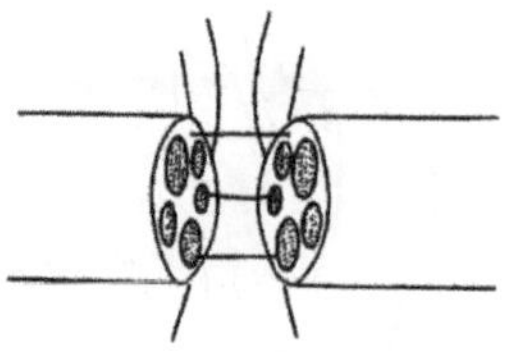

图 10-37　神经缝合法

8.掌侧皮肤缝合

(1)血液循环建立后,掌侧皮肤要一期闭合,可能的情况下与背侧皮肤一样作环形疏松直接缝合,皮肤过紧、过长缝合都会影响手指血供。进针勿过深,以免损伤指动脉。皮肤缺损可采用邻指皮瓣成形或游离皮片移植。

(2)皮肤伤口关闭后要洗去血污。先以小块凡士林纱布覆盖缝合伤口处,再以剪碎的纱布铺盖,最后以大块纱布包扎。在包扎时注意以下几点:①置手指于功能位。②敷料包扎勿过紧过松。③禁止环形包扎或并指包扎。④患指指端外露,以便观察血供和测量指温。

(四)术后处理

由于手指损伤的类型、程度不一,血管吻合的质量和数量不一,伤员的体质与精神状态不同,断指再植术后可产生全身或局部的并发症,如果因疏忽而处理不及时,容易导致手术的失败。再植术后及时正确地处理是再植指成活不可忽视的辅助措施。

1.石膏固定

再植后的手指应给予石膏固定制动,使手指维持在所需要的位置。伤员术后情绪改变随之产生过度活动而影响血液循环。一般给予上肢石膏托或夹板固定,固定时近端要超出肌肉起始点,远端要超出指端,以达充分固定目的。如远端不超出指端,有时内固定钢针尾部易钩住被褥而使患者活动扭转刺激血管痉挛。小儿断指再植术后易躁动不安,只固定一侧上肢是达不到固定的目的,需在亚冬眠疗法下用"飞机式"石膏夹固定双上肢于外展 60°位,可获得良好的固定效果。

2.病房要求

再植后的患者,需要安置在安静、舒适和空气新鲜的特定病房中休息,最好不要放入普通大病房内混住,病房应有保暖设备使室温维持在 25 ℃左右,以防寒冷刺激诱发血管痉挛。在再植指的上方相距 4 cm 处以 60 W 灯泡持续照射,以提高局部温度。切勿放置过近以免引起烫伤,室内绝对禁止吸烟,以避免患者吸入烟雾中的尼古丁致血管痉挛,导致再植指坏死。

3.体位

(1)术后 10 d 内,患手抬高至略高于心脏水平,以利静脉及淋巴回流减轻肿胀反应;采用平卧位,禁止侧卧,以防肢体受压,影响动脉供血或静脉回流。

(2)下地后患手以绷带或三角巾悬吊于胸前功能位,以免坠积性淤血。

4.应用防凝及解痉药物

血管吻合口的通畅主要取决于彻底清创和精确无误的小血管吻合技术。但要看到断指再植术后 10 d 内,容易发生血管痉挛及血管内血栓形成,导致手术失败。为保证手术后血管通畅,适当预防性应用防凝及解痉药物,有助于避免或减少血管痉挛或血栓形成。有时可获得较好的结果。此类药物确有降低血浆中纤维蛋白原、血液黏稠度、血小板聚集功能及黏附率、溶栓、扩张血管及改善微循环的作用,故成为显微血管术后常规用药。常用的药物有:罂粟碱、妥拉唑啉、低分子右旋糖酐、阿司匹林、双嘧达莫、复方丹参等。肝素由于有明显的不良反应,目前已不列为常规用药。但在明显出现再植指血液循环危象时,及时地投入能起到可观的作用。

5.应用抗生素

近十几年来,抗生素的生产不断飞速的发展,有许多广谱抗生素相继问世,抗生素的预防和抗感染的作用,在现代治疗中已充分地体现出来。因此,在手指断离再植以及其他显微外科手术后的治疗中,也出现了广泛而大量地使用抗生素，用以预防和治疗术后感染。

手指断离创面是污染的创面，均有发生感染的可能。不容否认强调在手术中彻底清创是避免感染的主要措施，而不应单纯依赖使用抗生素作为预防感染的主要手段。忽视清创术，即使术后使用大量的抗生素，也并不一定能够避免感染的发生。诚然，尽管经过彻底清创，因再植手术伤口暴露时间长，潜在感染的可能性依然存在，术后抗生素的使用也是必要的。抗生素药物的选择应根据创面污染的轻重。创面污染轻的，手术后常规应用青霉素和链霉素或庆大霉素肌注。创面污染重的并有广泛挫伤的应用大剂量青霉素类每日 2 次，静脉滴注，还可加用甲硝唑等药物静脉投入，有利于抑制革兰阳性和阴性细菌。一旦伤口感染发生，除了局部换药引流外，应作细菌培养和药敏试验，以便全身给予有效的抗生素治疗。

在应用抗生素中一定要注意避免应用对血管有刺激的抗生素，如红霉素等，同时还注意防止对肝、肾的损害。

6.血供观察

(1)皮肤颜色：血液循环正常时的皮肤是红润略带微黄。指体指甲床颜色反映皮下血液循环的情况，在再植术后是最容易观察又是最可靠的客观指标。手指再植术后，早期因血管呈扩张状态，其颜色比正常指更红润。指体由红润变苍白，说明系指动脉痉挛或栓塞造成再植指缺血。指体由红润变为暗红，继而转为青紫色，甚至出现皮下水疱，说明指静脉血流受阻。指体呈浅灰色，有花斑状淤血，轻压处呈苍白状，表示静脉血淤滞，毛细血管床缺乏动脉血的灌注。

(2)皮肤温度：再植指皮肤温度的高低反映手指血液循环情况。在患指和健指各定一个相同部位的测试点，用皮肤温度监测计定时测试，并作对照。测试时要移开照射的灯泡。皮温计敏感性较高，笔试测头触皮压力要均匀，以免发生误差。患指血供正常时，温度与健指几乎相等，高低只相差 1 ℃～2 ℃，若指温低于健指 3 ℃～4 ℃，则说明再植指血供障碍，应立即采取相应的解救措施。

(3)毛细血管充盈试验：正常手指压迫指甲或皮肤处呈苍白色，去除压迫立即恢复原来红润，为毛细血管充盈试验阳性。如动脉供血不足，其毛细血管充盈缓慢或不充盈。静脉回流不畅时，毛细血管床淤血，指体呈暗紫色，压迫出现苍白区，去除压迫后迅速充盈。有时动脉栓塞，静脉仍有反流血，充盈试验缓慢，往往被认为仍有动脉血供。此试验有一定误差，只供参考，不能作为判断血供的主要依据。

(4)指腹张力：通血后的指腹饱满而富有弹性。供血不足指萎瘪，缺乏张力；血液回流障碍，则皮肤青紫张力增高。

(5)指端小切口出血试验：用小尖刀于再植后的指腹侧方做一小切口，一则观察手指血供情况，二则在静脉回流受阻不畅时放血可起到治疗作用。观察小切口出血，了解再植指血供情况，是一个可靠的指标。血供正常时小切口用针头挑刺出血活跃，溢出鲜红色血液。出血少或不出血，表示动脉供血障碍。如小切口流出暗紫色血液，而且速度较快，表示静脉回流障碍。

以上客观指标一般术后每 30 min 或每小时观察一次，以后随时间延长及血液循环情况改变适当增加或减少观察次数。一旦发现异常情况应根据五项内容综合判断其病理变化的性质与程度(表 10-4)。

表 10-4　动、静脉危象鉴别

鉴别要点	动脉	经脉
皮色	苍白	暗紫
皮温	低	低
指腹张力	低	高
小切口出血	少或不出	多呈暗紫色
毛细血管充盈	阴性	阳性

7.血管危象的处理

再植术后发生血液循环危象的常见原因可概括为两类：一是血管本身的因素，如血管痉挛、血栓形成等；二是血管外因素，如血肿、组织水肿皮肤缝合张力过大等。血管外因素如不能及时得到解除，即可导致血管本身的改变，发生血管血栓形成与血管痉挛临床较难区别，一般原则是先按血管痉挛处理，如不显效，立即手术处理。

(1)血管痉挛：包括动脉和静脉痉挛。动脉痉挛可造成严重指体供血不足，而静脉中层平滑肌稀少、口径又相对大，痉挛不至于引起回流障碍。动脉痉挛多发生于术后1～3 d，24 h内最为多发，少有发生在术后十几天的。其发生原因与处理措施见表10-5。对顽固性痉挛，经处理30 min仍不能缓解的要手术探查。术中见动脉痉挛，可用50%硫酸镁液纱布湿敷，3%罂粟碱行动脉外膜注入等措施治疗。

(2)血栓形成：多由于血管清创不良、血管吻合质量欠佳、吻合口张力过大及上面所述及的血管外因素等引起。一旦血栓形成，应及时进行手术探查。手术中暴露吻合的血管，可见到吻合口近端扩张，吻合口阴影增深，触之有实质感，远端血管变细，无搏动，断口血管内有血栓，血栓以下切断不喷血。如血栓局限很小，只需取出，检查内膜完整光滑，用肝素盐水冲洗，血管张力不大时可直接缝合。如血栓广泛较大，需截除一段血管，行血管移植修复，重建血液循环。同时将肝素100～200 mg加入生理盐水500 mL内稀释，静脉滴注，维持24 h。一般维持5～7 d后可停药。在应用期间密切注视出血倾向。

表10-5　血管痉挛发生的原因、机制与处理措施

发生原因	发生机制	处理措施
温度因素	寒冷刺激可引起血管收缩；温热可引起血管扩张。指体血管对温度的反应较为敏感	若为寒冷刺激引起的小血管痉挛，就应给予适当保温，使室温提高到所要求温度，局部灯泡照射
疼痛和机械刺激	创口疼痛和骨端固定欠佳，体位变动等刺激均可引起血管强烈收缩	可针对其原因给镇痛药，加强制动。小儿多因躁动不安所致，以亚冬眠或适当镇静药使其安静入睡，即可缓解
血容量不足	由于大量的失血，又得不到充分的补充，血压下降，可引起周围血管代偿性收缩痉挛	失血后要快速补足有效血容量，以消除血管痉挛
炎症的刺激	由于清创不彻底损伤组织与感染引起炎症反应，可刺激血管引起痉挛	一旦发生痉挛要及时控制感染与引流炎性分泌物，消除压迫及刺激因素
药物的影响	术后错误地应用血管收缩药物及刺激小血管的药物，可引起小血管痉挛，影响手指的血供	禁用这类药物。一旦发生，加大应用血管解痉药物
血管受压	伤口缝合或术后纱布包扎过紧，或被渗血浸湿的纱布如不及时去除，待干燥后变成硬块物压迫血管，使指体供血不足	立即松解、更换敷料，拆除张力大的缝线。有时指体血供即可改善
吸烟	无论自己吸烟或被动吸烟，烟雾中的尼古丁吸入后可导致血管痉挛，即使吻合口已经愈合的血管仍会发生痉挛致指体坏死	一旦发现，迅速肌注或静滴罂粟碱及妥拉唑啉等以解除血管痉挛

8.功能练习

手指断离后再植，就会不可避免地使手指的动作受到一定的限制，这给人们的生活起居、劳动生产带来困难。如果术后及时进行得当的练习，会使伤手获得最大限度的功能恢复。相反，如果术后怕痛，不注重功能练习，再植的手将会是一个僵直无用的手。

(1)积极地进行主动和被动的功能练习，是恢复手功能的简单易行和最有效的方法。可以改善伤手的血供及营养，恢复关节活动度，增加肌力，使运动逐渐协调。主动活动是主要的，被动活动起辅助作用，应鼓励和指导患者自己做主动和被动功能锻炼。值得注意的是，要对患者讲明功能练习的意义及重要性，定期检查效果，以防患者因疼痛或疏忽而放松了锻炼、错过了时机，或因锻炼不得法而未起到锻炼作用。

(2)要尽量缩短制动时间，手术后3周去除外固定，先行固定远近端的关节小范围的被动活动。在指骨未骨性愈合前，骨折端已经有较多坚强的纤维骨痂连接，早期去除内固定不会出现骨折端错位。于4周去除内固定钢针，行徒手功能练习。被动练习手指关节屈、伸活动，待关节活动达到要求后，重点行主动功能练习。其活动范围应由小到大，次数要由少到多，这样会得到很好的效果。在练习过程中要避免伤者用健手揉捏指间关节，否则有害无益，会使结缔组织增生，指间关节长期增粗，从而影响了手指的活动度。

(3)除以上徒手练习外，还可借助简单的物体和器械以增加练习兴趣和效果。如用宽约6 cm的木板，握于手掌内，用以控制拇指及手指的掌指关节，使指间关节便于锻炼。揉转金属球、核桃可以练习手指及拇指伸、屈、外展、内收及协调运动。揉捏橡皮泥、握捏小皮球、圆锥体、分指板、指拨齿轮器等器械也都是锻炼手功能十分有效的方法。除了积极的练习外，在日常生活中要尽量多使用患手指，如拣划火柴、扣纽扣、系鞋带、系腰带、写字、洗衣服等。

(4)在治疗的早、中、晚期，根据病情及恢复情况给予必要的辅助治疗，如红外线、TDP、微波、音频、蜡疗、按摩等理疗。有条件时，可根据病情设计和制作支具，如单指或多指屈曲支具、单指或多指背伸支具、近侧指间关节伸直支具、拇指对掌功能支具等，术后使用可消除瘢痕、防止和矫正畸形，并能有效地进行主被动练习，以使再植指成为一个灵活有用的手指。

三、断指再植术后晚期修复性手术

由于手工业机械的使用越来越普遍，致使手指离断伤明显增多，很多患者有机会得到再植，并且使再植的手指成活，断指成活了不等于再植成功，更重要的是恢复断指功能及美观，因此再植术后晚期并发症的修复或矫治颇为重要。

(一)自体骨移植术

1.手术指征

再植时由于指骨粉碎骨折骨缺损、骨折对合不良、内固定不牢、髓腔破坏严重，或软组织血供不良、骨感染，造成骨缺损或骨不连接者。自体骨移植术，供骨主要取自髂骨或桡骨远端的骨松质。

2.麻醉

臂丛，取髂骨加硬膜外麻醉。

3.手术步骤

以拇指近节指骨骨缺损为例。

(1)以指骨缺损处的横纹端侧方做纵切口长约 2 cm 直达指骨。

(2)清除指骨断端间的纤维瘢痕组织，咬除部分硬化骨，打通指骨髓腔。

(3)于桡骨远端背侧做纵切口，分层次暴露桡骨远端，根据骨缺损大小切取合适骨块，两端修成菱形，插入指骨骨髓腔，克氏针贯穿固定(图 10-38)。术后行石膏托指板固定 4～6 周。

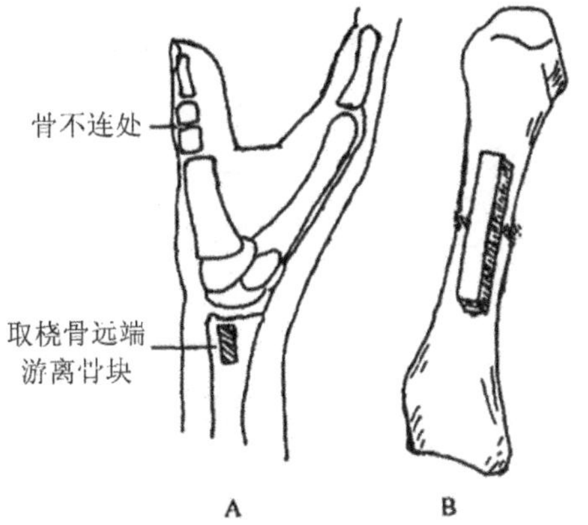

图 10-38　拇指近节骨不连髓内自体骨移植

A.取骨块；B.嵌入植骨

(二)肌腱粘连松解与肌腱移植术

1.手术指征

旋转撕脱或挤压撕脱性断指，肌腱、鞘管或肌腱床挫伤严重，或者断指平面位于Ⅱ区(无人区)，修复操作粗糙，缝合方法不当，内固定时间过长，功能锻炼欠佳，常引起肌腱粘连或断裂。需于再植术 3～6 个月后行肌腱粘连松解或肌腱移植重建术。

2.麻醉

臂丛麻醉。

3.体位

仰卧位，臂外展置于患侧手术台上。

4.手术步骤

以示指二区屈指深肌腱粘连或断裂为例。

(1)切口：在示指掌侧做 S 形或 Z 形、侧正中、掌侧斜切口至合适长度，仔细分离，避免损伤指固有动脉及神经，暴露指屈肌腱(鞘)。

(2)肌腱松解术：锐性分离或以肌腱剥离子，向远近端分离肌腱直至完全松解。注意保护滑车的完整性，特别是环状韧带 2(A2)和 4(A4)的完整，否则手指屈曲时会产生弓状畸形，影响手指的屈曲功能，如滑车已破坏不能保留，则重建屈肌肌腱滑车。术后第 2 d 换药后即在保护下进行主被动功能锻炼。

(3)肌腱移植术：①对肌腱已断裂或粘连变性严重者，则需行肌腱移植重建术。在原手术切口基础上，远端切至末节指腹。手掌部于远侧掌斜纹开始，向近端做 3～4 cm 弧形切口(图 10-39)。切开皮肤、皮下组织及掌腱膜，掌腱膜应与皮瓣一同掀起，注意勿损伤掌浅弓血管及指总神经。显露手指和手掌部腱鞘后，锐性切开腱鞘(注意保留 A2 和 A4 滑车)，切除变性肌腱和瘢痕，指浅屈肌腱止点切断、切除。②指深屈肌腱远端于抵止部切断，近端游离至无瘢痕正常组织或在蚓状肌水平切断，部分指深屈肌腱顺行撕脱破坏，可选同指或邻指屈指浅肌作为动力肌。在腕部及前臂中段做两个横切口，根据缺损长度取掌长肌腱(图 10-40A)。将移植肌腱一端缝于近端动力肌腱，并用蚓状肌包埋以防粘连，另一端穿过保留或重建之滑车，根据 Schneider“手指阶梯排列”调整肌腱张力，用抽出缝合法固定至末节指骨或屈肌肌腱远侧断端上(图 10-40B)。术后石膏托将患指固定于屈曲位 4 周，拆除石膏，循序渐进行功能锻炼。

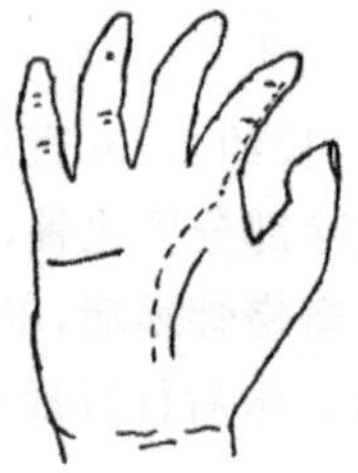

图 10-39　示指屈指肌腱松解移植切口

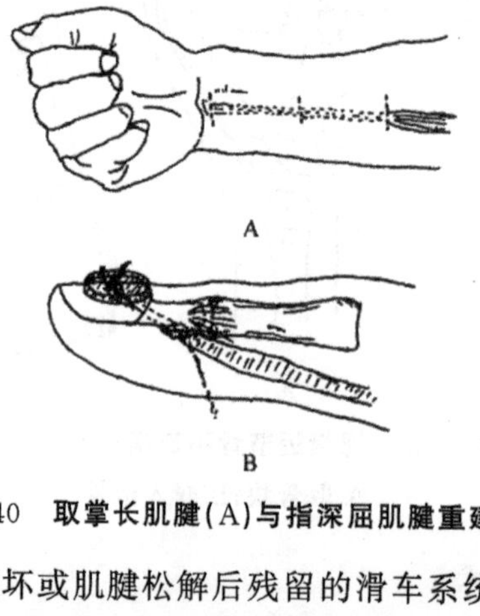

图 10-40　取掌长肌腱(A)与指深屈肌腱重建(B)

(4)滑车重建术：屈肌腱滑车已破坏或肌腱松解后残留的滑车系统不能有效地发挥作用，或肌腱移植重建时必须重建滑车(主要是 A2 和 A4 滑车)才能有效地恢复手指功能。切口同“示指屈指肌腱松解移植切口”，充分显露所有屈肌腱滑车系统，切除瘢痕化的肌腱和周围瘢痕，但必须保留没有瘢痕的正常腱鞘。

应用切除不用的指浅屈肌腱、腕或踝屈肌支持带、掌长肌腱，作成长约 6 cm、宽约 0.25 cm 腱条，如果原屈肌腱鞘仍有满意的骨纤维边缘，将肌腱与其编织后再用褥式缝合固定。如果骨纤维边缘不完整，可将肌腱条围绕指骨包绕一周，并与自身用褥式缝合固定(图 10-41)。术后根据屈肌腱松解或移植重建情况采取固定或有计划的功能锻炼。

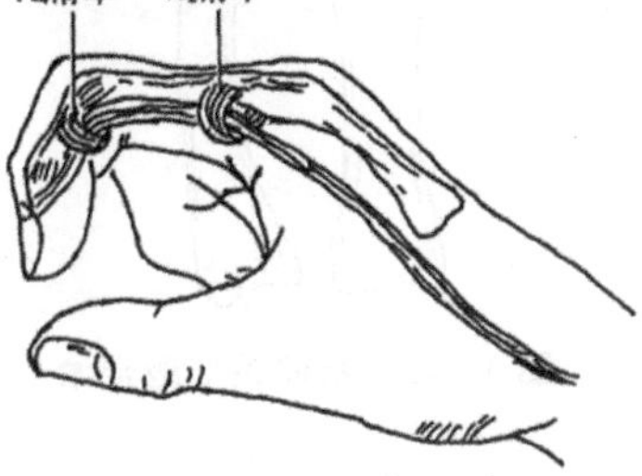

图 10-41　滑车重建术褥式缝合固定

(三)关节功能重建与关节融合术

断指离断平面位于关节或关节破坏严重，再植后关节强直于非功能位，畸形严重，影响功能，或远端指间关节离断后槌状指畸形，指伸肌腱止点无法重建，需做关节功能位融合术。第 2～5 指掌指关节离断或关节破坏功能丧失对功能影响较大，而且影响其他手指掌指关节活动度和力量，或术后伴有创伤性关节炎疼痛严重，可行吻合血管跖趾关节移植重建术或人工掌指关节置换术。

1.吻合血管跖趾关节移植术

手术具体内容见相关章节。该手术适用于重要示、中指单指掌指关节或近指间关节移植，但术后移植关节屈曲活动度限制在 30°以内，术前应慎重评估手术适应证。

2.人工掌指关节置换术

(1)适应证：掌指关节平面再植术后掌指或近指间关节破坏严重、关节非功能位畸形无法矫形，而皮肤软组织条件尚可者。

(2)麻醉：臂丛麻醉。

(3)切口设计：关节背侧横切口。

(4)手术步骤：①牵开伸肌腱暴露并纵行打开关节囊，切除部分关节囊及术野内所有滑膜组织。②咬骨钳修整关节面残余骨组织，用髓腔锉逐号扩大两端骨髓腔，以容纳假体柄。③在试模植入并确定尺寸后将安装假体套上金属环后按近远顺序插入髓腔，复位假体关节。④复位伸肌腱，并缝合固定伸肌腱两侧，恢复其对线并防止肌腱滑脱导致指体偏移，关闭切口。

(5)术后处理：将移植关节伸直位固定 3 周后拆除(骨移植患者延长至术后 4～6 周)。在指导下功能康复训练。

3.指间关节融合术

(1)适应证：关节破坏严重，遗留严重创伤性关节炎，关节强直于非功能位，采取其他手术方法无法恢复功能，软组织如肌腱、关节囊等缺如无法重建者。

(2)麻醉：臂丛麻醉。

(3)体位：仰卧位，臂外展置于侧方手术台上。

(4)切口设计：背侧 S 形或 Z 形、指侧方纵切口。

(5)手术步骤：①逐层分离，暴露关节。②切开骨膜及关节囊。③以骨刀将近指间关节截骨呈掌屈 40°，远指间关节掌屈 30°位(图 10-42)。④交叉克氏针固定，必要时取骨松质移植，以促进早期愈合，闭合切口。⑤术后处理：术后石膏托固定 4～6 周。

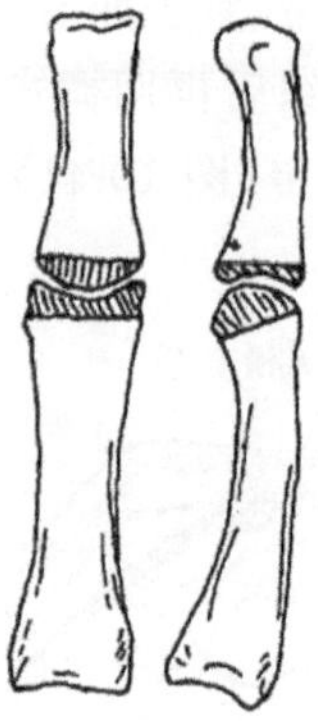

图 10-42　指间关节融合术

(四)畸形矫正术

对断指条件较差,但断指指功能重要,尽量保留再植长度导致骨断端未能精确对位,或因内固定欠妥造成成角、旋转或屈曲畸形,以及瘢痕挛缩造成的侧方成角畸形等,影响外观及功能,需二期(术后半年)行矫正手术。

1.成角、旋转畸形矫正术

(1)麻醉:臂丛麻醉。

(2)体位:仰卧位,臂外展置于手术台上。

(3)切口设计:以畸形的顶点为中心,于手指侧面正中做纵向切口。

(4)手术步骤:①切开皮肤、皮下组织,注意保护指动脉及神经。②切开畸形部位骨膜,并向两侧剥开。③根据成角畸形及旋转角度,用骨刀做楔形截骨或将指骨截断。④矫正后以交叉克氏针或指骨钢板内固定。闭合切口。见图 10-43。

(5)术后处理:患指石膏托(夹板)外固定,逐步进行功能锻炼,4～6 周骨折愈合后去除外固定,加大功能锻炼力度。

2.锤状指及纽孔畸形矫正术

因肌腱缺损修复困难或遗漏修复侧腱束造成的肌腱张力不平衡所致的锤状指畸形、纽孔畸形等,可二期行肌腱移植修复或重建术。但锤状指畸形修复效果往往欠佳,如畸形严重影响功能,可行远指间关节融合术。

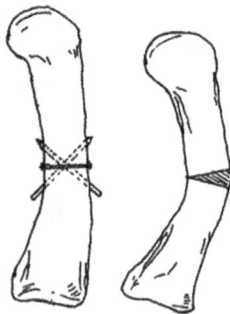

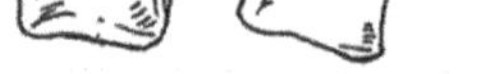

图 10-43　指骨畸形愈合截骨矫形术

(五)截指术

1.适应证

(1)再植后断指的畸形明显,即使做了矫形手术亦未恢复外形及功能。

(2)神经缺损较多或顺行撕脱无法修复,再植指无感觉,指腹萎缩明显易冻伤或烫伤,溃疡长期不愈合。

(3)并发感染、骨髓炎长期不能治愈。

(4)单指离断术后功能差影响其他手指功能。

(5)上述情况下为减轻患者痛苦或经济负担，在患者同意后可行截植术。

2.注意事项

(1)应尽量保留残指长度，尤其是拇指，其次为中指、示指。为安装美容指或再造手指创造条件。

(2)残端皮肤缝合时应无张力，防止皮肤坏死或瘢痕增生，导致骨外露或残端痛。

(3)避免纵行残端瘢痕，导致残端挛缩，持物无力。

(4)指间关节离断时，应切除软骨面，残端修成弧形。

四、断指再植术后功能评定

断指再植功能评定标准的讨论：目前断指再植已不能单纯满足于成活率高，还要掌握好再植的指征，更要提高术后功能恢复水平。为此，许多学者一致认为应制定统一的断指再植术后功能评定标准。

为此，初步拟订一份“断指再植疗效评定标准”草案予以介绍。

断指再植疗效评定标准：再植指功能好坏主要决定于关节活动范围、感觉恢复程度、血循环、外观及日常生活活动情况，五者评定标准尽量采用国际通用检测办法。

1.关节活动功能(国际手外科联合会制定)

总屈曲度(掌指＋近指间＋远指间)－总伸直受限度(掌指＋近指间＋远指间)＝手指总屈伸度(TAM)。

优＝TAM 200°～260°(相当于正常指的75％～100％)。

良＝TAM 130°～200°(相当于正常指的50％～75％)。

差＝TAM 100°～130°(相当于正常指的40％～50％)。

劣＝TAM＜100°(相当于正常指的＜40％)。

2.感觉恢复程度(世界卫生组织采用)

优＝S5，单一神经支配区两点辨别能力恢复正常(＜10 mm)。

良＝S4，单一神经支配区浅痛觉及触觉恢复，过敏感消失。

差＝S3，单一神经支配区浅痛觉及触觉恢复。

劣＝S2及S1，无感觉或单一神经支配区只有皮肤深痛觉。

3.血循环状况

优＝皮肤色泽、温度正常，不需特殊保护。

良＝色泽稍差，温度略低，怕冷。

差＝肤色苍白或发绀、温度明显低，特别怕冷。

劣＝肤色灰暗或发绀，冷天不敢外露。

4.再植断指外观

优：再植指没有旋转、非功能成角畸形，外形丰满，短缩不超过1 cm。

良：轻度旋转、非功能成角畸形，但无明显功能影响，轻度萎缩，短缩不超过1.5 cm。

差：旋转、成角畸形，影响功能，有萎缩，缩短不超过2 cm。

劣：畸形明显，短缩超过2 cm，严重影响功能及外观。

5.再植断指日常生活活动

进行十项内容检查：①拣针(指甲捏)。②拣分币(指腹捏)。③写字(常用3指捏)。④提(箱子或桶，提包、水壶等重物)。⑤拿茶缸(较大的)。⑥锤钉子(强力握持)。⑦上螺丝(中央抓握)。⑧系鞋带(综合细动作)。⑨扣纽扣(综合细动作)。⑩拧开大口瓶(用指夹的强握)(完成得好得满分，可以完成，不太好得一半分，不能完成则无分)。

优：完成得分3/4以上(75％～100％)。

良:完成得分 1/2 以上(50%～74%)。

差:完成得分 1/4 以上,不到 1/2(25%～49%)。

劣:完成得分 1/4 以下(0～24%)。

6.综合评定

(1)关节活动功能占 40%。

(2)感觉恢复程度占 20%。

(3)血循环状况占 10%。

(4)再植断指外观占 10%。

(5)再植断指日常生活活动占 20%。

7.等级分值

80～100 分=优。

60～80 分=良。

40～60 分=差。

<40 分=劣。

(黄海峰)

第十一章
创伤急救

第一节　急救与救护

一、创伤急救

急救的目的是抢救伤员生命，紧急处理损伤，及时正确转送伤员。如遇大批伤员，应按先重后轻，先急后缓，先近后远的原则进行急救。

(一)伤情判断

急救时，可根据伤员生命体征的改变情况，初步判断伤情。

1.轻伤

伤员神志清醒，呼吸正常，脉率50～119次/分，收缩压高于84 mmHg。

2.重伤

伤员神情淡漠或烦躁，呼吸费力或呈浅呼吸，每分钟低于10次，脉率每分钟120次以上，收缩压75～82 mmHg。

3.危重伤

伤员神志不清，呼吸微弱，脉率每分钟低于50次，收缩压低于72 mmHg或测不到。

(二)急救措施

1.保持呼吸道通畅

及时清除伤员口腔、咽喉部、鼻部的血块、分泌物、异物等，恢复呼吸道通畅。如有舌后坠，应及时用舌头牵拉器拉出并固定，并将患者置于侧卧位。

2.人工呼吸

人工呼吸用于伤员呼吸骤停。

(1)口对口人工呼吸法：①将患者仰卧，头部后仰，清除口腔内分泌物。②术者一手托住患者下颌并翻开嘴唇，另手捏住患者鼻孔，术者深吸气后，对准患者口部吹气，吹毕，术者侧转头部，松开捏鼻孔之手，让其自行呼气，反复进行至抢救结束。③成人每分钟吹气13～15次，婴儿每分钟20～30次。

(2)口对鼻人工呼吸法：用于患者牙关紧闭时。体位及方法同口对口人工呼吸法，吹气时将患者口唇闭紧，术者对准鼻孔进行吹气。

(3)面罩加压人工呼吸法：将普通麻醉橡皮面罩扣于患者口鼻上，接上呼吸囊，将面罩接上氧气，进行加压呼吸，效果较好。

3.胸外心脏按压术

(1)患者仰卧硬板床，呈头低10°位。

(2)术者位于患者一侧，双手叠放，以掌根部置于患者胸骨体下段，双臂伸直，用身体的重力向脊柱方向作有节律的按压。

(3)按压时用力适度,使胸骨下陷3～4 cm时,随即放松双手,让胸骨自行复原。

(4)成人每分钟按压70～80次,儿童100次,应同时配合人工呼吸。

按压无效时,应立即向心腔内注射心三联或其他药物。

4.防治休克

出现休克者,应积极进行抗休克治疗。现场急救时,可静脉输入复方氯化钠注射液(林格注射液)或平衡盐水,以补充血容量;针刺或指压人中、合谷、十宣等穴,可兴奋呼吸、循环功能,提高患者的应激能力。

(三)创伤后心搏骤停的抢救

1.病因

(1)严重创伤出血:心肌灌注量降低而引起心搏骤停。

(2)窒息或呼吸衰竭:长期缺氧,造成心搏骤停。

(3)创伤刺激迷走神经:可反射性引起心搏骤停。

(4)胸部创伤:心脏、纵隔等脏器受伤,可诱发心室纤颤而至心搏骤停。

(5)严重挤压伤:可因急性肾功能衰竭所致的高钾血症而诱发心搏骤停。

2.治疗

(1)心前区敲击法:握空拳敲击心前区,若2～3次仍不能使心搏复跳,应另择它法。

(2)胸外心脏按压。

(3)电击除颤:心室纤颤所致的心脏骤停,可用电击除颤恢复心搏。一般可电击3～4次,电量不超过400 W·S。过多电击,可造成心肌损害,除颤前应进行有效的人工呼吸与胸外心脏按摩,方易成功。

(4)心内注射:注射部位多选用右心腔。于胸骨左缘外2 cm,第4肋间隙处垂直进针,回抽有血液表明进入心腔。注射针头应长于5 cm。常用药物为:①心三联:肾上腺素1 mL,异丙肾上腺素、去甲肾上腺素各1 mg,混合后作心腔内注射。②钙剂:10%氯化钙或10%葡萄糖酸钙5～10 mL心腔内注射,可增加心肌应激性,用于肾上腺素类药物无效时。③乳酸钠:可纠正酸中毒,增加心肌应激性和收缩力,常用量为11.2%乳酸钠20～40 mL。④人参注射液:有益气固脱作用,可用人参注射液2 mL心腔内注射或静脉注射。

(5)针刺:可回阳固脱。针人中、内关、合谷、十宣等穴。

(四)创伤后呼吸骤停的抢救

1.病因

(1)颈部外伤:刺激迷走神经,引起呼吸骤停。

(2)颈椎骨折:呼吸肌麻痹,导致呼吸骤停。

(3)外伤性气胸:肺叶萎陷,发生窒息或呼吸骤停。

(4)严重外伤:心搏骤停,导致呼吸停止。

(5)溺水、中毒:均可出现呼吸骤停。

2.治疗

(1)人工呼吸。现场抢救时,多采用口对口、口对鼻、面罩加压人工呼吸法。有条件者,亦可采用气管插管加压人工呼吸法。

(2)呼吸兴奋剂。能促进自主呼吸的恢复,常用药物有:①洛贝林3～6 mg,静脉或心腔内注射。②尼可刹米0.375 g静脉注射,可重复使用。③二甲弗林8～16 mg,肌内注射或静脉注射。④戊四氮0.1～0.2 g,静脉注射。

3.针刺

能回阳开闭,激发呼吸功能。可针刺人中、内关、中冲、涌泉等穴。

二、创伤救护

止血,伤口处理,包扎,固定,搬运是创伤救护的基本技术。

(一)止血

1.加压包扎止血法

加压包扎止血法适用于静脉或小动脉损伤出血。用无菌纱布覆盖伤口,绷带加压包扎,进行止血。

2.指压止血法

指压止血法适用于四肢及头面部的动脉损伤出血,属临时应急措施,不宜长时间使用。

(1)指压肱动脉止血法:在上臂中上段肱二头肌内侧沟处,将肱动脉压在肱骨干上,可止住同侧的手部、前臂、上臂中下段的动脉出血。

(2)指压股动脉止血法:在腹股沟韧带中点,将股动脉向后压在股骨上,可止住同侧下肢的动脉出血。

(3)指压颞动脉止血法:用拇指在耳前将颞动脉压在颧弓上,可止住同侧头顶及额颞部出血。

(4)指压面动脉止血法:在下颌角前方 2 cm 处,将面动脉压在下颌骨上,可止住同侧面部下半部的出血。

3.止血带止血法

止血带止血法适用于四肢动脉损伤出血,有橡皮止血带和气压止血带两种。现场急救多用橡皮止血带止血。

(1)结扎部位:上肢扎于上臂上 1/3 处,下肢扎于大腿上 2/3 处。

(2)注意事项:①止血带结扎处应垫以布类,不可直接扎在皮肤上。②止血带压力以刚好阻断动脉血流为妥。过松达不到止血目的,过紧可造成血管、神经损伤。③扎好后系一标记,注明止血带时间,使用止血带的总时间不宜超过 3 小时,并且每小时应松开一次,避免肢体缺血时间过长。④严重挤压伤或远端肢体有缺血征象者,忌用止血带。

(二)伤口处理

1.一般伤口

去掉伤口表面的大块异物,消毒敷料覆盖创面,绷带包扎固定。

2.开放性气胸

应及时进行密封包扎,阻断气体从伤口进出。

3.开放性骨折

外露的骨折端,不应回纳,以免将污染物带入深层,可用消毒纱布覆盖后包扎伤口。

4.内脏组织脱出

不可还纳,不可直接压迫脱出组织,应以消毒碗罩住脱出组织,再包扎固定。

(三)包扎

1.绷带包扎

(1)环形包扎法:适用于小伤口或固定敷料。包扎时,绷带重叠环绕数圈。

(2)螺旋包扎法:适用于肢体粗细变化不大的部位,如上臂、足部等。包扎时,由远向近环绕,后圈压住前圈的 2/3。

(3)螺旋反扎包扎:适用于肢体粗细不等的部位,如前臂、小腿等。包扎时,每圈反折一次,再斜向上环绕。

(4)“8”字包扎法:适用于关节部位,如肩、肘、髋、膝、踝等部位。

2.三角巾包扎法

三角巾包扎法包扎面积大,效果好,适用于身体各部位,如头、面、胸、腹、髋、臀等部位。

3.多头带包扎法

多头带包扎法适用于头面、胸腹等部位。包扎时,多头带中心对准伤口,各头分别打结固定。

(四)固定

1.固定范围

固定范围应包括伤处上下两个关节。

2.固定器材

固定器材常用敷料、绷带、三角巾、夹板等,必要时可就地取材。

3.固定方法

(1)上肢骨折:夹板固定后,用三角巾将前臂悬吊于胸前。如无固定器材,可用布带将上肢与躯干固定,或将患者伤侧衣襟向上反折,托起前臂,固定于纽扣或扣眼上。

(2)下肢骨折:夹板置于伤肢外侧。大腿骨折,从足跟至腋下固定;小腿骨折,从足跟至大腿固定。如无夹板,亦可将双下肢伸直、并拢,使伤肢固定在健肢上。

(五)搬运与转送

1.搬运

脊柱骨折应采用平卧式或滚动式搬运法,禁止扭曲脊柱。颈椎损伤,应自一人牵引头部,以保持头颈部与躯干长轴的一致。

2.转送

体位多取仰卧位,但昏迷伤员应取半卧位或俯卧位,保持呼吸道通畅,避免分泌物或舌根后坠堵住呼吸道。脊柱骨折要用木板担架运送,颈椎骨折应将头颈部固定,骨盆骨折应将臀部两侧固定。

(慈斌斌)

第二节 骨与关节的开放性损伤

一、开放性骨折的处理

开放性骨折,即骨折部位皮肤和黏膜破裂,骨折与外界相通。它可由直接暴力作用,使骨关节部皮肤、肌肉和骨组织损伤所致,也间接暴力作用,骨折端自内向外刺破肌肉、皮肤或撕裂皮肤所致。

开放性骨折的最大危险是由于创口被污染,大量细菌侵入,导致骨、关节感染。严重者可致肢体功能障碍、残废,甚至引起生命危险。开放性骨折根据损伤的轻重,均可分为三度。①第一度:皮肤由骨折端自内向外刺破,软组织损伤轻,创口较小。②第二度:皮肤割裂或压碎,皮下组织和肌组织中度损伤,周围软组织损伤较广泛,骨骼部分破坏,创口内有异物。③第三度:皮肤、皮下组织,肌肉有广泛严重损伤周围软组织毁损,骨骼严重损伤,创口内有异物,合并有血管、神经损伤或关节脱位。

开放性骨折的处理原则,即及时正确地处理创口,尽可能地防止感染,力争将开放性损伤转化为闭合性损伤。原则上清创越早,感染机会越小,治疗效果越好。一般认为在伤后6～8小时内清创,创口绝大多数能一期愈合。若环境和致伤物比较清洁,且软组织挫伤较轻,其清创时间可适当延长。少数病例在伤后12～24小时进行清创也能达到一期愈合。如果处理时间过长,伤口污染重或伤口已有感染,可予以冲洗,除去可见的异物和坏死组织,敷上盐水纱条,伤口可酌情完全开放,部分缝合或延期缝合。

(一)术前检查与准备

(1)询问病史,了解创伤的经过,受伤的性质和时间,急救处理的情况等。

(2)检查全身情况,是否有休克和其他危及生命的重要器官损伤。

(3)检查肢体的运动、感觉、动脉搏动和末梢血液循环状况,确定是否有神经、肌腱和血管损伤。

(4)观察伤口,估计损伤的深度,软组织损伤情况和污染程度。

(5)拍摄患肢正、侧位X线片,了解骨折类型和移位。

(二)清创要点

开放性骨折的清创术包括清创、骨折复位、固定和软组织修复及伤口闭合。

1.清创

清创即将污染的伤口,经过清洗、消毒,然后切除创缘、清除异物,切除坏死和失去活力的组织,使之变成清洁的伤口,清创术应在麻醉和止血带止血下进行。

(1)清洗:用无菌敷料覆盖创口。剃去伤口周围毛发,如有油垢,先用汽油或乙醚擦去。用无菌刷及肥皂液刷洗患肢2~3遍,范围包括创口上、下关节,刷洗后用无菌生理盐水冲洗,至清洁为止。去除伤口内敷料,用生理盐水反复冲洗伤口,如污染重、伤口深,加用3%过氧化氢冲洗伤口,再用生理盐水冲洗。

(2)伤口周围消毒:四肢及躯干部用碘酒及酒精或1∶5 000的碘伏溶液消毒;面部、外生殖器和会阴部皮肤可用酒精、1%洗必泰或新洁尔灭消毒。消毒完毕铺手术巾单。

(3)伤口组织的处理:按由外及里、由浅入深的原则处理伤口组织。

1)切除创缘皮肤1~2 mm,皮肤严重挫伤者,应切除失去活力的皮肤,切除污染和失去活力的皮下组织、筋膜、肌肉直到可见渗血为止。消除伤口内异物。清创应彻底,避免遗漏死腔和死角。

2)对肌腱、神经、血管、关节韧带和关节囊,只有严重挫伤者,方应予切除。若仅污染,则应在彻底切除污染物的情况下,尽量予以保留,以便于修复。

3)骨外膜应尽量保留,以保证骨愈合。

4)骨折端既要彻底清理干净,又要尽量保持骨的完整性。密质骨的污染可用咬骨钳咬除,骨松质的污染可以刮除,污染的骨髓腔应彻底清除干净。

5)粉碎性骨折的骨片应仔细加以处理。游离的小骨片可以去除,与周围组织尚有联系的小骨片应予保留,并应复位。大块的骨片,即使已完全游离也不能摘除,应将其用0.1%洗必泰或活力碘浸泡5分钟,然后用生理盐水冲洗后,重新放回原骨折处,以保持骨的连续性,有助于骨折愈合。

6)再次清洗:彻底清创后,用无菌生理盐水再次冲洗创口2~3遍,然后用0.1%洗必泰或活力碘浸泡或湿敷创口3~5分钟。再清洗后应更换手套、敷单及手术器械,继而进行组织修复手术。

2.组织修复

(1)骨折固定:清创后,应在直视下将骨折或关节复位,并根据骨折的类型选择适当的内固定方法将骨折固定。固定方法应以最简单、最快捷为宜。第三度开放性骨折及第二度开放性骨折超过6~8小时者,不宜应用内固定,可选用外固定器固定。因为一旦发生感染,内固定物必须取出,否则会感染不止,创口不愈。

(2)重要组织修复:肌腱、韧带、关节囊、神经、血管等重要组织,应争取在清创时采用合适的方法予以修复,关节囊缺损可用筋膜修补,肌腱、神经、血管的缺损可用相应的组织移植修复,以便早日恢复肢体功能。关节面严重破坏,关节功能无恢复可能者,可一期行关节融合术。

(3)创口引流:创口引流用硅胶管置于创口内最深处,从正常皮肤处牵出体外,并接以负压引流瓶,于24~48小时后拔除。必要时,在创口闭合前可将抗生素或抗生素缓释剂置入创口内。

3.闭合创口

完全闭合创口,争取一期愈合,是清创术争取达到的主要目的。

对第一、二度开放性骨折损伤,清创后大多数创口能一期闭合。第三度开放性骨折,亦应争取在彻底清创后,采用各种不同的方法,尽可能地一期闭合创口。

(1)直接缝合:皮肤无明显缺损者,多能直接缝合;垂直越过关节的创口,不宜直接缝合,应采用Z字成形术闭合创口,以免创口瘢痕挛缩,影响关节活动。

(2)减张缝合和植皮术:皮肤缺损,创口张力较大,不能直接缝合;如周围皮肤组织损伤较轻者,可在创口一侧或两侧作与创口平行的减张切口,原创口作直接缝合;减张切口处不能直接缝合者可行植皮术。如创口处皮肤缺损,而局部软组织床良好,无骨和神经、血管等重要组织外露,亦可在创口处直接植皮。

(3)皮瓣移植:伴有广泛软组织缺损,骨折处或关节外露者,应设法将创口用各种不同的皮瓣加以覆盖，如局部转移皮瓣，带血管蒂岛状皮瓣或吻合血管的游离皮瓣移植等。

(4)延迟闭合：第三度开放性骨折者，软组织损伤严重，一时又无法完全确定组织坏死情况或清创时间已超过伤后 6～8 小时，感染的机会较大者，可延迟闭合创口。清创后，可将周围软组织覆盖骨折处，敞开创口，局部用无菌抗生素敷料湿敷，观察 3～5 天后可再次清创，彻底切除失活组织，进行游离植皮或局部转移皮瓣、游离皮瓣移植覆盖。

(三)术后处理

清创过程完成后，根据伤情选择适当的固定方法固定患肢。术后应使用破伤风抗毒素和抗生素，以预防破伤风和创口感染。另外，应定时检查伤口，如发现红肿等，应及时拆除部分缝线，以利引流，尽最大努力防止创口化脓感染的发生。

二、开放性关节损伤的处理

开放性关节损伤即皮肤和关节囊破裂，关节腔与外界相通。其处理原则与开放性骨折基本相同，治疗的主要目的是防止关节感染和恢复关节功能。损伤程度不同、处理方法和术后效果亦不同，一般可分为以下 3 度。

(一)第 1 度

锐器刺破关节囊，创口较小，关节软骨和骨骺无损伤。此类损伤无须打开关节，以免污染进一步扩散。创口行清创缝合后，可在关节内注入抗生素，予以适当固定 3 周，开始功能锻炼，经治疗可保留关节功能。如有关节肿胀、积液则按化脓性关节炎早期处理。

(二)第 2 度

软组织损伤较广泛，关节软骨及骨骼部分破坏，创口内有异物。应在局部软组织清创完成后，更换手套、敷单和器械，再扩大关节囊切口，充分显露关节，用大量生理盐水反复冲洗。彻底清除关节内的异物、血肿和小的碎骨片。大的骨片应予复位，并尽量保持关节软骨面的完整，用克氏针或可吸收螺丝钉固定。关节囊和韧带应尽量保留，并应予以修复。关节囊的缺损可用筋膜修补。必要时关节腔内可放置硅胶管，术后用林格液加抗生素灌洗引流，于术后 48 小时拔除。经治疗后可恢复部分关节功能。

(三)第 3 度

软组织毁损，韧带断裂，关节软骨和骨骼严重损伤，创口内有异物，可合并关节脱位及血管、神经损伤等。经彻底清创后敞开创口，无菌敷料湿敷，3～5 天后可行延期缝合。亦可彻底清创后，大面积软组织缺损可用显微外科组织移植，如肌皮瓣或皮瓣移植来修复。关节面严重破坏，关节功能无恢复可能者，可一期行关节融合术。

(慈斌斌)

第三节　多发性骨与关节损伤

关于多发伤的定义，目前国内外尚无统一的标准，综合国内外文献报道，多发伤可定义为同一致伤因子引起的两处或两处以上的解剖部位或脏器的创伤，且至少有一处损伤是危及生命的。因此，凡符合以下两条以上者可定为多发伤。

(1)头颅伤：颅骨骨折，伴有昏迷、半昏迷的颅内血肿，脑挫伤，颌面部骨折。

(2)颈部伤：颈部外伤伴有大血管损伤、血肿、颈椎损伤。

(3)胸部伤：多发肋骨骨折、血气胸、肺挫伤，心、大血管、气管破裂，膈疝。

(4)腹部伤：腹腔内出血，腹内脏器破裂，腹膜后大血肿。

(5)泌尿生殖系统损伤:肾破裂,膀胱破裂,子宫破裂,尿道断裂,阴道破裂。

(6)复杂性骨盆骨折(或伴休克)。

(7)脊椎骨折、脱位伴脊髓伤,或多发脊椎骨折。

(8)上肢肩胛骨、长骨骨折,上肢离断。

(9)下肢长管状骨干骨折,下肢离断。

(10)四肢广泛皮肤撕脱伤。

单纯的脊椎压缩性骨折、轻度软组织伤、手足骨折等,因对整体影响不大,不应作为多发伤的条件。

一、病理生理特点

(一)致伤因素与病理特征

多发伤具有创伤部位多、伤情严重、组织破坏广泛和生理扰乱大的特点。各种致伤因素引起不同的病理特征,如工、矿事故,建筑倒塌造成的挤压或撞击常发生多处肋骨骨折、脊柱骨折、挤压综合征等;高处坠落伤,常有骨折和胸腹多脏器联合伤。偶尔在很轻微的创伤情况下,如平地跌倒、自行车跌下等,当时未发现严重创伤,但随后却出现肝脾延迟性破裂、迟发性颅内出血等严重情况。

(二)应激反应剧烈

多发伤常有失血性或创伤性休克,反射性兴奋交感-肾上腺髓质系统,释放大量去甲肾上腺素和肾上腺素,使心跳加快加强,以提高心排出量;外周小血管收缩,内脏、皮肤及四肢血流量减少,血管内外的体液转移来调节心血管的功能和补偿血容量的变化,以保证心脑能得到较好的血液灌注。低血容量使肾血流量减少,激活肾素-血管紧张素-醛固酮系统,增加钠和水的重吸收;另外,下丘脑-垂体系统分泌大量的抗利尿激素,也促进远端肾小管对水的重吸收,与醛固酮协同作用维持血容量。但如果失血量大,持续时间长,失血得不到及时纠正,组织在低灌注状态下释放活性物质,如缓激肽、5-羟色胺、血栓素、前列腺素等,使毛细血管通透性增加,有效循环血量减少;由于缺血缺氧、ATP 减少,造成容量进一步丢失,使血流动力学紊乱、休克加重。

(三)免疫功能紊乱

机体遭受严重创伤后,破坏或缺血缺氧组织激活并释放血管活性物质和炎性介质、活性裂解产物,导致异常炎性反应,抑制免疫功能,尤其是细胞免疫功能。严重创伤、出血性休克引起肠黏膜缺血水肿,局部坏死,肠道屏障遭到破坏,肠道通透性增高和免疫功能抑制,使肠道内细菌及毒素穿过肠黏膜上皮细胞或间隙进入固有层,侵入淋巴、血流,并扩散至全身致肠源性感染。

(四)高代谢状态

多发伤后发生的应激性反应,可导致机体高代谢状态,一般在伤后第三天就会出现,可持续 14～21 天。高代谢反应包括心血管和代谢两个方面变化,表现为心率加快,心输出量增加,外周循环阻力下降;血中白细胞增加;静息能耗增加,氧耗量增加,糖类、脂类和外周氨基酸的利用增加;糖代谢紊乱,糖原分解、脂肪动员,血糖升高;肌肉蛋白严重分解,尿氮丢失,血尿素氮升高,负氮平衡显著;血浆中游离脂肪酸和游离氨基酸浓度升高而进行分解。高代谢状态若不加控制,将发展成为 MODS。

(五)容易发生 MODS

严重创伤及创伤性休克是 MODS 的一个重要诱因,在休克的基础上并发感染将加速 MODS 的进程。

二、临床特点

多发伤伤势严重,应激反应剧烈,伤情变化快,常具有以下的特点。

(一)创伤的部位与临床表现的内在联系

头部创伤主要是神志的变化,严重者出现昏迷;面、颈部创伤则应注意气道阻塞而导致的窒息;胸部创伤主要(>85%)是肋骨骨折引起的血气胸和肺挫伤;腹部创伤常见实质性脏器破裂引起内出血以及空腔脏器穿破所致的腹膜炎。

(二)休克发生率高

由于多发伤损伤范围广、创面大、失血多,创伤的应激反应剧烈以及剧烈的疼痛,易发生失血性或创伤性休克,发生率高达50%~80%。有时与心源性因素,如心脏压塞、心肌挫伤、创伤性心肌梗死等同时存在。

(三)严重低氧血症

多发伤早期低氧血症发生率很高,甚至高达90%,尤其是颅脑伤、胸部伤伴有休克或昏迷者,PaO_2可降至4.0~5.3 kPa(30~40 mmHg)。多发伤早期低氧血症可分为两型:①呼吸困难型,患者缺氧明显,极度呼吸困难,辅助呼吸肌收缩明显,此型呼吸困难是由于通气换气障碍引起。②隐蔽型,此型呼吸困难是由于循环障碍全身氧供不足、脑缺氧而引起;临床缺氧体征不明显,仅表现为烦躁不安、呼吸增快;随着休克的纠正PaO_2将显著改善。

(四)易继发感染

多发伤后机体的免疫功能受到抑制,伤口污染严重,肠道细菌移位,使用侵入性导管等因素导致继发感染的发生率极高,而且多发伤的感染多为混合感染,菌群包括革兰阳性菌、革兰阴性菌及厌氧菌,还容易发生耐药菌和真菌的感染。

(五)易发生MODS和MOF

由于休克、感染及高代谢反应,多发伤极易并发MODS和MOF,死亡率高。器官衰竭发生的顺序依次是肺、肝、胃黏膜与肾。衰竭的脏器数目越多,死亡率越高。

(六)容易漏诊

多发伤常常是开放伤与闭合伤、明显外伤与隐蔽外伤并存,加之时间紧迫,容易发生漏诊。腹部伤是最常见的漏诊、误诊部位,即使在剖腹探查中,术者满足于一两处伤的发现,而导致腹膜后脏器如胰、十二指肠、升降结肠损伤的漏诊。多发伤时如漏诊胸、腹、腹膜后三腔内出血,往往失去抢救机会,应引起临床医师注意。

三、诊断

多发伤的诊断必须简捷,强调早期诊断,不得因诊断耽误必要的抢救;但多发伤的诊断又必须全面,不致遗漏隐蔽的致命伤。对多发伤患者必须按照"抢救—检查—治疗"的程序,首先抢救危及生命创伤,如心脏骤停、气道阻塞、大出血、休克等;抢救同时进行初步的体格检查;待生命体征稳定时,再进行细致的体格检查和辅助检查。

(一)迅速判断威胁生命的征象

在抢救现场或急诊室,急诊医师首先要对伤者进行快速的检查,特别是神志、面色、呼吸、血压、脉搏、瞳孔等生命体征和出血情况,确认伤者是否存在呼吸道梗阻、休克、大出血等致命性损伤。对心跳呼吸骤停者,应立即进行心肺复苏;神志不清者,要保持呼吸道通畅,观察记录神志、瞳孔、呼吸、脉搏和血压的变化。

(二)后续诊断

待生命体征稳定后,进一步询问病史,进行仔细的体格检查、实验室检查及特殊检查,以获得尽可能准确的诊断。

1.病史采集

通过询问伤者、护送人员或事故目击者,问清受伤时间、受伤方式、撞击部位、落地位置、处理经过、上止血带时间、有否昏迷史等。

2.体格检查

为了不遗漏重要的伤情，应按照 Freeland 等建议“CRASHPLAN”检查顺序进行细致的体格检查。

3.实验室检查

多发伤患者都应立即查血型和交叉配血，做血气分析，测定血红蛋白、红细胞压积、血白细胞计数；还需测定肝功能、血电解质、血糖、血尿素氮、血肌酐及尿常规等。根据需要血液学检查可反复多次进行。

4.特殊检查

如患者全身情况允许、可以搬动，应进行 X 线检查、超声检查、腹腔镜、CT 检查及 MRI 检查。有条件可进行床旁摄片、床旁 B 超检查。另外，胸腔穿刺、腹腔穿刺方法简单，可反复多次进行。

(三)动态观察

多发伤是一种变化复杂的动态损伤，初期的检查得出的结论可能是不全面的，必须进行动态观察。再估计的重点有：腹膜后脏器的损伤，如十二指肠破裂、胰腺损伤，隐性大出血，继发性颅内、胸内、腹腔内出血等。

(四)伤情评估

正确评价多发伤伤情严重程度，是判断其预后和制订抢救方案极为重要的依据，目前创伤伤情严重度的评估方法很多，各有利弊，此处不再赘述。

四、急诊治疗

在多发伤的急诊治疗时，应树立“以患者为中心”的观念，将各部位的创伤视为一个整体，根据伤情的需要从全局的观点制定抢救措施、手术顺序及脏器功能的监测与支持。需要成立一个由急诊科牵头、全院范围的创伤救治组，负责多发伤的全过程的抢救和治疗。

(一)现场急救

急救人员必须迅速到达现场，去除正在威胁伤者生命安全的因素。现场急救的关键是气道管理、心肺脑复苏、包扎止血、抗休克、骨折固定及安全地运送，使伤者能活着到医院。

(二)生命支持

1.呼吸道管理

多发伤患者如出现窒息，不及时解除，将迅速致命。建立人工气道最可靠的方法是气管插管，能完全控制气道、防止误吸、保证供氧及便于给药。对有颈椎骨折的患者，颈部不能过伸，紧急情况下可行环甲膜穿刺术，然后行气管切开术。

2.心肺脑复苏

心肺脑复苏另有一章专述。对于多发伤患者如伴有胸骨骨折、多发肋骨骨折、血气胸、心脏压塞、心肌破裂，可行开胸心肺复苏。

3.抗休克治疗

多发伤患者到急诊科时大多伴有休克。在控制外出血的基础上，根据血压、脉搏、皮温、面色判断休克程度进行抗休克治疗，要迅速建立两条以上的静脉通路，必要时行深静脉穿刺置管术，便于输液和监测。具体抗休克治疗见有关章节。

(三)处理各脏器损伤

当患者的生命体征稳定或基本稳定后，应进一步处理各系统脏器的损伤。

1.颅脑损伤的处理

有颅脑损伤者，应注意防治脑水肿，可用 20%甘露醇、呋塞米脱水，或用胶体液提高胶体渗透压。限制输液量，这与抗休克措施相矛盾，应兼顾两者，灵活掌握。如明确有颅内血肿，应尽早开颅减压，清除血肿。

2.胸部损伤的处理

有反常呼吸者，可局部加压固定、或用呼吸机正压通气。有血气胸者，行胸腔闭式引流，当置管后一次引出 1 000～1 500 mL 以上血量，或 3 小时内引流速度大于 200 mL/h，应行剖胸探查术。心脏损伤者，应及时手术修补。

3.腹部损伤的处理

多发伤应密切注意腹部体征，必要时行 B 超检查或腹穿，有指征及时剖腹探查。

4.四肢、骨盆和脊柱脊髓损伤的处理

多发伤患者 90％以上合并骨折。四肢开放性骨折应尽早行清创和内固定手术；对于闭合性骨折可采用骨牵引、石膏固定等方法，待患者情况稳定后再作进一步处理。骨盆骨折合并血管、神经和盆腔内脏器损伤时，应及时手术治疗。

（四）手术治疗

1.多发伤手术治疗的特点

多发伤患者伤情危重，常有失血性或创伤性休克、中枢神经系统功能障碍、呼吸循环功能衰竭等。这些紊乱或功能障碍常常相互影响、形成恶性循环，及时手术可以阻断恶性循环，使患者脱离危重状态。但如果处理不当，手术本身也是一个创伤，可加重恶性循环、进而加重病情。必须严格选择手术适应证，把握手术时机，合理安排手术先后的顺序。

2.手术类型

（1）紧急手术：该类手术不能拖延，如心脏贯通伤、大血管伤，手术越快越好，目的是修补出血部位，制止大出血。这些患者入院时血压很低，甚至测不出，随时有生命危险，许多患者将死在运送手术室过程中，所以需立即就地进行手术。

（2）急诊手术：如脾破裂、肝破裂、子宫破裂、硬膜外血肿、开放性骨折、大面积清创等患者，可以拖延 2～3 小时，待病情进一步诊断明确后或血压恢复到一定水平，做好较充分的术前准备后进行手术。

（3）择期手术：手术的目的是为了改善治疗效果，可在生命体征完全平稳后再进行。

3.手术顺序

多发伤往往有两个以上的部位需要手术，手术顺序主要根据受伤器官的严重性和重要性来决定。一般是按紧急、急性、择期的顺序，如果同时都属紧急或急性时，可按下列顺序进行。

（1）严重的颅脑外伤伴有胸腹内脏器损伤都需要紧急手术处理，应分组同时进行。

（2）胸腹联合伤可同台分组行剖胸及剖腹探查术。多数情况下，胸腔内虽无大出血，但有肺组织损伤及漏气，可先作胸腔闭式引流，再行剖腹探查术。如伴有脊髓受压，可在胸腹部手术完毕后翻身行椎板减压脊髓探查术。

（3）四肢开放性骨折需急诊手术处理，应在剖腹剖胸术后进行，闭合性骨折可择期处理。同时有开放伤和闭合伤，如时间未超过 8 小时，应先行无菌的闭合伤，再进行污染的开放伤和空腔脏器破裂手术。

4.多发伤一期手术和骨折早期内固定治疗

（1）所谓多发伤一期手术治疗，是在伤者的生命体征稳定或趋于稳定时，对两个或两个以上的损伤部位分组同台行手术治疗。多发伤一期手术治疗与传统的分期治疗相比，有明显的优越性：①减少并发症的发生率，降低死亡率。②加速患者康复，缩短住院时间。③树立抢救中的整体观，消除推诿现象。

（2）现在认为骨折和骨关节损伤早期进行内固定治疗有利于骨折愈合，应尽早进行。

五、营养支持

创伤后机体处于高代谢状态，能量消耗增加，大量蛋白质分解，负氮平衡，如不能及时纠正，患者易发生感染和 MODS。因此，创伤后必须给予营养支持治疗，对消化道功能正常者，以口服为主；昏迷或不愿进食的患者，可采用鼻饲或造瘘，或给予胃肠外营养。

六、防治感染

早期对局部创口进行彻底清创处理，选用适当的抗生素，以预防感染发生；一旦发生，应及时处理感染病灶，针对性选择抗生素。

七、并发症的治疗

多发伤患者常并发休克、感染或MODS，死亡率极高，关键在于预防。一旦发生，应积极治疗。

（陈文瑶）

第十二章
创伤的合并症

第一节　创伤后伤口感染

随着社会的发展，工业机械化进程的加快和交通事业的发达，其致伤程度亦随之增加，在临床上开放性创伤经常可见，并有不同程度的污染，一些即使经过认真处理的创伤，仍有不少病例发生感染，形成感染性开放性创伤。创伤后局部伤口感染多为化脓性感染，如果未能得到及时正确的治疗，伤口的感染还会逐渐扩散，不仅可使局部感染加重，而且会引起严重的全身感染或中毒症状。局部感染的进一步发展可并发骨髓炎、化脓性关节炎，全身感染的加重可发生中毒性休克，甚至危及患者的生命。

一、病因和发病的机制

（一）局部因素

创伤感染有别于其他感染，因感染大都来源于组织损伤和污染，故局部条件就更为重要。创伤后由于皮肤、黏膜呈开放性损伤，因此损伤的部位、伤口的性质和类型、暴露的时间及伤口内细菌数量的多少是决定伤口是否感染和感染程度的重要因素。

1.损伤部位

损伤的部位不同，导致创口感染的概率不同，有关调查表明：口腔损伤细菌感染率为50%，腹部穿透伤、四肢开放骨折的感染率各为65%。

2.伤口的性质与类型

伤口的性质与类型是创口感染中的重要因素。一般来说，刀刺伤、枪弹伤，组织遭受破坏少，污染较轻，因此感染率低。反之，外伤暴力大，爆炸性强，如爆炸伤、汽车撞击伤、机器绞轧伤或碾挫伤等组织损伤和开放伤范围大，伤口污染严重，伤口感染率高。

3.伤口暴露的时间

伤口暴露的时间系指受伤后到获得治疗所经过的时间，这个时间的长短与伤口感染的关系很大。有人主张"污染"一词仅适用于伤后8小时以内的伤口，超过8小时就应视为感染伤口。一般认为，伤口从被污染伤口发展到感染伤口的时间是6～8小时。但这个时限是相对的，并非绝对的。鉴于开放伤的一些特点，再加上细菌毒力强弱，形成感染的时间可能有较大的差异。

4.伤口内细菌数量

一般来说，污染创面细菌的数量愈大，形成感染的机会愈多。

（二）全身因素

创伤后伤口感染的发生、发展与患者的全身情况密切相关，除与患者的年龄、营养状态、伤前疾患（如糖尿病等）等因素有关外，还与创伤造成机体正气虚弱密切相关。因为创伤后往往造成失血，发生气血的病理变化和脏腑的功能改变，导致机体正气下降，毒邪乘虚而入。实验研究中证实，严重创伤或失血性休克时，组织的血液灌注量低下，导致机体组织的缺血、缺氧，使机体内部正常的防御机制遭受破坏，故对细菌感染的易感性增高。还有学者观察创伤对免疫功能的影响，结果发现伤口分泌物中存在有一种免疫抑制因子，可能是由创伤部位的单核巨噬细胞所分泌。由于创伤局部的免疫抑制作用，故易诱发感染或使感染蔓延加重。

二、辨证诊断

辨证论治是中医各科都要遵循的原则，创伤后伤口感染也不例外，所不同的在于创伤后伤口感染除有全身症状外，更有明显的局部症状，所以对局部伤口的辨证是认识创伤后伤口感染的一个非常重要的方面。重视局部辨证，把它与整体有机结合起来，这是对创伤后伤口感染辨证诊断的独特之处。

(一)局部辨证

主要是根据创面的表现判断人体气血、脏腑之虚实和毒邪之盛衰。

1.辨红热肿痛

红、热、肿、痛是创伤后感染的局部主要症状，其轻重和散集的程度，常是辨别感染性质的一种标志。创伤后所出现的化脓性感染，在临床上都可见到创伤局部表现有不同程度的红热现象。红热的轻重缓急与感染部位的浅深有密切的关系。感染的部位浅，局部红热出现早，表现也明显，但感染也较轻；感染的部位深，局部的红热出现迟，表现常不十分明显，但感染症状有时较重。浅部伤口感染，肿痛明显；深部感染的伤口，虽然开始肿胀不明显，但疼痛症状在早期仍可以出现，继而局部灼热、肿胀。

2.辨脓液

脓液是人体组织化脓性感染的渗出物，其主要成分为中性粒细胞、液化的坏死组织、细菌、红细胞和纤维素等。中医学认为脓是因皮肉之间热胜肉腐蒸酿而成，即所谓的"热胜则肉腐，肉腐则为脓"，脓是肉腐的产物，是正气祛邪，邪气排出创面的载体。并认为气血旺盛是正气祛邪的根本，故主张治疗上应采取扶正托毒排脓。

脓液的性质反映了人体气血的虚实和毒邪的盛衰，以及创面的预后。脓稠、色黄、无臭气为气血充沛；脓稀薄，色污秽，有臭气者为气血衰弱。如脓色绿黑稀薄，为蓄毒日久，有损筋骨的可能。若先出黄稠脓液，后出脂水，由有臭气转变为无臭气，是病情逐渐好转，将愈佳象；脓稀似粉浆污水，或夹有败絮状物质，而色晦腥臭者，为气血衰，有穿膜着骨的可能，是属败象。如脓中央有淤血，色紫成块者是为络脉损伤。脓由稀薄转为厚稠，是体虚渐复，有收敛之象；由厚脓转为稀薄，是体渐衰，一时难愈。

3.辨肉芽组织

通过观察创面新肉生长情况和色泽，以辨别人体气血之虚实和火毒之有无。

(1)气血充沛：创面肉芽组织颗粒细小，红活柔润，生长较快，饮食如常，二便自利，舌质红润，舌苔薄白，脉弦略数。

(2)气血虚弱：创面肉芽组织颗粒较大，呈水肿状，色淡浮嫩，生长较慢，面色苍白，气短少食，舌质浅淡，舌苔薄黄，脉细而弱。

(3)火毒炽盛：创面肉芽组织红绛浮宣，周围皮肤红肿热痛，患者寒热交作，烦躁口干，恶心欲吐，小便黄赤，大便干燥，舌质红绛，舌苔黄腻，脉象洪数。

4.辨窦道

窦道是深部病灶通向体表的引流通道，窦道愈合快慢反映了引流是否通畅和引流方法是否有效，以及有无死腔、异物、死骨、窦道管壁瘢痕的形成。若窦道长期不愈合，或时愈时破，说明其深处有慢性感染灶，常伴有异物、坏死筋膜、死骨等存留；若窦道口胬肉外翻，脓液腥臭，皮肤红肿热痛，为窦道引流不畅，毒邪无法排出，炽盛于内之故；若窦道扁平塌陷，脓液减少，窦道逐渐变浅，探之多有渗血现象，则表示脓毒已尽，窦道将闭；窦道管壁已形成坚韧的瘢痕，伤口将愈合缓慢。

5.辨裸露骨

因外伤或感染软组织坏死脱落后，使部分骨干或骨折处裸露于创口内，其归宿为：骨干的局部裸露一般不存在血供问题，预后较佳，经过正确治疗，裸露部分常可被周围生长的肉芽组织爬行覆盖。骨折处的骨质裸露，由于局部血运差，则裸露部分被周围生长的肉芽组织爬行覆盖缓慢，如果有内固定物裸露则肉芽组织爬行覆盖更加困难，且会影响骨折的愈合。若骨质裸露的范围广，裸露的时间长，处理又失当，特别又是发生在骨折部位，裸露骨常发生坏死，形成死骨，脱落后会造成骨缺损，影响骨折愈合。

(1)活骨：具有活力的裸露骨与正常骨紧密相连，色白润泽，略带有红润，经过正确的换药治疗后，周边的肉芽组织可将其覆盖，或在其表面滋生出骨肉芽岛将其覆盖。若误将表层切除，深层骨质有血渗出。X线片上显示骨密度与周边一致，无硬化现象。

(2)死骨：死骨多呈游离状态，色白枯槁无泽，或为黄色，或为黑色，质坚如石。裸露的骨折端发生坏死时常仍与正常骨质相连，但色泽显著不同，有较清晰的界线，且易与正常骨分离。X线片上表现为骨密度增高，骨质硬化，或为游离状态，或与正常骨之间有裂隙可见。

(二)整体辨证

创伤后伤口感染不仅有明显的局部伤口症状可查，而且会出现程度不一的全身症状，在实验室检查方面可出现白细胞计数总数明显升高，中性粒细胞增多，当感染引起菌血症时，可培养出细菌。临床辨证时，应全面地掌握病情，审明病机，确定诊断。伤口感染常见的证型有：

1.毒邪郁表证

伤口感染初起。症见发热、恶寒、头痛、口微渴、无汗或少汗。伤口疼痛，肿胀、微红灼热，创面分泌物少。舌苔薄白或薄黄，脉浮数。

2.毒热炽盛证

伤口感染日趋严重。症见大热、口渴、心烦、食欲不振、尿少尿黄、大便秘结。伤口疼痛剧烈，红肿灼热，肿胀较甚，有较多量的脓性分泌物。舌苔黄或黄腻，脉沉数。

3.热入营血证

伤口感染严重。症见高热、寒战、烦躁、口渴、神昏、谵语，甚则昏迷等中毒症状。伤口剧烈疼痛，创面溃烂，脓液臭秽，肢体肿胀，伤口周围皮肤紫暗或紫黑。舌绛紫，苔焦黄起芒刺，脉洪数。

4.热腐成脓证

伤口感染重而体渐虚，邪毒与气血相搏，热腐成脓，脓液引流不畅。症见高热不退，口渴，心烦，饮食不振，小便黄赤，大便秘结。伤口周围灼热红赤，胀痛，肿胀有散慢趋势，排脓不畅。舌苔黄，脉数。

5.正虚不敛证

毒邪消退，正气不足，伤口经久不愈。症见神疲乏力，语声低微，饮食不振，自汗。伤口周围无红肿疼痛，脓水清稀，肉芽组织生长缓慢、久不敛口。舌淡少苔，脉虚无力。

三、治疗

(一)感染创口的换药

1.换药的目的

换药的目的是清洁创面和周围皮肤，检查伤口感染是否已经控制，愈合过程是否正常，引流是否通畅，有无妨碍正常愈合的因素，消除各种不利于伤口愈合的因素，采取医疗措施促进伤口顺利愈合。

2.换药的时间

一般伤口每天换药1次，天气炎热，脓液多者每日换药2次。有些易污染的伤口，或引流物多者，在敷料浸湿后应随时更换。即将愈合的伤口可隔日换药1次。

3.换药的方法

采用清洁换药法，先用无菌盐水棉球擦净创面周围皮肤上的污物和脓迹，后用酒精棉球消毒，创面内用无菌棉球蘸净分泌物，清除坏死组织，勿擦拭肉芽组织，以免损伤出血。然后将所选的中药膏剂摊在消毒的纱布或棉花片上，厚度约1～2 mm，务使均匀，面积略大于创面。如创面尚需应用提脓去腐平胬类药，则用探针的尖端捻上少许无菌脱脂棉，蘸取所需提脓去腐平胬类药均匀地弹撒在创面上，再将带有膏剂的纱布或棉花片敷于创面上，务使药膏与创面紧密接触，以发挥药效。

对存在窦道的伤口，可用在探针尖端捻有无菌脱脂棉的探针，插入窦道，探求方向，顺其探取深度，了解所触组织的情况，清洁分泌物，最后根据窦道深度用探针将药线、凡士林纱布条或橡皮膜置入窦道内引流脓液。如果窦道的管壁已瘢痕化者，最好用提脓去腐的药线使其将管壁腐蚀软化有利伤口愈合。

4.伤口感染的局部辨证用药法

(1)感染的初期：失去清创缝合时机的开放性创伤伤口感染初期，创面充血，脓未成或分泌不多，周围皮肤可见红肿热痛，一般浅平伤口，可选用清热解毒、消肿止痛类软膏外敷无菌敷料，如黄连素软膏、金黄软膏等。亦可选用生肌散、九华粉弹撒于伤面上，再加清热解毒、消肿止痛类软膏外敷无菌敷料。

(2)感染的坏死期：伤口感染坏死组织形成腐肉，脓液多而腥臭难闻。宜选用提脓去腐平胬生肌药。一般浅平创面，在清洁创面后如有创面坏死组织不易去除时，可在创面上弹撒拔毒生肌散或九一丹、黑虎丹之类的提脓去腐药，药粉弹撒不可过多，薄薄的一层覆盖即可，有骨质裸露者，不可将去腐药撒在骨面上。然后创面外敷金黄膏、银灰膏或生肌象皮膏加无菌敷料敷盖。若为脓腔较深的伤口，用探针卷少量棉花擦净深处的脓液，进出探针时要始终保持向一个方向捻转。较大的深在伤口可用止血钳夹消毒棉球擦净脓液，必要时可用3%过氧化氢溶液(双氧水)和生理盐水冲洗伤口，已形成窦管者可用黏附提脓去腐的药线插入到伤口深处，但不要使药线接触骨面，然后用生肌象皮膏或金黄膏外敷。

(3)生肌长肉期：此期创面感染基本得到控制，坏死组织基本脱尽，新生的肉芽组织难生长，坏死组织脱落后基底处仍有界线不清者。可在伤口表面弹撒祛腐生肌类药粉，如生肌散、八宝丹、九一丹之类，外敷生肌象皮膏无菌敷料敷盖，以促进肉芽组织的覆盖和(或)骨肉芽岛的滋生。

(4)收敛愈合期：当肉芽组织充满伤面后，肉芽组织逐渐老化、收缩、颗粒变得细小，颜色变深，创缘开始有白色的上皮组织生长，中央又有白色的上皮岛滋生，创面逐渐收缩，趋向愈合，此期在肉芽组织上弹撒珍珠散以生肌收敛，外敷生肌象皮膏无菌敷料覆盖。

中医治疗感染性伤口是按照“煨脓长肉”的理论，在创面上外敷中药膏剂、散剂，使创面脓液增多，载毒外出，起到促进伤口愈合的作用。实验研究证明外用中药生肌象皮膏治疗感染性创面，可增加创面脓液中的溶菌酶含量和巨噬细胞数量，以及对其激活作用、吞噬作用，趋化性和移动抑制作用的加强，起到提高创面的免疫能力，即达到中医扶正祛邪的目的。中药外敷还可增加创面肉芽组织的血供和促进纤维母细胞的分裂，起到加速肉芽组织生长和促进创面愈合的作用。

(二)感染性开放性骨折的治疗

对已感染的开放性骨折，除须注意已感染的伤口治疗原则外，还须兼顾骨折的治疗原则。

1.骨折的处理

在感染开放性骨折急性炎症反应较重时，不宜过多干扰骨折断端，可暂时行石膏托或其他外固定方法予以制动，下肢可行骨牵引固定。待急性感染稍缓解后，应尽早在适当的麻醉下，对移位的骨折施行整复和固定。对感染性开放性骨折最理想的固定方法，是采用骨外固定器固定，便于创面换药，对那些尚无条件施行骨外固定器治疗的骨折，可选用克氏针或骨圆针交叉固定，再辅以石膏托或其他外固定方法予以固定，尽可能减少二期手术整复骨折的痛苦。伤口仍用中药换药，注意保持伤口引流的通畅。

2.裸露骨及软组织缺损的处理

凡没有软组织覆盖而裸露的游离骨片必须去除，对骨片较大虽已感染失去活力的骨，因对肢体起有一定的支撑作用，可暂时保留，待其周围骨膜下新生骨再生，形成包壳后再行处理。对局部裸露骨一般都血运良好，经过中药换药裸露部分可被周围生长的肉芽组织爬行覆盖，同时在裸露骨上也可滋生出骨肉芽岛，加速其覆盖过程。亦可在裸露骨皮质上钻数个小孔，或用骨刀削除一层皮质，如有鲜血溢出，常可有助于骨肉芽岛的长出，覆盖骨面，使创口逐渐愈合。在创面较大的肉芽组织上可采用游离皮片植皮，植皮后仍可外敷生肌象皮膏。

对于病程长，病灶区周围软组织缺损较大，存在较广泛的骨质外露；或经病灶切除溃疡瘢痕，清除死骨死腔后软组织缺损较多者，可根据情况同时选用带蒂肌瓣或肌皮瓣充填术，带血管蒂皮瓣或肌皮瓣移植术，必要时可行吻合血管的皮瓣或肌皮瓣，填充死腔覆盖创面。

（三）中药内治法

1.毒邪郁表证

宜用清热解毒法，常选用五味消毒饮加减。热重加黄连；口渴加淡竹叶；便秘加生大黄；伤口红肿灼热严重加半枝莲、白花蛇舌草等。

2.毒热炽盛证

宜用清热解毒、凉血降火法，常选用黄连解毒汤，加生地、赤芍、丹皮以清热凉血；有外伤淤血者加桃仁、红花以活血化瘀；伤口灼热红肿者加金银花、天花粉以清热降火；兼有里热实证，大便燥结者，方用内疏黄连汤以解毒通里，泻热降火。

3.热入营血证

宜用清营凉血解毒法，常选用清营汤或犀角地黄汤。如见神昏谵语或昏沉不语者，当加用清心开窍之药如安宫牛黄丸、紫雪丹等，或用清开灵注射液 40～60 mL 加入等渗注射液 500 mL 内，每日 1～2 次，静脉滴注。

4.热腐成脓证

宜用清热托里排脓法，常选用托里消毒散，是由补益气血、清热解毒之药加皂角刺所组成，既有消散之效，又有托毒之功。

5.正虚不敛证

宜用益气生血法，常选用人参养荣汤、八珍汤或十全大补汤加减。

（四）抗生素的应用

抗生素是治疗创伤后伤口感染的手段之一，但它不能代替伤口的处理和充分引流。要发挥抗生素最大效能，关键在于合理使用，首先要对感染有正确判断，以及对抗生素特点，面对的病原菌及其耐药状态的准确把握。创伤污染伤口主要的细菌通常是金黄色葡萄球菌、链球菌或绿脓杆菌，偶尔可有革兰阴性厌氧菌和梭状芽孢杆菌。合理使用最理想的办法是根据细菌培养和药物敏感试验结果选用抗生素，但在临床上运用抗生素治疗一般是在获得细菌培养和药物敏感试验之前已开始，基本上是经验治疗。其原则是根据感染部位的污染情况估计最为可能的病原菌，有针对性地选择应用有效抗生素。如果对病原菌的判断比较有把握，感染又不十分严重，应尽量选用窄谱抗生素。如果伤口感染（或污染）严重，又无法判断是哪种细菌，可选用广谱抗生素。重症感染时所用抗生素对细菌的覆盖率越高，治疗成功的可能性就越大。近年来多项调查表明，覆盖率名列前茅的抗菌药依次是亚胺培南、头孢他啶、阿米卡星、环丙沙星和其他第 3 代头孢菌素。在着手经验治疗的同时，应积极收集标本做细菌培养和药敏试验，争取尽早从经验治疗过渡到针对性治疗。细菌培养和药敏结果出来后，要仔细研究以前的治疗效果和所用药物是否适宜，必要时可进行调整。

（胡洪生）

第二节　骨筋膜室综合征

骨筋膜室综合征又称筋膜间隔区综合征，是指四肢骨筋膜间室内的肌肉和神经因急性缺血而发生肌肉坏死、神经麻痹等一系列症状和体征，如不及时诊断和抢救，可迅速发展为坏死，导致肢体残废，甚或引起肾衰竭而危及生命，此综合征可由严重骨折、挤压伤引起，好发于小腿和前臂。

一、病因病理

骨筋膜室综合征的发生，由于筋膜间隔室内压力增加，或空间变小（肢体外部受压），或由于间隔室内组织体积增大(肢体内部组织肿胀)所致。

肢体外部受压的原因有:包扎过紧过久;车祸、倒塌等重物挤压;昏迷或麻醉时,肢体长时间受自身体重压迫等。

肢体内部组织肿胀的原因有:闭合性骨折严重移位或形成巨大血肿,肢体挫伤。大血管受阻,如损伤、痉挛、梗塞、血栓形成等,引起筋膜间隔室内血管受压或受阻而缺血,继而组织发生水肿。

组织缺血造成的损害和缺血时间密切相关,皮肤、神经干与肌肉对缺血的耐受性不同。神经干对缺血反应比较敏感,一般缺血 30 分钟即可出现神经功能障碍,缺血 6 小时血运复通后,神经干不完全坏死,功能部分回逆,完全缺血 12～24 小时后则功能永久性丧失。肌肉耐受缺血时间最短,缺血 2～4 小时即出现功能改变,缺血 4～12 小时后则功能永久性丧失;完全缺血 4 小时即可出现明显的肌红蛋白尿,血循恢复 3 小时后达到最高峰,肌肉组织坏死后其代谢产物的吸收将引起全身症状,完全缺血 12 小时足以引起坏死挛缩。坏死肌肉因纤维化而挛缩,间隔内容物减少、压力降低,静脉及淋巴回流得以改善,肿胀开始消退,伤后 1～2 个月肢体肿胀可完全消退,3～4 个月则由于肌肉挛缩出现挛缩畸形。前臂肌肉缺血坏死所致挛缩可形成屈腕、屈指畸形,小腿肌肉缺血坏死所致挛缩可形成马蹄内翻足等畸形。皮肤对缺血耐受性最强,虽部分缺血,但一般无坏死。

二、诊断

(一)典型“5P”征

1.无痛

早期疼痛特点是呈进行性,在肌肉完全坏死之前持续加重,不因骨折固定或止痛药而减轻,被动牵拉痛。晚期由于神经功能丧失则无疼痛。

2.苍白或发绀

早期可出现发绀、大理石花纹,肿胀按之硬实等,晚期由于动脉关闭出现皮肤苍白。

3.感觉异常

受累神经支配的区域出现感觉过敏或迟钝,晚期感觉消失。其中两点分辨觉的消失和轻触觉的异常出现较早,有诊断意义。

4.肌肉瘫痪

患肢肌力起初减弱,活动无力,进而功能逐渐消失。

5.无脉

组织压升高到一定程度时,虽然小动脉关闭,或许尚不足以影响主要动脉,并可在肢体远端扪及动脉搏动和毛细血管充盈,但若任其发展,组织内压继续升高,则会逐渐出现无脉。

(二)临床表现

1.小腿各骨筋膜室

(1)小腿后浅骨筋膜室:内有比目鱼肌、腓肠肌,受压多由于股动、静脉及腘动、静脉损伤,主要体征是强直性马蹄足畸形,背伸踝关节时引起上述肌肉疼痛,小腿后方肿胀和压痛。

(2)小腿后深骨筋膜室:内有屈趾肌、胫后肌、胫后神经和血管,主要体征是屈趾肌及胫后肌无力,伸趾时疼痛,胫后神经支配区皮肤感觉丧失,小腿远端内侧、跟腱和胫骨之间肿胀、压痛。

(3)小腿外侧骨筋膜室:内有腓骨肌群和腓浅神经,主要体征是足底外侧、足背皮肤感觉丧失,足部内翻时疼痛,小腿外侧肿胀、压痛。

(4)小腿前外侧骨筋膜室:内有伸趾肌、胫前肌和腓深神经,主要体征是小腿前侧肿胀,腓深神经支配区皮肤感觉丧失,伸趾肌及胫前肌无力,被动屈趾痛。

2.前臂各骨筋膜室

(1)前臂背侧:伤后肿胀、压痛,伸拇及伸指无力,被动屈曲拇指和手指牵拉痛。

(2)前臂掌侧：伤后肿胀、压痛，屈拇及屈指无力，被动伸拇及伸指牵拉痛，尺神经和正中神经支配区皮肤感觉丧失。

(三)肌间隔压力测定

筋膜间隔区组织压 Whitesides 法测定：当组织压升至较患者舒张压低于 1.3～4.0 kPa(10～30 mmHg)时，应施行筋膜切开术。

三、治疗

本病的后果十分严重，神经及肌肉坏死致肢体畸形及神经损伤，且修复困难。唯一有效的方法是：早期彻底切开减压。在发生后 12 小时内行减压术，约 68%患者的肢体功能有可能恢复正常；若超过 12 小时或更长时间，则恢复概率可能不到 8%。

切开方法：前臂掌侧采用长弧形(S)切口从肱二头肌腱内侧开始，斜行跨过肘横纹，向远侧直达手掌，以便打开腕管。背侧从外上髁下方开始，在指总伸肌和桡侧伸腕短肌之间切开，向远侧延长约 10 cm。小腿筋膜减压多采用 Matsen 首倡的腓骨周围筋膜切开减压术，从腓骨头到外踝取外侧切口可切开小腿四室。

四、临床思路

(1)强调早期诊断，注意不要被假象蒙蔽而漏诊，尤其是延误诊断。

(2)保守或观望态度需慎重。抬高患肢的方法是错误的，不仅因为组织压高于动脉压而达不到促进静脉回流的作用，反而因为降低肢体内动脉血流、导致小动脉关闭和加重缺血。

(3)总的原则把握：如果有怀疑，就应该切开。如果事后证明筋膜切开术是不必要的，唯一后果只是添一条伤疤；但如果应该切开而未施行，将可能发生肌肉神经功能丧失或更坏的后果。

(4)筋膜切开后可用现代负压封闭引流技术封闭创面，有利于控制感染和创面修复，需要注意保持负压引流通畅。

(胡洪生)

第三节　创伤性休克

创伤性休克是由于严重创伤、失血所致的心排出量及有效循环血量不足，微循环灌注下降，各重要生命器官因缺血、缺氧及代谢紊乱，而引发的一系列病理生理变化的综合征。创伤性休克属于中医“脱证”的范畴，因创伤致气血津液大量耗损，本元不固，形成“气随血脱”、“气滞血瘀”的病变。

一、病因病理

创伤性休克见于严重损伤，创伤刺激、失血、失液、精神紧张等，引起神经内分泌变化，特别是交感神经-肾上腺髓质、下丘脑-垂体-肾上腺皮质以及肾素-醛固酮的变化，直接影响器官功能和代谢的变化。微循环障碍是休克的发病基本环节，严重广泛组织血流灌注不足而致细胞损伤、代谢障碍、凝血功能失常，乃至后期发展为多器官功能严重不全可造成弥散性血管内凝血。

中医学认为创伤性休克主要病机表现在两个方面：一是失血过多，气随血脱，四肢百骸、脏腑九窍失去濡养；二是瘀血为患，气滞血瘀。

二、诊断与鉴别诊断

有明确的创伤史；创伤后出现皮肤苍白，四肢湿冷，心跳增快，脉微弱，意识障碍，尿量减少，血压偏低，收缩压低于 12.0 kPa(90 mmHg);中心静脉压低(正常值为 0.588～1.177 kPa),如低于 0.588 kPa 时,表示血容量不足。

创伤性休克宜与低血容量休克、感染性休克、心源性休克等相鉴别。

三、治疗

(一)抗休克治疗

1.紧急治疗

积极处理引起休克的原发伤、病,如制动、止血、保持呼吸道通畅等。采取头和躯干抬高 20°～30°、下肢抬高 15°～20°体位,以增加回心血量,及早建立静脉通路,面罩吸氧,注意保温。

2.补充血容量

补充血容量是纠正休克引起的组织低灌注和缺氧的关键。应在连续检测动脉血压、尿量和中心静脉压的基础上,结合患者的皮肤温度、末梢循环、脉搏及血管充盈时间等情况,判断血容量。通常首先采用晶体液,其维持扩容作用的时间仅 1 小时左右,故还应准备全血、血浆、浓缩红细胞、白蛋白或血浆增量剂等胶体液输注,通过高渗液的渗透压作用,吸出组织间隙和肿胀细胞内的水分,起到扩容的效果。

3.积极处理原发病

在尽快恢复有效循环血容量后,及时进行手术处理原发病变,才能有效地治疗休克。有的情况下应在积极抗休克的同时进行手术,以免延误抢救时机。

4.纠正酸碱平衡失调

休克患者由于组织灌注不足和细胞缺氧,常有不同程度的酸中毒,而酸性内环境对心肌、血管平滑肌和肾功能均有抑制作用。给药后应按血气分析的结果调整剂量。

5.血管活性药物的应用

严重休克时,单用扩容治疗不易迅速改善微循环和升高血压。若血容量已基本补足,但循环状态仍未好转,表现为发绀、皮肤湿冷时,则可选用下列血管活性药物:

(1)血管收缩剂:①去甲肾上腺素:是以兴奋 α 受体为主、轻度兴奋 β 受体的血管收缩剂,能兴奋心肌,收缩血管,升高血压及增加冠状动脉血流量,作用时间短。常用量为 0.5～2 mg 加入 5%葡萄糖溶液 100 mL内静脉滴注。②间羟胺(阿拉明):间接兴奋 α、β 受体,对心脏和血管的作用同去甲肾上腺素,但作用弱,维持时间约 30 分钟。常用量 2～10 mg 肌注或 2～5 mg 静脉注射。③多巴胺:最常用的血管收缩剂,具有兴奋 α、β_1 和多巴胺受体作用,其药理作用与剂量有关。小剂量[低于 10 μg/(min·kg)]时,主要是 β_1 和多巴胺受体作用,增加心肌收缩力,并扩张肾和胃肠道等内脏器官血管;大剂量[高于 15 μg/(min·kg)]时,则为 α 受体作用,增加外周血管阻力。

(2)血管扩张剂:有 α 受体阻滞剂和抗胆碱能药两类。①α 受体阻滞剂:包括酚妥拉明,能解除去甲肾上腺素所引起的小血管收缩和微循环淤滞并增强左心室收缩力。作用快,持续时间短,剂量为 0.1～0.5 mg/kg加于 100 mL 静脉输液中。②抗胆碱能药物:临床上较多使用治疗休克的是山莨菪碱(654-2),可对抗乙酰胆碱所致平滑肌痉挛而使血管舒张,改善微循环。

(二)中医辨证治疗

1.中药针剂

参附注射液、参麦注射液、生脉注射液、丹参注射液、丽参注射液、清开灵注射液等,较广泛运用于抗休克。根据休克类型辨证选药,能收到提升血压的效应。

2.中药汤剂

(1)气脱型:①主要证候:神情淡漠,面色苍白,目视不明,息微失声,汗出肢冷。舌质淡白润,脉细微弱。②治法:益气固脱。③方药:独参汤。

(2)血脱型:①主要证候:神情淡漠或烦躁不安,面色苍白,枯涩无神,心悸气短,头晕目暗,舌质淡白干燥，脉细数欲绝，重按无力。②治法：益气养血。③方药：当归补血汤。

(3)阴脱型：①主要证候：神情恍惚或烦躁不安，面色潮红，两眶内陷，皮肤皱褶，身热心烦，口渴欲饮，少尿或无尿，舌红干燥，脉细虚数。②治法：救阴固脱。③方药：生脉散。

(4)阳脱型：①主要证候：四肢逆冷，冷汗淋漓，神智昏聩，面赤唇紫，口开目闭，手撒遗尿，舌淡或紫，脉微欲绝或散大无根。②治法：回阳救逆。③方药：参附汤。

(5)气滞血瘀型：①主要证候：心悸不安，头痛胸痛，烦躁谵语，神志昏聩，局部肿胀，面青唇紫，口噤拳握，口干舌燥，舌红瘀斑，脉细或涩。②治法：活血祛瘀，通络止痛。③方药：血府逐瘀汤。

四、临床思路

诊断创伤性休克一般不困难，重要的是早期诊断，凡遇到大量失血、失水或严重创伤时均应考虑到休克发生的可能。根本治疗措施是补充足够的血容量，掌握输液的途径、种类、速度很重要，以“需要多少，补多少”为原则，尿量是反映肾血液灌流的指标，尿量稳定在每小时 30 mL 以上表示休克已纠正。中药的运用在早期可根据具体情况酌情选用参附、参麦、生脉、丽参等注射液配合应用，休克纠正后可根据辨证鼻饲中药汤剂。

五、预后与转归

如休克经过及时、适当的治疗，多数休克患者可得到改善，休克得到纠正或治愈。如基础疾病严重、发现不及时或治疗措施不得当，休克得不到逆转，可发展为多器官衰竭，甚至死亡。

（胡洪生）

第四节　脂肪栓塞综合征

脂肪栓塞综合征是指人体受到严重创伤、骨折或在骨科手术后，出现以呼吸困难、进行性低氧血症、意识障碍、皮肤黏膜出血为主要特征的症候群。此综合征好发于长骨骨折，尤其是多段股骨干骨折和骨折行髓内针固定术后，也可发生于行人工关节置换术后。各类骨折后发生本病的死亡率平均为 16.3%，如果股骨干骨折合并多发骨折或休克，死亡率会上升至 50%～60%。

一、病因病理

发病机理以机械和化学的联合学说为目前所公认。机械学说是指骨折后，骨髓内脂肪滴释出，进入静脉血流，在肺血管床内形成脂肪栓塞，造成机械性阻塞。化学学说是指创伤骨折后，机体应激反应通过交感神经-体液效应，使肺内毛细血管通透性增加，而致肺间质水肿，肺泡出血，致肺不张和纤维蛋白栓子形成为特征的一系列肺部病理改变。

中医学对本征可分为瘀阻肺络（不完全型或称部分症候群型）、瘀贯胸膈（完全型或称典型症候群型）和瘀攻心肺（暴发型）三种类型。

二、临床表现

（一）暴发型

伤后短期清醒，又很快发生昏迷，谵妄，有时出现痉挛、手足搐动等脑部症状，可于 1～3 天内死亡。

（二）完全型（典型症状群）

伤后经过 12～24 小时清醒期后，开始发热，体温突然升高，出现脉快，呼吸系统症状和脑症状，症状迅速加重，出现抽搐或瘫痪。呼吸中枢受累时，可有呼吸不规则，严重者可出现呼吸骤停。皮肤有出血斑。

(三)不完全型(部分症状群)

发病潜隐,伤后1～6天内可出现轻度发热,心动过速,呼吸次数增多等非特异症状,同时出现轻度低氧血症。若处理不当,可突然转变成暴发型或成为典型症状群。

三、影像学及其他检查

(一)实验室检查

血红蛋白、血小板下降,血沉增快;尿、痰脂肪球染色阳性;血脂代谢紊乱;凝血机制指标紊乱,如血小板计数、纤维蛋白定量和凝血酶原时间测定,对并发血管内凝血的早期诊断有一定意义。

(二)动脉血气分析

有确诊价值,常在临床症状出现之前已出现低氧血症。

(三)胸部X线片

在伤后48～72小时出现明显征象,具有多变的进行性肺部阴影改变,典型者呈“暴风雪”样或类似肺水肿的影像,两肺湿变,完全不透光,被称为“白肺综合征”。

四、诊断和鉴别诊断

对本病发病特点要保持高度警惕,并结合外伤史、临床表现、X线及实验室检查综合分析,如能排除胸部损伤的呼吸系统症状和颅脑损伤的中枢神经系统症状,可依据以下3项主要标准、2项次要标准和7项参考标准做出诊断。

(一)主要标准

(1)呼吸系统症状:胸闷、胸痛、咳嗽、发绀等,肺部X线显示分布均匀的斑点状影。

(2)点状出血:多出现在颈前、胸前、双肩或眼睑结膜处。

(3)头痛、谵妄、烦躁甚至神志不清或昏迷(非颅脑损伤引起)。

(二)次要标准

(1)动脉血氧分压降低,低于8 kPa有诊断价值。

(2)血红蛋白低于100 g/L,若12小时内下降40～50 g/L则更有诊断意义。

(三)参考标准

(1)脉搏100～120次/分以上。

(2)发热或高热(38 ℃～40 ℃)。

(3)血小板减少。

(4)尿、血中有脂肪滴。

(5)血沉高于70 mm/h。

(6)血清脂酶增加。

(7)血游离脂肪滴阳性。

确诊条件:主要标准2项以上,或主要标准仅有1项,次要标准和参考标准4项以上。

可疑诊断条件:无主要标准,只有次要标准1项及参考标准4项以上。

五、治疗

(一)呼吸支持治疗

重点应放在间质性肺炎和急性肺水肿方面。不完全型(部分症候群)可以鼻管或面罩给氧,完全型(典型症候群)应迅速建立通畅气道,必要时行气管切开。进行性呼吸困难、低氧血症患者应尽早择用机械辅助通气。

(二)中医治疗

瘀阻肺络型可选用清上瘀血汤;瘀贯胸膈型可选用犀角地黄汤加田七;瘀攻心肺型可选用犀角地黄汤并冲服血府逐瘀汤,必要时亦可冲服紫雪丹或苏合香丸。

(三)其他疗法

1.维持有效循环容量

维持有效循环容量以纠正休克;补充血液和白蛋白,以提高血液的携氧能力和减轻肺间质水肿。

2.药物治疗

包括激素、抑肽酶、高渗葡萄糖、血清蛋白等。糖皮质激素尤其是甲基强的松龙的早期应用已获得认同。

3.辅助治疗

头部降温或冬眠疗法以防治脑缺氧,抗生素预防感染;对骨折尽早进行有效固定等。

六、临床思路

(1)脂肪栓塞综合征是威胁患者生命的骨科严重并发症之一,对于具有好发病因和部位的创伤,需高度警惕,做到早期诊断、及时救治、降低死亡率。

(2)多发伤中长骨骨折的手术固定时机和脂肪栓塞综合征发生的关系仍未达到一致认识。有研究认为,创伤后即使不手术固定,由于骨髓腔内压力较高,仍有发生脂肪栓塞综合征的危险;早期固定虽然也有肺功能受损、炎性反应增强的不利因素,但骨折端的稳定可能终止或缓解脂肪栓塞病理进程的进展,对减少本病和呼吸系统并发症的发生,具有积极的救治意义。研究显示,股骨干骨折合并胸部创伤,24 小时内行手术固定者有 17%的发生呼吸系统并发症,而延迟手术者并发症则高达 82%。因此,现代治疗强调在 ICU 监护、早期生命支持的基础上,尽早对长骨骨折进行稳定固定。

(胡洪生)

第五节　急性呼吸窘迫综合征

急性呼吸窘迫综合征,又称成人呼吸窘迫综合征(adult respiratory distress syndrome,ARDS)。ARDS 可以发生于任何原因的休克,任何形式的创伤如挤压伤、骨折、多发伤等可引起 DIC 的一切原因(如骨折引起脂肪栓塞)、严重感染等。一般在最初 24 小时内逐步发展,在 24～48 小时达到高峰,有的患者在病情好转的情况下亦可突然出现严重进行性呼吸功能不全、衰竭以至死亡。

由于近年来对该病病理生理的了解及监测技术的进步,加之广泛应用机械通气如呼气末正压通气使得该病死亡率有所下降。

一、发病机制

尽管引起 ARDS 的疾病很多,原因各有不同,但造成的肺损害十分相似,主要表现为肺泡-毛细血管膜的损害,从而增加内皮和上皮的通透性,血管内液体渗入肺间质和肺泡腔,最终致肺水肿。同时肺泡表面活性物质生成障碍,亦促进了肺功能的进一步下降。

ARDS 机制较复杂,与创伤有关的病因及机制包括以下几种。

(一)直接引起肺损害的因素

1.氧毒性

高浓度氧可直接造成肺和其他器官系统的功能障碍和细胞损害,出现肺不张、肺水肿、肺泡出血、炎症、纤维素沉着和肺泡膜增厚与透明膜变性，早期Ⅰ型肺细胞受损，恢复期则Ⅱ型肺泡细胞增生，成纤维细胞增殖与间质纤维化。此可出现于严重创伤救治中，如呼吸机的使用不当等。

2.胃内容物误吸引起的 ARDS 发生

胃内的酸性内容物在误吸后数秒钟之内，即可广泛散布到肺野，并出现肺实质损害，数小时内Ⅰ型肺泡细胞坏死，从基底膜脱离并为多形核细胞所浸润；毛细血管内膜损害，血管内液体渗入间质和肺泡内，出现肺水肿和肺顺应性下降。由于肺表面活性物质的消失，出现广泛的肺不张，此可出现于严重创伤后昏迷的患者。

(二)通过体液因子引起的损害

许多血管活性物质可引起肺泡-毛细血管通透性增加，继而出现液体渗透至肺间质及肺泡内。这些物质包括组胺、5-羟色胺、缓激肽、前列腺素。

(三)血液细胞成分引起的肺损害

中性粒细胞的破坏可释放溶酶体蛋白酶而造成细胞的损害。血小板聚集阻断肺毛细血管，并释放弹力硬蛋白酶和胶原酶而造成肺组织的损害，这在创伤患者，尤其是休克患者中，成为 ARDS 确诊的一个重要原因。

(四)肺灌注量不足

在低心排血量及其常伴有的软组织损伤、脓毒血症、酸中毒、大量输血等均可引起肺泡-毛细血管的损害。

(五)并发于凝血异常的肺损害

严重创伤引起组织凝血酶的释放，凝血酶、纤维蛋白和血小板形成的微栓堆积在肺内，不仅造成机械性梗阻，而且其所释放的体液因子，引起肺血管收缩、肺高压和不同程度膜通透性改变。

(六)脂肪栓塞与脂酸

经研究表明，脂酸可产生于任何创伤和应激性疾病，游离脂肪酸有细胞毒性，并可促进凝血，脂栓和脂酸所致肺损害表现为严重的充血和出血。

(七)神经源性及其他

中枢神经受损后，可爆发呼吸功能衰竭。另外，血清素、生物活性物质缓激肽等的代谢异常均可引起肺的损害。

二、病理改变

ARDS 的病理改变在不同病程中表现不同，主要特点如下：

1.渗出期

指伤后 24～48 小时，为本病的早期阶段。在病理解剖上主要表现为肺泡和质水肿，肺毛细血管充血，Ⅰ型肺泡细胞破坏，早期透明膜形成。

2.细胞增殖期

为伤后 3～10 天，属中期阶段。镜下可见Ⅱ型肺泡上皮细胞增加，肺泡隔有炎性细胞浸润及透明膜开始纤维化等。

3.纤维增殖期

指伤后 7～10 天以上，为后期阶段。此时，透明膜和肺泡隔已纤维化，病变典型，肺泡管纤维化。

三、分期及临床表现

Moore 曾把 ARDS 临床过程分为 4 期，其分期与实验室检查关系密切，现就各期的临床特点概括如下：

1.第Ⅰ期(急性创伤期)

伤后数小时,临床表现为通气过度,呼吸性碱中毒,胸片和肺部体检多正常。此期在临床上不易被认识,应注意密切观察。

2.第Ⅱ期(潜伏期)

在创伤后最少6～48小时,患者临床表现稳定,有通气过度和持续性低碳酸血症,由于动静脉短路开放,血氧分压下降。X线胸片和胸部体检轻度异常。有经验的临床医师,此期应能发现。

3.第Ⅲ期(急性呼吸衰竭期)

明显的心动过速和呼吸困难,肺顺应性下降,双肺弥漫性肺间质浸润,肺体检异常,须借助于机械通气。对此期患者应积极救治,否则将转至后期,其后果将不堪设想。

4.第Ⅳ期(生理反应功能不可逆损害期)

静脉血掺杂>30%,严重低氧血症,对吸氧治疗无效,代谢性和呼吸性酸中毒,心动过速,室性早搏,最终可致心脏停搏。对此类病例仍须认真救治。

四、诊断

(一)诱因

此类患者均有明显诱因,包括创伤、休克、严重感染、大手术后、过量输血或输液等均构成本病的发病诱因。

(二)临床表现

主要表现为急性进行性吸气性呼吸困难,氧分压下降、自发性持续性过度通气以及呼吸频率增快等。

(三)胸片

早期无缺氧体征,无肺部体征,X线胸片无异常。中晚期X线胸片呈斑点状阴影或融合成片状,双肺可闻及散在或弥漫性湿啰音。

(四)实验室检查

实验室检查是确定诊断、分析病情、指导治疗及估计预后的重要依据。

1.动脉血氧分压(PaO_2)

低氧血症是诊断ARDS的必备条件,且其虽经提高氧浓度后仍难以纠正。一般小于8.0 kPa(60 mmHg),并呈进行性下降。

2.动脉血CO_2分压($PaCO_2$)

早期PaO_2下降明显,晚期则因气体弥散障碍严重而出现$PaCO_2$增高。

3.肺泡-动脉血氧分压递差及肺内分流QS/QT增大

由于通气/灌注比例失调,肺内右向左分流增加以及肺泡-毛细血管弥散障碍,可使ARDS时,$AaDO_2$值增大。

QS/QT系指右心的静脉血在肺内未经过氧合而进入左心动脉系统的无效灌注部分,正常低于6%,ARDS时超过7%。

4.pH值

依据不同的病理阶段可有降低或升高。

5.VD/VT

为死腔通气与潮气量之比,正常值为0.28～0.36,大于0.36表示VD增大或VT下降。

6.PaO_2/FiO_2(通气-灌注指数)

正常值为500,可反映通气-灌注比例或气体弥散功能,ARDS时减少。

7.PrO_2(混合静脉血氧分压)

正常值为 5.3～6.0 kPa(40～45 mmHg)。ARDS 患者的 PvO_2 均小于 5.3～6.7 kPa(40～50 mmHg)。

8.肺循环力学监测及意义

ARDS 患者平均肺动脉压 mPAP 升高,肺血管阻力 PVR 加大。

五、预防与处理

一旦出现 ARDS,预后较差,处理也复杂和困难,重要在于预防及早期治疗,对休克、重度创伤患者,尤应注意。

(一)预防要点

主要有以下 8 点:

(1)休克者应迅速恢复循环血容量。

(2)保留气管内插管,直至患者完全清醒及通气充分。

(3)积极鼓励患者深呼吸及胸廓扩张运动,经常更换体位,并翻身拍背。

(4)应尽量避免过多地输入陈旧的库存血液。

(5)补充高营养。

(6)勿过量过快输液。

(7)给纯氧不宜时间过长,最好应用 40%浓度的氧气。

(8)防止胃内容物误吸。

(二)治疗原则

(1)辅助氧合,维持组织充分氧合,支持受损肺组织的恢复。

(2)积极防止并发症。

(三)具体治疗措施

(1)给氧及机械性通气:以呼气末正压通气(PEEP)最为有效。

(2)肺移植:人工肺移植尚在动物实验阶段。

(3)低温疗法:目的为降低氧耗及 CO_2 的产生,从而减轻肺损伤。

(4)控制液体输入及利尿剂的应用,酌情应用白蛋白、肾上腺皮质激素等。

对 ARDS 的其他药物治疗,如肝素、抑肽酶、硝酸异山梨酯、酚妥拉明、洋地黄类药物、呼吸兴奋剂等可酌情使用。另外,即使原发病无感染,在发生 ARDS 后,应使用抗生素以防止感染。

(胡洪生)

第六节　挤压综合征

挤压综合征是指四肢及躯干肌肉丰富的部位受到长时间挤压,造成肌肉组织缺血坏死,出现以肢体肿胀、肌红蛋白尿、高血钾、急性肾衰竭和低血容量性休克等为特点的一系列症候群。临床上,骨筋膜室综合征和挤压综合征具有相同的病理基础,骨筋膜室综合征救治不及时就会发展成为挤压综合征,因而两者同属一个疾病范畴,骨筋膜室综合征是挤压综合征一个局部类型或过程。

一、病因病理

挤压综合征多发生在空袭、地震、事故、房屋、矿井倒塌时。伤员被埋,四肢或躯干肌肉丰富的部位遭受广泛的挤压而引起下述病理改变。

(1)低容量:受伤部位毛细血管壁的通透性升高,大量血浆渗出至组织间隙,使血容量缩减,组织低灌流,造成肾、脑、肺等器官的功能失常,其中以肾脏最易受累。

(2)毒素吸收:大量组织细胞的裂解产物和骨骼肌溶解后从红细胞膜或肌细胞释放的毒性物质进入血液循环中,造成急性肾功能衰竭。由于肢体水肿,局部压力增高,阻碍血液循环,肌肉组织进一步坏死、溶解,产生更多的毒素。

(3)肾小管堵塞:细胞碎片、肌红蛋白等堵塞肾小管,使滤液减少,导致少尿或无尿。

中医学认为其病理变化是:挤压伤后,瘀阻气机,水湿潴留,继而造成气阴两伤。

二、临床表现

肢体有掩埋或挤压史,解除压力后伤肢呈苍白色,或有紫斑、皮肤感觉丧失,自主运动丧失,肢体肿胀发展迅速,表皮起水泡,肢体温度下降;伴有呃逆、恶心、呕吐,神志淡漠、嗜睡,甚至休克;进行性肾功能降低者初为少尿,后可出现无尿,血氮质潴留,血钾增高。中医辨证分为瘀血停积、湿浊上泛、瘀阻经络、气血虚弱。

三、影像学及其他检查

(一)尿液检查

早期尿量少,比重在1.020 g/cm³ 以上,尿钠低于60 mmol/L,尿素高于0.333 mmol/L。在少尿或无尿期,尿量少或尿闭,尿比重低,固定于1.010 g/cm³ 左右,尿肌红蛋白阳性,尿中含有蛋白、红细胞或见管型。尿钠高于60 mmol/L,尿素低于0.1665 mmol/L,尿中尿素氮与血中尿素氮之比低于10∶1,尿肌酐与血肌酐之比低于20∶1。至多尿期及恢复期一般尿比重仍低,尿常规可渐渐恢复正常。

(二)血色素、红细胞计数、红细胞压积

以估计失血、血浆成分丢失、贫血或少尿期水潴留的程度。

(三)血小板、出凝血时间

可提示机体凝血、溶纤机理的异常。

(四)谷草转氨酶(GOT)、肌酸磷酸酶(CPK)

测定肌肉缺血坏死所释放出的酶,可了解肌肉坏死程度及其消长规律。

(五)血钾、血镁、血肌红蛋白测定

了解病情的严重程度。

四、治疗

(一)现场急救处理

及早解除重物压迫,患肢制动,将患肢用凉水降温或暴露在凉爽的空气中。有开放伤口和活动出血者应止血,但避免加压包扎和使用止血带。凡受压患者一律饮用碱性饮料(每8 g碳酸氢钠溶于1 000～2 000 mL水中,再加适量糖及食盐),不能进食者则用5%碳酸氢钠150 mL静滴。

(二)患肢处理

一旦确诊,应早期按照骨筋膜室综合征手术方法切开每一个受累的骨筋膜室以充分减张。截肢不是早期常规处理措施,也不能降低发病率和死亡率,指征是:患肢肌肉已坏死,并见尿肌红蛋白试验阳性或早期肾衰迹象;全身中毒症状严重,经切开减压仍不能有效缓解,已危及生命;并发特异性感染,如气性坏疽等。

(三)急性肾衰竭抢救

包括纠正水和电解质紊乱,酸中毒和低钠血症,抗生素应用,营养和饮食调护,透析疗法等。

五、临床思路

(1)挤压综合征是骨科危急重症,以往文献报道死亡率在50%以上,尽管对急性肾衰研究的不断深入,尤其是人工肾等透析方法的有效应用,其死亡率已明显降低,但仍是威胁患者生命的一大疾病,故应早期发现、早期诊断、尽早抢救(包括切开减压与防治肾衰)。早期发现的关键在于遇到地震、战伤、大型车祸或交通意外、塌方等重大事故时,保持高度警惕。

(2)早期救治时肾脏病科共同参与抢救非常关键,尤其是及时的透析治疗。

六、预防与调护

(1)对于容易造成挤压综合征的发病原因、发病部位(如前臂、小腿等),一旦发现骨筋膜室综合征征象,要尽早切开减压。有截肢指征的则果断截肢。

(2)密切观察伤肢的温度、感觉、血液循环、肿胀情况;注意血压、脉搏、呼吸等生命体征变化及尿量、神志变化等情况;对受挤压的部位,在解除压迫后,无论有无骨折,均应临时制动,减少活动。

(胡洪生)

第十三章

颅面部骨折

第一节　颅骨骨折

颅骨骨折是指颅骨受到暴力作用，引起颅骨结构的改变。颅骨共 23 块，其大小不同，形态各异，依其发生、功能和位置可分为脑颅和面颅两部分。脑颅位于颅的后上方，构成颅腔，保护着脑；面颅位于颅的前下方，构成口腔，并与脑颅共同围成鼻腔和眶。《医宗金鉴·正骨心法要旨》云："颠者，头顶也。……位居至高，内涵脑髓如盖，以统全体者也。"头皮及颅骨解剖见（图 13-1）本节仅介绍脑颅骨折。

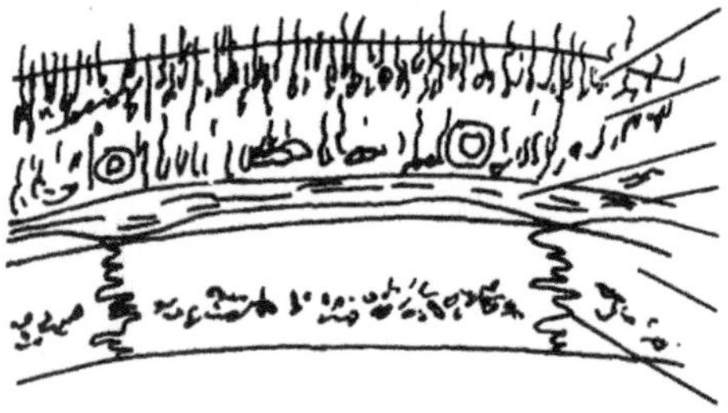

图 13-1　头皮及颅骨解剖示意图

颅骨骨折约占头部损伤的半数，可分为颅顶骨折及颅底骨折，颅顶骨折发生率远较颅底骨折为高，两者之比约 4 ∶ 1。

颅骨的作用是容纳和保护颅腔内容物。颅骨骨折的严重性不在于颅骨骨折本身，而在于颅腔内容物的并发损伤。颅脑损伤时，由于颅骨骨腔是封闭的，容量有限，成人颅缝闭合，更无充分扩充余地。一旦发生脑肿胀、脑水肿、颅内血肿、硬脑膜下积液、脑积水等，就会产生脑受压而导致脑疝，甚至脑死亡等严重后果。尤其是颅底起伏不平，当外力使脑组织在颅内移位时，脑底面在这粗糙的颅窝表面摩擦和碰撞，不但造成严重的脑损伤，而且在额叶和颞叶底面的挫伤处也可因此发生颅内血肿。凹陷或粉碎性骨折的骨折片，既可损坏脑膜及脑，又可损伤脑血管和脑神经，因此颅骨骨折所造成的继发性损伤，其严重性要比骨折本身大得多。

对颅骨骨折历代医家多有论及。《医宗金鉴·正骨心法要旨》对头面骨 20 处的损伤从解剖、生理、诊断、治疗及预后等作了多方面的论述，如"扶桑骨"损伤时云："若跌仆损伤或锨肿，或血出，或青紫坚硬，头疼耳鸣，青痕满面，憎寒恶冷，心中发热，大便干燥"，属轻型伤；在论述"山角骨"损伤时云："凡有跌打损伤未破者，不拘左右青紫肿硬，瘀血凝聚疼痛，或昏迷目闭，身软而不能起，声气短少，语言不出，心中忙乱，睡卧喘促，饮食少进者"，属中型损伤；在论述"后山骨"损伤时又说："误从高处坠下，后山骨伤太重，筋翻气促，痰响如拽锯之声，垂头目闭，有喘声者，此风热所乘，至危之证，不能治也，遗尿者必亡"，属重型伤。《伤科补要》云："囟门骨破髓出者，不治。若内膜不穿，髓不出者，有治"。对颅骨骨折做了大致的分类，并讨论了合并症和预后。

一、病因病机

(一)病因

颅骨骨折的病理改变轻重是由致伤因素和致伤方式决定的,根据致伤作用力大小、速度、方式和受伤部位,骨折的类型和程度有所不同。

1.直接暴力

直接暴力是暴力直接作用于头部引起的损伤,包括加速性、减速性和挤压性损伤。

(1)加速性损伤:相对静止的头部突然遭受外力打击,头部沿外力作用方向呈加速运动而造成的损伤,例如钝器击伤即属此类。这种方式造成的损伤主要发生在着力部位,即着力伤。

(2)减速性损伤:运动着的头部突然撞于静止的物体所引起的损伤,例如坠落或跌倒时头部着地即属此类损伤。这种方式所致的损伤不仅发生于着力部位,也常发生于着力部位的对侧,即对冲伤。

(3)挤压性损伤:两个不同方向的外力同时作用于头部,颅骨发生严重变形而造成的损伤,称为挤压性损伤,如车轮压轧伤和新生儿产伤等。

2.间接暴力

外力作用于头部以外部位,暴力传递至头部造成的损伤。如坠落时双足或臀部着地,外力经脊柱传导至颅底引起颅底骨折和脑损伤。

(1)传导性损伤:伤员由高处坠落,足和臀部相继着地,外力经脊柱传导到头部,使之发生损伤。

(2)挥鞭样损伤:水平外力突然作用于躯干,躯干的急剧运动又引起头的摆动,当躯干静止时头继续甩动,可造成颅脑交界处延髓脊髓损伤。

(3)冲击性损伤:胸腔内压力突然向上冲击则会发生脑损伤。

(二)分类

1.按骨折部位分类

按骨折部位分为颅顶骨折和颅底骨折。颅顶骨折根据骨折类型又分为线形骨折、凹陷骨折;颅底骨折根据部位又分为颅前窝骨折、颅中窝骨折和颅后窝骨折。

2.按骨折形态分类

按骨折形态分为线形骨折、凹陷性骨折和粉碎性骨折。

3.按骨折处是否与外界相通分类

按骨折处是否与外界相通分为闭合性骨折和开放性骨折。头皮裂开,骨折与外界沟通者,称为外开放性颅骨骨折;头皮完整,脑脊液从耳鼻流出者,为内开放性颅脑损伤;颅骨、脑组织不与外界沟通者,称为闭合性颅脑损伤。

4.按骨折有无合并症分类

按骨折有无合并症又分为单纯颅骨骨折和颅骨骨折合并颅脑损伤。

(三)并发症

颅顶骨硬脑膜与颅骨内板附着较松,易被剥离形成血肿;颅底部硬脑膜与颅骨内板紧密相连,颅底骨折时硬脑膜易被撕裂造成脑脊液漏;当骨折线波及气窦时,可发生颅内积气。开放性骨折和累及气窦的颅底骨折有可能合并骨髓炎或颅内感染。合并脑挫裂伤,有脑出血、脑水肿者,请颅脑外科会诊,以便及时治疗。

二、诊断要点

急性损伤患者多因头部受伤,患者立即就诊,或因其他部位受伤影响颅脑而有颅脑外伤的症状,因而拍摄颅骨 X 线平片而得到确诊。轻度颅骨骨折未影响颅脑的患者,因未注意,以后经较久时间,发现有脑部症状,就医拍摄 X 线片,才发现颅骨骨折。颅骨骨折常与脑损伤同时发生,但亦有脑损伤而无颅骨骨折者，或有颅骨骨折而无脑损伤者。

(一)颅骨顶盖骨折

按骨折形式分为线形骨折与凹陷骨折。

1.线形骨折

除局部肿胀、疼痛和压痛外，并无特殊表现。如骨折线通过上矢状窦、横窦，脑膜中动脉沟时，皆须仔细检查，严密观察，警惕并发脑损伤和继发性颅内出血。

2.凹陷骨折

颅骨全层或仅为内板向颅腔凹陷，骨折片可部分或全部脱离颅顶盖。陷入的骨折片能引起脑受压或刺破脑膜、血管、损伤脑组织。随其发生部位、范围及深度不同，轻者造成局部脑压迫，重者引起颅内相应的继发性病变(图 13-2)。

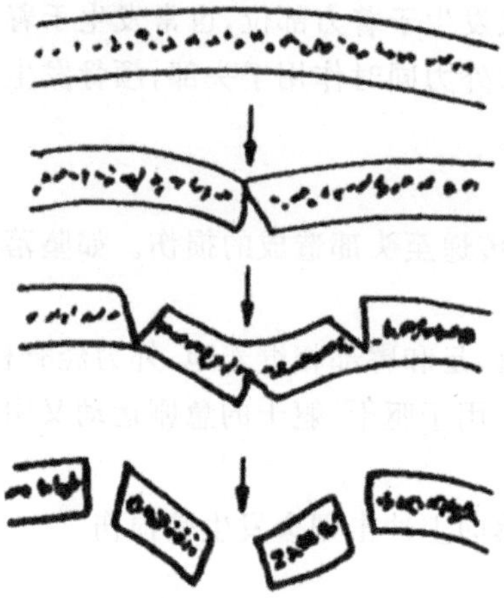

图 13-2　颅骨凹陷骨折

(二)颅底骨折

几乎均属线形骨折，可分为颅前窝、颅中窝和颅后窝骨折。

1.颅前窝骨折

常累及额骨眶板和筛骨。引起的出血经前鼻孔流出，或流进眶内，在眼睑中或球结膜下形成淤血斑；眶周广泛淤血则形成“熊猫眼征”。脑膜同时破裂时，脑脊液可经额窦或筛窦由前鼻孔流出，成为脑脊液鼻漏。筛板及视神经管骨折，可相应地损害嗅神经和视神经。

2.颅中窝骨折

颅脑损伤如发生咽后壁出血，应注意有无蝶骨骨折。蝶鞍骨折可导致颈内动脉海绵窦瘘，出现眼球突出、眼睑肿胀、眼球搏动，且可听到连续性血管杂音，并可伴发第Ⅱ、Ⅲ、Ⅳ、Ⅴ、Ⅵ脑神经受损症状。颞骨岩部和乳突骨折并发鼓膜穿孔时，外耳道可见出血和脑脊液耳漏，如未见鼓膜破裂，仅见鼓膜呈紫色，则脑脊液可经耳咽管和鼻道而出现脑脊液鼻漏。第Ⅶ、Ⅷ脑神经也可因岩部及内耳道或迷路部位受伤而受影响，听觉与前庭功能亦可同时发生障碍，表现失听和眩晕。

3.颅后窝骨折

可见乳突下有淤血斑，有时见咽后壁黏膜下淤血。如骨折线处于颅后窝内侧，还可出现Ⅳ～Ⅶ脑神经损伤和延髓损伤症状，并常合并颅后窝血肿，应严密观察。

(三)X 线检查

颅骨骨折除微小者外，皆可由 X 线平片得出诊断。颅底骨折 X 线诊断阳性率低，有脑脊液漏存在的颅底开放性骨折，普通 X 线片可显示颅内积气，但仅 30%～50%能显示骨折线。投照位置除常规 X 线正、侧位外，还可根据受伤机制和临床表现选择投照部位。如疑有凹陷骨折时应摄切线位；如疑颅前窝骨折可摄 20°后前位(柯氏位)；如疑颅中窝骨折以摄 X 线颏顶位较清晰；颅后窝骨折以摄 X 线额枕位较清晰。严重者避免屈颈和反复翻身，应暂缓摄颅底位片，待伤情好转后再拍。

(四)CT 检查

能直接迅速而准确地显示出脑内、外损伤的部位、程度，如血肿的位置、大小、形态、范围、数量以及脑实质和脑室、脑池受压移位的情况。不仅可了解骨折情况，尤其对眼眶及视神经管骨折的诊断有帮助。

三、治疗方法

(一)一般治疗

单纯颅顶部线形骨折，不需特殊治疗，卧床休息，局部肿胀疼痛者，治以活血消肿止痛，方用活血灵汤，1 周后改服三七片。按骨折三期辨证用药骨折会逐渐愈合，但应警惕合并颅脑损伤。当骨折线通过硬脑膜血管沟或静脉窦时，应注意颅内血肿；凹陷性骨折，没有严重脑受压症状者，治疗同线形骨折。

颅底骨折本身无需特殊处理，患者置于半卧位休息，时刻注意病情变化，凡伴有脑脊液漏者应视为开放性颅脑损伤，早期应用抗生素预防感染，不可堵塞、冲洗鼻腔或外耳道，以防污物回流脑内，增加感染机会，可用消毒棉球拈干净，保持局部整洁，同时给予全身支持疗法和抗生素治疗，以防颅内感染。合并有脑神经损伤，可应用神经营养药和血管扩张药。不做腰穿，取头高位，避免用力咳嗽、打喷嚏和擤鼻涕，绝大多数漏口会在伤后 1～2 周内自行愈合。

(二)手术治疗

凹陷性颅骨骨折，全身症状明显者，应立即采取手术治疗。对于婴幼儿的凹陷骨折，因其多呈现出如乒乓球被挤压的凹陷状，可在折骨边正常颅骨处钻孔，小心伸入骨撬将凹陷撬起。成人颅骨凹陷骨折很难理想复位，应根据情况或清除骨片，或部分咬除，折片互相嵌入的要做大的整复手术，硬膜有裂口应一并缝合。颅底骨折出现的脑脊液漏，超过一个月仍未停止漏液，可考虑手术修补硬脑膜，以封闭瘘口。对伤后视力减退，疑为碎骨片挫伤或血肿压迫视神经者，应争取在 12 h 内行视神经探查减压术。

手术适应证包括：①因骨折片压迫脑重要功能区，引起感觉、运动障碍，如偏瘫、癫痫等；②合并脑损伤或大面积的骨折片凹陷导致颅内压增高，CT 示中线结构移位，有脑疝可能者，应行急诊开颅去骨瓣减压术；③在非功能部位的小面积凹陷骨折，无颅内压增高，深度超过 1 cm 者，为相对适应证，可考虑择期手术；④开放性粉碎性骨折，碎骨片易致感染，须全部取除，硬脑膜如果破裂应予以修补；⑤对静脉窦处凹陷性骨折，如未引起神经受损或颅内压增高，即便陷入较深，也不宜轻易手术，必须手术时，术前应做好术中大出血的准备。

(陈文瑶)

第二节　颌面部骨折

一、临床表现

(一)牙槽突骨折

多见于上颌前部，牙槽骨骨折常伴有唇和牙龈的肿胀、撕裂、牙松动、牙折或牙脱落。摇动损伤区某一牙时，可见邻近数牙及骨折片随之移动。骨折片可移位，引起咬合错乱。

(二)下颌骨骨折

下颌骨骨折常发生在下颌正中联合、颏孔区、下颌角和髁突，不同部位有不同的表现。

1.骨折段移位

(1)正中联合部骨折：如为单发，由于骨折线两侧肌群牵拉力量相等，常无明显移位；有时仅可见骨折线两侧的牙高低不一致。如为两侧双发骨折,正中骨折段可因降颌肌群的作用而向下后方退缩;如为粉碎性骨折或有骨质缺损,两侧骨折段受下颌舌骨肌的牵拉可向中线移位,使下颌牙弓变窄,后两种骨折都可使舌后坠,可引起呼吸困难,甚至窒息的危险。

(2)颏孔区骨折:其又称下颌骨体部骨折。一侧颏孔区骨折时,前骨折段因所降颌肌群的牵拉而向下方移位,并稍偏向外侧;后骨折段则因升颌肌群的牵引,向上前方移位,且稍偏向内侧,双侧颏孔区骨折时,两侧后骨折段因升颌肌群牵拉而向上前方移位,前骨折段则因降颌肌群的作用而向下后方移位,致颏部后缩及舌后坠。

(3)下颌角部骨折:骨折线正位于下颌角时,且两个骨折段上都有咬肌与翼内肌附着,骨折段可不发生移位;如骨折线位于这些肌肉附着处之前,前骨折段因降颌肌群的牵拉而向下内移位,而后骨折段则因升颌肌群的牵引而向上前移位。

(4)髁突骨折:多数发生在翼外肌附着下方的髁突颈部。折断的髁突由于受翼外肌牵拉而向前、内移位,但仍可位于关节囊内;但如打击力过大,关节囊撕裂,髁突可从关节窝内脱位而向内、向前、向后或向外移位,移位的方向和程度,与外力撞击的方向及大小有关。个别情况下,髁突可被击入颅中窝。髁突骨折可分为:①单侧髁突颈部骨折,患侧下颌向外侧及后方移位,不能向对侧做侧𬌗运动。由于下颌支变短以及升颌肌群的牵拉而使后牙早接触,前牙及对侧牙可出现开𬌗;②双侧髁突颈部骨折,下颌不能做前伸运动由于升颌肌群的牵拉,下颌升支向后上移位,后牙早接触,前牙开𬌗更明显,侧颌运动受限。局部肿、痛及功能障碍程度较单侧髁突颈骨折为重,还可能合并不同程度的脑震荡。

2.咬合错乱

咬合错乱是颌骨骨折最常见的体征,即使骨折段只有轻度移位,也可能出现咬合错乱。它对颌骨骨折的诊断与治疗有重要意义。

3.骨折段异常动度

正常情况下下颌骨运动时是整体活动,只有在发生骨折时才会出现异常活动。

4.下唇麻木

下颌骨骨折伴有下牙槽神经损伤时,会出现下唇麻木。

5.张口受限

由于疼痛和升颌肌群痉挛,多数下颌骨骨折会出现张口受限症状。

6.牙龈撕裂

骨折处常可见牙龈撕裂、变色和水肿。

(三)上颌骨骨折

1.骨折线

Le Fort 按骨折线的高低位置,将其分为以下三种。

(1)Le FortⅠ型骨折:其又称上颌骨低位骨折或水平骨折。骨折线从梨状孔水平、牙槽突上方向两侧水平延伸至上颌翼突缝。

(2)Le FortⅡ型骨折:其又称上颌骨中位骨折或锥形骨折。骨折线自鼻额缝向两侧横过鼻梁、眶内侧壁、眶底、颧上颌缝,再沿上颌骨侧壁至翼突。有时可波及筛窦达颅前窝,出现脑脊液鼻漏。

(3)Le FortⅢ型骨折:其又称上颌骨高位骨折或颧弓上骨折。骨折线自鼻额缝向两侧横过鼻梁、眶部,经颧额缝向后达翼突,形成颅面分离,常使面中部凹陷、变长。此型骨折多伴有颅底骨折或颅脑损伤,出现耳、鼻出血或脑脊液漏。由于暴力的种类及方向不同,上颌骨骨折的骨折线不一定都是如上所述的两侧对称性同时骨折。可发生单侧上颌骨骨折或两侧骨折线不在同一平面。此外,还可发生上颌骨纵行骨折,如腭中缝矢状骨折。

2.骨折块移位

上颌骨上无强大的咀嚼肌附着,故骨折块多随外力的方向而发生移位,或因重力而下垂,一般常出现向后下方向移位。

3.咬合关系错乱

上颌骨折块移位必然引起咬合关系错乱。如一侧上颌骨向下移位较多,该侧就出现咬合早接触。如上颌骨与翼突同时骨折,因翼内肌向下牵拉,常使后牙早接触,而前牙开𬌗。

4.眶及眶周变化

上颌骨骨折时眶内及眶周常伴有组织内出血水肿,形成特有的"眼镜症状",表现为眶周淤斑,睑、球结膜下出血,或有眼球移位而出现复视等。

5.颅脑损伤

上颌骨骨折时常伴发颅脑损伤或颅底骨折,出现脑脊液漏等。

(四)颧骨及颧弓骨折

1.颧面部塌陷

颧骨、颧弓骨折后骨折块移位方向主要取决于外力作用的方向,多发生内陷移位。在伤后早期,可见颧面部塌陷;随后,由于局部肿胀,塌陷畸形并不明显,易被误认为单纯软组织损伤;数日后肿胀消退,又出现局部塌陷。

2.张口受限

由于骨折块发生内陷移位,压迫颞肌和咬肌,阻碍冠突运动,导致张口疼痛和张口受限。

3.复视

颧骨构成眶外侧壁和眶下缘的大部分。颧骨骨折移位后,可因眼球移位,外展肌渗血和局部水肿以及撕裂的眼下斜肌嵌入骨折线中,限制眼球运动等原因而发生复视。

4.淤斑

颧骨眶壁有闭合性骨折时,眶周皮下、眼睑和结膜下可有出血性淤斑。

5.神经症状

颧骨上颌突部骨折移位可造成眶下神经损伤,致使该神经支配区有麻木感。骨折时如同时损伤面神经颧支,则发生眼睑闭合不全。

二、诊断

(一)牙槽突骨折

主要根据外伤史和临床检查所见,必要时可拍摄X线片辅助诊断。

(二)颌骨骨折

颌骨骨折的诊断应该遵循以下几个方面。

(1)了解受伤的原因、部位及伤后临床表现,重点了解创伤力的方向和作用的部位;然后再做全身及局部检查。

(2)视诊:可以观察到面部有无畸形、眼球有无移位;有无创口、肿胀或淤斑如"眼镜症状"等。

(3)张闭口运动:可看出张口受限、牙列与咬合错乱及颌骨异常活动等,其中咬合错乱是专科检查最重要的骨折体征。

(4)触诊:可明确骨折部位,如可疑上颌骨或面中部骨折,应重点触摸眶下缘、颧牙槽嵴有无台阶感,颧额缝有无凹陷分离,颧弓有无塌陷;以手指或器械捏住上颌前牙,摇动上颌骨有无浮动感等。检查下颌骨,可用手指放在可疑骨折线两侧的牙列上和下颌缘处,两手做相反方向的移动,以了解下颌骨有无异常动度和摩擦音。触摸耳屏前有无压痛,双手小指伸入外耳道,嘱患者做开闭口运动,感觉双侧髁突的动度是否一致;如动度不一致,则提示可能有髁突的间接损伤或骨折。此外,颏部闭合性骨折时,常在打击力相反方向伴有髁突颈部和下颌角的间接性骨折。

(5)X线片:可了解骨折线的部位、数目、方向、类型、骨折段移位情况以及牙与骨折线的关系等。下颌骨骨折时,可拍摄全口曲面体层片、下颌骨侧位及后前位片;髁突骨折可用关节断层片及许勒位片等;面中部(如上颌骨)骨折时,可拍摄华氏位片、铁氏位片、颧弓切线位片、上颌咬合片等,必要时可加拍颅底位片检查颅底。CT 尤其是三维 CT 重建,对骨折线及骨块移位的显示更为清晰,是全面了解颌面部骨折特别是复杂的全面部骨折信息的常用辅助手段,对诊断和治疗均有重要作用。

(三)颧骨及颧弓骨折

颧骨颧弓骨折可根据病史、临床特点和 X 线摄片检查而明确诊断。

1.视诊

应注意两侧瞳孔是否在同一水平线上,是否有眼球运动受限,观察两侧颧骨是否对称应自患者的头顶位或由颏部向上观察进行对比。

2.触诊

骨折局部可有压痛、塌陷移位,颧额缝、颧上颌缝及眶下缘可触及有台阶感。如自口内沿前庭沟向后上方触诊,可检查颧骨与上颌骨、冠突之间的间隙是否变小,这些均有助于颧骨骨折的诊断。

3.X 线片检查

常用鼻颏位(华氏位)和颧弓切线位。可见到颧骨和颧弓的骨折线及移位情况,还可观察到眼眶、上颌窦及眶下孔等结构有无异常,颧弓骨折 X 线特征性表现呈“M”或“V”形。必要时可拍摄 CT 进一步明确诊断。近年来三维 CT 重建更有利于诊断。

三、鉴别诊断

根据外伤史、临床症状、临床检查所见和影像学检查,颌面部骨折的诊断并不困难。此时,关键是要发现所有的骨折部位和骨折线,应该仔细进行临床检查和 X 线片的阅读,认真分析,得出结论。在进行伤情评估时,应该注意患者的全身情况,如生命体征、神志或精神状态,注意除外颅脑、颈椎和全身其他部位的创伤;也要注意颌面部软组织创伤及其可能伤及的颌面部重要的组织和器官。根据对患者伤情的全面评估,确定救治方案。

四、治疗原则

(一)牙槽突骨折

应在局麻下将牙槽突及牙复位到正常解剖位置,恢复患者固有的咬合关系,然后选用两侧稳固的邻牙作固位体,用牙弓夹板、金属丝和正畸装置等方法做单颌固定。注意应跨过骨折线至少 3 个正常牙位,才能固定可靠。

(二)颌骨骨折

1.治疗时机

颌骨骨折伤员应及早进行治疗,但如合并颅脑、重要脏器或肢体严重损伤,全身情况不佳时,应首先抢救伤员的生命,待全身情况稳定或好转后,再行颌骨骨折的处理。但应注意,在救治其他部位伤的同时,不能忽视与颌面外科的衔接,以免延误治疗,防止错位愈合,增加后期处理的复杂性。

2.治疗骨折

为了避免发生错位愈合,应尽早进行骨折段的精确复位。即骨折的解剖复位;功能稳定性固定;无创外科;早期功能性运动。功能稳定性固定和早期功能运动可以体现我国中医传统的动静结合,促进骨折愈合的理念。骨折固定的方法可根据条件选用,目前以手术切开复位坚固内固定为治疗的主流技术。

3.骨折线上牙的处理

在颌骨骨折治疗中常利用牙行骨折段的固定,应尽量保存,即使在骨折线上的牙也可考虑保留,但如骨折线上的牙已松动,折断、龋坏、牙根裸露过多或有炎症者,则应予以拔除,以防骨创感染或并发颌骨骨髓炎。儿童期颌骨骨折后,如恒牙胚已暴露并有感染可能者,也应去除。

(三)颧骨及颧弓骨折

颧骨、颧弓骨折后,如仅有轻度移位,畸形不明显,无张口受限、复视及神经受压等功能障碍者,可作保守治疗。凡有塌陷畸形、张口受限、复视者均为手术适应证。虽无功能障碍但有明显畸形者也可考虑手术复位内固定。

(陈文瑶)

第三节 颞颌关节脱位

颞颌关节脱位亦称下颌关节脱位。颞颌关节由下颌骨的一对髁状突和颞骨的颞颌关节窝构成,是人体头面部唯一可动的关节。好发于身体虚弱、面部肌肉松弛的老年人。按脱位时间和复发次数,可分为新鲜性、陈旧性和习惯性脱位 3 种;按一侧或两侧脱位,可分为单侧脱位和双侧脱位两种;按脱位后髁状突位于颞颌关节窝的后方或前方,可分为前脱位和后脱位两种。临床中多见前脱位,后脱位罕见。

一、病因与发病机制

(一)过度张口

下颌关节周围有关节囊包绕,囊的侧壁为韧带所加强,但前壁较薄弱松弛,无韧带加强。当过度张口,如大笑、打哈欠、拔牙、呕吐等动作时,下颌骨的髁状突容易经前壁越过关节结节,形成下颌关节前脱位。

(二)外来暴力

在张口状态下,外来暴力向前下方作用于下颌角或颊部时,关节囊的侧壁韧带不能抗御外来暴力,则可发生一侧或双侧下颌关节脱位。

(三)杠杆力作用

用单侧上下臼齿咬吃较大硬物时,以硬物为支点颞颌关节处于不稳定状态,翼外肌、咬肌收缩,肌力拉动下颌体向前下滑动,多形成单侧前脱位,也可发生双侧前脱位。

(四)肌肉松弛

老年人年老体弱,韧带松弛,关节囊薄弱无力,容易发生习惯性下颌关节脱位。新鲜脱位复位后过早活动,容易复发,往往导致习惯性脱位。

二、临床表现

(1)开张口不自如,可出现张口位状态,不能闭口和张口,语言不清。

(2)咬食不便,吞咽困难,不断流涎等症状。

(3)双侧脱位表现为:下颌骨下垂、前突,咬肌痉挛隆起,面颊扁平。双侧颧弓下可能触及髁状突,耳屏前方可触及一凹陷,患者常以手掩口就诊。

(4)单侧前脱位表现为:口角歪斜,口半开合状态较双脱位小,下颌骨向健侧倾斜,患侧低于健侧,患侧颧弓下可触及髁状突,耳屏前方可触及凹陷。

三、诊断

(1)有受伤史,或有习惯性下颌关节脱位的既往史。

(2)口被弹性固定于半开合状态,面颊变为扁平,咬肌痉挛成块状,颧弓下可触及髁状突,耳屏前方可触凹陷。

(3)双侧脱位,下颌骨下垂前突。

(4)单侧脱位,口角歪斜,下颌骨向前倾。稍受外力脱位者,为习惯性脱位。

四、治疗

(一)手法整复

1.口腔内复位法

患者正坐,助手站其后,两手固定患者头部。医者站于患者正前方,洗净双手,两拇指放入口腔,按于两臼齿上,其余四指在外托住下颌。先两拇指向下按,当颌骨移动时,余指协调地将下颌骨后上方端送,闻及入臼响,脱位即已复位。在向后上端送时,拇指应迅速向两旁滑开,随后从其口腔内退出。为了避免拇指被咬伤,有时亦可用纱布将拇指包裹后,再伸入其口腔内进行复位。若单侧脱位,亦可应用此法,在健侧的手不需用力,即可复位。

2.口腔外复位法

口腔外复位法是用与口腔内相同的手法,在口腔外进行复位。患者正坐,助手立于后,双手固定其头部,医者站在患者前方,双手拇指分别置于两侧下颌体与下颌支前缘交界处,其余四指托住下颌体。双手拇指由轻而重地向下按压下颌骨,余指托住下颌体同时向上方推送,听到入臼声响,脱位即已复位。此法适用于年老齿落的习惯性脱位患者。

(二)固定方法

复位成功后,托住颏部,维持闭口位,然后将四头带兜住下颌部,其余四头分别在头顶打结;也可选用普通绷带固定法。固定时,绷带不宜过紧,只要防止张口不超过 1 cm 即可。固定时间3～5 d。习惯性下颌关节脱位固定时间为 2～3 周。其目的是保持复位后的位置,使关节囊得到良好的修复,防止再脱位。

在固定期间,进流质饮食 1 周,此期间防止张大口动作,如大声讲话、大笑,注意打喷嚏。

(三)功能锻炼

固定期间嘱患者做咬合动作,以增强咀嚼肌的牵拉力。但不能用力张口,或嚼食硬物,或过早除去固定绷带嚼食。

(陈文瑶)

实用临床骨病学

（下）

任　一等◎编著

吉林科学技术出版社

第十四章
躯干部损伤

第一节　颈椎骨折与脱位

颈椎为躯干与头颅连接的枢纽，具有特殊的形态与力学性状，在整个脊柱系统中，颈椎最小，其中第1、2颈椎结构形态最特殊，分别命名为寰椎和枢椎；第3～6颈椎为普通颈椎。颈椎椎体、椎弓根较小，椎体上面向下凹陷，下面向上凸出，外侧缘有唇状突起，形成颈椎特有的钩锥关节，颈椎的这种特殊结构增加了颈椎的稳定性，满足了颈椎频繁的活动需要。自第6颈椎开始，各节段横突都有横突孔，椎动脉走行其中。自第2颈椎开始棘突呈分叉状，稍倾斜向下，第2、7颈椎棘突最高，常用作临床诊断的定位标志，上关节突的关节面突向前下方，下关节突指向后上方，关节面与水平交角约为45°，常易因屈曲暴力造成脱位或半脱。寰枢椎之间的连接特殊，后方通过关节突连接，前方通过寰齿关节、寰枢横韧带连接，增强了颈椎的活动范围，颈椎旋转的70%通过寰枢关节完成。

颈椎突出于躯干之上，容易遭受损伤，常常伴有脊髓损伤，颈椎骨折中67.18%伴有脊髓损伤，其中38.62%为不完全性脊髓损伤，28.56%为完全性脊髓损伤，成为严重致残甚至危及患者生命的创伤。暴力是造成颈椎骨折与脱位的主要因素，直接暴力和间接暴力均可造成颈椎骨折与脱位。根据暴力作用的方向与形式可分为以下几种类型。①曲型暴力：常造成椎体压缩骨折、齿状突骨折、棘突骨折、椎板骨折及颈椎前脱位等类型损伤。②屈型暴力：主要造成颈椎钩突骨折。③展型暴力：主要造成前纵韧带断裂、后纵韧带皱褶突入椎管压迫颈髓、创伤性颈椎间盘突出、椎体前缘撕脱骨折、枢椎椎弓骨折等损伤。④旋转型暴力：通常与屈曲型暴力协同作用造成单侧关节突脱位及关节突交锁。⑤纵向挤压型暴力：常造成颈椎椎体爆裂型骨折及Jefferson骨折。

暴力虽是造成颈椎骨折与脱位的重要因素，颈椎本身的病变也是不能忽视的内在因素，先天性颈椎发育畸形、发育性或退变性椎管狭窄、颈椎肿瘤、炎症使得轻微暴力即可导致骨折脱位或轻微的骨折脱位，甚至无骨折脱位而造成颈髓损伤。

一、上颈椎骨折与脱位

（一）寰椎半脱位

寰枢椎半脱位多发于儿童，常因咽部慢性炎症浸润导致韧带松弛所致。创伤性寰椎半脱位是本节讨论的问题，暴力作用于头枕部使颈椎猛烈过屈，寰椎向前移位，造成寰枢关节解剖位置的改变而形成。

1.临床表现

表现为伤后枕颈部疼痛、头颈部活动受限、一侧关节脱位可出现斜颈，很少出现颈髓受压的症状与体征，一旦出现，则意味着脱位较重，可出现四肢瘫痪、肌张力增高、呼吸抑制及病理征。

2.诊断要点

主要依据枕颈部疼痛、头颈活动受限甚至出现四肢瘫痪、呼吸抑制等临床表现与影像学检查。张口位

X线片表现为枢椎齿状突与寰椎侧块间距双侧不对称，颈椎侧位片显示齿状突与寰椎前弓间距加大，提示寰椎横韧带断裂。CT扫描可进一步显示寰椎脱位的程度、椎管容积大小，螺旋CT三维重建可确定是否合并有齿状突骨折。上颈段MRI可清晰显示脊髓及延髓受压程度及是否合并有小脑及髓内病变。

3.治疗选择

寰枢椎脱位治疗方法的选择经历了多年的争论，非手术治疗仍然是多数骨科医师的第一选择，颌枕带及颅骨牵引、头颈胸石膏外固定对新鲜脱位疗效较好，Wilda等利用X线片和MRI诊断外伤所致寰枢椎不稳的患儿，发现轻度寰枢椎半脱位即使合并齿状突小骨、硬膜囊轻度受压，也不需手术治疗，只有当骨和韧带复合体损伤，寰枢关节出现持续不稳定或伴有明显神经症状时需要早期手术治疗。Subach BR追踪了20例儿童寰枢椎旋转半脱位的病例，首先全部采用非手术治疗，5例用刚性围领制动、激素抗炎，15例采用颅骨牵引，5例围领制动的患儿中，4例自发复位，1例改用颅骨牵引后复位，但脱位反复发作，行后路手术融合；16例颅骨牵引的患儿中，15例在平均牵引4天后获得良好复位，非手术治疗的失败率为30%，分析失败的原因主要与脱位的时间有关，脱位的时间越长，复发的比率越高。

(1)牵引复位和石膏外固定。

牵引包括颌枕带牵引与颅骨牵引，通常取中立位，牵引总量根据人的年龄、健壮程度而定，一般成人为25～3 kg，儿童为1.5～2 kg，牵引3～7天后摄片复查，根据复位情况调整牵引重量与方向，维持牵引2周；也有学者主张大重量牵引，通常是针对脱位时间较长的难复性脱位，采用颅骨牵引，重量为体重的1/8，牵引过程中需常规监测生命指征，备气管切开包及辅助呼吸设备，不断床旁摄片复查了解复位情况，因其造成生命指征变化及加重脊髓损伤的风险较高，临床已较少采用。一旦牵引成功复位，则在维持牵引下行头颈胸石膏外固定3个月。

优点：与手术治疗相比较，非手术治疗的风险较小、治疗成本低。

缺点：容易再脱位而造成疗效不确切，长时间头颈胸石膏外固定影响生活质量以及因此而引起的心理性障碍或行为异常等。

(2)经皮后路关节突螺钉内固定。

此种方法为近年来出现的微创技术之一，由温州医学院附二院池永龙首创。

适应证：寰椎前脱位合并或不合并齿状突骨折，经颅骨牵引复位者。

禁忌证：①椎动脉解剖结构变异者。②螺钉置入处骨折者。③术前薄层CT扫描证实颈2椎弓根过小者。④其他疾患不能耐受手术者。

手术方法：俯卧位，颅骨牵引下，在双C臂X线机全程监测操作，在颈2棘突旁开2 cm处进针，证实导针及扩张导管位于侧块下缘后透视下插入导针、扩孔，拧入直径3.5 mm中空拉力螺钉，螺钉进钉角度：向内侧与中线交角15°～20°，向头端交角35°～45°术后颈托制动。

优点：①组织创伤小，出血少。②对颈椎稳定性破坏小。③缩短住院时间及功能康复时间。

缺点：①需在全程透视下操作，对术者存在放射性危害。②存在椎动脉和脊髓损伤风险。③植骨融合操作难度较大。

(3)后路切开复位、寰枢椎融合。

适应证：①经牵引石膏外固定后反复脱位者。②寰椎前脱位合并前方骨韧带复合体损伤者。

禁忌证：①寰椎后弓骨折者。②合并枕颈不稳者。

优点：①内固定后可早期开展功能锻炼，有利于全身状况的恢复。②融合寰枢椎后保持了较多的颈椎活动度。③防止出现迟发性颈髓损伤，有利于神经损伤的恢复。

缺点：①各种内固定的力学强度不一。②存在脊髓及椎动脉损伤的风险。

(4)后路枕颈固定融合。

适应证：①寰椎前脱位合并枕颈不稳者。②陈旧性寰椎前脱位不能复位，颈髓后方存在骨性压迫者。

禁忌证：①能采用寰枢椎固定融合者均应视为该术式的禁忌证，至少应为相对禁忌证。②全身情况差，不能耐受手术者。

主要术式：①各种颈椎侧块螺钉＋钢板或杆系统，颅外板及椎板植骨。②后路钩-杆系统固定，颅外板及椎板植骨。

优点：①内固定牢靠，植骨融合率高。②缩短住院时间，有利于神经损伤及全身状况的恢复。

缺点：①固定及融合节段较长，头颈部活动丧失相对较多。②多数内固定材料价格昂贵。

4.康复指导

非手术治疗患者应在早期开展四肢抗阻力性锻炼，头颈胸石膏固定后可望进行日常生活自理。手术患者，早期均需戴颈托或头颈胸石膏制动3个月，同时进行四肢抗阻力锻炼或日常生活自理；伴有神经损伤患者，早期协助翻身防止褥疮，被动四肢功能锻炼，鼓励咳嗽排痰。

外伤后出现枕颈部疼痛、颈部活动受限患者不应作简单颈部扭伤处理，应警惕寰椎前脱位的发生，伤后立即进行颈部制动，到具备条件的大医院就诊。

5.预后

不伴神经损伤的病例预后较好，伴神经损伤的病例应根据MRI检查结果初步判断预后，完全性颈髓或延髓损伤瘫痪难以恢复，部分可因呼吸抑制死亡。

6.研究进展

随着医学影像学的飞速发展，寰椎前脱位的诊断较为容易，误诊率相当低。手术日益成为治疗寰椎前脱位的主要手段，微创上颈椎内固定技术是近年来研究的巨大贡献。国内池永龙等首次采用经皮后路经关节突螺钉内固定、植骨融合术，取得满意疗效及宝贵经验。谭明生、党耕町等相继采用寰椎侧块螺钉和颈$_2$椎弓根螺钉＋板(杆)系统治疗寰椎前脱位，首次将后路椎弓根螺钉技术应用到上颈椎，使内固定的生物力学强度达到个新的高峰。对一部分寰椎前脱位后下颈椎代偿性前凸加大病例，后路经关节突螺钉置入较困难，Kandziora、王超等采用前路经关节突螺钉技术固定，使经关节突螺钉在寰椎前脱位中的应用范围更广泛，池永龙等更是应用经皮前路经关节突螺钉置入，引入微创概念，创伤更小，术后恢复更快。通过广大学者的刻苦钻研和不懈努力，目前我国治疗寰椎前脱位的水平已居世界前列。

(二)寰椎椎弓骨折

寰椎椎弓骨折是一种较少见的上颈椎损伤，占颈椎损伤的2%～3%。寰椎爆裂骨折是其中的一种，又名Jefferson骨折，约占寰椎椎弓骨折1/3。

1.发生机制

多发生于重物直接砸伤头顶部或自高处摔下头顶部着地，暴力通过枕骨髁作用于寰椎双侧上关节突，使寰椎侧块被挤压与枕骨髁与枢椎之间，寰椎前弓与后弓骨质薄弱部位发生骨折，侧块发生左右移位，严重者寰椎横韧带断裂，齿状突向后移位，压迫脊髓。

2.分型

Ⅰ型：单纯寰椎前弓骨折。

Ⅱ型：单纯寰椎后弓骨折。

Ⅲ型：寰椎前后弓复合骨折(Jefferson骨折)。

Ⅳ型：单纯寰椎侧块骨折。

Ⅴ型：单纯寰椎横突骨折。

临床单纯寰椎骨折较少见，多为不同类型的寰枢复合体损伤，如后弓骨折合并齿状突骨折，Jefferson骨折合并齿状突骨折、Jefferson骨折合并横韧带损伤等。枕-寰-枢复合体损伤较少见，多数此类患者在损伤后迅速死亡。

3.临床表现

表现为头颈部僵硬和枕下区疼痛颈椎各方向活动受限。颈神经根受刺激，可出现枕大神经分布区域疼痛或感觉障碍。合并脊髓损伤者表现为严重四肢瘫和部分脑神经损伤症状，早期可因呼吸抑制危及生命。

4.诊断要点

伤后出现枕颈部僵硬及疼痛应警惕寰椎椎弓骨折，主要依靠X线检查，摄寰枢椎前后开口位及侧位片。前后开口位片可见寰椎两侧块对称或不对称向外侧移位，两侧块分离移位之和多在2～4 mm内，如两侧块分离移位>6.9 mm可诊断横韧带断裂，为不稳定骨折；侧位片可见寰椎后弓骨折，有时可见由上颈椎前部血肿所致的咽后软组织肿胀影。前后位断层摄片可清楚显示：寰椎侧块与枕骨髁及枢椎关节面间关系；齿突有无骨折；横韧带撕脱所致的小骨折片。上脊椎横断面薄层CT扫描可显示：骨折分离移位状况；横韧带撕脱所致的小骨折片；当存在神经损害时一般需行MRI检查观察脊髓受压、位置、范围、程度以及是否出现脊髓信号改变，此外MRI对判断寰椎横韧带损伤具有一定意义。

5.治疗选择

治疗的目的在于恢复枕寰枢复合体的稳定性，避免脊髓压迫进展或出现迟发性脊髓损伤以及为脊髓损伤创造一个稳定的恢复环境。

(1)非手术治疗：新鲜的各类稳定和不稳定寰椎椎弓骨折均可以采用非手术治疗。以颅骨牵引或Glisson枕颈带牵引，重量3～5 kg，并多次行床边摄片观察骨折复位情况，复位后，续行牵引2～3周，再以头颈胸石膏固定3～4个月。石膏拆除后摄枕颈部伸屈动力片判断寰枢关节稳定性，有不稳征象者考虑手术治疗。

优点：适用于稳定和不稳定寰椎椎弓骨折，治疗成本低，无手术创伤。

缺点：①牵引复位和外固定时间长，患者常难以坚持。②不利于早期开展积极功能锻炼。③枕寰-枢复合体的稳定性重建依赖于骨折愈合，一旦出现骨折不愈合，则需手术重建稳定，延长治疗时间，增加治疗成本。

(2)手术治疗。

适应证：①新鲜寰椎爆裂骨折。②寰椎爆裂骨折经非手术治疗后仍表现为寰枢关节不稳定者。

术式选择：①枕颈固定融合系列：适用于新鲜爆裂骨折伴神经症状者，或陈旧性骨折寰椎后弓不愈合者，常用的方法有U形棒枕颈固定融合、枕颈钉板(棒)系列、枕颈钩棒系列等。②寰枢固定融合系列：适用于新鲜骨折经牵引复位外固定后后弓愈合，但仍遗留寰枢不稳者，常用的有Gallie法和Brook法、Aprofix椎板夹固定、寰枢椎经关节突螺钉固定法等。③寰枢椎经关节突螺钉固定、寰枢椎融合：适用于寰椎椎弓骨折合并寰枢横韧带断裂者。

优点：①常用作非手术治疗的终极治疗措施，缩短住院时间。②术后能早期重建枕-寰枢复合体的稳定性，有利于功能锻炼髓损伤的康复。

缺点：①术后头颈活动度丧失较多，特别是旋转功能丧失显著。②多数内固定材料价格昂贵，治疗成本高。

6.康复指导

非手术治疗患者应在早期开展四肢抗阻力性锻炼，头颈胸石膏固定后可望进行日常生活自理；手术患者，早期均需戴颈托或头颈胸石膏制动3个月，同时进行四肢抗阻力锻炼或日常生活自理；伴有神经损伤患者，早期协助翻身防止褥疮，被动四肢功能锻炼，鼓励咳嗽排痰。

头顶部外伤、高台跳水损伤的患者发生寰椎骨折发生的风险较高，外伤后出现枕颈部僵硬疼痛时不应作简单颈部软组织损伤处理，应警惕寰椎椎弓骨折的发生，伤后立即颈部制动，到具备条件的大医院就诊。

7.预后

不伴神经损伤的病例预后较好，伴神经损伤的病例应根据MRI和CT扫描检查结果初步判断预后，完全性颈髓或延髓损伤瘫痪难以恢复，部分可因呼吸抑制死亡。

8.研究进展

近年来，通过多位学者对非手术治疗与手术治疗的回顾性研究显示，枕寰枢复合体的稳定性是决定治疗方式的重要依据，稳定性寰椎椎弓骨折采用非手术治疗的骨折愈合率高；不稳定性骨折愈合率低，早期手术治疗是合理的选择，手术治疗的具体方法因人、因病而异，对于枕寰枢复合体损伤后不稳者，后路枕颈融合术是唯一选择术式，而寰枢复合体损伤患者，多选择寰枢融合，具体术式较多，包括后路寰枢椎钢丝技术、椎板夹技术、经关节突螺钉技术，前路齿状突螺钉技术、前路经关节突螺钉技术等，经寰椎后弓内固定技术受后弓骨折的影响，因此新鲜骨折不主张后路钢丝、椎板夹固定，需等到后弓牢固愈合后方可考虑。前、后路经关节突螺钉力学性能强，但必须保证寰椎侧块移位基本复位。前路齿状突螺钉技术适用于伴前路齿状突骨折，寰椎横韧带完整的病例，此种固定方法能最大限度保存枕颈部活动度，但术后依赖头颈胸石膏或颈托外固定的时间较长。生物力学研究方面，多数学者认为后路三点固定(经关节突螺钉＋后路钢丝)的力学性能最强，是实现寰枢融合的最有力保障。

(三)枢椎椎弓骨折

枢椎椎弓骨折又名“创伤性枢椎滑脱”，该创伤与绞刑所致的枢椎椎弓骨折相似，故又称为“绞刑者”骨折。上颈椎超伸展是引起枢椎椎弓骨折的基本致伤外力，由其产生的垂直压缩暴力作用于薄弱的枢椎椎弓，造成骨折，常见于车祸及跳水损伤，头前额部着地。

1.发生机制

此类骨折为颈椎过伸性暴力损伤，受伤时，患者头部过伸，颈部受自前额部传导过来的压缩暴力作用，枢椎椎弓骨折，过伸暴力进一步加强，前纵韧带及后纵韧带断裂，枢椎椎体向前滑移。该骨折与绞刑者骨折的骨折部位、骨折类型、移位方向基本一致，但在损伤机制上存在差异。创伤性枢椎滑脱除遭受过伸暴力作用之外，尚存在轴向压缩力致伤；绞刑者骨折除遭受过伸暴力作用之外，尚有上下分离牵引力的左右。

2.分型

Levine-Edwards 根据损伤机制及 X 线表现将枢椎椎弓骨折分为三型。

Ⅰ型：由过伸轴向压缩暴力致颈 2、3 伤，枢椎椎弓断裂，颈 2、3 前、后纵韧带、椎间盘保持完整，颈2 与颈 3 椎体间位置关系正常，为稳定性骨折。

Ⅱ型：过伸轴向压缩暴力进一步作用，颈 2、3 前、后纵韧带、椎间盘破裂，颈 2 与颈 3 椎体间位置关系改变，向前移位和成角，为不稳定性骨折。

Ⅱa 型：由屈曲牵张暴力致伤，枢椎椎体向前移位不明显，但成角显著，为不稳定性骨折。

Ⅲ型：由屈曲牵张暴力所致，枢椎向前成角、移位、关节突交锁，多伴有脊髓损伤。

3.临床表现

头前额部和颌面部损伤，以前额、面部、下颌部皮肤擦伤和皮下淤血最为多见，尚可合并下颌骨骨折和气管损伤，伤后出现枕颈部疼痛，头颈活动受限，脊髓损伤较少见，但对于不典型骨折，骨折线累及一侧椎体并伴侧方移位时，脊髓损伤发生率较高。

4.诊断要点

根据患者受伤史，头面部外伤痕以及 X 线表现可确诊，侧位片可见枢椎椎弓部断裂，骨折线呈垂直或斜行，枢椎椎体有不同程度的向前滑脱和成角。应根据 X 线表现，作 Levine-EdwARDS 分类，以判断骨折稳定性。骨折线隐匿时行侧位断层片和 CT 扫描。上颈段 MRI 检查可明确脊髓是否受压、髓内是否有异常信号、前后纵韧带是否断裂。

5.治疗选择

骨折稳定性是决定治疗方案的主要依据，术前 Levine-EdwARDS 分型可确定骨折稳定性，根据骨折类型，采用适宜的治疗方法。

Ⅰ型骨折：采用头颈胸石膏或 Halo，架固定 3 个月。

Ⅱ型骨折：初期行颅骨牵引治疗，颈椎取中立位，牵引重量 2～4 kg，牵引一般 2 周后复位，复位后根据具体情况采用头颈胸石膏或 Halo 架固定 3 个月，也可采用手术内固定融合。

Ⅱa 型骨折：治疗方法与Ⅱ型骨折相似。

Ⅲ型骨折：多采用颅骨牵引复位后行前路颈 2、3 前路固定融合，对关节突交锁不能牵引复位者，可行后路椎板关节突切除减压、枕颈融合术。

6.治疗方法

(1)非手术治疗:包括颅骨牵引、头颈胸石膏或 Halo 架外固定。

优点:无手术创伤,治疗成本低、颈椎活动度保留较多。

缺点:治疗周期长、固定不确切、复位容易丢失、患者难以忍受长时间外固定等。

(2)手术治疗

前路颈-椎间盘摘除、钢板或椎体螺钉内固定术,适用于经牵引复位的病例,术后颈托或头颈胸石膏制动 3 个月。

颈椎弓根螺钉内固定术,适用于枢椎椎弓骨折经牵引复位后,通过骨折愈合后关节突的锁定提供稳定,最大限度地保留了上颈椎活动功能。后路枕颈固定、融合术,适用于Ⅲ型骨折经牵引不能复位者,固定器械繁多,可用 U 形斯氏针、枕颈钉棒(板)系列、枕颈钩棒系列等。

优点:提供良好的即时稳定,治疗周期短、固定确实、并发症少,随着手术技术及内固定器械的改进,颈椎活动丧失度越来越少。

缺点:一部分全身状况较差者不能耐受手术创伤、多数内固定器械价格昂贵、患者对手术期望值过高等。

7.康复指导

非手术治疗患者早期开展四肢抗阻力锻炼,瘫痪者勤翻身防褥疮、辅助排尿、四肢被动活动等;手术治疗患者,早期戴颈托下床活动,瘫痪者开展四肢被动活动。3 个月后 X 线观察骨折愈合情况。

头面部损伤伴颈项疼痛及活动受限者,应警惕创伤性枢椎滑脱的发生,常规行上颈椎摄片,防后立即戴颈托制动,送具备技术条件的医院就诊。初期 MRI 检查对于判断脊髓的损伤程度及预后有重要价值。

8.预后

创伤性枢椎滑脱很少伴有脊髓损伤,在早期确实牢靠的固定下,迟发性脊髓损伤发生率不高,预后较好;不典型骨折常伴有脊髓损伤,手术减压及牢固内固定可为脊髓损伤的恢复创造条件,恢复的程度与脊髓原发与继发损伤密切相关,部分病例可因脊髓损伤平面上移导致呼吸抑制而死亡。

9.研究进展

长期以来,传统的牵引、头颈胸石膏和 Halo 架外固定等非手术治疗方法占据重要地位,内固定及其适应证一直受到争议,Borne 等采用颈2～3侧块螺钉和椎弓根螺钉治疗,可满足同时椎板切除减压、关节突植骨融合;国内北医三院较早采用前路颈2～3椎间盘摘除、椎体间植骨、钢板内固定术治疗创伤性枢椎滑脱,重建了上颈段稳定,较多地保留了颈椎活动度,融合率大大提高。尹庆永等人在此领域做出了卓越贡献,其采用前路椎体钉固定,不融合颈2～3椎体,依靠椎体钉提供的即刻稳定保证枢椎椎弓骨折的愈合;采用后路颈$_2$椎弓根拉力螺钉技术单节段固定,促使骨折愈合,最大限度地保存了颈椎活动度。

(四)枢椎齿状突骨折

齿状突骨折是一种较多见的上颈椎损伤,占上颈椎损伤的 10%,多由于颈部在屈曲暴力作用下所致,齿状突的骨折块在寰椎横韧带约束下随寰椎前弓一起前移,一定程度上避免了脊髓的损伤。

1.发生机制

暴力作用于头部使颈部过度屈曲或伸展,齿状突发生骨折,暴力进一步作用,则寰枢关节不能保持稳定,寰椎前弓带齿状突骨折端一起前移,发生半脱位;若屈曲暴力损伤,则发生前半脱位,占齿状突骨折的 90%,若伸展暴力损伤,则发生后半脱位,较少见。上颈段椎管容积较大,齿状突骨折后,寰椎前弓与骨折块一起前移,因此较少发生脊髓损伤,但移位范围过多则同样可引起脊髓损伤。

2.分型

Anderson 根据骨折的部位分三型。

Ⅰ型:齿状突尖部骨折,多为翼状韧带附着处撕脱骨折,为稳定骨折,合并症少,占齿状突骨折的 4%。

Ⅱ型:齿状突与枢椎椎体连接部骨折,该处骨质薄弱,好发骨折,为不稳定性骨折,骨折后易发生血运障碍,不愈合率高达 36%。占齿状突骨折的 65%。

Ⅲ型：齿状突基底部骨折，骨折线有时累及枢椎椎体，为稳定性骨折，该处血运丰富，愈合率高，占齿状突骨折的31%。

3.临床表现

头颈部外伤后枕颈部疼痛，症状较轻者喜用双手托住头颈部，转动颈部则使疼痛加重，若伴有其他部位的严重创伤，如脑震荡、下颌骨骨折、多发性四肢开放性骨折等，常易使注意力集中到这些症状而发生漏诊，昏迷患者无颈椎方面的主诉，就更容易漏诊。枕骨下正常的凹陷在寰椎前脱位时减小，而在后脱位时增大，且有明显压痛，枢椎棘突处也有压痛；颈项部肿胀有时有枕部或枕顶部放射痛，脊髓损伤时可出现感觉、运动障碍和括约肌功能障碍，严重脊髓损伤者可迅速死亡。

4.诊断要点

头颈部明确外伤史，枕颈部疼痛或枕顶部疼痛患者应高度注意枢椎齿状突骨折的发生，颈椎开口位X线片可见到齿状突骨折线，或伴有齿状突侧方移位、寰枢关节间隙与寰椎侧块大小不对称以及齿状突与侧块的间距不对称等，颈椎侧位片可见到齿状突骨折线、或伴有寰椎前脱位。螺旋CT三维重建可准确再现齿状突骨折、移位方向与程度。MRI有明确脊髓受压程度、脊髓信号有无改变及判断预后等价值。儿童患者应与齿状突二次骨骺相鉴别。

5.治疗选择

(1)非手术治疗：适用于Ⅰ型、Ⅲ型骨折，一经确诊，应立即行枕颌带牵引或颅骨牵引，牵引重量1.5～20 kg，牵引4～6周，床旁或牵引下X线片检查证实骨折与脱位已复位时，改用头颈胸石膏固定3个月，直至骨折愈合。Ⅰ型、Ⅲ型骨折即使无明显移位，至少需行枕颌带牵引3～6天，对于缓解枕颈部疼痛、防止颈椎反曲有积极意义。

优点：①对Ⅰ型、Ⅲ型骨折疗效确切，骨折愈合率高。②较好保持了上颈椎活动度。

缺点：①治疗周期长、固定不确切、复位容易丢失、患者难以忍受长时间外固定等。②对Ⅱ型骨折疗效不满意，骨折不愈合率达到5%～100%。

(2)手术治疗：Ⅱ型骨折采用非手术治疗骨不连的发生率较高，多数学者主张手术治疗，国外学者较早采用前路1或2枚齿状突螺钉固定，大大提高了骨折愈合率，国内多数学者经过实验与临床研究证实国人的齿状突横径较小，无法容纳2枚3.5 mm螺钉，单枚螺钉在抗弯、抗前后移位的力学性能上与2枚无明显差异，仅在抗旋转性能上有显著性差异，在远期骨折愈合率方面，二者相比较也无显著性差异，因此，国内比较一致的观点是采用单枚齿状突螺钉置入治疗也能取得良好疗效。前路齿状突螺钉法有开放与经皮置入两种方法，国内池永龙等首次采用经皮单枚齿状突螺钉置入取得良好疗效和宝贵经验。对部分伴有寰椎横韧带损伤、寰枢椎不稳患者需行后路寰枢融合术，各种术式的差异体现在后路内固定材料与置入方法上，植骨融合的原则一致。应用较多的方法有Gallie法、Brooks法、Aprofix椎板夹法、经关节突螺钉法等。对于陈旧性齿状突骨折，移位较多且无法复位者，以往主张行后路寰椎后弓切除减压、枕颈融合术，北医三院的观点是尽量不实施枕颈融合，可采用前路松解，一期或二期(牵引复位后)后路复位内固定寰枢融合术。

优点：①齿状突螺钉能提供牢靠的早期固定、大大提高Ⅱ型骨折的愈合率，且保留了寰枢椎的活动功能。②经皮前路齿状突螺钉置入是一种微创手术方法，具有手术创伤小，对周围组织的牵拉轻等优点。③寰枢固定、融合大大缩短了外固定的时间，可防止出现复位再丢失及脊髓迟发性损伤。

缺点：手术部位解剖复杂，技术要求较高，不利于在基层广泛开展。

6.康复指导

非手术治疗患者早期开展四肢抗阻力锻炼，瘫痪者勤翻身防褥疮、辅助排尿、四肢被动活动等；手术治疗患者，早期戴颈托下床活动，瘫痪者开展四肢被动活动。3个月后X线观察骨折愈合情况。

头面部损伤伴颈项疼痛及活动受限者，应警惕枢椎齿状突骨折的发生，常规行上颈椎摄片，伤后立即戴颈托制动，送具备技术条件的医院就诊。初期MRI检查对于判断脊髓的损伤程度及预后有重要价值。

7.预后

枢椎齿状突骨折较少伴有脊髓损伤，在早期确实牢靠的固定下，迟发性脊髓损伤发生率不高，预后较好；伴有脊髓损伤者，手术减压及牢固内固定可为损伤的恢复创造条件，恢复的程度与脊髓原发与继发损伤密切相关，部分病例可因脊髓损伤平面上移导致呼吸抑制而死亡。

8.研究进展

许多学者对枢椎齿状突骨折的分类提出了不同的各种不同的分类方法，但目前最常采用的是Anderson分型，Ⅰ型骨折是齿状突尖部骨折，多为翼状韧带附着处撕脱骨折，为稳定性骨折，合并症少，但也有骨折块上移至枕骨大孔水平压迫脑干的报道。Ⅱ型骨折是齿状突与枢椎椎体连接部骨折，骨折不愈合率高，非手术治疗效果差，多采用手术治疗，手术治疗的方法包括齿状突骨折直接固定、寰枢椎固定融合、枕颈固定融合。Rainov用颈前路1或2枚齿状突螺钉固定取得良好疗效，骨折愈合率达到100%，平均愈合时间3.5个月，生物力学研究表明单枚和双枚空心加压螺钉固定齿状突骨折在剪切和扭转刚度无显著性差异；国内多数学者通过生物力学和解剖学研究发现国人齿状突横径较小，不适合双枚直径3.5 mm齿状突螺钉置入，且单枚与双枚螺钉在抗剪切和抗扭转性能方面无显著性差异，因此主张采用单枚齿状突螺钉固定骨折。近年来在齿状突螺钉的置入方法上，国内学者进行了卓有成效的研究，池永龙等采用前路经皮齿状突螺钉技术成功置入固定骨折，术中对上颈部神经、气管、食管的牵拉较传统切开内固定小、平均住院时间明显缩短。对于经非手术治疗后合并寰枢不稳者，大多数学者主张采用后路寰枢固定融合术，应用较多的方法有 Gallle 法、Brooks 法、Aprafix 椎板夹法、经关节突螺钉法等。对于陈旧性齿状突骨折，移位较多且无法复位者，以往主张行后路寰椎后弓切除减压、枕颈融合术，党耕町等主张尽量不实施枕颈融合，采用前路松解，一期或二期（牵引复位后）后路复位内固定、寰枢融合。

二、下颈椎骨折与脱位

下颈椎损伤在颈椎损伤最多见，各种暴力，包括屈曲、伸展、旋转、压缩、侧屈等都可导致下颈椎的骨折与脱位，通常合并不同程度的脊髓损伤。

(一)单纯颈椎椎体压缩骨折

单纯颈椎椎体压缩骨折常因屈曲暴力与垂直压缩暴力相互作用，导致受力节段椎体前柱压缩而成楔形改变，好发于颈4～6大都为稳定性骨折。

1.发生机制

通常因屈曲暴力与垂直压缩暴力协同作用，上下椎体终板前缘相互挤压，导致椎体前侧骨皮质碎裂，椎体前柱松质骨随之塌陷，中柱一般无受累，因此椎管形态无改变，脊髓不易受到压迫，但有时因椎间盘突出向后方压迫颈髓或脊髓前中动脉，导致四肢瘫。严重压缩骨折系在屈曲暴力作用下，椎体后柱出现撕裂骨折、关节突骨折脱位及韧带断裂等，属不稳定骨折，多伴有神经症状。

2.临床表现

主要表现为颈部疼痛、运动受限，颈呈前屈状态，脊髓受压时出现四肢感觉、运动和括约肌功能障碍；脊髓前中动脉受压导致脊髓前2/3缺血，出现四肢瘫，具有上肢瘫痪重于下肢，感觉功能障碍轻等特点；颈神经根受压时出现上肢相应支配节段感觉、运动障碍等。

3.诊断要点

颈椎侧位X线片可明确椎体呈楔形改变、颈椎生理屈度是否正常、椎管前后壁是否连续等，颈椎斜位片可了解后方关节突是否有骨折、脱位、神经管是否有骨性狭窄等；CT平扫可判断椎体中后柱是否受累、椎管容积是否有改变等。MRI可了解是否合并椎间盘突出、脊髓是否受压、脊髓信号是否有改变等。

4.治疗选择

(1)非手术治疗：轻度压缩骨折行头颈胸石膏外固定3个月，严重压缩骨折无神经症状者行枕颌带或颅骨牵引，利用椎体前后纵韧带张力牵拉复位，床旁X线复查，牵引3周后改用头颈胸石膏外固定3个月。

优点：治疗方法简单易行，可在基层医院广泛开展。

缺点:外固定时间长,患者难于坚持;因外固定时间过长而引发的精神行为异常等疾患。

(2)手术治疗:严重压缩骨折经非手术治疗后仍有颈椎不稳者、有神经症状、影像学检查脊髓有明确压迫者需行手术减压和固定,通常采用颈前路减压、植骨融合、钢板内固定。

优点:减压直接彻底,防止脊髓迟发性损伤的出现,有利于脊髓损伤的恢复;内固定牢靠,有利于早期功能锻炼,防止并发症的出现;缩短住院时间。

缺点:手术相关风险及手术创伤。

5.康复指导

非手术治疗患者早期开展四肢抗阻力锻炼,瘫痪者勤翻身防褥疮、辅助排尿、四肢被动活动等;手术治疗患者,早期戴颈托下床活动,瘫痪者开展四肢被动活动。3 个月后 X 线观察骨折愈合情况。

颈部外伤后应立即制动,到医院就诊以明确有无颈椎骨折,老年患者或发育性椎管狭窄患者颈部外伤后尤应注意制动,伤后 MRI 检查有利于判断椎管有无狭窄、脊髓是否受压、脊髓信号是否改变等情况。

6.预后

稳定性骨折常无脊髓损伤,预后好,严重压缩性骨折出现脊髓损伤症状者预后不一定,与其损伤程度、时间及损伤性质有密切关系,MRI 脊髓信号是否改变不能作为判断预后的唯一依据。骨折后颈椎后凸畸形可引起颈部及双上肢疼痛。

7.研究进展

自 Dennis 脊柱三柱理论创立以来,颈椎压缩性骨折的概念更趋清晰,与椎体爆裂骨折的区别就在于椎体中柱是否有受累。Cloward 首创颈前路椎间盘摘除植骨融合术以来,颈前路技术取得了飞速发展,适合不同人种体格的颈前路钢板的研制工作如雨后春笋般出现,其在生物力学、人体组织相容性及颈部器官匹配性能方面都取得了满意效果;手术技术方面,普遍的观点认为直接减压是颈椎手术的金指标,前方的压迫主张前路减压,后方的压迫主张后路减压。前路切开内固定植骨技术已在国内推广数十年,取得了良好疗效,为广大脊柱外科、骨科医师广泛接受。周跃等应用腰椎间盘镜系统(MED)实施微创颈前路椎间盘摘除、植骨及内固定,取得初步成果,为颈前路手术微创化积累了宝贵经验。颈椎骨折后后凸畸形的治疗引起了许多学者的关注,颈椎前柱压缩后不能很好复位,生理前凸较少,甚至形成后凸,形成的病理改变主要体现在几个方面。

(1)运动节段蜕变加速,椎间盘突出或颈椎不稳。

(2)原有先天性或退变性椎管狭窄者,后凸畸形可导致脊髓受压。

(3)椎间孔变窄,椎后小关节创伤性关节炎导致难以忍受的颈痛和上肢疼痛。因此,多数学者主张对后凸畸形行积极的外科干预,椎间撑开植骨内固定是当前采用较多的术式,且有满意的中远期疗效。

(二)颈椎椎体爆裂骨折

颈椎椎体爆裂骨折是一种少见而严重的骨折,CT 扫描技术的应用大大提高了该型骨折的诊断水平。

1.发生机制

颈椎中立位时垂直暴力自头顶向下经椎间盘传导至椎体,导致前后纵韧带破裂,骨折块自椎体中央向四周分离移位,与单纯椎体骨折损伤病理不同的是前中柱同时受累,骨折碎块突入椎管或椎间孔,引起脊髓和神经根损伤;椎体高度变低或后突过度时后柱也会发生骨折脱位。

2.临床表现

颈部疼痛、活动受限,压痛广泛,以损伤节段的棘突压痛明显,脊髓损伤时导致完全或不完全性四肢瘫,损伤平面以下出现感觉、运动和括约肌功能障碍,在颈 2 损伤则表现为呼吸困难。

3.诊断要点

颈部外伤后疼痛、活动受限,伴有不完全或完全性四肢瘫时可考虑颈椎爆裂骨折,X 线片是诊断的重要依据,侧位 X 线片可显示椎体高度、颈椎生理曲线改变,正位 X 线片显示椎体变低、增宽;CT 扫描可清楚显示椎体爆裂骨折,中柱结构严重破坏,椎管容积变小;MRI 可明确颈髓损伤的程度、性质,对预后的判断有指导作用。

4.治疗选择

(1)颅骨牵引:此型损伤多伴有脊髓损伤,经急救和处理危及生命的合并损伤后,立即行颅骨牵引以纠正成角畸形,恢复颈椎的正常序列,牵引重量通常为 2～3 kg,不可过大,以免加重颈髓损伤,持续牵引期间,每日床旁 X 线检查颈椎畸形的恢复程度。颅骨牵引仅仅作为颈椎爆裂骨折治疗的一个步骤,不应单独应用。

优点:操作简单、便捷,有一定作用。

缺点:不可能达到解剖对位甚或解决根本问题。

(2)手术治疗:多数学者主张在患者全身情况允许的条件下,应行手术治疗。根据此类损伤的脊髓压迫来自椎管前方的骨块,应行颈前路途径,清除粉碎的椎体骨块,彻底减压,骨折椎体上下的椎间盘必须一一清除,取自体髂骨条植骨,髂骨条的长度必须略长于减压区域的高度,置入减压区后起一定支撑和固定作用,术后头颈胸石膏固定 3 个月以上。主张在植骨的同时采用前路钢板内固定,术后仅需颈托制动 3 个月,国内外学者的研究表明,颈前路内固定对提高植骨融合率和术后生活质量、减轻早期颈部不适、预防损伤后并发症等具有积极的作用。

优点:有利于尽早解除压迫,挽救、恢复脊髓功能。

缺点:手术风险大,病死率较高。

对于颈椎爆裂骨折的手术时机的选择一直存在争议,急诊手术的观点认为骨折块直接压迫脊髓早期手术能在脊髓各种病理变化出现之前减压,有利于最大限度的挽救和恢复脊髓功能,防止脊髓继发性损伤的出现;反对急诊手术的观点认为在脊髓损伤出现相应病理改变之前,脊髓损伤自发性加重,此期间实施手术有加重损伤之嫌,且早期手术的合并症和病死率较高,易激发医疗纠纷。目前,已有较多的文献支持晚期手术后脊髓功能恢复较早期手术无显著性差异。

5.康复指导

颈前路手术内固定后早期进行四肢主动功能锻炼,鼓励排痰,早期如有明显颈部不适多因颈部手术牵拉所致,可行雾化吸入,一般数天后即可恢复,完全性四肢瘫患者应在家属帮助下进行四肢关节被动锻炼,鼓励早期采用半坐卧位。

颈椎爆裂骨折是一种严重的颈椎损伤,出现此类损伤后的早期急救相当重要,任何不正确的搬运及企图手法复位都可能加重颈髓损伤,建议早至有条件的医院就诊;颈椎爆裂骨折多数需手术治疗,早期颅骨牵引只是为手术服务的一个辅助手段,建议患者及家属有一个清晰的认识。

6.预后

与颈髓损伤的程度及性质关系密切,颈段 MRI 可初步判断脊髓损伤的程度与性质,一般不完全性四肢瘫在早期手术后往往有不同程度的脊髓功能恢复;完全性四肢瘫恢复的可能性不确定;部分病例因脊髓损伤平面上移导致呼吸抑制,需人工辅助呼吸。

7.研究进展

自 Cloward 首创颈颈前路减压术以来,颈椎爆裂骨折的治疗措施发展已相当成熟,近 10 年以来的研究成果体现在以下几个方面。

(1)颈前路低切迹内置物的研究发展迅速,置入物的材料由不锈钢至钛合金,组织相容性与细胞相容性更好;医学的研究成果使内置物形态与生物力学越来越适应不同人种,术后对吞咽的影响越来越小。

(2)组织工程与基因工程的研究成果使植骨融合率大大提高,传统的自体髂骨条与腓骨条植骨在内固定辅助下可分别达到 90%以上,但毕竟是一种有创的植骨材料准备方法,组织工程型植骨材料包括骨传导载体与骨生长因子复合体植入、转基因型细胞与载体复合体植入的研究方向未艾,已有诸多报道显示其融合率相当可靠;国内外较多学者采用钛网填塞原位碎骨块的方法融合取得良好融合率,从而避免了有创取骨法带来的取骨区并发症。

(三)颈椎过伸性损伤

颈椎过度伸展暴力造成的颈髓损伤往往较隐匿,最常见的如挥鞭样损伤,为乘车者在紧急刹车时,颈椎在惯性作用下屈曲后猛烈反弹造成过伸性损伤,X 线检查往往无明显骨折脱位,易漏诊,影响治疗。此类损伤常见于高处坠落、交通事故，头面部撞击障碍物产生过伸性暴力致伤。

1.发生机制

颈椎过伸性暴力作用下，后柱结构作为支点，承受压力，前部结构受到张力作用，椎间盘与前纵韧带可被撕裂，损伤发生的瞬间，在遭受外力最强的平面，同时伴有向后的剪切外力发生，使上位颈椎向后移位，下位颈椎相对向前移位，黄韧带皱褶内陷入椎管，椎体下缘因前纵韧带的牵拉造成撕脱骨折，颈髓在移位的瞬间，损伤即已形成，脱位在颈部肌肉作用下自行复位，但突出的椎间盘往往无法自行复位，因而大部分病例因移位后椎间盘突出持续压迫颈髓造成损伤。颈髓在前部椎体后缘与椎间盘、后部黄韧带皱褶的压迫下，以脊髓中央管与脊髓前部损伤多见，相应的临床表现称之为脊髓中央综合征和前脊髓综合征。

2.临床表现

颈椎过伸性损伤的临床表现根据损伤严重程度的不同差异较大，额面部、鼻部皮肤擦裂伤常提示颈椎遭受过伸性暴力作用，对诊断具有较高价值。损伤节段后部偶有压痛及活动受限，较多见的症状是颈前部疼痛，吞咽时加重，部分可有吞咽困难。神经损伤多表现为脊髓中央综合征和前脊髓综合征，极少数表现为完全性损伤或脊髓半截综合征，脊髓中央综合征的典型表现为上肢瘫痪重于下肢，手部重于臂部，触痛觉重于深感觉；前脊髓综合征表现为损伤平面以下运动功能丧失，括约肌功能障碍，浅感觉减退或消失，深感觉存在颈 7 胸 1 节段损伤时通常会出现上睑下垂、眼裂变窄、瞳孔变小等症状，少数患者伴有喉返神经损伤，出现发声困难。

3.诊断要点

根据损伤机制及临床表现可初步诊断，X 线表现不显著，常易于漏诊，侧位片显示颈前部软组织肿胀、椎体前下缘撕脱骨折提示颈椎过伸性损伤的存在，陈旧性损伤颈椎动力位 X 线片显示颈椎不稳；颈段 MRI 是诊断该型损伤最有力的手段，胸 1 相可见前纵韧带断裂、颈椎间盘突出，压迫脊髓，胸 2 相显示脊髓高信号改变，提示脊髓挫伤出血或水肿。

4.治疗选择

颈椎过伸性损伤的机制及伤后病理变化提示该损伤并不存在需复位的明显骨折脱位，治疗方法的选择依赖于患者的临床表现及其进展和影像学检查结果。

(1)非手术治疗：采用较多的治疗方法，主要适用于神经症状无明显进展、影像学检查显示无明确致压物及颈椎无明显不稳的病例，一经确诊，即采用枕颌带牵引，重量为 1.5～2.5 kg，牵引位置取颈椎略屈曲位，也可采取中立位，持续牵引 2～3 周，后改头颈胸石膏外固定，损伤较轻者也可采用颈托制动 2～3 个月，牵引期间，配合静脉给予脱水剂及激素以减轻脊髓水肿，促进恢复。

优点：方法简单，有一定的效果。

缺点：难以解剖对位，而且需持续牵引，时间较长。

(2)手术治疗：颈椎损伤后神经症状进行性加重、影像学检查提示有明显致压物存在或明显颈椎不稳者采用手术治疗，治疗的目的在于减压、重建脊柱稳定。通常采用颈前路减压、植骨、内固定的方法，术后同样需配合脱水及激素治疗以促进脊髓水肿消退及恢复。尚需辅助颈托制动 3 个月。

优点：可快速解除脊髓压迫，为恢复功能创造条件。

缺点：手术风险大，技术要求高，成功与否，决定于脊髓损伤的程度。

5.康复指导

颈椎过伸性损伤患者很少出现脊髓完全性损伤，治疗早期应积极开展四肢大关节的主动锻炼，辅助手部功能锻炼；手术患者应早期下床活动，括约肌功能锻炼也应早期开展，鼓励自主排尿或间歇导尿。

颈椎过伸性损伤常因缺乏影像学表现而漏诊，因此建议存在颈椎过伸性损伤机制的病例都需引起警惕，颈椎 X 线片必须常规拍摄，MRI 也是必不可少的检查手段。损伤后的早期制动、正确搬运是避免颈髓损伤进一步加重的关键。

6.预后

过伸性损伤导致的脊髓中央综合征预后通常较好，症状越轻恢复越快，通常下肢症状在伤后 3h 即开始恢复，其次为膀胱功能恢复较快，上肢症状恢复较慢，最迟恢复的是手部功能，常因脊髓前角运动神经元损伤致手内在肌萎缩，残留功能障碍。

7.研究进展

近年来对颈椎过伸性损伤的认识逐步深入，MRI的应用使其诊断变得相对容易，治疗方面的进展源于对脊髓损伤机制的认识，多数学者认为过伸性损伤的机制在于暴力作用瞬间，上下位椎体位置的相对改变使脊髓挫伤，因此，有文献支持采用颈前路减压、植骨、内固定来稳定脊柱，为脊髓损伤的修复创造条件，且采用非手术治疗需长时间头颈胸石膏固定，对患者生活质量的影响太大，持积极手术治疗观点的文献近年来较多；亦有文献进行了非手术治疗与手术治疗的疗效比较，发现二者在促进神经症状的恢复方面无显著性差异，且手术治疗的成本高，因此主张应以非手术治疗为主。争议并不意味着矛盾，大多数学者在非手术治疗与手术治疗的适应证是一致的，即对损伤后节段不稳、症状进行性加重、影像学显示明确压迫的病例应采用手术治疗。

(四)颈椎骨折脱位

颈椎骨折脱位是一种较严重的下颈椎损伤，指椎体骨折与小关节脱位同时发生，多伴有颈髓损伤，常见于颈部。

1.发生机制

系屈曲暴力致伤，强烈屈曲暴力作用下，垂直分力足以导致椎体骨折，椎管形态发生改变，水平剪力导致小关节完全脱位，椎管容积进一步减小，除少数病例外，大多数患者发生不完全或完全性四肢瘫，损伤平面在颈2以上时导致呼吸中枢受损。

2.临床表现

损伤局部疼痛剧烈，椎前及后部结构均有明显压痛，此外还出现不同程度的神经损伤症状，如四肢瘫、呼吸困难、大小便失禁等。

3.诊断要点

依据临床表现与影像学检查可确诊，X线侧位片可显示颈椎椎体骨折、小关节脱位、颈椎排列异常；CT扫描可明确椎体骨折的类型、移位程度与方向、小关节交锁的状况及椎管容积的改变等；MRI检查有助于了解脊髓损伤程度、性质等，且对预后的判断具有指导意义。

4.治疗选择

此类损伤系严重颈椎损伤，多数伴有颈髓的压迫与损伤，颈椎前中后三柱均受累，为不稳定性骨折，治疗以手术减压、内固定为主。但手术治疗只是治疗过程的一个组成部分，术前的牵引、药物治疗也是重要的组成部分。

(1)非手术治疗：一经确诊，需行颅骨牵引，牵引的目的是复位，通常采用的方法有两种：一种为持续牵引，牵引重量为2～3 kg，持续牵引2～3周，期间反复床旁X线检查复位情况，此法适用于脱位较轻者；另一种为大重量牵引法，Crutchfield建议在第1颈椎用4～5 kg牵引重量，每向下增加一个节段，牵引重量增加2～2.5 kg，第7颈椎脱位时，最大重量可达到15～18 kg，与持续牵引法不同的是，此种方法风险较大，床旁需医护人员看护，持续心电、血氧饱和度监测，备气管切开包、呼吸机等，每半小时床旁摄片1次，一旦复位就改用维持重量牵引。牵引期间，配合使用脱水剂与激素治疗，以减轻脊髓水肿，促进修复。部分关节突交锁严重。牵引无法复位者应果断采用手术复位、减压。

优点：方法简单，有一定的效果。

缺点：难以解剖对位，而且需持续牵引，时间较长。

(2)手术治疗：术前CT及MRI明确致压物与颈椎三柱损伤状况，根据颈髓受压来源与颈椎的稳定状况决定手术方案。

颈髓致压物来源于椎体粉碎骨块或椎间盘应行颈前路骨折椎体次全切、椎间盘摘除、植骨、前路钢板内固定。严重骨折脱位，前方骨折块压迫伴后方关节突交锁无法牵引复位或伴后方椎板骨折压迫颈髓者，应行前后路联合手术，单纯前路内固定辅助头颈胸石膏固定3个月或直接采用前后路联合内固定，可获得良好的稳定性重建。单纯后方关节突交锁无法牵引复位者，采用后路关节突切除复位、后路内固定、椎板间植骨融合术。

优点：可快速解除脊髓压迫，为恢复功能创造条件。

缺点：手术风险大，技术要求高，成功与否，决定于脊髓损伤的程度。

5.康复指导

颈椎骨折脱位除少数“幸运性损伤”外，大多数伴有脊髓损伤，康复治疗应在外科处理的同时进行，损伤早期即开始四肢主动功能锻炼，完全性四肢瘫者应进行被动四肢大关节功能锻炼，膀胱功能的锻炼也应早期开始，通常采用排尿训练或间歇导尿的方法。鼓励早期咳嗽、排痰，防止肺部并发症。

颈椎骨折脱位是一类较严重的损伤，现场的急救处理相当重要，早制动、早运送是救治的基本原则。需重视的是需快速采用气管切开、呼吸机辅助通气。

6.预后

此类损伤多数伴有严重脊髓损伤，少数幸运者可无神经症状，颈椎 MRI 对判断预后有指导意义，脊髓挫裂严重、完全性四肢瘫者恢复的可能性相当小；不全性脊髓损伤可望恢复部分脊髓功能。颈 4 平面损伤或严重骨折脱位有引起瘫痪平面上升的可能，有呼吸抑制的风险，长时间卧床可导致坠积性肺炎、褥疮等并发症，积极的外科处理是防止并发症出现的基本保证，正确的康复治疗可显著改善患者生活质量、杜绝各种并发症的发生。

7.研究进展

下颈椎骨折脱位的诊断相对容易，近年来该领域的研究进展主要体现在治疗方面，传统的观点认为颅骨牵引复位、外固定是安全有效的治疗手段，毛兆光等通过观察单纯颅骨牵引治疗下颈椎骨折脱位的远期疗效，发现疗效不佳的比率达到 47.5%，分析其原因与外伤性颈椎间盘突出、退变性椎管狭窄、颈椎不稳及硬膜神经根粘连有关，因此主张更积极的颅骨牵引复位和手术减压、内固定。颈椎椎体爆裂骨折及外伤性椎间盘突出，脊柱中柱的损伤及脱位椎体后上缘的压迫是造成损伤的主要病因，大多数学者主张前路减压、植骨、钢板内固定，手术技术的好坏与疗效密切相关。对颈椎中后柱损伤伴脊髓后方受压者及前后柱均有损伤、脊髓前后受压者宜采用后路减压，侧块钢板螺钉内固定，AXIS 颈椎侧块钢板螺钉系统能较好重建下颈椎稳定性，且不影响椎板减压，是一种安全有效的后路手术方法。

（徐梓耀）

第二节　胸骨骨折

一、病因

胸骨骨折在胸部创伤中胸骨骨折较少见，其发生率占胸部创伤的 1.1%～5%。引起胸骨骨折的原因，主要是由于强大外力直接作用于胸骨区或挤压所致，如牛顶、马踢，最常见于高速行驶的汽车事故，特别是在减速时，司机胸部撞击在方向盘上。各家报告资料表明，胸骨骨折很少并发肋骨骨折，骨折可发生在胸骨的任何部位，大多数骨折发生在靠近胸骨体与胸骨柄相连接的胸骨体部，骨折线常为横形，较少移位，若有移位，一般是下端向前上方移位，但在方向盘所致骨折或称方向盘综合征时，骨折下断端可向后上方移位，且常伴多发性肋软骨或肋骨骨折，并可引起反常呼吸运动。直接撞击引起者半数以上伴有纵隔内血肿甚或引起急性心脏压塞、心包裂伤、心肌挫伤、瓣膜损伤，冠状动脉挫伤导致血栓形成和心肌梗死、心脏破裂、胸主动脉破裂或腹内脏器伤；挤压伤引起者可伴有脊柱骨折。胸骨骨折的病死率高达 30%～47%，主要死因胸内脏器伤或其他部位的合并伤，而不是胸骨骨折本身。

二、临床表现及诊断

(一)临床表现

(1)疼痛与触痛。胸前区疼痛、咳嗽、深吸气及转动身体时疼痛加重,局部可有压痛。有移位时,可触到明显的突起及假关节征。

(2)粉碎性胸骨骨折或合并数根肋骨骨折,可出现反常呼吸,从而引起呼吸及循环功能障碍,出现相应的症状和体征。

(二)辅助检查

(1)X 线检查胸部位侧片或立位断层通常可显示骨折端和远端重叠或骨折线。

(2)CT 及 MRI 检查能帮助了解有无纵隔内脏器损伤及主动脉破裂。

根据以上特征,胸骨骨折的诊断并不困难,但是,若骨折无移位或伴有严重合并伤,胸骨骨折本身的诊断往往被忽视。困难的是早期对多系统损伤做出评估,尤其是易受累及的心脏和后方的主动脉及其分支血管。若条件允许,应拍胸部后前位片,必要时行主动脉造影检查或 CT、MRI 检查。

三、治疗

1.一般治疗

胸骨骨折无明显移位者,可卧床休息及止痛,口服止痛药或用普鲁卡因、1%的利多卡因做局部封闭,2～3 周即可愈合。鼓励患者咳嗽,以防发生肺部并发症。

2.移位骨折的治疗

对有移位的骨折,应待病情稳定后,及早使骨折复位。常用的方法如下。

(1)闭式复位法:在局麻下将患者肩胛间垫至胸椎过伸,双臂上举过头,用手法加压胸骨复位,然后肩胛间垫以小枕及骨折部位用砂袋压迫,卧位休息。此法多用于胸骨完全横断并移位的骨折。

(2)手术内固定法:早期手术治疗可以减轻疼痛,且在骨折后 10 d 内骨痂形成前,手术比较容易,是目前治疗移位性胸骨骨折的理想方法。可经胸骨正中切口,骨折复位后,用 2～3 根粗不锈钢丝穿过骨折两端的胸骨板,对合后拧紧不锈钢丝。此法简单,具有术后疼痛缓解明显、住院时间短、并发症低等优点。

(徐梓耀)

第三节　肋骨骨折

肋骨的完整性或连续性遭到破坏,称为肋骨骨折。肋骨古称"胸肋"、"胁肋",其中最下两肋又称"凫骨"。肋骨共 12 对 24 根,左右对称排列,为细长弓形,前后分别与胸骨和胸椎相连形成胸廓,起支持和保护胸腔和部分腹腔的重要作用。上 7 对肋骨借软骨直接附着于胸骨,称真肋。第 8～10 肋骨依附着于上位肋软骨,形成肋弓,并借第 7 肋软骨间接附着于胸骨上,此下 5 对肋骨称为假肋。第 11、第 12 对肋骨前缘游离于腹壁肌肉层中,称为浮肋。肋骨体大部分呈扁平状,是由两层薄弱的坚质骨包裹一层骨松质组成,故肋骨较为脆弱(图 14-1)。

一、病因与发病机制

直接暴力与间接暴力都可引起肋骨骨折,以直接力损伤多见。直接暴力如拳击、碰撞、刀伤、砸伤等,间接暴力如挤压、辗轧伤、肌肉收缩等。

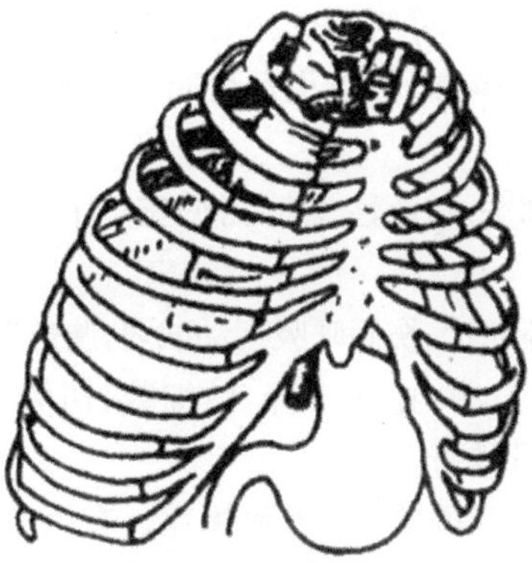

图 14-1 肋骨形态

(一)直接外力

直接外力多由钝器打击或摔倒时胸壁碰撞于桌角、浴池边缘等引起。骨折端向内移位较大时可损伤胸膜，造成气胸或血气胸。而因爆炸等引起石块、弹片击中胸壁，可造成开放性肋骨骨折，甚至胸壁缺损。外力直接作用于肋骨，使其向内凹陷而断裂，暴力移除后，肋骨由于胸壁的弹性基本恢复到原位。

(二)间接外力

间接外力多由交通事故、重物倒塌压砸所致。骨折线常呈斜形，尖端锐利，偶可刺破皮肤形成开放性骨折。外力前后对挤使胸廓矢状径减少，左右横径增大，肋骨向外弯曲而骨折，最常发生于腋中线处。外力左右对挤时，可发生前肋或后肋向外突出骨折，或胸肋关节脱位。

(三)多重外力

由于直接外力过于强大，在造成被打击处骨折后，暴力继续沿肋骨传导而发生多根肋骨骨折或一根多段骨折，甚至多根多段骨折。在一次事故中，胸廓同时遭受直接打击和间接挤压，也是发生多段骨折的重要原因。

(四)肌肉收缩

由于长期咳嗽或剧烈喷嚏，肋间肌肉反复急剧收缩可引起肋骨骨折。多发生于体质虚弱之人，如肺结核、慢性阻塞性肺病或有明显的骨质疏松者，故属于疲劳性骨折。

一根肋骨单处或两段骨折，胸廓的稳定性常不被破坏，而多根多段骨折，或多根肋骨单处骨折合并肋软骨骨折、胸肋关节脱位时，可使该处胸廓失去支持；形成浮动胸壁，吸气时胸腔负压增大，该处胸壁向内凹陷，呼气时因胸腔负压减低而向外凸出，由于呼吸时胸廓运动方向与正常相反，故又称为反常呼吸。如果胸膜的穿破口已闭合，不再有空气进入胸膜腔，称为闭合性气胸；如果胸膜的穿破口未闭合，空气仍自由进出，称为开放性气胸；如果胸膜的穿破口形成闭门，吸气时空气进入胸膜腔，呼气时空气却不能被排出，使得胸腔内的压力不断增加，对患侧肺的压迫和对纵隔的推移也愈来愈大，称为张力性气胸。

肋骨骨折时肺脏也会受到挫伤，发生肺泡内和肺间质出血水肿，肺顺应性降低，血气胸的机械性压迫可使肺脏萎陷、纵隔移位，反常呼吸时肺的通气功能更加障碍，潮气量下降，以上因素共同造成气体交换量和肺泡通气量的减少以及血液灌流失调，引起肺内分流，大量流经肺毛细血管的斑液未经氧合进入左心而出现低氧血症，导致机体缺氧。

二、临床症状

伤后局部疼痛，说话、咳嗽、喷嚏、深呼吸和躯干转动时疼痛加剧，呼吸较浅而快，胸闷气促甚至口唇发绀。

三、体征

胸部局部压痛、肿胀、胸廓挤压试验阳性。皮下可有血肿或瘀斑。严重者有反常呼吸。患者常以手捂住骨折处，且多能指出骨折部位，自己偶尔可听到骨擦音。骨折处有压痛，或有畸形。移位重者，医者两手分别置于胸骨和胸椎，前后或左右挤压胸廓，均可引起骨折处疼痛加剧，即胸廓挤压征阳性，其是诊断肋骨骨折的主要体征之一。

合并多肋双处骨折时，伤部胸廓失去骨性支持而凹陷，且见反常呼吸，出现呼吸困难、发绀，甚至休克等。

合并闭合性气胸，可有胸闷、气促等症状，伤侧呼吸运动减弱，胸部叩诊呈鼓音，呼吸音及语颤减低或消失。

合并开放性气胸，可有呼吸困难、发绀，血压下降，脉细数，伤侧呼吸音低微甚或消失，同时也可听到空气经胸壁伤口进出的声音，胸部叩诊呈鼓音。

合并张力性气胸，可出现严重的呼吸困难、发绀和休克。有时气体从胸膜腔挤入纵隔和皮下组织，则在头、颈、胸、上肢部位触到皮下气肿，气管偏向健侧。当胸腔穿刺，抽出部分气体后，压力可暂减低，不久又会增设，症状复又加重。合并血胸时，小量积血（<300 mL），多无自觉症状；但大量积血（>2 000 mL），可出现面色苍白、气促、发绀，脉细数。并可见肋间饱满，胸部叩诊呈浊音，呼吸音及语颤减弱，行胸腔穿刺可明确诊断。血胸形成以后，出血停止者，称非进行性血胸。若出血不止，症状会逐渐加重，此称为进行性血胸。

四、诊断

(1)外伤史。

(2)症状体征。

伤者多种意外事故使胸廓遭受打击、撞击、挤压等外伤史。长期咳嗽剧烈喷嚏后，突然出现胸壁疼痛，应高度怀疑有肋骨骨折的可能。局部有血肿或淤斑，骨折处压痛，沿肋骨可触知骨骼连续性中断或骨擦感，胸廓挤压征阳性。

(3)影像学检查：①X 线检查：凡疑有肋骨骨折时，必须拍胸部正侧位 X 线片，以明确骨折的部位、移位程度和累及肋骨的数量，更有助于判断血气胸、肺挫伤、肺不张、肺部炎症情况。②CT 检查：主要用于观察肺挫伤、肺部炎症以及血气胸情况。

五、治疗

(一)保守治疗

单根肋骨骨折，因有肋间肌固定和其余肋骨支持，多无明显移位，即使有移位，愈合后也不会影响呼吸功能，故一般不需整复。多根多段骨折移位明显，甚至出现浮动胸壁时，需要复位与固定。

1.手法整复

患者坐于凳子上挺胸叉腰，助手立于患者背后将一膝顶于患者背部正中，双手握其肩，缓缓用力向后上方牵拉，嘱患者深吸气，使胸廓扩展，术者用手指或手掌挤按高凸部分使之复平。然后，由后上向前下方沿肋骨行走方向施以分肋推抹法，以开胸理气，祛痰止咳。若患者身体虚弱，可取仰卧位，背部垫高使双肩后伸，术者仍用双手挤按患处使骨折复位。

2.固定方法

(1)胶布固定法：本法适用于 5～9 肋骨折。在患者呼气末胸廓周径最小时屏住呼吸，用宽 7～10 cm 的长胶布自健侧肩胛下角线至健侧锁骨中线，由下而上、由后向前依次环绕伤肋加以固定，后一条胶布要覆盖前一条胶布上缘，重叠 1/3～1/2。以跨越骨折区及上下两根肋骨为度，固定 3～4 周。若皮肤对胶布过敏、患有慢性阻塞性肺病者，或老年人有心肺功能不全时，因该法能限制呼吸而不宜采用。

(2)弹性绷带或尼龙扣带固定法：弹性绷带有一定的伸缩性，对胸廓的限制作用较小，特别适用于老年患者有肺部疾病、心肺功能不全以及皮肤对胶布过敏者。在呼气末用弹性绷带环绕胸部，固定范围同上。尼龙扣带松紧可调，方便更换膏药及皮肤护理，故受到欢迎。

(3)棉垫纸壳固定法：本法适用于小范围的浮动胸壁。用 4～5 cm 厚的棉垫贴压于患处，上覆弧形硬纸壳,再用弹性绷带或尼龙扣带加压固定胸部,可明显减轻胸壁反常运动。

(4)肋骨牵引:大范围的浮动胸壁或外固定不能奏效时,可在局麻下用无菌巾钳经皮夹持浮动胸壁区中央1～2根肋骨,经床旁滑轮牵引(图14-2),牵引重量1～2 kg,时间为1～2周。

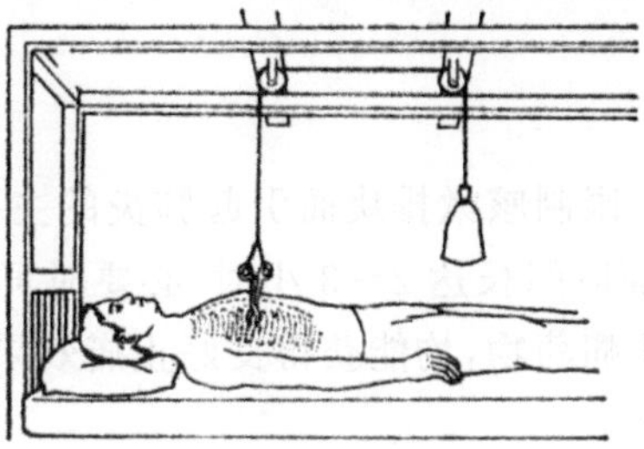

图14-2 肋骨牵引

(二)手术治疗

新鲜开放性肋骨骨折,在开胸处理内脏之后,可用钢丝把肋骨固定在一起。横断骨折,采用钢丝穿孔固定法。斜形骨折可用钢丝捆缚法,在捆缚处作一小骨槽,以防钢丝滑脱(图14-3)。如系严重多根多处肋骨骨折或两侧骨骨折,胸壁塌陷,患者无法进行呼吸时,可采用"内固定术",进行气管切开,插入带有气囊的气管导管,连接正压麻醉机,进行人工呼吸,用正压空气(或氧)通过气管,使肺脏膨胀,胸壁膨起,通过胸内压力把下陷的肋骨"固定"在吸气的位置。内固定术要进行3～5天,直至患者能自如呼吸为止。

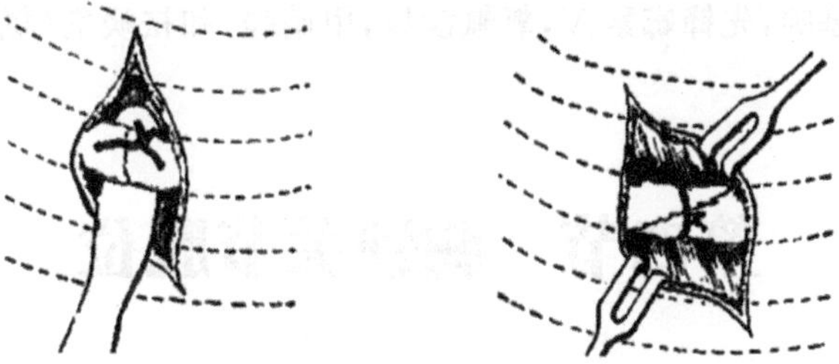

图14-3 肋骨骨折钢丝内固定

(三)并发症的处理

1.气胸

(1)闭合性气胸:闭合性气胸而胸腔积气较少者,对肺功能影响又不大,不需特殊处理,积气往往能自行吸收。若积气较多时,有胸闷、气急、呼吸困难,可在第二肋间隙锁骨中线处行胸腔穿刺,抽出积气。

(2)开放性气胸:应尽快将开放性气胸改变为闭合性气胸。急救时,可用消毒过的纱布或凡士林油纱布堵塞伤口包扎,阻止胸腔与外界空气相通,待病情好转后,再行清创术。如合并内脏损伤者,应先处理脏器损伤。污染严重者,宜行胸壁引流,并积极控制感染。

(3)张力性气胸:对张力性气胸,需紧急在前胸第二肋间隙插入一针头排气,暂时降低胸腔内压力,以后插入胸腔引流管进行水封瓶引流。

2.血胸

非进行性血胸积血量大,可在伤后12～14小时后,在腋后线第6～7肋间隙进行胸腔穿刺,抽出胸腔积血,如积血多者,可分次抽出,量不超过1000 mL,每次抽吸后注入抗生素,以预防感染。进行性血胸,在积极抢救休克后,行开胸探查术,术后插入引流管,用水封瓶引流。

(四)药物治疗

1.内治

初期应活血化瘀,理气止痛。伤气为主者,可选用柴胡疏肝散,金铃子散;伤血为主者,可选用复元活血汤或血府逐瘀汤加苏子降气汤。后期胸肋隐隐作痛或陈伤者,宜化瘀和伤,行气止痛,可选用身痛逐瘀汤、散瘀和伤汤;气血虚弱者,用八珍汤合柴胡疏肝散。

2.外治

初期用定痛膏,中期用接骨丹,后期用万灵膏敷贴,或用海桐皮汤熏洗。

(五)其他疗法

1.止痛

肋骨骨折疼痛剧烈,是影响呼吸、限制咳嗽排痰而引起肺炎的主要原因,应适当应用止痛药或局部注射0.5%的利多卡因30~50 mL,止痛时间长达2~3小时,必要时可重复使用。肋间神经封闭、低浓度持续高位硬膜外麻醉或静脉持续泵注止痛药物,均能获得良好止痛效果。

2.控制肺部感染

对有慢性阻塞性肺病感染者,应尽早做痰培养,并给予广谱抗生素,待细菌药敏确定后,针对性应用抗生素。有效止痛和预防肺部感染是肋骨骨折治疗的重点。

3.吸氧

采用无创面罩加压吸入湿化的氧气,可提高血氧分压,改善缺氧症状,避免了鼻导管吸氧时的不适感,或患者用口呼吸时鼻导管给氧效果不佳的缺点。

肋骨骨折的预防首先要注意避免生活中的撞伤,尤其是家中家具如餐桌等尽量使用钝圆性边角的家具;其次在乘车是尽量系好安全带,防治胸部撞击于方向盘;对骨质疏松的患者,要补充钙剂,防止咳嗽、打喷嚏时发生骨折。预防肺部并发症主要在于鼓励患者咳嗽、经常坐起和辅助排痰,必要时行气管内吸痰术。适量给予抗生素(头孢噻啶,先锋霉素V,氧氟沙星,甲硝唑)和祛痰剂(氯化铵,沐舒坦)。

(段小锋)

第四节　胸锁关节脱位

胸锁关节脱位,临床上较少见,约占人体所有关节脱位的1%,其关节是由锁骨内端与胸骨柄的锁骨切迹及第1肋骨间所构成,被关节囊和韧带围绕固定,前后还有肌肉加强,故此关节稳定不易脱位。按损伤性质,可分为急性和慢性胸锁关节脱位;按脱位程度,分半脱位和全脱位两种;按锁骨内端脱出方向,分为前脱位和后脱位。其中,胸锁关节前脱位多,后脱位少见。

一、病因病理

(一)直接暴力

如车祸、运动,暴力直接冲击锁骨内端,使其向后、向下脱出,形成胸锁关节后脱位。

(二)间接暴力

外伤间接暴力作用于肩部,使肩部急骤地向后、向下用力,在锁骨内端与第1肋上缘为支点的杠杆作用下,可引起锁骨内端向前向上脱出,形成胸锁关节前脱位。

(三)持续劳损

劳动和运动等动作,经常地使锁骨过度外展,胸锁关节逐渐形成慢性外伤性脱位。

胸锁关节脱位的病理变化是关节异位、关节囊和胸锁韧带的撕裂。严重者,肋锁韧带亦发生撕裂。严重的后脱位,可压迫纵隔内重要脏器,引起呼吸困难、咽下不便和颈部血管被压等症状。

二、临床表现

(1)伤后局部出现肿胀、疼痛,或有瘀斑。

(2)胸锁关节部位高突或凹陷,头倾向患侧,患侧肩部下垂,患侧上肢功能障碍。

(3)检查时,患侧上肢活动更感疼痛不适,局部压痛。

三、诊断要点

(1)胸锁关节处畸形,局部出现肿胀疼痛。

(2)患侧上肢运动功能丧失。锁骨内端高突者,为前脱位;凹陷者,为后脱位。严重的后脱位,内端可压迫气管、食道及颈部血管而出现一系列严重症状。

(3)若属慢性损伤而引起脱位者,关节出现高突疼痛,但常无明显的外伤史。

(4)X 线片可明确诊断和确定有无合并骨折。

四、治疗方法

(一)手法整复

1.胸锁关节前脱位

采用高度后伸外旋及轻度外展肩关节的方法来整复脱位。患者取坐位,医生一手将患肩关节向上、后、外方推动;另一医生推挤其高突的锁骨远端,协调用力,使之复位。

2.胸锁关节后脱位

患者仰卧于床上,以枕头垫高患侧肩胛骨部,一助手固定患者右侧胸廓;左上肢下垂于床沿之外,医师握住左上肢向后牵引,约 2～3 分钟后,医师双手挟住患者左肩,用力向上后方按捺,锁骨胸骨端即突然跃起,恢复正常形态。此为左侧胸锁关节后脱位的复位手法,右侧与此相仿。

(二)固定方法

用双圈固定两侧肩关节,与锁骨骨折固定方法相同。或将上肢屈肘 90°,用三角巾绕悬吊于胸前。约固定四周即可。

(三)功能锻炼

初期注意活动患肢关节,多做指、腕、肘关节的屈伸活动,以促进气血流通。中后期或解除固定后,逐渐以“上提下按”,“前俯分掌”等动作锻炼其功能,促进损伤关节的迅速恢复。

(四)切开复位固定

经手法复位未成功的或有小片骨折,可行切开复位内固定。用两枚克氏针经过关节固定,并将克氏针尾端弯成勾状,以防止克氏针移位。缝合修补撕裂或断裂的胸锁前韧带,术后用“8”字石膏绷带固定 4 周。一般 6 周左右拔除克氏针,活动关节。

(徐梓耀)

第五节　胸腰椎骨折与脱位

一、概述

胸腰椎骨折与脱位占脊柱损伤的首位,伤情严重,治疗比较复杂,严重者常造成患者残废。胸椎遭受损伤的机会相对较少,胸廓的支撑、固定作用,将胸椎联合成一个整体,较小的暴力,由于胸廓的吸收作用而衰减,不至于引起明显损伤,因此临床所见的胸椎骨折,多由严重的直接暴力所致。巨大的暴力,往往同时造成胸廓损伤,治疗比较复杂,应首先处理直接威胁患者生命的合并伤,病情稳定后,再着手胸椎骨折的治疗;胸椎椎管较小,其内容纳脊髓,骨折块突入椎管或发生骨折脱位,脊髓缓冲空间有限,容易损伤,加之胸段脊髓血供不丰富，伤后神经功能的恢复可能性极小。腰椎椎管较胸椎椎管大得多，加之其容纳的主要为马尾神经，因而腰以下的腰椎骨折，发生完全性截瘫者少见，多保留下肢部分神经功能，早期减压复位，有望取得明显的手术效果。胸腰椎损伤最常发生在胸椎和腰椎交界处，因此临床上把胸 11～腰 2 称为脊椎的胸腰段。胸腰段具有较大的活动度，又是胸椎后凸和腰椎前凸的转折点，在脊柱屈曲时以胸腰段为弯曲的顶点，因此最易由传导暴力造成脊椎骨折。胸段骨折合并截瘫通常是脊髓圆锥与马尾神经混合伤，伤后主要神经症状表现为以双下肢瘫痪、括约肌功能障碍为主。

二、胸椎骨折

（一）发生机制

造成胸椎骨折的主要暴力包括间接暴力和直接暴力，常见于坠落伤、车祸和重物打击伤后。根据暴力的类型、方式和体位，损伤各不相同，常见的暴力类型有以下几种。

1.屈曲暴力

屈曲暴力致伤，脊柱的前部承受压应力，脊柱后部承受张应力。主要造成椎体的前缘压缩骨折，当暴力很大时椎体前缘压缩超过其高度的 1/2，常伴有椎体后上缘骨折块突入椎管。椎体后缘高度往往无明显改变。

2.压缩暴力

在轴向压缩载荷的作用下椎体产生爆裂骨折，横断面上整个椎体的各径线均增大。骨折块向椎体左右和前后碎裂，椎体后部碎骨块突出进入椎管，造成脊髓神经不同程度的损伤。

3.屈曲分离暴力

常见于车祸中，又名安全带损伤。高速行驶的汽车发生车祸时，由于安全带的作用，下肢和躯干下部保持不动，上半身高速前移，造成以安全带附近脊椎为支点，脊柱后部结构承受过大的张力而撕裂，受累的结构以后柱和中柱为主。

4.屈曲扭转暴力

屈曲和扭转两种暴力同时作用于脊柱，损伤严重，椎体旋转、前中柱骨折，单侧或双侧小关节突交锁。

5.水平暴力

水平剪力往往较大，造成上下位椎体前后脱位，对脊髓和马尾神经的损伤严重，预后差。

6.伸展分离暴力

在胸腰椎比较少见，此种主要造成脊柱前部张力性破坏，黄韧带皱褶突入椎管，压迫脊髓。

（二）分类

根据 Dennis 的脊柱三柱理论，脊柱的稳定性依赖于中柱的形态，而不是后方的韧带复合结构。三柱理论的基本概念是：前纵韧带、椎体及椎间盘的前半为前柱；后纵韧带，椎体和椎间盘的后半构成中柱，而后柱则包括椎弓、黄韧带、关节突、关节囊和棘间、棘上韧带。椎体单纯性楔形压缩骨折，不破坏中柱，仅前柱受累为稳定性骨折。爆裂性骨折，前、中柱均受累，则为不稳定骨折，屈曲牵张性的损伤引起的安全带骨折，中柱和后柱均破坏，亦为不稳定损伤，而骨折脱位，由于前、中、后三柱均破坏，自然属于不稳定损伤。

1.根据暴力类型分类

（1）爆裂骨折：以纵向垂直压缩暴力为主，根据暴力垂直程度分下列几个类型：非完全纵向垂直暴力；椎体上下方终板破裂；椎体上方终板破裂；椎体下方终板破裂；合并旋转移位；椎体一侧严重压缩粉碎骨折。

1）非完全纵向垂直暴力。

A 型：一般上、下终板均破裂。

B 型：略前屈终板损伤，多见。

C 型：略前屈终板损伤，少见。

D型：伴旋转损伤。

E型：略带侧弯伴一侧压缩。

2)爆裂骨折特点：两椎弓根间距增宽；椎板纵裂；CT示突入椎管的骨块往往比较大，多数病例之椎体后上骨块突入椎管，椎管受压较重。严重爆裂骨折，脊柱三柱损伤，椎管狭窄严重，截瘫发生率高。

(2)压缩骨折：根据压缩暴力的作用方向，可分屈曲压缩性骨折和侧向压缩骨折，前者椎体前柱压缩，中柱无变化或轻度压缩，椎弓根间距正常，棘突无分离，属稳定性骨折，可用非手术方法治疗；后者造成椎体一侧压缩骨折，多伴有明显脊柱侧弯，临床比较少见。

(3)分离骨折：常见的主要有Chance骨折，椎体楔形变，椎后韧带复合结构破坏，棘突间距离增宽，关节突骨折或半脱位，而椎弓根间距正常。不论损伤是经骨-骨、骨-软组织，还是软组织，此种损伤均为三柱破坏，属不稳定骨折，需手术内固定。受压往往较轻，不伴脱位的病例，截瘫发生率较低；过伸分离骨折比较少见，由过伸暴力作用引起，严重者因后方黄韧带皱褶突入椎管压迫脊髓造成不全性截瘫。

(4)水平移位型骨折：引起本类骨折的暴力有水平暴力与旋转暴力。暴力主要集中于椎间盘，故多数为经椎间盘损伤，椎体之间的联结破坏，极易发生脱位，截瘫发生率高。根据暴力的特点，本类骨折又可分为两种类型：

剪力型：由水平暴力引起。水平移位型骨折脱位发生率高，多经椎间隙发生，椎体无压缩骨折，有时可伴有椎体前上缘小分离骨折，棘突间距不增宽，后凸畸形较轻，如伴有旋转脱位，往往有旋转移位、横突、肋骨和关节突骨折，脱位纠正后，损伤椎间隙变窄，截瘫恢复差。

旋转型：椎间隙变窄，可合并肋骨、横突骨折，并伴有脊椎骨折和关节突骨折，有时在脱位部位下一椎体的上缘发生薄片骨折，此骨折片随上一椎体移位；多数骨折伴有一侧关节突交锁。

2.根据脊柱骨折稳定程度分类

(1)稳定性脊柱骨折：骨折比较单纯，多不伴有中柱和后部韧带复合结构的损伤，骨折发生后，无论是现场急救搬运或是伤员自身活动，脊柱均无移位倾向，见于单纯屈曲压缩骨折。椎体的前部压缩，而中柱高度不变，后柱完整，此种骨折多不伴有脊髓或马尾神经的损伤。

(2)不稳定性骨折：脊柱遭受严重暴力后，发生骨折或骨折脱位，并伴有韧带复合结构的严重损伤。由于参与脊柱稳定的结构大多破坏，因而在伤员的搬运或脊柱活动时，骨折损伤部位不稳定，若同时伴有后纵韧带和纤维环后半损伤，则更加不稳。根据Dennis三柱理论，单纯前柱损伤为稳定骨折，如单纯椎体压缩骨折；中柱在脊柱稳定方面发挥重要作用，前柱合并中柱损伤，如椎体爆裂骨折，为不稳定性骨折；前中后三柱同时受累的Chance骨折、伴后柱损伤的爆裂骨折、骨折脱位，均为极度不稳定性骨折。

(三)病理变化

1.成角畸形

胸腰椎骨折大部分病例为屈曲损伤，椎体的前部压缩骨折，脊柱的中后柱高度不变，前柱缩短，形成脊柱后凸畸形，前柱压缩的程度越严重，后凸畸形越明显。当椎体前部压缩超过1/2，后柱的韧带复合结构受到牵张力。较轻者深筋膜、棘上、棘间韧带纤维牵拉变长，韧带变薄，肉眼观察，韧带的连续性尚存在前柱继续压缩，后柱复合结构承受的牵张力超过生理负荷，纤维发生部分断裂，严重者韧带撕裂，裂隙内充满积血，黄韧带和小关节囊撕裂，小关节可发生骨折或关节突交锁；骨折和软组织损伤的出血，渗透到肌组织内形成血肿，血肿机化后产生瘢痕，萎缩和粘连，影响肌纤维的功能，妨碍脊柱的正常活动功能并引起腰背疼痛。在椎体的前部，前纵韧带皱褶，在前纵韧带和椎体之间形成血肿，血肿压迫和刺激自主神经，使胃肠蠕动减弱，致患者伤后腹胀和便秘。

2.椎体后缘骨折块对脊髓神经的压迫

垂直压缩暴力造成椎体爆裂骨折，骨折的椎体厚度变小而周径增加，骨折的碎块向四周裂开并发生移位。X线片显示椎体左右径与前后径显著增宽，向前移位的骨块，由于前纵韧带的拉拢，除产生血肿刺激神经引起患者胃肠功能紊乱外，无大的危害性，而在椎体的后缘，暴力瞬间，后纵韧带处于牵张状态，破裂的椎体后上部骨块向椎管内移位仅受后纵韧带的张力阻拦，易突破后纵韧带移入椎管内，碎骨块所携带的功能，足以将脊髓摧毁，造成脊髓圆锥和马尾神经的损害。

3.椎间盘对脊髓的压迫

屈曲压缩和爆裂骨折占胸腰椎骨折的绝大部分，而此种损伤都伴有椎体的屈曲压缩性改变，前柱的高度丧失均大于中柱，椎间隙呈前窄后宽形态，间隙内压力增高，髓核向张力较低的后方突出，当屈曲压缩的力量大于后纵韧带和纤维环的抗张强度，后纵韧带和纤维环相继破裂，椎间盘进入椎管内，使属于脊髓的有限空间被椎间盘所占据，加重脊髓的损伤。

4.来自脊髓后方压迫

Chance 骨折或爆裂骨折，脊柱的破坏相当严重，黄韧带断端随同骨折的椎板，由后向前压迫脊髓的后部，未发生断裂的黄韧带，张于两椎板之间，有如绷紧的弓弦，挤压硬膜囊。在过伸性损伤中，黄韧带形成皱缩，凸向椎管，同样构成脊髓后部压迫。

5.骨折脱位，椎管容积丧失

水平移位性损伤产生的骨折脱位，对脊髓的损伤最为严重。在此种损伤中，暴力一般都比较大，脊柱的三柱均遭到严重破坏，脊柱稳定功能完全丧失。上位椎体向一个方向移位1 mm，相应下位椎体向相反的方向移动 1 mm。脊髓的上、下部分别受到来自相反方向的压迫，脊髓内部的压力急剧增加，血供迅速破坏，伤后脊髓功能恢复的可能性极小。

6.脊柱成角、脱位导致脊柱损伤

慢性不稳定脊柱骨折脱位或成角，破坏了脊柱正常的负重力线，长期非生理情况下的负荷，导致成角畸形缓慢加重，引起慢性不稳定，对于那些骨折早期无神经压迫症状的患者，后期由于脊柱不稳定产生的异常活动造成迟发性脊髓损伤，此外脊柱成角本身可造成椎管狭窄，脊髓的血供发生障碍。

(四)临床表现

有明确的外伤史，重者常合并脑外伤或其他内脏损伤，神志清醒者主诉伤区疼痛，肢体麻木，活动无力或损伤平面以下感觉消失。检查见伤区皮下淤血、脊柱后凸畸形。严重骨折脱位者，脱位局部有明显的空虚感，局部触痛，常可触及棘突有漂浮感觉。由于损伤的部位及损伤程度不一，故神经功能可以是双下肢活动正常，亦可表现双下肢完全性瘫痪。神经功能检查，临床常用 Frankel 分级法。括约肌功能障碍，如表现为排便无力、尿潴留、便秘或大小便完全失禁。男性患者阴茎不能有意识勃起，被动刺激会阴或阴茎表现为不自主勃起，如脊髓颈胸段损伤而圆锥功能仍存在者；如为脊髓圆锥部的骨折脱位，脊髓低级性中枢遭到摧毁，勃起功能完全丧失。

(五)诊断要点

根据外伤史及外伤后的症状、体征可初步确定为胸腰椎骨折或脱位，并可依感觉、运动功能丧失而初步确定损伤节段，便于进一步选择影像学检查部位。X 线平片是胸腰椎骨折的最基本的影像学检查手段，应常规应用。通常拍正侧位片，根据病情需要可加照斜位或其他位置。单纯压缩骨折正位片可见椎体高度变扁，左右横径增宽，侧位片可见椎体楔形变，脊柱后凸畸形，椎体后上缘骨折块向后上移位，处于椎间水平。爆裂骨折侧位片显示椎体后上缘有大块骨块后移，致伤椎椎体后上部弧形突向椎管内小关节正常解剖关系破坏。骨折脱位者侧位片显示两椎体相对位置发生明显变化，以上位脊椎向前方或前方偏一侧移位摄常见。CT 扫描比普通 X 线检查能提供更多的有关病变组织的信息，因而优越性极大，有条件者应该常规应用。CT 片可以显示骨折的类型和损伤的范围，用于单纯椎体压缩骨折，可以显示椎体后缘有无撕脱骨块，骨块是否对硬膜囊形成压迫，有助于决定治疗方法。爆裂骨折 CT 扫描可以观察爆裂的椎体占据椎管的程度，有助于决定采用何种手术方法减压，并为术中准确解除压迫提供依据。MRI 能够较清楚地显示椎管内部软组织的病损情况，在观察脊髓损伤的程度(水肿、压迫、血肿、萎缩)和范围方面较 CT 优越，对脊柱后柱结构的损伤亦有良好显示，有助于判断脊柱稳定性。

(六)治疗原则

根据脊柱的稳定程度可以采用非手术治疗或手术治疗。非手术治疗主要用于稳定性脊柱骨折，目的在于通过缓慢的逐步复位恢复伤椎的解剖关系，通过脊柱肌肉的功能训练，为脊柱提供外源性稳定，从而避免患者晚期常见的损伤后背痛。手术治疗脊柱损伤的目的在于：解除脊髓神经压迫，纠正畸形并恢复脊柱的稳定性。手术早期稳定性由内固定材料提供，坚强的内固定可以保证患者早下地活动，防止长期卧床导致的各种并发症，加速创伤愈合，恢复机体的生理功能。脊柱稳定性的远期重建，依赖正规的植骨融合。

(七)治疗选择

1.非手术治疗

(1)适应证：用于稳定性脊柱骨折，如椎体前部压缩<50%，且不伴神经症状的屈曲压缩骨折，脊柱附件单纯骨折。

(2)方法：伤后仰卧硬板床，腰背后伸，在伤椎的后侧背部垫软垫。根据椎体压缩和脊柱后凸成角的程度及患者耐受程度，逐步增加枕头的厚度，于12周内恢复椎体前部高度。X线片证实后凸畸形已纠正，继续卧床3周，然后床上行腰背肌锻炼。床上腰背肌锻炼为目前临床上较常用的功能疗法，腰背肌锻炼的目的是恢复肌力，为后期脊柱稳定性重建提供动力基础、预防后期腰背痛与骨质疏松症的出现，过早下地负重的做法不宜提倡，因为有畸形复发可能，尤其是老年骨质疏松的患者，临床上出现慢性不稳定者，大多源于此。

(3)优点：治疗方法简单，无须长时间住院，治疗费用较低。

(4)缺点：卧床时间长，老年患者易出现肺部并发症和褥疮，部分病例遗留晚期腰背痛和骨质疏松症，适应证较局限等。

2.手术治疗的目标和适应证

(1)手术治疗的目标：为损伤脊髓恢复功能创造条件(减压和避免再损伤)；尽快恢复脊柱的稳定性，使患者能尽早起床活动，减少卧床并发症；植骨融合后提供长期稳定性，预防顽固性腰背痛的发生。

(2)适应证：适用于多数不稳定性骨折与伴脊髓有明显压迫的骨折、陈旧性骨折椎管狭窄、后凸或侧凸畸形者，近年来，随着微创脊柱外科技术的发展，适应证已进一步扩大，包括单纯压缩骨折、骨质疏松症所致压缩骨折等。

3.手术方法

(1)对有神经症状者应行脊髓神经减压术：脊柱骨折脊髓压迫的因素主要来自硬膜的前方，包括脊柱脱位，伤椎椎体后上缘压迫脊髓前方；压缩骨折，椎体后上角突入椎管压迫脊髓；爆裂骨折，骨折块向后移位压迫脊髓；单纯椎间盘突出压迫脊髓；脊柱呈锐弧后凸或侧凸畸形>20°，椎管受到压迫性和张力性两种损伤，故应采用硬膜前方减压，经一侧椎弓根的侧前方减压或经两侧椎弓根的环形减压或侧前方入路下直接减压。

(2)内固定：以短节段为主。Lcuque 棒或 Harrington 器械固定，由于节段过长，有一定的缺点，目前应用较少。减压完成后，应使患者维持于脊柱过伸位，在此基础上行内固定，可望使椎体达到良好的复位要求。目前应用的内固定器械包括后路与前路两大类，后路多采用短节段椎弓根螺钉系列，前路多采用短节段椎体螺钉钢板系列或椎体螺钉棒系列。

(3)植骨融合：脊柱融合的要点为：内固定只能提供早期稳定，后期的永久性稳定需依赖于植骨融合，因而植骨是处理胸腰椎骨折的一个常规手段，必须保证正规、确实的植骨操作。植骨数量要足够，由于植骨是在非生理情况下的骨性融合，因而骨量少，骨痂生成少，有限的骨痂难以承受生理活动所施加的载荷。植骨的质量要保证，异体骨应避免单独应用于脊柱融合，有不少失败的报道，有的后果相当严重，但在前路大量植骨时，自体骨量不够，可混合少量异体骨或骨传导活性载体。大块髂骨植骨质量可靠，并可起到支撑和承载作用，而火柴棒样植骨增加了生骨面积，能较早发生骨性融合，两者可联合应用。究竟是采用前路椎体间融合还是采用后路椎板、横突间融合应根据具体情况决定，决定因素取决于骨折类型、脊髓损伤程度、骨折时间、脊髓受压的主要来源以及患者的一般状况等。通常后路张力侧能同时做到固定与减压，但在脊柱稳定性方面远不如前路椎体间植骨。

三、单纯椎体压缩骨折

单纯椎体压缩骨折为稳定性骨折，临床比较常见，一般不伴有神经损伤，个别患者有一过性肢体麻木乏力，多能在短时间自行恢复，非手术方法治疗能取得良好的效果。

(一)发生机制

多为遭受较轻微的屈曲暴力作用，老年者骨质疏松多由摔倒臀部着地容易引起，临床病理改变主要体现为脊柱前柱压缩呈楔形改变，不伴有中柱的损伤，后柱棘间韧带部分损伤，少有韧带断裂及关节突骨折与交锁者；因中柱结构完整，椎管形态无改变，脊髓除少数因冲击作用直接损伤外，一般无明显骨性压迫损伤。如椎体压缩不超过50%，脊柱稳定性无破坏。

(二)临床表现

伤后腰背部疼痛，脊柱活动受限。伤区触痛和叩痛(+)，少数患者可见轻度脊柱后凸畸形，早期双下肢主动抬腿肌力减弱，这是由于髂腰肌、腰大肌痉挛，伤区疼痛等间接原因所致，不应与神经损伤相混淆。

(三)诊断要点

(1)明确外伤史及伤后腰背部疼痛、伤区触痛及叩击痛。

(2)X线检查：正位片显示伤椎椎体变扁，侧位片示椎体方形外观消失，代之以伤椎前低后高呈楔形变。测量伤椎前缘的高度，一般不低于后缘高度的50%，个别患者在伤椎后上缘可见小的撕脱骨块，骨块稍向上后移位，脊柱中柱、后柱完整性多无破坏。

(3)CT扫描：可见椎体前上部骨折，椎体后部多数正常，椎管各径线无变化。

(4)MRI示骨折区附近硬膜前方有局限性高密度改变，为伤区水肿、充血所致，脊髓本身无异常；后凸严重时可显示椎后软组织区水肿甚至韧带断裂。

(5)青少年患者，需与Scheuermann病相鉴别，后者又称青年性驼背、脊椎骨骺炎或脊椎骨软骨炎，其特点为胸椎长节段、均匀的后凸，相邻多个椎体楔形变。老年患者，尤其是老年妇女，应与骨质疏松胸腰椎楔形变相鉴别，后者无外伤史，骨质疏松明显，亦为多个椎体改变；MRI检查椎体或椎后软组织的信号改变可鉴别。

(四)治疗选择

1.非手术治疗

(1)适应证：单纯椎体压缩骨折。

(2)方法：伤后立即卧硬板床，腰下垫枕，使伤区脊柱前凸以达复位之目的。腰背部垫枕厚度应逐步增加，应以患者能够耐受为度，不可操之过急，尤其是高龄患者，复位过于急促，可导致严重的消化道症状。垫枕开始时，厚度5～8 cm，适应数天后，再增加高度，1周后达15～20 cm。

(3)优点：方法简单，有一定效果。

(4)缺点：不可能达到解剖复位，卧床时间相对较长。

2.手术治疗

少数骨折后腰背部疼痛严重，长时间不能缓解或老年患者不能耐受伤后疼痛和长期卧床者，可采用手术治疗行椎体成形或后凸成形术。

(1)优点：缓解疼痛快，卧床时间短。

(2)缺点：手术有风险，费用开支大。

(五)康复指导

患者伤后1～2周疼痛症状基本消失，此时即应积极行腰背肌功能锻炼。具体做法是：开始时采用俯卧位抬高上半躯体和双下肢(燕子背飞)的方法；腰部力量有所恢复后采用双肩(力量较强者头顶)顶住垫在床头板的枕头上，双手扶床，膝关节屈曲，双足着床，挺腹，将躯干中部上举，以获脊柱过伸，使压缩的椎体前部在前纵韧带、椎间盘组织的牵拉下复位，每日 3 次，每次 5～10 下，开始次数和高度要求不过于勉强，循序渐进，并定期摄片，观察骨折复位情况。一般 1 周后，多能获得满意的复位结果。练习间歇期间应坚持腰背部垫枕，维持脊柱过伸位。3 个月后，可下地练习行走。过早下地活动的做法极易造成患者畸形加重并导致远期顽固性腰背疼痛。

单纯胸腰椎椎体压缩骨折多见于中老年患者，其预后较好，但不正当的治疗和过早负重有导致后凸畸形和晚期顽固性腰背痛的风险，因此，建议患者引起足够的重视，及时救治。

(六)预后

单纯胸腰椎椎体压缩骨折无脊髓、神经损伤，且属稳定性骨折，预后较好；但少数患者，特别是老年性骨质疏松症患者，可能遗留后凸畸形及晚期顽固性腰背痛。

(七)研究进展

多年来，胸腰椎椎体单纯压缩骨折的治疗一直主张非手术治疗、卧床为主，但随着人们生活水平的提高，生活质量的要求亦随之提高；近年来，压缩骨折后顽固性腰背痛的报道较多，过去较容易忽略的问题摆上了脊柱外科医师的工作日程，传统手术治疗因其较大创伤难以取得理想的疗效/代价比，微创脊柱外科技术的发展使单纯压缩骨折后期腰背痛的解决成为可能，经皮椎体成形强化、经皮椎体后凸成形等技术较好地解决了晚期后凸畸形和顽固性腰背痛的问题，使早期能够下床活动、防止肺部并发症的出现成为现实。

四、椎体爆裂骨折

椎体爆裂骨折是一类较严重的胸腰椎骨折，因骨折块占据椎管容积，腰以上节段损伤时，通常易出现完全性或不完全性截瘫，腰以下则多数无神经症状，部分出现不同程度的马尾和神经根损伤。

(一)发生机制

多为垂直压缩暴力致伤，病理改变表现为除前柱骨折外，中柱亦遭受破坏，椎体碎裂，向前后、左右移位，向后方椎管内移位的骨块造成脊髓或神经的损害。

(二)临床表现

损伤部位疼痛剧烈，就诊超过 24 小时者伤区明显肿胀。查体见棘突周围皮下大面积淤血、肿胀，棘突后凸畸形，伤区触痛剧烈。损伤平面以下感觉、运动和括约肌功能不同程度发生障碍。

(三)诊断要点

有严重外伤史及伤后腰背部疼痛、肿胀伴有损伤平面以下感觉、运动和括约肌功能障碍者应考虑胸腰椎爆裂骨折的可能。

1.正位 X 线片

显示伤椎椎体高度降低，椎体横径增宽，椎板骨折，弓根间距增宽，椎体正常的解剖征象破坏。侧位片见椎体高度降低，以前方压缩尤为明显，伤椎上方之椎体向前下滑脱，椎间隙变窄，伤椎椎体后方向椎管突入，尤以后上方最剧，并常见有骨折块进入椎管内。可能有棘突骨折或关节突骨折，少数患者关节突骨折累及椎弓根。

2.CT 片

可清晰显示椎体爆裂，骨折块向四周散开，椎体的后缘骨折块向后移位，进入椎管。骨块向后移位严重的一侧，患者神经损伤症状亦重于对侧，如骨块完全占据椎管空间，脊髓神经多为完全性损伤；CT 扫描时应考虑手术治疗的需要，扫描范围应包括上位和下位椎体、椎弓根，以确定是否适合后路短节段内固定物的置入。

3.MRI

显示脊髓正常结构破坏，损伤区上下明显水肿，对判断预后有指导性意义。

(四)治疗选择

治疗目的应是重建脊柱稳定性,去除脊髓压迫,防止进一步及迟发性损伤,为脊髓损伤的康复和患者早期功能锻炼创造条件。治疗方法首选手术治疗,不能因完全性截瘫无恢复可能而放弃手术。

手术方法可以根据患者的情况、医院的条件和术者的经验,分别采用后路经椎弓根减压、椎弓根螺钉系统短节段固定和前路减压内固定。不论取何种方法均应同时植骨行脊柱融合,以获远期稳定。

1.后路经椎弓根减压、椎弓根螺钉系统内固定

常规后正中显露,显露伤椎横突,于上关节突、椎板、横突连接处行横突截骨。咬除椎弓后侧骨皮质,以椎弓根探子探清椎弓根走向,辨清外侧皮质后咬除,仅保留椎弓根内侧及下方皮质,术中尽量保留上关节突,经扩大椎弓根入口进入椎体,以各种角度刮匙行环形刮除椎体碎骨块及上下间隙椎间盘,自椎体后侧采用特殊的冲击器将椎管内碎骨块挤入椎体,减压完成,行椎弓根螺钉固定,并取松质骨泥行椎间隙植骨,融合的范围应包括上、下正常椎的椎板、小关节和横突。

(1)优点:手术创伤小,时间短,尤适用于多处严重创伤的病例,能同样达到前方直接减压的目的。

(2)缺点:受减压通道的限制,减压操作较复杂,尤其是上下两个椎间盘的减压更难完成;植骨面的准备也不如前路充分,因此椎体间植骨的效果不如前路直接减压。

2.前路减压植骨、内固定术

(1)适应证:胸腰椎骨折或骨折脱位不全瘫痪,影像学检查(CT、MRI、造影)证实硬膜前方有压迫存在,就骨折类型来说,最适用于爆裂骨折。陈旧性胸腰椎骨折,后路减压术后,仍残留明显的神经功能障碍且有压迫存在者。胸腰段骨折全瘫者可酌情采用。

(2)禁忌证:①连续 2 个椎体骨折。②心肺情况差或伴有严重合并不能耐受手术打击者。③陈旧性骨折脱位成角畸形严重者;胸椎骨折完全性截瘫且证实脊髓横贯伤损伤者。④手术区大血管有严重损伤者。

(3)手术要点:①全麻:患者侧卧位,手术区对准手术台腰桥,两侧垫枕,通常从左侧进入。②手术步骤:经胸腹膜后途径切除第 10 或 11 肋,自膈肌止点 1 cm 处,弧形切开膈肌和内侧的弓状韧带,到达伤椎椎体,结扎上下椎体之节段血管,推开腰大肌,可见白色隆起的椎间盘,压之有柔韧感,与之相对应的椎体则稍向下凹陷,触之坚硬。仔细辨认病椎、椎弓根和椎间隙,勿损伤走行于椎间隙的神经根和根动静脉。在椎体后缘椎弓根和椎间隙前部,纵行切开骨膜,骨膜下电刀切剥,将椎体骨膜以及其前部的椎前组织一并向前方推开。在椎体切骨之前宜先切除病椎上、下位的椎间盘,用锐刀顺纤维环的上下缘切开手术侧显露的椎间盘,以尖头咬骨钳切除手术侧纤维环及髓核组织,显露病椎的上下壁。以小骨刀切除大部分病椎,超薄枪钳将椎弓根及病椎后侧皮质、碎骨块一一咬除,减压完成后,用锐利骨刀切除病椎上、下及其相对应椎间盘的终板软骨,以利植骨融合。放下腰桥,必要时人工牵引以保证无侧凸畸形,用撑开器撑开椎体的前部以纠正后凸畸形,撑开器着力点位于椎体前半,不可使撑开器发生弹跳,避免误伤周围重要解剖结构。后凸畸形纠正满意后,在撑开情况下确定植骨块的长度及钢板(棒)长度,以不影响上下位椎间关节的活动为准,取自体三面皮质骨髂骨块植骨,松开撑开器,拧入椎体钉,安放动力加压钢板或棒,如 Kanaeda 器械。冲洗伤口后常规鼓肺检查有无胸膜破裂,再次检查植骨块位置,并在植骨块前方和侧方补充植入松质骨碎块、壁胸膜,牵回腰大肌。放置负压引流,伤口缝合如切开膈肌,应将膈肌原位缝合。术毕严格观察患者呼吸和口唇颜色,并连续监测血氧饱和度。必要时,患者未出手术室前即行胸腔闭式引流术,以防不测。术后卧床时间根据脊柱损伤程度而定,一般 2～3 个月,并定期拍 X 线片,观察植骨融合情况。

(4)优点:直视下前路椎管减压,操作相对容易;前路内固定更符合植骨的生物力学要求,融合率较高。

(5)缺点:手术创伤较大,伴多处严重创伤者,特别是严重胸腔脏器损伤患者难以耐受手术。

(五)康复指导

胸腰椎椎体爆裂骨折多伴有完全性或不完全性截瘫,康复治疗不应局限于手术恢复后,早期的主动功能锻炼及水疗、高压氧治疗、药物治疗及针灸均占据重要地位。鼓励咳嗽排痰,勤翻身防褥疮。

胸腰椎椎体爆裂骨折是一种较严重的创伤，多伴有胸腔或腹腔脏器的损伤，外伤后应常规行胸腹腔X线及B超检查；外伤后的搬运一定要正确，任何不正确的搬运都有可能加重脊髓的损伤；此外，胸腰椎爆裂骨折大多需手术治疗，不鼓励术前手法复位以防加重脊髓损伤或因脊髓损伤自身的病理进展而责之于手法复位。

(六)预后

无论前路手术还是后路手术，减压、植骨融合的效果都是可以肯定的，脊柱的稳定性不难重建；预后与原发脊髓损伤的程度及继发病理改变的程度密切相关。通常不完全性脊髓损伤的恢复较好，完全性脊髓损伤较难恢复，圆锥部位的损伤引起的大小便失禁较难恢复。

(七)研究进展

胸腰椎爆裂骨折的诊断不难，治疗方法较统一，大多数学者一致认为首选手术治疗，但在术式的选择上争议较多，后路椎弓根螺钉系统的出现解决了脊柱三柱稳定性重建的问题，术后短期稳定性由坚强内固定提供，虽然通过后路椎弓根途径行椎体减压已不再是问题，但后路内固定的植骨融合效果不确切，吕国华等认为前路内固定更能满足椎间融合的生物力学要求，传统的侧前方减压植骨内固定创伤较大，采用胸腔镜或腹腔镜下辅助或不辅助小切口技术行侧前方减压、植骨、内固定取得良好疗效，且创伤较小。谭军等认为使用后路椎弓根螺钉系统仅仅能撑开爆裂骨折椎体的周围皮质骨，椎体中央塌陷的松质骨不可能复位，残留的骨缺损将由纤维组织替代，在生物力学性能上无法满足要求，他们主张在后路椎弓根螺钉撑开复位的基础上，后路病椎经椎弓根减压，运用自固化磷酸三钙骨水泥行伤椎加强。迟永龙等则采用后路微创技术行经皮椎弓根螺钉系统内固定，利用后路撑开技术使椎体高度在韧带张力作用下恢复，病椎以磷酸钙骨水泥加强；或采用经椎弓根椎体环形减压、椎体加强以重建脊柱稳定性。

总之，胸腰椎爆裂骨折的治疗进展相当快，从脊柱三柱理论的创立、椎弓根螺钉系统的发明到微创技术的具体应用，国内外学者做出了不懈的努力，使得手术过程逐渐向微创、快速化发展，术后疗效更理想。

五、胸腰椎骨折脱位

(一)发生机制

胸腰椎骨折脱位见于严重平移暴力致伤，多合并脊髓完全性损伤，脊柱严重不稳，术后脊髓功能恢复较差。

(二)临床表现

损伤部位疼痛剧烈，就诊超过24小时者伤区明显肿胀。查体见棘突周围皮下大面积淤血、肿胀，棘突排列有阶梯感，伤区触痛剧烈。损伤平面以下感觉、运动和括约肌功能不同程度发生障碍，部分患者合并椎前或腹膜后血肿，刺激胸膜或腹膜，引起呼吸困难或腹胀腹痛等症状。

(三)诊断要点

根据患者的临床症状、体征及影像学检查可确诊。X线检查正侧位片可发现脱位椎体向左右或前后移位，正常脊柱序列严重破坏，伴有小关节、椎板或棘突骨折，有时可见椎体向前严重脱位而后部附件留在原位，伤椎的椎弓部可见很宽的裂隙。脱位超过Ⅱ度者，损伤平面的韧带复合结构均遭完全性破坏。MRI可见脊髓连续性中断，部分脊髓或马尾神经嵌于椎板间隙间加权显示的高信号狭窄区为脊髓损伤水肿、出血所致。

(四)治疗选择

1.非手术治疗

脊柱稳定性完全破坏，非手术治疗很难重建稳定，不利于康复及损伤并发症的预防。伤后卧硬板床，腰下垫软枕复位或在伤后4～8小时行手法复位以利术中在正常的解剖序列下操作，前后移位虽可通过手术器械复位，左右移位术中复位较难，应在术前解决。

2手术治疗

手术应尽早施行，如拖延时间过长，损伤区血肿机化、粘连形成，复位有一定困难，如反复应用暴力，有误伤血管的可能性。通常采用椎弓根螺钉系统复位内固定术：手术采用全麻，先取大块髂骨条，留作植骨。常规显露并行椎板减压，显露椎板过程中需防损伤暴露于椎板后方的散乱马尾神经，如发现硬膜有破裂应当缝合，不能缝合者，用带的骶棘肌瓣覆盖，术中清除椎管内的血肿和骨折块及卷入的韧带组织，切开硬膜，探查脊髓。准确置入椎弓根螺钉，不可完全依靠 RF 或 AF 器械固定，必须依靠体位、重力和手术组医师手法协助才能完全复位，复位时，将手术床头端升高约30°～40°，助手根据脱位的方向，用狮牙钳夹持脱位平面上、下椎节棘突，施加外力，协助术者纠正脱位、恢复脊柱的正常排列。将切取的大块髂骨条修整，分别植于两侧椎板关节和横突间。

(1)优点：能及时加强脊柱的稳定性，解除对脊髓的压迫，有利于神经的恢复。

(2)缺点：手术有风险，技术要求较高，费用开支较大。

(五)康复指导

术后早期活动，2 小时翻身 1 次，防止并发症，1 周后半坐位，鼓励咳嗽排痰，同时加强四肢功能锻炼，尽早使用轮椅

胸腰椎骨折脱位是一种较严重的损伤，胸髓相对脆弱、血运差，损伤后任何不正确的搬动和处理都有可能造成脊髓损伤的加重，因此建议一旦疑有胸腰椎骨折脱位的患者，应采用严格正规的搬运方法，至正规医院就诊；部分无神经症状的幸运患者，更应注意迟发性脊髓损伤的出现。

(六)预后

胸腰椎骨折脱位多伴有严重脊髓损伤，MRI 显示脊髓完全横断的病例，即使经过早期手术减压、固定，神经症状基本无恢复，手术内固定后，患者生活质量得到保证，早期可借助轮椅或功能康复器参加一般活动；长期卧床患者，因多种并发症的影响预后不佳。脊髓圆锥部位的损伤，最难恢复的是括约肌功能，马尾神经损伤多引起下肢的不完全性感觉、运动障碍。

(七)研究进展

胸腰椎骨折脱位是一种较严重的损伤，治疗的难度高，单纯后路短节段椎弓根螺钉系统复位内固定往往难以达到重建脊柱稳定性的目的，传统的方法是借助手法或体位复位使用椎弓根螺钉短节段固定，早期重建脊柱稳定性不成问题，但后期矫正度丢失、迟发性脊髓损伤的不良后果屡有报道，丘勇等使用后路钉钩系统联合复位内固定，取得较好的早期和远期疗效，解决了短节段固定脊柱骨折脱位力学强度不足的问题。与胸腰椎单纯骨折不同的是本类型损伤脊柱三柱均严重损伤，无论内固定的强度多高，远期疲劳无法避免，因此，植骨融合显得尤为重要，远期骨性融合是骨折节段稳定的根本保障，融合的方法包括后外侧横突、关节突、椎板间融合，融合的材料以自体颗粒状或火柴棒式松质骨最好，也可采用大块 H 形单面皮质骨材料。

(王烨芳)

第六节　腰椎峡部裂及脊椎滑脱症

腰椎峡部裂指腰椎椎弓上下关节突之间的峡部有缺损或骨折而失去连接，又称“峡不连”。多见于 L_5，次见于 L_4。男多于女。病因复杂，可分为先天性、家族或遗传性、后天疲劳骨折、创伤性四类。

脊椎滑脱指继发于峡部裂的患椎前移，又称真性滑脱。在椎板切除、侧隐窝扩大术后可发生医源性腰椎滑脱。常合并腰椎间盘突出和腰肌劳损。

一、诊断

1.诊断依据

(1)常在青春期被发现,部分有外伤史。

(2)慢性下腰痛(正中或偏一侧)活动后加重,休息后减轻常为持续性疼痛,可向臀部放射。

(3)患椎棘突压痛,左右推挤痛,腰后伸痛,腰活动常不受限。还可见站立位腰前凸增加,局部明显压痛,腰伸屈活动减少。合并神经根及马尾神经受压者,可出现受累神经支配区的感觉、肌力、腱反射改变。

(4)腰椎正位、侧位(过伸及过屈位各 1 张)、双斜位 X 线摄片可明确峡部裂及滑脱程度(Ⅳ度为全滑脱或脊椎脱离,图 14-4)。CT 及 MRI 有重要诊断意义。

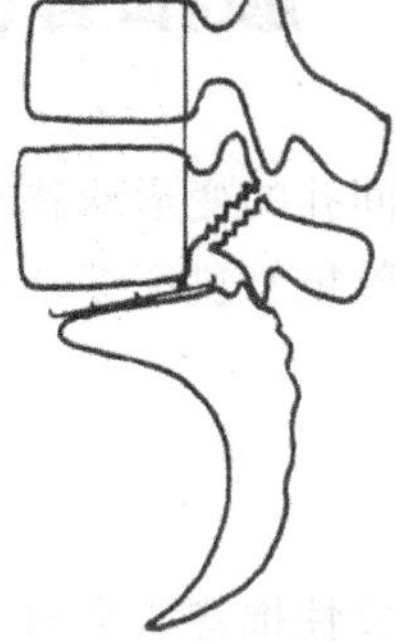

图 14-4 脊柱滑移程度测量

Ⅰ度 1/4 以内;Ⅱ度 2/4 以内;Ⅲ度不大于 3/4;Ⅳ度不大于 4/4

2.证候分类

(1)气滞血瘀:外伤后发病,腰痛如刺,痛有定处,日轻夜重,痛处拒按,腰部板硬,仰转侧不利。舌暗红或有瘀斑,脉弦紧或涩。

(2)寒湿证:腰部冷痛重着,转侧不利,肢体发凉,静卧痛不减,受寒及阴雨天加重,得温痛减。舌淡,苔白或腻,脉沉紧或濡缓。

(3)肝肾亏虚:腰酸痛,腿膝无力,劳累更甚,卧则减轻。偏阳虚者面色㿠白,手足不温,少气懒言,腰腿发凉,舌淡脉沉细;偏阴虚者,咽干口渴,面色潮红,倦怠乏力,心烦失眠。舌红少苔,脉弦细数。

3.鉴别诊断

腰椎假性滑脱:又称退变性滑脱,系椎间盘退变、关节突磨损而逐渐发生的滑脱。无峡部裂,多见于中年以后,以腰 3～4 间隙常见,程度多为Ⅰ度。

二、治疗

1.非手术治疗

(1)休息及固定:卧硬板床休息,2～4 周后腰围保护下床活动。症状轻者,可佩戴腰围。新鲜峡部骨折及儿童患者疑为疲劳骨折者,应以石膏背心或支架固定腰椎屈曲位 12 周。

(2)手法:在腰骶部施以揉按,㨰捏、提拍等手法,动作轻柔,力度适当,避免强力按压及扭转腰部。

(3)针灸:取阿是穴,肾俞、命门、委中、昆仑等穴,每日或隔日 1 次,10 次为 1 疗程。

(4)药物:①中药:a.气滞血瘀:活血化瘀,行气止痛,方用桃红四物汤或身痛逐瘀汤。b.寒湿证:祛寒除湿,温经通络,方用独活寄生汤。c.肝肾不足:偏阳虚者,宜温补肾阳,方用右归丸,偏阴虚者,宜滋补肝肾,方用左归丸或六味地黄丸。d.外可敷贴健步膏、消痛贴膏等。②西药:a.封闭:醋酸强的松龙 12.5 mg 加 2%利多卡因 2～4 mL 以作痛点浸润注射。使用次数及时间不宜过长、过多。b.解热镇痛剂:症状明显者可短期轮流使用,双氯芬酸钠缓释胶囊 50 mg/次,2 次/日;尼美舒利 0.1 g/次,2 次/日;萘丁美酮胶囊

1 g/次，每晚 1 次。外可用 1%扶他林乳胶剂或联邦镇痛膏。

2.手术治疗

(1)适应证：①无或有症状，滑脱大于 50%，处于生长发育期的青少年。②进行性滑脱者。③非手术治疗(至少 6 个月)无法纠正脊柱畸形和明显步态异常者。④非手术治疗(至少 6 个月)不能缓解疼痛者。⑤下肢出现神经根或马尾神经压迫症状者。

(2)术式：①单椎体植骨融合内固定术。适应于滑脱程度小，不需复位者。②多椎体植骨融合内周定术。适应于脊柱滑脱必须复位者。

(李　娜)

第七节　腰椎管狭窄症

各种原因导致腰椎椎管、神经根通道、椎间孔的变形或狭窄而引起马尾神经、腰骶神经根受压而产生临床症状的病症，称为腰椎管狭窄症，又称为腰椎管狭窄综合征。多发生于 50 岁以上的中老年人，男性较女性多见。

一、病因病理

腰椎管狭窄症的病因可分为原发性和继发性椎管狭窄两大类。原发性椎管狭窄指因先天性和发育性因素，导致腰椎骨性椎管发育异常，椎管狭窄，表现为腰椎管的横径和矢状径均匀一致性的狭窄，多见于侏儒症、椎弓根短缩等患者。此种类型腰椎管狭窄症临床较少见。继发性腰椎管狭窄主要是由于椎间盘退变，腰椎椎体间失稳，关节突关节松动增生、内聚的腰椎退行性变，腰椎骨质增生，椎板继发性增厚，黄韧带松弛、肥厚、内陷等诸多因素共同导致的腰椎椎管、神经根管和椎间孔等内径缩小，椎管容积减少，病变达到一定程度后，可引起硬膜囊、神经根、马尾受压而产生腰腿痛症状。也可能因为椎管容积减少，致椎管内外血循环障碍，静脉充血，血管丛增生等间接压迫硬膜囊或神经根而产生神经压迫症状。临床上以退行性变致继发性椎管狭窄症患者为多见，原发性椎管狭窄症患者少见。

临床上多采用 Nelson 分类法指导腰椎管狭窄症的诊断和分型。

(一)按解剖部位分类

分为中央型(主椎管)狭窄和侧方型(侧隐窝)狭窄。中央型狭窄以硬膜囊及其中的马尾神经受累为主，而侧方型狭窄则以神经根受累为主。

(二)按病因分类

分为原发型椎管狭窄和继发型椎管狭窄。

1.原发型椎管狭窄

为先天性因素所致，骨性椎管发育障碍，致椎管容积减少，马尾、神经根受压迫而导致。

2.继发型椎管狭窄

系由于后天退变或其他原因，导致椎管容积继发性减少，按继发性椎管狭窄的主要发生来源，继发性腰椎管狭窄又可分为四个方面。

(1)退行性脊椎骨质增生，黄韧带肥厚，后纵韧带增生钙化，侧隐窝狭窄，椎间盘病变等。

(2)创伤因素所致脊柱骨折脱位遗留的脊柱畸形。

(3)椎弓峡部裂致椎体滑脱。

(4)脊柱侧弯以及其他脊柱骨病如 Paget's 病、氟骨症等。

二、临床表现

(一)症状

多见于40岁以上的中老年,以男性多见。起病缓慢,常有慢性腰痛史,疼痛常反复发作,一般症状较轻。中央型椎管狭窄主要感觉腰骶部疼痛或臀部疼痛,很少有下肢放射痛。患者常诉直腰行走困难,而弯腰骑自行车无障碍,该型患者最典型的表现是神经性间歇性跛行。侧隐窝狭窄与神经根管狭窄的症状大体相同。表现为相应的神经根受刺激或压迫症状。根性神经痛往往比腰椎间盘突出症严重,可从腰臀部向下放射,常为持续性,活动后加重,体位改变对疼痛影响不如中央型明显,间歇性跛行也不典型。

(二)体征

检查时常可发现患者主诉的症状严重且多,而客观体征少,两者往往不相符。神经未受持续性压迫时,多无明显体征。腰椎无畸形,腰部可无压痛,而后伸或侧屈位时,可诱发症状。前屈时症状消失,直腿抬高试验阴性。发生持续性压迫后,可出现受压的马尾神经或相应神经根支配区的感觉、肌力减退,腱反射减弱或消失。直腿抬高试验可为阳性。

(三)影像学及实验室检查

1.X线检查

在腰椎正侧位X线平片上,常表现为腰椎生理弧度的改变,可以是生理前凸的增大或减少。还可显示椎间隙狭窄、关节突增生内聚,椎体边缘骨质增生等退变表现,部分患者表现为腰椎滑脱、不稳或椎间关节半脱位等。在X线片上还可测量椎管的大小,一般认为,椎管横径小于20 mm,矢状径小于12 mm,可以认为有腰椎管狭窄的存在。因为X线片存在放大倍率的差异,现多在CT片上行椎管各径的测量,更为准确。

2.椎管造影

椎管造影是诊断腰椎管狭窄的有效方法,表现为不同程度的充盈缺损,严重者完全梗阻,完全梗阻者呈幕帘状、笔尖状或弹头状,也有呈毛刷状的充盈缺损。腰椎滑脱引起的椎管狭窄,可在滑脱节段显示台阶状或肘拐状的硬囊形态改变。椎管后侧黄韧带增厚者,表现为锯齿状充盈压迹,有时呈藕节状改变。椎管造影可以显示硬膜囊的整体形态,且可通过体位及投照位的变化,显示出神经根袖的形态和位置变化。但对侧隐窝的显示不理想,也不能显示椎管的断面及神经根形态。

3.CT检查

CT可以清楚显示椎管的形态和椎板厚度,并能进行比较精确的椎管大小及椎板厚度测量。CT能显示椎间盘突出的程度、范围和方向,对侧隐窝狭窄、黄韧带肥厚等均可以清楚显示。如结合椎管造影检查,则能提供更多信息。椎板厚度超过8 mm,黄韧带厚度超过5 mm,可认为是增厚。CT片在测量侧隐窝时,侧隐窝前后径应大于5 mm,侧隐窝前后径小于3 mm,可以认为是侧隐窝狭窄。

4.MRI检查

可以对脊柱进行矢状面、冠状面、横断面多个方向角度的检查扫描。在MRI检查中可以显示出硬膜囊压迫的节段、程度的部位,同时可以有效显示黄韧带的肥厚、硬膜外脂肪的消失减少、神经根的压迫与位置等。所以,MRI是检查腰椎管狭窄的有效方法。

三、诊断与鉴别诊断

(一)诊断要点

1.症状

长期慢性腰臀部疼痛不适,间歇性跛行,腰过伸受限,且逐渐加重。

2.体征

体格检查早期无明显异常,后期可出现坐骨神经受压的体征。

3.影像学检查

腰椎X线片、椎管造影、CT检查、MRI检查可明确诊断及椎管狭窄的程度。

(二)鉴别诊断

1.腰椎间盘突出症

大多见于中青年人,病程相对较短,多以腰痛及下肢放射痛为主要症状,下肢症状单侧者多见,直腿抬高试验阳性。不似腰椎管狭窄症以中老年人为多,主要表现是间歇性跛行,直腿抬高试验多阴性,而腰过伸受限则明显。X线检查腰椎间盘突出症可见到腰椎疼痛性侧弯,但骨质退变多不如腰椎管狭窄症患者明显,且腰椎管各径的测量在正常范围。CT或MRI检查是鉴别两者的重要手段,腰间盘突出症主要表现为椎间隙水平间盘的突出与对硬膜囊和神经根的压迫,而黄韧带厚度、侧隐窝前后径、椎板厚度等多在正常范围,关节突增生内聚也不如腰椎管狭窄症者明显。

2.腰椎滑脱症

部分腰椎滑脱症患者也可表现为腰椎管狭窄症的症状。但在间歇性跛行等典型症状出现之前,腰椎滑脱就已存在,一般是到病程中后期,因腰椎滑脱,导致椎管形态发生扭曲变形,或椎间盘变性突出,或继发性腰椎退变,才发生继发性腰椎管狭窄;后期,腰椎滑脱是腰椎管狭窄的原因,而腰椎管狭窄则是表现形式。

3.血管源性腰背痛

动脉疾病或周围血管疾病可引起下肢痛,有时与坐骨神经痛很相似。但血管源性下肢痛不会因活动而疼痛加重,而腰椎管狭窄症患者的下肢痛多在活动后出现。臀上动脉血流不足引起的臀部间歇性疼痛,行走时出现或加重,站立时减轻,但不会因弯腰或下蹲等减轻。小腿后方肌肉的间歇痛可因周围血管疾病引起,并有坐骨神经刺激症状,也有行走加重、站立减轻的特征,但不会因站立而使疼痛症状完全消除,也不会因下蹲、弯腰等动作而全部缓解。

4.腰背肌、筋膜源性腰背痛

腰背肌筋膜炎、棘上韧带损伤、棘间韧带损伤、第三腰椎横突综合征、臀上皮神经卡压综合征、梨状肌综合征等,系腰背部局限性非特异性纤维织炎,常有反射性腰背痛。腰背肌筋膜炎的腰背部疼痛虽然广泛而散在,但以肌、筋膜损伤劳损处为主,所以多表现为肌、筋膜附着点附近的局限性明显疼痛和压痛,多有外伤史,在局限性压痛点附近行痛点封闭可以止痛。此外,腰背肌筋膜炎经过休息或治疗,大多可以逐渐好转或自愈,这种情况在腰椎管狭窄症是很少见的。

5.腰椎不稳引起的腰腿痛

腰椎不稳或腰椎失稳引起的腰背痛或腰腿痛,腰椎不稳的主要原因有椎间盘、椎间关节、椎间韧带的退变,外伤和脊柱手术后的医源性不稳,峡部裂和滑脱。腰椎不稳常见的症状是局限的腰背痛,伴有一侧或双侧臀部、大腿后侧的牵涉痛,严重的患者可伴有坐骨神经的刺激或压迫症状。多数患者主诉易发生腰扭伤,轻微活动或偶然用力不当,即可出现腰痛、活动受限及僵硬感,经过休息,逐步轻微活动腰痛或经过腰椎牵引、推拿按摩后腰痛及活动受限即可解除。这种腰部轻微活动即可能诱发的腰部突发疼痛及活动受限,有些类似膝关节半月板损伤引起的关节交锁症状,是腰椎不稳的重要临床特征。X线检查可见椎间隙不对称性变窄,脊柱序列排列不良,在腰椎过伸过屈侧位上可能观察到明显的椎体前后滑移,还可见到椎弓根的轴向旋转及棘突正常序列的紊乱中断等。

四、治疗

(一)非手术治疗

1.卧床休息

早中期患者或急性反复发作者,卧床休息可以改善局部静脉回流,有利于炎症反应的消退,有利于缓解椎管狭窄的症状,同时因休息可以缓解腰背肌紧张,也有利于消除肌肉源性疼痛不适。一般休息

2～3 周可以缓解腰腿痛。这也是其他治疗的基础。

2.腰围保护

可以协助缓解肌肉劳累。多在患者下床活动及站立时应用,卧床休息时不用。

3.腰功能锻炼

要注意加强腰背肌、腹部肌肉功能锻炼,以增强脊柱的稳定性。

4.手法推拿按摩

可以通过手法治疗达到舒筋散寒、化瘀止痛、松解粘连、松弛肌肉的作用。一般采用患者俯卧位,行腰痛部按法、揉法、点穴法、擦法等手法,患者平卧主要是行点穴法。同时配合腰部关节活动、牵抖法和双下肢关节活动等手法治疗。因患者大多为中老年人,骨质退变,手法治疗过程中不可使用暴力。

5.抗炎止痛药

在疼痛症状较重时,内服消炎痛、布洛芬等消炎镇痛剂有利于病情的好转,但使用这些药物要注意胃肠道及心血管安全性,有可能影响患者的凝血功能。

6.封闭治疗

封闭治疗可应用泼尼松龙 12.5 mg,0.5%～1%普鲁卡因 100～200 mg 混合后行腰部痛点封闭或椎管内封闭治疗,术后配合卧床休息、手法推拿按摩或腰椎牵引,每周 1 次,2～3 次为 1 疗程,对早中期患者有效。

(二)手术治疗

1.手术指征

对于病程长,疼痛剧烈,影响日常生活;或保守治疗无效,反复发作,间歇期明显缩短;并有神经功能损害尤其是马尾神经压迫出现部分或完全瘫痪的患者;以及腰椎间盘突出合并腰椎管狭窄,腰椎峡部裂或腰椎滑脱合并腰椎管狭窄;腰椎 CT、MRI 或造影检查有明确的椎管狭窄,且狭窄压迫部位与临床症状相符合的患者,均应考虑行手术治疗。

2.手术目的

解除椎管内、神经根管、椎间孔等处的致压物,解除硬膜囊、马尾神经和神经根的压迫症状,同时要尽量保留正常的骨与软组织结构,维持和重建脊柱的稳定性。

3.手术方式

常用的手术方式有椎板成形术、椎板切除减压术,多配合内固定及植骨,以重建脊柱的正常生理序列和稳定性。手术要参照术前检查的神经定位、CT 和 MRI 检查显示的狭窄范围来考虑减压范围。术中减压有效的标志之一是硬膜囊的搏动恢复。

(赵成亮)

第八节 腰椎间盘突出症

一、病因病理

腰椎间盘连接相邻两个腰椎椎体之间,椎间盘的外周有坚韧而富于弹性的纤维软骨构成的纤维环,中心部位为乳白色凝胶状、含水丰富而富于弹性的髓核组织,其上、下各有一层透明软骨构成的薄层软骨板。纤维环及软骨板的前部因为有前纵韧带的附着而增强,但纤维环的后部及后外侧较为薄弱,且与后纵韧带的附着也较为疏松。使其成为椎间盘结构上的薄弱环节。髓核组织在幼年是呈半液状的胶冻样,随着年龄的增长,髓核的含水量逐渐减少,而其内的纤维细胞、软骨细胞和无定形物质逐渐增加,髓核逐渐变成颗粒状脆弱易碎的退变组织。成人腰椎间盘无血管供应,其营养来源主要依靠椎体血管与组织液渗透,营养供给差，自身修复能力极低。此外，椎间盘形成椎体间的一个类似气垫结构的微动关节，具有吸收椎体间震荡力，缓解脊柱纵向震动以及通过自身形变参与脊柱的旋转、前屈、后伸、侧屈等运动方式。因此，椎间盘压应力大，而且活动多，容易受伤及劳损退变。在腰椎间盘退变的基础上，由于腰椎压应力大，或腰椎在不良姿势下活动，或准备不充分的情况下搬重物，或猝倒臀部着地等，纤维环破裂，髓核在压应力下突出于纤维环之外，压迫神经根等而产生临床症状。因为发病前多有明显的椎间盘退变，很多患者也可能在打喷嚏、咳嗽等轻微外力作用下发病或无明显外力作用下发病。腰椎间盘突出症可分如下类型。

(1)腰椎间盘突出：根据突出之椎间盘髓核的位置方向可分为中央型、后外侧型、极外侧型。中央型椎间盘突出从后纵韧带处突出，可能穿破后纵韧带，位于硬膜囊的前方，主要压迫马尾神经，也可压迫单侧或双侧神经根；后外侧型突出之髓核位于后纵韧带外侧椎间孔附近，压迫单侧神经根或马尾神经以及血管；极外侧型髓核从椎间孔或其外侧突出，压迫单侧神经根。

(2)根据突出之髓核与神经根的关节分为肩上型、肩前型、腋下型。此分型将神经根与硬膜囊的关系比作稍外展的上肢与躯干的关系，如突出之髓核位于神经根上方，则为肩上型，位于神经根前方则为肩前型，位于神经根内下方则为腋下型。

(3)根据椎间盘的破损程度病理情况由轻至重可分为纤维环呈环状膨出、纤维环局限性膨出、椎间盘突出型、椎间盘脱出型、游离型椎间盘五种类型。

二、临床表现

(一)症状

1.腰痛和放射性下肢痛

其特点为：持续性腰背部钝痛；疼痛与体位、活动有明显关系，平卧位减轻，站立加剧；疼痛与腹压有关；下肢痛沿神经根分布区放射，故又称根性放射痛。

2.肢体麻木

主要是脊神经根内的本体感觉和触觉纤维受刺激之故，其范围取决于受累神经根。

3.跛行

主要原因是在髓核突出情况下，可出现继发性腰椎椎管狭窄症。

4.肢体发凉

由于椎管内交感神经纤维受刺激，引起血管收缩，尤以足趾明显。

5.肌肉麻痹

由于神经根严重受压致使所支配肌肉出现程度不同的麻痹。

6.马尾神经症状

可见于中央型髓核突出者，表现为会阴部麻木、刺痛，排便及排尿障碍，阳痿及双下肢坐骨神经受累症状。严重者可出现大、小便失控及双下肢不全性瘫痪等症状。

(二)体征

1.腰部僵硬或畸形

腰部生理前凸减小或消失，甚至表现为反曲，腰前屈活动时诱发或加重腰腿痛症状。部分患者表现为腰椎向一侧侧弯。腰椎侧弯可以弯向患侧，也可弯向健侧，是身体的保护性姿势。一般而言，当突出之椎间盘位于受压神经根内下方时(腋下型)，腰椎向患侧弯曲；而突出之椎间盘位于受压神经外上方时(肩上型)，腰椎弯向健侧。同时，所有腰椎间盘突出症患者均可表现为腰部肌肉僵硬痉挛，以患侧为重。

2.腰椎活动范围受限

急性期患者因腰部肌肉痉挛紧张，而出现腰椎各方向活动受限，前屈受限尤为明显。慢性期主要表现为腰椎前屈和侧屈活动受限为主，如被动弯腰时腰腿痛加剧。

3.压痛、叩击痛与放射痛

在病变节段腰椎间棘突旁开1～2 cm处常有固定压痛，检查时可能因肌肉痉挛疼痛而多广泛压痛，但在病变节段间隙有一个固定不移且最明显的压痛点。叩击病变部位也会再现疼痛。同时，压痛及叩击痛可以向患肢后侧沿大腿向下达足跟或足底出现放射痛。

4.直腿抬高试验及加强试验阳性

正常人下肢直腿抬高可达70°以上无明显下肢后侧疼痛。腰椎间突出症患者直腿抬高常低于60°。加强试验是在直腿抬高出现下肢后侧放射痛后，稍放低下肢至刚好不出现下肢后侧疼痛，然后背伸患者踝关节，引出下肢后侧疼痛者为阳性。另外，有部分患者，在健肢直腿抬高时可引出患侧下肢后侧放射痛，提示巨大的中央型或腋下型椎间盘突出。

5.股神经牵拉试验阳性

患者俯卧位，出现腹股沟以下及大腿前侧疼痛者为阳性。椎间盘突出。屈膝使足跟靠近臀部，然后使髋关节后伸，此为股神经受压迫的征象，多见于$L_{2\sim3}$椎间盘突出。

6.屈颈试验阳性

患者平卧位，双下肢伸直，使其颈部被动屈曲，下颌向胸骨靠拢，出现下肢后侧疼痛者为阳性。其机制为通过屈颈使硬膜囊向近侧滑动，在病变部位出现神经根紧张。

7.仰卧挺腹试验阳性

患者仰卧位，双手放于腹部或身体两侧，以头枕部和双足跟为着力点，将腹部及骨盆用力向上挺起，出现腰痛或患侧下肢放射痛为阳性。

8.腱反射异常

$L_{2\sim3}$椎间盘突出常出现患侧膝腱反射减弱或消失，L_5和S_1椎间盘突出侧常出现跟腱反射减弱或消失。若腱反射消失，说明病程长或神经根受压严重。

9.皮肤感觉减退

依椎间盘突出的水平，压迫不同的神经根，可能出现不同部位的皮肤感觉减退。一般而言，L_3神经根受压，大腿前侧及膝前内侧皮肤感觉减退；L_4神经根受压，小腿前内侧及足内侧缘皮肤感觉减退；L_5神经根受压，小腿前外侧及足背皮肤感觉减退；骶，神经腿受压，小腿后侧、足底及足外侧缘皮肤感觉减退。

10.肌力减退及肌肉萎缩

股神经受累，股四头肌肌力下降或萎缩，为L_3神经根损害；L_4神经根损害，踇长伸肌肌力下降；L_5神经根损害，踝背伸肌力下降；S_1神经根损害，踇长屈肌及小腿三头肌肌力下降或肌肉萎缩。

三、影像学及实验室检查

(一)X线检查

腰椎X线征可显示腰椎生理前凸减小或消失甚至反曲，腰椎侧弯，椎间隙减小等；此外，还可见到关节骨质增生硬化，要注意有无骨质破坏或腰椎滑脱等。

(二)CT检查

可显示在椎间隙，有高密度影突出椎体边缘范围之外，还可以显示对硬膜囊、神经根的压迫；见到关节突关节增生、内聚等关节退变表现。

(三)MRI检查

可从矢状位、横断面及冠状面显示椎间盘呈低信号，并突出于椎体之外，还可显示硬膜外脂肪减少或消失，黄韧带增生增厚等。

(四)腰椎管造影检查

是诊断腰椎间盘突出症的有效方法，可显示硬膜囊受压呈充盈缺损，多节段椎间盘突出显示“洗衣板征”。但因属有创检查，现已渐被MRI取代。

四、诊断与鉴别诊断

(一)诊断要点

1.症状

腰痛和放射性下肢痛。

2.体征

有坐骨神经受压的体征。

3.影像学检查

有明显的腰椎间盘突出,且突出的节段、位置与上述症状体征相符。

(二)鉴别诊断

1.急性腰扭伤

有明确的腰部受伤史,以腰痛及活动困难为主,部分患者可伴有臀部及大腿后部疼痛。临床检查可见腰部肌肉紧张,多处压痛,腰部活动受限以屈伸及旋转活动受限为主。直腿抬高试验多正常,没有下肢的定位感觉障碍及肌力下降。X线检查可见到生理前凸减小、轻度侧弯等,CT、MRI检查多无明显阳性发现。休息或保守治疗后疼痛缓解。

2.腰椎管狭窄症

多为中老年患者,病程较长,其临床特点可概括为:间歇性跛行、症状重体征轻、弯腰不痛伸腰痛。X线检查可见到骨质退变增生,椎间关节增生硬化,椎体边缘骨质增生。骨性椎管狭窄多见于发育性椎管狭窄患者,椎管矢状径小于11 mm,大多数为退变性狭窄,骨性椎管大小可能正常。CT及MRI检查可见腰椎管狭窄。

3.梨状肌综合征

因梨状肌的损伤、炎症或挛缩变性,致坐骨神经在梨状肌处受压。主要表现为臀部及腿痛,多单侧发病,查体腰部正常,压痛点局限在臀部"环跳穴"附近,梨状肌紧张试验阳性,直腿抬高试验及加强试验多阴性。

五、治疗

(一)非手术治疗

1.卧床休息

对于所有明确腰椎间盘突出症的患者,均应卧硬板床休息,尤其是初次发病时。

2.腰椎推拿按摩治疗

常与腰椎牵引配合,可以在非麻醉下施行手法或配合硬膜外麻醉后推拿,主要手法有按摩法、按压法、斜扳法、旋转复位法、摇滚法等。

3.对症处理

可用消炎痛、布洛芬等NSAIDs药物内服,以消炎止痛。对于慢性期患者,可行神经根封闭、椎管内注药等治疗。

4.功能锻炼

急性期休息,慢性期或缓解期主要进行腰背伸肌肉锻炼,可用飞燕点水式、五点支撑、三点支撑、四点支撑等锻炼,平时久坐久站可用腰围保护等。

(二)手术治疗

对于经过3～6个月以上系统非手术治疗无效;症状加重影响工作生活,出现麻木、肌肉萎缩,或马尾神经综合征,或巨大的中央型椎间盘突出,应考虑行手术治疗。手术方式可以是椎板开窗减压髓核摘除术、经皮髓核摘除术,或半椎板减压髓核切除术,以及全椎板减压椎间盘切除植骨融合内固定术等。内固定及融合的指征主要有:急性腰椎间盘突出合并长期迁延而显著的背痛;退变性腰椎间盘突出,局限于

1～2个节段，合并有显著的背痛；减压术后合并腰椎不稳；椎间盘病变合并神经弓发育缺陷；临床与影像学检查显示显著的节段不稳。

（赵成亮）

第九节　第三腰椎横突综合征

一、病因病理

L_3 位于腰部各脊椎的中心，活动度较大，其两侧横突亦较粗较长。横突上有腰大肌和腰方肌的起点，并有腹横肌、背阔肌的深部筋膜附着于其上。腰部和腹部肌肉强力收缩时，此处受力最大，易自附着点撕裂致伤。肌肉损伤后产生无菌性炎性肿胀、充血、液体渗出等病理变化，以后可发生骨膜、纤维组织刺激，日久神经纤维可发生变性，因此即产生第三腰椎横突综合征，亦称第三腰椎横突炎。

二、诊断

(1)常有腰部扭伤史、程度及性质不一的疼痛，可放射至同侧下肢，并可牵涉到其他部位，腰部活动时或活动后疼痛加剧，有时翻身及步行困难。

(2)骶棘肌外缘第三腰椎横突尖端处有局限性压痛(有的可在第二或四腰椎横突)，有时压迫该处可致同侧下肢放射痛。

(3)直腿抬高试验可阳性，但加强试验为阴性。

三、治疗

(1)醋酸泼尼松龙0.5 mL、普鲁卡因2 mL，取较长针头在 L_5 横突处作骨膜及其周围组织浸润，每周1次，共2～3次即可。注射部位需准确，否则无效。

(2)针灸治疗：采用的是穴针刺治疗，深度4～8 cm(平均6厘米)，留针10～15 min，每日1次，10次为一疗程。

(3)口服非甾体类药物，如芬必得0.3 g，口服，每日2次，共3～5 d。

（赵成亮）

第十节　髋臼骨折

一、概述

髋臼有三块骨骼组成：髂骨在上，耻骨在前下，坐骨在后下，至青春期以后三骨的体部才融合为髋臼。从临床诊治的角度出发，Judet 和 Letournel 将髋臼视为包含于半盆前、后两个骨柱内的一个凹窝。前柱又称髂耻柱，由髂骨前半和耻骨组成，包括髋臼前唇、前壁和部分臼顶。后柱又称髂坐柱，由髂骨的坐骨切迹前下部分和坐骨组成，包括髋臼后唇、后壁和部分臼顶。

二、病因、病理

髋臼骨折多由间接暴力造成，因臀部肌肉丰富故直接暴力造成骨折少见。由于遭受暴力时股骨的位置不同，股骨头撞击髋臼的部位即有所不同，因而造成不同类型的髋臼骨折。当髋关节屈曲、内收位时受力，常伤及后柱，并可发生髋关节后脱位；若在外展、外旋位时受力，可造成前柱骨折和前脱位；若暴力沿股骨颈方向传递，即可造成涉及前后柱的横形或粉碎骨折。严重移位的髋臼骨折，股骨头大部或全部突入骨盆壁内，出现股骨头中心脱位。传达暴力的髋臼骨折，髋臼的月状软骨面和股骨头软骨均有不同程度的损伤，重者股骨头亦可发生骨折。

三、诊断

(一)病史

确切的外伤史。

(二)体征

患侧臀部或大腿根部疼痛、肿胀及皮下青紫淤斑，髋关节活动障碍。局部有压痛，有时可在伤处扪到骨折块或触及骨擦音。

(三)合并症

若合并有髋关节脱位，后脱位者在臀部可摸到脱出的股骨头，患肢呈黏膝状；前脱位者在大腿前侧可摸到脱出的股骨头，患肢呈不黏膝状；中心型脱位者，患肢呈短缩外展畸形。

(四)X线或CT检查可明确诊断

为了正确评估髋臼骨折，检查时应摄不同体位的X线片，以便了解骨折的准确部位和移位情况。Letoumel对髋臼骨折在Judet 3个角度X线片上的表现进行分类。该方法包括摄患髋正位、髂骨斜位片(IOV)和闭孔斜位片(OOV)，它们是诊断髋臼骨折和分类的依据。

正位片显示髂耻线为前柱内缘线，前柱骨折时此线中断；髂坐线为后柱的后外缘，后柱骨折时此线中断；后唇线为臼后壁的游离缘，臼后缘或后壁骨折时后唇线中断或缺如；前唇线为臼前壁的游离缘，前缘或前壁骨折时此线中断或缺如；臼顶和臼内壁的线状影表示其完整性，臼顶线中断为臼顶骨折，说明骨折累及负重区，臼底线中断为臼中心骨折泪滴线可用来判断髂坐线是否内移。为了显示前柱或后柱骨折，尚需摄骨盆45°斜位片。①向患侧旋转45°的髂骨斜位片：可清晰显示从坐骨切迹到坐骨结节的整个后柱，尤其是后柱的后外侧缘。因此，该片可以鉴别后柱和后壁骨折，如为后壁骨折，髂坐线尚完整，如为后柱骨折，则该线中断或错位。②向健侧旋转45°的闭孔斜位片：能清楚地显示自耻骨联合到髂前下棘的整个前柱，特别是前内缘和前唇。应当指出的是，骨折错位不一定在每张X线片上显示，只要有一张X线片显示骨折，诊断明确。髋关节正位、髂骨和闭孔位X线片虽可显示髋臼损伤的全貌，但有时难以显示复杂的情况。CT可显示骨折线的位置、骨折块移位情况、髋臼骨折的范围、粉碎程度、股骨头和臼的弧线是否吻合以及股骨头、骨盆环和骶骨损伤，因此对于髋臼骨折的诊断和分类，CT是X线片的重要补充。特别是对平片难以确定骨折类型和拟切开复位内固定治疗者，以及非手术治疗后髋臼与股骨头弧线呈非同心圆位置或髋关节不稳定者均应作CT检查。

四、治疗

髋臼骨折后关节软骨损伤，关节面凹凸不平，甚至失去弧度，致使股骨头与髋臼不相吻合。势必影响髋关节的活动。长期磨损则出现骨关节炎造成疼痛和功能障碍。因此，髋臼骨折的治疗原则与关节内骨折相同，即解剖复位、牢固固定和早期主动和被动活动。

(一)手法复位

适应于单纯的髋臼骨折。根据骨折的移位情况采取相应的复位手法。患者仰卧位，一助手双手按住骨盆，术者可将移位的骨折块向髋臼部位推挤，一面推挤，一面摇晃下肢使之复位，复位后采用皮牵引固定患肢3～4周。

(二)牵引疗法

适应于髋臼内壁骨折、骨折块较小的后壁骨折及髋关节中心性骨折脱位。或虽有骨折移位但大部分髋臼尤其是臼顶完整且与股骨头吻合，以及中度双柱骨折头臼吻合者。方法是：于股骨髁上或胫骨结节行患肢纵轴牵引，必要时（如严重粉碎，有移位和中心脱位的髋臼骨折，难以实现手术复位内固定者）在股骨大转子部加用侧方骨牵引，并使这两个方面牵引的合力与股骨颈方向一致。其纵轴牵引力量为7～15 kg，侧方牵引力量为5～8 kg，1～2 天后摄 X 线片复查，酌情调整重量，并强调在维持牵引下早期活动髋关节。6～8/8～12 周后去牵引，扶双拐下地活动并逐渐负重，直至完全承重去拐行走。

（三）手术治疗

(1)对后壁骨折片大于 3.5 cm×1.5 cm 并且与髋臼分离达 5～10 mm 者行切开复位螺丝钉内固定术。

(2)移位明显的髋臼前柱骨折，采用改良式 Smith-Peterson 切口或经髂腹股沟切口，显露髋臼前柱，骨折复位后用钢板或自动加压钢板内固定。

(3)对髋臼后柱和后唇骨折采用后切口。其骨折复位后用钢板或自动加压钢板内固定，其远端螺丝钉应旋入坐骨结节。如有移位骨折片，需行骨片间固定时，可用拉力螺钉内固定。

（四）功能锻炼

对髋臼骨折应在维持牵引下早期活动髋关节，不仅可防止关节内粘连，而且可产生关节内的研磨动作，使关节重新塑形。

（侯洪涛）

第十一节　髋关节脱位

髋关节脱位是指股骨头与髋臼间的关节面构成关系发生分离。髋关节脱位约占全身各关节脱位的5%，占全身四大关节（肘、肩、髋、膝）脱位的第 3 位，仅次于肩、肘关节脱位。由于髋关节周围有坚强的韧带和丰厚的肌群，其结构十分稳固，一般不易发生脱位，只有在强大暴力作用下才可能发生髋关节脱位。髋关节脱位以活动力强的青壮年多见，多为高能量损伤如车祸、塌方、高处坠落等所致，复位越早治疗效果越好。如脱位时间过长，可能会增加股骨头缺血性坏死和创伤性关节炎的发生。

髋关节脱位，中医学称为“胯骨出”、“大腿根出臼”、“枢机错努”、“臀骱出”等。

一、病因、病理

髋关节脱位一般是由间接暴力导致，直接暴力所致极少见。随着我国交通运输业及建筑业的发展，因车祸、工地高处坠落、塌方等高能量损伤所致的髋关节脱位日益增多，Brand 在对髋关节脱位并骨折的病因学研究中发现约 80%由机动车车祸所致。由于损伤能量高，对髋关节结构破坏严重，除脱位外关节囊及临近的肌肉等软组织亦有广泛损伤，常伴有髋臼、股骨头骨折，甚至并有同侧股骨颈、股骨干骨折等复合伤。由于损伤严重，其晚期并发症也相对增多。

二、分类

临床上按脱位的方向可分为后脱位、前脱位、中心型脱位。

（一）后脱位

髋关节在屈曲位时股骨头的一部分不在髋臼内，稳定性靠关节囊维持，若同时再有内收则股骨头大部分位于髋臼后上缘，其稳定性甚差。在车祸中患者坐位，膝前方顶撞于硬物上或患者由高处坠落时髋关节处于屈曲位，来自膝前方强大冲击力沿股骨干纵轴传递至股骨头，使股骨头冲破关节囊向后脱出，这样的脱位常伴有髋臼后缘或股骨头骨折，部分患者可同时伴有股骨颈或股骨干骨折；如若患者髋关节在屈曲、内收、内旋位受伤，或暴力纵向传递时存在迫使大腿内收、内旋的分力，这时股骨颈可被髋臼前内缘阻挡，形成一杠杆支点，股骨头更易向后上脱出。这样的脱位伴有髋臼后缘或股骨头骨折，股骨颈或股骨干骨折的概率相对较小。塌方时患者髋关节处于屈曲、内收位，膝关节着地，重物由腰骶部或臀后冲击髋关节，也能迫使股骨头冲破后方关节囊而形成后脱位。髋关节后脱位发生时由于髋关节屈曲的角度不同，股骨头脱出的位置亦有所不同。当屈髋小于90°时股骨头脱出的位置多位于髋臼后上方的髂骨部，形成后上方脱位；当屈髋90°时股骨头多停留在髋臼后方，称为后方脱位；当屈髋大于90°时股骨头脱向髋臼后下方，停留在近坐骨结节部，称为髋关节后下方脱位。

股骨头脱出关节囊，造成股骨头圆韧带断裂，后关节囊撕裂，关节囊后上方各营养支发生不同程度的损伤。但前侧髂股韧带和关节囊保持完整，并具有强大拉力，使患肢出现屈髋、内收、内旋畸形。髋关节后脱位约占髋关节脱位的85％。

髋关节后脱位并发髋臼后缘骨折约占32.5％，合并股骨头骨折占7％～21％。坐骨神经可因牵拉或受到股骨头的挤压，骨折块的碾挫而发生牵拉伤、撕裂伤、挤压伤、挫伤，出现下肢麻痹，踝背伸障碍。

(二)前脱位

外界暴力作用使大腿强力外展、外旋，此时股骨大转子顶部与髋臼上缘接触，以此为支点的杠杆使股骨头脱出髋臼，突破关节囊，向前方脱位。少数情况下髋关节在外展外旋位时，大转子后方遭受向前的暴力，造成前脱位。脱位后若股骨头停留在耻骨横支水平，称为耻骨型或高位型，可致股动脉、股静脉受压而出现下肢循环障碍；若股骨头停留在髋臼前方，称为前方脱位；若股骨头停留于闭孔处，称为闭孔脱位。临床上以此型多见。股骨头可压迫闭孔神经而出现股内侧区域性麻痹。前脱位占髋关节脱位的10％～15％。

(三)中心型脱位

多由传达暴力所致。多因挤压伤致骨盆骨折，折线通过臼底，股骨头连同骨折片一起向骨盆内移位所致。亦可发生于下肢在轻度外展屈曲位时，强大暴力作用于股骨大转子外侧；或髋关节在轻度外展外旋位，高处坠落，足跟着地，暴力沿股骨纵轴传达致股骨头撞击髋臼底，致臼底骨折，当暴力继续作用，股骨头可连同髋臼的骨折片一同向盆腔内移位，形成中心型脱位，有时可伴有盆腔内脏器损伤。

(四)髋关节陈旧脱位

当脱位超过3周即称为陈旧性脱位。近年来由于诊断水平的提高，这类疾病已明显减少，常见于漏诊或延误治疗的患者。漏诊多见于伴有同侧股骨干骨折，由于骨折症状掩盖了脱位征象，临床检查欠周详所致；延误治疗多见于并有其他严重复合伤为抢救生命或治疗复合伤而延误治疗时机。此时髋周肌肉、肌腱挛缩，髋臼为血肿机化形成纤维瘢痕组织填充，关节囊破裂口在股骨颈基底部愈合，股骨头为纤维瘢痕组织包裹粘连而固定于脱出的位置。同时由于长时间的废用，患侧股骨尤其是股骨颈及转子部骨质疏松明显。这些都给手法复位增加了一定的困难。

中医学认为髋关节脱位的病机为骨错筋伤，气滞血瘀，病理性质为实证。早期，由于髋关节骨错筋伤，筋膜断裂，络脉受损，血离经脉，气机凝滞，瘀积不散，经络受阻，故髋部疼痛、肿胀、关节活动受限；淤血泛溢肌肤，则局部皮肤瘀紫；中期，骨位虽正，但筋络尚未修复，淤血内滞未尽去，故肿痛减轻，淤斑渐散；后期，淤血已尽，肿痛消退，虽筋络连续，但尚未坚韧，故关节活动不利，患肢乏力。

三、诊断

(一)病史

有如车祸、高处坠落、塌方、运动伤等明确的外伤史。

(二)临床表现

1.髋关节脱位常见症状

受伤后患侧髋部疼痛、淤肿、功能障碍、畸形，弹性固定。

2.髋关节脱位的体征

(1)后脱位:患髋呈屈曲、内收、内旋、短缩畸形,伤侧膝关节屈曲并靠于健侧大腿中 1/3 处,即“黏膝征”阳性;患者臀部膨隆,股骨大转子上移凸出,在髂前上棘与坐骨结节连线(Nelaton 线)上可扪及股骨头。

(2)前脱位:患髋外展、外旋、轻度屈曲,患侧较健肢增长畸形;患侧膝部不能靠于健侧下肢上,“黏膝征”阴性;患侧大转子区平坦或内陷,在腹股沟或闭孔处可扪及股骨头。

(3)中心型脱位移位:不多者无特殊体位畸形;移位明显者可出现患肢短缩畸形,大转子不易扪及,阔筋膜张力、髂胫束松弛;若髋臼骨折形成血肿,患侧下腹有压痛,肛门指检可在患侧有触痛或扪及包块。

3.陈旧性髋关节脱位

可分为陈旧性后脱位、陈旧性前脱位、陈旧性中心性脱位。由于时间的迁延,局部的淤肿已退,疼痛常不明显,甚至可扶拐跛行,伤侧肢体肌肉萎缩,但脱位造成的畸形仍在。

(三)影像学检查

1.X 线检查

X 线检查是诊断髋关节脱位的主要方法,一般情况下髋关节正位、闭孔斜位、髂骨斜位 X 线片,可明确脱位的类型及是否伴有骨折。

(1)髋关节后脱位:股骨头脱出位于髋臼后方,在 Nelaton 线之上,Sheton 线不连续;股骨干内收内旋,大转子突出,小转子消失,内旋越明显,股骨颈越短。若合并髋臼骨折、股骨头骨折或股骨颈骨折,宜加照闭孔斜位及髂骨斜位片。若合并髋臼后缘骨折,骨折片常被脱位的股骨头推向上方,位于股骨头顶上;若并股骨头骨折,多发生于股骨头的前内下部,很少累及负重区,股骨头前下内方骨折块多保留在髋臼内。

(2)髋关节前脱位:股骨呈极度外展、外旋位,小转子突出,股骨头位于髋臼前方多在闭孔内或耻骨横支水平。

(3)髋关节中心型脱位:髋臼臼底骨折,骨折片随股骨头突入盆腔,骨盆正位可显示髋臼及股骨头的改变,闭孔斜位及髂骨斜位可清楚显示髋臼骨折及移位情况。

(4)陈旧性髋关节脱位:X 线可显示脱位的方向,伴骨折者可见移位的骨折片;脱位时间长者,髋关节周围可见增大的软组织影,部分患者可有软组织钙化影,股骨上段可有不同程度的骨质疏松。

2.CT 检查

在常规 X 线检查中由于患者摆位时的剧痛等因素,难以达到满意的双斜位投照效果,加之影像的重叠及遮盖等因素的干扰,对创伤后并有骨折者容易漏诊或低估。CT 薄层扫描及三维重建可提高髋臼及股骨头骨折检出率,同时这能初步了解关节及周围软组织损伤后的形态变化。能准确地进行髋关节合并骨折的分型,对临床治疗及减少晚期并发症有重要的意义。

3.MRI 检查

MRI 在了解髋关节脱位并髋臼骨折、股骨头骨折骨片的大小及移位情况不如 CT 清楚,但在观察髋关节周围软组织损伤、髋臼盂唇撕裂、关节腔内出血的情况较 CT 敏感。晚期可用来观察是否并有股骨头坏死。

(四)分类分型

1.据股骨头与髋臼的位置关系分型

可分为后脱位、前脱位、中心性脱位。

(1)前脱位:以 Nelaton 线(髂前上棘与坐骨结节的连线)为标准,位于该线前方者为前脱位。前脱位又可分为前上方脱位(耻骨脱位)、前方脱位(髋臼前方脱位)、前下方脱位(闭孔脱位)。

(2)后脱位:脱位后股骨头位于 Nelaton 线后方者为后脱位。后脱位又可分为后上脱位(髂骨部脱位)、后方脱位(髋臼后方脱位)、后下方脱位(坐骨结节脱位)。

(3)中心性脱位:股骨头冲破髋臼底或穿入盆腔者为中心性脱位。

2.据合并骨折类型分型

髋关节脱位并骨折分型种类较多，下面介绍临床上常用的分型。

(1)Thomoson－Epstein 髋关节后脱位并骨折分型：该分型法缺失髋关节后脱位并股骨颈骨折的分型。

Ⅰ型：髋关节后脱位伴有或不伴有髋臼后缘小骨折片。

Ⅱ型：髋关节后脱位伴有髋臼后缘较大单一骨折片。

Ⅲ型：髋关节后脱位伴有髋臼后缘粉碎骨折。

Ⅳ型：髋关节后脱位伴有髋臼后缘及髋臼顶骨折。

Ⅴ型：髋关节后脱位伴有股骨头骨折。

(2)髋关节前脱位并骨折分型：髋关节前脱位发生几率较小，一旦脱位常易致股骨头骨折。

凹陷型髋关节前脱位并股骨头负重区压缩性凹陷骨折。

经软骨骨折型髋关节前脱位并股骨头负重区骨软骨骨折或关节软骨缺损。

(3)髋关节中心性脱位分型。

Ⅰ型：髋臼底部横形或纵形骨折，股骨头无移位。此型损伤轻，较多见。

Ⅱ型：髋臼底部骨折，股骨头呈半脱位进入盆腔。此型损伤较重，亦较多见。

Ⅲ型：髋臼底部粉碎骨折，股骨头完全脱位于盆腔，并嵌入于髋臼底部骨折间。此型损伤严重，较少见。

Ⅳ型：髋臼底骨折并有髋臼缘骨折或同侧髂骨纵形劈裂骨折，骨折线达臼顶，股骨头完全脱位于盆腔。此型损伤严重，很少见。

3.据脱位时间长短分类

新鲜性髋关节脱位脱位时间在 3 周以内，陈旧性髋关节脱位脱位时间超过 3 周。

(五)常见并发症

1.骨折

髋关节脱位可并有髋臼骨折、股骨头骨折，少数情况下可出现同侧股骨颈骨折或股骨干骨折。

2.坐骨神经损伤

髋关节后脱位并髋臼后上缘骨折者或未能及时复位者，易致坐骨神经损伤，多表现为不完全损伤，以腓总神经损伤表现为主，出现足下垂，足趾背伸无力，足背外侧感觉障碍等体征。

3.闭孔神经损伤

前脱位的股骨头亦可压迫闭孔神经，致闭孔神经支配区域麻木。

4.静脉损伤

髋关节前脱位的股骨头可直接压迫或部分挫伤股静脉导致患侧肢体深静脉栓塞，表现为患肢肿胀、疼痛，凹陷性水肿由足踝逐渐发展至近端，腓肠肌压痛明显。

5.股动脉损伤

下肢血液循环障碍，可见患肢大腿以下苍白、青紫、发凉，足背动脉及胫后动脉搏动减弱或消失。

6.内脏损伤

髋关节中心型脱位，髋臼骨碎片可随移位的股骨头进入盆腔，刺伤膀胱或直肠，常首先表现为腹膜刺激征，若同时伴有血尿、尿外渗体征，应考虑膀胱破裂。

7.创伤性关节炎

髋关节脱位并骨折常致髋关节面严重损伤，或关节内游离骨块，晚期易引起髋关节创伤性关节炎。临床上出现髋疼痛不适，骨性关节面模糊、中断、消失及硬化，关节间隙变窄或见关节内游离体。

8.股骨头坏死

髋关节脱位常引起圆韧带撕脱，关节囊广泛撕裂，上、下干骺端动脉遭受不同程度的损伤，致股骨头坏死。临床上出现髋痛，股骨头内死骨形成，股骨头塌陷变形。

9.髋关节周围骨化性肌炎

多见于髋部创伤严重，髋关节脱位并骨盆、髋臼骨折及股骨上段骨折者。轻者髋关节活动时有响声，重者髋关节活动障碍。

10.下肢深静脉血栓及肺栓塞

髋部脱位并骨折患者由于局部肿胀，下肢活动受限，静脉血流多处于缓慢状态，易引起深部静脉血栓。尤其是髋关节前脱位，股骨头可压迫或挫伤股静脉，更易引起下肢静脉血栓。静脉血栓形成后最常见也最危险的并发症是肺栓塞。

四、治疗

(一)治疗原则

新鲜脱位应及早复位，一般不应超过 24 小时，以手法闭合复位为主，复位后需充分固定。合并股骨干骨折者，先整复脱位，再整复骨折；对难复性髋关节脱位或脱位并髋臼、股骨头、股骨颈骨折，应早期手术切开复位内固定。警惕严重并发症。

(二)治疗方法

1.非手术治疗

(1)闭合复位：应在全麻、腰麻或硬外麻下进行，据不同的脱位类型选择不同的手法进行复位，或行牵引复位。

后脱位：①屈髋拔伸法(Allis 法)：患者仰卧位，助手固定骨盆，使患肢屈髋屈膝，术者面向患者弯腰站立，跨骑于患肢上，用双前臂、肘窝扣在患肢腘窝部，沿股骨轴线方向提拉并外旋患肢，使股骨头滑入髋臼。②回旋法(Bigelow 法)：患者仰卧，助手固定骨盆，术者一手握住患肢踝部，另一手以肘窝提拉其腘窝部，在向上提拉基础上，将患髋依次做内收一内旋一极度屈曲，然后外展一外旋并伸直，此复位轨迹在左髋形如“?”右髋则为反“?”，复位过程中若感到或听到弹响，患肢伸直后畸形消失，即已复位。③拔伸足蹬法：患者仰卧，术者双手握患肢踝部，用一足外缘蹬于坐骨结节及腹股沟内侧，手拉足蹬，身体后仰，协同用力，并将患肢旋转，即可复位。④俯卧下垂法(Stimson 法)：令患者俯卧于检查台上，患髋及下肢悬空，屈髋屈膝 90°，助手固定骨盆，术者用一手握住患者足踝部，保持屈膝 90°，然后术者亦屈膝 90°，将患者小腿置于自己膝上，另一手沿股骨干长轴向下压小腿近端，即可复位。⑤后脱位并同侧股骨干骨折者整复脱位法：患者侧卧位，健肢在下，一助手握住患肢踝部顺势牵引，一助手以宽布带绕患肢大腿根部向外上方牵引，术者站于患者身后，以手掌向前、远侧推股骨大转子，直至股骨头移至髋臼水平，在保持牵引情况下，第三助手用手提拉膝关节，使髋关节屈曲 90°，同时术者以手掌推股骨头向前即可复位。

前脱位：①屈髋拔伸法(Allis 法)：患者仰卧，一助手固定骨盆，另一助手握住小腿近端，保持屈膝，顺原畸形方向，向外下方牵引，并内旋，术者用双手环抱大腿根部，向后外方挤压，同时助手在持续牵引下内收患肢，使股骨头回纳入髋臼。②反回旋法(Bigelow 法)：操作步骤与后脱位相反，先将髋关节外展、外旋，极度屈曲，然后内收一内旋一伸直患肢，此复位轨迹，左髋如反“?”，右髋则为“?”。③俯卧下垂法(Stimson 法)：令患者俯卧于检查台上，患肢下垂，助手固定骨盆，屈髋屈膝 90°，术者用一手握住患者小腿持续向下牵引，同时旋转患肢即可复位。④侧牵复位法：患者仰卧，一助手以双手固定骨盆；另一助手用一宽布带绕过大腿根部内侧，向外上方牵拉；术者双手分别扶持患膝及踝部，连续屈患髋，在伸屈过程中，可慢慢内收内旋患肢，常可听到或感到股骨头纳入髋臼的弹响，畸形消失，即可复位。⑤前脱位合并同侧股骨干骨折整复法：患者仰卧，一助手固定骨盆，另一助手握膝部，顺畸形方向牵引，在维持牵引下，第三助手以宽布带绕大腿根部向外上牵引，术者站于健侧，以手将股骨头近端向内扳拉，同时令握膝牵拉的助手内收患肢，即可复位。

中心型脱位：①拔伸扳拉法：对轻度移位者可用此法进行复位。患者仰卧位，一助手固定骨盆，另一助手握患肢踝部，使足中立，髋外展约 30°，在此位置下拔伸旋转；术者以双手交叉抱住股骨上端向外扳拉，至大转子处重新高起表明股骨头已从骨盆内拔出,然后行胫骨结节骨牵引,维持6～8周,重量为6～10 kg。②牵引复位法:适用于各类型脱位患者。对移位不明显者,行胫骨结节或股骨髁上骨牵引,牵引重量3～4 kg,2～3周后逐步减少牵引重量,4～5周可去掉牵引。对移位明显髋臼底骨折严重者,应行股骨髁上牵引,牵引重量为10～12 kg,同时在大转子部另打一前后克氏针向外牵引,牵引重量为3～4 kg,一般3日内可将股骨头牵引复位。复位后可去除侧向牵引,纵向牵引重量减至4～6 kg,维持骨牵引8～10周。

陈旧性髋关节脱位:陈旧性脱位手法复位需严格掌握适应证,做好复位前工作。①适应证:身体条件好,能耐受麻醉及整复时刺激;外伤脱位后,时间在2～3个月以内;肌肉韧带挛缩较轻,关节轮廓尚清晰;关节被动活动时,股骨头尚可活动;X线示骨质疏松及脱钙不明显,不合并头、臼及其他骨折,关节周围钙化或增生不严重。②术前牵引:术前先用大重量骨骼牵引,通常选用股骨髁上牵引,牵引重量7～12 kg,抬高床尾,以加大对抗牵引力。待股骨头牵至髋臼平面,方可考虑手法复位。③松解粘连:在充分麻醉,筋肉松弛情况下进行,一助手固定骨盆,术者持患肢膝及踝部,顺其畸形姿势,作髋关节屈、伸、收、展、内旋、外旋等运动,范围由小到大,力量由轻到重,将股骨头从粘连中松解出来。④手法复位:当粘连松解充分后可按新鲜脱位整复方法进行复位。若复位后髋不能伸直,或伸直后股骨头又脱出,可能因为髋臼为瘢痕组织填充,可反复屈伸、收展、内外旋,并可令一助手在大转子部同时挤压,使股骨头推挤研磨髋臼内充填的瘢痕组织,而完全进入髋臼。

(2)固定:髋关节脱位复位后,但由于部位特殊,难以通过夹板及石膏获得有效的固定作用。常需结合骨牵引或皮肤牵引固定,患肢两侧置沙袋防内、外旋。

髋关节后脱位:维持髋关节轻度外展皮肤牵引3～4周,避免行髋关节屈曲、内收、内旋活动。合并髋臼后缘骨折者,采用胫骨结节或股骨髁上牵引,牵引重量6～12 kg,定期复查X线片,调整骨牵引重量,复位后应维持骨牵引8～12周。

髋关节前脱位:维持髋关节内旋、内收、伸直位皮肤牵引3～4周,避免外展、外旋活动。

髋关节中心型脱位:中立位牵引6～8周,待髋臼骨折愈合后方能拆除牵引。

2.手术治疗

(1)手术治疗适应证:髋关节后脱位、前脱位、中心型脱位及陈旧脱位的手术适应证各不相同,现分述如下:

1)髋关节后脱位手术适应证:①软组织嵌入关节腔,手法复位失败者。②合并较大髋臼骨折,影响关节稳定者或股骨头负重区骨折者。③合并同侧股骨颈、转子间及股骨干骨折。④伴有骨盆耻骨体骨折或耻骨联合分离者。⑤合并坐骨神经损伤需手术探查者。

2)髋关节前脱位手术适应证:①股骨头嵌入腰大肌或前关节囊手法复位失败者。②合并股动脉损伤需手术探查者。③合并深静脉血栓保守治疗无效者。

3)髋关节中心型脱位手术适应证:①股骨头在骨盆内被骨片嵌顿难以脱出者。②髋臼穹窿部或髋臼盂和股骨头间存在骨碎片使股骨头无法复位者。③股骨头或穹窿有较大骨碎片用牵引方法无法复位者。④合并有同侧股骨干骨折不能牵引治疗者。

4)髋关节陈旧脱位能耐受手术者。

(2)手术方法及内固定的选择:不同的髋关节脱位其手术方法及内固定各不相同。

1)髋关节后脱位:一般采用髋关节后外侧切口,若合并坐骨神经损伤或髋臼骨折常用后侧切口入路。无骨折者仅需仔细从股骨头上切除或分离阻挡股骨头复位的肌肉、关节囊或韧带,扩大关节囊裂口,使股骨头复位。合并髋臼骨折Ⅱ～Ⅴ型者,宜将骨折块复位以1～2枚螺钉固定或用AO可塑形钢板塑形后固定。若合并股骨头骨折可选用2枚可吸收螺钉或异体骨钉固定股骨头骨折块。合并股骨颈、转子间骨折可予加压螺钉或滑动鹅头钉(DHS)固定。

2)髋关节前脱位:采用髋关节前外侧切口入路。切开关节囊在内侧充分松解游离股骨头,然后在外展外旋牵引下,术者向外侧挤压股骨头,使纳入髋臼,内收内旋下肢,即可复位。复位后若外展外旋下肢易脱位者，予一克氏针通过股骨大转子部钻入髋臼上缘作临时固定。

3)髋关节中心型脱位：采用髂腹股沟入路或髋关节后侧入路联合应用。前侧入路切口起自髂嵴中部，沿髂嵴向前至髂前上棘，然后沿腹股沟至耻骨联合，进入髂前窝，显露骨折部，将髋臼内板的大骨块复位予螺钉固定或用AO可塑形钢板塑形后固定。后侧入路切口起自髂后上棘，向外下弧形延伸至大转子部，沿大腿外侧向远端延伸，切开阔筋膜及臀肌筋膜，分开臀大肌纤维到髂胫束后部，再沿大转子外侧将臀大肌筋膜切开，显露并保护好坐骨神经，切断外旋肌肌腱，将其向内侧牵开，显露髋臼后缘、坐骨支，将臀中肌由大转子附着部切下可显露髂骨翼部下部，将骨折复位予钢板螺钉固定。中心型脱位并髋臼骨折较碎时，可将大块骨片植入髋臼内板用AO可塑形钢板螺钉固定。脱位合并股骨干骨折，可选用交锁髓内针等固定，术后维持皮肤牵引4～6周。

4)髋关节陈旧性脱位脱位在3～6个月内者可行手术切开复位，术前需先骨牵引1～2周，术中将股骨头周围及髋臼的瘢痕组织全部清除，方可复位。脱位在6个月以上者可考虑行截骨术来纠正畸形，恢复负重力线，改进功能。对后脱位者可行转子间外展截骨，对前脱位者可行股骨颈基底部截骨，令截骨近端与股骨干成90°，负重力线通过股骨头与转子部之间。对高龄陈旧性脱位患者症状不重可不予处理。

3.阶段治疗

(1)早期：①药物治疗：主证表现为患侧髋部疼痛，肿胀，畸形，甚或瘀紫，活动受限，舌淡红或有瘀点，苔薄白，脉弦或涩。治法为活血祛瘀、消肿止痛。②练功：整复后在牵引固定期间，可行股四头肌收缩及踝关节屈伸活动，有利于气血畅通，促进肿胀消退，防止肌肉萎缩，恢复软组织力学平衡。

(2)中期：①药物治疗：主证表现为患侧髋部疼痛减轻，肿胀消退，瘀紫渐散，舌淡红或有瘀点，苔薄白，脉弦滑。治法为理气活血、祛瘀续筋。②练功：维持牵引固定。继续行股四头肌收缩及踝关节屈伸活动，防止肌肉萎缩，恢复软组织力学平衡。

(3)后期：①药物治疗：主证表现为患侧髋部疼痛、肿胀、瘀紫消失，患肢无力或腰酸疲倦，舌淡红，苔薄白，脉沉无力。治法为补益肝肾、强筋活络。②练功：解除牵引后，可先在床上行屈髋屈膝，及髋关节内收、外展、内旋、外旋等功能活动，以后逐步扶双拐不负重活动；3个月后行MRI或X线检查未发现有股骨头缺血性坏死，方可下地行下蹲、行走等负重锻炼。对于中心型髋关节脱位者，床上练习课适当提早，负重活动相对延迟。

(侯洪涛)

第十二节　骶骨骨折

骶骨由5块椎骨组成，全骨呈倒三角形，比较坚固，其骨折可以单独发生，也可以和骨盆其他部位的骨折同时出现，单独的骶骨骨折以女性多见，有人认为可能与女性的骶骨较为后突有关。

一、病因病理

骶骨骨折多为直接暴力所致，多为高能量损伤的结果，如从高处跌落、车祸事故，建筑物倒塌，骶部被物体撞击或是挤压等，都可以导致骶骨骨折。间接暴力较为少见。从骨盆的结构来看，其最薄弱的部分是髂骨翼和坐耻骨支，如果受到暴力，骨折多发生在上述的部位，单独的骶骨骨折较为少见且多为横行。骨折线多位于骶髂关节平面以下，或第3骶椎。视暴力的大小可以是横贯骶骨的完全断裂，也可以是偏向一侧的裂隙骨折，如果暴力较大加之提肛肌的牵拉可以向前移位。由于骶骨的侧块和椎体之间有骶前后孔而较为薄弱，因此骨盆环的多发损伤中，常致该部位的纵向骨折。由于暴力的大小不同，该部位骨折可以呈部分或完全的断裂，一般无移位，严重的可以和同侧骨盆一起上移。骶骨的撕脱骨折较为少见，一般发生在骶结节韧带的附着部，主要是由于骨盆损伤时的变形，而致该韧带的强烈牵拉收缩所致。骶骨骨折根据骨折线的关系，可分为①垂直型骨折，②斜形骨折，③横行骨折。见图14-5。

二、临床表现与诊断

有明显的外伤史，骶部疼痛，不能取坐位，行走时由于臀肌的牵拉而使疼痛加剧，如果合并骨盆其他部位的骨折则更为严重，局部有明显的压痛，肿胀和淤血，并可以见到皮肤的擦挫伤。如果骨折伴有骶神经的损伤，则可以出现骶神经的损伤症状，如鞍区麻木和下肢疼痛，多是放射痛，少数患者可以出现尿潴留、尿失禁及下肢肌肉瘫痪。如果骨折发生在骶孔部位，多易伤及 S_1、S_2 神经根，表现为小腿有异样的感觉和触觉痛觉减退，腘绳肌和臀肌肌力减弱，病程长的可以出现肌肉萎缩，跟腱反射减弱或消失。X 线片可以明确骨折线的形态和移位方向，应注意观察骶骨的两侧是否等宽，骶孔的排列是否整齐。如果骶孔的一侧变窄，则说明有挤压骨折，一侧变宽则有裂隙，骶孔的边缘不整齐，多有骨折存在。如果不能确诊，则可拍骨盆的斜位 X 线片或 CT 扫描加以确诊。

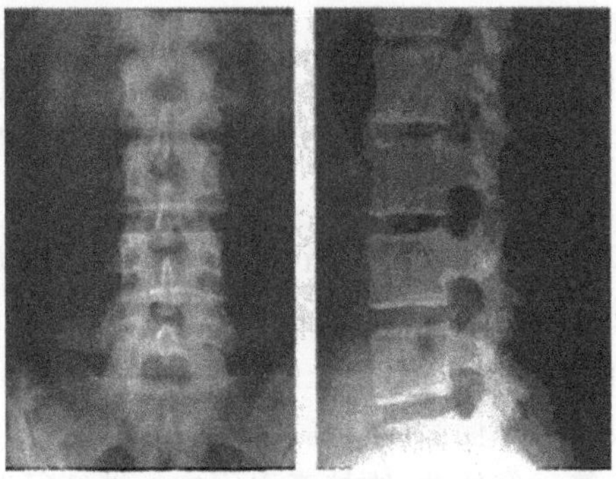

图 14-5　骶骨骨折的分类

三、治疗

无移位的骶骨骨折仅仅需要在臀下放置气垫或其他软的衬垫，卧床休息 2～3 周后，即可下地活动。如果骨折移位但是无明显的神经症状，可以用骨盆兜固定，卧床休息 3～4 周，并配合屈髋屈膝和抬腿等活动。对于纵形骨折的卧床时间以 4～5 周为宜。并且下床的时侯应当控制负重，以免因为负重不当而引起骨折移位。若骨折移位明显并且伴有神经的症状，可以用手法复位，以解除神经的压迫，如果复位不成功，可以用钢针撬拨复位或行手术治疗。

中药治疗早期宜活血化瘀，消肿止痛。可以内服七厘散，元胡伤痛宁等；中期宜养营和血，接骨续筋，内服正骨紫金丹、仙灵骨葆胶囊、伸筋片、接骨续筋片等，可以外敷活络膏；后期可以口服补益肝肾的药物如六味地黄丸、右归丸，此外还可以配合舒筋活络的药酒作推拿治疗，以改善血液循环，有利于骨折的愈合和筋脉舒通。

四、合并症、并发症

主要合并症是直肠和骶神经的损伤，对于前者，治疗的方法同尾骨骨折。对于骶神经的损伤以保守的治疗为主，可以注射营养神经的药物，促进神经的恢复，必要时可以行探查术，手术以解除对神经的压迫、松解粘连为主。

（段小锋）

第十三节　尾骨骨折

尾骨骨折常发生于滑倒臀部着地或坐位跌下时，在临床上以女性为多见，往往因为忽视治疗而遗留长时间的尾痛症。尾骨在人类的发生学上是一个退化的骨头，在婴幼儿时期尾骨由 4～5 块骨组成，后随发育最后融合成一块尾骨,也可能为 3 节。尾骨在坐位时并不负重,而是由坐骨结节负重,尾骨上端为底、较宽,有卵圆形的关节面和骶骨相关节,其间有纤维软骨盘,尾骨后上部的凹陷和骶骨相连的部分为骶尾间隙。在关节面的后部有一个尾骨角,相当于第 1 尾骨的椎弓和上关节突,尾骨的侧缘是韧带和肌肉的附着处。尾骨的形状可以有很多的变异,长短不一,两侧可以不对称,其屈度可以前弯,可以侧屈,尾骨的各节可以成角。尾骨尖一般为圆形,可以呈分歧状,尾骨可以改变骨盆出口的形状,在妇女分娩的时候有重要意义。骶尾关节可以发生融合,而使尾骨和骶骨愈合成一块骨骼。

一、病因病理

多由于不慎跌倒时,臀部着地,尾骨尖直接撞击于坚硬的物体,致使尾骨骨折或是脱位,并由于提肛肌和尾骨肌的牵拉作用,使骨折端向前方或是侧方移位。

二、临床表现与诊断

有明显的外伤史,伤后局部的疼痛剧烈,尤其是坐位时疼痛加重,由于臀大肌的部分纤维附着于尾骨上,故患者在坐位、站位或者是在行走、跨台阶时,由于肌肉的牵拉而出现疼痛加重。检查时局部有明显的压痛,但是肿胀不明显,肛诊时可以触及尾骨的前后错动。尾骨骨折脱位后,由于附着于其上的提肛肌、尾骨肌和肛门外括约肌以及韧带的张力发生变化,患者往往出现肛门的坠胀感,里急后重等症状。X 线片可以确诊,侧位片可以看到尾骨向前移,正位片上可以见到尾骨的远端向侧方移位。

三、治疗

1.非手术疗法

(1)中药治疗:早期可以内服七厘散,元胡伤痛宁等消肿止痛药物,中后期可以口服接骨丹,配合外敷膏药。

(2)手法复位:对于骨折无移位或是有移位但是没有肛门坠胀感和大便异常者,不作特殊的处理,仅需卧床1～2 周,坐位时可以用气垫保护;对于移位较多而且伴有肛门坠胀和大便次数改变者,要用肛内手法复位胶布固定。

具体方法是:患者取胸膝位或者是侧卧位,医生戴手套,一手的食指或中指插入肛门,抵住骨折或是脱位的远端向后顶挤,另一手用食指和拇指向前挤按骨折或是脱位的近端,双手协作配合,即可复位。复位后可以用宽 2～3cm,长 20～30cm 的胶布,一端从中间劈开,劈至离另一端约 10cm 左右,将未劈开的一端固定于尾骨尖和骶骨部,劈开的两条分别向后外上方绕过臀部拉向双侧髂前上棘加以固定,固定后患者休息 2～3 周,避免骶尾部的直接坐位,疼痛缓解后应用舒筋活血中药坐浴熏洗。少数患者日后可遗留顽固的尾痛症,可用醋酸强的松龙 25mg,加透明质酸酶 1500U 及适量利多卡因行局部封闭,也可以行骶管封闭,每周 1 次,3～4 次为 1 个疗程。

2.手术疗法

病情严重者可以采取尾骨切除术。患者俯卧位,骶尾处的纵行或是“人"字形切口,注意显露骶尾韧带并切断,用骨膜剥离器剥离尾骨,用长钳持住,取出尾骨。术中注意保护肛门周围的括约肌和它的支配神经不受损伤。

四、合并症、并发症

尾骨骨折的主要合并症是直肠的损伤,往往有会阴部的坠胀感,肛门指诊可见到手套的血迹及饱满感,应采取直肠修补和造瘘,以防并发弥漫性腹膜炎,引起中毒性休克。

(段小锋)

第十四节　骨盆骨折

一、概述

骨盆是由骶骨、尾骨和两侧髋骨(髂骨、耻骨、坐骨)接连而成的坚强骨环,形如漏斗。两髂骨与骶骨构成骶髂关节;髋臼与股骨头构成髋关节;两侧耻骨借纤维软骨构成耻骨联合;三者均有坚强的韧带附着。骨盆上连脊柱,支持上身的体重,同时又是连接躯干和下肢的桥梁。躯干的重力通过骨盆传达到下肢,下肢的运动必须通过骨盆才能传达到躯干。

骨盆环的后方有两个负重主弓,骶骨是两个主弓的汇合点。股骶弓由两侧髋臼向上,通过髂骨的加厚部分到达骶骨称为股骶弓。此弓在站立时支持体重。坐骶弓由两侧坐骨结节向上,经过坐骨体从髂骨的加厚部分到达骶骨。此弓在坐位时支持体重。

前方上下各有一个起约束作用的副弓,上束弓经耻骨体及耻骨上支,防止股骶弓分离;下束弓经耻骨下支及坐骨下支,支持坐骶弓,防止骨盆向两侧分开。副弓远不如主弓坚强有力。受外伤时副弓必先分离或骨折,当主弓有骨折时,副弓很少不发生骨折(耻骨联合分离时可无骨折),耻骨上支较下支更易骨折。

骨盆外围是上身与下肢诸肌的起止处。如外后方有臀部肌肉(臀大、中、小肌)附着,坐骨结节处有股二头肌、半腱肌、半膜肌附着;缝匠肌起于髂前上棘,股直肌抵止于髂前下棘,在耻骨支、坐骨支及坐骨结节处有内收肌群附着;骨盆的上方,在前侧有腹直肌、腹内斜肌、腹横肌分别止于耻骨联合及耻骨结节和髂嵴上;在后侧有腰方肌抵止在髂嵴。这些肌肉的急骤收缩均可引起附着点的撕脱骨折,同时也是骨盆骨折发生移位的因素之一。

骨盆对盆腔内的脏器和组织(如膀胱、直肠、输尿管、性器官、血管和神经)有保护作用。严重的骨盆骨折,除影响其负重功能外,常可伤及盆腔内脏器或血管神经,尤其是大量出血会造成休克,管腔脏器破裂可造成腹膜炎,能危及生命。

骨盆结构坚固,适应在活动和负重时生物力学的要求,因此在骨关节损伤中骨盆伤的发生率相对较低。骨盆损伤多系高能量外力所致,交通伤是骨盆伤的重要原因,重物砸伤和高处坠落伤是造成骨盆损伤的另一重要原因。

近 20 年来资料表明,造成骨盆骨折的主要原因是伴发的严重损伤。骨盆开放性损伤死亡率则高达 30%～50%。

(一)病因病理

骨盆骨折多由强大的直接外力所致,也可通过骨盆环传达暴力而发生它处骨折。如车轮辗轧、碰撞、房屋倒塌、矿井塌方、机械挤压等外伤所造成,个别是由摔倒或由肌肉强力牵拉而致骨折。如骨盆侧面受挤压时,可造成耻骨单侧上下支骨折、耻骨联合分离、骶髂关节分离、骶骨纵形骨折、髂骨翼骨折。如暴力来自骨盆前、后方,可造成耻骨上下支双侧骨折、耻骨联合分离,并发骶髂关节脱位、骶骨骨折和髂骨骨折等,并易引起膀胱和尿道损伤。如骨盆超过两处以上骨折,且骨盆环断裂,则骨折块会有上下较大的移位,引起骨盆腔内大出血。如急剧的跑跳、肌肉强力收缩,则会引起肌肉附着点撕脱性骨折,常发生在髂前上棘和坐骨结节处。

(二)分类

骨盆骨折的严重性,决定于骨盆环的破坏程度及是否伴有盆腔内脏、血管、神经的损伤。因此在临床上可将骨盆骨折分为三大类。

1.骨盆边缘骨折

这类骨折不影响骨盆的完整性,病情较轻。如髂前上棘、髂前下棘、坐骨结节、尾骨等骨折。

2.骨盆环单弓断裂无移位骨折

这类骨折影响到骨盆环,但未完全失去连接,基本保持环状结构的完整。如一侧耻骨上支或下支或坐骨上支或下支单独骨折、髂骨翼骨折、骶骨骨折等。骨折仅表现为裂纹骨折,或有轻度移位,但较稳定,预后良好。

3.骨盆环双弓断裂移位骨折

这类骨折均由强大暴力引起,多为挤压伤,由于骨折移位和伴有关节错位,而致骨盆环的完整性遭到破坏,不但导致功能的严重障碍,而且常损伤盆腔内脏器或血管、神经,产生严重后果。常见有以下几种:一侧耻骨上下支或坐骨上下支骨折伴耻骨联合分离;双侧耻骨上下支或坐骨上下支骨折;髂骨骨折伴耻骨联合分离;耻骨或坐骨上下支骨折伴骶髂关节错位;耻骨联合分离并骶髂关节错位及骨盆环多处骨折。上述骨折共同特点是折断的骨块为骨盆环的一段,处于游离状态,移位较大而且不稳定。

根据骨折后局部骨折块的移位及骨盆环是否稳定可分为稳定性骨折和不稳定性骨折。骨盆环稳定性骨折和脱位即骨折与脱位后不影响骨盆环的稳定者,如耻骨单支骨折、髂骨翼骨折、髂前上下棘骨折、坐骨结节骨折、髋臼底骨折、骶尾骨折、耻骨联合分离等,为轻伤。骨盆环非稳定性骨折和脱位即骨折与脱位后骨盆变形,骨折上下移位严重,影响了骨盆环的稳定者,可并发脏器损伤、血管损伤,给治疗带来麻烦,如双侧耻骨上下支骨折、单侧耻骨上下支骨折合并骶髂关节脱位或骶骨骨折、耻骨联合分离合并骶髂关节脱位和骶骨骨折或髂骨骨折等,均属重伤。

二、临床表现

单处骨折且骨盆环保持完整者,除局部疼痛及压痛外,常无明显症状。但骨盆环的完整性遭到破坏后,患者多不能起坐、翻身,下肢活动困难。用手掌按住左右两侧髂前上棘,并向后外轻轻推压,盆弓连接不完整时,骨折处因分离而发生疼痛,称为骨盆分离试验阳性。用手掌扶托两侧髂前上棘并向内相对挤压,盆弓连接不完整时,也可产生疼痛,称为骨盆挤压试验阳性。直接挤压耻骨联合,不但耻骨支骨折处和耻骨联合分离处可以产生疼痛,髂骨翼骨折因受牵拉,亦可产生疼痛。骶尾椎骨明显压痛,肛门指检有压痛或异常活动或不平骨折线,系骶尾椎骨折。髋关节活动受限且同侧肢体短缩,系髋臼骨折合并股骨头中心性脱位。

三、合并症

骨盆骨折多由强大暴力所造成,可合并头、胸、腹及四肢的复合性损伤,而且较骨折本身更为严重。常见的合并症有以下几种:

(一)血管损伤

骨盆各骨主要为松质骨,盆壁肌肉多,其邻近又有较多的动脉和静脉丛,血管供应丰富。骨折后可引起广泛出血,甚至沿腹膜后的疏松结缔组织间隙蔓延至肾区和膈下,形成腹膜后血肿。髂骨内外动脉或静脉或其分支,可被撕裂或断裂,引起骨盆内大出血。患者可有腹胀及腹痛等腹膜刺激征;大血管破裂可因出血性休克迅速死亡。为了鉴别腹膜后血肿与腹腔内出血,须行诊断性穿刺,即让患者侧卧一分钟后,取下腹部髂前上棘内上方 2～3 cm 处穿刺,然后向另一侧侧卧,再按上法穿刺。若针尖刚进入腹腔即很容易抽出血液,为腹腔内出血,若无血液抽出,为腹膜血肿。

(二)膀胱或尿道损伤

骨盆骨折时,骨折断端可刺破膀胱,在膀胱膨胀时尤易发生。如破裂在前壁或两侧未被腹膜覆盖的部位,尿渗入膀胱周围组织,可引起腹膜外盆腔蜂窝织炎,直肠指检有明显压痛和周围软组织浸润感;如破裂在膀胱顶或后壁腹膜覆盖部位,尿液进入腹膜腔,可引起明显腹膜刺激症状。患者除有休克、下腹部疼痛外,可有排尿障碍。膀胱破裂诊断有困难时,可经尿道插入导尿管,并经导尿管注入 50～100 mL 的生理盐水,如不能抽出等量液体,则明确膀胱已破裂。尿道损伤更为常见,多发生在后尿道。患者有尿痛、尿道出血、排尿障碍、膀胱膨胀和会阴部血肿。渗尿范围随损伤部位而不同。后尿道膜上部破裂时，因有尿生殖膈的限制，外渗尿液局限于膀胱周围；尿道球部破裂时，外渗的尿液可随会阴浅筋膜蔓延至阴茎、阴囊、前腹壁。尿外渗容易引起组织坏死和感染。

(三)直肠损伤

直肠上1/3位于腹膜腔内，中1/3仅前面有腹膜覆盖，下1/3全无腹膜。如破裂在腹膜反折以下，可引起直肠周围感染，常为厌氧菌感染；如损伤在腹膜反折以上，可引起弥漫性腹膜炎。

(四)神经损伤

多因骨折移位牵拉或骨折块压迫所致。伤后可出现括约肌功能障碍，臀部或下肢某些部位麻木，感觉消退或消失，肌肉萎缩无力，多为可逆性，一般经治疗后能逐渐恢复。

四、诊断

根据病史、临床表现及辅助检查多可确诊。X线检查能够明确骨折的部位及移位。根据情况，可进行骨盆的前后位、入口位、出口位以及髂骨斜位和闭孔斜位的投照，可以清晰地显示骨盆各部位的损伤。对于骨盆有严重创伤以及怀疑是否有不稳定分离的患者，应考虑做CT检查。CT能弥补X线片的不足，能清楚地显示骨盆的移位平面和立体方向，能详细地显示髋臼的情况。

五、治疗

(一)急症处理

骨盆骨折可以引起严重的并发症，死亡率较高。及时合理的早期救治是减少骨盆骨折患者疼痛、控制出血、预防继发的血管神经损伤和脂肪栓塞综合征、凝血障碍等晚期并发症的首要环节。在现场和转送途中即院前阶段，根据患者伤情进行基本生命支持，即初级ABC和止血包扎固定搬运四大技术；对病情严重者要施行生命支持，即上述急救内容加上气管插管输液和抗休克等措施。

首先应把抢救创伤性出血休克放在第一位，应抓紧时间进行抢救。对于失血过多造成血脱者，应迅速补足血容量。对骨盆骨折合并休克，采取以下抢救措施：①立即建立静脉输液通路，必要时同时建立3～4条。②在20分钟内输入2 000～2 500 mL液体后再补全血。③氢化可的松20～50 mg/kg，亦可达50～150 mg/kg。④经大剂量补液、补血不能纠正休克时要积极考虑髂内动脉结扎术。

如有较大的血管损伤，患者陷于严重的休克状态，估计出血量已接近或超过总量的1/2，在有效抗休克的治疗下，血压不稳而且逐渐下降，血红蛋白和红细胞继续降低，同时腹膜后血肿也逐渐增大，则应考虑手术探查，及时结扎髂内动、静脉止血，可挽救生命。如合并盆腔内脏损伤者，应立即进行手术修补。

(二)非手术治疗

非手术治疗是传统的治疗方案，包括卧床、手法复位、下肢骨牵引和骨盆悬吊牵引。

1.复位手法

(1)骨盆边缘骨折：髂前上、下棘骨折，骨折块有移位者，应予以手法复位。患者仰卧，患侧膝下垫高，使髋膝关节呈半屈曲位，术者以捏挤按压手法将骨折块推回原位。坐骨结节骨折，患者侧卧位，使髋伸直膝屈曲位，术者以两手拇指按压迫使骨折块复位。复位后保持患肢伸髋、屈膝位休养，以松弛腘绳肌防止再移位。

(2)骨盆环单弓断裂无移位骨折：骨盆环虽有骨折但无移位，骨盆环保持完整而稳定。如髂骨翼骨折，一侧耻骨上、下支或坐骨上、下支单独骨折，骶骨裂纹骨折等。一般无须整复。

(3)盆环双弓断裂移位骨折有以下三种情况：

双侧耻骨上、下支与坐骨上、下支骨折：此骨折致骨盆环的前方中间段游离，由于腹肌的牵拉而往往向上向右移位。整复时患者仰卧屈髋，助手把住腋窝向上牵拉，术者双手扣住耻骨联合处，将骨折块向前下方扳提，触摸耻骨联合之两边骨折端平正时，表示已复位。整复后，术者以两手对挤髂骨部，使骨折端嵌插稳定。一侧耻骨上、下支与坐骨上、下支骨折伴耻骨联合分离者，触摸耻骨联合处整齐无间隙，则表示复位。

髂骨骨折合并耻骨联合分离：骨块连同伤侧下肢多向外上方移位，并有轻度外旋。此时患者仰卧，上方助手把住腋窝向上牵引，下方助手握患肢踝部向下牵引同时逐渐内旋。术者立于患侧，一手扳住健侧髂骨翼部，一手向前下方推按骨折块，触摸耻骨联合平正无间隙，提示已复位。

耻骨或坐骨上、下支骨折伴同侧骶髂关节错位：伤侧骨块连同下肢常向上移位并有外旋，因骶髂关节错位而不稳定。整复时患者仰卧，上方助手把住腋窝向上牵拉，下方助手握伤肢踝部向下牵引并内旋，术者立于患侧向下推按髂骨翼，测量两侧髂嵴最高点在同一水平时，再以对挤手法，挤压两髂翼及两髋部，使骨折块互相嵌插，触摸骨折处无凹凸畸形，即已复位。耻骨联合分离并一侧骶髂关节错位复位手法亦基本相同。

2.固定方法

对于髂前上下棘骨折，复位后可采取屈髋屈膝位休息，同时在伤处垫一平垫，用多头带或绷带包扎固定。3～4 周去固定，即可下床活动。骶尾部骨折，一般不需固定，如仰卧位可用气圈保护。4～5 周即可愈合。

骨盆环单弓断裂无移位骨折，可用多头带及弹力绷带包扎固定，4 周解除固定。

骨盆环双弓断裂有移位骨折，必须给予有效的固定和牵引。对于双侧耻骨上下支和坐骨上下支、一侧耻骨上下支或坐骨上下支骨折伴耻骨联合分离者，复位后可用多头带包扎固定，或用骨盆兜带将骨盆兜住，吊于牵引床的纵杆上，4～6 周即可。对于髂骨骨折合并耻骨联合分离、耻骨上下支或坐骨上下支骨折伴同侧骶髂关节错位、耻骨联合分离并一侧骶髂关节错位者，复位后多不稳定，除用多头带固定外，患肢需用皮肤牵引或骨骼牵引，床尾抬高。如错位严重行骨骼牵引者，健侧需上一长石膏裤，以作反牵引。一般 6～8 周即可去牵引。

3.下肢骨牵引和骨盆悬吊牵引

采用胫骨结节或股骨髁上持续骨牵引，使骨盆骨折逐渐复位，是最基本、常用和安全的方法。若需牵引力量较大，最好用双侧下肢牵引，可以更好地使骨盆固定，防止骨盆倾斜。牵引重量一般为体重的 1/7～1/5，注意开始时重量要足够大，3～4 天后，摄片复查骨折复位情况，再酌情调整，直至复位满意为止。维持牵引至骨折愈合，一般需 8～12 周，不宜过早去掉牵引或减重，以免骨折移位。具体应用时还需根据骨折类型、骨盆变位情况，给予相应牵引。

垂直型骨盆骨折、单侧骨盆向上移位及轻微扭转变形者，可选用单纯持续骨牵引；骨盆变形属分离型者，可同时加用骨盆兜悬吊骨盆，使外旋的骨盆合拢复位。但也需注意防止过度向中线挤压骨盆，造成相反畸形；压缩型骨盆骨折，禁用骨盆兜牵引，可在牵引的同时辅以手法整复，即用手掌自髂骨嵴内缘向外挤压，以矫正髂骨内旋畸形。少数内旋畸形严重者，必要时，牵引前亦可先用“4”字形正复手法矫正，即髋关节屈曲、外展，膝关节屈曲，使患侧足放置于对侧膝关节前面，双腿交叉呈“4”字形，术者一手固定骨盆，一手向下按压膝关节，使之向外旋转复位，然后行骨牵引。若半侧骨盆单纯外旋，同时向后移位，亦可采用 90°－90°－90°牵引法。即行双侧股骨下端骨牵引，将髋、膝和踝三个关节皆置于 90°位，垂直向上牵引，利用臀肌作兜带，使骨折复位。此种方法的优点是便于护理，并可减少对骶部的压迫，避免发生压疮。对骨盆多发骨折，可根据 X 线片所示骨盆变形及骨折移位情况，给予相应的牵引，力争较好的复位。一般牵引 6 周内不应减量，以防止再移位，直至骨愈合，一般约 12 周，如位置理想，疼痛消失，可去牵引活动。

4.练功活动

骨盆周围有坚强的筋肉，骨折复位后不易再移位，且骨盆为骨松质，血运丰富，容易愈合。未损伤骨盆后部负重弓者，伤后第 1 周练习下肢肌肉收缩及踝关节伸屈活动，伤后 2 周练习髋膝关节伸屈活动，3 周后可扶拐下地活动。如骨盆后弓损伤者，牵引期间应加强下肢肌肉收缩锻炼及踝关节活动，解除固定后，应抓紧时间进行各方面的功能锻炼。

5.药物治疗

由于骨盆骨折并发症多，对全身影响较大，故药物治疗更为重要。如因出血过多引起休克时，可内服独参汤加附子、炮姜，同时冲服三七粉或云南白药。若局部肿胀、疼痛严重者，应活血化瘀，消肿止痛，可选用复元活血汤或活血止痛汤。如伤后肠胃气滞，腹胀纳呆，呕吐，二便不通者，治宜活血顺气、通经止痛，可选用顺气活血汤或大成汤。如伤后小便不利，黄赤刺痛，小腹胀满，口渴发热等，治宜滋阴清热解毒，通利小便，可应用导赤散合八正散加减。中期以续筋接骨为主，内服接骨丹。后期应补肝肾、养气血、舒筋活络为主，可选用生血补髓汤，健步虎潜丸、舒筋活血汤，外用2号洗药或活血止痛散，水煎外洗。

(三)骨盆外固定器固定

外固定器的适应证有以下几方面：

(1)在急诊科用于有明显移位的 B_1、B_2 和C型不稳定骨盆骨折，特别是并发循环不稳定者，以求收到固定骨盆和控制出血的目的并有减轻疼痛和便于搬动伤员的作用。

(2)旋转不稳定(B_1)的确定性治疗。

(3)开放性不稳定型骨折。外固定器品种多样，多数不能保持有半盆向头侧移位的骨折，对此应加用患侧骨牵引，以防止半盆上移。Riemer(1993)等将外固定器列入救治循环和骨折均不稳定的骨盆骨折救治方案，结果使此类损伤的死亡率自22%下降到8%。Meighan(1998)明确指出，外固定是急诊处理严重骨盆骨折最为恰当的措施。此外，为了控制出血和稳定后环Ganz推出了抗休克钳，亦称AOC形钳，用于急诊科作为临时固定并取得相应效果。骨盆外固定器的并发症主要是针道感染。

(四)手术治疗

切开复位内固定的适应证尚不统一，Tile提出：前环外固定后，后环移位明显不能接受者，需要坐位的多发伤者和经选择的开放骨折是切开复位内固定的对象。Matta主张经非手术治疗后，骨折移位超过1 cm，耻骨联合分离3 cm以上合并髋臼骨折以及多发伤者应行内固定。Romman主张B、C型骨折和多发伤者是适应证。由于骨盆骨折形式多样，即使同一分型中亦不尽相同，且伤员全身伤情不同，术者对内固定方法的选择不同，因而内固定的方法繁多，手术入路亦不同。

(段小锋)

第十五节　骶尾关节脱位

骶尾关节由骶骨尖与尾骨底组成微动关节，其间有甚薄的椎间盘。骶尾关节前侧有前纵韧带，各附着于骶骨和尾骨盆面，骶骨后韧带为脊柱后纵韧带和棘上、棘间韧带及骶棘肌筋膜延续部分，位于两侧的骶尾韧带，相当于横突间韧带，骶尾角之间还有骨间韧带相连。

该关节通常有轻微的屈伸活动，其活动度取决于肛提肌的紧张与松弛，有部分正常人也可由于骶尾关节骨性融合而不活动。临床上骶尾关节脱位常见于女性。单纯脱位较少，常合并骶尾交界处的骨折脱位。

一、病因病理

骶尾关节脱位与直接暴力、产伤有密切关系。

1.直接暴力

滑倒仰坐摔伤，尾骶部直接撞击坚硬的地面或硬物，引起骶尾关节脱位。如摔坐楼梯台阶边沿，椅凳角上，尾骨往往因受背侧暴力的作用和肛提肌、尾骨肌的收缩而向前脱位。如伴有侧向暴力时，可合并侧方脱位。有的暴力来自尾尖垂直方向，可发生后脱位或骨折脱位。

2.产伤

胎儿大、育龄高、产程长，可引起骶尾关节脱位。胎儿过大、胎头径线大、过熟，颅骨较硬头不易变形，形成相对头盆不相称，兼有育龄高，韧带松弛退变，激素分泌异常，韧带松弛弹性变差，加之产程长，造成分娩时韧带撕裂，发生骶尾关节后脱位。

二、分类

按脱位的时间分为新鲜脱位和陈旧性脱位；按尾骨脱位的方向可分为前脱位、后脱位和侧方脱位，前脱位较多见。

三、诊断

患者有滑倒仰坐摔伤史和产伤史。患者骶尾部疼痛，不能坐位，常以半侧臀部坐在椅凳上，弯腰下蹲等活动受限，甚则疼痛。骶尾部局部软组织肿胀，皮下瘀血及压痛明显。骶尾交界区有台阶样感，或凹陷感。按压尾骨尖时，骶尾区有过度的伴有疼痛的异常活动。肛诊时前脱位可触及骶尾前侧有凸起，压痛。后脱位可触及尾骨向后凹陷，压痛。X 侧位片可显示尾骨向前脱位、或向后脱位、或骨折脱位。正位片可能显示有侧向移位，但应除外变异。

四、治疗

(一)复位方法

1.肛内复位法

患者侧卧位屈膝屈髋、或胸膝位，在局部麻醉或不需麻醉下，术者戴手套，以示指或中指伸入肛门内，于骶尾前方触及高起的压痛区，施以向背后挤压力，与此同时，术者拇指抵于骶尾末端，作与中指或示指相对的推压力，使骶尾交界区变得光滑，且疼痛明显减轻或消失，即告复位。此法适用于骶尾关节前脱位。

2.肛外复位法

患者术前准备同肛内复位法，术者戴手套，用拇指在尾骨后凸的压痛区，向前挤压脱位的尾骨，此时可感到有向前的滑动感，复位即成功。此法适用于骶尾关节后脱位。

3.过伸复位法

患者俯卧于床，双膝关节并拢尽量屈曲，术者位于患者左侧，左手按于骶骨尖处向下压，右手臂托持膝部和小腿向上搬提同时用力使髋关节向后过伸，连续 3～5 次。体质肥重者，可让一助手站在远端，双手握住患者双踝向上提拉双下肢，术者用拇指或手掌小鱼际向下按压骶骨尖处，使髋关节向后过伸，连续 3～5 次。术后让患者站立，做下蹲站起动作，如疼痛缓解，复位成功。1 周后可用此方法再治疗 1 次。此法适用于骶尾关节前脱位，且不宜行肛内复位者。

(二)固定方法

复位后，可局部贴用膏药，并用宽胶布将两臀部靠拢贴牢，并嘱卧床休息 2～3 周。

(三)药物治疗

固定期间除局部贴用活血止痛膏外，在解除固定后，应用活血祛瘀中药熏洗或坐浴，如仍有疼痛，可配合局部封闭。

(四)其他疗法

对仍有移位但无症状，可不予以处理；如有顽固性尾痛症状，经保守治疗无效时，可考虑尾骨切除术。

(段小锋)

第十五章
上肢疾病

第一节　肩关节脱位

肩关节脱位占全身关节脱位的40%以上，且多发生于青壮年人。男性多于女性。肩关节脱位分前脱位和后脱位，前者较多见。因脱位后肱骨头所在的位置不同，又分肩胛盂下脱位、喙突下脱位及锁骨下脱位。肩关节后脱位很少见。

一、肩关节前脱位

1.致伤机制

间接或直接暴力均可引起肩关节前脱位，但以间接暴力引起者为最多见，可分为两类。①传导暴力：当伤员躯干向前外侧倾斜，跌倒时，手掌撑地，肱骨干呈外展姿势，由手掌传导至肱骨头的暴力可冲破肩关节囊前壁，向前脱位较多见。如暴力强大或继续作用，肱骨头可被推到喙突下或锁骨下，成为喙突下脱位或锁骨下脱位，后者较少见；极个别暴力强大者，肱骨头可冲进胸腔，形成胸腔内脱位。②杠杆暴力作用：当上臂过度外展外旋后伸时，肱骨颈或肱骨大结节抵触于肩峰时，构成杠杆的支点作用，使肱骨头向盂下滑脱，形成肩胛盂下脱位，继续滑至肩胛前部成为喙突下脱位。因肩关节脱位时大结节受撞击，故常伴肱骨大结节骨折。肱二头肌腱长头有时可滑脱至肱骨头的外后侧阻碍肱骨头的复位。腋丛或臂丛神经的有时被牵拉或被肱骨头压迫，引起不同程度的腋神经损伤。直接暴力所致脱位，均为暴力从肱骨头外后部直接撞击，使肱骨头向前脱位，但较少见。

肩关节前脱位后的病理变化，主要为肩关节囊的破裂和肱骨头的移位，也有盂唇处破裂不易愈合，可为习惯性脱位的原因。因肱骨头由胸大肌的作用发生内旋；又因肩关节囊及其周围的韧带及肌肉的作用，从而使肱骨头紧紧抵于肩胛盂或喙突的前下方，严重者可抵达锁骨下方，使肱骨呈外展内旋及前屈位弹性畸形固定，丧失肩关节的各种活动功能。

2.临床表现及诊断

(1)肩关节前脱位均有明显的外伤史，肩部疼痛、肿胀及功能障碍等一般损伤症状。

(2)因肱骨头向前脱位，肩峰特别突出，形成典型的方肩。同时可触及肩峰下有空虚感，从腋窝可摸到前脱位的肱骨头。上臂有明显的外展内旋畸形，并呈弹性固定于这种畸形位置。伤侧肘关节的内侧贴着胸前壁，伤肢手掌不能触摸健侧肩部，即杜格征阳性的表现。自肩峰至肱骨外髁的长度较健侧者长，直尺检查时可以令伤侧放平。还要检查有无血管神经损伤情况。

(3)X线照片检查可以确诊肩关节前脱位，并能检查有无合并骨折，以及检查肩关节前脱位整复后的情况。

3.治疗

(1)手法复位外固定：新鲜肩关节前脱位后，应及早进行手法复位外固定治疗。整复操作要在麻醉无痛情况下进行，操作手法要轻柔准确，切忌暴力，以免发生合并伤。以右侧肩关节前脱位为例，常用的复位手法如下。

①牵引推拿复位法:伤员仰卧位,自伤侧腋下经胸前及背后绕套一布被单,向健侧牵引固定,作为对抗牵引;一助手握伤肢腕部及肘部,沿上臂弹性固定的轴线方向牵引并外旋,术者用手自腋部将肱骨头向外后上推挤,即可使之复位。此法操作简便,效果满意,危险性小,最为常用。②手牵脚蹬复位法:伤员仰卧位,麻醉后,术者立于伤侧,面对伤员,两手握住伤肢腕部,同时将脚跟沿胸壁伸至伤侧腋下,向上蹬住附近胸壁(右肩用右脚,左肩用左脚)。操作方法即用两手握住伤肢腕部,上臂外展一些,沿上臂纵轴方向牵引,并向外旋转,足跟蹬腋部和胸壁,即可使肱骨头复位。此法简单易行,节省人力,效果较好。但对伴有肱骨大结节骨折者,或伴有明显骨质疏松脱钙者,当牵引时过早内收,杠杆力可造成肱骨外科颈骨折而肱骨头未复位。故行此手法复位要特别注意。见图 15-1。③牵引回旋复位法:伤员采用靠坐位或仰卧位,麻醉后,助手扶住患者双肩,术者立于伤侧,右手握住伤肢肘部,左手握住伤肢腕部,并使伤肢屈肘 90°,上臂外展,徐徐沿上臂纵轴方向牵引,并外旋上臂,再逐渐内收,并使肘部与前下胸壁接触内收;在上臂牵引外旋及内收的情况下,听到响声即为关节已复位。再将上臂内旋,并将伤肢手掌扶于健侧肩峰上,保持复位。此法节省人力,但有引起肱骨外科颈骨折或神经血管损伤的危险性,亦有撕裂或撕断肌肉纤维的可能。所以对伴有肱骨大结节骨折或骨质明显疏松脱钙者,或脱位后时间较长(24 小时后),肿胀或肌肉紧张严重者,此法不适用。

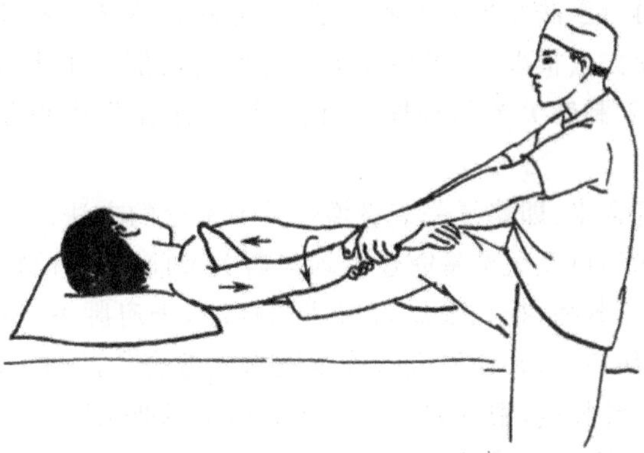

图 15-1　手牵脚蹬复位法示意图

脱位整复后肩部隆起丰满,与健侧外观相似,方肩变为圆肩,喙突下或肩胛盂下摸不到肱骨头,伤肢手掌可以抚摸健侧肩部(Dugas 征阴性),X 线照片检查肱骨头已复位正常,然后再将肩关节各个方向活动几下,使夹挤在关节间隙的软组织挤出来,以免影响关节的活动功能。陈旧性肩关节前脱位也有采用手法复位成功者。一般认为肩关节前脱位 3 周以上未复位者称为陈旧性脱位。其关节腔及周围形成大量瘢痕组织粘连,有的还有骨痂组织形成,脱位时间愈久,瘢痕粘连愈严重,同时关节周围肌肉韧带挛缩也愈严重,这些病理变化都影响肱骨头复位,当强行手法复位也难于维持关节复位后的对位关系。所以,陈旧性肩关节脱位后的处理要根据脱位后的时间、伤员的年龄及有无合并骨折血管神经损伤等情况,研究分析而决定措施。一般讲,脱位后的时间愈短,愈有利于脱位的复位,报道中最长 2 个月以内可试行手法复位,但要先行牵引,进行肩部按摩,摇摆活动,松解粘连,在麻醉下进行牵引推拿手法复位,有时可获得成功。切忌急躁粗暴,以免发生骨折或血管神经损伤,给伤员带来更大的痛苦,给治疗增加更多的困难。如手法整复不成功或脱位时间已 2 个月以上的,可采用开放复位;如肱骨头或肩胛盂关节面有严重破坏者,可行肩关节融合术或人工关节置换术治疗。对老年伤员不宜手术治疗者,鼓励伤员加强肩部活动,也可以保留部分功能。

(2)开放复位:新鲜的肩关节前脱位整复困难或复位失败者;肩关节前脱位伴肱骨大结节骨折,肱二头肌长头腱向外后移位,且被挤夹于盂头之间影响复位者;肩关节前脱位伴肱骨外科颈骨折手法复位失败者;肩关节前脱位伴肩胛盂前下缘骨折或盂唇被撕脱的范围较广泛,脱位整复后不能维持复位者,均可采用开放复位或盂唇修复治疗。陈旧性肩关节前脱位伴有骨折者或手法复位失败,或脱位后已 2 个月以上的，亦可行开放复位。

手术步骤：患者仰卧，伤肩垫高，从肩锁关节前下方开始，沿锁骨外1/3经腋前线向内下到三角肌和胸大肌之间，转向外下延伸，切口长12～16 cm。切开皮肤、皮下组织和深筋膜，显露三角肌、胸大肌及其间隙的头静脉，分开三角肌及胸大肌，并切断附着于锁骨部分的三角肌，向外翻开，向内牵开胸大肌，显露附着于喙突的喙肱肌腱、肱二头肌短头腱及结节间沟的二头肌长头腱，从近喙突处切断肱二头肌短头腱和喙肱肌腱，向下翻，也可凿断喙突显露附着于小结节的肩胛下肌，上臂处旋，靠近小结节处切断肩胛下肌，向前内翻开，显露关节囊前侧面，于距小结节2 cm处弧形切开关节囊，显露肱骨头。肩关节前脱位者，在未切开关节囊之前，清除关节内外积血，牵引肱骨情况下，并外旋肱骨，用骨膜剥离器插入关节盂与肱骨头之间，轻轻撬动肱骨头，使之复位，修复盂唇及关节囊。注意检查有无肌腱断裂，并进行修复缝合肱二头肌短头和喙肱肌或螺钉修复喙突，再缝合创口，术后用外展架将肩关节固定于外展60°，前屈30°～45°位置，继续固定到3～4周，拆除固定，加强功能锻炼，辅以理疗。

(3)习惯性肩关节前脱位的治疗：习惯性肩关节前脱位多见于青壮年。一般认为，系首次肩关节前脱位整复后未得到适当的有效固定，撕裂的关节囊或及盂唇未得到适当的良好修复，肩胛盂前下缘或肱骨头后外侧有缺损的病理改变，以后轻微的暴力或日常生活中某些动作，如上肢外展外旋及后伸的动作，穿衣、举臂等动作，即可反复发生肩关节前脱位。

对习惯性肩关节前脱位再行手法复位和外固定，临床上偶有不复发者，但一般讲对习惯性肩关节前脱位均采用手术治疗。手术治疗方法很多，其术后亦仍有复发的可能。手术方法以增强关节囊前壁或修复盂唇和关节的稳定性，阻止或限制肩关节的外展外旋活动，以阻止发生再脱位。手术方法常用者有下列几种。

肩胛下肌及关节囊重叠缝合术：即修复关节囊增强关节前壁的方法。

手术步骤：患者体位、手术切口及关节暴露途径均与肩关节前脱位开放复位者相同。当手术步骤显露肩胛下肌时，检查肩胛下肌有无萎缩、损伤及瘢痕形成的情况，于肩胛下肌小结节附着点2 cm左右处切断，检查关节囊前壁破裂或损伤情况，并仔细进行修复或重叠缝合。此时将肱骨内收内旋位，以便重叠缝合肩胛下肌。肩胛下肌缝合重叠长度，根据肩胛下肌肌力情况或要求限制肩外展外旋情况而定，一般重叠1.5 cm；再将喙肱肌腱及肱二头肌短头腱缝合固定于喙突，依次缝合伤口各层组织，术后用外展架将伤肢固定于外展50°～60°，前屈45°，1～2日拔除负压引流，10日拆除缝线，3～4周拆除外展架，开始功能锻炼，并向患者讲清楚以后在工作和生活中要注意伤肢不宜过度外展外旋，以防复发。用此法作者仅治疗3例，在随访中发现患者肩关节外展外旋活动明显受阻，患者对此手术不十分满意，故以后放弃此种手术方法。

肩胛下肌止点外移术：亦是修复关节囊增强前壁的方法。

手术步骤：肩关节显露途径与前法相同，当手术显露肩胛下肌时，检查肩胛下肌的情况，并自其止点处切下，使肩胛下肌外端游离，进一步检查修关节囊，将肱骨内收内旋，于肱骨大结节处切开骨膜，将肩胛下肌外端外移缝合固定于肱骨大结节处，以增强其张力，再将喙肱肌腱及肱二头肌短头腱缝到喙突，逐层缝合，术后处理与前法相同。

肱二头肌长头腱悬吊术：此手术方法是增强肱骨头稳定性的方法。

手术步骤：患者体位、手术切口和显露同上。将肱骨内收内旋，用拉钩向两侧牵开肱二头肌短头腱、喙肱肌腱和三角肌，显露肱骨大小结节、肱二头肌长头腱和肩胛下肌，将喙肱韧带(从喙突根部到肱骨大结节)于靠近大结节处切断，并充分分离，再将肱二头肌长头腱在肱骨大小结节下方切断，远端向下牵开，提起近侧端，并沿其走向切开关节囊，直到找出肱二头肌长头腱近端的附着点。将喙肱韧带缝包在长头腱近端的外面，加强其牢固强度，以免以后磨损或撕裂，二头肌长头腱的两端各用粗丝线作双重的腱内“8”字形缝合，并从腱的断面引出丝线备用，然后将肱骨略内收，用骨钻从肱骨结间沟的大小结节下方，对准肱二头肌长头腱近侧端附着点钻一孔，将二头肌长头腱近端及其包绕的喙肱韧带，从钻孔拉出到肱骨结节间沟外，再将二头肌长头腱的远近两端缝合在一起，或断端分别缝在骨膜上，再缝合关节囊，逐层缝合切口各层组织，术后用外展架将伤肢固定外展 50°～60°，前屈 45°，其他术后处理和前法相同。有学者用此法共治 11 例，随访 7 年 5 个月，未见复发，但肩关节外展活动均有轻度限制。

Bankart 手术：此手术方法是修复盂唇及关节囊的方法。

手术步骤：患者体位、手术切口和关节显露方法均与前相同。当切断并向内翻肩胛下肌后，外旋肱骨即显露关节囊的前侧。检查后在小结节内 2 cm 左右处弧形切开关节囊前侧壁，显露肱骨头，检查盂唇和关节囊常可发现破损，用特制的弯钩形锥，在肩胛盂前内缘等距钻成三四个孔，用粗丝线将切开的关节囊的前外缘缝合固定盂唇部，再将关节囊的前内缘重叠缝合于关节囊上，此法缝关节囊既缩紧关节囊，又加强了关节囊，也使盂唇稳定。修复肩胛下肌、喙肱肌腱及肱二头肌短头腱，检查冲洗伤口，逐层缝合切口各层组织，术后用外展架将伤肢固定于肩外展50°～60°，前屈 45°，其他术后处理与前法相同。有学者用此法治疗 8 例，经过随访总结，无病例复发，肩关节活动功能基本均恢复正常，从以上几种手术治疗方法对比看，此种手术方法修复病变部位，效果优越。其他还有关节盂前下缘植骨阻止术及喙突植骨延长术等，因植骨后不融合，且肩活动后磨损，久后失效，故近年来已不采用。

二、肩关节后脱位

1.致伤机制

外伤性肩关节后脱位极为罕见，直接或间接暴力均可引起。直接暴力系从前侧向后直接打击肱骨头，使肱骨头冲破关节囊后壁和盂唇软骨而滑入肩胛、盂后冈下，常伴有肱骨头前侧凹陷骨折或肩胛冈骨折。间接暴力引起者，系上臂强力内旋跌倒手掌撑地，传导暴力使肱骨头向后脱位。

2.临床表现及诊断

临床症状不如肩关节前脱位明显，常延误诊断。最明显的临床表现为肩峰异常突出；从伤侧侧面观察，伤肩后侧隆起，前部平坦。上臂呈内收内旋位，外展活动明显受限制，在肩关节后侧冈下可摸到肱骨头，肩部前侧空虚。X 线片显示，正位盂肱关系大致正常，但仔细观察可发现肱骨头呈内旋位，大结节消失，肱骨头与肩胛盂的半月形阴影消失，肱骨头与肩胛盂的关系显示移位，轴位 X 线片可显示肱骨头向后移位；肱骨头的前内侧变平或凹陷或肩胛冈骨折；再结合肩部外伤史，即可确诊。

3.治疗

新脱位的肩关节后脱位的手法复位比较容易。在麻醉无痛情况下，伤员采用靠坐位或仰卧位，助手用一手向后压住患者肩胛骨作为固定，另一手用拇指向前下推压肱骨头；术者两手握住伤肢腕部，沿肱骨纵轴轻度前屈牵引，并外旋上臂即可复位。将脱位整复后作各个方向的小活动，保持上臂外展位固定，即外展 30°～35°，后伸 30°和轻度外旋位，用外展架固定 3 周，加强肩关节功能活动锻炼。

陈旧性肩关节后脱位一般多采用开放复位。手术切口自肩峰开始，沿肩峰及肩胛冈下缘向后延伸 10～12 cm，暴露三角肌，并沿肩峰切断三角肌止点部，然后将冈上肌、冈下肌、小圆肌的联合腱抵至平面上 2 cm 处切断，即暴露脱位的肱骨头，并在牵引及外旋上臂的操作下，将肱骨头送回关节腔内与盂对合，活动检查整复情况后，缝合联合腱与三角肌，缝合皮肤。术后 3 周开始关节功能锻炼。

（侯建平）

第二节　肩锁关节脱位

一、应用解剖学及功能

肩锁关节为滑膜关节，由锁骨的肩峰端与肩峰的关节面构成。锁骨的肩峰端扁平，指向外下。肩峰关节面位于肩峰内缘，指向内上。

肩锁关节的稳定由 3 部分维持：①关节囊及其加厚部分形成的肩锁韧带，控制肩锁关节水平方向上的稳定性。②前方三角肌及斜方肌的腱性附着部分。③由喙突至锁骨的喙锁韧带，控制肩锁关节垂直方向上的稳定性。喙锁韧带分为斜方韧带和锥状韧带两部分。斜方韧带呈四边形，起于喙突上面的后部，附着于锁骨肩峰端前外侧的粗糙骨嵴即斜方线，其上内面为锁骨下肌，下外面为冈上肌，前方游离。锥状韧带呈三角形，在斜方韧带之后，起自喙突出缘的后部，附着于锁骨外侧端的下后面。锥状韧带与斜方韧带之间有滑囊或脂肪相隔。如单纯切断肩锁韧带仅出现半脱位；如同时切断肩锁及喙锁韧带则可引起全脱位；切断关节囊，同时切断斜方韧带或锥状韧带，亦可引起全脱位，故喙锁韧带对维持肩锁关节的完整性极为重要。

肩锁关节内有一棱柱状纤维软骨盘，软骨盘的大小和形状变异很大。仅1%的人有完整的软骨盘。发育正常时可以将关节腔完全分开成两个部分。

Bosworth 认为锁骨与喙突之间的间隙不超过1.3 cm，Bearden 报道喙锁间隙为1.1～1.3 cm。

肩锁关节的运动：对肩锁关节活动范围的研究是一个循序渐进的过程，目前普遍认为，无论肩关节做任何动作，肩锁关节仅有 5°～8°的活动范围。这样解释肩锁关节融合以及喙锁间拉力螺钉的使用，对肩关节没有明显的限制。在上肢完全上举过程中，锁骨旋转 40°～50°，这样的旋转范围与肩胛骨的同步旋转关系密切，与肩锁关节没有明显的关系。

二、损伤机制

(一)直接暴力

最常见的损伤动作是摔倒时，上肢保持内收位，肩部的前上或后上撞地，外力将肩峰推向下、内方导致肩锁关节囊、肩锁韧带不全或完全断裂、三角肌和斜方肌附着点撕裂、喙锁韧带不全或完全断裂。

(二)间接暴力

1.作用于上肢向上的间接暴力

摔倒时，外力经手掌向上传导，通过肱骨头作用于肩峰。造成肩锁韧带损伤，而喙锁韧带完整，喙锁间隙减小。如果暴力非常大，则会出现肩峰骨折、肩锁韧带断裂和盂肱关节向上脱位。这是一种非常少见的损伤机制。

2.作用于上肢向下的间接暴力

外力通过向下牵拉上肢，间接作用于肩锁关节。这也是一种少见的损伤机制。

三、分型

Rockwood 分型：肩锁关节损伤共分为 6 型(图 15-2)。

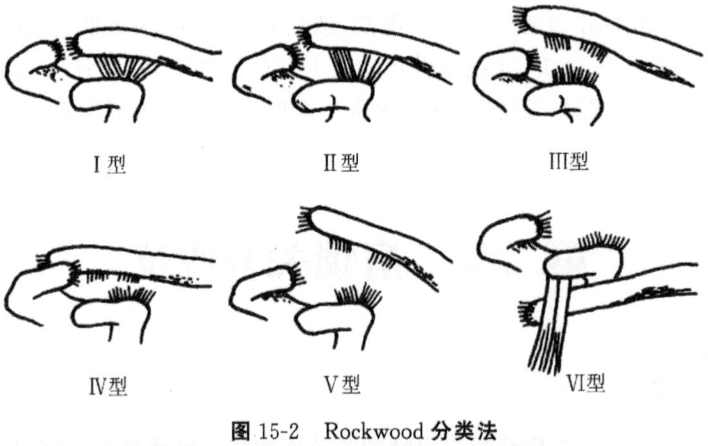

图 15-2 Rockwood 分类法

Ⅰ型：轻度损伤，肩锁关节部分韧带损伤，肩锁关节完整，喙锁韧带完整，三角肌和斜方肌完整。

Ⅱ型：中度损伤，有肩锁关节囊破裂，肩锁关节间隙增宽，与健侧对比有轻度的垂直方向上的分离，喙锁韧带部分损伤,喙锁间隙轻度增宽,三角肌和斜方肌完整。

Ⅲ型:重度损伤,肩锁韧带完全断裂,肩锁关节脱位,肩部复合体向下移位,喙锁韧带完全断裂,与健侧对比,喙锁间隙增加 25%~100%。三角肌和斜方肌在锁骨远端附着处剥离。Ⅲ型的另一种表现:肩锁关节脱位合并喙突骨折,软组织严重损伤,或锁骨外端顶破关节囊呈纽扣式损伤。

Ⅳ型:肩锁韧带完全断裂,肩锁关节脱位,锁骨向后脱位,位于肩峰的后面,刺入或穿透三角肌。喙锁韧带完全断裂,与健侧对比喙锁间隙可以正常或改变(增宽或减小),三角肌和斜方肌在锁骨远端附着处剥离。

Ⅴ型:肩锁韧带完全断裂,喙锁韧带完全断裂,肩锁关节脱位,锁骨与肩峰距离明显增宽(与健侧对比增加 100%~300%),三角肌和斜方肌在锁骨远端附着处剥离。

Ⅵ型:肩锁韧完全断裂,喙突下型喙锁韧带完全断裂,肩峰下型喙锁韧带保持完整,肩锁关节脱位,锁骨移位至肩峰或喙突下方。喙突下型喙锁关系颠倒(锁骨位于肩峰下方),肩峰下型喙锁间隙减少(锁骨在肩峰下方)。三角肌和斜方肌在锁骨远端附着处剥离。

四、临床症状和诊断

(一)损伤表现

1.Ⅰ型损伤

肩锁关节有轻到中度压痛和肿胀,不能触及关节脱位,喙锁间隙无压痛。

2.Ⅱ型损伤

肩锁关节半脱位,关节处有中到重度疼痛。如果在伤后较短的时间内对患者进行查体,可触及锁骨远端稍高于肩峰。活动肩关节时,肩锁关节疼痛。锁骨远端不稳定和呈现漂浮感。在喙锁间隙内可有压痛。

3.Ⅲ型损伤

肩锁关节完全脱位,患者典型的体征是患肢内收贴近躯干,并稍上提以缓解肩锁关节的疼痛。肩部复合体向下移位,锁骨将皮肤挑起而显得更加明显。患肢的活动特别是外展活动受限。

肩锁关节、喙锁间隙和锁骨外侧 1/4 上方压痛。锁骨远端在水平及垂直方向上均不稳定,Delbet 将其形象地比作钢琴键。

4.Ⅳ型损伤

Ⅳ型肩锁关节损伤的患者除了具有Ⅲ型损伤的临床表现外,还有在患者坐位时,从上方检查患肩,与健侧相比,锁骨远端向后移位。有时甚至向后明显移位,穿透三角肌,将后侧的皮肤挑起。肩关节的活动更加受限,常常伴有胸锁关节脱位。

5.Ⅴ型损伤

Ⅴ型肩锁关节损伤较Ⅲ型损伤更为严重,锁骨远端向上明显脱位至颈部基底,这是上肢向下移位的结果。因附着在锁骨上的肌肉组织和软组织撕裂范围更加广泛,患者肩部疼痛的症状较Ⅲ型损伤更为严重。如果肢体向下移位严重,则可发生臂丛神经牵拉损伤的症状。

6.Ⅵ型损伤

从上面看,与健侧肩关节的圆形轮廓相比,患肩变得较为平坦,肩峰明显突起。造成锁骨喙突下脱位得暴力非常大,有时锁骨骨折、上位肋骨骨折和臂丛上根神经的损伤。合并这些损伤时,肩部肿胀明显,肩锁关节损伤易被忽略。Patterson、McPhee、Schwarz 及 Kudera、Gerber 及 Rockwood 所报道的病例中,没有并发血管损伤的病例。但在复位之前有短暂的感觉异常,复位后,神经病状消失。

(二)放射学诊断

应用常规的肩关节技术对肩锁关节进行放射学检查,会发生 X 线暴光过度,使一些细小的骨折被漏诊。

1.前后位

常规的前后位X线片应在站立或坐位时拍摄。Zenca认为肩锁关节真正的前后位X线片上，锁骨远端与肩胛骨的肩胛冈相重叠，故推荐行头倾10°～15°进行投射，这样可以显示细小的骨折和脱位。

2.侧位

当怀疑肩锁关节脱位时，应行患侧及健侧的肩部轴侧位，这样可以显示锁骨的前后移位以及在前后位X线片上不能见到的细小骨折。

3.应力位X线片

临床上有明显肩锁关节损伤病史，并有完全脱位的典型畸形的病例，在常规的X线片上表现为喙锁间隙增宽。但有些病例因健侧上肢的保持性上托作用，使脱位的肩锁关节复位，其在常规X线片上不能发现。另外在常规X线片上，很难区别肩锁关节Ⅱ型损伤和肩锁关节Ⅲ型损伤。因此怀疑肩锁关节脱位时，应常规行肩锁关节的应力位X线片，来检查喙锁韧带的完整程度。

(三)放射学评估

1.正常关节

肩锁关节的宽度和形状在冠状位个体之间差异很大。Urist研究100例正常肩锁关节的X线片后发现：49%的肩锁关节由外上斜向内下，锁骨远端关节面在肩峰关节面之上；27%垂直；3%由内上斜向外下，锁骨远端关节面在肩峰关节面之下。另外21%肩锁关节不一致，锁骨位于肩峰关节面的上方或下方。Nguyen研究了300例正常的肩锁关节发现：51%锁骨远端关节面在肩蜂关节面之上；18%垂直；2%锁骨远端关节面在肩峰关节面之下，29%肩锁关节不一致。Nguyen认为肩锁关节间隙随着年龄的增加而减少，肩锁关节的正常宽度为0.5～7 mm。60岁以上的老年患者肩锁关节间隙为0.5 mm，可以视为正常。男性肩锁关节间隙大于7 mm、女性大于6 mm则为异常。喙锁间隙在个体之间也存在明显差异。Bearden认为喙锁间隙的正常1.1～1.3 mm，患侧间隙较健侧增宽50%，提示肩锁关节完全脱位。

2.损伤的肩锁关节

(1)Ⅰ型损伤：Ⅰ型损伤在X线片上肩锁关节正常，仅软组织有轻微肿胀。

(2)Ⅱ型损伤：Ⅱ型损伤锁骨外侧端稍高于肩峰。肩胛骨轻微的内旋和因斜方肌的牵拉，锁骨向后轻度脱位，与健侧相比患肩稍增宽。应力X线片上双肩的喙锁间隙相同。

(3)Ⅲ型损伤：肩锁关节完全脱位，锁骨外侧端高于肩峰上缘，喙锁间隙明显增大。有时可有锁骨远端或肩峰的骨折。肩锁关节完全脱位伴喙突骨折非常少见，且在常规X经片上很难发现。所以在肩锁关节完全脱位而喙锁间隙正常时，应高度怀疑喙突骨折。

(4)Ⅳ型损伤：Ⅳ型肩锁关节损伤在X线片上表现除了锁骨远端向上移位、喙锁间隙增加之外，最显著的特征是在轴侧位X线片上锁骨远端的向后移位。必要时行CT检查判断锁骨向后移位的情况。

(5)Ⅴ型损伤：Ⅴ型肩锁关节损伤的特性X线表现是喙锁间隙的明显增加，是健侧的2～3倍。

(6)Ⅵ型损伤：肩锁关节向下脱位有两种类型，肩峰下型和喙突下型。肩峰下型喙锁间隙减小，锁骨远端在肩峰下方。喙突下型的特点是喙锁关系颠倒，锁骨在喙突下方。因为这种损伤通常是严重创伤所致，经常伴有锁骨和肋骨的骨折。

五、治疗

(一)Ⅰ型损伤

Ⅰ型肩锁关节损伤的特点是肩锁关节部分韧带损伤，肩锁关节完整，喙锁韧带完整。通常休息7～10天后症状消失。冰袋冷敷有助于减轻不适。但应防止肩关节进一步损伤，直到损伤处无疼痛，关节活动正常。

(二)Ⅱ型损伤

Ⅱ型肩锁关节损伤，肩锁韧带撕裂，喙锁韧带紧张、完整。

1.非手术治疗

大多数学者认为Ⅱ型肩锁关节损伤可应用非手术方法治疗,但 Bergfeld 与其同事的报道以及 Cox 的研究认为:Ⅰ型、Ⅱ型肩锁关节损伤保守治疗后会发生严重的肩锁关节不稳定,这与以前的认识不同。

Ⅱ型肩锁关节损伤保守治疗的方法很多,一些学者试图应用加压绷带和三角巾、黏着性胶带、挽具、支具、牵引技术和许多的石膏管型将半脱位的肩锁关节复位。Allman 推荐使用 Kenny-Howard 挽具固定 3 周,他认为需要 3～6 周持续的压力作用于锁骨上面,才能使韧带愈合。

2.手术治疗

Ⅱ型肩锁关节损伤后常出现持续的疼痛,可能是因为锁骨创伤后的骨溶解,撕裂的关节囊韧带进入关节,关节软骨或关节盘脱落进入关节等因素引起,Bateman 将其描述为关节内紊乱,有时需要肩锁关节成形术来缓解疼痛,如果锁骨远端关节面退变,应将锁骨远端 2 cm 切除,同时行关节清理和关节盘切除术。

(三)Ⅲ型损伤

1.非手术治疗

在早期,有的学者主张采用闭合复位,用加压绷带保持锁骨复位后的位置即在下压锁骨远端的同时,用三角巾或绷带将上臂上提。并认为:除了存在不可避免的肩锁关节畸形外,疗效较好。目前最为常用的两种方法为:①闭合复位,用悬带或支具维持锁骨复位后的位置。②短期悬吊后,早期活动,即所谓的技巧性忽略,伤后行 1～2 周的三角巾悬吊,然后行康复锻炼。Hawkins、Dias、Schwarz 分别报道了对Ⅲ型肩锁关节损伤的患者采用技巧性忽略的方法治疗,90％～100％的患者疗效满意。

2.手术治疗

由于肩锁关节及周围解剖的特殊性和创伤解剖变化的复杂性,有关Ⅲ型肩锁关节损伤的治疗方法虽有百余种,但效果都不十分理想。Ⅲ型肩锁关节损伤的修复主要有 4 种手术方法:①肩锁关节复位内固定、韧带修复与重建。②喙锁间内固定、韧带修复与重建。③锁骨外端切除。④肌肉动力性转移。目前的治疗方法多在这 4 种方法的基础上进行改进,或将其中的几种方法结合应用。

肩锁关节损伤的不同手术方法:①克氏针内固定。②钢丝或丝线重建喙锁韧带。③松质骨螺钉重建喙锁韧带。④喙锁韧带完整,行锁骨远端切除。⑤喙锁韧带断裂缺失,行锁骨远端切除,喙锁间行韧带、筋膜或丝线重建。

肩锁关节脱位手术治疗应符合以下原则:①使肩锁关节恢复正常的解剖位置。②修整清除破裂或退变的关节面和关节间软骨盘。③修复重建稳定关节的韧带、关节囊以维持正常的肌力平衡。④可靠的固定至修复重建的韧带牢固愈合。⑤防止肩周围组织并发症。

固定肩锁关节的方法较多,包括:①肩锁关节张力带钢丝技术。②Stehli 钢板。③Bosworth 螺钉。④Wolter 钢板。⑤Rahmanzadeh 钢板。⑥Basler 钢板等。多数学者不主张应用克氏针,认为克氏针太细,容易发生断裂和移位。

喙锁韧带重建的方法有:①喙肩韧带转移。②喙突转移。③钢丝或丝线替代。④阔筋膜筋膜条或掌长肌腱重建。⑤生物聚酯人工韧带、碳纤维人工韧带、涤纶毡片人工韧带。喙肩韧带转移喙突上移术后再脱位发生少,但手术损伤大,会产生新的畸形,故对陈旧性脱位较适用。早期手术常取大腿的阔筋膜制成筋膜条或用掌长肌腱重建喙锁韧带,创伤大,患者较难接受,术后效果也不稳定。人工韧带具有良好的生物相容性、柔韧性和强度,损伤小,且能避免二次手术,对青年及运动员尤为适用。

对于急性损伤,推荐使用肩锁关节张力带钢丝技术,同时尽量一期修复喙锁韧带。采用 Robers 切口,沿肩峰前上缘和锁骨外侧 1/4 处做一弧形切口,保护头静脉,分离肩峰和锁骨外侧缘的三角肌起点,显露肩锁关节关节囊及肩峰,向外侧剥离或牵开三角肌可以暴露喙突。控查脱位的肩锁关节,将损伤的关节软骨切除,清除关节内嵌入的软组织,使其脱位的锁骨下端复位,在保持良好的复位情况下,从肩峰外侧缘,向锁骨远端钻入 2 枚克氏针,2 枚克氏针间距为 1.5 cm,穿入锁骨约 3 cm。在锁骨上钻孔,穿过钢丝,8 字绕过克氏针尾端并拧紧固定。将针尾折弯 90°,留于肩峰外侧皮下,最后用羊肠线或粗丝缝合断裂的喙锁韧带。

3.术后处理

术后均用三角巾悬吊患侧上肢，并屈肘、内收、内旋2周。嘱患者早期锻炼手腕及肘关节活动，3周后逐渐练习肩关节前屈、后伸。禁止外展。8～10周去除内固定。

但有学者认为直接用克氏针或斯氏针穿越肩锁关节，会引起关节的创伤性退变。故推荐应用松质骨螺钉直接固定锁骨与喙突。对于陈旧脱位，有学者推荐使用喙突转移来重建喙锁韧带，如果锁骨远端病变严重，可行锁骨远端切除。

(四)Ⅳ型、Ⅴ型和Ⅵ型损伤

目前普遍认为，Ⅳ型、Ⅴ型和Ⅵ型损伤因锁骨远端移位较大，并向后穿入斜方肌或移位至喙突下，需行手术治疗。治疗方法同Ⅲ型损伤。

近10年来有2种专用钢板治疗肩锁关节脱位。

1.Wolter钢板

由德国LINK公司制造。此钢板分左右侧，由与锁骨贴合的窄钢板及其延长部分的坚强、钝性的钩组成，并有三孔及五孔之分。使用时，Wolter钢板的钢板部分放到锁骨上，Wolter钢板的钩放到在肩峰上钻好的孔中，钩应在关节囊外，并位于肩锁关节的后方。

(1)手术适应证：①肩锁关节脱位Ⅱ度和Ⅲ度。②肩锁关节脱位Rockwood分型Ⅳ、Ⅴ、Ⅵ型。③合并锁骨远端骨折。

(2)手术操作步骤：①患者取仰卧位，抬高患侧肩背约30°，头部转向对侧。沿锁骨至肩峰弧形切开皮肤，暴露锁骨远端，肩锁关节和肩峰(如果未显露出肩峰，可以弧形延长切口或将抬高的锁骨向下压低即可显露)。②复位肩锁关节使其恢复解剖位置，可用复位钳或克氏针临时固定。将模板置于锁骨上方，确认板上螺钉定位孔都在锁骨上，在肩锁关节囊的外侧依据模板选取Wolter钢板的肩峰位点，用4.5 mm的钻头向肩峰上钻孔。肩峰孔点大约距肩峰内侧缘1.5 cm。③在关节囊外、位于肩锁关节后方置入Wolter钢板钩。将钩贴着肩峰后内侧边缘的肩峰下骨面向钻孔处滑行，感到钩进入骨孔时下压钢板，使钩从孔内穿出。下压钢板使钢板与锁骨相贴，如钢板近端有一定的弹力而肩锁关节仍位于解剖位则刚合适；如钢板近端上翘不能压在锁骨上时，则须取出钢板以钩板连接处为弯点向下折弯；如钢板近端无弹力即能压贴在锁骨上时，则须取出钢板以钩板连接处为弯点向上折弯，否则会造成肩锁关节未完全复位的情况。如钩的末端过长时可剪除。④将Wolter钢板向近侧拉紧，避免肩锁关节间隙增宽，用螺钉固定Wolfer钢板的钢板部分。修补肩锁韧带，喙锁韧带可不行修补。

2.AO肩锁钢板

此钢板亦分左右侧，由与锁骨贴服的钢板及其呈枪刺状的延长端构成。手术适应证与Wolter钢板相同。手术方法与Wolter钢板相似，但不用在肩峰处钻孔，将呈枪刺状的延长端插入肩锁关节后方的肩峰下即可，其枪刺状的延长端常需向上折弯。AO肩锁钢板无法拉紧肩锁关节间隙，术后X片常可发现肩锁关节间隙增宽。AO肩锁钢板更适用于锁骨远端骨折。

六、合并症

喙锁韧带骨化，Arner报道喙锁韧带骨化的发生率为57%～69%。一些学者认为喙锁韧带骨化的发生与手术有关。但Millbourn发现喙锁韧带骨化也发生在Ⅰ型和Ⅱ型损伤中。多数学者认为喙锁韧带骨化的发生与最终疗效无关，无需进一步处理。

喙突骨折不愈合，非常罕见。常表现为上举时不适，肩关节无力。需植骨固定。

手术并发症包括：伤口感染、骨髓炎、关节炎、软组织骨化、骨吸收、克氏针或斯氏针的移位、内固定物折断和再次脱位。

非手术治疗的并发症：软组织嵌入关节，关节僵硬，需及时观察和调整，固定器械引起的皮肤刺激甚至出现皮肤溃疡、日常活动受限、畸形、软组织骨化、关节炎。

(侯建平)

第三节　肩袖损伤

一、功能解剖

肩关节外侧有两层肌肉，外侧层为三角肌，内侧层为冈上肌、冈下肌、肩胛下肌及小圆肌。其肌肉和腱性部分在肱骨头的前、上、后方形成袖套样组织，附着于肱骨大结节和解剖颈的边缘，称为肩袖。

肩袖可使肱骨头与肩胛盂紧密接触，使肩关节在运动或静息状态下均能对抗三角肌的收缩，防止肱骨头被拉向肩峰，以三角肌的拮抗作用保持肩关节的稳定。不仅如此，肩袖还以杠杆的轴心作用协助肩关节进行外展和旋转。其中冈上肌能使上臂外展及轻度外旋，冈下肌和小圆肌在肩下垂时能使上臂外旋，肩胛下肌在肩下垂时能使上臂内旋，所以有人将肩袖又称为“旋转袖”。

冈上肌、肩胛下肌的肌腱伸出在喙肩弓的下方，当肩关节在内收、外展、上举、前屈及后伸等大范围运动时（如吊环、蛙泳、体操等），冈上肌与肩胛下肌在喙肩弓下被反复夹挤、频繁碰撞而造成损伤。在解剖上，冈上肌、冈下肌腱止点末端 1.5 cm 长度内是无血管的“危险区”，有人认为这是肌腱近侧滋养血管与来自骨膜的微细血管的吻合交接处，此处血供应减弱，是肌腱退行变性和撕裂的好发部位。

二、发病原因

肩袖损伤的发病原因学说较多，主要有以下各点。

（一）撞击学说

肩撞击综合征首先由 Neer（1972）提出，他在解剖 100 例肩关节中发现 11 例的肩盂边缘有骨刺出现和肩峰前突下骨赘增生，这是肩袖与肱骨头多次反复撞击的结果。冈上肌腱从喙肩弓下方穿出向外下方附着于肱骨大结节，肩关节前屈时很容易被肩峰前突所撞击（图 15-3）。

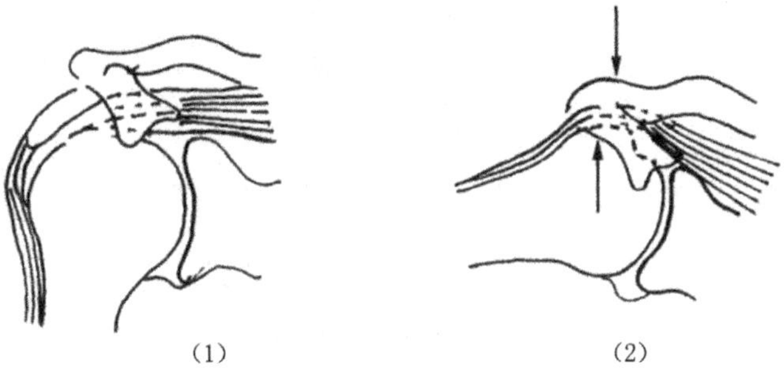

图 15-3　肩袖撞击损伤示意图

（1）肩自然下垂；（2）肩外展撞击

（二）退变学说

肩袖疾病的病因是多方面的，肩袖肌腱维持肱骨头的稳定，其力臂较短，又在肱骨的顶端即突出部分，容易发生肌腱退行变。其病理表现往往是细胞变性坏死，钙盐沉积，纤维蛋白玻璃样变性，肌纤维部分断裂，肩袖止点出现潮线复制及不规则。退变后的肌腱在运动中稍加用力即行断裂，一般在 40 岁以上者易发生。

（三）创伤学说

由于创伤导致肌腱损伤已不容置疑。例如肩关节脱位无其他合并伤，复位后肩关节仍不能外展，其根源很可能就是肩袖损伤。肱骨头大结节撕脱骨折大多伴有不同程度的肩袖损伤。运动损伤在肩袖损伤中占有一定的比例。暴力作用于肩袖造成急性损伤的方式较多，主要有以下几种：

(1)肩部被直接撞伤,造成冈上肌腱损伤。

(2)上臂突然过度内收,冈上肌被极度牵拉而撕裂。

(3)上臂接受纵轴牵拉暴力而使肩袖损伤。

(4)暴力从腋下向上冲击,冈上肌受到顶撞对冲而损伤。

三、损伤机制

体操运动员在单杠、吊环、高低杠上运动时进行"转肩"、"压十字"动作,标枪投掷运动员上臂上举做反弓爆发力时,因反复外展、急剧转肩,肩袖受到摩擦、劳损、牵拉,造成肌腱纤维反复磨损变性,呈慢性炎症样改变,同时可发生肩峰下滑囊炎症改变和退行性改变。这种情况也可见于游泳时的肩部旋转、举重时的抓举、篮球的转手及排球的扣球动作等。追问病史大多有一次损伤史可以追溯,但也有部分运动员何时损伤难以清晰回忆。

肩袖损伤的病理牵涉到肌腱、关节软骨、滑囊及肩峰。在正常情况下,冈上肌、冈下肌对抗三角肌的收缩力,拉紧肱骨头使其在一定的范围内活动。一旦冈上肌、冈下肌损伤(急性或慢性),三角肌丧失拮抗力量,收缩时肩峰下组织与肩峰撞击,关节盂和肱骨头因机械力量受到破坏,出现关节退行变。肩袖肌腱损伤后发生玻璃样变性或断裂,断端之间充斥瘢痕并发生挛缩。肩袖损伤时因局部渗血、出血及积液,加上机械性压迫和劳损,终于产生肩峰下滑囊炎。滑囊壁玻璃样变性,滑膜浅层出现纤维素,导致组织增生和粘连。由于反复劳损和机械力的重复叩击,肩峰骨膜增厚,刺激成骨细胞产生骨唇,造成肩关节活动受限或疼痛(图 15-4)。

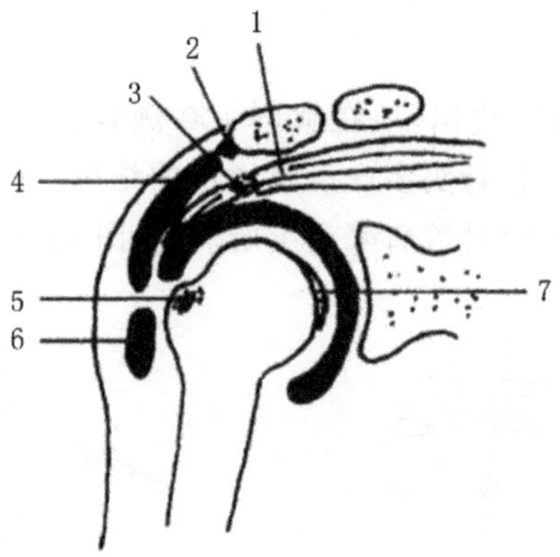

图 15-4　肩袖损伤病理变化

1.肩袖钙化;2.肩峰骨赘;3.肩袖断裂(冈上肌);4.肩峰下滑囊炎;
5.肱骨大结节骨质硬化;6.三角肌下滑囊炎;7.肱骨头软骨退变

四、症状及诊断

(一)慢性损伤

较为多见。肩痛不明显,当上臂外展至某一特定部位时突然疼痛而停止活动。平时能全程参加训练,但成绩进步不快,有肩部不舒适的感觉。

(二)亚急性损伤

此型最多见。系反复慢性挫伤积累而形成。检查肩外展试验:伤员伸肘旋后位,做肩部外展运动至80°~110°时出现肩部疼痛,外展动作突然中止或卡住,这可能是肩袖与喙肩韧带或肩峰摩擦挤压造成。一些病例训练前做好准备活动后外展时无疼痛。多数病例按压肩外侧肱骨大结节部位有压痛,肩关节外展和上臂抗阻内外旋有疼痛。如已迁延时日未经正规治疗可出现三角肌萎缩现象。

(三)急性损伤

此型少见。大多为一次急性损伤所致。肩部疼痛、活动受限均较显著。检查臂下落试验:将患肩被动外展 90°位去除扶持,患肢不能维持外展,伤臂迅速下落,说明肩袖明显损伤。

五、治疗

(一)非手术治疗

(1)由急性炎症或急性损伤所形成的肩部剧烈疼痛,应暂停训练。可将上臂外展 30°位支架外固定,卧床休息 3 d 后可适当活动。

(2)慢性或亚急性损伤,可用 1%普鲁卡因溶液 10～20 mL 加入泼尼松龙 1 mL 局部封闭,疗效非常理想。

(3)物理治疗:人工太阳灯,紫外线(4～5 生物剂量)及直流电碘离子透入对肩袖损伤的康复有明显的辅助作用。

(4)运动训练适当改变,慢性挫伤可继续一般训练,对于引起疼痛的外展动作可适当减少或避免,要加强三角肌力量训练。

(二)手术治疗

肩袖肌腱断裂如面积较大,断端分离较多,残端缺血或经非手术治疗 4～6 周后症状未见改善,可选择手术治疗。术中可将断端褥式缝合,如不能对合,取阔筋膜修补缝合。也可在肱骨大结节上钻孔缝合肩袖,术后以外展支架将患肢固定于外展、前屈及外旋位,6 周后拆除外固定积极进行功能锻炼活动。

六、预防

(1)在进行大范围转肩运动训练前应循序渐进并加强肩关节各组肌肉力量训练,如三角肌肌力加强训练等。

(2)每次训练前应严格认真做好准备活动,以适应运动,减少损伤。

(侯建平)

第四节　锁骨骨折

一、功能解剖

锁骨属长管状骨,连接于肩胛骨与胸骨之间,外形呈∽状,内侧向前突出成弓状,外侧向后弯曲,如弓的末端凹进。锁骨中 1/3 以内的截面呈棱柱状,外 1/3 截面扁平状。中 1/3 段直径最细,是薄弱之处,若纵向或横向暴力作用于此,其弓状突出部位容易发生骨折。中 1/3 与外 1/3 交界处是棱柱状与扁平状的交接处,这种生理解剖的改变也是骨折的好发部位。

锁骨内端与胸骨的锁骨切迹构成胸锁关节,外端与肩峰形成肩锁关节。锁骨外端被喙锁韧带、肩锁韧带、三角肌及斜方肌附着而稳定。

锁骨与下后方的第 1 肋骨之间有肋锁间隙、间隙中有锁骨下动脉、静脉及臂丛神经通过。锁骨骨折内固定时应小心保护血管和神经。

锁骨的功能和作用较多:①锁骨桥架于胸骨与肩峰之间,使肩部宽阔、壮实而美观,如果锁骨缺如,肩部就会狭窄而下垂。②锁骨通过韧带和软组织作用牵动肩胛带上举,带动肋骨上移,有协同呼吸和保护肺脏的作用。③为肌肉提供附着点;胸锁乳突肌附着在锁骨内 1/3,胸大肌附着在锁骨前缘,三角肌和斜方肌附着在锁骨外1/3。④锁骨的骨架支撑作用不仅串连内侧的胸锁关节和外侧的肩锁关节,而且通过韧带辅助肩胛带和肩关节进行相关活动。⑤锁骨中段的前凸和外侧的后凹，宛如动力机的曲轴，锁骨纵轴发生旋转时(可在纵轴上旋转 50°)，可带动肩胛带发挥旋转和升降作用。⑥为通过锁骨下方的血管和神经提供支撑和保护作用。

二、损伤机制及分类

间接与直接暴力均可引起骨折，以间接居多。体操运动员跌倒时手掌支撑肩部着地，自行车运动员在运动中突然翻车，双足不能及时抽出，肩部着地跌倒，地面的反作用力与撞击力相互作用造成锁骨骨折，大多为斜形或横断骨折(图 15-5)。直接暴力即运动员肩部直接撞击在器械或物件上，形成斜形或粉碎性骨折。幼儿或青少年大多为横断或青枝骨折，如检查不仔细，容易漏诊。竞技运动所发生的锁骨骨折，研究损伤机制要重视运动员摔倒的速度和体重作用于着力点的力量。摔倒时手掌先行撑地，但如速度很快，惯性力量带动体重使肩部直接撞击物件或地面而损伤。

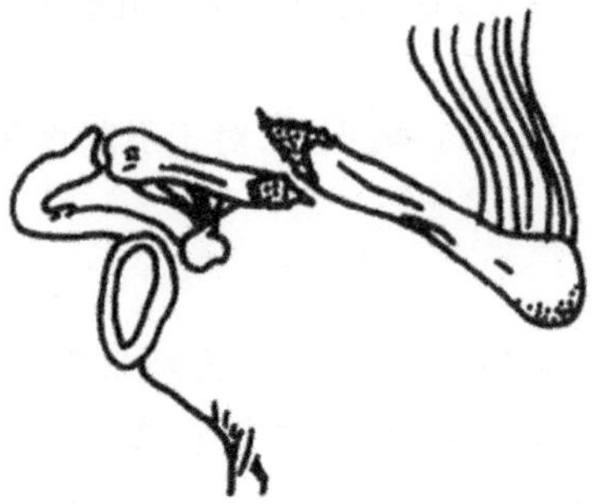

图 15-5　锁骨外 1/3 斜形骨折

锁骨骨折的分类若按部位可分为内 1/3 骨折、中 1/3 骨折及外 1/3 骨折。锁骨内侧半向前凸，外侧半向后迂回，交接处正是力学上的薄弱之处，所以中 1/3 骨折最多见，占所有锁骨骨折的75%～80%。

锁骨中段骨折近侧端因受胸锁乳突肌牵拉可向上、向后移位，远侧端因上肢的重量和肌肉牵拉而向下前内移位(图 15-6)。

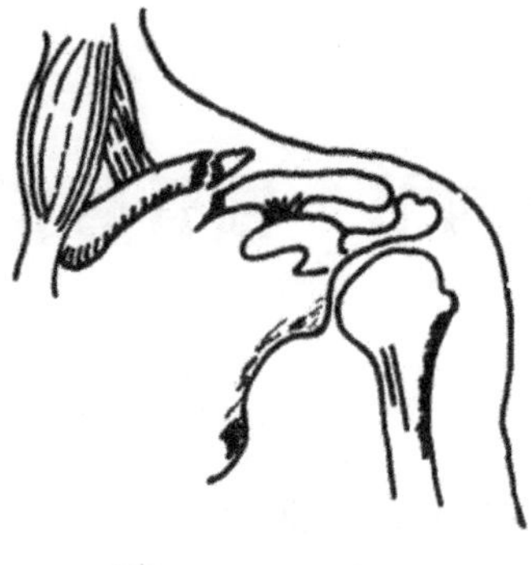

图 15-6　锁骨中段粉碎骨折，骨折端移位

三、症状与诊断

(一)受伤史

摔倒时一侧上肢撑地或肩锁部位直接撞击损伤史。

(二)肩锁部位疼痛、肿胀、畸形

锁骨骨折后肩锁部位疼痛明显，骨折处有肿胀，且有向前突起畸形。患肢不敢活动，患者常用健手托住患肢肘部以减少肩部疼痛。

(三)骨擦音

于锁骨骨折处触诊时有骨折端移动的骨擦音，表示骨折端有错位。

(四)X 线检查

X 线拍片检查多能显示骨折形式和移位状况。锁骨骨折后，由于胸锁乳突肌的牵拉，近折端向上向后移位，远折端因为上肢的重力作用和韧带的牵拉大多向下向内移位。

四、治疗

(一)悬吊

儿童青枝骨折、不完全骨折或成人无移位骨折，可用三角巾或颈腕吊带悬吊 1～2 周即可自愈。

(二)绷带固定

对常见的中 1/3 段移位骨折可采用闭合复位绷带固定。

复位方法：以 1%～2%普鲁卡因局部麻醉。伤员取坐位，双手插腰挺胸，双肩后伸。医师立于伤员背后，双手握住伤员两肩向后上扳提，同时以一侧膝部顶住其背部起对抗作用，一般大多能复位(图 15-7)。有时需术者将两骨折端向前牵拉方能复位。为使骨折端维持对位，以适当厚度的棉垫压住骨折近侧端，用胶布固定在皮肤上(图 15-8)。复位后双侧腋窝棉垫保护，以“∞”字绷带固定。“∞”字绷带的松紧度要恰当，太松不起作用，形成骨折移位，太紧压迫损伤神经血管，应恰如其分(图 15-9)。

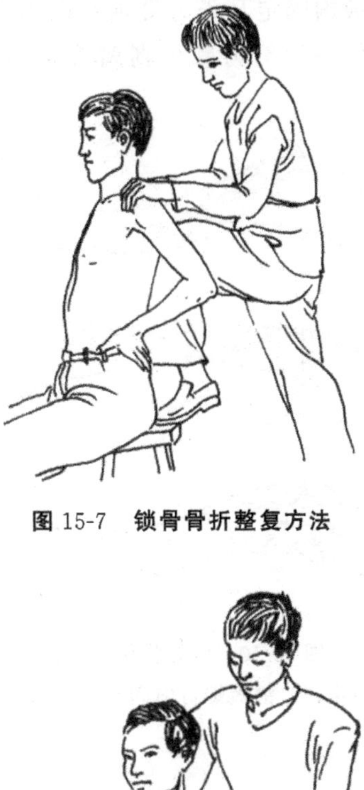

图 15-7　锁骨骨折整复方法

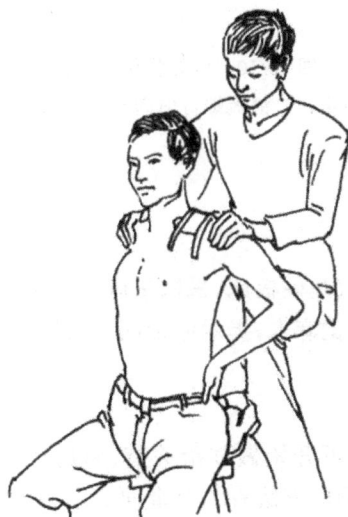

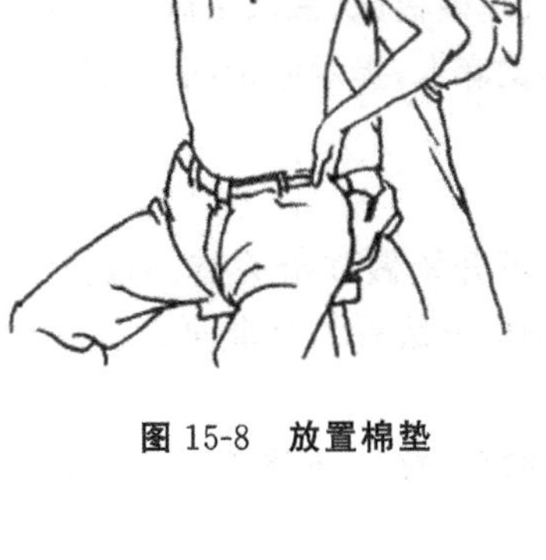

图 15-8　放置棉垫

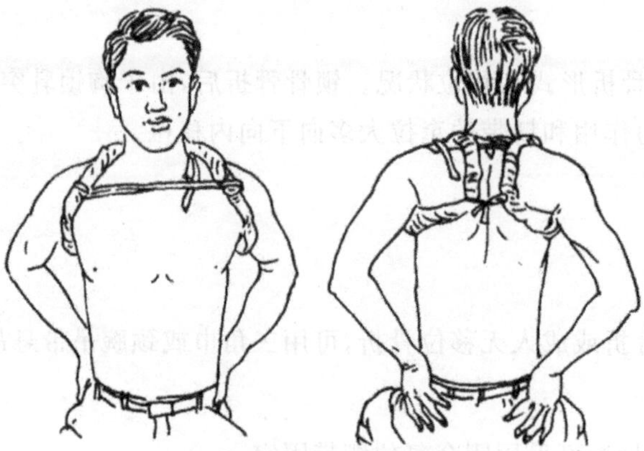

图 15-9 锁骨骨折"∞"字绷带固定法

(三)手术切开复位

手术切开皮肤遗留瘢痕不雅观，且切开骨膜后需延迟愈合时间，所以一般多不采用。但严重粉碎骨折合并神经血管损伤者可谨慎选用。锁骨位于皮下，血液循环并不十分丰富，骨折愈合所需要的血液供应主要依靠骨膜。锁骨骨折行钢板内固定如骨膜剥离太多，容易发生延迟愈合与不愈合。锁骨骨折内固定方式较多，主要有克氏针交叉内固定、钢板内固定及张力带钢丝内固定等(图 15-10)。其中克氏针交叉内固定不必剥离骨膜，其他各种方式也应尽一切努力减少剥离骨膜的范围，使术后的骨折愈合能得以顺利进行。

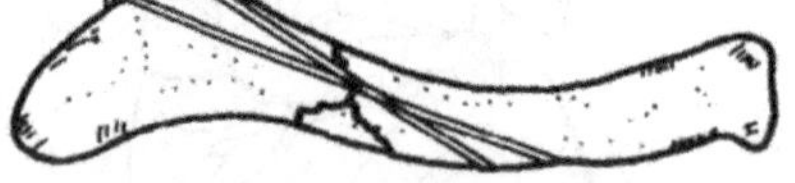

(1)

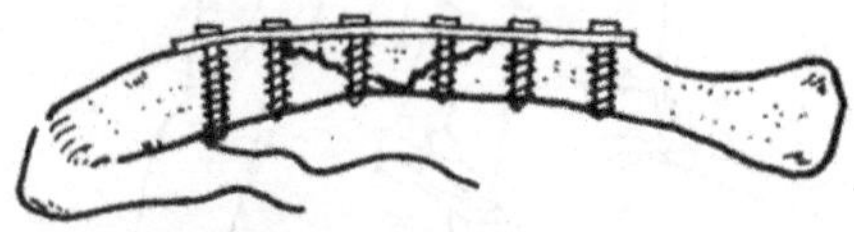

(2)

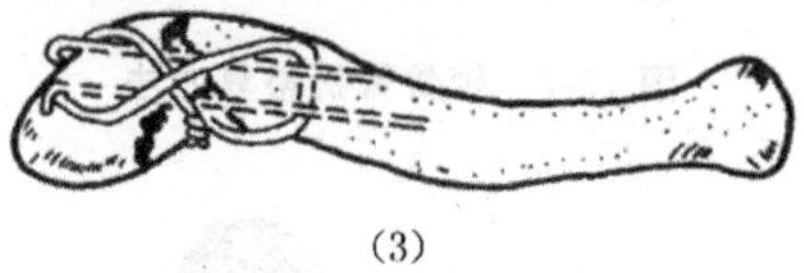

(3)

图 15-10 锁骨骨折内固定

(1)克氏针内固定；(2)钢板螺钉内固定；(3)张力带钢丝内固定

五、护理要点

1.保持有效的护理

横形"8"字绷带或锁骨带同定者，宜睡硬板床，采取平卧或半卧位，使两肩外展后伸。同时要观察皮肤的颜色，如皮肤苍白发紫，温度降低，感觉麻木，提示绷带同定较紧。要尽量使双肩后伸外展，并双手叉腰，症状一般能缓解，不缓解，调整绷带。

2.健康指导

(1)功能锻炼：骨折复位 2～3 天后可开始做掌指关节、腕肘关节的旋转舒缩等主动活动。受伤 4 周后，外固定被解除，此期功能锻炼的常用的方法有关节牵伸活动.肩的内外摆动，手握小杠铃做肩部的前上举、侧后举和体后上举。

(2)出院指导：告知患者有效固定的重要意义，横形"8"字绷带或锁骨带固定后，经常做挺胸、提肩、双手叉腰动作,缓解对腋下神经、血管的压迫。强调坚持功能锻炼的重要性,循序渐进地进行肩关节的锻炼。定期复查,监测骨折愈合情况。

(侯建平)

第五节　肩胛骨骨折

肩胛骨位于两侧胸廓后上方,周围有丰厚的肌肉覆盖,骨折较为少见。肩胛骨对上肢的稳定和功能起着重要的作用,骨折后如不能得到正确治疗,可能会对上肢功能造成严重影响。

一、骨折分类

(一)按部位分类

肩胛骨骨折按解剖部位可分为肩胛体骨折、肩胛冈骨折、肩胛颈骨折、肩胛盂骨折、喙突骨折和肩峰骨折等。肩胛体和肩胛冈骨折最为常见,其次为肩胛颈骨折,然后是肩胛盂骨折、肩峰骨折、喙突骨折,不少骨折属于上述各类的联合骨折。另外,还有肌肉和韧带附着点的撕脱骨折、疲劳或应力骨折。

1.肩胛盂关节内骨折

可进一步分为六型:①Ⅰ型盂缘骨折:通常合并肩关节脱位。②Ⅱ型骨折:是经肩胛盂窝的横形或斜形骨折,可有肩胛盂下方的三角形游离骨块。③Ⅲ型骨折:累及肩胛盂的上 1/3,骨折线延伸至肩胛骨的中上部并累及喙突,经常合并肩锁关节脱位或骨折。④Ⅳ型骨折:骨折线延伸至肩胛骨内侧。⑤Ⅴ型骨折:是Ⅱ型和Ⅳ型的联合类型。⑥Ⅵ型骨折:是肩胛盂的严重粉碎性骨折。

2.喙突骨折

根据骨折线与喙锁韧带的位置关系,可进一步分成两型:①Ⅰ型骨折:位于韧带附着点后方,有不稳定倾向。②Ⅱ型骨折:位于韧带前方,稳定。

(二)按关节内外分类

根据骨折是否累及肩盂关节面,肩胛骨骨折可分为关节内骨折和关节外骨折。关节外骨折根据稳定性,又可进一步分为稳定的关节外骨折和不稳定的关节外骨折两种。

1.关节内骨折

为涉及肩胛盂关节面的骨折,常合并肱骨头脱位或半脱位。肩胛盂骨折中只有 10%有明显的骨折移位。

2.稳定的关节外骨折

包括肩胛体骨折、肩胛冈骨折和一些肩胛骨骨突部位的骨折。单独的肩胛颈骨折,一般较稳定,也属稳定的关节外骨折。

3.不稳定的关节外骨折

主要指合并锁骨中段移位骨折的肩胛颈骨折,即"漂浮肩"(图 15-11)损伤,该损伤常由严重暴力引起,此种骨折造成整个肩胛带不稳定。由于上臂的重力作用,它有向尾侧旋转的趋势。常合并同侧肋骨骨折,也可损伤神经血管束,包括臂丛神经。

二、临床表现及诊断

肩胛骨骨折根据外伤史、症状、体征及 X 线检查,可明确诊断。

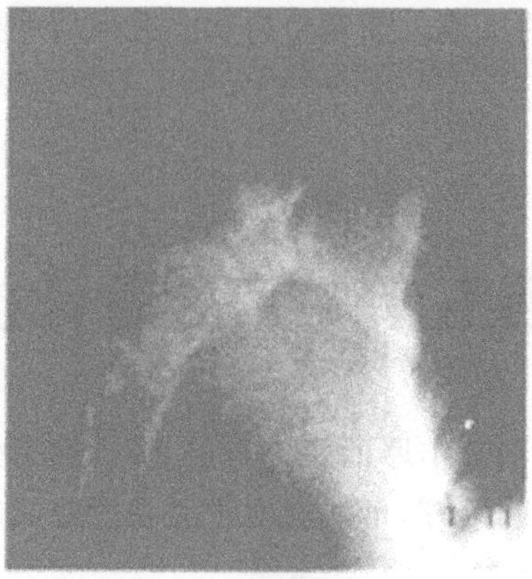

图 15-11 “漂浮肩”损伤

(一)病史

1.体部骨折

常为直接暴力引起,受伤局部常有明显肿胀,皮肤常有擦伤或挫伤,压痛也很明显,由于血肿的刺激可引起肩袖肌肉的痉挛,使肩部运动障碍,表现为假性肩袖损伤的体征。但当血肿吸收后,肌肉痉挛消除,肩部主动外展功能即恢复。喙突骨折或肩胛体骨折时,当深吸气时,由于胸小肌和前锯肌带动骨折部位活动可使疼痛加剧。

2.肩胛盂和肩胛颈骨折

多由间接暴力引起,即跌倒时肩部外侧着地,或手掌撑地,暴力经肱骨传导冲击肩胛盂或颈造成骨折。多无明显畸形,易于漏诊。但肩部及腋窝部肿胀、压痛,活动肩关节时疼痛加重,骨折严重移位者可有肩部塌陷,肩峰相对隆起呈方肩畸形,尤如肩关节脱位的外形,但伤肢无外展、内收、弹性固定情况。

3. 肩峰骨折

肩峰突出于肩部,多为自上而下的直接暴力打击,或由肱骨突然强烈的杠杆作用引起,多为横断面或短斜面骨折。肩峰远端骨折,骨折块较小,移位不大;肩峰基底部骨折,远侧骨折块受上肢重量的作用及三角肌的牵拉,向前下方移位,影响肩关节的外展活动。

(二)X 线检查

多发损伤患者或怀疑有肩胛骨骨折时,应常规拍摄肩胛骨 X 线平片,常用的有肩胛骨正位、侧位、腋窝位和穿胸位 X 线平片。注意肩胛骨在普通胸部正位片上显示不清,因为肩胛骨与胸廓冠状面相互重叠。此外,还可根据需要加拍一些特殊体位平片,如向头侧倾斜 45°的前后位平片可显示喙突骨折。CT 检查能帮助辨认和确定关节内骨折的程度和移位,以及肱骨头的移位程度。因为胸部合并损伤的发生率高,胸片应作为基本检查方法的一部分。

(三)合并损伤

诊断骨折的同时,应注意检查肋骨、脊柱以及胸部脏器的损伤。肩胛骨周围有肌肉和胸壁保护,所以只有高能量创伤才会引起骨折。由于肩胛骨骨折多由高能量直接外力引起,因此合并损伤发生率高达 35%~98%。合并损伤常很严重,甚至危及生命。然而,在初诊时却常常漏诊。最常见的合并损伤是同侧肋骨骨折并发血气胸,其次是锁骨骨折、颅脑闭合性损伤、头面部损伤、臂丛损伤。肩胛骨合并第 1 肋骨骨折时,因可伤及肺和神经血管,故特别严重。

三、治疗

绝大多数肩胛骨骨折可采用非手术方法治疗,只有少数患者需行手术治疗。由于肩胛骨周围肌肉覆盖多,血液循环丰富,骨折愈合快,骨折不愈合很少见。

(一)肩胛体和肩胛冈骨折

肩胛体和肩胛冈骨折一般采用非手术治疗,可用三角巾或吊带悬吊制动患肢,早期局部辅以冷敷,以减轻出血及肿胀。伤后1周内,争取早日开始肩关节钟摆样功能锻炼,以防止关节粘连。随着骨折愈合,疼痛减轻,应逐步锻炼关节的活动范围和肌肉力量。

(二)肩峰骨折

如肩峰骨折移位不大,或位于肩锁关节以外,用三角巾或吊带悬吊患肢,避免作三角肌的抗阻力功能训练。如骨折块移位明显,或移位到肩峰下间隙,影响肩关节运动功能,则应早期手术切开复位内固定。手术取常规肩部切口,内固定可采用克氏针张力带钢丝,骨块较大时也可选用拉力螺钉内固定。如合并深层肩袖损伤,应同时行相应治疗。

(三)喙突骨折

对不稳定的Ⅰ型骨折应行手术治疗。对单纯喙突骨折可以保守治疗,因为喙突是否解剖复位对骨折愈合及局部功能没有影响。但如合并有肩锁分离、严重的骨折移位、臂丛受压、肩胛上神经麻痹等情况,则需考虑手术复位,松质骨螺钉固定治疗。

(四)肩胛颈骨折

对无移位或轻度移位的肩胛颈骨折,可采用非手术方法治疗。用三角巾制动患肢2～3周,4周后开始肩关节功能锻炼。

肩胛颈骨折在冠状面和横截面成角超过40°或移位超过1 cm时,需要手术治疗。根据骨折片的大小和骨折的类型,内固定物是在单纯的拉力螺钉和支撑接骨板之间选择。使用后入路,单个螺钉可从后方拧入盂下结节。骨折片很大时,应在后方使用1/3管状接骨板支撑固定,使带有关节面的骨片紧贴于肩胛骨近端的外缘。接骨板与直径为3.5 mm的皮质骨拉力螺钉的结合使用,增加了固定的稳定程度。合并同侧锁骨骨折的肩胛颈骨折,即"漂浮肩"损伤,由于肩胛骨很不稳定,移位明显,应采用手术治疗。通常先复位固定锁骨,锁骨骨折复位固定后,肩胛颈骨折常常也可得到大致的复位,如肩胛骨稳定就不需切开内固定肩胛颈骨折;如锁骨复位固定后肩胛颈骨折仍不能有效复位,或仍不稳定,就需进一步手术治疗肩胛颈骨折。

(五)肩胛盂骨折

肩胛盂骨折只占肩胛骨骨折的10%,而其中有明显骨折移位者占肩盂骨折的10%。对大多数轻度移位的骨折可用三角巾或吊带保护,早期开始肩关节活动范围的练习。一般制动6周,去除吊带后,继续进行关节活动范围及逐步开始肌肉力量的锻炼。

1.Ⅰ型盂缘骨折

如骨折块面积占肩盂面积的25%(前方)或33%(后方),或移位大于10 mm将会影响肱骨头的稳定并引起半脱位现象,应考虑手术切开解剖复位和内固定。目的在于重建骨性稳定,以防止慢性肩关节不稳。以松质骨螺钉或以皮质骨螺钉采用骨块间加压固定(图15-12)。如肩盂骨块粉碎,则应切除骨碎片,取髂骨植骨固定于缺损处。小片的撕脱骨折,一般是肱骨头脱位时由关节囊、唇撕脱所致。前脱位时发生在盂前缘,后脱位时见于盂后缘。肱骨头复位后,采用三角巾或吊带保护3～4周。

2.Ⅱ型骨折

如果出现台阶移位5 mm时,或骨块向下移位伴有肱骨头向下半脱位,应行手术复位固定。可采用后方入路,复位盂下缘骨折块,以拉力螺钉向肩胛颈上方固定。也可采用易调整外形的重建钢板,置于颈的后方或肩胛体的外缘固定。

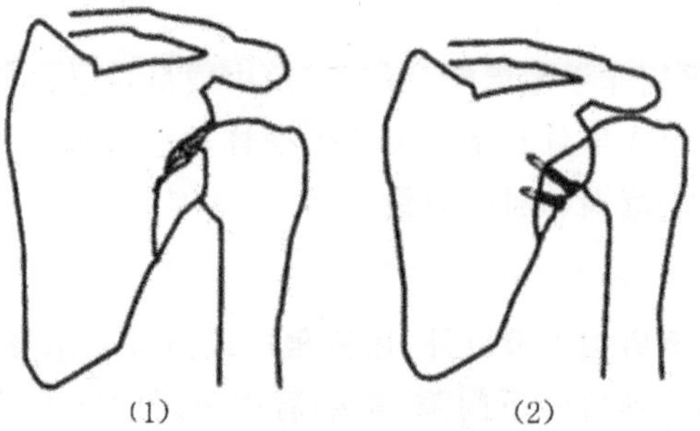

图 15-12 盂缘骨折松质骨螺钉内固定

(1)盂缘骨折;(2)松质骨螺钉内固定

3.Ⅲ～Ⅴ型骨折的手术指征

骨折块较大合并肱骨头半脱位,采用肩后方入路,复位盂下缘骨折块,以拉力螺钉向肩胛颈上方固定。也可采用易调整外形的重建钢板,置于肩胛颈的后方或肩胛体的外缘固定(图15-13);关节面台阶大于或等于 5 mm,上方骨块向侧方移位或合并喙突、喙锁韧带、锁骨、肩锁关节、肩峰等所谓肩上部悬吊复合体(SSSC)损伤时,可采用后上方入路复位骨折块,采用拉力螺钉,将上方骨折块固定于肩胛颈下方主骨上。手术目的是防止肩关节的创伤性骨关节炎、慢性肩关节不稳定和骨不愈合。

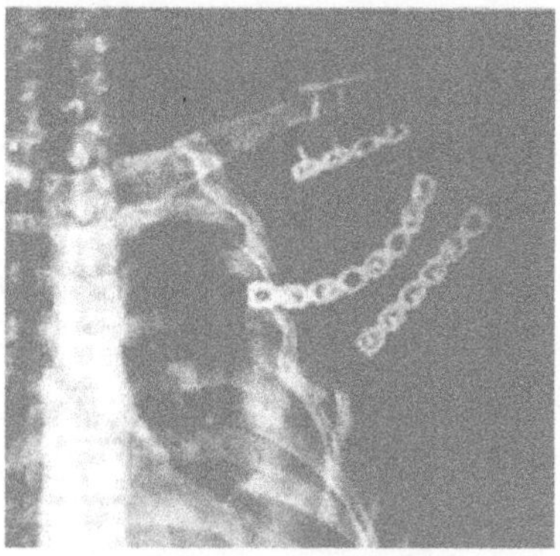

图 15-13 肩胛骨骨折合并肩锁关节脱位,切开部位重建钢板、锁骨钩钢板内固定术后

4.Ⅵ型骨折

较少见,也缺乏大宗病例或对照研究结果指导治疗。由于盂窝严重粉碎,不论骨块移位与否或有无肱骨头半脱位的表现,一般都不行切开复位。可采用三角巾悬吊制动,或用外展支架制动,也可采用尺骨鹰嘴牵引,早期活动锻炼肩关节。如果肩上方悬吊复合体有严重损伤,可行手术复位、固定,如此可间接改善盂窝关节面的解剖关系。

(六)上肩部悬吊复合体损伤

上肩部悬吊复合体(SSSC)是在锁骨中段和肩胛体的外侧缘间组成的一个骨和软组织环,由肩盂、喙突、喙锁韧带、锁骨远端、肩锁关节和肩峰组成。SSSC 的单处损伤,不会影响其完整性,骨折移位较小,只需保守治疗;两处损伤则会影响其完整性,可能会引起一处或两处明显移位,对骨折愈合不利,影响其功能。对这种骨折,只要有一处或两处存在不能接受的移位,就应行切开复位内固定。即使只固定一处,也有利于其他部位骨折的间接复位和稳定。

(侯建平)

第六节　肱骨近端骨折

一、解剖特点(图 15-14、15)

肱骨近端包括肱骨头、小结节、大结节以及外科颈。肱骨头关节面呈半圆形,朝向上、内、后方。在肱骨头关节面边缘与大小结节上方连线之间为解剖颈,骨折少见,但骨折后对肱骨头血运破坏明显,极易发生坏死;大、小结节下方的外科颈,相当于圆形的骨干与两结节交接处,此处骨皮质突然变薄,骨折好发于此处。大结节位于肱骨近端外上后方,为冈上肌、冈下肌和小圆肌提供止点,向下移行为大结节嵴,有胸大肌附着。小结节居前,相当于肱骨头的中心,有肩胛下肌附着,向下移行为小结节嵴,有背阔肌及大圆肌附着。结节间沟内有肱二头肌长头腱经过。

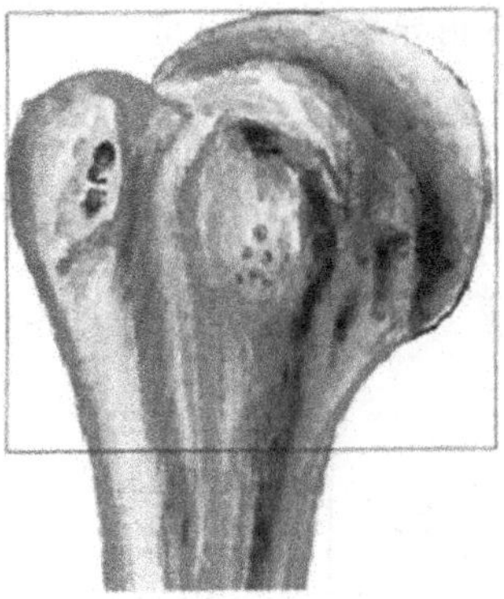

图 15-14　肱骨近端

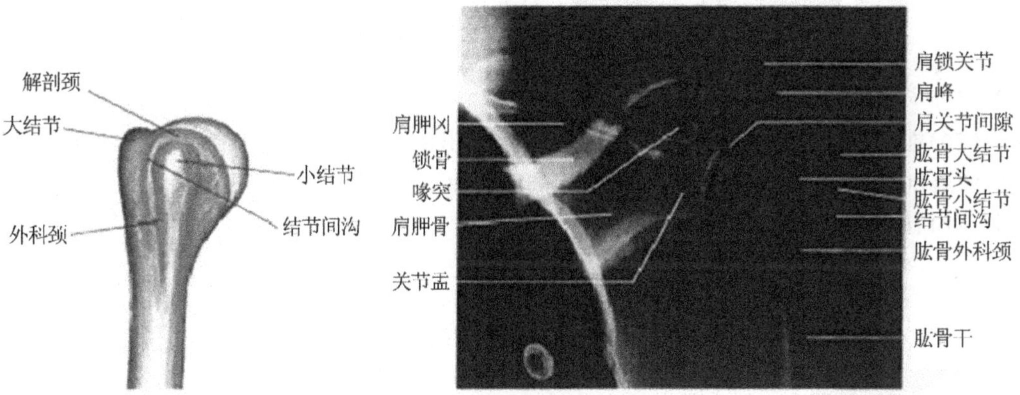

图 15-15　肱骨近端解剖特点

二、损伤机制

肱骨近端骨折多为间接暴力所致。对于老年患者,与骨质疏松有一定关系,轻或中度暴力即可造成骨折。常见于在站立位摔伤,即患肢外展时身体向患侧摔倒,患肢远端着地,暴力向上传导,导致肱骨近端骨折。对于年轻患者,其受伤暴力较大,多为直接暴力。

大结节骨折时,在冈上肌、冈下肌和小圆肌的牵拉下向后上方移位;小结节骨折时,在肩胛下肌的牵拉下向内侧移位。外科颈骨折时三角肌牵拉使骨折端短缩移位,胸大肌使远折端向内侧移位。

三、骨折分类

(一)骨折分类法的发展

肱骨近端骨折的分类不但能充分区别和体现肱骨近端骨折的特点，并能对临床治疗有指导意义。1986年，Koher根据骨折线的位置进行了骨折的解剖分类，分为解剖颈、结节部和外科颈，但没有考虑骨折的移位，对临床治疗的意义不大。Watson-Jones根据受伤机制将肱骨近端骨折分为内收型和外展型，有向前成角的肱骨近端骨折，肩内旋时表现为外展型，而肩外旋时表现为内收型损伤。所以临床诊断有时会引起混乱。1934年，Codman描述了肱骨近端的4个解剖部分，即以骺线为基础，将肱骨近端分为肱骨头、大结节、小结节和干骺端四个部分。1970年Neer发展Codman理念，基于肱骨近端的四个解剖部分，将骨折分为一、二、三、四部分骨折。4个解剖部分之间，如骨折块分离超过1 cm或两骨折块成角大于45°，均称为移位骨折。如果两部分之间发生移位，即称为两部分骨折；三个部分之间或四个部分之间发生骨折移位，分别称为三部分或四部分骨折(图15-16)。任何达不到此标准的骨折，即使粉碎骨折也被称为一部分骨折。Neer分类法对临床骨折有指导意义，所以至今广为使用。肱骨近端骨折除Neer分类法外，AO分类法在临床应用也较多。

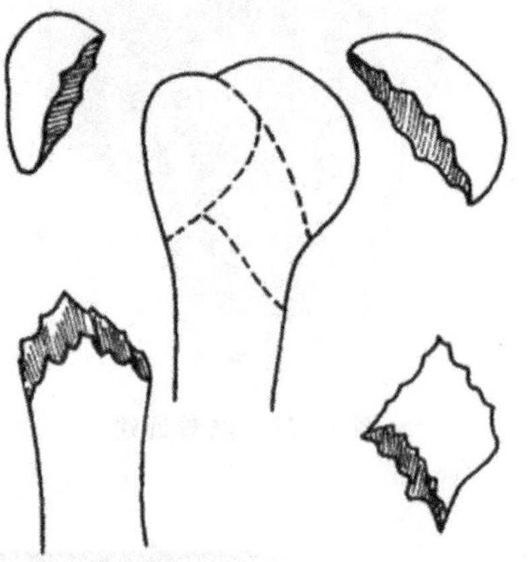

图15-16 肱骨近端四个解剖结构

(二)Neer分类

Neer(1970)在Codman的四部分骨块分类基础上提出的Neer分类(图15-17)包括因不同创伤机制引起的骨折的解剖位置、移位程度、不同骨折类型的肱骨血运的影响及因为不同肌肉的牵拉而造成的骨折的移位方向，对临床治疗方法的选择提供可靠的参考。

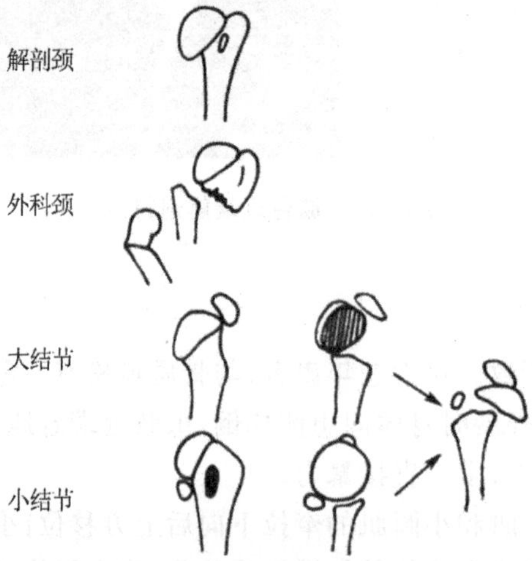

图15-17 肱骨近端骨折Neer分型

Neer 分类法骨折移位的标准为：相邻骨折块彼此移位大于 1 cm 或成角大于 45°。

1.一部分骨折(包括无移位和轻度移位骨折)

轻度移位骨折是指未达到骨折分类标准的骨折，无移位和轻度移位骨折占肱骨近端骨折的 85%左右，又常见于 60 岁以上老年人。骨折块因有软组织相连，骨折稳定，常采用非手术治疗，前臂三角巾悬吊或石膏托悬吊治疗即可。

2.二部分骨折

指肱骨近端四部分中，某一部分移位，临床常见外科颈骨折和大结节撕脱骨折，为二部分骨折。小结节撕脱或单纯解剖颈骨折少见。

(1)大结节骨折：多种暴力可引起大结节骨折，如肩猛烈外展、直接暴力和肩关节脱位等。骨折后，主要由于冈上肌的牵拉可出现大结节向上、向后移位，骨折后往往合并肩袖肌腱或肩袖间隙的纵形撕裂。大结节撕脱骨折可以被认为是特殊类型的肩袖撕裂。

(2)外科颈骨折：发生于肱骨干骺端、大结节与小结节基底部。多见，占肩部骨折的 11%，外科颈骨折由于远端胸大肌和近端肩袖牵拉而向前成角。临床根据移位情况而分为内收型和外展型骨折。

(3)解剖颈骨折：单纯解剖颈骨折临床少见，此种骨折由于肱骨头血运破坏，造成骨折愈合困难、肱骨头坏死率高的特点。

(4)小结节骨折：单纯小结节骨折少见，多数与外科颈骨折同时发生。

3.三部分骨折

三个主要结构骨折和移位，常见为外科颈骨折合并大结节骨折并移位，肱骨头可因肩胛下肌的牵引而有内旋移位。CT 扫描及三维成像时可清楚显示。三部分骨折时，肱骨头仍保留较好的血运供给，故主张切开复位内固定。

4.四部分骨折

四个解剖部位均有骨折和移位，是肱骨近端骨折中最严重的一种，约占肱骨近端骨折的 3%，软组织损伤严重，肱骨头的解剖颈骨折使肱骨头血供系统破坏，肱骨头坏死率高。若行内固定手术，应尽可能保留附着的软组织结构。四部分骨折因内固定手术后并发症多，功能恢复缓慢，对 60 岁以上老年人，人工肱骨头置换是手术适应证。

5.骨折脱位

在严重暴力时，肱骨近端骨折可合并肱骨头的脱位，脱位方向依暴力性质和方向而定，可出现前后上下甚至胸腔内的脱位，临床二部分骨折合并脱位常见，如大结节骨折并脱位。

6.肱骨头劈裂骨折

严重暴力时，除引起肱骨近端骨折、移位和肱骨头脱位外，还可造成肱骨头骨折或肩盂关节面的塌陷。肱骨头关节面塌陷骨折如达到或超过关节面的 40%，应考虑人工肱骨头置换；肱骨头劈裂伴肩盂关节面塌陷时，应考虑盂肱关节置换术。

(三)AO 分类法

A 型骨折是关节外的一处骨折。肱骨头血循环正常，因此不会发生头缺血坏死。B 型骨折是更为严重的关节外骨折。骨折发生在两处，波及到肱骨上端的三个部分。一部分骨折线可延及到关节内。肱骨头血循环部分受到影响，有一定的肱骨头缺血坏死发生率。B_2 型骨折是干骺端骨折无嵌插，骨折不稳定，难以复位，常需手术复位内固定。C 型骨折是关节内骨折，波及肱骨解剖颈，肱骨头血液供应常受损伤，易造成肱骨头缺血坏死。

AO 分类较复杂，临床使用显得繁琐，但分类法包括了骨折的位置和移位的方向，还注重了骨折块的形态结构，同时各亚型间有相互比较和参照，对临床治疗更有指导意义。而 Neer 分类法容易操作，但同一类型骨折中缺少进一步的分类。对同一骨折不同的影像照片，不同医生的诊断会有不同的结果。

四、临床表现及诊断

肩部的直接暴力和肱骨的传导暴力均可造成肱骨近端骨折，骨折患者肩部疼痛明显，主、被动活动均受限，肩部肿胀、压痛、活动上肢时有骨擦感。患肢紧贴胸壁，需用健手托住肘部，且怕别人接触伤部。诊断时还需注意有无病理性骨折的存在。肱骨近端骨折可能合并肩关节脱位，此时局部症状很明显，肩部损伤后，由于关节内积血和积液，压力增高，可能会造成盂肱关节半脱位，待消肿后半脱位能自行恢复。单纯肱骨近端骨折合并神经、血管损伤的机会较少，如合并肩关节脱位，在检查时应注意有无合并神经血管损伤。

骨折的确诊和准确分型依赖于影像学检查，而影像学检查的质量直接影响对骨折的判断。虽然投照中骨折患者伤肢摆放位置上不方便，会增加痛苦，但应尽可能帮助患者将伤肢摆放在标准体位上。肱骨近端骨折检查通常采用创伤系列投照方法。包括肩胛骨标准前后位，肩胛骨标准侧位及腋位等体位。通过三种体位投照，可以从不同角度显示骨折移位情况。

肩胛骨平面与胸廓的冠状面之间有一夹角，通常肩胛骨向前倾斜35°～40°，因此盂肱关节面既不在冠状面，也不在矢状面上。通常的肩关节正位片实际是盂肱关节的轻度斜位片，肱骨头与肩盂有一定的重叠，不利于对骨折线的观察，拍摄肩胛骨标准正位片，需把患侧肩胛骨平面贴向胶片盒，对侧肩向前旋转40°，X线球管垂直于胶片(图15-18)。正位片上颈干角平均为143°，是垂直于解剖颈的轴线与平行肱骨干纵轴轴线的交角，此角随肱骨外旋而减少，随内旋而增大，可有30°的变化范围。肩胛骨侧位片也称肩胛骨切线位或Y形位片。所拍得的照片影像类似英文大写字母Y(图15-19)。其垂直一竖是肩胛体的切线位投影，上方两个分叉分别为喙突和肩峰的投影，三者相交处为肩盂所在，影像片上如果肱骨头没有与肩盂重叠，需考虑肩关节脱位的可能性。腋位X线片上能确定盂肱关节的前后脱位，为确定肱骨近端骨折的前后移位及成角畸形，提供诊断依据(图15-20，图15-21)。

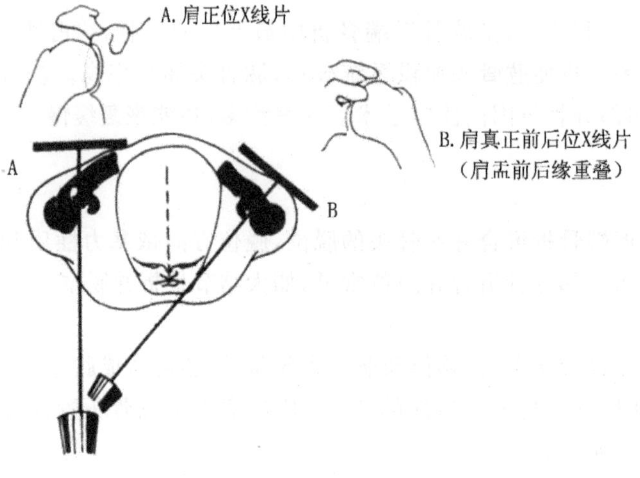

图15-18 肩真正前后位X线片拍摄法及其投影

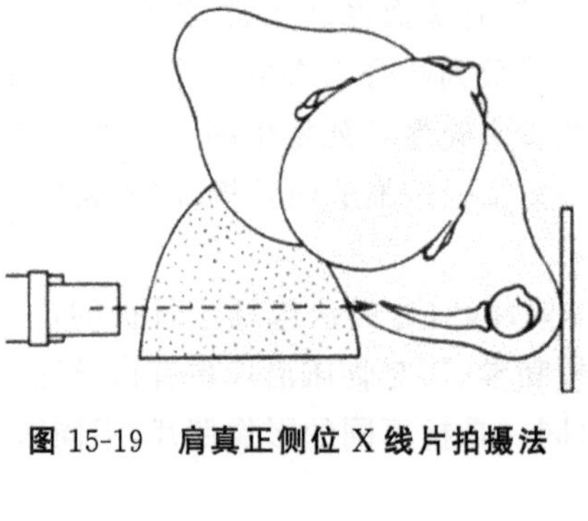

图15-19 肩真正侧位X线片拍摄法

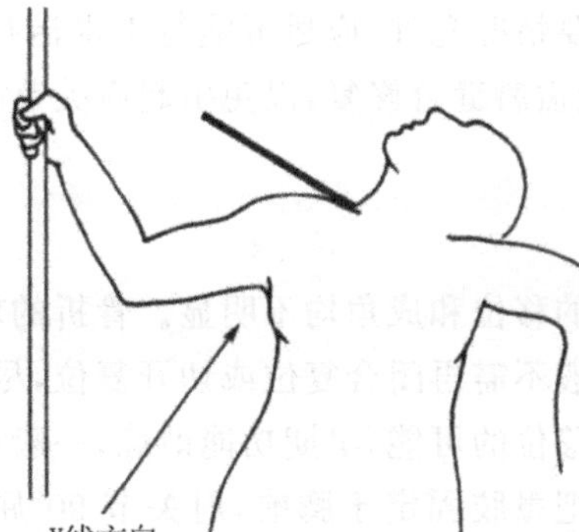

图 15-20 标准腋位投照

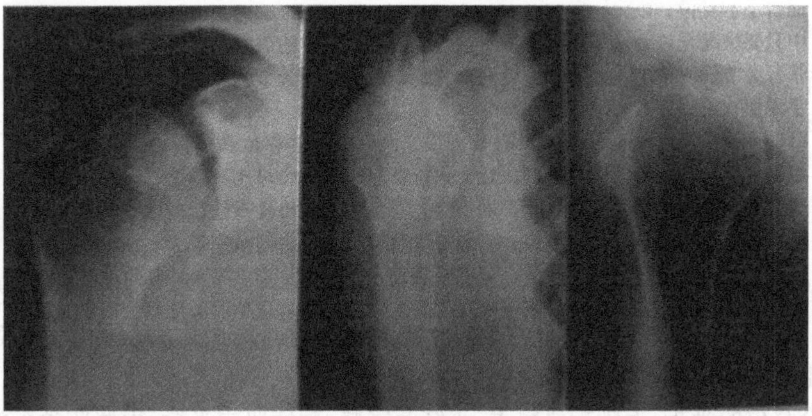

(1) 正位　　(2) 侧位　　(3) 腋位

图 15-21 肩关节 X 线投照

对新鲜创伤患者,由于疼痛往往难于获得满意的各种照像。此时 CT 扫描及三维重建具有很大的帮助,通过 CT 扫描可以了解肱骨近端各骨性结构的形态,骨块移位及旋转的大小及游离移位骨块的直径。CT 扫描三维重建更能提供肱骨近端骨折的立体形态,为诊断提供可靠的依据(图 15-22)。MRI 对急性损伤后骨折及软组织损伤程度的判断帮助不大。

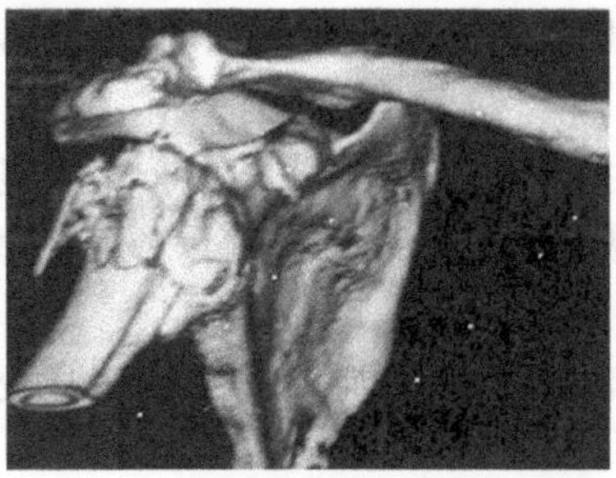

图 15-22 肱骨近端骨折三维重建图

五、治疗

肱骨近端骨折的治疗效果直接影响肩关节的功能,治疗原则是争取骨折早期解剖复位,保留肱骨头血运,合理可靠的骨折固定,早期功能锻炼,减少关节僵硬和肱骨头坏死的发生。肩关节是全身活动最大的关节,关节一定程度的僵硬或畸形愈合,由于代偿的功能,一般不会造成明显的关节功能障碍。治疗骨折方法的选择需综合考虑骨折类型、骨质量条件、患者的年龄、功能要求和自身的医疗条件。肱骨近端骨折中有 80%～85% 为轻度移位骨折,Neer 分型中为一部分骨折,常采取保守治疗;二部分骨折中,部分外科颈骨折可以保守治疗,大结节骨折明显移位者尽可能行手术复位,以免骨折愈合后,引起肩峰下撞击和影响肩袖功能。而三、四部分骨折中只要情况允许，应尽可能行手术治疗。肩关节脱位的患者，无论有无骨折，有学者主张行关节镜内清理，撕脱盂唇缝合修复，以免引起肩关节的再脱位；肱骨头劈裂多需要手术探查或固定或切除。

（一）一部分骨折

肱骨近端虽有骨折线，但骨折块的移位和成角均不明显。骨折的软组织合页均有保留，肱骨头的血运也保持良好。骨折相对比较稳定，一般不需再闭合复位或切开复位，尽可能采取非手术治疗。通过制动维持骨折稳定，减少局部疼痛和骨折再移位的可能，早期功能锻炼，一般可以取得较为满意的治疗效果。

常用颈腕吊带或三角巾悬吊，可把患肢固定于胸前，肘关节 90°屈曲位，腋窝垫一棉垫，保护皮肤，如上肢未与胸壁固定，患者仰卧休息时避免肘部支撑。固定 3 周左右即可开始做上臂摆动和小角度的上举锻炼，定期照 X 线片观察是否有继发性的移位，4 周后可以练习爬墙。3 个月后可以部分持重。

（二）二部分骨折

1.外科颈骨折

原则上首选闭合复位，克氏针固定或用外固定治疗。闭合复位需在麻醉下进行。全麻效果好，肌间沟麻醉不完全。肌肉松弛有利于操作，复位操作手法应轻柔，复位前认真阅片和分析暴力机制，根据受伤机制及骨折移位方向，按一定的手法程度复位，切忌粗暴盲目地反复复位。这样不但难以成功，反而增加损伤，复位时尽可能以 X 线透视辅助。骨折断端间成角大于 45°时，不论有无嵌插均应矫正，外科颈骨折侧位片上多有向前成角畸形，正位有内收畸形。整复时，先行牵引以松开断端间的嵌插，然后前屈和轻度外展骨干，以矫正成角畸形，整复时牵引力不要过大，避免骨折端间的嵌插完全解脱，以免影响骨折间的稳定。复位后三角巾悬吊固定或石膏托固定。

骨折端间完全移位的骨折，近骨折块因大、小结节完整，旋转肌力平衡，因此肱骨头没有旋转移位。远骨折端因胸大肌的牵拉向前，故有内侧移位，整复时上臂向远侧牵引，当骨折近端达到同一水平时，轻度内收上臂以中和胸大肌牵拉的力量，同时逐渐屈曲上臂，以使骨折复位，正位片呈轻度外展关系。整复时助手需在腋部行反牵引，并以手指固定近骨折块，同时帮助推挤骨折远端配合术者进行复位，复位后适当活动肩关节，可以感觉到骨折的稳定性，如果稳定，可用三角巾悬吊或石膏固定。如果骨折复位后不稳定，可行经皮克氏针固定。克氏针固定一般需 3 根克氏针。自三角肌点处向肱骨头打入两枚克氏针，再从大结节向内下干骺端打入第 3 枚克氏针。克氏针需在透视下打入，注意不要损伤内侧的旋肱血管。旋转上臂观察克氏针位置满意、固定牢固，再处理克氏针尾端，可以埋于皮下，也可留在皮外，三角巾悬吊，早期锻炼，6 周左右拔除克氏针。

如骨折端有软组织嵌入，影响骨折的复位，二头肌长头腱卡于骨折块之间是常见的原因。此时需采取切开复位内固定治疗。手术操作应减少软组织的剥离，可以依据具体情况选择松质骨螺钉、克氏针、细线缝合固定或以钢板螺钉固定。

总之，外科颈骨折时，不管移位及粉碎程度如何，断端间血运比较丰富，只要复位比较满意，内、外固定适当，骨折基本能按时愈合。

2.大结节骨折

移位大于 1 cm 的结节骨折，由于肩袖的牵拉，骨块常向上方移位，此时会产生肩峰下撞击和卡压，影响肩关节上举活动，且肩袖肌肉松弛、肌力减弱，往往需切开复位内固定。

肩关节前脱位合并大结节撕脱骨折。一般先行复位肱骨头，然后观察大结节的复位情况，如无明显移位可用三角巾悬吊，如有移位＞1 cm，则手术切开内固定为宜。现有学者主张肱骨头脱位时，应当修复损伤的盂唇和关节囊，以免关节脱位复发。

3.解剖颈骨折

单纯解剖颈骨折少见。由于骨折时肱骨头血运遭到破坏，因此肱骨头易发生缺血性坏死，对于年轻患者，如有肱骨头移位建议早期行切开复位内固定。术中操作应力求减少软组织的剥离，减少进一步损伤肱骨头的血运。尤其是头的边缘如有干骺端骨质相连或软组织连接时，肱骨头有可能由后内侧动脉得到部分供血而免于坏死，内固定方式可用简单的克氏针张力带固定，也可用螺钉或可吸收钉固定。

4.小结节骨折

单独小结节骨折极少见，常合并肩关节后脱位。骨块较小不影响肩关节内旋时，可行悬吊保守治疗。如骨块较大，且有明显移位时，会影响肩关节的内旋，则应切开复位螺丝钉内固定术。

(三)三部分骨折

三部分骨折中常见类型是外科颈骨折合并大结节骨折，由于损伤严重，骨折块数量较多，手法复位常难以成功，原则上需手术切开复位；三部分同时骨折时由于肱骨头血运常受到破坏，肱骨头坏死有一定的发生率，有报告为3%～25%不等。手术治疗的目的是将移位骨折复位，重新建立血供系统，尽量减少软组织剥离，可用钢丝克氏针张力带固定，临床也常用解剖型钢板螺钉内固定，这样可以早期功能锻炼。对有骨质疏松的老年患者，临床使用AO的LCP系统锁定型钢板取得了较好的效果，对骨缺损患者可以同时植骨，但对骨质疏松非常严重，估计内固定可能失败的患者，可一期行人工肱骨头置换术。

(四)四部分骨折

四部分骨折常发生于老年人，骨质疏松患者。比三部分骨折有更高的肱骨头坏死发生率，有的报告高达13%～34%，目前，一般均行人工肱骨头置换术(图15-23)。对有些患者，由于各种原因，不能行人工肱骨头置换术，也可切开复位，克氏针张力带内固定术，基本能保证骨折愈合，但关节功能较差，肩关节评分不高。但这些患者，对无痛的肩关节也很满足。但年轻患者，四部分骨折，一般主张切开复位内固定术。

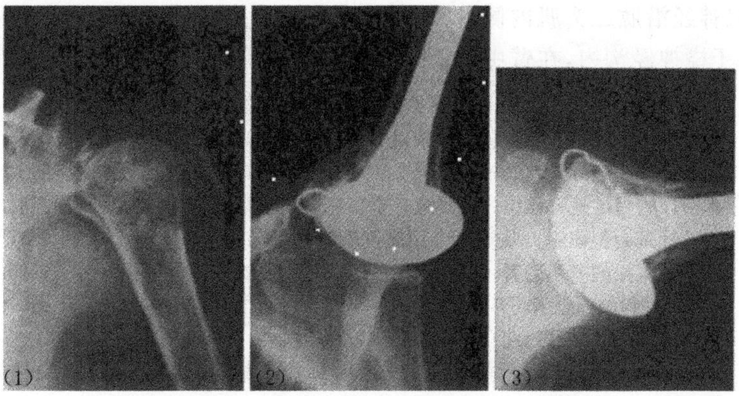

图15-23 肱骨上端粉碎骨折，人工关节置换

人工肱骨头置换术首先由Neer在1953年报告，在此之前，肱骨近端的严重粉碎骨折只能采用肱骨头切除术或肩关节融合术治疗。人工关节的应用为肱骨近端骨折的治疗提供了更多的选择，对某些特殊骨折患者有着内固定无法达到的效果。1973年Neer重新设计出新型人工肱骨头(NeetⅡ)型，经过几十年的应用和改进，目前人工肱骨头置换术治疗肱骨近端骨折已达到83%以上的优良效果。

(五)骨折合并脱位

1.二部分骨折合并脱位

以大结节骨折最常见，此时应先急诊复位，复位后大结节骨折往往达到同时复位，如大结节仍有明显移位，则应切开复位内固定。

肱骨头脱位合并解剖颈骨折时，此时肱骨头血管破坏严重，宜考虑行人工肱骨头置换术。肱骨头脱位合并外科颈骨折时，可先试行闭合复位脱位的肱骨头，然后再行外科颈骨折复位。如闭合复位不能成功，则需手术切开复位，同时复位和固定骨折的外科颈。

2.三部分骨折脱位

一般均需切开复位肱骨头及移位的骨折，选择克氏针、钢板螺钉均可，尽可能减少软组织的剥离。

3.四部分骨折脱位

由于肱骨头解剖颈骨折失去血循环，应首先考虑人工肱骨置换术。手术复位肱骨头时，应常规探查关节囊及盂唇，应缝合修补因脱位引起的盂唇撕裂，可用锚钉或直接用丝线缝合，防止肱骨头再次脱位。

(1)肱骨头压缩骨折：肱骨头压缩骨折一般是关节脱位的合并损伤，肱骨头压缩面积小于20%的新鲜损伤，可进行保守治疗；后脱位常发生较大面积的骨折，如肱骨头压缩面积达20%～45%时，可造成肩关节不稳定，引起复发性肩关节脱位，需将肩胛下肌及小结节移位于骨缺损处，以螺钉固定；压缩面积大于40%时，需行人工肱骨头置换术。

(2)肱骨头劈裂骨折或粉碎骨折：临床不多见，此种骨折因肱骨头关节面破坏，血运破坏严重，加之关节面内固定困难，所以一般需行人工肱骨头置换术。年轻患者尽可能行切开复位内固定，尽可能保留肱骨头。

(侯建平)

第七节　肱骨干骨折

一、解剖特点

自胸大肌附着处上缘至肱骨髁上为肱骨骨干。近端肱骨干横断面呈圆周形，远端在前后径上呈狭窄状。内、外侧肌间隔将上臂分成前间隔和后间隔。前间隔包括肱二头肌、喙肱肌和肱肌。肱动、静脉及正中神经、肌皮神经及尺神经沿肱二头肌内侧走行。后间隔包含肱三头肌和桡神经。桡神经穿过肱三头肌在后方骨干中段走行于桡神经沟内，在臂中下1/3处穿过外侧肌间隔至臂前侧，骨折移位时易受到损伤。

二、损伤机制

(一)直接暴力

是造成肱骨干骨折的常见原因，如打击伤、机械挤压伤、火器伤等，可呈横断骨折、粉碎骨折或开放骨折。

(二)间接暴力

如摔倒时手或肘部着地，由于身体多伴有旋转或因附着肌肉的不对称收缩，发生斜形或螺旋形骨折。

(三)旋转暴力

以军事或体育训练的投掷骨折，以及掰手腕所引起的骨折最为典型，多发生于肱骨干的中下1/3处，主要由于肌肉突然收缩，引起肱骨轴向受力，导致螺旋形骨折。

由于肱骨干上的肌肉作用，骨折后常呈典型的畸形。当骨折线在胸大肌止点近端时，由于肩袖的作用，骨折近端呈外展和内旋畸形，远端由于胸大肌的作用向内侧移位；当骨折线位于胸大肌以远、三角肌止点以近时，骨折远端由于三角肌的牵拉向外侧移位，近端则由于胸大肌、背阔肌及大圆肌的牵拉作用向内侧移位；当骨折线位于三角肌止点以远时，骨折近端外展、屈曲，远端则向近端移位。

三、骨折的分类

同其他骨折的分类一样，肱骨干骨折可依据不同的分类因素构成多种分类方式。根据骨折是否与外环境相通，可分为开放和闭合骨折；因骨折部位不同，可分为三角肌止点以上及三角肌止点以下骨折；由于骨折程度不同，可分为完全骨折和不完全骨折；根据骨折线的方向和特性又可分为纵、横、斜、螺旋、多段和粉碎型骨折；根据骨的内在因素是否存在异常而分为正常和病理骨折等。

四、肱骨干骨折的临床症状和体征

同其他骨折一样，肱骨干骨折后可出现疼痛、肿胀、局部压疼、畸形、反常活动及骨擦音等，骨科医师不应为证实骨折的存在而刻意检查骨擦音，以免增加伤者的痛苦和桡神经损伤。对于不完全或无移位的骨折，单凭临床体检很难判断，所以对可疑骨折的患者必须拍 X 线片。拍片范围包括：肱骨的两端、肩关节和肘关节。对于高度怀疑有骨折的患者，即使在急诊拍片时未能发现骨折也不要轻易下无骨折的结论，可用石膏托暂时固定两周后再拍片复查，若有不全的裂纹骨折此时因骨折线的吸收而显现出来。若骨折合并桡神经损伤，可出现垂腕、手部掌指关节不能伸直、拇指不能伸展和手背虎口区感觉减退或消失。肱骨干骨折的患者应当常规检查患肢远端血运的情况，包括：对比两侧桡动脉搏动、甲床充盈、皮肤温度等，必要时可行血管造影，以确定有无肱动脉损伤。

五、治疗方法

近几十年来，骨折固定技术有了极大的提高，治疗手段远比过去丰富，在具体实施何种治疗方案时必须考虑如下因素：骨折的类型和水平、骨折的移位程度，患者的年龄、全身健康情况、与医生的配合能力、合并伤的情况，患者的职业及对治疗的要求等，此外经治医师还应考虑本身所具备的客观设备条件，掌握各种操作技术的水平、经验等。经过全面分析比较后再确定一最佳治疗方案。根本原则是：有利于骨折尽早愈合，有利于患肢的功能恢复，尽可能减少并发症。

(一)闭合治疗

近几十年来的骨科著作中，均强调绝大多数的肱骨干骨折可经非手术治疗而痊愈，国外的文献报道中其成功的比例甚至可高达 94%以上。但在临床实际工作中能否达到如此高的比例仍值得商榷。此外，现代的就医人群已对骨科医师提出了更高的要求，即不仅要获得良好的最终治疗结果，而且希望治疗过程中尽量减少痛苦，在骨折愈合期间有相对高的生活质量，甚至仍能够从事一些工作。那种令患者在石膏加外展架上苦撑苦熬数个月，夜间无法平卧的传统治疗方式很难为多数患者所接受。依现代的治疗观点，闭合治疗的适应证应结合患者的具体情况认真审视后而定。

1.适应证

可供参考的适应证如下：

(1)移位不明显的简单骨折(AO 分类：A_1、A_2、A_3)。

(2)有移位的中、下 1/3 骨折(AO 分类：A_1、A_2、A_3 或 B_1、B_2)经手法整复可以达到功能复位标准的。

2.闭合治疗的复位标准

肱骨属非负重骨，轻度的畸形愈合可由肩胛骨代偿，其复位标准在四肢长骨中最低，其功能复位的标准为：2 cm 以内的短缩，1/3 以内的侧方移位、20°以内的向前、30°以内的外翻成角以及 15°以内的旋转畸形。

3.常用的闭合治疗方法

(1)悬垂石膏：应用悬垂石膏法治疗肱骨干骨折已有半个多世纪的历史，目前在国内外仍有相当多的骨科医师在继续沿用。此法比较适合于有移位并伴有短缩的骨折或者斜形、螺旋形的骨折。悬垂石膏应具有适当的重量，避免过重或过轻，其上缘至少应超过骨折断端 2.5 cm 以上，下缘可达腕部，屈肘 90°，前臂中立位，在腕部有三个固定调整环。在石膏固定期间，前臂需始终维持下垂，以便提供一向下的牵引力。患者夜间不宜平卧，而采取坐睡或半卧位(这是使用悬垂石膏的不便之处)。吊带需可靠地固定在腕部石膏固定环上，向内成角畸形可通过将吊带移至掌侧调整，反之向外成角则通过背侧的固定环调整。后成角和前成角，可利用吊带的长短来调整，后成角时加长吊带，而前成角则缩短吊带。使用悬垂石膏治疗应经常复查拍 X 线片，开始时为1～2周，以后可改为 2～3 周或更长的间隔时间。石膏固定期间应注意功能锻炼，如握拳、肩关节活动等，减少石膏固定引起的副作用。对某些患者，如肥胖或女性，可在内侧加一衬垫，以免由于过多的皮下组织或乳房造成的成角畸形。当骨折的短缩已经克服、骨折已达到纤维性连接时，可更换为 U 形石膏。

悬垂石膏曾成功地治愈过许多患者，但也不乏骨折不愈合或延迟愈合的例子。故治疗期间应注意密切观察，若固定超过 3 个月仍无骨折愈合迹象，已出现废用性骨质疏松时，应考虑改用其他方法，如切开复位内固定加自体植骨，不要一味地坚持下去，以避免最后因严重的废用性骨质疏松导致连内固定的条件都不具备,丧失有利的治疗时机,对中老年患者更应注意这点。

(2)U形或O形石膏:多用于稳定的中下1/3骨折复位后,或应用其他方法治疗肱骨干骨折后的继续固定手段。所谓U形即石膏绷带由腋窝处开始,向下绕过肘部,再向上至三头肌以上。若石膏绷带再延长一些,使两端在肩部重叠则成为O形石膏。U形石膏有利于肩、腕和手部的关节功能锻炼,而O形石膏的固定稳定性更好一些。

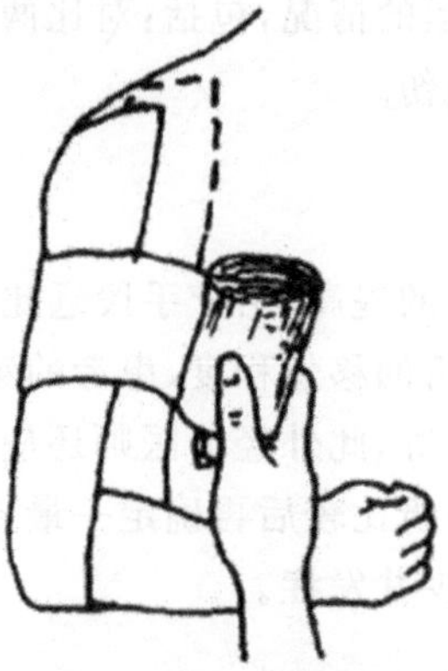

图 15-24 U形石膏

(3)小夹板固定:对内外成角不大者,可采用二点直接加压方法(利用纸垫);对侧方移位较多,成角显著者,常可用三点纸垫挤压原理,以使骨折达到复位。不同水平的骨折需用不同类型的小夹板,如上1/3骨折用超肩关节小夹板,中1/3骨折用单纯上臂小夹板,而下1/3骨折需用超肘关节小夹板固定。其中尤以中1/3骨折的固定效果最为理想(图15-25)。

利用小夹板治疗肱骨干骨折时,经治医师需密切随诊,观察病情的变化,根据肢体肿胀的程度随时调整夹板的松紧度,避免因固定不当而引起并发症,同时鼓励患者在固定期间积极锻炼患肢功能。

(4)其他治疗方法:采用肩人字石膏、外展架加牵引或鹰嘴骨牵引等治疗肱骨干骨,但多数情况下已经较少使用。

(二)手术治疗

如果能够正确掌握手术指征并配合以高质量手术操作,绝大多数的肱骨干骨折可以正常愈合。同时可以减少因长期石膏或小夹板等外固定带来的邻近关节僵硬、肌肉萎缩和废用性骨质疏松等不利影响,甚至可在在固定期间从事某些非负重性工作,治疗期的生活质量相对较高。不利的方面是:所花费用较多,需二次手术取出内固定物,手术本身具有一定的风险等。

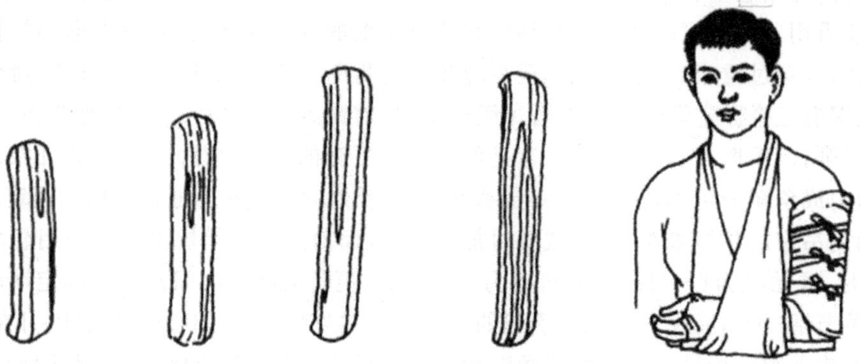

(1)　(2)　(3)　(4)　(5)

图 15-25 小夹板固定治疗肱骨干骨折

(1)内侧小夹板;(2)前侧小夹板;(3)后侧小夹板;(4)外侧小夹板;(5)小夹板固定后的外形

1.手术治疗的适应证

(1)绝对适应证:①保守治疗无法达到或维持功能复位的。②合并其他部位损伤,如:同侧前臂骨折、肘关节骨折、肩关节骨折,伤肢需早期活动的。③多段骨折或粉碎性骨折(AO 分型:B_3、C_1、C_2、C_3)。④骨折不愈合。⑤合并有肱动脉、桡神经损伤需行探查手术的。⑥合并有其他系统特殊疾病而无法坚持保守治疗的,如严重的帕金森病。⑦经过 2～3 个月保守治疗已出现骨折延迟愈合现象,开始有废用性骨质疏松的(如继续坚持保守治疗,严重的废用性骨质疏松可导致失去切开复位内固定治疗的机会)。⑧病理性骨折。

(2)相对适应证:①从事某些职业对肢体外形有特殊要求,不接受功能复位而需要解剖复位的。②因工作或学习需要,不能坚持较长时间的石膏、夹板或支具牵引固定的。

2.手术治疗的方法

(1)拉力螺丝钉固定:单纯的拉力螺钉固定只能够用于长螺旋形骨折,而且术后常需要外固定保护一段时间,优点是骨折段软组织剥离较少,骨折断端的血运影响小,正确使用可缩短骨折愈合时间。

(2)接骨钢板固定:尽管带锁髓内钉的使用趋于增多,但现阶段接骨钢板仍在较广的范围内继续应用,缘于其操作简单,易于掌握,无需 C 形臂 X 线透视等较高档辅助设备。钢板应有足够长度,螺钉孔数目不得少于 6 孔,最好选用较宽的 4.5 mm 动力加压钢板(DCP 或 LC-DCP),远近骨折段至少各由 3 枚螺钉固定,以获得足够的固定强度。对于短斜形骨折尽量使用 1 枚跨越骨折线的拉力螺钉,而粉碎性骨折最好同时植入自体松质骨(图 15-26)。AO 推荐的手术入路是后侧切口(Henry1966),将钢板置于肱骨干的后侧,而且在骨折愈合后不再取出。但国内多数骨科医师愿意采用上臂前外侧入路,将钢板放置在骨干的前外侧,在骨折愈合后取出内固定物也相对比较容易。

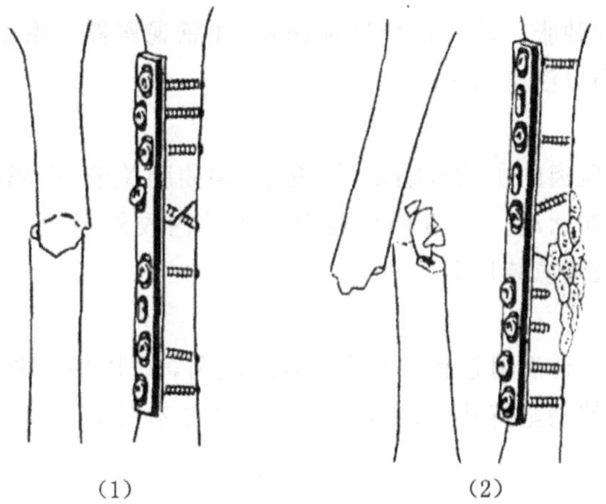

(1)　　　　(2)

图 15-26　肱骨干骨折钢板螺钉内固定

(1)横形骨折的固定方法;(2)如为粉碎性骨折应Ⅰ期自体松质骨植骨

(3)带锁髓内针固定:随着带锁髓内针的普及应用,以往的 Rush 针或 V 形针、矩形针已较少使用。使用带锁髓内针的优点是:软组织剥离少,术后可以适当负重,用于粉碎性骨折时其优点更为突出。由于是带锁髓内针,其尾端部分基本与肱骨大结节在同一平面,对肩关节功能影响不大(近期可能有一定影响)。使用时刻采用顺行或逆行穿针方法,与股骨或胫骨不同的是,其近端锁钉一般不穿过对侧皮质(避免损伤腋神经),而远端锁钉最好采用前后方向(避免损伤桡神经)(图 15-27)。

(4)外固定架固定:从严格意义上讲,外固定架固定是一种介于内固定和传统外固定之间的一种固定方式,其有创、有固定针进入组织内穿过两侧皮质,必要时可切开直视下复位。优点是:创伤小,固定相对可靠,愈合周期比较短,不需二次手术取出内固定物,对邻近关节干扰小。缺点是:针道可能发生感染,尽管其固定物已经比其他外固定方式轻便了许多,但仍有不便,用于中上 1/3 骨折时可能影响肩关节活动。肱骨干骨折多用单边固定方式,有多种比较成熟的外固定架可供选择,治疗成功的关键在于熟悉和正确使用，而不在于外固定架本身。

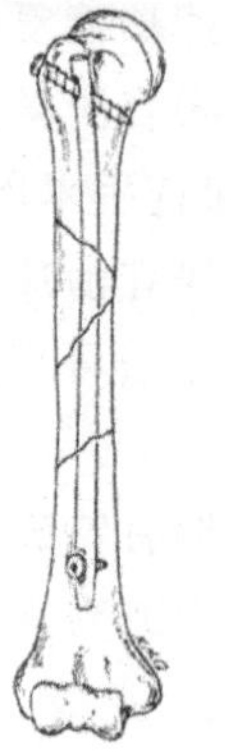

图 15-27 髓内针治疗肱骨干骨折(顺行穿针)

(5)Ender 针固定：采用多根可屈件的髓内针——Ender 针固定，现国内少数医院的医师仍在应用。利用不同方向插针和三点固定原理，可较好地控制骨折端的旋转，成角。操作比较简单，既可顺行也可逆行打入。术前需要准备比较齐全的规格、型号，包括不同长度和直径的Ender针。切忌强行打入，否则可造成骨质劈裂和髓内针穿出髓腔。

六、护理要点

1.固定的患者护理

可平卧，要保持固定不移位，悬垂石膏固定患者取坐位或半卧位，以保证下垂牵引作用。内固定术后宜取半卧位，患肢下垫枕，减轻肿胀。伴有桡神经损伤者，注意观察神经恢复情况。石膏或夹板固定者，密切观察患肢血运。术后观察伤口渗血情况。

2.功能锻炼

骨折 1 周内，做患侧上臂肌肉的主动舒缩活动，握拳、伸曲腕关节、小幅度的耸肩运动。伴桡神经损伤者，可被动进行手指的主动屈曲活动。2～3 周后可做肩关节内收外展活动。4 周后可做肩部外展、外旋、内旋、后伸，手爬墙等运动以恢复患肢功能。

3.健康指导

向患者解释，肱骨干骨折复位后可遗留 20°以内向前成角，30°以内向外成角，不影响功能。伴桡神经损伤者伸指伸腕功能障碍，要鼓励坚持功能锻炼。嘱其分别在术后第 1、第 3、第 6 个月复查 X 线，伴桡神经损伤者，应定期复查肌电图。

(侯建平)

第八节 肘关节脱位

肘关节脱位是常见的关节脱位，在全身各大关节脱位中占 50%，任何年龄均可发生，多见于青少年，儿童与老年人少见。多为间接暴力所致。可分为肘关节后脱位、肘关节前脱位、肘关节侧方脱位等。由于肘关节脱位类型较复杂，常合并肘部其他结构损伤，发生后需及早复位，延迟复位会引起长期肘部肿胀和关节活动受限，还会因过度肿胀而减少前臂的血液循环，产生前臂缺血性痉挛。

一、病因病机

肘部关节脱位主要是由间接暴力引起，肘部系前臂和上臂的连接结构，暴力的传导和杠杆作用是引起肘关节脱位的基本外力形式。

(一)肘关节后脱位

这是最多见的一种脱位类型。当跌倒时手掌着地肘关节完全伸展,前臂旋后位,由于人体重力和地面反作用力引起肘关节过伸,尺骨鹰嘴的顶端猛烈冲击肱骨下端的鹰嘴窝,即形成力的支点。外力继续加强,引起附着于喙突的肱前肌和肘关节囊的前侧部分撕裂,则造成尺骨鹰嘴向后移位,而肱骨下端向前移位的肘关节后脱位。

由于构成肘关节的肱骨下端内外髁部宽而厚,前后又扁薄,侧方有副韧带加强其稳定,但如果发生侧后方脱位,很容易发生内外髁撕脱骨折,重度向后移位,可有正中神经与尺神经过度牵拉损伤。

(二)肘关节前脱位

较少见,常合并尺骨鹰嘴骨折。其损伤原因多为直接暴力。如肘后直接遭受外力打击或肘部在屈曲位撞击地面,导致尺骨鹰嘴骨折和尺骨近端向前脱位,这种脱位损伤肘部软组织较严重。

(三)肘关节侧方脱位

以青少年为多见,当肘部遭受传导暴力时,肘关节处于内翻或外翻位,致肘关节的侧副韧带和关节囊撕裂,肱骨的下端可向桡侧或尺侧(即关节囊破裂处)移位,因在强烈内外翻作用下,由于前臂伸或屈肌群猛烈收缩引起肱骨内、外髁撕脱骨折,尤其是肱骨内上髁更易发生骨折。有时骨折片可嵌在关节间隙内。

(四)肘关节分裂脱位

这种类型脱位极少见。由于上下传导暴力集中于肘关节时,前臂呈过度旋前位,环状韧带和尺桡骨近侧骨间膜被劈裂,引起桡骨小头向前方脱位,而尺骨近端向后脱位,肱骨下端便嵌插在二骨端之间。

二、临床表现

(1)肘关节疼痛、肿胀。

(2)关节置于半屈曲状,伸屈活动受限。如肘关节后脱位,则肘后方空虚,鹰嘴部向后方明显突出;侧方脱位肘部呈现肘内翻或外翻畸形,肘窝部充盈饱满。

(3)骨内外侧髁及鹰嘴构成的倒等腰三角形关系改变。

三、诊断要点

(1)外伤病史,如跌倒时肘关节伸直,手掌撑地。

(2)关节疼痛、肿胀,不能活动,患者以健手托住患侧前臂,肘关节处于半伸直位,被动运动时伸不直肘部。

(3)肘后空虚感或可摸到凹陷处。

(4)肘部三点关系完全破坏,失去正常关系。

(5)X 线检查可确定尺骨鹰嘴、桡骨小头与肱骨下端之间的关系,判断关节脱位类型和合并骨折及移位状况。

四、治疗方法

(一)手法复位

新鲜性肘关节脱位或合并骨折的脱位主要治疗的方法为手法复位,对某些陈旧性骨折,为期较短者亦可先试行手法复位。单纯肘关节脱位,取坐位,局麻或臂丛麻醉,如损伤时间短(30 分钟)亦可不施麻醉。令助手双手紧握患者上臂,术者双手紧握腕部及前臂,着力牵引将肘关节屈曲 60°～90°,并稍加旋前,常可听到复位响声或复位的振动感。复位成功时关节恢复正常活动,点关系转为正常。

合并肱骨内上髁撕脱骨折的肘关节脱位,复位方法基本同单纯肘关节脱位,肘关节复位之时,肱骨内上髁通常可得以复位。如果骨折片嵌夹在关节腔内,则在上臂牵引时,将肘关节外展(外翻),使肘关节内侧间隙增大，内上髁撕脱骨片借助于前臂屈肌的牵拉作用而脱出关节并得以复位。若骨折片虽未脱出关节，但仍有移位时，加用手法复位，及在石膏固定时加压塑形，也有如“纽扣”样嵌顿无法复位者，亦考虑手术切开。

对肘关节陈旧性脱位的手法复位，在臂丛麻醉下，做肘部轻柔的伸屈活动，使其粘连逐渐松解，将肘部慢慢伸展，在牵引力作用下逐渐屈肘，患者用双手拇指按压鹰嘴，并将肱骨下端向后推按，即可使之复位。

(二)固定方法

复位后，检查肘关节自动或被动屈伸是否正常，伸肘 0°，屈肘 135°，手指能触摸到肩峰，肘后三角正常，即为复位成功。用三角巾悬吊前臂或肘后石膏托固定于屈肘 90°～135°位 7～10 天。解除固定后开始自动伸屈肘关节活动，禁忌粗暴的被动活动，以防止骨化性肌炎的发生。

合并骨折时，骨折局部可用加压垫和小夹板，石膏托固定，固定时间 2～3 周；或根据骨折愈合情况，解除固定，进行肘关节的自动伸屈活动。一般 2～3 月后，肘关节功能即可恢复正常。

(三)功能锻炼

在固定期间即应开始肌肉锻炼，嘱患者做肱二头肌收缩动作，并活动手指与腕部，解除固定后应及早进行肘关节屈、伸和前臂旋转活动。可用中药熏洗、浸泡作为辅助治疗；理疗及体疗也有很大好处，不可请他人强力拉扳，更不可在麻醉下作手法扳正。粗暴动作可以造成肘关节周围更多软组织损伤，有血肿形成，会演变成骨化性肌炎，使关节丧失功能。

(四)手术治疗

(1)肘关节脱位，无论哪种类型，经手法复位绝大部分均能复位，对于陈旧性肘关节脱位手法不能复位的，可采用切开复位。

(2)切开复位：手术取肘后纵行切口，暴露肘关节后侧，清除关节内血肿、肉芽组织及瘢痕。辨别关节骨端关系加以复位。缝合关节周围组织。为防止再脱位可采用 1 枚克氏针自鹰嘴至肋骨下端固定，1～2 周后拔除。

(张　剑)

第九节　小儿桡骨头半脱位

桡骨头半脱位也叫牵拉肘，是发生在小儿外伤中最为常见的损伤之一。常见发病年龄为1～4岁，其中2～3 岁最为多见。也可偶见于学龄前儿童，甚至小学生。

一、病因病机

常由于大人牵着患儿走路，上台阶时在跌倒瞬间猛然拉住患儿手致伤；或从床上拉起患儿，拉胳膊伸袖穿衣；或抓住患儿双手转圈玩耍等原因，患儿肘关节处于伸直，前臂旋前位突然受到牵拉而致。

目前，有关本病的发病机制仍未得到明确的统一认识，过去认为，小儿桡骨头发育不完全，桡骨头的周径比桡骨颈部的周径小，环状韧带松弛，不能牢固保持桡骨头的位置，当受到牵拉时，桡骨头自环状韧带下滑脱，致使环状韧带嵌在肱桡关节间。但近年来有些学者通过尸检发现婴幼儿桡骨头的周径反而比桡骨颈的周径大，而且桡骨头也并非圆形而是椭圆形，矢状面直径比冠状面大，当伸肘、前臂旋前位牵拉肘关节时，环状韧带远侧缘附着在桡骨颈骨膜处发生横断撕裂，此时桡骨头直径短的部分转到前后位，所以桡骨头便自环状韧带的撕裂处脱出，致使环状韧带嵌在肱桡关节间(图 15-28)。因环状韧带滑脱不超过桡骨头的一半，故一般很容易复位。总之，有关本病的发病机制尚需进一步探讨和研究。

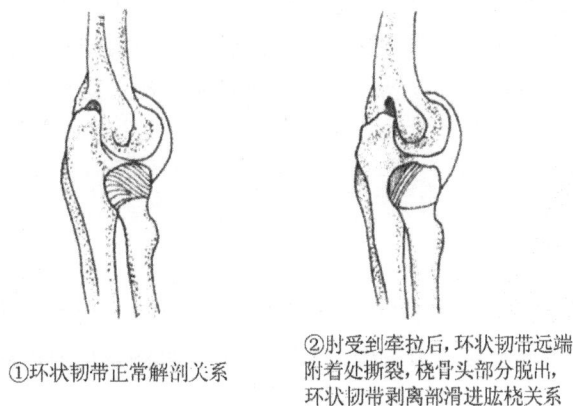

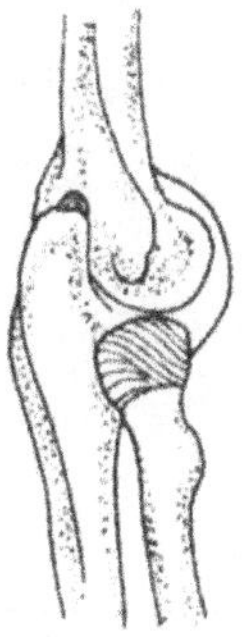

①环状韧带正常解剖关系

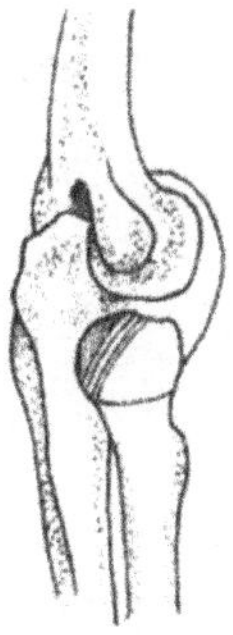

②肘受到牵拉后，环状韧带远端附着处撕裂，桡骨头部分脱出，环状韧带剥离部滑进肱桡关系

图 15-28　牵拉肘的创伤解剖

二、临床表现与诊断

患儿受牵拉伤后，疼痛哭闹，拒绝使用患肢，前臂常处于旋前，肘关节半屈曲位。上肢不敢上举，肘不敢屈曲。桡骨头部位可有压痛，但无明显红肿。肘关节屈伸稍受限，但前臂旋后明显受限。X 线片表现正常。结合有牵拉外伤史而不是跌打摔伤即可考虑为本病。有时在临床检查及拍片过程中，不知不觉已经复位。

三、治疗

1.非手术治疗

(1)复位：以右侧为例，术者右手握住患儿前臂及腕部，左手拇指放于桡骨头外侧，先轻轻牵引，然后将前臂旋后屈肘，当桡骨头复位时可感觉到弹响，此时疼痛立即消除，患儿即刻停止哭闹，并能屈肘上举，开始使用患肢拿东西。若不能复位，术者左手握住患儿肘部，拇指放于桡骨头内侧，先轻轻牵引，然后右手将前臂旋前，同时左手拇指向外侧推压桡骨头即可复位。有时桡骨头脱位时间长、复位后需经过一段时间之后症状才能消除。

(2)固定：复位后无需特殊外固定，简单用三角巾悬吊患肢于屈肘功能位 1 周即可。另外，应嘱咐家长避免再牵拉伤患肢。若反复多次发生脱位时，复位后患肢应适当用石膏托制动 2 周左右。

(3)练功方法：固定期间无须特殊练功，去除固定后应避免再次牵拉伤患肢。

(4)药物治疗：无须药物治疗。

2.手术治疗

无特殊情况，闭合手法复位均能获得成功而不需行手术治疗。但对年龄较大的患儿用手法复位失败，需行手术切开复位并修复环状韧带。

四、并发症

本病复位后，除未予制动而且多次受到牵拉易导致习惯性桡骨头半脱位外，一般无其他并发症发生。

（张　剑）

第十节　肘关节损伤后遗症

一、肘内翻

(一)病因及机制

(1)肱骨髁上骨折为最常见的原因，约占整个肘内翻的 80%。有报道肱骨髁上骨折并发肘内翻发生率可达30%～57%。多数学者认为发生原因是骨折远端向内侧倾斜。研究表明骨折后复位不良、内侧骨质压缩嵌插、骨折外侧端分开及骨折远端内旋扭转是引起骨折远端内侧倾倒的主要原因。

(2)肱骨远端全骨骺分离和内髁骨骺损伤。该损伤易产生骨骺早闭或肱骨内髁缺血坏死,使得内髁生长缓慢或停止,导致肘内翻。

(3)肱骨内髁骨折复位不良。

(4)陈旧性肘关节脱位。

(二)临床表现及诊断

肘关节伸直位内翻角明显增大,可达15°～35°(图15-29),肘后三角关系改变,外髁与鹰嘴距离加宽;一般肘关节活动正常,但均有不同程度肌力减弱。从X线片上可测量出肘内翻角度。

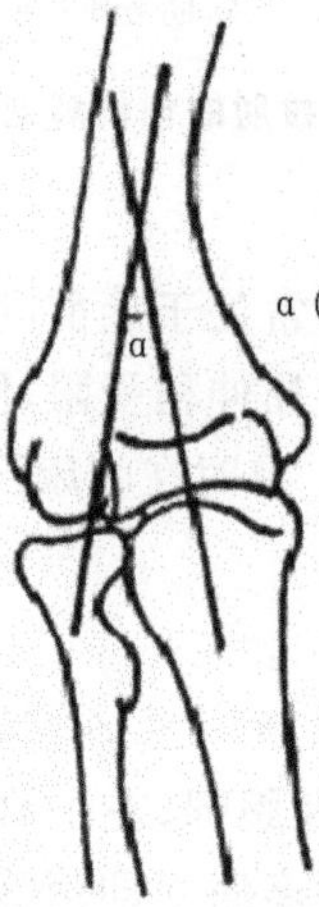

图15-29 肘内翻畸形示意图

(三)治疗

治疗的目的是改善功能,矫正畸形。

1.手术指征

(1)引起功能障碍或屈肘肌力减弱者。

(2)肘关节疼痛尚未形成创伤性关节炎者。

(3)肘内翻大于20°,畸形已固定者(伤后1～2年)。

(4)肘内翻同时并发迟发性尺神经炎者。

2.手术方法

肱骨髁上楔形截骨及肱骨髁上"V"形截骨,以前者常用。手术不仅要矫正内翻,同时须矫正内旋、过伸(图15-30,31),亦可采用肱骨髁上杵臼截骨术矫正。

二、肘外翻

(一)病因及机制

(1)未经复位或复位不良的儿童肱骨髁上骨折和肱骨远端骨折是肘外翻畸形发生最常见的原因。其原因是肱骨远端内外侧生长的不均衡。

(2)儿童肱骨内外髁骨折未能及时复位或复位不良,肱骨外髁骨骺早闭或缺血性坏死可致肘外翻;肱骨内髁骨折引起肘外翻则是由于肱骨内髁过度生长所致。

(3)未经复位或复位不良的肘关节脱位。

(4)桡骨小头切除后;其发生肘外翻的原因是由于切除桡骨小头后桡骨近端重要的机械阻挡作用消失,使肘关节和前臂生物力学发生异常。

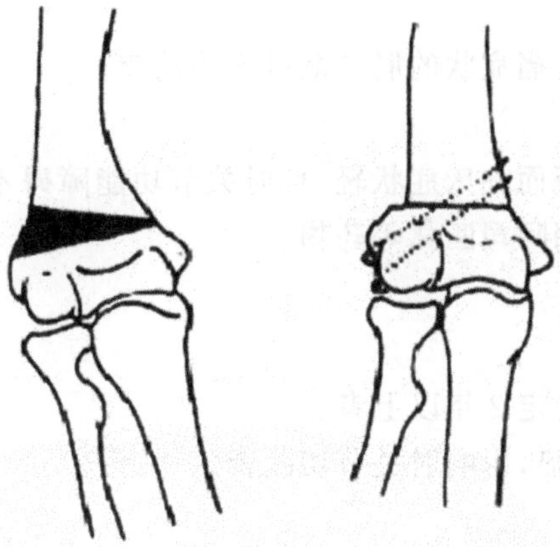

图 15-30　肘内翻畸形楔形截骨矫正术示意图

(1)肘内翻畸形楔形截骨线;(2)截骨后拉力螺钉固定

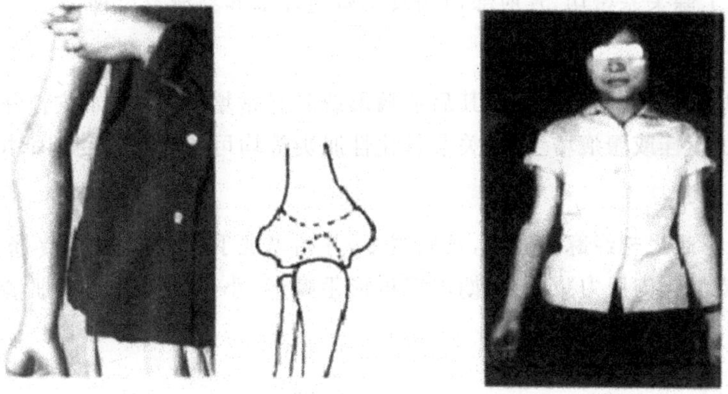

图 15-31　肘内翻畸形杵臼截骨矫正术示意图

(1)术前外观;(2)手术(前预定截骨线);(3)术后外观

(二)临床表现及诊断

肘关节伸直位时肘部外翻角增大,可达 30°以上(图 15-32);肘关节活动一般无明显障碍;晚期肘关节的关节面损伤可引起疼痛。对严重外翻患者,由于尺神经处于高张力牵拉状态,或外伤后因尺神经粘连而经常受到摩擦,可发生迟发性尺神经炎而出现尺神经损伤表现。

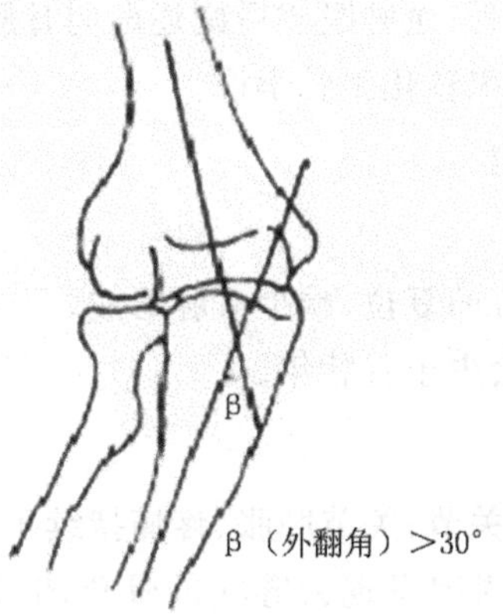

图 15-32　肘外翻畸形示意图

(三)治疗

一般对无肘关节功能障碍和疼痛症状的肘外翻可不予治疗。

1.保守治疗

适用于早期肘关节骨性关节炎而临床症状轻,且肘关节功能障碍不明显的患者。疼痛是最常见的症状,可进行理疗、按摩等治疗或服用阿司匹林等药物。

2.手术治疗

手术指征包括以下几点:

(1)严重肘外翻畸形,且畸形稳定2年以上者。

(2)关节的疼痛和无力症状明显,影响肘关节功能者。

(3)伴有创伤性关节炎者。

(4)伴有迟发性尺神经炎者。手术方式为肱骨髁上截骨矫正术及尺神经前移术。截骨矫形的目的主要为矫正畸形,稳定关节,减轻疼痛和改变关节的受力不均,防止关节退变的加重。

三、迟发性尺神经炎

尺神经与肱骨内上髁关系密切,凡肘部损伤及其后遗症很容易波及尺神经。

(一)病因

产生尺神经炎的原因多与肘部骨折及其后遗畸形或骨异常增生有关,如肱骨外髁骨折后的肘外翻畸形,内上髁骨折后复位不佳或瘢痕增生,肘关节骨化性肌炎等均可使尺神经受到牵拉或压迫而引起损伤。

(二)临床表现及诊断

迟发性尺神经炎引起尺神经麻痹症状,发病缓慢,开始出现手尺侧部麻木、疼痛,病程较久者则可感觉完全丧失;受尺神经支配肌肉肌力减弱,晚期出现爪形手畸形、小鱼际肌及骨间肌萎缩。可扪及肘部粗大的尺神经,Tinel征阳性。

(三)治疗

一旦出现尺神经麻痹症状,应尽早手术治疗。治疗越早,效果越好。手术方式为尺神经前移及神经内松解术。

四、肘关节骨化性肌炎

肘关节骨化性肌炎是肘部创伤严重和较常见的并发症,约占肘部骨折与脱位的3%。

(一)病因及机制

肘部骨折、脱位等严重损伤后,骨膜被剥离、破裂,血肿形成,或局部受到被动牵拉、手术刺激,形成血肿,这些可引起血肿骨化为主的骨化过程;血肿吸收后则逐渐向骨膜下骨化发展。目前对其机制并不十分清楚,可归纳为骨膜生骨学说和纤维组织转化生骨学说。

(二)与骨化性肌炎发生有关的因素

(1)反复强力被动活动。

(2)治疗时间:早期治疗可得到良好的复位,减少血肿形成,利于软组织修复。

(3)年龄:儿童发生骨化肌炎的机会少于青壮年。

(三)临床表现及诊断

有明确外伤史;伤后反复被动屈伸关节;关节肿胀、疼痛持续不消伴局部温度升高;关节活动范围逐渐变小;X线早期无特殊,3～4周后关节周围发现云雾状的骨化团,晚期骨化范围缩小,密度增高,界限清楚。一般伤后3～6周内有增大趋势,6～8周后趋于稳定。

(四)治疗

1.一般治疗

骨化性肌炎诊断确立后,肘关节应妥善加以保护,是否行主动关节活动锻炼要视情况而定,如局部有肿胀、压痛及温度增高,活动时疼痛加重,则不应过度活动;如上述症状不明显,则应在疼痛可忍受情况下锻炼,以保留一定程度的关节活动和功能。

2.放射治疗

有人认为放射治疗能影响炎性反应过程,可防止骨化性肌炎发生。每周 2 次,4 周一个疗程,每次 5.16×10^{-2} C/kg(200 伦琴)。

3.手术治疗

凡影响肘关节屈伸功能,而骨化性肌炎处于静止者,即异位骨化致密硬化,界限清楚者,方可考虑手术切除。切除的目的是不使任何与骨化块有关的肌、骨组织残留,以防止复发;切除时宜切除骨化块连同一薄层正常肌肉,彻底止血。术后石膏固定 1～3 周。

五、肘关节强直

各种原因造成肘关节活动丧失,固定于某一特定位置,称为肘关节强直,常可分为纤维性僵硬和骨性强直两种。

(一)病因

(1)肘关节骨折,特别是关节内骨折后,复位不当。

(2)骨化性肌炎。

(3)肌肉、肌腱、韧带、关节囊等损伤引起广泛严重粘连。

(4)肘关节创伤后治疗不当,如长期固定、强力活动、按摩治疗等。

(5)肘关节感染。

(二)临床表现及诊断

肘关节可强直于任何位置,以屈曲位最多,约占 2/3;伸直位约 1/3。无论强直于何种体位,均造成肘关节严重功能障碍,X 线检查可帮助分析肘关节强直的原因。

(三)治疗

1.保守治疗

对纤维性强直可试行体疗,主动锻炼,配合理疗,这对早期关节内粘连者有效。切忌强力被动伸屈。

2.手术治疗

是治疗肘关节强直可靠的方法,一般伤后 4～6 个月进行。过早手术因骨化性肌炎未静止,易再强直;过晚手术则关节周围软组织挛缩、粘连,失去弹性,效果欠佳。手术方法包括:①肘关节松解术。②肘关节成形术,如筋膜成形术、肘关节切除成形术。③肘关节融合术等。

六、创伤性肘关节炎

是肘关节创伤后的继发性病变,主要表现为肘关节疼痛和活动受限,其改变主要表现在关节软骨软化、脱落,软骨下骨质增生、硬化,最后关节面大部分消失,关节间隙狭窄。

(一)病因

创伤性肘关节炎主要发生在肘关节骨折、脱位,特别是关节面的损伤后。关节软骨损伤后复位不佳;或粗暴手法加重其损伤;或骨折畸形愈合,关节负重不均,最终都可致创伤性肘关节炎。

(二)临床表现及诊断

肘关节损伤后功能基本恢复患者,又重新出现肘关节疼痛和不同程度活动障碍,并逐渐加重,伸屈活动范围越来越小，疼痛也越来越明显。X线早期表现不明显，晚期可出现软骨下骨质硬化，关节边缘骨质增生或关节间隙变窄。

(三)治疗

1.保守治疗

对轻型患者，可做主动肘关节功能锻炼。

2.手术治疗

适用于重型创伤性关节炎者。手术方法包括肘关节松解，肘关节成形或肘关节融合。

(张　剑)

第十一节　肱骨远端骨折

肱骨远端骨折是指肱骨髁上以远的部位的骨折。肱骨远端骨折包括肱骨髁上骨折、肱骨髁间骨折、肱骨内外髁骨折及肱骨小头骨折等，下面分别叙述。

一、解剖特点

肱骨远端前后位扁平，有两个关节面分别为肱骨滑车和肱骨小头。滑车关节面的上方有三个凹陷，前侧有冠突窝和桡骨头窝，屈肘时容纳冠突和桡骨头；后侧为鹰嘴窝，伸肘时容纳鹰嘴。

外上髁前外缘粗糙，是前臂浅层伸肌的起点；内上髁比外上髁要大，是前臂屈肌的起点，其后面光滑，以容纳尺神经通过肘部。外髁肱骨小头凸出的关节面与桡骨头凹状关节面相对合，组成了肱桡关节。内髁滑车的中心为中央沟，与尺骨近端的滑车切迹(半月切迹)相吻合，前方起自冠突窝，后方终止于鹰嘴窝，几乎环绕整个滑车。在滑车的后面，滑车中央沟向外侧轻度倾斜，使伸肘时产生提携角又称外翻角。肱骨远端骨折后复位不良可致提携角减小或增大，形成肘内翻或肘外翻畸形。

二、肱骨髁上骨折

此类骨折为AO分类的A型骨折，最常见于5～8岁的儿童，约占全部肘部骨折的50%～60%。属关节外骨折，及时治疗后功能恢复较好。

(一)骨折类型

根据暴力来源及方向可分为伸直型、屈曲型和粉碎型三类。

1.伸直型

最多见，占90%以上。跌倒时肘关节在半屈曲或伸直位，手心触地，暴力经前臂传达至肱骨下端，将肱骨髁推向后方。由于重力将肱骨干推向前方，造成肱骨髁上骨折。骨折线由前下斜向后上方。骨折近段常刺破肱前肌，损伤正中神经和肱动脉。骨折时，肱骨下端除接受前后暴力外，还可伴有侧方暴力，按移位情况又分尺偏型和桡偏型。

(1)尺偏型：骨折暴力来自肱骨髁前外方，骨折时肱骨髁被推向后内方。内侧骨皮质受挤压，产生一定塌陷。前外侧骨膜破裂，内侧骨膜完整，骨折远端向尺侧移位。因此，复位后远端容易向尺侧再移位。即使达到解剖复位，而因内侧皮质挤压缺损而会向内偏斜，尺偏型骨折后肘内翻发生率最高。

(2)桡偏型：与尺偏型相反。骨折断端桡侧骨皮质因压挤而塌陷，外侧骨膜保持连续。尺侧骨膜断裂，骨折远端向桡侧移位。此型骨折不完全复位也不会产生严重肘外翻，但解剖复位或矫正过度时，亦可形成肘内翻畸形。

2.屈曲型

较少见。肘关节在屈曲位跌倒，暴力由后下方向前上方撞击尺骨鹰嘴，髁上骨折后远端向前移位，骨折线常为后下斜向前上方，与伸直型相反。很少发生血管、神经损伤。

3.粉碎型

多见于成年人。本型骨折多属肱骨髁间骨折，按骨折线形状可分 T 形和 Y 形或粉碎型骨折。

(二)临床表现与诊断

伤后肘部肿胀，偶有开放伤口。伤后马上就医者，肿胀轻，可触及骨性标志；多数病例肿胀严重，已不能触及骨性标志。远折端向后移位，可与肘后脱位相混淆，但肘后三角关系正常，据此可鉴别。伤后或复位后应注意是否有肱动脉急性损伤和前臂掌侧骨筋膜室综合征，是否出现 5P 征，即：①疼痛(pain)。②桡动脉搏动消失(pulselessness)。③苍白(pallor)。④麻痹(paralysis)。⑤肌肉无力或瘫痪(paralysis)。正中神经、尺神经、桡神经都有可能被累及，但以正中神经和桡神经损伤多见。X 线检查可明确骨折的类型和移位程度。

(三)治疗

主要取决于合并同侧肢体骨与软组织损伤的情况，特别是神经血管是否有损伤。所有骨折均可考虑首先试行闭合复位，但若血循环受到影响，则应行急诊手术。

1.非手术治疗

无移位或轻度移位可用石膏后托制动 1～2 周，然后开始轻柔的功能活动。6 周后骨折基本愈合，再彻底去除石膏固定。闭合复位尺骨鹰嘴牵引：在某些病例，行鹰嘴骨牵引也是一种可选方法。Smith 提出的行鹰嘴骨牵引的指征为以下几点：

(1)用其他闭合方法不能使骨折复位。

(2)闭合复位有可能获得成功，但单纯依靠屈肘不能维持复位。

(3)肿胀明显，血循环受影响，或可能出现 Volkmans 缺血挛缩。

(4)有污染严重的开放损伤，不能进行外固定。侧方牵引和过头牵引都可采用。应用过头牵引容易消肿和方便敷料更换，在重力的帮助下还可以早期进行肘关节屈曲活动。

2.手术治疗

(1)闭合复位、经皮穿针固定：臂丛神经阻滞麻醉无菌操作下行整复，待复位满意后，维持复位，一助手取 1 枚 2.0 mm 克氏针自肱骨外上髁最高点穿入皮肤，触及骨质后在冠状面上与肱骨纵轴呈 45°角，在矢状面上与肱骨纵轴呈 15°角进针，直至穿透肱骨近折端的对侧骨皮质。再取 1 枚 2.0 mm 克氏针在上进针点前 0.5 cm 处穿入皮肤，向近折端尺侧穿针至透过对侧骨皮质。C 形臂 X 线机透视复位、固定满意后，将针尾屈曲 90°剪断，残端留于皮外。无菌纱布包扎针尾，石膏托固定于屈肘 90°前臂旋前位(图 15-33)。

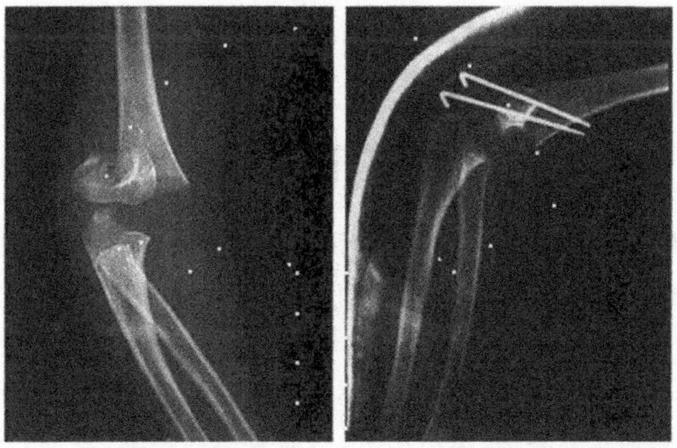

图 15-33　肱骨髁上骨折闭合复位经皮穿针内固定，石膏托外固定

术后常规服用抗生素 3 天以预防感染。当日麻醉恢复后即可行腕关节的屈伸及握拳活动，4 周后拔除克氏针，解除外固定，加强肩、肘关节的功能锻炼。此外，对于较严重的粉碎性骨折，可行外固定架固定(图 15-34)。

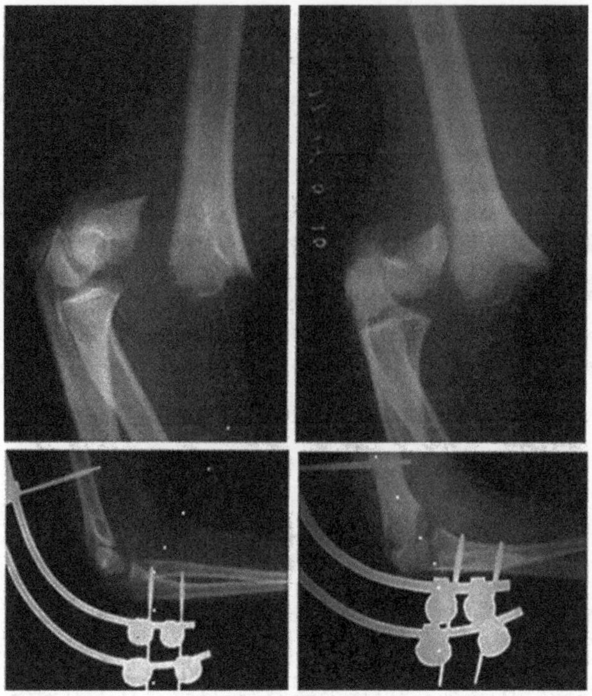

图 15-34　儿童肱骨髁上骨折外固定架固定

(2)切开复位内固定(ORIF):成人常需采用此种方法。手术指征包括:①骨折不稳定,闭合复位后不能维持满意的复位。②骨折合并血管损伤。③合并同侧肱骨干或前臂骨折。

另外,对老年患者应尽量选择切开复位内固定,以利于早期功能锻炼。若合并血管损伤需进行修补,更应同时稳定骨折端,可通过前方的 Henry 入路来完成。若未合并血管损伤,则可以采取内、外侧联合切口或后正中切口。多数认为后正中切口显露清楚,能够直视下复位骨折,也方便进行内固定。可使用 AO 半管状钢板、重建钢板或特制的 Y 形钢板,尽可能用拉力螺钉增加骨折端稳定。Heffet 和 Hotchkiss 已证实两块钢板呈 90°角分别固定内、外侧柱,其抗疲劳性能优于后方单用一块 Y 形钢板或双髁螺丝钉固定。Home 认为,如果因骨折粉碎不能获得良好的稳定,可采取非手术疗法,但此观点并不适用于所有移位的粉碎骨折。粉碎骨折内固定同时应一期植骨。如内固定不稳定,则需延长石膏制动时间以维持复位,将导致疗效欠佳,故应尽可能获得稳定固定,手术后不用外固定,以便进行早期功能锻炼。开放骨折应及时行清创术,污染严重者可考虑延期闭合伤口,彻底清创后可用内固定或外固定稳定骨折端。

(四)并发症

肱骨髁上骨折的并发症较多,有以下几种:

1.Volkmanns 缺血挛缩

为髁上骨折最严重的并发症,发病常与处理不当有关,出血和组织肿胀可使筋膜间室压力升高,外固定包扎过紧和屈肘角度太大使间室容积减小或无法扩张是诱发本病的重要因素。

早期:伤肢突然剧痛,部位在前臂掌侧,进行性灼痛,当手主动或被动活动时疼痛加剧,手指常处于半屈曲状态,屈指无力。同时,感觉麻木、异样感,继之出现感觉减退或消失,肢端肿胀、苍白、发凉、发绀。受累前臂掌侧皮肤红肿,张力大且有严重压痛。桡动脉搏动减弱或消失,全身可有体温升高、脉快。晚期:肢体出现典型的 Volkmanns 缺血挛缩畸形,呈爪形手,即前臂肌肉萎缩、旋前,腕及手指屈曲、拇内收、掌指关节过伸。这种畸形被动活动不能纠正,桡动脉搏动消失。

一旦诊断明确,应紧急处理。早期:应争取时间改善患肢血运,尽早去除外固定物或敷料,适当伸直屈曲的关节,使骨折对位。如仍不能改善血运时,则应即刻行减压及探查手术(应力争在本症发生6~8 h内施行)。术中敞开伤口不缝合,等肢体消肿后,再作伤口二期或延期缝合。全身应用抗生素预防感染,注意坏死物质吸收可引起的酸中毒、高血钾、中毒性休克和急性肾衰竭，给予相应的治疗。严禁抬高患肢和热敷。晚期：以手术治疗为主，应根据损害时间、范围和程度而定。6 个月以前挛缩畸形尚未稳定，此时可作功能锻炼和功能支架固定。待畸形稳定后（至少半年至 1 年后），可行矫形及功能重建手术。酌情选择：尺桡骨短缩、腕关节固定、腕骨切除、瘢痕切除及肌腱延长和肌腱转位等。还有神经松解，如正中神经和尺神经同时无功能存在，可用尺神经修复正中神经。

2.神经损伤

肱骨髁上骨折并发神经损伤比较多见，发生率为 5%～19%。大多数损伤为神经传导功能障碍或轴索中断，数日或数月内可自然恢复，神经断裂很少见，偶发生于桡神经。正中神经损伤引起运动障碍常局限于掌侧骨间神经支配的肌肉，主要表现为拇指与示指末节屈曲无力，其他分支支配的肌肉不受影响。

神经损伤的早期处理主要为支持疗法，被动活动关节保持功能位置。伤后 2～3 个月后临床与肌电检查皆无恢复迹象时，应考虑手术松解。

3.肘内翻

为髁上骨折最常见的合并症，尺偏型骨折发生率高达 50%。由于内侧皮质压缩和未断骨膜的牵拉，闭合整复很难恢复正常对线；其次，悬吊式石膏外固定或牵引治疗均不能防止远骨折段内倾和旋转移位；再有是骨折愈合过程成骨能力不平衡，内侧骨痂多，连接早，外侧情况相反，内、外侧愈合速度悬殊使远段内倾进一步加大。

预防措施主要有以下几方面：

(1)闭合复位后肢体应固定于有利骨折稳定位置，伸展尺偏型骨折应固定在前臂充分旋前和锐角屈肘位。

(2)通过手法过度复位骨折使内侧骨膜断裂，消除不利复位因素。

(3)骨折复位 7～10 d 换伸肘位石膏管型，最大限度伸肘，同时手法矫正远段内倾。

(4)不稳定骨折或肢肿严重不容许锐角屈肘固定者，骨折复位后应经皮穿针固定，否则牵引治疗。

(5)切开复位务必恢复骨折正常对线，提携角宁可过矫，莫取不足。内固定要稳固可靠。

轻度肘内翻无须处理，肘内翻大于 15°畸形明显者可行髁上截骨矫形。通常闭合式楔形截骨方法，从外侧切除一楔形骨块。术前先摄患肘伸直位正位 X 线片，测量出肘内翻的角度，然后算出应予矫正的角度。先画出肱骨轴线 AB，另沿尺桡骨之间画一轴线 CD，于其相交点 E，再划一直线 EF，使∠FEB＝10°（提携角），则∠DEF 即为需切骨矫正的内翻角。然后于肱骨鹰嘴窝上 1.5～2 cm 处画一与肱骨干垂直的横线 HO，并于 O 点向肱骨桡侧划一斜线 GO，使∠HOG 等于∠DEF，楔形 GHO 即为设计矫正肘内翻应切除的骨块，其底边在桡侧。

手术取外侧入路，在上臂下 1/3 外侧，沿肱骨外髁嵴作一长约 6 cm 的纵形切口。判明肱三头肌与肱桡肌的间隙，分开并向前拉开肱桡肌与桡神经，将肱三头肌向后拉，沿外上髁纵形切开骨膜，在骨膜下剥离肱骨下 1/3 至鹰嘴窝上缘为止，以显露肱骨的前、后、外侧骨面，毋需剥离其内侧的骨膜，也不可损伤关节囊。按设计在鹰嘴窝上约 1.5～2.0 cm 处，和肱骨干垂直的横切面（HO）上，先用手摇钻钻一排约 3～4 个穿透前后骨皮质的小孔，再在与测量切骨相同角度的另一斜面（GO）上，钻一排小孔，用锐利骨刀由外向内切骨，至对侧骨皮质时不要完全凿断，以免切骨端不稳定而易发生移位，取下所切掉的楔形骨块。切骨后将前臂伸直，手掌朝上，固定切骨近段，将前臂逐渐外展，使切骨面对合，矫正达到要求后，即可用两根克氏针，分别自肱骨内外上髁钻入，通过切骨断面，达到并恰好穿透对侧骨皮质为止，折弯尾端于骨外；亦可用 U 形钉内固定。彻底止血，需要时，可摄 X 线片复查，了解畸形矫正是否满意，否则重新复位与内固定。克氏针尾端埋在皮肤下，分层缝合切口。术毕，用前后长臂石膏托外固定肘关节于功能位。

三、肱骨髁间骨折

肱骨髁间骨折至今仍是比较常见的复杂骨折，多见于青壮年严重的肘部损伤，常为粉碎性。严重的肱骨髁间骨折常伴有移位、滑车关节面损伤，内髁和外髁常分离为独立的骨块，呈 T 形或 Y 形，与肱骨干之间失去联系，并且有旋转移位，为 AO 分类的 C 型，治疗较困难，且对肘关节的功能影响较大，采用非手术治疗往往不能取得满意的骨折复位。

（一）骨折类型

肱骨髁间骨折的分型较多，现就临床上应用广泛且对骨折治疗的指导意义较大的 Mehne 分型叙述如图 15-35。

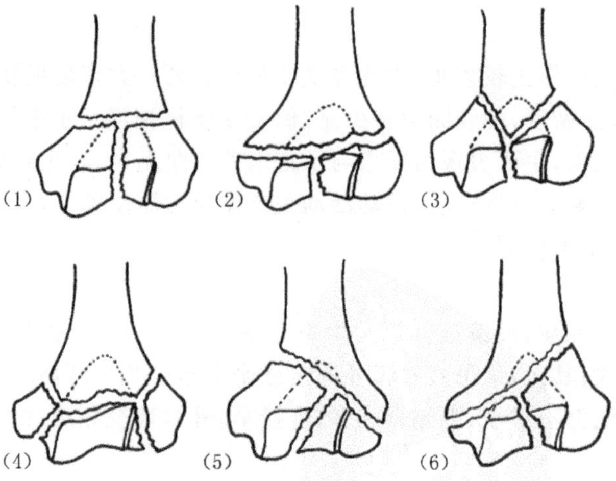

图 15-35　肱骨髁间骨折的 Mehne 分型

(1)高 T 形；(2)低 T 形；(3)Y 形；(4)H 形；(5)内 λ 形；(6)外 λ 形

（二）临床表现与诊断

局部肿胀，疼痛。因髁间移位、分离致肱骨髁变宽，尺骨向近端移位使前臂变短。可出现骨擦音，肘后三角关系改变。明显移位者，肘部在所有方向均呈现不稳定。摄肘关节正侧位 X 线片可明确骨折的类型和移位程度，需注意的是，骨折真实情况常比 X 线片的表现还要严重和粉碎。判断骨折粉碎程度还可行多方向拍片或重建 CT 检查。

（三）治疗

肱骨髁间骨折是一种关节内骨折，由于骨折块粉碎，不但整复困难，而且固定不稳，严重影响关节功能的恢复，故而对髁间骨折要求复位正确，固定稳妥，并早期进行功能锻炼，以争取获得满意的效果。治疗时必须根据骨折类型、移位程度、患者年龄、职业等情况来选择恰当的方法。

1.非手术治疗

对于内、外髁较为完整及轻度分离无明显旋转者，可于透视下手法复位长臂石膏前后托固定，2 周后再换一次石膏，肘部的屈曲程度不能单纯依靠是屈曲型还是伸直型来定，而要在透视下观察在何种位置最稳定。制动时间为 4～5 周，去除石膏后再逐渐练习肘关节的屈伸活动。无移位的骨折仅维持骨折不再移位即可，可用石膏托制动 4 周。

尺骨鹰嘴牵引：对于伤后未能及时就诊或经闭合复位失败者，因局部肿胀严重，不宜再次手法复位及应用外固定，许多学者主张采用此方法，它能够使骨折块达到比较理想的对线。在过头位，能迅速使肿胀消退，一旦患者能够耐受疼痛就开始活动。但单纯采用纵向牵引并不能解决骨折块的轴向旋转。可待局部肿胀消退，肱骨髁和骨折近端的重叠牵开后，做两髁的手法闭合复位。

2.手术治疗

大多数骨折均需手术切开复位内固定。过去多采用肘后正中纵形切口，将肱三头肌作 A 形切断并向远端翻转，以显露骨折。但该手术入路的缺点是术后外固定至少需 3 周，使患肘不能早期屈伸锻炼，关节僵直发生率高。目前多数学者认为采用鹰嘴旁肘后轻度弧形正中切口，尖端向下的 V 形尺骨鹰嘴截骨是显露骨折并行牢固内固定的最佳方式。因其保持肱三头肌的完整性，减少损伤和术后粘连，同时髁间显露充分，复位精确，固定稳妥，常不需用外固定，术后可早期功能锻炼。术中可将尺神经分离显露，并由内上髁区域移开。原则是首先复位和固定髁间骨折，然后再处理髁上骨折。但如果存在大块骨折块与肱骨干对合关系明显，则无论其涉及关节面的大小，都应先将其与肱骨干复位和固定。髁间部位骨折处理重点是维持髁间关节面的平整，肱骨滑车的大小、宽度，特别对于 C_3 型骨折，可以考虑去除那些影响复位、影响固定的小的关节内骨折块，有骨缺损时一定要做植骨固定，争取骨折一期愈合和骨折固定早期的稳定性。通常，在复位满意后先临时用克氏针固定，然后再选用合适的永久性的内固定物。

肱骨髁间骨折手术时必须采用坚强的内固定，才能在早期进行关节功能锻炼，避免肘关节僵硬。对 C_2、C_3 型骨折采用双钢板固定于肱骨髁外侧及内侧，内侧也可采用 1/3 管形钢板。合并肱骨髁上骨折常需加用重建钢板，一般需使用两块接骨板才可达到牢固的固定效果，接骨板相互垂直放置可增加固定的强度。日常功能锻炼可使无辅助保护的螺钉固定发生松动。要达到牢固的固定，外侧接骨板的位置应下至关节间隙水平。内侧接骨板应置于较窄的肱骨髁上嵴部位，此处可能需要轻度向前的弧线。3.5 mm 的重建接骨板是较好的选择。髁部手术后，对截下的尺骨鹰嘴复位后使用的固定为 1～2 枚直径为 6.5 mm、长度不短于 6.5 cm 的松质骨螺钉髓内固定＋张力带钢丝，或 2 枚平行克氏针髓内固定＋张力带钢丝（图 15-36，图 15-37）。需要特别指出的一点是：在做尺骨鹰嘴截骨时应尽量避免使用电锯，因其可造成骨量的丢失，从而导致尺骨鹰嘴的短缩或复位不良，影响手术效果。

内固定结束后，如果尺神经距内固定物很近，则将尺神经前置，放置引流条，术后 24～48 h 内拔除。早期有效的肘关节功能锻炼，对于肘关节功能的恢复至关重要，肘关节制动时间一旦过长，必将导致关节纤维化和僵硬。骨折坚强固定的病例，患肢不做石膏固定，术后 3 d 内开始活动肘关节。内固定不确实的，均石膏托屈肘固定 3 周左右，去除石膏后无痛性主动活动肘关节，辅以被动活动。

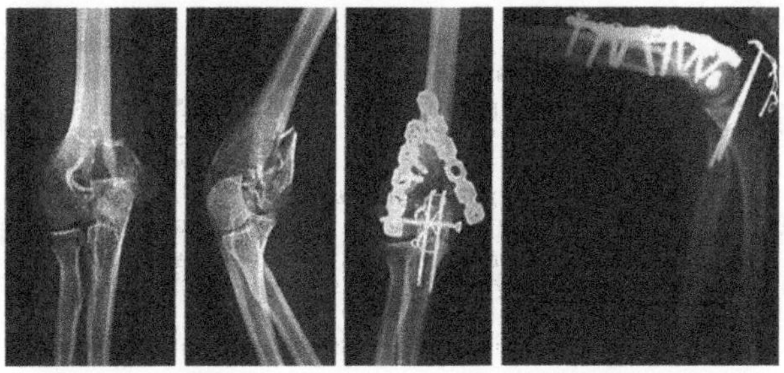

采用尺骨鹰嘴截骨入路，AO 双重建钛板螺钉内固定

图 15-36 低 T 形肱骨髁间骨折

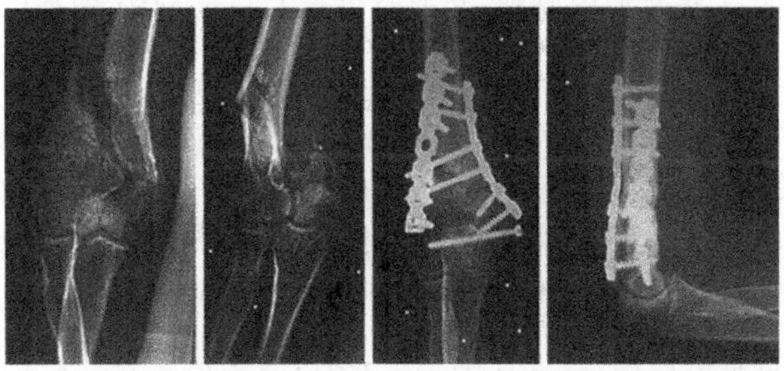

图 15-37 外 λ 形肱骨髁间骨折，采用 AO 双重建钛板螺钉内固定

早期利用 CPM 进行功能锻炼，有利于肘关节周围骨与软组织血液供应恢复，肿胀消退，能加快关节内滑液的循环和消除血肿，减少关节粘连，可刺激多种间质细胞分化成关节软骨，促进关节软组织的再生和修复，可抑制关节周围炎性反应。

3.肱骨远端置换与全肘关节置换

近年来，随着人工关节材料的改进和医疗技术的进步，人工关节越来越广泛地应用于髋关节、膝关节等全身大关节严重疾患的治疗，但因人工肘关节研制和应用在国内起步较晚，临床应用尚不多见。对于关节面破坏严重，无法修复或经内固定术后，内固定物松动将严重影响肘关节功能者可行人工关节置换。手术采用肘关节后侧正中切口，游离并保护尺神经，显露肱骨远端、尺骨近端及桡骨小头。锯除肱骨中段滑车，扩大肱骨远段髓腔，参照试件，切除滑车及肱骨小头，直至假体试件的边缘恰能嵌至肱骨内外上髁的切骨断面间隙中。钻开尺骨近端髓腔，扩大髓腔，凿除冠状突周围的软骨下骨。插入试件，检查肘关节屈、伸及旋转活动范围。如桡骨小头内侧关节面有骨折，可切除桡骨小头。冲洗髓腔后置入骨水泥，安装假体。尺神经前置于皮下软组织层，修复肱三头肌腱、韧带及关节囊，放置引流，加压包扎。

术后不做外固定，引流 1～2 d，1 周内做肌肉收缩锻炼，1 周后开始做肘关节屈伸及旋转活动，3 周后逐渐加大幅度行功能锻炼。

四、肱骨内髁骨折

是一种少见的肘关节损伤，仅占肘关节骨折的 1%～2%，在任何年龄组均少见，儿童相对要多一些。骨折块通常包括肱骨滑车内侧 1/2 以上和(或)肱骨内上髁，骨折块因受前臂屈肌群的牵拉多发生旋转移位，属关节内骨骺损伤。治疗上要求解剖复位，若复位不良不仅妨碍关节功能恢复，而且可能引起肢体发育障碍，继而发生肢体畸形及创伤性关节炎。

(一)骨折类型

肱骨内髁骨折分为三型：

Ⅰ损伤：骨折无移位，骨折自滑车关节面斜形向内上方，至内上髁上方。

Ⅱ型损伤：骨折块轻度向尺侧或内上方移位，无旋转。

Ⅲ型损伤：骨折块明显旋转移位，常为冠状面旋转，也可同时伴有矢状面的旋转，结果骨折面向后，滑车关节面向前。

(二)临床表现与诊断

外伤后肘关节处于部分屈曲位，活动明显受限，肘关节肿胀、疼痛，尤以内侧明显。局部明显压痛，可触及内髁有异常活动。

儿童肱骨滑车内侧骨骺出现时间为 9～14 岁。对骨化中心出现后的肱骨内髁骨折，临床诊断一般比较容易。而在肱骨内上髁骨骺骨化中心出现之前发生的肱骨内髁骨折诊断则较困难，因为骨骺尚未骨化，其软骨于 X 线片上不显影，通过软骨部分的骨折线也不能直接显示，此类损伤于 X 线片上不显示任何阳性体征(既无骨折又无脱位影像)。因此，临床上必须详细检查，以防漏诊、误诊。细致的临床检查，熟悉不同部位骨骺出现的时间、形态及其与干骺端正常的位置关系是避免漏诊、误诊的关键。对于诊断确有困难的病例，可拍健侧相同位置的 X 线片加以鉴别，必要时可行 CT 或 MRI 检查以明确诊断。

(三)治疗

肱骨内髁骨折既是关节内骨折，又是骨骺损伤，故治疗应遵循关节内骨折及骨骺损伤的治疗原则。无论采取何种治疗方法，应力求使骨折达解剖复位或近似解剖复位(骨折移位<2 mm)。复位不满意不仅妨碍关节功能恢复，而且可能引起生长发育障碍，继而发生肢体畸形及创伤性关节炎。

Ⅰ型骨折和移位不大的Ⅱ型骨折可行长臂石膏后托固定伤肢于屈肘 90°，前臂旋前位。石膏托于肘部应加宽，固定范围应完全包括肘内侧，且应仔细塑形，以防骨折发生移位。1 周后应摄 X 线片，如石膏托松动，则更换石膏托；如骨折移位，则应采取其他措施，一般 4 周后去除石膏托行肘关节功能练习。

对于移位大于 2 mm 的Ⅱ型骨折及Ⅲ型骨折，因骨折移位大，关节囊等软组织损伤较重，而且肱骨下端髁间窝骨质较薄，骨折断端间的接触面较窄，加之前臂屈肌的牵拉，使骨折复位困难或复位后骨折不稳定，则应采取手术治疗。

手术方法：取肘关节内侧切口，显露并注意保护尺神经，显露骨折后，清除局部血肿或肉芽组织，将骨折复位后以 2 枚克氏针交叉固定或松质骨螺钉内固定。术中注意保护尺神经，必要时做尺神经前移；不可过多地剥离骨折块内侧附着的肌腱等软组织，以防影响骨折块的血液供应；术中尽量使滑车关节面及尺神经沟保持光滑。对于骨骺未闭合的儿童骨折，内固定物宜采用 2 枚克氏针交叉固定，因克氏针固定操作简单、牢固，对骨骺损伤小且便于日后取出；丝线缝合固定不易操作且固定不牢固；螺丝钉内固定固然牢固，但对骨骺损伤较大,且不便日后取出。外固定时间一般为4～6周,较肘部其他骨折固定时间稍长,因为肱骨内髁骨折软骨成分较多,愈合时间较长。固定期满后拆除石膏,拍X线片示骨折愈合后拔除克氏针,行肘关节早期、主动功能练习。对于骨骺已闭合的或成人的肱骨内髁骨折,可采用切开复位AO重建板内固定术(图15-38)。

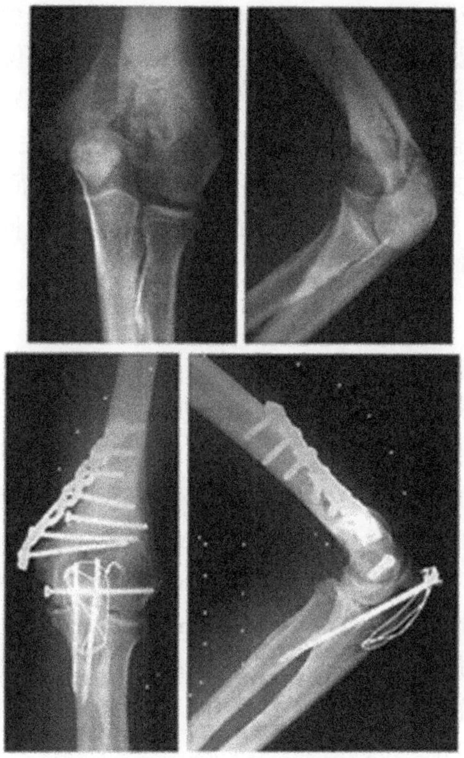

图15-38 成人肱骨内髁骨折

采用尺骨鹰嘴截骨入路,AO重建板内固定

五、肱骨外髁骨折

肱骨外髁骨折是儿童肘部常见损伤,发病多在2～18岁,以6～10岁最为常见,亦有成人发生此类损伤。骨折块通常包括肱骨小头骨骺、滑囊外侧部分及干骺端骨质,故亦称为骨骺骨折。此类骨折多为关节内骨折,且肱骨小头与桡骨小头关节面对应。骨骺部分与骨的生长发育密切相关,如治疗不当,将留有肘部畸形,导致功能障碍及远期其他类型并发症。

(一)骨折类型

小儿肱骨外髁骨折的Wadsworth分类如下:

Ⅰ型:无移位。

Ⅱ型:有移位,但不旋转。

Ⅲ型:外髁骨折块向外侧同时向后下反转移位。

Ⅳ型:与通常骨折不同,多见于13～14岁儿童,肱骨小头与桡骨头碰撞发生,有骨软骨的改变。

(二)临床表现与诊断

肱骨外髁骨折的伤因多由间接复合外力造成,当儿童摔倒时手掌着地,前臂多处于旋前,肘关节稍屈曲位,大部分暴力由桡骨传至桡骨头,再撞击肱骨外髁骨骺而发生骨折。骨折后,肘部外侧肿胀并逐渐扩散,以致达整个关节。局部肿胀程度与骨折类型有明显关系,骨折脱位型肿胀最严重。肘外侧出现皮下淤斑,逐渐向周围扩散,可达腕部。肘部外侧明显压痛,若为Ⅳ型骨折,则内侧也可有明显压痛,甚至发生肱骨下端周围性压痛。肘关节活动功能丧失,患儿常将肘关节保持在稍屈曲位,被动活动肘关节时出现疼痛,但前臂旋转功能多无受限。

肱骨外髁骨折线常呈斜形，由小头-滑车间沟或滑车外侧缘斜向髁上嵴。根据骨折类型不同，可出现尺骨相对于肱骨干的外侧移位。伸肌附着点的牵拉可使骨块发生移位。应与肱骨小头骨折相鉴别：外髁骨折包括关节面和非关节面两个部位，并常带有滑车的桡侧部分，而肱骨小头骨折只累及关节面及其支撑骨。

X线摄片时因骨片移位及投照方向造成多种表现，在同一骨折类型不同X线片中表现常不一致；加之儿童时期肘部的骨化中心出现和闭合时间相差甚大，部分X线表现仅是外髁的骨化中心移位。另外因肱骨外髁骨化中心太小，放射或临床医师常因缺乏经验而造成漏诊或误诊。有些病例X线片肱骨外髁干骺部未显示骨折裂痕，但有肘后脂肪垫征（八字征），在诊断是应加以注意。肘外伤后，肱骨远段干骺部外侧薄骨片和三角形骨片是诊断肱骨外髁骨折的主要依据，肘后脂肪垫征（八字征）是提示肘部潜隐性骨折的主要X线征象，要特别予以注意。诊断确有困难的病例可拍健侧相同位置的X线片加以鉴别，必要时可行CT或MRI检查以明确诊断。

（三）治疗

早期无损伤的闭合复位是治疗本病的首选方法。肱骨外髁骨折的固定方法是屈肘60°～90°前臂旋后位，颈腕带悬吊胸前，可使腕关节自然背伸，此时前臂伸肌群松弛，对骨折块的牵拉小；同时屈肘位肱三头肌紧张，有利于防止骨折块向后移位，又由于桡骨小头顶住肱骨小头防止其向前移位，因此，骨折较稳定。另外，从前臂伸肌群的止点在肱骨外上髁的角度来看，屈曲90°以上，前臂伸肌群的力臂减少，牵拉肱骨外髁的力变小，骨折将更稳定。但由于骨折后血肿的形成及手法复位时的损伤，可造成关节明显肿胀，屈肘角度太小会影响血液循环，所以不主张固定在小于屈肘60°的体位，以屈肘60°～90°固定为宜。

对于Ⅰ型和移位轻的Ⅱ型骨折（骨折移位小于2 mm），因其无翻转，仅用手法复位后小夹板或石膏托固定即可；但Ⅲ、Ⅳ型骨折，因骨折处有明显的旋转和翻转移位，由于前臂伸肌腱的牵拉，手法往往难以使骨折达到满意的复位，即使在透视下复位很好，外固定也很难保持满意的位置。可用手捏翻转、屈伸收展手法闭合复位，插钢针固定，或切开复位内固定。

手术方法：取肘后外侧切口，显露骨折后清除局部血肿或肉芽组织。可使用克氏针或AO接骨板内固定（图15-39）。与肱骨内髁骨折一样，对于骨骺未闭合的儿童，内固定物宜选用2枚克氏针交叉固定，螺丝钉固定比较稳固，但由于儿童肱骨外髁的结构特点，螺丝钉如使用不当易损伤骨骺而影响生长发育。术后外用长臂石膏托外固定4～6周，摄X线片证实骨折愈合后，去除石膏托，行肘关节功能练习。

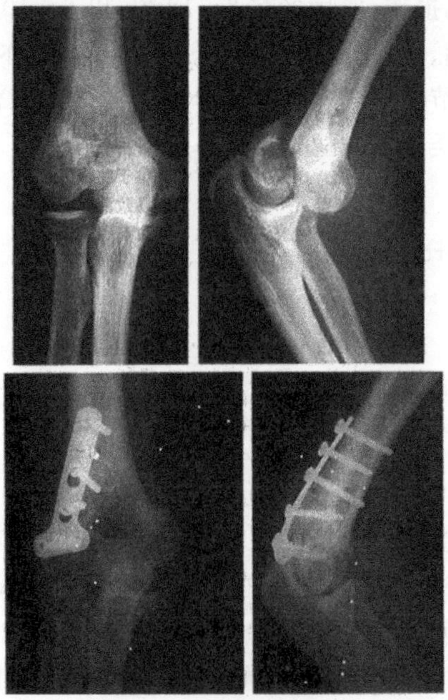

图15-39 肱骨外髁骨折

AO斜T形解剖板内固定

(四)预后

肱骨外髁骨折是儿童肘关节创伤中最多见、最重要的骨折类型，常引起畸形愈合，会发生不同程度的骺间骨缺损，即鱼尾状畸形，无论复位好坏都可能发生这种畸形。它的发生是因骨折线经过骺板全层，愈合时局部产生骨桥。骨折同时也损伤了骺软骨的营养血管，使骨折面的软骨细胞坏死、吸收，使骨折间隙增大。骨折愈合后，肱骨内、外髁骨骺继续发育，而骨桥处生长缓慢以致停滞，最终发生鱼尾状畸形。所以，损伤年龄越小，骨折复位越不满意者，畸形就越明显。肱骨外髁骨折延迟愈合或不愈合以及鱼尾状畸形是造成肘外翻的原因。延迟手术治疗(伤后3周)，也可导致骨折块的坏死和肘外翻畸形。此外，还可以引起肱骨外髁增大、肱骨小头骨骺早闭、肱骨小头骨骺缺血性坏死、肱骨外上髁骨骺提前骨化等后遗症。

六、肱骨小头骨折

Hahn在1853年第一次提出，Kocher自1896年起对此骨折倾注了许多精力进行研究，又称之为Kocher骨折。肱骨小头骨折是一种不太常见的肘部损伤，各种年龄组均可发生。单纯肱骨小头骨折以成年人多见，合并部分外髁的肱骨小头骨折多发生在儿童。本骨折是关节内骨折，常因有些骨折较轻，骨折片较小且隐蔽而容易漏诊或误诊，从而导致延误治疗。

(一)骨折分类

Kocher和Lorenz将肱骨小头骨折分为两类：

1.Ⅰ型

完全骨折，又称Hahn-Steinthal型，骨折发生在肱骨小头基底部，骨折线位于冠状面，包含一个较大块骨质的小头，亦可累及相邻的滑车桡侧部。

2.Ⅱ型

部分骨折，又称Kocher-Lorenz型，主要累及关节软骨，几乎不包含骨组织。

Wilson(1933)又提出了第Ⅲ型，即关节面向近侧移位，且嵌入骨组织，也有人将其称为肱骨小头关节软骨挫伤，由于致伤外力不足以导致发生完全或部分骨折，早期行普通X线检查多不能明确诊断。

(二)临床表现与诊断

肱骨小头骨折常由桡骨头传导的应力所致，故有时可合并桡骨头骨折。最为常见的致伤方式是跌倒后手掌撑地，外力沿桡骨传导至肘部；或跌倒时处于完全屈肘位，外力经鹰嘴冠状突传导撞击肱骨小头所致。急诊患者除了肘关节积血肿胀、活动受限以外，局部症状不突出，多于拍照X线片时发现，前臂旋转不受限制是其特点。临床上应注意将肱骨小头骨折与外髁骨折进行鉴别。外髁的一部分即关节内部分是肱骨小头骨折，不包括外上髁和干骺端；而外髁骨折除包括肱骨小头外，还包括非关节面部分，常累及外上髁。

其典型X线表现如下：侧位片常常可以看到肱骨下端前面，相当于滑车平面有一薄片骨块影，因骨折块包含有较大的关节软骨，故实际的骨折片要比X线片所显示的影像大得多。值得注意的是侧位片上一般很难发现骨折块的来源，需要观察其正位X线片究其来源。正位片由于肱骨小头骨折块大都移位于肱骨下端前方，与肱骨远端重叠，故在肘关节正位片上一般都看不到骨折块影而易致漏诊。但如仔细观察其正位X线片，可以发现其肱桡关节间隙增宽，肱骨侧关节面毛糙，失去正常关节面的光滑结构。如出现此典型改变，再加上侧位片肱骨前下端有骨折块影出现，一般不难做出肱骨小头骨折的诊断。

(三)治疗

肱骨小头骨折的治疗方案争议颇多，包括非手术方法(进行或不进行闭合复位)、骨块切除及假体置换。不论是采取闭合或切开复位，都应争取获得解剖复位，因为即使轻度移位亦可影响关节活动。若不考虑骨折类型，要想获得良好疗效，术后康复至关重要。

1.非手术治疗

对无移位骨折可行石膏后托固定3周。对成人移位骨折，并不建议闭合复位；儿童和青少年移位骨折，可首选闭合复位，可望获得快速而完全的骨愈合。

如有可能，可对Ⅰ型骨折试行闭合复位，伸肘位对前臂进行牵引，直接对骨折处进行施压以获得复位。对肘部施加内翻应力，可使外侧开口加大，有利于骨折复位。一旦复位满意，应保持屈肘，由桡骨头的挤压作用来维持骨折块的复位。尽管有人强调应在最大屈肘位固定以维持复位，但应注意对严重肿胀者应减少屈肘，以防出现缺血性挛缩。前臂旋前有助于桡骨头对骨折块的稳定作用。完全复位后，应将肘部制动 3～4 周。

2.手术治疗

手术难度较大，因为即使获得了解剖复位，也做到了术后早期活动，仍可能发生部分或完全性的肘关节僵硬。

因骨折块位于关节囊内，并且常旋转 90°，充分的手术显露很有必要。可采取后外侧入路，在肘肌前方进入关节，注意保护桡神经深支。此切口稍偏前方，优点是术中可以避开后方的肱尺韧带，减少发生后外侧旋转不稳定的危险，且不易损伤桡神经深支。若术中或原始损伤累及了后外侧韧带复合体，应在术中行一期修补，并可将其与骨骼进行锚式固定，术后将前臂置于旋后位短期制动，以维护这种修补术的效果。

术中固定可采用松质骨螺钉、克氏针及可吸收螺丝钉固定骨折块，其中以松质骨螺钉的固定效果最好，螺丝钉可自后方向前旋入固定。手术目的是恢复关节面解剖，并给予稳定固定，以允许术后早期活动。若骨折块不甚粉碎，复位满意后用松质骨螺钉固定稳定可靠，术后则不必进行制动，可立即进行屈伸功能锻炼，临床疗效较为满意。对粉碎严重的骨折，普通螺钉或克氏针固定常很难达到理想效果，则可采用外固定架固定。若骨折块太小或严重粉碎，则可考虑行碎骨块切除。对移位骨折，Smith 认为骨折块切除的疗效优于进行闭合或切开复位，并建议早期行切除术，而不是伤后 4～5 天血肿和渗出开始机化时手术。术后只用夹板或石膏制动 2～3 天即可开始进行关节活动。骨折块切除术后发生桡骨向近端移位和下尺桡关节的异常并不多见。如果确实因骨折块太小，无法进行复位及固定，遗留在关节内又将成为游离体，进行早期切除有助于功能恢复；但对完全骨折，尤其是骨折累及滑车桡侧时，早期进行骨折块的切除显然不合适，将造成关节活动受限和外翻不稳定。

Jakobsson 建议用金属假肢来重建肱骨远端关节面，以避免发生肱骨小头骨折块的无菌性坏死和维持肘关节稳定性，但此种治疗没有得到普遍开展。

对陈旧性骨折伴明显移位而影响肘关节功能时，无论受伤时间长短，都应将骨折块切除。通过手术包括软组织松解、理疗和功能锻炼，肘关节功能将得到明显改善。反之，如行切开复位内固定，即使达到解剖复位，效果也不理想。

七、肱骨内外上髁骨折

每一个上髁都有自己的骨化中心，这在儿童肘部损伤中有其特殊的意义，因为相对于富有张力的侧副韧带，骨骺生长板本身是一个薄弱点。由于撕脱应力的作用，在儿童发生的内上髁骨折常常是一个骨骺分离。在成人，原发的、单纯的上髁骨折比较少见，大多与其他损伤一起发生。

(一)肱骨内上髁骨折

内上髁的骨化中心直到 20 岁才发生融合，是一个闭合比较晚的骨骺，也有人终生不发生融合，应与内上髁骨折相鉴别。儿童或青少年发生肘脱位时，可合并内上髁撕脱骨折，骨折块可向关节内移位，并停留在关节内，影响肘脱位的复位。20 岁后再作为一个单独的骨折出现或合并肘脱位则比较少见。若内上髁骨化中心与肱骨远端发生了融合，成人就不大可能因撕脱应力导致骨折。成人内上髁骨折并不局限于骨化中心的原始区域，可向内髁部位延伸。因内上髁在肘内侧突出，易受到直接暴力，故成人比较多见的是直接暴力作用于内上髁所致的单纯内上髁骨折，这也是成人内上髁骨折的特点之一。尺神经走行于内上髁后方的尺神经沟，发生骨折时可使其受到牵拉、捻挫，甚至连同骨折块一起嵌入关节间隙，导致尺神经损伤。

1.肱骨内上髁骨折的分类

Ⅰ型：内上髁骨折，轻度移位。

Ⅱ型：内上髁骨折块向下、向前旋转移位，可达肘关节间隙水平。

Ⅲ型：内上髁骨折块嵌夹在肘内侧关节间隙，肘关节实际上处于半脱位状态。

Ⅳ型：肘向后或后外侧脱位，撕脱的内上髁骨块嵌夹在关节间隙内。

2.临床表现与诊断

前臂屈肌的牵拉可使骨折块向前、向远端移位。内上髁区域肿胀、甚至皮下淤血，并存在触痛和骨擦音是其特点。腕、肘关节主动屈曲及前臂旋前时可诱发或加重疼痛。应仔细检查尺神经功能。

对青少年患者，应将正常的骨化中心与内上髁骨折进行鉴别，拍摄健侧肘部X线片有助于诊断。

3.治疗

对轻度移位骨折或骨折块嵌顿于关节间隙内的治疗已达成共识。若骨折无移位或轻度移位，可将患肢制动于屈肘、屈腕、前臂旋前位7～10天即可。如果骨折块嵌顿于关节内，则应尽早争取手法复位，可在伸肘、伸腕、伸指、前臂旋后位，使肘关节强力外翻，重复创伤机制，利用屈肌群的紧张将骨折块从关节间隙拉出，变为Ⅱ型损伤，然后用手指向后上方推挤内上髁完成复位，以X线片证实骨折复位满意后，用石膏或夹板制动2～3周。

中度或重度移位骨折的治疗至今仍存争议，有三种方法可供选择：①手法复位，短期石膏制动。②切开复位内固定。③骨折块切除。

Smith认为，对患者来说获得纤维愈合与获得骨性愈合的最终结果是一样的。支持手术治疗者认为，移位的内上髁骨块可导致出现晚期尺神经症状及屈腕肌力弱和骨折不愈合，行外翻应力试验检查时会产生肘关节不稳定，并把上述并发症作为手术治疗的理由。但对于骨折块移位超过1 cm者，笔者认为应行手术切开复位内固定，可选用两枚克氏针交叉固定或螺钉内固定(图15-40)。

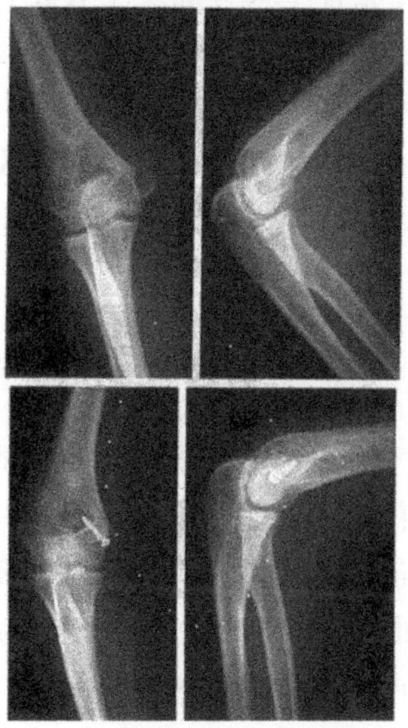

图15-40 肱骨内髁骨折螺钉内固定

(二)肱骨外上髁骨折

肱骨外上髁骨折在临床上非常少见，实际上，有很多学者怀疑它对成人是否是一个单独存在的骨折。外髁的骨化中心较小，在12岁左右出现，一旦骨化中心与主要部分的骨骼融合，撕脱骨折更为少见。外上髁与肱骨外髁平坦的外侧缘几乎在一个水平，遭受直接暴力的机会很少。治疗原则类似于无移位的肱骨外髁的治疗，包括对肘部进行制动，直至疼痛消失，然后开始功能活动。

八、肱骨远端全骨骺分离

肱骨远端骨骺包括外上髁、肱骨小头、滑车和内上髁四个骨骺，借助软骨连成一体。肱骨远端全骺分离是指包括肱骨下端骨骺线水平、肱骨小头和滑车骨骺与肱骨干在水平轴上的分离，婴幼儿童时期肱骨远端为一大片较为扁平薄弱的软骨，在解剖学上不能属于肱骨髁的范围，其实质是一种关节内的骨骺损伤，虽然其损伤机制与髁上骨折相同，但在部位上不同于髁上 2 cm 的骨折。儿童肱骨远端全骨骺分离骨折是儿童肘部损伤中较少见的一种类型，多发生于1～6岁学龄前儿童，因肱骨远端四块骨骺尚未完全骨化，或分离四块骨骺中仅见肱骨小头骨骺，X线检查不能显示其全貌，常因此发生误诊。

(一)骨折分类

根据 Salter-Harris 对骨骺损伤分类方法，肱骨远端全骨骺分离可分为Ⅰ型及Ⅱ型损伤。

Ⅰ型损伤：多见于2岁以下的婴幼儿，骨折线自外侧缘经过生长板与干骺端相连接的部位达到内侧，造成了生长板以下骨骺的分离移位。

Ⅱ型损伤：多见于3岁以上的儿童。根据肱骨干骨骺骨折块的位置和全骨骺分离移位方向，Ⅱ型损伤又可分为两种亚型。

Ⅱa亚型：为骨折线自外侧缘横形至鹰嘴窝内侧部分转向上方，造成干骺端内侧有骨块伴随内移位，其骨块多呈三角形，称为角征，此亚型常见，是肱骨远端全骨骺分离典型X线表现。

Ⅱb亚型：骨折线自内侧缘横形至鹰嘴窝外侧转向上方，在干骺端外侧有薄饼样骨折片，称为板征。肱骨小头骨骺与尺桡骨近端一起向外侧移位，移位程度较Ⅱa型轻，侧位片显示肱骨小头骺和骨片有移位。

(二)临床表现及诊断

患者有明显肘外伤史，伤后肘部肿痛，肱骨远端压痛。典型X线表现为分离的肱骨远端骨骺与尺桡骨近端一起向同一方向移位，桡骨近段纵轴线总是通过肱骨小头骨骺中心，常伴有肱骨干骺端骨块游离。由于这一时期肱骨远端4块骨骺中，只有肱骨小头骨骺发生骨化，在X线片上不能见到其他3块骨骺核。因此，肱骨远端全骨骺分离，常以肱骨小头骨骺的位置作为X线诊断的主要依据。判定肱骨小头骨骺与桡骨近段纵轴线的关系，肱骨小头骨骺与肱骨干骺端的对应关系，尺桡骨近端与肱骨干骺端对应关系，从X线照片上可见的影像去分析判定不显影部分的损伤，就可减少对肱骨远端全骺分离的误诊和漏诊。在X线片，除正常肘关节外，如果见到桡骨近段纵轴线通过肱骨小头骨骺中心，则应考虑为肱骨髁上骨折或是肱骨远端全骨骺分离。但髁上骨折在肱骨干骺端可见骨折线。在肱骨干骺端有分离的骨折块伴随移位，就是Ⅱ型骨骺损伤，否则就是Ⅰ型骨骺损伤。

(三)治疗

肱骨远端全骨骺分离骨折属关节内骨折，复位不佳对关节功能多有影响及出现外观畸形，且涉及多个骨化中心，故应尽可能解剖复位。应该采用闭合复位还是手术切开复位，尚有争论。许多作者推崇闭合复位外固定，我们认为应根据具体情况而定，若局部肿胀不明显，且闭合复位后骨折对位稳定，则可仅作外固定。但如局部肿胀明显，由于骨折断面处为软骨，断端多较光整，仅靠单纯外固定很难维持断端的稳定，复位后若再移位则难免出现畸形，故应尽早行手术切开复位内固定。术中宜采用克氏针内固定，尽量减少损伤次数，若用1枚克氏针固定较稳定，则不必用交叉双克氏针。因小儿的生理特点，其愈合相当快，常在受伤1周后就有骨痂生长，故我们主张宜早期复位。一般在3周以内均可考虑手术，但在3周左右，骨折实际上已基本上愈合，周围骨痂亦生长多时，切开复位意义不大，可待以后出现后遗畸形再矫形。

(赵成亮)

第十二节　尺骨鹰嘴骨折

一、病因与发病机制

直接暴力作用于肘关节后侧面，即尺骨鹰嘴后方，跌落伤致上肢受伤，间接作用于肘关节，均可发生鹰嘴骨折。不容置疑的是，肌肉肌腱的张力，包括静态和动态，所产生的应力决定了骨折出现的类型和移位程度。若肘关节遭受到了特别大的暴力或高能量损伤，强大的外力直接作用于前臂近端后侧，使尺桡骨同时向前移位，由于肱骨滑车对尺骨鹰嘴的阻挡，致使其在冠状突水平发生骨折，在骨折端和肱桡关节水平产生明显不稳定。表现为鹰嘴的近骨折端常常向后方明显移位，而尺骨的远骨折端则会和桡骨头一起向前方移位，称为“骨折脱位”或“经鹰嘴的肘关节前脱位”。由于常常是直接暴力创伤所致，故鹰嘴或尺骨近端的骨折大多呈粉碎状，而且多合并有冠状突骨折。这种损伤比单纯的鹰嘴骨折要严重得多。如果尺骨鹰嘴或尺骨近端骨折不能获得良好的解剖复位和稳定的内固定，则易出现持续性或复发性畸形。

二、分类

本病有几种分类方法，每一种分类都有其优缺点，但没有一种分类能够全面有效地指导治疗以及合理地选择内固定物。有些学者将鹰嘴骨折仅分为横形、斜形和粉碎性 3 种类型。有的将其分为无移位或轻度移位骨折、横形或斜形移位骨折、粉碎性移位骨折以及其他 4 种类型。Home(1981 年)按骨折线位于关节面的位置将骨折分为近侧中段和远侧 3 种类型。Holdsworth(1982 年)增加了开放骨折型。Morrey(1995 年)认为骨折移位超过 3 mm 应属移位骨折。Graves(1993 年)把儿童骨折分为骨折移位小于 5 mm、骨折移位大于 5 mm 和开放骨折 3 型。Mayo Clinic 提出的分型是：1 型，无移位，1a 型为非粉碎骨折，1b 型是粉碎骨折；2 型，骨折移位，但稳定性良好，移位大于 3 mm，侧副韧带完整，前臂相对于肱骨稳定，2a 是非粉碎骨折，2b 属粉碎骨折；3 型，骨折移位，不稳定，前臂相对于肱骨不稳定，是一种真正的骨折脱位，3a 无粉碎骨折，3b 有粉碎骨折。显然，对粉碎性骨折、不稳定者治疗最困难，预后也最差。

现在临床上应用比较流行的是 Colton(1973 年)分类，它简单实用，易于反映骨折的移位程度和骨折形态。1 型，骨折无移位，稳定性好；2 型，骨折有移位，又分为撕脱骨折、横断骨折、粉碎性骨折、骨折脱位。无移位骨折是指移位小于 2 mm，轻柔屈曲肘关节至 90°时骨折块无移位，并且可抗重力伸肘，可以采取保守治疗。撕脱骨折(avulsion fractures)：在鹰嘴尖端有一小的横形骨折块(近骨折端)，与鹰嘴的主要部分(远骨折端)分开，最常见于老年患者。斜形和横形骨折(oblique and transverse fractures)：骨折线走行呈斜形，自接近于半月切迹的最低处开始，斜向背侧和近端，可以是一个简单的斜形骨折，也可以是由于矢状面骨折或关节面压缩性骨折所导致的粉碎性骨折折线的一部分。粉碎性骨折(comminuted fractures)：包括鹰嘴的所有粉碎骨折，常因直接暴力作用于肘关节后方所致，常有许多平面的骨折，包括较常见的严重的压缩性骨折块，可以合并肱骨远端骨折、前臂骨折以及桡骨头骨折。骨折-脱位(fracture-dislocation)：在冠状突或接近冠状突的部位发生鹰嘴骨折，通过骨折端和肱桡关节的平面产生不稳定，使得尺骨远端和桡骨头一起向前脱位，常继发于严重创伤，如肘后方直接遭受高能量撞击等。更为重要的是，骨折的形态决定了这种骨折需要用钢板进行固定，而不是简单地用张力带固定。

三、临床表现

由于尺骨鹰嘴骨折属关节内骨折，所有的尺骨鹰嘴骨折都包含有某种程度的关节内部分，故常常发生关节内出血和渗出，这将导致鹰嘴附近的肿胀和疼痛。骨折端可以触及凹陷，并伴有疼痛及活动受限。肘关节不能抗重力伸肘是可以引出的一个最重要体征。它表明肱三头肌的伸肘功能丧失，伸肌装置的连续性中断，并且这个体征的出现与否常常决定如何确定治疗方案。因为尺骨鹰嘴骨折有时合并尺神经损伤，特别是在直接暴力导致严重、广泛、粉碎性骨折时，更易合并尺神经损伤，故应在确定治疗方案之前仔细判断或评定神经系统的功能，以便及时进行处理。

四、诊断

在评估尺骨鹰嘴骨折时，最容易出现的一个错误是不能坚持获得一个真正的肘关节侧位 X 线片。在急诊室常常获得的是一个有轻度倾斜的侧位 X 线片，它不能充分判断骨折线的准确长度、骨折粉碎的程度、半月切迹处关节面撕裂的范围以及桡骨头的任何移位。应尽可能获得一个真正的肘关节侧位 X 线片，以准确掌握骨折的特点。前后位 X 线平片也很重要，它可以呈现骨折线在矢状面上的走向。若桡骨头也同时发生了骨折，在侧位 X 线片上可以沿骨折线出现明显挛缩，并且没有成角或移位。

五、治疗

(一)无移位的稳定骨折

屈肘 90°固定 1 周，以减缓疼痛和肿胀；然后在理疗师的指导下进行轻柔的主动屈伸训练。伤后 1 周、2 周、4 周复查 X 线片，防止骨折再移位。

(二)撕脱骨折

撕脱骨折首选张力带固定(图 15-41)，亦可进行切除术，将肱三头肌腱重新附着，主要是根据患者的年龄等具体情况来决定。

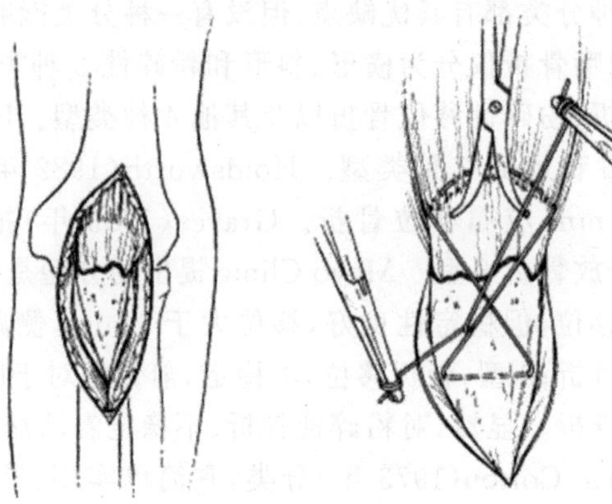

图 15-41　张力带钢丝

(三)无粉碎的横断骨折

此骨折应行张力带固定。可采取半侧卧位，肘后方入路，注意保护肱三头肌腱在近骨折块上的止点，可用 6.5 拉力螺丝钉加钢丝固定；若骨折块较小，则可用 2 枚克氏针加钢丝盘绕固定(图15-42)。

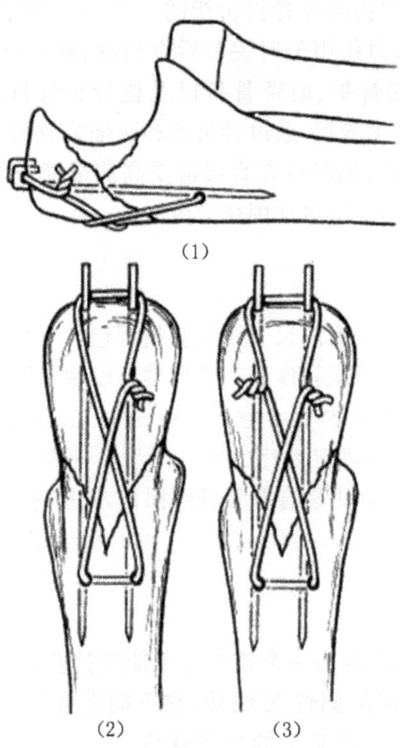

图 15-42　8 字钢丝固定

(四)粉碎的横断骨折

此骨折应行钢板固定。若用张力带固定,可导致鹰嘴变短,活动轨迹异常,关节面变窄,造成关节撞击,活动受限。最好用克氏针加钢丝,再加上钢板固定。有骨缺损明显者,应行一期植骨,以防止关节面塌陷和鹰嘴变形。

(五)伴有或不伴有粉碎的斜形骨折

此骨折用拉力螺钉加钢板固定最为理想,有时亦可用张力带加拉力螺丝钉固定,或用重建钢板固定,1/3 管状钢板易失效。重建钢板不要直接放置在尺骨背侧,否则极易出现伤口的问题,可沿尺骨外侧缘固定。若骨折粉碎,则不宜用张力带固定,最好用钢板固定并行植骨术。重建钢板在强度上优于 1/3 管状钢板,且厚度小于 DCP,钢板近端的固定非常重要,可使用松质骨螺丝钉,但注意不要进入关节内。

(六)斜形骨折

此骨折适宜于拉力螺丝钉固定,比较理想的是拉力螺钉加中和钢板,或拉力螺钉通过中和钢板的钉孔拧入。对骨折端的加压应小心。

(七)单纯的粉碎骨折

无尺骨和桡骨头脱位以及无前方软组织撕裂者,可行切除术,肱三头肌腱用不吸收缝线重新附着于远骨折端,术后允许肘关节早期活动。重要的是要保持侧副韧带,特别是内侧副韧带前束的完整,以保证肘关节的稳定。若骨折累及尺骨干,则不能进行切除术,可行张力带加钢板固定,有骨缺损者应一期植骨。

(八)骨折脱位型

骨与软组织损伤严重,应切开复位内固定,可用钢板加张力带固定。骨折块的一期切除应慎重,否则可致肘关节不稳定。

(九)开放性骨折

内固定并不是禁忌,但需彻底清创。若对鹰嘴的软组织覆盖有疑问,应行局部皮瓣或游离组织转移。有时可延期行内固定治疗。

(赵成亮)

第十三节　桡骨头骨折

桡骨头骨折包括桡骨头部、颈部骨折和桡骨头骨骺分离,亦称辅骨上端骨折、桡骨小头骨折。桡骨小头骨化中心出现于 5~6 岁至 15 岁骨骺线闭合时,桡骨头关节面呈浅凹形与肱骨小头构成肱桡关节,桡骨头和颈的一部分位于关节囊内,环状韧带围绕桡骨头的 4/5,附着于尺骨的桡切迹前后缘,故桡骨头骨折属关节内骨折。桡骨头骨折通常疼痛症状较轻,临床上容易误诊和漏诊,若不能及时治疗,将造成前臂旋转功能障碍或引起创伤性关节炎。桡骨头骨折以青少年较多见,壮年较少见。桡骨颈部以儿童较多见,多为骨骺分离或青枝骨折。

一、病因病理

桡骨头骨折多由间接暴力造成。跌倒时、肘关节伸直并在肩关节外展位手掌着地时,使肘关节置于强度的外翻位,导致桡骨头猛烈撞击肱骨小头,引起桡骨头骨折。

由于桡骨头与其颈部并不排列在一条直线上,而是向桡侧偏心地与颈部相接,故桡骨头外侧 1/3 的骨小梁不与颈干部垂直,形成力学的薄弱部。当外力致使桡骨肱骨小头撞击时,桡骨头外 1/3 缺乏抗衡剪切力作用,故该部骨折机会明显增多。

二、诊断要点

伤后肘部疼痛，肘外侧明显肿胀(若血肿被关节囊包裹，可无明显肿胀)，桡骨头局部压痛，肘关节屈伸旋转活动受限，尤以旋转前臂时，桡骨头处疼痛加重，肘关节X线正侧位片可明确骨折类型和移位程度。但5岁以下儿童，该骨骺尚未出现，只要临床表现符合即可诊断，不必完全依赖X线片。

三、治疗

桡骨头骨折可大致分为无移位骨折、有移位骨折和粉碎性骨折。

对无移位或轻度移位的骨折如嵌插骨折而关节面倾斜在30°以下者，估计日后对肘关节功能影响不大，则不必强求解剖复位。对明显移位骨折则应施行整复。整复前先用手指在桡骨头外侧进行按摩，准确地摸出移位的桡骨头。复位时一助手固定上臂，术者一手牵引前臂往肘关节伸直内收位来回旋转，另一手拇指把桡骨头向上、内侧推挤，使其复位。若手法整复不成功，可使用钢针拨正法：局部皮肤消毒，铺巾，在X线透视下，术者用不锈钢针自骨骺外后方刺入，针尖顶住骨骺，向内、上方拨正。

移位严重，经上述方法仍不能整复者，应切开复位，如粉碎骨折，关节面倾斜30°以上者，可行桡骨头切除术，但14岁以下儿童不宜做桡骨头切除。

各型骨折复位后应固定肘关节90°位2～3周。

四、注意事项

桡骨小头骨折尽量做复位，以保持关节的形态及功能。关节内骨块应尽量清理，防止形成创伤性关节炎。

诊断桡骨小头骨折时应注意检查手、腕部的运动及感觉，防止合并有桡神经损伤。小儿有肘部外伤时，应注意有桡骨小头骨折，防止出现漏诊和误诊。

(孙荣鑫)

第十四节　尺桡骨干双骨折

一、受伤机制

1.直接暴力

直接致伤因素，作用于前臂，骨折通常基本在同一水平。

2.间接暴力

多为跌倒致伤，由于暴力传导，骨折水平多为桡高尺低，常为短斜形。

3.其他致伤因素

如暴力碾压、扭曲等，多为多段骨折，不规则，且伴不同程度软组织损伤。

二、分型

常用的AO分型如图15-43所示。

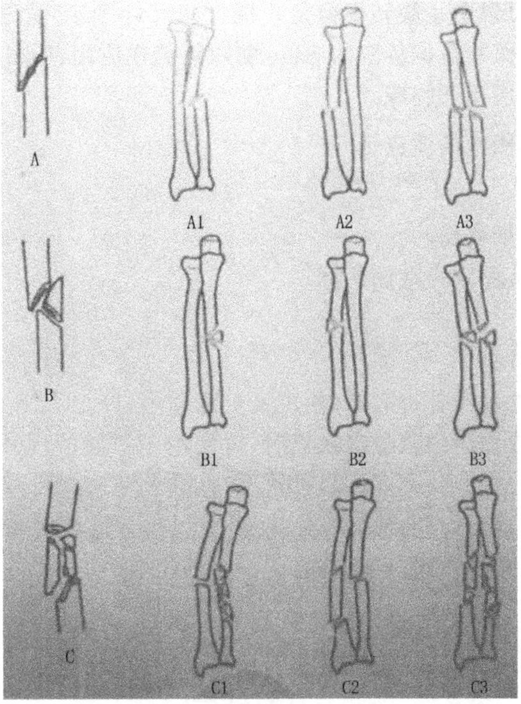

图 15-43　骨折的 AO 分型

A 型：简单骨折；B 型：楔型骨折；C 型：粉碎骨折

三、治疗原则

闭合复位外固定：用于移位不明显的稳定性前臂双骨折。传统的复位标准，桡骨近端旋后畸形小于 30°，尺骨远端的旋转畸形小于 10°，尺、桡骨成角畸形小于 10°。桡骨的旋转弓应恢复。不稳定的前臂双骨折或稳定性的骨折，闭合复位失败，骨折再移位及伴有其他血管神经并发症的，应行切开复位内固定。

(一)钢板螺钉内固定

主要是根据 AO 内固定原则发展的内固定系统，用于前臂双骨折的治疗，明确提高了骨折的治疗水平，提高了愈合率，达到早期功能锻炼及恢复的目的。

(二)髓内固定系统

用于前臂双骨折的治疗，最初应用是 20 世纪 30 年代的克氏针内固定，20 世纪 40 年代以后，较广泛流行的有 Sage 设计的髓内系统，至目前发展到较成熟的带锁髓内钉固定系统。虽然目前带锁髓内钉固定系统用于前臂骨折，意见仍不统一，特别是对于桡骨的髓内固定，但对于尺骨的髓内固定效果目前是比较肯定的。

满意有效的内固定必须能牢固地固定骨折，尽可能地完全消除成角和旋转活动。我们认为用牢固的带锁髓内钉或 AO 加压钢板均可达到此目的。而较薄的钢板，如 1/3 环钢板及单纯圆形可预弯的髓内钉效果欠佳。手术时选用髓内钉或钢板，主要根据各种具体情况来确定。每种器械均有其优点和缺点，在某些骨折中使用其中一种可能比另一种更易成功。在许多尺、桡骨骨折中，用钢板或髓内钉均能得到满意的效果，究竟选用哪一种则主要根据外科医师的训练和经验。

AO 加压钢板内固定系统已应用多年，业内比较熟悉，这里不再赘述。而髓内钉固定，特别是前臂髓内钉固定系统，近几年有重新流行的趋势。使用髓内钉固定时，其长度或直径的选择、手术方法和术后处理的不慎都可导致不良的后果，这里着重讨论一下。

根据文献，最早广泛使用的前臂髓内钉系统是由 Sage 于 1959 年研制成功的，他曾对 120 具尸体桡骨做解剖，并对 555 例使用髓内固定治疗的骨折作了详细回顾。根据他的设计，预弯的桡骨髓内钉可以保持桡骨的弧度，三角形的横断面可以防止旋转不稳定。桡骨和尺骨 Sage 髓内钉的直径足以充满髓腔，能够做到牢固地固定。虽然在某些医疗机构传统的 Sage 髓内钉仍在应用，但根据 Sage 的研究和临床经验，目前又有更新的髓内钉系统设计应用于临床。

(三)前臂骨折应用髓内钉固定的适应证

(1)多段骨折。

(2)皮肤软组织条件较差(如烧伤)。

(3)某些不愈合或加压钢板固定失败的病例。

(4)多发性损伤。

(5)骨质疏松患者的骨干骨折。

(6)某些Ⅰ型和Ⅱ型开放性骨干骨折病例(使用不扩髓髓内钉)。

(7)大范围的复合伤在治疗广泛的软组织缺损时，可使用不扩髓的尺骨髓内钉作为内部支架，用以保持前臂的长度。

几乎所有前臂的骨干骨折均可应用髓内钉治疗(图 15-44)。这些骨折都可使用闭合髓内穿钉技术，同样的方法目前在其他长骨干骨折应用已很成熟。

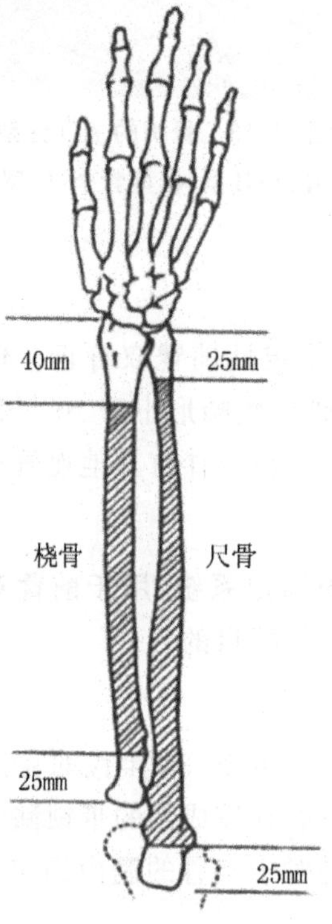

图 15-44　尺、桡骨骨折适用髓内钉的骨折部位

前臂骨折应用髓内钉固定的禁忌证：①活动性感染。②髓腔小于 3 mm。③骨骺未闭者。

包括 Sage 髓内钉在内，有多种不同的前臂髓内钉固定系统，这些器械均可用于闭合性骨折的内固定。髓内钉优于加压钢板之处为：①根据使用的开放或闭合穿钉技术，只需要少量剥离或不剥离骨膜。②即使采用开放穿钉技术，也只需要一个较小的手术创口。③使用闭合穿钉技术，一般不需要进行骨移植。④如果需要去除髓内钉，不会出现骨干应力集中所造成的再骨折。同加压钢板和螺丝钉固定不一样，髓内钉固定的可屈曲性足以形成骨旁骨痂。正如 Sage 所推荐的那样，所有需要切开复位的骨干骨折都应做骨移植，通常使用钻和扩髓器时即能获得足够的用于移植的骨材料，因此不需另外采取移植骨。无论使用哪一种髓内钉系统，尺骨钉的入口都是在尺骨近端鹰嘴处。桡骨的钉入口根据钉的不同设计有所不同，其原则是根据钉设计的弧度、预弯等情况加以调整。如 Sage(C)桡骨内钉在桡侧腕长伸肌腰和拇短伸肌腰之间的桡骨茎突插入。Fore Sight(B)桡骨髓内钉则在Lister结节的桡侧腕伸肌腰下插入。Ture-Flex和SST(A)桡骨髓内钉的插入口是在Lister结节的尺侧拇长伸肌键下(图15-45)。所有桡骨髓内钉均应正确插入,并将钉尾埋于骨内,防止发生肌腱磨损和可能的断裂。

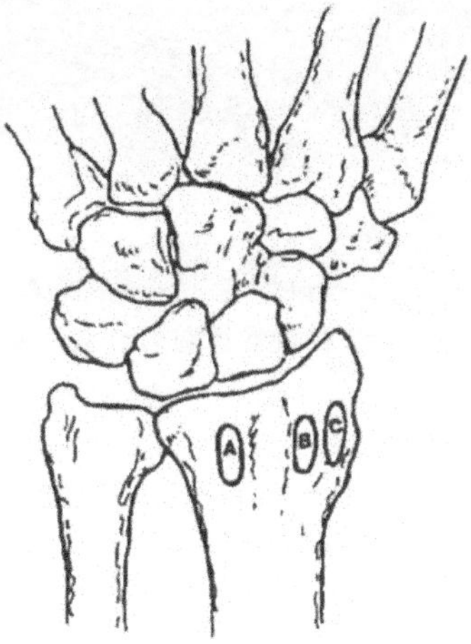

图15-45 桡骨骨折采用髓内钉固定时,根据不同钉设计的进针点(A、B、C)调整

四、前臂开放骨折

对前臂开放性骨折的治疗原则是不首先做内固定,我们认为以创口冲洗和清创为最初治疗时,并发症较少。这样做能使创口的感染显著降低,或者愈合。如果创口在10~14天愈合,即可做适当的内固定。

Anderson曾报道过采用这种延迟切开复位和加压钢板做内固定的方法治疗开放性骨折的经验。在采用这个方法治疗的38例开放性骨折中,没有发生感染。在许多GustiloⅠ型、Ⅱ型创口中,能够在早期做内固定,而无创口愈合问题。但我们认为延迟固定会更安全。对于单骨骨折,由于延迟内固定骨折重叠所造成的挛缩畸形一般切开后即可复位(图15-46)。对有广泛软组织损伤的前臂双骨折,为了避免短缩畸形,并方便软组织处理,需要进行植皮等治疗时,可采用外固定支架、牵引石膏,进行整复和骨折的固定,如果软组织损伤范围较大,必须进行皮肤移植和后续的重建治疗,而这些治疗措施又不能通过外固定支架、牵引石膏的窗口完成时,可采用髓内钉来固定前臂。只有通过外固定或内固定方法,使前臂稳定后,才能进行皮肤移植和其他软组织手术。

目前,对开放性前臂骨折的治疗趋势为立即清创、切开复位和内固定。有人曾报道,对103例GustiloⅠ型、Ⅱ或ⅢA型前臂开放性骨干骨折,采用立即清创和加压钢板及螺丝钉固定治疗,其中90%效果满意。但ⅢB型和ⅢC型损伤采用此法治疗,疗效不佳,一般用外固定治疗。

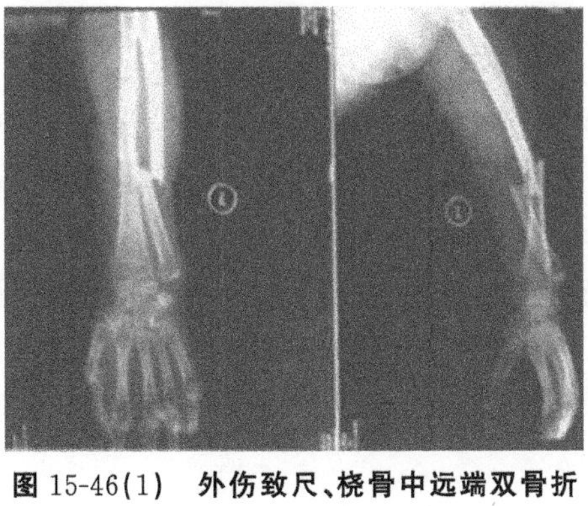

图15-46(1) 外伤致尺、桡骨中远端双骨折

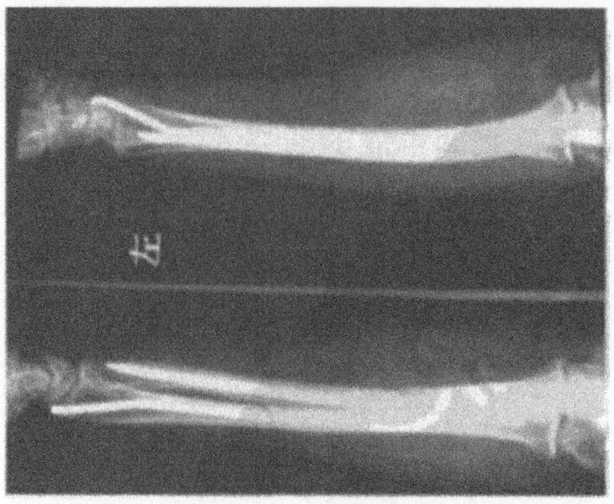

图 15-46(2)　尺、桡骨骨折髓内钉复位及固定情况

五、护理要点

1.保持有效的固定

注意观察石膏或夹板是否有松动和移位。

2.维持患肢良好血液循环

术后抬高患肢，观察患肢皮肤的颜色、温度、有无肿胀及桡动脉搏动情况。如出现剧痛，手部皮肤苍白、发凉、麻木，被动情况。如出现剧痛，手部皮肤苍白、发凉、麻木，被动伸指疼痛，桡动脉搏动减弱或消失等表现时，提示骨筋膜室综合征的发生，如有缺血表现。立即通知医生处理。

3.康复锻炼

术后 2 周开始练习手指屈伸活动和腕关节活动。4 周后开始练习肘、肩关节活动。8～10 周后 X 线片证实骨折愈合后，可进行前臂旋转活动。

（孙荣鑫）

第十五节　桡骨干骨折

桡骨干单骨折比较少见，患者多为青、少年。桡骨的主要功能是参与前臂的旋转活动和支持前臂。桡骨干上 1/3 骨质较坚固，具有丰厚的肌肉包裹，不易发生骨折，中、下 1/3 段肌肉逐渐变为肌腱，容易受直接暴力打击而骨折。在桡骨中、下 1/3 交界处，为桡骨生理弯曲最大之处，是应力上的弱点，故骨折多发生于此处。

一、病因病理

直接暴力和间接暴力均可造成桡骨干骨折，但多由间接暴力所致。直接暴力多为重物打击于前臂桡侧所造成，以横断或粉碎骨折较常见。间接暴力多为跌倒时手掌撑地，因暴力向上冲击，作用于桡骨干所致，以横断或短斜形骨折较常见。桡骨干骨折，因有尺骨支持，骨折端重叠移位不多，而主要是肌肉造成的旋转移位。在幼儿多为不全或青枝骨折。成人桡骨干上 1/3 骨折时，附着于桡骨结节的肱二头肌及附着于桡骨上 1/3 的旋后肌，拉骨折近段向后旋移位；而附着于桡骨中部及下部的旋前圆肌和旋前方肌，拉骨折远段向前旋转移位。桡骨干中 1/3 或中下 1/3 骨折时，骨折位于旋前圆肌终止点以下，因肱二头肌与旋后肌的旋后倾向，被旋前圆肌的旋前力量相抵消，骨折近段就处于中立位，而骨折远段被附着于桡骨下端的旋前方肌的影响而向前旋转移位。

二、临床表现与诊断

骨折后局部疼痛、肿胀、压痛和纵向叩击痛。完全性骨折时，可有骨擦音，较表浅的骨段骨折，可触及骨折端。不完全性骨折症状较轻,尚有部分旋转功能。前臂 X 线正侧位片可明确骨折部位和移位情况,拍摄 X 线片时,应包括上、下尺桡关节,注意检查是否有尺桡关节脱位。

三、治疗

无移位的骨折,先将肘关节屈曲至 90°,矫正成角畸形,再将前臂置于中立位,用前臂夹板或长臂管型石膏固定 4~6 周。对有移位的骨折应以手法整复夹板固定为主。

(一)手法复位夹板固定法

1.手法复位

患者平卧,麻醉下,患肩外展,屈肘 90°。一助手握住肘上部,另一助手握住腕部。两助手作对抗牵引,骨折在中或下 1/3 时,前臂置中立位,在上 1/3 置稍旋后位,牵引 3~5min,待骨折重叠移位矫正后,进行夹挤分骨。在牵引分骨下,术者一手固定近侧断端,另一手的拇指及食、中、环三指,捏住向尺侧倾斜移位远侧断端,并向桡侧提拉,矫正向尺侧移位。若有掌背侧移位可用折顶提按法,加大骨折断端的成角。术者一手将向掌侧移位的骨折端向背侧提拉,另一手拇指将向背侧移位的骨折端向掌侧按捺,一般都可复位成功。

手法整复要领:桡骨骨折后可出现重叠、成角、旋转、侧方移位等 4 种畸形,其中断端的短缩、成角和侧方移位是在暴力作用时发生,而旋转移位则是在骨折以后发生的。由于前臂的主要功能是旋转活动,故如何纠正旋转移位就成为整个治疗的关键。由于有尺骨的支撑,桡骨骨折的短缩重叠移位甚少,但常有桡骨骨折端之间的旋转畸形存在。因此,在整复时,只有恰当地处理好这个主要移位,才能为纠正其他移位创造条件。如上 1/3 骨折,为旋前圆肌止点以上的骨折,则骨折端是介于两旋转肌群之间,近侧断端只有旋后肌附着,则近折端处于旋后位,远折端只有旋前肌附着,则远折端相对旋前,按照骨折远端对近端的原则,首先应将前臂牵引纠正至稍旋后位,以纠正远折端的旋前移位。如桡骨中、下 1/3 骨折,近折端有旋后肌与旋前肌附着,其拮抗作用的结果使近折段仍处于中立位,远折端则受旋前方肌的作用而相对旋前,故应首先纠正远折端的旋前移位至中立位。对于桡骨中、下 1/3 骨折整复侧方移位较容易,而桡骨上 1/3 骨折因局部肌肉丰满则较难整复,但如果能以前臂创伤解剖为基础,使用推挤旋转复位亦较易成功。即整复时将肘关节屈曲纵行牵引,前臂由中立位渐至旋后位,术者两手分别握远近骨折端,将旋后而向桡背侧移位的骨折近端向尺掌侧推挤,同时将旋前而向尺掌侧移位的骨折远端向桡背侧推,使骨折断端相互接触,握远端的助手在牵引下小幅度向后旋转并作轻微的摇晃,使骨折完全对位。

2.固定方法

骨折复位后,用前臂夹板固定,尺侧夹板和桡侧夹板等长,不超过腕关节。在维持牵引下,先放置掌、背侧分骨垫各一个,再放置其他压垫。桡骨上 1/3 骨折须在骨折近端的桡侧再放一个小压垫,以防向桡侧移位。然后放置掌、背侧夹板,用手捏住,再放桡、尺侧夹板。桡骨中 1/3 骨折及下 1/3 骨折,桡侧夹板下端超腕关节,将腕部固定于尺偏位,借紧张的腕桡侧副韧带限制骨折远端向尺侧偏移。两骨折端如有向掌、背侧移位,可用两点加压法放置压垫。夹板用 4 条布带缚扎固定,患肢屈肘 90°。桡骨上 1/3 骨折者,前臂固定于稍旋后位;中、下 1/3 骨折者,应将前臂固定于中立位。用三角带悬吊前臂于胸前,一般固定4~6 周。

固定要领:无论是手法复位或夹板固定,均应注意恢复和保持桡骨旋转弓的形态,复和保持骨间隙的正常宽度。桡骨旋前弓、旋后弓的减少或消失,骨间隙的变窄,不仅影响前臂旋转力量,也将影响前臂的旋转范围。为了保持桡骨旋转弓的形态和骨间隙的正常宽度,在选择前臂夹板固定时,掌背侧夹板应有足够的宽度,使扎带的约束力主要作用于掌背侧夹板上,尺桡侧夹板宜窄,尺侧夹板下端不宜超过腕关节,强调腕关节应固定于尺偏位以抵消拇长肌及伸拇短肌对骨折端的挤压。

3.医疗练功

初期应鼓励患者作握拳锻炼,待肿胀基本消退后,开始作肩、肘关节活动,如小云手等,但应避免作前臂旋转活动。解除固定后,可作前臂旋转锻炼。

4.药物治疗

按骨折三期辨证用药。

(二)切开复位内固定

不稳定骨折和骨折断端间嵌有软组织手法整复困难者,应行切开复位,以钢板螺丝钉固定,必要时同时植以松质骨干于骨折周围。手术途径在桡骨中下段以采用前臂前外侧切口为宜,经桡侧腕伸肌、肱桡肌与指浅屈肌之间进入,此部位桡骨掌面较平坦,宜将钢板置入掌面。桡骨上1/3则宜选用背侧切口,经伸指总肌与桡侧腕短伸肌之间进入,钢板置于背侧。术后仍以长臂石膏固定较稳妥。

(孙荣鑫)

第十六节 尺骨干骨折

一、单纯尺骨干骨折

(一)受伤机制

单纯的尺骨干骨折多系直接打击致伤因素所致,骨折可为横形、蝶形、粉碎性或对于尺骨来说,成角及旋转畸形的影响大于桡骨。

(二)分型

AO分型同前臂双骨折情况。

(三)治疗原则

同前臂双骨折,这里不再赘述。

二、孟氏骨折

孟氏骨折指尺骨近端约1/3部位的骨折伴桡骨小头脱位,是因Monteggia于1814年首先对此种骨折脱位进行论述而得名。

(一)受伤机制

一般常用的Bado分型的机制表述如下:1型(A),旋前暴力或尺背侧的打击所致;2型(B),类似肘关节后脱位,为向后传导的暴力造成桡骨头脱位及尺骨骨折;3型(C),肘部内侧面的直接打击,仅见于儿童;4型(D)与1型相同,但合并桡骨骨折。

(二)分型

Bado于1967年将孟氏骨折分为4型,如图15-47所示。

A型:尺骨中或上1/3部位骨折伴有桡骨头前脱位,其特点是尺骨向前成角畸形。

B型:尺骨中或上1/3部位骨折伴有桡骨头后脱位,常有桡骨头骨折,通常尺骨骨折向后成角。

C型:尺骨骨折恰位于冠状突远侧,伴有桡骨头前脱位。

D型:尺骨中或上1/3部位骨折,桡骨头前脱位,并伴肱二头肌结节下桡骨上1/3骨折。

在各型孟式骨折中,最常见的为A型骨折,可能存在几种损伤机制,包括前臂尺侧缘受直接打击和在极度旋前位或过伸位时跌伤,在由跌倒时产生的压缩力造成尺骨骨折的同时,肱二头肌的强大旋后力将桡骨头向前牵拉所致。

(三)诊断

根据病史、体征及X线检查,诊断不难,但应注意伴发桡神经损伤的可能性。

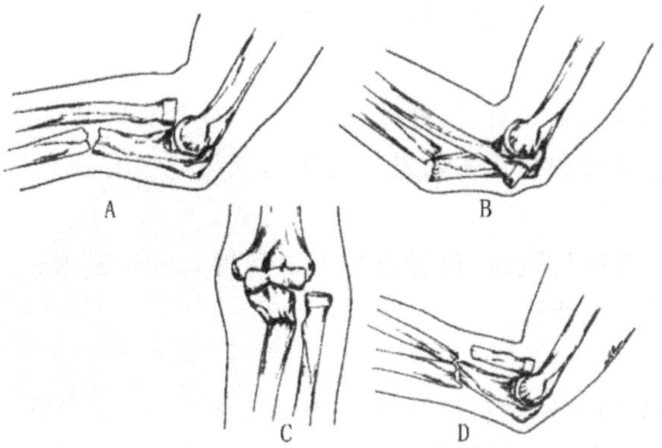

图 15-47 Bado 孟氏骨折的 4 个分型(A、B、C、D)

(四)治疗

对于孟氏骨折的治疗,曾经有很多争论,特别是关于保守治疗的指征及效果,环状韧带重建与否,桡骨小头切除的效果等等。目前意见比较统一的就是尺骨需要切开复位内固定。而环状韧带及桡骨头脱位的治疗原则,需视尺骨骨折固定后的具体情况而定。手术后脱位需石膏固定,根据受伤机制引起的损伤情况,有人建议 A、C、D 型旋转中立位固定,曲肘 110°,B 型曲肘 70°固定。一般情况下,对桡神经深支的损伤,在桡骨头复位后均能自行恢复。

对于桡骨头脱位的治疗,一直是有争议的。Speed 和 Boyd 调查了 1940 年以前在其医院就诊的 52 例这类损伤的治疗效果,发现效果最好的方法是对桡骨头做切开复位并修复或重建环状韧带,同时做尺骨内固定。Boyd 和 Boals 报道了 159 例 Monteggia 损伤,更新了治疗观念,提出对尺骨骨折用加压钢板或髓内钉做牢固的内固定,对桡骨头做闭合复位。病例中大多数桡骨头脱位均可用手法复位,急性损伤采用此法治疗,效果优良者几乎可达 80%。

如果闭合复位不能取得满意的效果,我们建议对桡骨头做切开复位或重建环状韧带。经验表明,对于大多数 A 型损伤可采用尺骨骨折做牢固的固定,桡骨头做闭合复位,并将肘关节屈曲于 90°以上,前臂旋后位悬吊固定 6 周。对这种复杂的损伤要仔细诊断,并迅速给予恰当的治疗。长骨骨折的 X 线片必须包括远端和近端关节部位,无论肢体处于什么位置,在所有 X 线片上桡骨头与肱骨小头必须总是在一条线上。对于有轻度移位的尺骨近侧 1/3 骨折患者,必须密切随访注意有无尺骨成角畸形的加重和继发的桡骨头脱位或半脱位。其中尺骨骨折不愈合、尺桡骨间骨性联接、肘关节活动受限是效果不好的较常见的并发症。

对环状韧带或关节囊阻碍了桡骨头复位的患者,则需要将桡骨头脱位做切开复位,修复或重建环状韧带,对尺骨骨折做牢固的内固定。

对陈旧性损伤(6 周或更长时间)从未复位的桡骨头脱位,或尺骨骨折固定不牢导致骨折成角和桡骨头再脱位的患者,应做桡骨头切除。若尺骨有明显成角或不连接,则需做牢固的固定,并做松质骨移植。

(侯宪堂)

第十七节　孟氏骨折

孟氏骨折是指尺骨近端 1/3 骨折合并桡骨头脱位。

一、病因与分类

孟氏骨折可由直接暴力、间接暴力引起。当肘部伸直、旋前位跌倒着地,力沿桡骨干传导至桡骨头,撞击桡骨头脱位。若暴力未衰减,使尺骨遭受暴力,则发生尺骨上段骨折。当前臂近侧 1/3 段受直接暴力打击时,则可发生尺骨骨折,并向前移位,其剩余暴力可导致桡骨头向前方脱位。由于导致骨折暴力的大小、作用方向、年龄等因素的影响，骨折有不同的移位类型。

1.伸直型

伸直型的典型移位是尺骨近端1/3骨折，并向掌侧成角，桡骨头向掌侧脱位。多见于青少年在前臂旋前位跌倒，手掌着地，力传导至尺骨和桡骨头而发生骨折与脱位。也有暴力从前臂近端直接撞击引起。

2.屈曲型

屈曲型的典型移位是桡骨头向后脱位，尺骨近端1/3骨折向背侧成角。多见于成年人，在肘关节屈曲位，前臂处于旋前位，手掌着地受伤所致。

3.内收型

内收型多见于儿童，桡骨头向前外侧脱位，尺骨干骺端骨折，可表现为横形、纵形骨折，并向桡侧成角。这种类型的骨折多见于上肢处于内收位跌倒受伤，有时肘内翻遭受直接暴力也可发生。

4.特殊型

此型的特点是尺、桡骨近端发生双骨折，同时合并桡骨头向前、外侧脱位。多由肘后的直接暴力打击引起。临床上常只注意了尺、桡骨干骨折，桡骨头脱位常被忽视。

二、临床表现与诊断

肘部遭受直接暴力打击，或前臂伸直、旋前位跌倒，手掌着地受伤，前臂近端出现疼痛、肿胀、畸形，检查局部有压痛、假关节活动，在肘关节或肘后外侧可扪及桡骨头，即应考虑有孟氏骨折的存在。常规进行包括肘关节的前臂近端X线摄片，即可明确骨折的类型和移位方向。有时在现场急救时牵拉前臂，使已脱位的桡骨头复位，X线片仅见尺骨近端1/3骨折，仍诊断为孟氏骨折。

屈曲型骨折由于尺骨近端1/3向掌侧成角移位，有可能损伤正中神经；桡骨头向外、后方脱位时，可能损伤桡神经深支，诊断时，需进行正中神经、桡神经功能检查，以免延误骨折合并神经损伤的诊断。

三、治疗

1.手法复位、外固定

多数孟氏骨折可采用手法复位、外固定方法治疗。在臂丛阻滞麻醉下，持续对抗牵引。首先复位桡骨头，并屈肘，使复位的桡骨头稳定，依靠桡骨的支撑和牵引作用，克服尺骨的成角畸形，再用手法复位。在屈肘90°位石膏固定或超肘小夹板固定。儿童固定4～6周，成人固定6～8周，X线检查证实骨折愈合后，即可进行功能锻炼。

2.切开复位内固定

以下情况应切开复位内固定：

(1)手法复位失败。

(2)桡骨头复位后再脱位，表示环状韧带嵌入关节窝，应手术切开复位，修复环状韧带。

(3)陈旧骨折畸形愈合，影响前臂功能。

(4)陈旧骨折不愈合。

手术方法：在臂丛神经阻滞麻醉或高位硬膜外麻醉下手术。在尺骨嵴上作弧形切口，骨膜下剥离，直接暴露骨折端。牵引、手法复位桡骨头，克服尺骨成角畸形，恢复长度，复位尺骨。用加压钢板螺钉固定，也可采用髓内针固定。若尺骨在直视下复位困难，应怀疑桡骨头复位不良或桡骨头复位不稳定，很容易再脱位，表示环状韧带嵌入关节窝，此时应在肘桡侧另作切口，以后外侧切口暴露桡骨头及关节窝，松解嵌入的环状韧带，将桡骨头复位，修复环状韧带，然后再作尺骨复位与内固定。

3.术后处理

术后用石膏托在屈肘90°位固定3周，待环状韧带修复后，开始主动功能锻炼。对于陈旧性骨折畸形愈合者，可行截骨术矫正畸形；对于骨折不愈合者，可取自体髂骨植骨，重新内固定。

（侯宪堂）

第十八节　盖氏骨折

盖氏骨折指桡骨中下段1/3部位的骨折，合并下尺桡关节脱位。因1934年Galeazzi首选描述此类型损伤而得名。据统计，其发生率高于孟氏骨折6倍。

一、受伤机制

直接打击或间接传导所致。

二、分型

1型：桡骨远端的青枝骨折合并尺骨小头骨骺分离，均为儿童病例。

2型：桡骨骨折，合并下尺桡关节脱位，桡骨可向掌、背侧移位，下尺桡关节掌背侧韧带，三角纤维软骨盘断裂，骨间膜可有损伤。

3型：除桡骨骨折，合并下尺桡关节脱位，下尺桡关节掌、背侧韧带，三角纤维软骨盘断裂外，骨间膜损伤严重。

三、治疗原则

桡骨干远侧1/3骨折合并远端下桡尺关节脱位，这种复合性损伤曾被Combell称为危急的骨折。与Monteggia骨折脱位一样，Galeazzi骨折脱位常为人们所疏忽，桡骨干远侧1/3的骨折有移位时，必须考虑远端下桡尺关节有无脱位。桡骨骨干部位的骨折，由于肌肉的牵拉(旋前方肌、肱桡肌、拇外展肌等)，闭合复位难以维持桡骨的复位，用闭合复位和管型石膏固定治疗，效果不满意者很多，而对桡骨干骨折做切开复位和内固定，桡骨干骨折解剖复位固定后，一般可使远端下桡尺关节复位。如该关节仍然不稳定，应置前臂于旋后位并用一枚克氏针临时横穿固定。在6周后去除克氏针，并开始做前臂主动旋转活动。因此，Galeazzi骨折的治疗首选内固定，包括钢板螺钉内固定和髓内钉固定手术，术后石膏固定4～6周。

(侯宪堂)

第十九节　桡骨远端骨折

桡骨远端骨折是一个范围比较广泛的术语，是指桡骨远端涉及或不涉及关节面的骨折，伴或不伴脱位。其中包括Colles、Smith、Barton等特定名称的骨折及脱位。

Colles骨折，1814年由Abraham Colles首先描述此种损伤，指桡骨远端的关节外骨折，伴或不伴下尺桡关节的损伤，骨折远端向桡背侧移位，形成刺刀或餐叉样畸形，而后特指此种损伤为Colles骨折。

Smith骨折，1847年由Smith详细描述此种损伤，即桡骨远端的关节外骨折，伴下尺桡关节脱位的损伤，骨折远端向掌侧移位。后来Barton于1838年又补充了此种骨折的一种类型，后人称之为Barton骨折。

Barton骨折曾应用的名称比较混乱，因历史的原因曾有多种称呼，最初是指桡骨远端涉及关节面的骨折伴有桡腕关节的半脱位。我们习惯上称其为掌侧及背侧Barton骨折。

一、受伤机制

Colles骨折常见于跌倒时肘部伸直，前臂旋前，腕关节背伸，手掌撑地等的损伤。Smith骨折常见于腕背着地，腕关节急剧掌屈受伤时。但也有人认为，跌倒时手掌伸展旋后位着地更易造成此种损伤。而背侧 Barton 骨折多见于间接暴力，跌倒时腕背伸而前臂旋前，腕骨撞击桡骨远端关节面背侧而形成。掌侧 Barton 多为手背侧着地，冲击力沿腕骨撞击桡骨远端掌侧关节面而形成。

二、AO 分类及 Fernandez 分类

有学者认为桡骨远端骨折应该根据损伤的机制进行分类。手法复位技术应以与发生损伤的受力方向相反的方向进行。桡骨远端骨折可分为以下 5 种类型(图 15-48)：

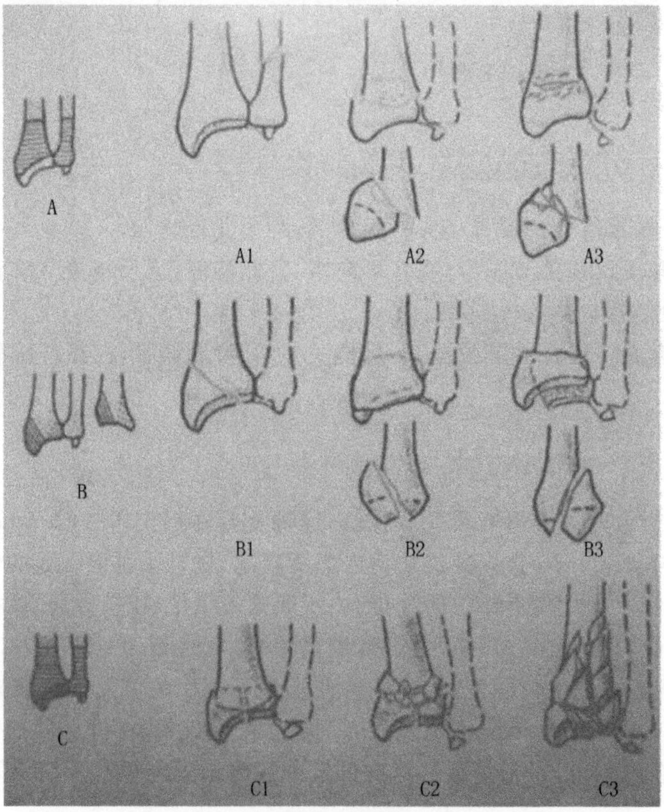

图 15-48(1)　桡骨远端骨折 AO 分类

A 型：关节外骨折；B 型：部分关节内骨折；C 型：完全关节内骨折

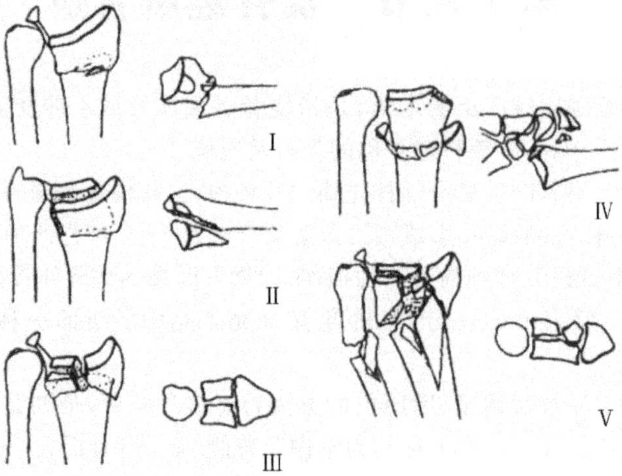

图 15-48(2)　Fernandez 桡骨远端骨折分类

Ⅰ型骨折是关节外干骺端的折弯骨折，如 Colles 骨折(背侧成角)或 Smith 骨折(掌侧成角)。一处骨皮质被折断，其对侧的骨皮质粉碎并嵌插。

Ⅱ型骨折是关节内骨折，由剪切应力所致。这些骨折包括掌侧 Barton 骨折、背侧 Barton 骨折及桡骨茎突骨折。

Ⅲ型骨折是压缩性损伤所引起的关节内骨折和干骺端嵌插，包括复杂的关节内骨折和桡骨 Pilon 骨折。

Ⅳ型骨折是桡腕关节的骨折－脱位并有韧带附着处的撕脱骨折。

Ⅴ型骨折是由于多个力和高速度造成的桡骨远端的广泛损伤。

三、治疗原则

虽然目前对于桡骨远端骨折治疗的方法存在一定的分歧，但良好的骨折愈合及具有良好功能的腕关节是最终的治疗目标。具体方法包括数种，常见为闭合复位石膏外固定、克氏针有限固定辅助石膏外固定、钢板螺钉内固定及外固定架固定等方法。内固定钢板的选择目前有传统的解剖及非解剖型 T 型支撑钢板，各种设计原理的锁定钢板，包括 AO、Stryker 等公司的锁定钢板系统产品，特别适用于严重骨质疏松、粉碎的骨折患者。

按照 AO 的观点，不稳定性桡骨远端骨折均需手术治疗以达到良好的功能恢复。所谓不稳定性骨折包括：①骨折面背侧范围超过 50％关节面。②原始的背倾角低于 20°。③侧方移位超过1 cm。④短缩 5 mm以下。⑤关节内骨折。⑥伴随尺骨远端的骨折。⑦骨折伴有严重骨质疏松。

有学者认为大多数Ⅰ型骨折，保守治疗能够成功。若 Colles 或 Smith 骨折整复后需要长时间固定于过度矫正的位置，或复位不久又错位时，可以在闭合复位后通过桡骨茎突向桡骨远端经皮穿针。如桡骨茎突骨块较大，此法尤为有用。也可用于骨折闭合复位伴发急性腕管综合征需要松解时。严重的干骺端粉碎骨折或严重骨质疏松骨折用经皮穿钉固定不稳定时，最好采用外固定架固定。Ⅱ型桡骨远端剪切力骨折通常要做切开复位和内固定，特别是对于 Barton 骨折，几乎不能用闭合方法治疗，掌侧 Barton 型骨折常需用支撑钢板固定治疗。Ⅲ型压缩性损伤若有严重的关节内损伤或桡骨短缩，则需要手术治疗。仔细恢复关节面和桡骨的角度与长度极为重要。通常必须用多根克氏针固定，在被嵌压的部位常需要用移植松质骨充填。常常需联合应用切开与闭合技术，才能满意地治疗Ⅲ型骨折。Ⅳ型撕脱骨折常并发桡腕关节骨折－脱位，因此是不稳定的。撕脱的骨折块常常很小，只有用缝线才能将其修复。只有用克氏针才能将腕骨复位固定于桡骨远端。由于有广泛的韧带撕裂，以韧带整复法为原理的外固定效果较差。Ⅴ型高速度骨折总是不稳定的，经常是开放性，需结合应用内、外固定的方法。

根据我们的临床经验，结合以上观点，桡骨远端骨折的治疗原则为：①对于稳定性关节外简单骨折，无明显移位或复位后位置满意的可行石膏外固定。②其中对于稳定性骨折，但手法复位失败或位置不能达到基本标准的，可行切开复位内固定手术，已达到复位及早期功能恢复的目的，其中首选钢板螺钉内固定术(图 15-49)。③不稳定性关节内、外骨折粉碎性骨折，首选切开复位，术中根据情况决定植骨与否，若骨质量较好，远端螺钉有足够的把持空间、骨质、力量，首选钢板螺钉内固定术，否则可行克氏针辅助石膏或外固定架固定术(图 15-50)。

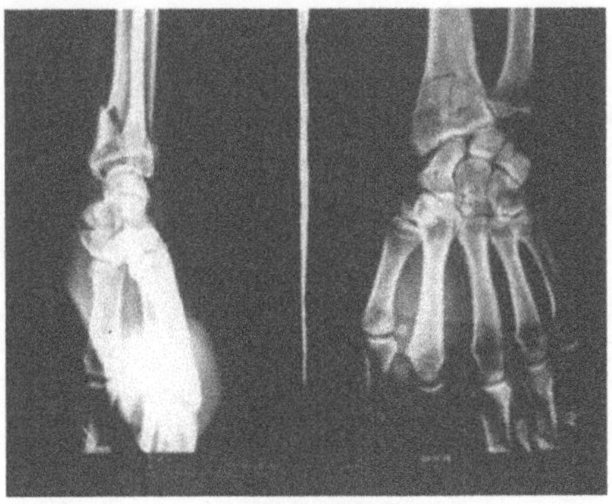

图 15-49(1)　桡骨远端骨折，AO C 型

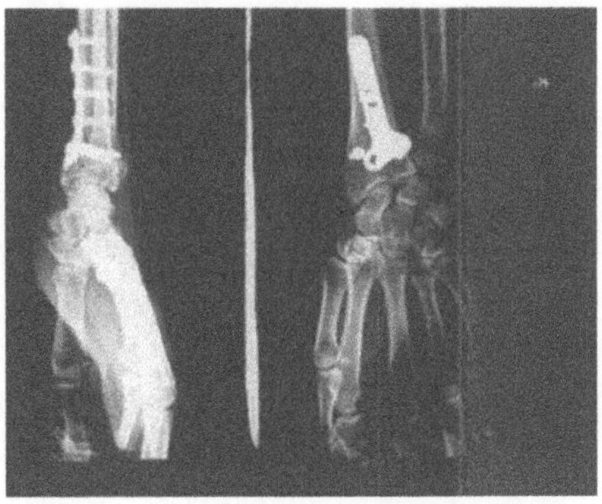

图 15-49(2)　传统斜 T 型钢板固定术后

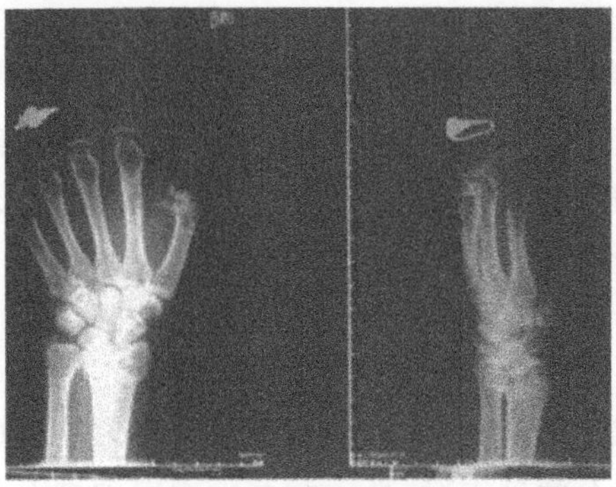

图 15-50(1) 桡骨远端骨折,AO C 型

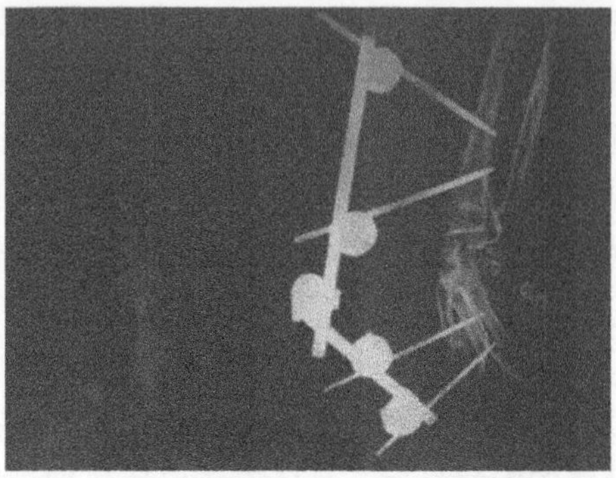

图 15-50(2) 闭合复位,外固定架复位及固定后

(段小锋)

第十六章 下肢疾病

第一节 股骨头骨折

股骨头骨折是指股骨头或其软骨失去完整性或连续性，多见于成人髋关节后脱位。儿童股骨头骨折罕有发生，可能与儿童股骨头的坚韧性有关。

一、诊断

(一)病史

股骨头骨折多同时伴髋关节后脱位发生，Pipkin 认为髋关节屈曲约 60°时，大腿和髋关节处于非自然的内收或外展位，强大暴力沿股骨干轴心向上传导，迫使股骨头向坚硬的髋臼后上方移位，股骨头滑至髋臼后上缘时，股骨头被切割导致股骨头骨折并髋关节后脱位。髋关节前脱位时罕有发生股骨头骨折。

(二)症状和体征

伤后患髋疼痛，主动活动丧失，被动活动时引起剧痛。患髋疼痛，呈屈曲、内收、内旋及缩短畸形；大转子向后上方移位，或于臀部触及隆起的股骨头；股骨颈骨折时下肢短缩，且有浮动感。髋关节主动屈、伸功能丧失，被动活动时髋部疼痛加重。髋关节正侧位 X 线片可证实诊断。

(三)辅助检查

X 线检查：显示髋关节脱位及骨折，股骨头脱离髋臼，或部分移位，或完全脱位。部分移位指髋臼内嵌塞股骨头骨折片，头—臼间距加大或股骨头上移。有时合并髋臼后缘、后壁、后壁后柱骨折，X 线片均可显示，需行 CT 检查以明确诊断。

二、分型

Pipkin 将 Thampson 和 Epstein 的髋关节后脱位第 5 型伴有股骨头骨折者，再分为 4 型，谓 Pipkin 股骨头骨折分型。

(一)Ⅰ型

髋关节后脱位伴股骨头在圆韧带窝远侧的不全骨折。

(二)Ⅱ型

髋关节后脱位伴股骨头在圆韧带窝近侧的骨折。

(三)Ⅲ型

第Ⅰ或Ⅱ型骨折伴股骨颈骨折。

(四)Ⅳ型

第Ⅰ、Ⅱ或Ⅲ型骨折,伴髋臼骨折。

这种分型既考虑到股骨头骨折的特点,又照顾到髋脱位、髋臼骨折的伴发损伤,对诊断、治疗和预后是有重要意义的。

临床中最多的是 PipkinⅠ型,其他各型依序减少,以Ⅳ型最少。

三、治疗

本类损伤应及时、准确地施行髋关节脱位复位术,对 PipkinⅠ、Ⅱ型股骨头骨折先试行髋关节复位,如股骨头复位后,股骨头骨折片也达到解剖复位,则宜行非手术治疗。如股骨头虽然复位,而股骨头骨折片复位不满意,一块或多块骨片嵌塞于头一臼之间,则是手术切开复位的指征。无论采用何种治疗,切不可忽视患者其他部位的损伤,如颅脑、腹腔内脏和胸腔内脏损伤及其出血、感染。应待这些损伤稳定后,再考虑患髋的手术治疗。抢救休克同时进行复位是明智的选择。

(一)非手术治疗

闭合复位牵引法。

1.适应证

PipkinⅠ型、Ⅱ型。并应考虑如下条件:股骨头脱位整复后其中心应在髋臼内;与股骨头骨折片对合满意;股骨头骨片的形状;头一臼和骨片之间的复位稳定状况。

2.操作方法

同髋关节后脱位,如骨折片在髋臼内无旋转,股骨头复位后往往能和骨折片很好对合,再拍片后如已证实复位良好,则应采用胫骨结节部骨牵引,维持患肢外展 30°位置牵引 6 周,待骨折愈合后再负重行走。

(二)手术治疗

1.切开复位内固定或骨折片切除法

(1)适应证:年轻的患者,股骨头虽然复位,而股骨头骨折片复位不满意,一块或多块骨片嵌塞于头一臼之间。

(2)操作方法:手术多用前方或外侧切口,以利骨折片的固定及切除。采用可吸收钉、螺丝钉、钢丝等内固定材料将骨折片固定,钉尾要深入到软骨下,钢丝缝合后于大转子下固定或皮外固定,穿引容易,拆除简单。如骨折片甚小,不及股骨头周径 1/4 且不在负重区,可将骨折片切除。

2.关节成形、人工股骨头置换或人工全髋关节置换术

(1)适应证:PipkinⅢ型、Ⅳ型,年老的患者,陈旧性病例,或髋关节本来就有病损,如骨性关节炎或其他软骨、软骨下骨疾患的患者,应依据骨折的类型和髋臼骨折范围和其移位等情况,选择关节成形术、人工股骨头置换或人工全髋关节置换。

(2)操作方法:同陈旧性髋关节脱位关节成形术及股骨颈骨折人工髋关节置换术。

(三)药物治疗

1.中药治疗

按"伤科三期"辨证用药。早期瘀肿,疼痛较剧,宜活血化瘀,消肿止痛,用桃红四物汤加减或三七接骨丸;中期痛减肿消,宜通经活络,活血养血,用活血灵汤或舒筋活血汤;后期宜补肝肾,壮筋骨,用特制接骨丸。局部及远端肢体虚肿宜益气通络活血,用加味益气丸,肌肉消瘦、发硬,功能障碍者,宜养血通络利关节,用养血止痛丸。

2.西药治疗

如手术治疗,术前半小时预防性应用抗生素,术后一般应用 3 天,如合并其他内科疾病给予对症药物治疗。

(四)康复治疗

功能锻炼(主动、被动)包括以下两方面:

(1)复位固定后即行股四头肌舒缩及膝、踝关节的功能活动。

(2)两周后扶双拐下床不负重活动,注意保持外展位。PipkinⅢ型、Ⅳ型骨折可适当延缓下床活动时间。8周后可扶双拐轻负重活动,半年后视病情扶单拐轻负重行走,1年后弃拐进行功能锻炼,并注意定期复查。

股骨头骨折治疗的主要问题是防止骨折不愈合、股骨头缺血性坏死及创伤性骨关节炎,所以中后期的药物治疗、功能锻炼及定期复查尤为重要。一旦出现股骨头缺血性坏死征象,即应延缓负重及活动时间。

(张　剑)

第二节　股骨颈骨折

股骨颈骨折是指由股骨头下至股骨颈基底部之间的骨折。多发生于老年人,此症临床治疗存在的主要问题是骨折不愈合及股骨头缺血性坏死。

一、诊断

(一)病史

股骨颈骨折多见于老年人,亦可见于儿童及青壮年,女性略多于男性。老年人因骨质疏松、股骨颈脆弱,即使轻微外伤如平地滑倒,大转子部着地,或患肢突然扭转,都可引起骨折。青壮年骨折少见,若发生骨折必因遭受强大暴力如车祸、高处跌下等,常合并他处骨折,甚至内脏损伤。

(二)症状和体征

伤后患髋疼痛,多不能站立或行走,移位型股骨颈骨折症状明显,髋部疼痛,活动受限,患髋内收,轻度屈曲,下肢外旋、短缩。大转子上移并有叩击痛,股三角区压痛,患肢功能障碍,拒触、动;叩跟试验(+),骨传导音减弱。

嵌插型骨折和疲劳骨折,临床症状不明显,患肢无畸形,有时患者尚可步行或骑车,易被认为软组织损伤而漏诊,如仔细检查可发现髋关节活动范围减少。对老年人伤后主诉髋部疼痛或膝部疼痛时,应详细检查并拍摄髋关节正侧位片,以排除骨折。

(三)特殊检查

内拉通(Nelaton)线、布来安(Bryant)三角、舒美卡(Schoemaker)线等均为阳性,Kaplan 交点偏向健侧脐下。

(四)辅助检查

X线检查可明确骨折部位、类型和移位情况。应注意的是某些线状无移位的骨折在伤后立即拍摄的X线片可能不显示骨折,2～3周再次进行X线检查,因骨折部发生骨质吸收,如确有骨折则骨折线可清楚显示。因而临床怀疑骨折者,可申请CT检查或卧床休息两周后再拍片复查,以明确诊断。

二、分型

按骨折错位程度分为以下几型(Garden分型):

(一)Ⅰ型

不完全骨折。

(二)Ⅱ型

完全骨折,但无错位。

(三)Ⅲ型

骨折部分错位,股骨头向内旋转移位,颈干角变小。

(四)Ⅳ型

骨折完全错位,骨折端分离,近折端可产生旋转,远折端多向后上移位。

三、治疗

应按骨折的时间、类型、患者的年龄和全身情况等决定治疗方案。

(一)非手术治疗

(1)手法复位,经皮空心加压螺钉内固定术。①适应证:GardennⅡ、Ⅳ型骨折。②操作方法:新鲜移位型股骨颈骨折,可由两助手分别相向顺势拔伸牵引,然后内旋外展伤肢复位;或屈髋屈膝拔伸牵引,然后内旋外展伸直伤肢进行复位;或过度屈髋、屈膝、拔伸牵引内旋外展伸直伤肢复位;也可先行骨牵引快速复位,复位满意后按前述方法进行固定。

(2)皮肤牵引术。对合并有全身性疾病,不宜施行侵入方式治疗固定的股骨颈骨折,若无移位则可行皮肤牵引并"丁"字鞋保持下肢外展足部中立位牵引固定。

(3)较小儿童选用细克氏针固定骨折,较大儿童可用空心螺钉固定。

(二)手术治疗

1.空心加压螺钉经皮内固定

(1)适应证:GardenⅠ、Ⅱ型骨折。

(2)操作方法:新鲜无移位股骨颈骨折可在G形或C形臂X线机透视下直接行2～3枚空心螺钉内固定。先由助手牵引并扶持伤肢轻度外展内旋,常规皮肤消毒、铺巾、局麻,于股骨大转子下1 cm及3 cm处经皮作2～3个长约1 cm的切口,沿股骨颈方向钻入2～3枚导针经折端至股骨头内,正轴位透视见骨折无明显移位,导针位置良好,选择长短合适的2～3枚空心加压螺钉套入导针钻入股骨头至软骨面下5 mm处,退出导针,再次正轴位透视见骨折复位及空心加压螺钉位置良好,固定稳定,小切口缝1针,无菌包扎,将患肢置于外展中立位。1周后可下床不负重进行功能锻炼。

2.空心加压螺钉内固定

(1)适应证:闭合复位失败或复位不良的各种移位型骨折。

(2)操作方法:取髋外侧切口,显露骨折端使骨折达到解剖复位或轻微过度复位,空心加压螺钉内固定技术同上述。

3.滑移式钉板内固定

(1)适应证:股骨颈基底部骨折闭合复位失败者或股骨上端外侧皮质粉碎者。

(2)操作方法:取髋外侧切口,加压髋螺钉应沿股骨颈中轴线或偏下置入,侧方钢板螺钉应在3枚以上,为防止股骨颈骨折旋转畸形,可附加1枚螺钉通过股骨颈固定至股骨头内。

4.内固定并植骨术

(1)适应证:陈旧性股骨颈骨折不愈合,或兼有股骨头缺血性坏死但无明显变形者或青壮年股骨颈骨折移位明显者。

(2)操作方法:可先行股骨髁上牵引,待骨折端牵开后,行手法复位空心加压螺钉经皮内固定(亦可手术时再行复位内固定),再视病情行带旋髂深动脉蒂、缝匠肌蒂的髂骨瓣或带股方肌蒂骨瓣等转位移植术。

5.截骨术

(1)适应证:陈旧性股骨颈骨折不愈合或畸形愈合,可采用截骨术以改善功能。

(2)操作方法:股骨转子间内移截骨术(麦氏)、孟氏截骨术、股骨转子下外展截骨术、贝氏手术等。但必须严格掌握适应证,权衡考虑。

6.人工髋关节置换术

(1)适应证:主要适用于60岁以上的陈旧性股骨颈骨折不愈合,内固定失败或恶性肿瘤、骨折移位显著不能得到满意复位和稳定内固定者,有精神疾病或精神损伤者及股骨头缺血性坏死等均可行人工髋关节置换术。

(2)操作方法:全身麻醉或硬膜外阻滞麻醉。手术入路可采用髋部前外侧入路(S-P入路)、外侧入路、后外侧入路等,根据手术入路不同采用相应的体位。对老年患者应时刻把保护生命放在第一位,要细心观察,防治合并症及并发症。

(三)药物治疗

1.中药治疗

按"伤科三期"辨证用药。早期瘀肿,疼痛较剧,宜活血化瘀,消肿止痛,用桃红四物汤加减;中期痛减肿消,宜通经活络,活血养血,用活血灵汤或舒筋活血汤;后期宜补肝肾,壮筋骨,用三七接骨丸。局部及远端肢体虚肿宜益气通络活血,用加味益气丸,肌肉消瘦、发硬、功能障碍者,宜养血通络利关节,用养血止痛丸。

2.西药治疗

如手术治疗,术前半小时预防性应用抗生素,术后一般应用3天。合并其他内科疾病应给予对症药物治疗。

(四)康复治疗

功能锻炼(主动、被动)主要包括以下三方面:

(1)复位固定后即行股四头肌舒缩及膝踝关节的功能活动。

(2)1周后扶双拐下床不负重活动,注意保持外展位。GardenⅡ、Ⅳ型骨折可适当延缓下床活动时间。8周后可扶双拐轻负重活动,半年后视病情扶单拐轻负重行走,1年后弃拐进行功能锻炼,并注意定期复查。

(3)股骨颈骨折治疗的主要问题是骨折不愈合及股骨头缺血性坏死,所以中、后期的药物治疗及定期复查尤为重要。要嘱咐患者不侧卧、不盘腿、不内收伤肢。一旦出现股骨头缺血性坏死的征象,即应延缓负重及活动时间。

(张　剑)

第三节　股骨转子间骨折

股骨转子间骨折是指由股骨颈基底部至小转子水平以上部位的骨折,因血液供应好,骨折均能良好愈合,但若处理不当,极易发生髋内翻畸形。

一、诊断

(一)病史

本病多见于老年人,男性多于女性。老年人因骨质疏松,轻微外伤如平地滑倒,大转子部着地或患肢突然扭转,都可引起骨折。青壮年发病者较少,若发生本病,必因遭受强大暴力如车祸、高处跌下等。

(二)症状和体征

伤后髋部疼痛,不能站立与行走。患侧髋部肿胀明显,可有皮下淤斑,移位型骨折肢体呈短缩、内收、外旋畸形,移动肢体时疼痛加剧,大转子上移,按压或叩击大转子时疼痛剧烈,有时可触及骨擦感,纵轴叩击痛(+),髋关节功能障碍。

(三)特殊检查

内拉通(Nelaton)线、布来安(Bryant)三角、舒美卡(Schoemaker)线等均为阳性,Kaplan 交点偏向健侧脐下。

(四)辅助检查

X 线摄片可明确骨折类型和移位情况。

二、分型

根据骨折线的方向和位置,临床上可分为 3 型:

(一)转子间骨折

骨折线自大转子顶点开始,斜向内下方达小转子部,小转子或保持完整,或成为游离骨片。但股骨上端的骨支柱保持完整,骨的支撑作用还比较好,髋内翻不严重,移位较少。由于骨折线在关节囊和髂股韧带附着点的远侧,因而骨折远段处于外旋位。粉碎型则小转子变为游离骨块,大转子及其内侧骨支柱亦破碎,远折端明显上移、外旋。

(二)反转子间骨折

骨折线自大转子下方斜向上达小转子的上方。骨折线的走向与转子间线或转子间嵴大致垂直。骨折近段因外展肌与外旋肌的收缩而外展、外旋,远端因内收肌与髂腰肌的牵拉而向内、向上移位。

(三)转子下骨折

骨折线经过大、小转子的下方。

三、治疗

(一)非手术治疗

1.手法整复牵引固定

(1)适应证:适用于各种类型的股骨转子间骨折。

(2)操作方法:一般行股骨髁上牵引。维持屈髋屈膝各 15°～30°,外展 30°,足部中立位牵引,牵引重量要足够大,复位后维持牵引,重量不得少于体重的 1/10。如果牵引后复位欠佳,则可采用股骨颈骨折整复方法(顺转子间骨折)或端提、挤按方法(反转子间骨折)整复,然后维持髁上牵引固定,直至骨折愈合,牵引一般维持 8～10 周。

2.手法整复牵引并钢钉撬压固定

(1)适应证:适用于股骨转子下骨折。

(2)操作方法:先行股骨髁上牵引,然后将患肢置于板式牵引架上,屈髋屈膝各 40°～50°,外展 30°牵引,待牵开后行叩挤、推按等手法整复。若近端外展、前屈、外旋移位不能纠正者,可加用钢针撬压整复:髋部及大腿中上段常规皮肤消毒、铺巾、局麻、透视下沿股骨小转子下缘处由外向内打入一枚钢针,使之与近折端骨干垂直,针尾与牵引床成 15°～30°夹角,击入骨干,注意穿透对侧皮质骨即可,包扎伤口,由针尾处套上已打好孔的股骨外侧夹板,将针尾向上抬起并向远端扳动,以矫正近折端之外旋外展移位,在钢针的中内 1/3 处套一弹簧,将针尾架在一带台阶的三角架上,矫正近端之前屈移位,稳定骨折近端,然后略施手法,即可使骨折复位,配合夹板外固定。一般 6 周后可去除该针,8～10 周去除骨牵引。

3.手法整复力臂式外固定架固定

(1)适应证:顺、逆转子间骨折及转子下骨折。

(2)操作方法:在电视X线机监控下,患者取平仰卧位,两助手分别把持腋部及小腿,行顺势拔伸牵引复位,保持患肢外展中立位或稍内旋位,常规皮肤消毒,铺巾,局麻,分别将2枚直径4.0 mm的头部带丝骨圆针顺股骨颈纵轴呈倒“V”形钻入至股骨头软骨面下0.5 cm,皮外留针3 cm。股骨髁上方5～10 cm处与骨干垂直由外向内钻入第3枚骨圆针,透过股骨对侧皮质即可。安装力臂式固定架,将钻入的3枚钢针分别用锁针器牢固固定于力臂式固定架上。一般固定8～12周。

(二)手术治疗

临床上常用的是切开复位内固定治疗。

(1)适应证:各种类型成人股骨转子间骨折。

(2)操作方法:常用的固定方法有DHS、DCS、PFN、Gamma钉、角度钢板等。手术于普通手术床或骨科牵引床上进行,术中辅助C形臂X线机透视监控骨折复位。患者取仰卧位,DHS、DCS、角度钢固定,采用髋部外侧入路,将股外侧肌从其后缘适当剥离显露股骨转子部,然后牵引复位,分别置入主钉及钢板。

PFN、Gamma钉采用股骨大转子近侧入路,钝性分离臀中肌达股骨大转子顶点区域,在髋内收位分别置入PFN、Gamma钉。术后两天即可在床上行患肢的屈伸活动,4～6周患肢不负重扶双拐下地,8～12周逐渐开始负重锻炼。对陈旧性股骨转子间骨折,若无明显愈合,行切开复位内固定并植入松质骨;若已愈合,有髋内翻者,则行转子下外展截骨术按上述方法内固定。

(三)药物治疗

1.中药治疗

按“伤科三期”辨证用药。早期瘀肿,疼痛较剧,宜活血化瘀,消肿止痛,方用桃红四物汤加减;中期痛减肿消,宜通经活络,活血养血,方用活血灵汤或舒筋活血汤;后期宜补肝肾,壮筋骨,药用三七接骨丸、特制接骨丸等。局部及远端肢体虚肿宜益气通络活血,药用加味益气丸;肌肉消瘦、发硬,功能障碍者,宜养血通络利关节,采用养血止痛丸。

2.西药治疗

如手术治疗,术前半小时预防性应用抗生素,术后一般应用3天。如合并其他内科疾病应给予对症药物治疗。

(四)康复治疗

(1)复位固定后即可行股四头肌收缩及踝关节伸屈活动。

(2)行外固定器固定及切开复位内固定者,若折端稳定,1周后可扶双拐下床不负重下肢外展位活动,4周后半负重活动,6～8周扶双拐逐渐负重;行牵引治疗者待骨折愈合、钢针拔除后扶双拐轻负重活动。

(3)半年后始可扶单拐逐步负重。

(张　剑)

第四节　股骨干骨折

股骨干骨折是指股骨小转子下2～5 cm至股骨髁上2～5 cm之间的骨干骨折。

一、诊断

(一)病史

多有明显外伤史。多数骨折由强大的直接暴力所致,如打击、挤压等;一部分骨折由间接暴力引起,如杠杆作用、扭转作用、高处跌落等。前者多引起横断或粉碎性骨折，而后者多引起斜形或螺旋形骨折。儿童的股骨干骨折多为不全或青枝骨折，成人闭合性股骨干骨折后，内出血量可达 1 000～1 500 mL，开放性骨折则出血量更多。

(二)症状和体征

伤后肢体剧烈疼痛，不能站立，主动活动丧失，被动活动剧痛。局部严重肿胀、压痛，功能障碍，大多数患者可有明显短缩、成角及外旋畸形，以及骨异常活动及骨擦感。上段骨折可合并髋关节脱位；下段骨折可合并血管神经损伤及膝部损伤；部分患者早期因失血量大或剧烈疼痛可发生创伤性休克，极少数患者有发生脂肪栓塞综合征的可能；因交通创伤造成的股骨干骨折常合并其他部位的损伤，如髋关节脱位、股骨颈及股骨转子间骨折。

(三)辅助检查

X 线检查可明确诊断及骨折类型，特别重要的是检查股骨转子及膝部体征，以免遗漏同时存在的其他部位的损伤。

二、分型

(一)根据骨折的形状分为 5 种类型

(1)斜形骨折：大多数由间接暴力引起，骨折线为斜形。

(2)螺旋形骨折：多由强大的旋转暴力引起，骨折线呈螺旋状。

(3)横断骨折：大多数由直接暴力引起，骨折线为横形。

(4)粉碎性骨折：骨折片在 3 块以上者，如砸压伤。

(5)青枝骨折：断端没有完全断离，多见于儿童。

(二)根据骨折部位分为 3 种类型

(1)股骨干上 1/3 骨折。

(2)股骨干中 1/3 骨折。

(3)股骨干下 1/3 骨折。

三、治疗

(一)非手术治疗

1.小夹板固定

(1)适应证：无移位或移位较少的新生儿产伤骨折。

(2)操作方法：将患肢用小夹板固定 2～3 周。对移位较大或成角较大的骨折，可行牵引配合夹板固定。因新生儿骨折愈合快，自行矫正能力强，轻度移位或成角可自行矫正。

2.悬吊皮牵引法

(1)适应证：3 岁以下儿童。

(2)操作方法：将患儿的两下肢用皮肤牵引，两腿同时垂直向上悬吊，其重量以患儿臀部稍稍离床为度。牵开后可采用对挤、叩合、端提捺正手法使骨折复位，然后行夹板外固定，一般牵引 4 周左右。

3.水平皮牵引法

(1)适应证：4～8 岁的患儿。

(2)操作方法：用胶布贴于患肢骨折远端内、外两侧，用绷带缠绕患肢放于垫枕或托马架上，牵引重量 2～3 kg。上 1/3 骨折屈髋 50°～60°，屈膝 45°，外展 30°位牵引，必要时配合钢针撬压法进行复位固定；中 1/3 骨折轻度屈髋屈膝位牵引；下 1/3 骨折行屈髋屈膝各 45°牵引，以使膝后关节囊、腓肠肌松弛，必要时行一针双向牵引，即在牵引针上再挂一牵引弓向前牵引复位，减少骨折远端向后移位的倾向。4～6 周 X

线复查视骨折愈合情况决定是否去除牵引。

4.骨牵引法

(1)适应证:8～12 岁的儿童及成年患者。

(2)操作方法:中 1/3 骨折及远侧骨折端向后移位的下 1/3 骨折,用股骨髁上牵引;骨折位置很低且远端向后移位的下 1/3 骨折,用股骨髁间牵引;上 1/3 骨折及骨折远端向前移位的下 1/3 骨折,用胫骨结节牵引。儿童因骨骺未闭,可在髌骨上缘 2～3 横指或胫骨结节下 2～3 横指处的骨皮质上穿针牵引。儿童牵引重量约为 1/6 体重,时间约 3 周;成人牵引重量约为 1/7 体重,时间 8～10 周。上 1/3 骨折应置于屈髋外展位,中 1/3 骨折置于外展中立位,下 1/3 骨折远端向后移位时应置于屈髋屈膝中立位,同时用小夹板固定,第一周床边 X 线照片复查对位良好,即可将牵引重量逐渐减轻至维持重量(一般成人用 5 kg,儿童用 3 kg)。若复位不良,应调整牵引的重量和方向,检查牵引装置和夹板松紧,保持牵引效能和良好固定,但要防止过度牵引。对于斜形、螺旋形、粉碎性及蝶形骨折,于牵引中自行复位,横断骨折的复位可待骨折重叠纠正后施行,须注意发生“背对背”错位者,应辅以手法复位。牵引期间应注意患肢功能锻炼。

(二)手术治疗

1.闭合髓内针内固定

(1)适应证:股骨上及中 1/3 的横、短斜骨折,有蝶形骨折片或轻度粉碎性骨折及多发骨折。

(2)操作方法:术前先行骨牵引,重量为体重的 1/6,以维持骨折的力线及长度,根据患者全身情况,在伤后 3～10 天手术。在大转子顶向上作短纵形切口,长 3～4 cm,显露大转子顶部。在大转子顶内侧凹陷的外缘,在 X 线电视监视下插入导针,进入骨髓腔达骨折线处,复位后,沿导针打入髓内针通过骨折线进入远折端。

2.切开复位,加压钢板内固定

(1)适应证:股骨干上、中、下 1/3 段横形、短斜形骨折。

(2)操作方法:手术在平卧位进行,大腿外侧切口,在外侧肌间隔前显露股骨干外侧面,推开骨膜后,钢板置于股骨干外侧。

3.角翼接骨板内固定

(1)适应证:对髓内针不能牢固固定的股骨下 1/3 骨折。

(2)操作方法:同切开复位加压钢板内固定,此接骨板有角翼,可同时在两个平面进行固定,此钢板应置于股骨干的外侧及前外侧。

4.带锁髓内针内固定

(1)适应证:适用于几乎所有类型的股骨干骨折,尤其适用于股骨中下 1/3 骨折及各段粉碎性骨折。

(2)操作方法:术前实施骨牵引 1 周,患者平卧或侧卧位,在牵引及 G 形或 C 形臂 X 线机监视下进行,手法复位后从大转子内侧插入导针,经骨折部达骨髓腔远端。借助瞄准器于大转子下向小转子方向经髓内针近侧横孔穿入 1～2 枚螺丝钉,锁住髓内钉。在髁上横孔经髓内针穿入1～2枚螺丝钉锁住远端。术后即可在床上活动,4～5 天依据骨折类型可适当扶拐下地活动。

(三)药物治疗

1.中药治疗

(1)内服药物:按“骨折三期”辨证用药,对出血过多或休克者,可按脱证给予大剂量补益气血之剂如独参汤、当归补血汤等。必要时配合液体支持疗法,输入成分血或全血。①初期:可视病情给予通下逐瘀,活血祛瘀,消肿止痛法治疗,方用活血舒肝汤、血肿解、活血灵。②中期:给予活血理气,调理脾胃,必要时则予补气血,益肝肾,壮筋骨治疗,方用三七接骨丸、橘术四物汤、四物汤合六味地黄汤加减。③后期:给予补气血,益肝肾,壮筋骨,活血通经,温经通络之法治疗,方用加味益气丸、养血止痛丸、补中益气汤、补肾壮筋汤、活血舒筋丸加减。

(2)外用药物:整复后可外用活血止痛药物;后期功能锻炼时则重在按摩舒筋,配合海桐皮汤熏洗。

2.西药治疗

对开放性骨折出血过多或休克者，应用敏感抗生素抗菌消炎及液体支持疗法，输入成分血或全血。择期手术治疗，术前半小时预防性应用抗生素，术后一般应用3天。合并其他内科疾病应给予对症药物治疗。

(四)康复治疗

早期进行股四头肌舒缩锻炼及踝关节伸屈活动，2～3周行牵引的患者则可撑臂、抬臀，逐渐大范围伸屈髋膝关节。行手术内固定者，视固定的可靠程度及折端愈合情况决定下床活动时间。去除牵引或外固定架后，可在小夹板保护下在床上锻炼1～2周，然后扶双拐下床逐渐负重活动。

(张　剑)

第五节　股骨头骨骺滑脱症

股骨头骨骺滑脱症又名青春期髋内翻，骨骺性髋内翻，或称骺滑脱症。此病较为少见，患者以12～16岁男孩居多，男∶女之比为(2～4)∶1。左髋多见，左侧与右侧比例为2∶1，约25%～40%是双侧受累。于青少年迅速生长期发生在骺板或恰好在骺板下方，造成股骨头骺向下后方移位。早期严重后果是股骨头缺血性坏死以及股骨头与髋臼的软骨溶解而导致剧痛及髋关节僵硬。晚期后果是骨关节病。

1. 病因病理与分类

(1)病因病理：发病原因尚不清，常和以下几种因素有关。

1)局部创伤：多有外伤史，剪式应力和扭转应力所致，体重的压力及肌肉收缩加于脆弱的骺板足以引起移位，极少见到严重外伤而致之急性骺分离。

2)内分泌因素：实验发现正常骺板的骨膜被切除后，轻加压力，即可将骨骺从骨干分离。分离线往往经过骺板的正成熟的肥大性软骨细胞层。此区的细胞间基质的强度较弱。前垂体生长素可增加软骨细胞的增生率，因而可增加肥大细胞的面积。性激素，尤其是雌激素，抑制生长素的分泌，减少骺板的厚度及骨骺生长率。很明显，内分泌也刺激软骨内化骨，因而新形成的骨小梁肥厚而且坚强。生长时骺板的结构取决于生长素及性激素的水平。脂肪—生殖器综合征提示性激素的水平低，生长素的比值高。在瘦长而快速生长的儿童，虽然性激素正常，而生长素却过量，这可以解释此种内分泌型易致骺滑脱。

3)骨膜变薄学说：童年时跨过骺板的骨膜肥厚有力，青春期骨膜逐渐变薄，股骨上骺是承受剪应力的，变薄的骨膜不能耐受剪力的牵拉而致骺滑脱。

4)遗传因素：家族因素及种族因素，西方国家患此病的多见，美国尤其多见于黑人女性。中国很少见到此病。

股骨头骺滑脱症的病理改变为，骨骺逐渐向后下方移位，股骨颈上移并且向前旋到前倾位，引起髋内翻及股内收外旋畸形。通过邻近钙化软骨层的肥大成熟软骨细胞层而移位。移位所产生的间隙中充满纤维组织、胎生软骨、骨痂，在后下角更加明显。在这期间，股骨头一直纤维组织增多且无弹性。几个月后，裸露的股骨颈上方及前方为纤维软骨覆盖。股骨头后方紧紧地由这一新纤维软骨及肥厚的滑膜相嵌。在生长终止时，骺软骨闭合。移位持续数年后可发生骨关节病。

(2)临床分型

1)根据症状持续时间和滑脱的严重程度进行分类：①急性滑脱：见于少数患者，通常出现严重的症状，持续时间多不足2周。骨骺完全滑向后方，类似股骨颈的病理性骨折，又称为股骨上骺急性外伤性脱位或上骺分离骨折。多有明显的外伤史，暴力不一定很大，可在髋关节脱位的同时或在整复过程中发生。X线片显示整个骨骺滑脱，骨骺已与干骺端上端分离，股骨头与颈不再连续。极少带有骨片，无骨愈合和塑性征象。股骨颈向上移位并外旋，股骨头的创面与颈后下方接触。如不复位，股骨头将在此异常位置畸形愈合，造成髋关节内翻、外旋畸形。②慢性滑脱：多伴有内分泌疾病或佝偻病，也可无任何原因而发生。发病率较急性为高。症状隐匿,多持续 2 周以上,病程进展缓慢,往往在 1～3 年左右。X 线片可见股骨颈后内侧有骨架和塑性等特征性改变,股骨头向下滑脱的过程中,骺板及下方的干骺端逐渐蠕变为新的畸形位,形成髋内翻伴以股骨颈外旋及过伸,但没有骨断裂,这可能是经骺板的基质及干骺端的反复小量应力性骨折,股骨颈不断的保护性增宽。此型患者除有髋内翻、外旋畸形外,还有股骨颈变宽现象。股骨头因负重不平衡和缺血,可发生坏死和变形(图 16-1)。

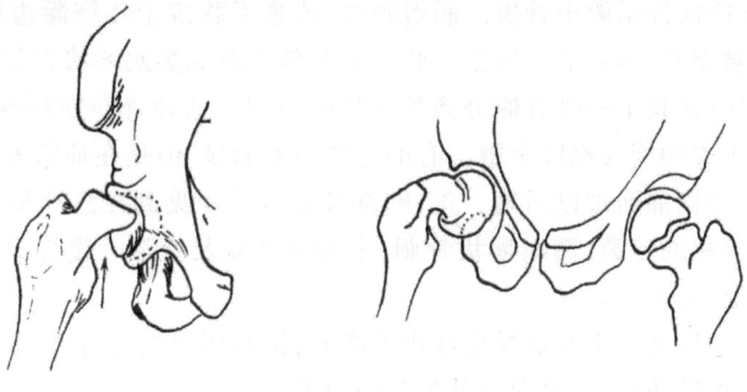

图 16-1　根据症状持续时间和滑脱的严重程度进行分类

(1)急性滑脱;(2)慢性滑脱

2)根据 X 线片按滑脱的程度分期:正常沿股骨颈上外缘皮质画一直线(Kline 线),股骨颈骺的一小段位于此线之上。正常股骨头一股骨干的角度,在正侧位 X 线片上测量分别为 145°和 170°或＞170°。Ⅰ度(轻度滑脱):股骨颈移位小于股骨头直径的 1/3,骺移向干骺端后方,而无向下移位,骺缘与颈外上缘平齐或仅有一点在 Kline 线以上,或移到此线的内下方,Shenton 线中断。在正侧位 X 线片上股骨头.股骨干角均减少不足 30°。Ⅱ度(中度滑脱):股骨颈移位介于股骨头直径的 1/2 和 1/3 之间,在正侧位 X 线片上股骨头一股骨干角均减少介于 30°～60°之间。Ⅲ度(重度滑脱):股骨颈移位超过股骨头直径的 1/2,在正侧位 X 线片上股骨头一股骨干角减少超过 60°(图 16-2)。临床上,大多数急性滑脱属于此类。

3)根据骺板的是否稳定 Lord 提出以下分类法:①不稳定性滑脱:不管症状持续多长时间,如疼痛严重以致不能行走,甚至借助拐杖也不能行走者。②稳定性滑脱:可独立行走或借助拐杖能够行走者。

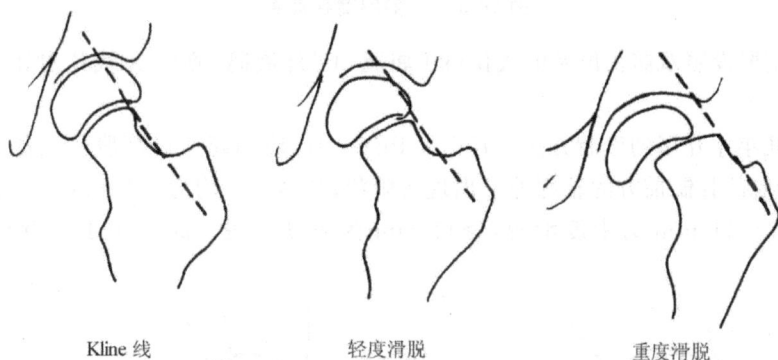

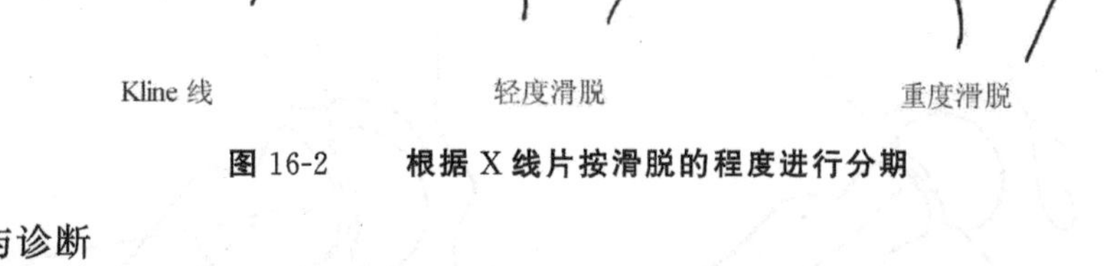

图 16-2　根据 X 线片按滑脱的程度进行分期

2. 临床表现与诊断

此病往往发病隐渐,病情进展缓慢,骺移位的程度不等,可轻可重。当已有少量甚或没有移位发生时,即出现早期症状,可从一些体征及 X 线所见判定,此时,称为滑脱前期。此期开始在腹股沟处稍感不适,往往在活动以后出现,休息时消失。此时可稍有僵硬感,偶显跛行。这种不适感可沿大腿前内侧放射到膝内侧。症状不定,客观无异常所见。

急性滑脱:有髋部外伤史,实际上,这是一种应力骨折,外伤力量并不大或微不足道。偶尔患者描述没有任何外伤,只是突然有滑脱感而跌倒或绊倒,发病急骤。此时,患者不能用患肢负重。患侧髋部压痛,运动受限，尤其是外展及内旋，肢体轻度短缩，并呈内翻及有 40°～80°外旋畸形。

慢性滑脱：发病隐渐，许多患者一开始即呈现这种滑脱。髋部慢性疼痛，患者间歇性跛行持续加重，髋部活动受限，尤其以内旋受限最明显，伴有下肢短缩，甚或短缩达到 5cm。真正短缩是由于股骨头上移，外表短缩是由于髋内收畸形。滑脱严重时，臀肌肌力不足。Trenddenburg 征阳性，双侧严重滑脱呈现鸭步。虽然畸形严重而表现症状并不严重，许多患者仅感到不适致痛，疼痛可牵涉到髌上区，或放射至大腿和膝部，因而可被误诊。X 线往往提示微小骨折。骺滑脱时，拉紧了联接于环绕骺边缘的骨膜袖，股骨颈内侧的骨膜从下方的皮质骨被剥脱，继以血肿堆集。骨膜下的新骨形成鹦鹉嘴状骨赘可引起进一步的合并症。

慢性滑脱的急性发作：这是上股骨骨骺分离最常见的表现。这种青春期伴有酸痛及跛行加重的患者突感急性疼痛发作伴有丧失功能及难以负重。有的患者并不明显，但是在症状发作时，表现为患侧下肢短缩、内收、外旋及过伸，因为剧痛而难以活动。正、侧位 X 线片往往见到在急性滑脱之前已有的慢性变形，可见到骨骺中断伴有干骺端的碎裂，鹦鹉嘴状骨刺，干骺端增宽及变形。慢性滑脱程度可由侧位 X 线片测定干骺端的鹦鹉嘴情况(图 16-3)。

融合的滑脱骨骺：有的患者由于发病缓慢或中度滑脱，没有明显的疼痛或跛行，因此骨骺自然融合而且疼痛消失。但是，由于患肢短缩，屈髋而且外展受限而求医。

痊愈期或后遗症期：少数患者经过治疗可呈现干骺端再钙化，骺线恢复正常宽度或完全骨化而痊愈。但是，多数患者进入后遗症期。此期滑脱过程停止，骺板闭合伴有轻度及重度滑脱位的错位愈合。骨关节病、缺血性坏死及软骨溶解为此阶段的 X 线突出表现。

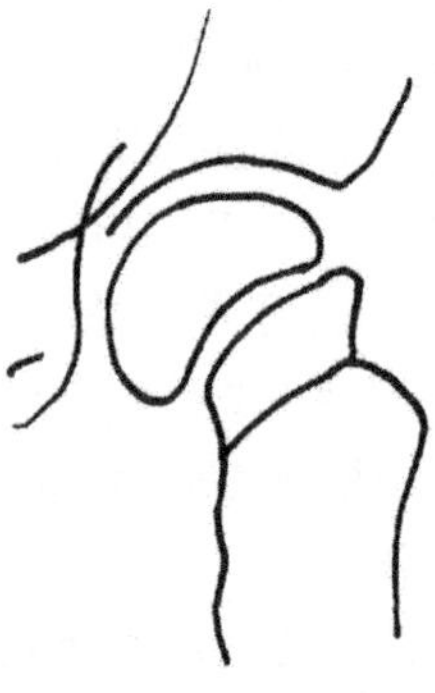

图 16-3　鹦鹉嘴状骨赘

X 线检查时一定要投照双髋正位及蛙式位(90°屈髋，45°外展髋)侧位 X 线片对比。蛙式位可分析股骨头颈的侧位(图 16-4)。

超声诊断是近几年才开展的诊断方法。Kallio PE(1991)应用超声诊断股骨头骺滑脱并判断其严重程度，发现在急性滑脱的骨骺前方的轮廓外形出现台阶状，其高度平均为 6.4 mm。另有人提出，凡台阶＜7 mm 为轻度滑脱，7～11 mm 为中度滑脱，＞11 mm 为重度滑脱。此法用于少量移位及移位分期颇准确。

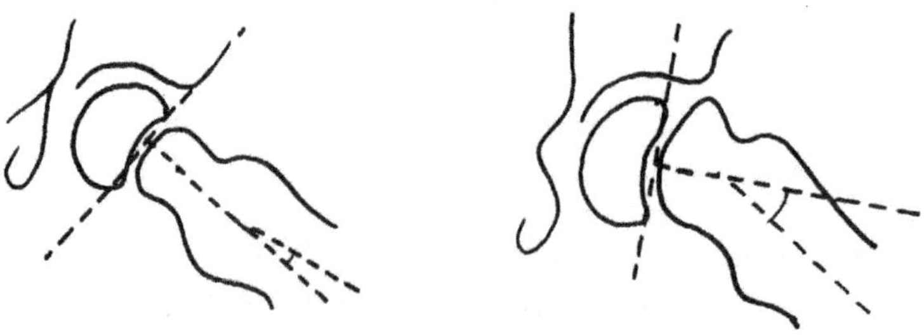

(1)　(2)

图 16-4　蛙式位

(1)正常蛙式位；(2)滑脱时蛙式侧位及后倾角

3. 治疗

股骨头骺滑脱理想治疗应该是防止继续滑脱和促进骺板早期愈合，并避免发生缺血性坏死、关节软骨溶解和骨性关节炎等并发症。

治疗上应根据滑脱的严重程度（轻、中、重度）和滑脱持续的过程（急性或慢性）采用不同的方法。

(1)非手术治疗：采取卧床、用拐、兜带、石膏或夹板等避免负重及防止进一步滑脱。

1)牵引：卧床纵向牵引可以拮抗肌肉痉挛，有时联合内旋可使急性滑脱复位，继以内固定术。牵引时不许暴力外旋，以免引起缺血坏死。一般牵引 6 周以内可使疼痛缓解，髋关节活动改善。如果牵引一段时间后反而疼痛持续，运动进一步受限，有可能有严重的合并症.软骨溶解症(chondrolysis)。

2)手法复位：对于急性滑脱，如果诊断及时，可立即进行轻度纵向牵引及手法复位，往往可复位成功。但是对于慢性滑脱绝对禁用手法复位，以免伤及骨骺的血液供应而引起缺血坏死。牵引虽可缓解肌肉痉挛，却不能使骺复位，即使卧床休息，滑脱仍可持续进展。因此，一旦确诊应及早手术。

复位手法：患者仰卧，助手按住两髂嵴，术者站立在病侧。以右侧为例，术者左前臂套住患肢腘窝部，右手握住患者右踝，使患侧膝关节和髋关节都屈曲到 90°，并向上牵引患肢，使骨折远端被拉下，当股骨头骨骺在外展位时，向上牵引患肢也应中立；当股骨头骨骺在内收位时，牵引方向也应适当内收。当骨折远端已被牵下后，使患髋伸到 135°，再回旋患肢，纠正骨折的向前成角，使股骨头骨骺与股骨颈近端扣住。最后，使患肢完全伸直，并适当外展，利用内收肌群的张力，加强骨折面间的挤压，从而使骨折面牢固地扣压在一起 c 复位后，可用皮牵引固定，重量为 4～6 kg。也可用外展夹板或石膏固定。固定期间，应行股四头肌、膝、踝功能锻炼，直至骨骺部稳定愈合，才可扶拐下地行走，半年后可负重行走。

(2)手术治疗：外科手术治疗的目的：①制动以防止股骨颈上端骨骺进一步滑脱；也可使急性脱位复位。手术固定时对骺板的加压有助于骺板及早闭合。②改变头颈畸形的方向而克服后遗的畸形。③有的患者可间接减轻股骨头的极度滑脱，必要时可切除影响关节滑动的任何骨性隆块。虽不可能使患者完全达到正常，但却有可能使关节功能良好，而不致于提前发生骨关节病。

1)股骨头固定术：经皮原位穿针固定是目前治疗轻、中度滑脱和某些严重的急性或慢性滑脱最常用的方法。

轻度滑脱时需要内固定手术，以防止骺板未闭的进一步滑脱，多数患者可从大转子经颈穿针人股骨头。无论急性、慢性或者最常见的慢性转急性滑脱均可应用这一方法。慢性滑脱的碎裂干骺端需要在原位置固定，因为已没有复位的可能性。急性滑脱可以在滑脱的最短期内（不超过 3 周），用轻柔手法复位。复位前畸形越久，由于过度牵伸后方支持带血管，而影响血液供应的机会越大。

对于慢性滑脱急性发作患者，在内固定以前有可能使急性滑脱的部分复位。因此将重度畸形转变为中度畸形。复位越早，损伤股骨头的机会越少，复位时一定要非常细心进行，不要勉强过度复位。

内固定通常插入 3 根细针在股骨颈呈三角形排列，而不是平行排列，这样可防止进一步的内收位塌陷，并且阻止头与颈间纵轴旋转，但是，由于滑脱时股骨头窄，而致插入 3 根针成为不可能；插入 2 根针时可防止颈上旋转，但有可能使头偏向一侧。针要足够长，但不得穿过关节软骨。从钉端到穿过骺板的距离＞2.5 mm 时才安全。中央单螺纹钉固定时，在正位及蛙式侧位 X 线片所见到螺纹中轴位于股骨头中线或者螺纹横径的一半位于中线时最好。钉尖最好为圆锥形以便拔除。

2)股骨截骨术：截骨术矫正股骨头及颈畸形可经颈进行，也可在转子间或转子下方进行，前者可能引起股骨头缺血坏死，仅在个别情况切开复位时应用。①股骨颈楔形截骨：某些患者做股骨颈截骨效果不好，所以此手术只适用于骨骺严重滑脱伴骺板开放者。手术取前外侧切口，依次显露至股骨头，仔细辨认股骨头骨骺，进行骺板定位，根据骨骺滑脱的程度和骨骺的位置，确定将要截除楔形骨块的大小。然后，用骨刀或刮匙将其成为碎骨片后取出，将肢体屈曲、外展和内旋，使骨骺复位。复位后以 3～4 根钢针将股骨头骨骺固定在股骨颈上，但不能穿透骨骺的软骨。检查固定牢固，冲洗切口，逐层缝合。术后患者卧床制动，待 X 线片显示截骨完全愈合后，才可完全负重行走。通常需要 5 个月时间。②关节囊外股骨颈基底部截骨：术前在侧位 X 线片上测量患侧股骨头骨骺线与股骨干轴线形成的头一干角，并与正常侧对照，在蛙式位上测量股骨头一干角，确定其后倾角度，也与正常侧比较。两者之差，可作为确定术中楔形截骨块的大小。手术取前外侧切口，依次显露至关节囊前方和转子间线，在股骨颈前面画出表示两平面的楔形截骨的三角，确定近端截骨线。远端截骨线从小转子开始，止于大转子骨骺板。截骨后取出楔形截骨块，持续牵引内旋、外展下肢，直至截骨间隙闭合。截骨两端用3～4枚带套管的螺钉固定(图16-5)。X线片检查示固定牢固，位置良好，冲洗切口，逐层缝合。术后可扶拐部分负重6～8周，然后允许完全负重。③转子间或转子下截骨：在股骨干及关节囊以外进行。不仅间接矫正颈之畸形，而且不影响股骨头的血液供应。通过手术将股骨头同心性地位于髋臼内，恢复股骨头对骨干轴线的功能位置。中度及重度滑脱时，股骨头在臼内后倾及向内倾斜，引起内收、外旋及过伸畸形。为同时矫正3种成分的畸形，可用三维截骨术，即远段外展、内收及屈曲，通常需要切除楔形小骨块，构成三维截骨的两个角性成分，再矫正旋转的角度，矫正后用钉板固定。切除的骨块咬成碎块充填于截骨区周围有助于新骨形成。

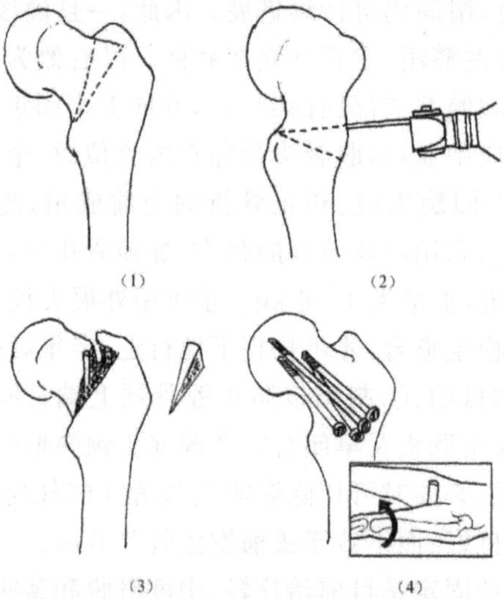

图16-5 关节囊外股骨颈基底部截骨

(1)正位切骨线；(2)侧位切骨线；(3)基底部截骨楔形骨块；(4)内固定示意图

3)切开复位：从理论上讲，切开复位是一种理想的治疗方法，骺未闭合前可准确复位及内固定。实际上，股骨头在臼内切开复位引起缺血坏死的可能高达35%。但是，经股骨颈行头下楔形切除截骨术可以达到准确复位。只要细心观察，避免伤及骨的血液供应，轻柔地处理骨骺，用横径小的针固定，缺血坏死的发病可能明显减少。对于急性滑脱，如果骨骺游离且后移，可用骨撬撬起而行穿针内固定。如果骺固定于畸形位，变宽的白色骺线及股骨颈近段的隆起即呈现于前方邻近骺板处。从股骨颈切除一块楔形骨块，基底向前向上，尖端向下向后。截骨不应贯穿后方完整的骨膜。在头颈间开口的深处刮除并清除少量依然连接于后方支持带的骨软骨组织。经骺板钻几个孔道，然后不过分用力地将骨骺向前弯曲而对准股骨颈，同时将大腿内旋，从大转子向骨骺内牢牢地插入几根针。术后立即主动运动，几个月内避免负重，或者直到能排除缺血坏死为止。骺板通常在4～5个月闭合。此后拔针并允许负重。由于股骨头缺血坏死可经数月而不显示，因此，应较长时间内限制负重，直到正常骨结构恢复为止，一般宜在2～3年后获得结论。

4. 并发症

(1)髋关节软骨溶解症：此病又称急性骺软骨坏死，为股骨头骺滑脱症的急性并发症，特征为髋关节迅速丧失关节软骨。临床表现为迅速发现的持续疼痛及严重丧失髋关节运动。

1)病因病理：病因不明，大都继发于股骨头骺滑脱症，发病率高达28%，可能与暴力手法或石膏制动及切开复位的囊内手术有关，钢针穿入软骨被引证为软骨溶骨的最常见原因，但是也有特发性而无外伤史者。

股骨头骺滑脱症确诊1～3年后取病理组织，所见为双侧股骨头及臼软骨骨关节炎性改变，软骨广泛被腐蚀，裸露软骨下骨，血管从软骨下骨贯穿软骨。失软骨区为纤维或纤维软骨样组织覆盖。关节囊肥厚、纤维化、挛缩并与股骨头颈粘连。滑膜高度充血，绒毛状，弥漫浸润圆形细胞，并且粘连于股骨头颈。纤维性粘连呈桥状连于关节间隙。病理提示为滑液缺乏而致营养不良，或者制动位压迫关节软骨而中断营养弥散，引起软骨死亡。

2)临床表现：发病多在股骨头骺滑脱症的治疗期，首次体征为迅速活动受限，持续卧床及牵引也不缓解。疼痛为酸痛、持续，活动髋及负重时加重，髋关节各方向活动均受限，最后疼痛消失。髋关节完全丧失运动，往往僵直在屈髋位，恢复活动的可能性少。软骨溶骨的诊断标准包括关节间隙＜3 mm(正常 4～6 mm)和髋关节活动范围减小。

X 线表现分 3 期：初期：臼缘及髂骨密度减低，关节周围骨质疏松，继之以臼及有的软骨下骨不规则。中期：数年后，关节间隙可稍增宽，但是不规则及硬化区持续并导致骨关节病。后期：最后往往导致髋屈曲挛缩及纤维性僵直。少见有自发性骨融合。关节腔狭窄永久存在，几年后发展为骨关节病。

3)治疗：以非手术疗法为主，包括牵引及卧床、理疗、扶拐、药物等等，一般说，保守疗法效果不良。若严重、持续性关节间隙狭窄和关节活动受限，可考虑手术治疗。手术治疗最好选关节固定术。

(2)缺血性坏死及骨性关节病：据文献报道，股骨头骺滑脱的缺血坏死率为 10%～15%。迄今不能证明股骨头骺滑脱症未经手术而发生缺血性坏死。此病似乎为医源性的。股骨头缺血坏死可因原发性损伤造成逆行性血供障碍，或反复用暴力手法整复、切开复位或股骨颈截骨造成。如果坏死区不在股骨头颈负重区，不会引起进一步破坏及功能不良。如果在负重区，可引起股骨头变扁且塌陷。髋臼可引起继发的代偿性变形。晚期导致骨关节病。

急性软骨坏死也可继发股骨头缺血性坏死，晚期导致骨关节病。为求缓解疼痛及恢复功能，单侧者可行关节固定术或关节成形术。双侧轻度及中度骨关节病可行双侧转子下截骨术。可推迟人工关节手术的年龄直到成人晚期再进行。

(张　剑)

第六节　股骨头缺血性坏死

股骨头缺血性坏死是由于不同病因破坏了股骨头的血液供应，所造成的最终结果，是临床常见的疾病之一。由于股骨头塌陷造成髋关节的病残较重，治疗上也较困难，因此，越来越引起医生们对这一疾病的关注。

一、病因

股骨头缺血性坏死可分为两类：一是创伤性股骨头缺血性坏死，是由于供应股骨头的血运突然中断而造成的结果；另一种是非创伤性的股骨头缺血性坏死，其发病机制是渐进的慢性过程。许多疾病的共同特点是损害了股骨头的血运。因此，许多国内外学者对股骨头血循环进行了研究。其中最有意义的是 Trueta 对成人正常股骨头血管解剖的研究。

成人股骨头的血运主要是来自股深动脉的旋股动脉。外侧和内侧旋股动脉通过股骨的前后方在粗隆的水平相互吻合，从这些动脉特别是旋股内侧动脉，发出许多小的分支，在髋关节囊的下面走行，沿支持带动脉的股骨颈被滑膜所覆盖，其终末支在股骨头的软骨的边缘进入骨内。旋股内动脉发出上(A)和下(B)支持带血管，上支持带血管又分出上干骺血管(E)和外侧骨骺血管，下支持带血管发出下干骺血管(F)。闭孔动脉通过髋臼支供应圆韧带动脉，其终端为骨骺内动脉(D)，股骨颈的髓内血管自股骨干和大粗隆处向上走行于骨皮质下，终止于股骨颈近侧部。这些血管虽相互交通，但各自具有一定有独立性。外侧骨骺血管供给股骨头骨骺区的外上 2/3 的血运。骨骺内血管供给股骨头的其余 1/3。在股骨颈部，下干骺血管是最重要的血管。已经证明：上(外)支持带血管是股骨头的最重要的血运来源，而下支持带血管则只是营养股骨头和颈的一小部分。股骨颈骨折如果穿过上支持带血管的进入骨骺点，则可导致血液供给的严重损害，并可造成骨坏死。在圆韧带内的血管其管径变化较大，而且它对于股骨头血运的供应的作用尚不能确定。有些学者认为圆韧带血管的存在可以和骨骺外血管相吻合，然而，其他学者则认为是其血运供应作用非常小。大多数报告认为经圆韧带进入股骨头球凹的这些血管，在其他营养血管受到破坏后可提供一个再血管化的源泉。

(1)成人或儿童股骨颈骨折后可以伴发股骨头的骨坏死。

(2)没有骨折的髋关节创伤所致的股骨头缺血性坏死。创伤性髋关节脱位有可能造成圆韧带血管和支持带血管的损伤。儿童的创伤性髋关节脱位后股骨头缺血性坏死的发生率为4%～10%，儿童较成年人的股骨头缺血性坏死发病率低。创伤性髋关节脱位造成缺血坏死与受伤时的年龄、有效复位的时间(不超过 24 h)、髋关节损伤的严重程度、合并有髋臼骨折、延误了诊断、或过早持重等因素有关。

股骨头骨骺滑移之后损伤骺外侧血管，在移位较为严重或是经过激烈的按摩者其坏死率可高达 40%。而移位较小者股骨头坏死的发生率仅为 5%。在骨骺滑移的患者中核素扫描可以用作检查是否有骨的缺血性坏死。

股骨头的无菌性坏死在先天性髋关节脱位中发生率可高达 68%。这种合并症可受治疗方法和治疗中所固定的位置的影响。极度外展位固定可导致血管结构的梗死和对股骨头的过度压力。在一侧髋关节脱位在治疗时，而将两侧髋关节同时做固定之后，在正常侧也可发现有股骨头缺血性坏死，而在正常侧未行固定者则很少发生股骨头的缺血性坏死。做髋关节滑膜切除时，如果将股骨头脱出，并切除关节囊、圆韧带等结构也可造成股骨头缺血性坏死。

(3)Legg-Calve-Perthes 病。

(4)血红蛋白病。血红蛋白病是一组由于血红蛋白(Hb)分子遗传缺陷引起的 Hb 分子结构异常或肽链合成障碍的疾患。虽然总的发病率不高，但与股骨头缺血性坏死关系密切，应予注意。异常血红蛋白的种类很多，股骨头缺血性坏死至少可见于以下几种疾患：镰状细胞贫血、镰状细胞血红蛋白 C 病、地中海贫血、镰状细胞特质等。股骨头缺血性坏死在镰状细胞血红蛋白 C 病中，发病率可达 20%～68%，而在镰状细胞贫血中，发病率为 0～12%。镰状细胞贫血及镰状细胞血红蛋白 C 病，在黑人中发病率高，在我国还没有这种病例的报告。但地中海贫血不仅见于意大利、塞浦路斯、希腊、马耳他等地中海区，在我国南方许多省(区)，以及贵州、宁夏、西藏、内蒙古、台湾等省(区)也均有报告，其中以广东、福建及海外侨民发病率较高。目前国外尚无报告说明地中海贫血合并股骨头缺血性坏死的发病率。但在诊断股骨头缺血性坏死时，应考虑到这一可能的病因。

各种血红蛋白病所造成的股骨头缺血性坏死的表现是类似的。可呈现弥漫性或局限性骨质疏松、股骨头软骨剥脱样改变，或表现为典型的股骨头缺血坏死、股骨头塌陷等。血红蛋白病造成股骨头缺血、坏死，是由于全身的因素使血液黏稠度增加，血液在小血管内滞留、栓塞，阻断了骨的血液供给所致。

(5)减压病。减压病是由于所在环境的气压骤然减低而造成的症候群，股骨头缺血坏死为减压病的症状之一。减压病可发生在一些从事特殊工作的人群中，如在沉箱工作人员、深海潜水员，当他们在高气压的环境中迅速地进入高空，如无特殊装备则有产生减压病的可能。

有减压环境工作历史的患者中，骨坏死的发生率与其在工作环境中停留时间的长短、次数、严重程度、是否是间隔进入等因素有关。在压缩气体环境中工作的工人骨坏死的发病率变化较大，从 0%到 75%，但是大多数报告中估计为 10%～20%。从暴露于减压环境中至 X 线片上有异常的表现通常要经过 4～12 个月(间隔时间的长短则要看坏死存在的时间和坏死的范围、组织重叠的厚度、X 线片的技术质量和再血管化的程度)。进入减压区后间隔时间过短，做 X 线检查则骨的异常改变发现率低。

气体在体液内的溶解度与所受的压力成正比，高气压下溶解度大，反之则小。空气的主要成分为氮、氧、二氧化碳等。在高压环境中氧和二氧化碳容易为血液吸收，由于其弥散作用较强，易于从呼吸道排出。氮气溶于组织及体液量较多，但弥散作用差，如减压过快，可使血液中释放出的氮气在血管中形成栓塞。同时由于氮气于相同的气压下，在脂肪组织中的溶解度比水中大 5 倍，所以氮气又易于聚集于在脂肪丰富的组织中。当减压过速时，所释放的气泡产生严重气泡栓塞。由于栓塞部位不同，临床表现各异。骨内的黄骨髓富有脂肪组织，而且骨皮质坚硬，释放的氮气被限制在其中，不仅可造成动脉气栓，而且可对髓内血管产生足够的外压，阻断其血液循环，造成骨局部梗阻。

减压病所造成的股骨头缺血性坏死的诊断，应该是患者在出现症状之前，有进入高压环境或从事高空飞行的历史;可以无临床症状,也可出现髋关节疼痛或功能障碍;X线片上可见股骨头密度增高,也可以持重的关节面塌陷,但X线表现常出现在发病后数月至数年。

(6)服用激素引起的股骨头缺血坏死。

(7)乙醇中毒。乙醇中毒在居民中发病率有多少,国内尚未见统计数字。什么是过量饮酒,也难定一确切标准。为什么在乙醇中毒的患者中能造成骨缺血坏死,这种病理机制还不清楚。有人认为是由于胰酶释放,造成脂肪坏死,继而钙化,X线片上所见骨硬化病变,即代表了脂肪坏死后的钙化区,另一种解释是过量饮酒可导致一过性高血脂症,并使血液凝固性发生改变,因而可使血管堵塞、出血或脂肪栓塞,造成肌缺血性坏死。

(8)其他疾患。某些疾患,如痛风、高雪病、动脉硬化、盆腔放射治疗后、烧伤等,偶然也会造成股骨头坏死。不过每种病例数量很小,难以讨论其发病机制。这些病变多损害了血管壁,由血凝块或脂肪将血管堵塞造成骨坏死。

二、病理

前述各种病因都是破坏了股骨头血液循环而造成股骨头缺血坏死。所以病理改变也都是相类似的。

(一)早期

许多学者对新鲜股骨颈骨折伤后几天至几周的标本进行了研究,认为对股骨头所造成损害的程度,决定于血液循环阻断范围的大小及时间,以及血运阻断的完全与否。Woodhouse实验中采用暂时阻断血液供应12h,可造成股骨头缺血坏死,骨坏死在组织学上的表现是骨陷窝变空,对于缺血后骨陷窝中骨细胞逐渐消失的过程有不同认识,有人认为在骨细胞消失之前骨仍然是活的。有人则认为伤后15d内,骨的血液供给如能恢复,则不产生骨坏死。Catto在研究了股骨颈骨折伤后15d内取下的59个标本后认为:红骨髓的改变是缺血的最早且最敏感的指征,伤后2d之内没有细胞坏死表现;伤后4d细胞死亡,核消失,呈嗜酸染色。骨小梁死亡的指征是陷窝中骨细胞消失,但这一过程在血液循环被破坏2周后开始,至3~4周后才完成。疾病的早期,由于滑液能提供营养,关节软骨没有改变。伤后几周之内,可见修复现象,从血液循环未受破坏区,即圆韧带血管供应区和下干骺动脉供应的一小部分处,向坏死区长入血管纤维组织。坏死的骨髓碎片被移除,新生骨附着在坏死的骨小梁上,之后坏死骨被逐渐吸收。有的学者认为:实际上所有股骨颈骨折最初均有一定程度的缺血性坏死,常常涉及股骨头的很大一部分,但是这些股骨头只有很小一部分能在临床及X线片上表现有缺血性坏死。可以设想这是由于大多数病例获得了修复。

(二)发展期

有一些病例中,股骨头缺血坏死未能愈合,则发展为典型的缺血坏死表现。

1.肉眼观察

髋关节滑膜肥厚、水肿、充血,关节内常有不等量关节液。股骨头软骨常较完整,但随着病变严重程度的加重,可出现软骨表面有压痕,关节软骨下沉,触之有乒乓样浮动感,甚至软骨破裂、撕脱,使骨质外露,表明股骨头已塌陷。更严重者股骨头变形,头颈交界处明显骨质增生,呈蕈状。髋臼软骨表面早期多无改变,晚期常出现软骨面不平整,髋臼边缘骨质增生,呈退行性骨关节炎改变。个别病例有关节内游离体。沿冠状面将股骨头切开,观察其断面,可见到股骨头坏死部分分界清楚,各层呈不同颜色,软骨呈白色,其深面常附着一层骨质。这层骨质之深面常有一裂隙。再深面为白色坚实的骨质,周围有一层粉红色的组织将其包绕,股骨颈骨质呈黄色。

2.显微镜检查

沿股骨头的冠状面做一整体大切片,经染色后可观察股骨头全貌。然后按部位做局部切片,观察详细病变。经观察,股骨头缺血坏死的病理改变较恒定,可分为以下五层。

A层:为关节软骨。股骨头各部位软骨改变不一。有些部分基本正常,有些部分软骨表面粗糙不平,细胞呈灶状坏死。软骨基质变为嗜酸性。有的软骨呈瓣状游离,但软骨并未死亡。可能滑液仍能供其营养。

软骨之下附着的一层薄骨质，称之为软骨下骨。如软骨下骨很薄，则细胞仍存活，较厚的软骨下骨细胞常无活力。

B层：为坏死的骨组织。镜下可见这部骨质已坏死。陷窝中骨细胞消失。髓细胞被一些无细胞结构的坏死碎片所代替。坏死区内常见散在的钙化灶。

C层：为肉芽组织。包绕在坏死骨组织周围，其边缘不规则。镜下可见炎性肉芽组织，有泡沫样细胞及异物巨噬细胞。某些部分可见纤维组织致密，缺少血管。有的部分纤维组织疏松，有血管。靠近坏死骨部分，有大量破骨细胞侵蚀坏死骨表面，并可见新形成的软骨。

D层：为反应性新生骨。镜下可见坏死骨的积极修复及重建，在坏死骨小梁的支架上有新骨沉积，大量新生骨形成，骨小梁增粗。

E层：为正常组织。股骨颈上的正常骨组织，这一层的骨小梁与D层相比较细。含有丰富的髓细胞。

三、临床表现及检查诊断

近年来临床所见股骨头缺血性坏死有逐渐增多的趋势，成为诊治中的重要问题之一。股骨头缺血性坏死的标志是骨细胞在陷窝中消失，而不是骨结构的折断。当其重新获得血液供应后。则新生骨可沿骨小梁逐渐长入，使坏死的股骨头愈合。但这一过程持续时间较长。在此期间如未能明确诊断，处理不当，继续持重，可发生股骨头塌陷，造成髋关节严重残废。因此，在诊断中强调早期诊断，及时防止股骨头塌陷，是十分重要的。

(一)临床表现

股骨头缺血性坏死早期可以没有临床症状，而是在拍摄X线片时发现的，而最先出现和症状为髋关节或膝关节疼痛。在髋部又以骨收肌痛出现较早。疼痛可呈持续性或间歇性。如果是双侧病变可呈交替性疼痛。疼痛性质在早期多不严重，但逐渐加剧。也可在受到轻微外伤后骤然疼痛。经过保守治疗症状可以暂时缓解，但过一段时间疼痛会再度发作。可有跛行，行走困难，甚至扶拐行走。原发疾患距临床出现症状的时间相差很大，在诊断中应予注意。例如，减压病常在异常减压后几分钟至几小时出现关节疼痛，但X线片上表现可出现于数月及至数年之后。长期服用激素常于服药后3～18个月之间发病。乙醇中毒的时限难以确定，一般有数年至数十年饮酒史。股骨颈高位骨折并脱位，诊断股骨头缺血性坏死者，伤后第1年25%、第2年38%、第3～7年为56%。询问病史应把时间记录清楚。

早期髋关节活动可无明显受限。随疾病发展，体格检查可有内收肌压痛，髋关节活动受限，其中以内旋及外展活动受限最为明显。

(二)股骨头缺血性坏死的诊断技术

1.X线片诊断技术

近年来虽然影像学有了长足的进步；但是对于股骨头缺血性坏死的诊断仍以普通的X线片作为主要的手段，有时甚至不需要其他的影像学手段即可做出明确的诊断。股骨头血液供应中断后12 h骨细胞即坏死，但在X线片上看到股骨头密度改变，至少需2个月或更长时间。骨密度增高是骨坏死后新骨形成的表现，而不是骨坏死的本身。

患者就诊时X线片出现的可见的表现有：

(1)股骨头外形完整，关节间隙正常，但在股骨头持重区软骨下骨质密度增高，周围可见点状、斑片状密度减低区阴影及囊性改变。病变周围常见一密度增高的硬化带包绕着上述病变区。

(2)X线片表现为股骨头外形完整，但在股骨头持重区关节软骨下骨的骨质中，可见1～2 cm宽的弧形透明带，构成“新月征”。这一征象在诊断股骨头缺血坏死中有重要价值。易于忽视，读片时应仔细观察。

(3)股骨头持重区的软骨下骨质呈不同程度的变平、碎裂、塌陷，股骨头失去了圆而光滑的外形，软骨下骨质密度增高。很重要的一点是关节间隙仍保持正常的宽度。Shenton线基本上是连续的。

(4)股骨头持重区(内上方)严重塌陷，股骨头变扁平，而股骨头内下方骨质一般均无塌陷。股骨头外上方,即未被髋臼所遮盖处,因未承受压力,而成为一较高的残存突起。股骨头向外上方移位,Shenton 线不连续。关节间隙可以变窄,髋臼外上缘常有骨刺形成。

(5)应用普通 X 线片论断股骨头缺血性坏死时,采用下肢牵引拍摄 X 线片,可对诊断有所帮助。牵引下可使软骨下骨分离的部分形成负压,使氮气集中于此,使“新月征”显示更加清楚。

(6)股骨头的 X 线断层检查对发现早期病变,特别是对“新月征”的检查有重要价值,因此对疑有早期股骨头缺血坏死者,可做 X 线断层检查。

2.股骨头缺血性坏死塌陷的预测

如何预测股骨头坏死后塌陷,是临床中的重要问题。蔡汝宾、聂强德根据 103 例股骨颈骨折后股骨头坏死塌陷的长期随诊,提出了早期预测股骨头塌陷的指征。

(1)塌陷发生的时间:平均发生在骨折后 34 个月,最短 12 个月;发生在骨折后 1～5 年者占 93.2%。有学者认为,认识这个时间因素是早期发现股骨头塌陷的前提,在骨折愈合后至少需每半年摄 X 线片复查一次,直至 5 年,以便及早发现股骨头塌陷。

(2)“钉痕”出现:内因定钉早期移动常为骨折不愈合的征象,但当骨折愈合后再发现钉移动则可视为塌陷的早期征象。紧贴钉缘的松质骨常形成一条硬化线,诊断当钉移动时此硬化线离开钉缘,在 X 线片上清晰可见,称为“钉痕”,这一特征较临床诊断塌陷,平均提前 17 个月。

(3)疼痛:骨折愈合后再次出现疼痛者,应及时摄 X 线片检查。约 86.4%的患者塌陷前有疼痛记载,平均提前 13 个月。

(4)股骨头高度递减:股骨头塌陷是一个细微塌陷的积累过程,因此股骨头高度的动态变化能更准确的显示这一过程,有可能在 X 线显示肉眼形态改变前作出预测。

(5)硬化透明带:股骨头塌陷前呈现对比明显的硬化透明带。硬化透明带的出现说明由活骨区向死骨区扩展的修复过程缓慢或停止,致使新生骨在边缘堆积,形成一个明显的硬化透明带,预示股骨头即将塌陷。硬化透明带的出现距临床诊断塌陷平均提前 10.7 个月。

3.计算机断层扫描(CT)

CT 在股骨头缺血性坏死诊断方面的应用可达到两个目的。即早期发现微小的病灶和鉴别是否有骨的塌陷存在及其延伸的范围,从而为手术或治疗方案的选择提供信息。股骨头的轴位 CT 扫描可以显示主要的骨小梁组,这些骨小梁以相互交叉约成 90°排列成拱形。初级压力骨小梁是由股骨颈近端内侧皮质到股骨头的上关节面,呈扇形放射状排列,通过股骨头的上部的轴位影像上呈内织型网状结构。在下部,这些骨小梁连接在内侧骨皮质。初级张力骨小梁起自大粗隆的下方的外侧骨皮质向上弯曲并且横过股骨颈,止于股骨头的内下面,它与次级压力、张力、大粗隆骨小梁共同形成一种内织型的网状结构,这些骨小梁不像初级压力组的骨小梁那样厚和紧密。初级的和次级的压力骨小梁和初级的张力骨小梁共同围成一个骨小梁相对较少的区域,即股骨颈内的 Ward 三角。这一三角区在轴位 CT 扫描上比较明显,呈现为一个薄而腔隙宽松的区域,其内侧边缘为初级压力骨小梁组,而外侧则为初级张力骨小梁组所组成。在股骨头内,初级压力骨小梁和初级张力骨小梁的内侧部分相结合形成一个明显的骨密度增强区,在轴位像上呈现为放射状的影像,称之为“星状征”。这种征象的改变可作为是早期骨缺血坏死的诊断依据。

股骨头缺血性坏死较晚期,轴位 CT 扫描中可见中间或边缘的局限的环形的密度减低区。在这个阶段,CT 的矢状面和冠状面的资料的重建更为有用,它可以显示出软骨下骨折、轻微的塌陷及整个关节面的塌陷。骨塌陷的断定在治疗方面是非常重要的,即使是很轻的塌陷表明疾病已进入了晚期,并限制了很多有效的手术措施不能在这类患者身上施行。CT 扫描所显示的三维图像,可为评价股骨头缺血性坏死的程度提供较准确的资料。这种图像是将病变附近的部位都做成薄的图像,然后再重新组合而成。完成三维图像需要较长的检查时间,接受较多的放射线,并要求患者能很好地配合,在检查过程中不能随意活动。

诊断股骨头缺血性坏死,CT 较普通 X 线片可较准确的发现一些微小的变化,但是在早期诊断股骨头缺血性坏死,则核素扫描和 MRI 比 CT 更为敏感。

4.磁共振成像(MRI)

近年来,应用磁共振诊断早期的股骨头缺血性坏死已受到了人们的重视,实践证明 MRI 是一种有效的非创伤性的早期诊断方法。正常条件下,骨髓内的脂肪或造血细胞的短 T_1 和长 T_2,形成为磁共振的强信号。虽然在股骨头内阻断血液供给后 6～12 h 可导致造血细胞的死亡,但是这些细胞数量少于脂肪细胞,因此 MRI 还反映不出来骨内的病变。MRI 最早可以出现有确定性意义的骨坏死的信号是在脂肪细胞死亡之后(12～48 h)。由于反应性的纤维组织代替了脂肪和造血细胞,其结果使信号的强度降低。信号强度的改变是骨坏死的早期并且敏感的征象,在一些病例中当核素扫描结果尚未发现异常时,磁共振已出现阳性结果。应该指出这些检查的发现不是特异性的,同样可见于骨髓内其他病变,如骨肿瘤等,所引起的改变。另外 MRI 检查也可发现关节内的病变,如股骨头缺血性坏死的患者中关节的滑液较正常人增加。如果股骨头缺血性坏死已造成髋关节的结构改变,其他检查方法能够判断,因 MRI 较昂贵,故不必再做重复的检查。

5.骨的血液动力学检查

Ficat 认为,对于 X 线片表现正常或仅有轻度骨质疏松,临床无症状或有轻度疼痛、髋关节活动受限者,做骨的血液动力学检查可以帮助确诊有无早期股骨头缺血性坏死,其准确率达 99%。

方法:将一直径 3 mm 的套管针自外侧骨皮质钻进粗隆区,并将进针点的骨皮质密封,使之不漏水。将套管与压力传感器及记录仪相连。套管内注入肝素盐水。骨血液动力学检查有下列结果可考虑股骨缺血坏死:基础骨内压＞4.0kPa(3.0 mmHg);压力试验＞1.3 kPa(10 mmHg);有一条以上骨外静脉充盈不良;造影剂反流到股骨干;造影剂在干骺端滞留。

上述检查仅适合用于早期诊断,即对股骨头缺血坏死Ⅰ、Ⅱ期,及 X 线片尚无表现的病例。对于Ⅲ、Ⅳ期患者,由于关节软骨常已碎裂、骨与关节间隙相通,骨内压力常下降,故不准确。

6.动脉造影

股骨上端的动脉走行位置及分布均较规则,行经较直,可有曲度自然的弧形弯曲,连续性好。目前股骨头缺血性坏死的病因,多数学者认为是供应股骨头的血液循环受到损害所致。动脉造影中所发现动脉的异常改变,可为早期诊断股骨头缺血性坏死提供依据。

方法:会阴部备皮并做碘剂过敏试验。采用局部麻醉或硬膜外麻醉。经皮肤行股脉穿刺。在透视下经套管针将聚乙烯动脉导管插至髂外动脉或股深动脉,大腿中段用气囊止血带加压阻断股动脉血流,用 50%泛影葡胺 20 mL,快速注入,并于注射后即刻、2 s 各拍 X 线片。拍片满意后,在动脉内注入 1%普鲁卡因 10～20 mL,拔出导管,局部压迫 5 min。Mussbicher 对 21 例股骨头缺血性坏死的患者做动脉造影,发现所有上支持带动脉均不显影,髋臼和圆韧带动脉充盈增加,下支持带动脉增宽。有学者认为股骨头缺血性坏死与无股骨头缺血坏死的髋关节相比,动脉造影的结果差别明显,故认为发现上支持动脉不显影具有早期诊断意义。

7.放射性核素扫描及 γ 闪烁照相

放射性核素扫描及 γ 闪烁照相是一种安全、简便、灵敏度高、无痛苦、无创伤的检查方法,患者易于接受。对于股骨头缺血性坏死的早期诊断具有很大价值。特别是当 X 线检查尚无异常所见,而临床又高度怀疑有骨坏死之可能者作用更大。放射性核素扫描及 γ 闪烁照相与 X 线摄片检查相比,常可提前 3～6 个月预报股骨头缺血性坏死,其准确率可达 91%～95%。

8.股骨头缺血性坏死的分期

Ficat 将股骨头缺血性坏死分为 6 期。

0 期:有骨坏死,但无临床所见,X 线及骨扫描均正常。

1 期:有临床症状和体征,但 X 线及骨扫描均正常。

2 期:X 线片已有骨密度减低、囊性变、骨硬化等表现。

3 期:X 线片可见"新月征"、软骨下骨塌陷,但股骨头没有变平。

4 期:X 线片可见股骨头变平,但关节间隙仍保持正常。

5 期:X 线片可见关节间隙狭窄,髋臼有异常改变。

股骨头缺血性坏死的正确分期，对正确的诊断及确定治疗措施是十分重要的。

四、治疗

股骨头缺血性坏死的治疗方法很多，但是目前面临的困难是对该病如何正确、分期和选择合适的治疗措施。实践中常见以下几个方面的问题：

(1)正确诊断股骨头缺血性坏死。确立股骨头缺血性坏死的诊断，特别是在早期，有时是很困难的。因此，在早期如果要除外股骨头缺血性坏死，应该在MRI和核素扫描两项检查均为阴性方能确定。另外，应该明确股骨头缺血性坏死的诊断标准，不能将非股骨头缺血性坏死疾病误诊为该病，这在当前并非少见。

(2)股骨头缺血性坏死的分期尚不统一，因此，对不同治疗方法所取得的效果可比性差。对软骨下骨的“新月征”的存在及其在诊治中的意义认识不足，因此造成分期的混乱或选择治疗方法不当。

(3)治疗方法多样，同一期的股骨头缺血性坏死可有不同的治疗，由于条件和设备的限制，即使同一治疗方法，所达到的技术要求也难于统一。

(4)股骨头缺血性坏死患者大多数是青年或壮年，治疗目的和职业要求差距较大，常使医生在选择治疗方案时遇到一定的困难。

综上所述，在股骨头缺血性坏死的治疗中首先应明确诊断、分期、病因等因素，同时也要考虑患者的年龄、身体一般状况、单髋或是双髋受损，以便选择最佳的手术方案。

常用的治疗方法有以下几种。

(一)非手术疗法

适用于青少年患者，因其有较好的潜在的自身修复能力，随着青少年的生长发育股骨头常可得到改建，获得满意结果。对成年人病变属Ⅰ、Ⅱ期，范围较小者也可采用非手术疗法。一般病变范围越小，越易修复。

对单侧髋关节病变，病变侧应严格避免持重，可扶拐、带坐骨支架、用助行器行走；如双髋同时受累，应卧床或坐轮椅；如髋部疼痛严重，可卧床同时行下肢牵引常可缓解症状。中药和理疗治疗，均能缓解症状，但持续时间较长，一般需6～24个月或更长时间。治疗中应定期拍摄X线片检查，至病变完全愈合后才能持重。

(二)股骨头钻孔及植骨术

股骨头缺血坏死的早期，头的外形完整，且无半月征时可做股骨头孔及植骨术，如果手术适应证选择合适，可以帮助股骨头重建血运。前已述及在坏死的股骨头剖面上可见到病理性分层改变，与正常骨质交界处有一层反应性新生骨，较厚，质地硬。实际上形成了正常骨与病变区的一层板障。妨碍坏死区血液循环的重建。采用股骨头钻孔及植骨术可以使股骨头坏死区得到减压，并利于坏死骨区的修复。鉴于股骨头缺血性坏死常发生在两侧(非创伤性)，因而对尚无临床症状，但核素扫描证实为股骨头坏死者也是该手术的指征。

1.手术方法

患者仰卧位，在大粗隆处做切口。在手术X线机透视下，于大粗隆顶点下2 cm向股骨头中心钻入一导针，使之位于股骨头颈中心，其尖端达股骨头软骨下3～4 cm。用直径1 cm钻头沿导针钻破骨皮质，改用直径1 cm环钻沿导针徐徐钻入。当钻到反应性新生骨区时，可感到骨质坚硬，不易钻透。通过该层后较省力，但应密切监视钻头位置，切勿钻破股骨头软骨面。至软骨面下3～4 mm时，轻轻摇晃环钻及导针并退出。环钻内嵌有一柱状骨芯，将其取出送病理检查。取出骨芯后经隧道用长柄刮匙将股骨软骨下骨深面病变组织刮除。经透视病变清除满意后，可在同侧髋骨取骨，并将骨块剪成小条及碎块。用一带栓的套管，经股骨颈之隧道将骨块送至股骨头，充填坚实，并用细锤骨棒将骨质锤入，冲洗并缝合切口。

2.手术后处理

这一手术创伤小，失血少，术后当天或次日患者即感到髋关节疼痛较术前减轻或消失。术后患者尽早开始用下肢持续被动练习器练习髋关节活动。患者离床活动应扶双拐。术侧避免持重至少1年。

(三)多条血管束及骨松质植入术

国内袁浩等报告采用股骨头缺血坏死区病灶清除,用自体髂骨骨松质充填坏死区,使塌陷的股骨头复形,并用旋股外侧动静脉的三个分支组成的多条血管束,经“V”形或单骨隧道植入股骨头的方法,治疗成人股骨头缺血性坏死。经3年以上随诊者,其优良率为83%。有学者认为这一手术措施可达到三个目的:①重建或增加股骨头血供。②降低骨内压。③改善静脉回流,从而实现其疗效。

(四)经粗隆旋转截骨术

由于一些保留髋关节的手术在股骨头缺血坏死的治疗中,疗效不够满意。近年来逐渐引起人们注意。股骨头缺血性坏死的病变,常位于股骨头的前上部,而股骨头的后部常常仍保留有完整的外形、正常的软骨面及带有血液供给的软骨下骨。经粗隆旋转截骨术是在粗隆间嵴稍远侧,垂直于股骨颈纵轴做截骨,并使股骨头沿股骨颈纵轴向前旋转,从而使股骨头的坏死区离开持重区,股骨头后方正常软骨转到持重区并承受关节持重力。反之,如果坏死病灶集中于股骨头后方,则股骨头向后方旋转。截骨断端用长螺钉或加压钢板固定牢靠。经粗隆旋转截骨术,可用于治疗持发性或可的松引起的股骨头缺血坏死、股骨头骨骺滑移及骨关节炎等,这一手术对于股骨头缺血性坏死可以起到减轻疼痛、增加关节间隙、防止进一步塌陷及脱位等作用,但其只适用于不太严重的病例。经改进虽然简化了手术操作,但是仍有术中及术后的并发症,一些患者在以后仍需改做其他手术。因此,在开展这一手术应根据所具备的条件慎重考虑。

(五)髋关节融合术

选用髋关节融合术治疗股骨头缺血性坏死应非常慎重。因为融合术后发生不愈合或延迟愈合机会较多,常需要再次手术,非创伤性股骨头缺血性坏死常是双髋均有病变,全身疾患所致股骨头缺血性坏死双侧者可达60%。对于双侧髋关节病变者,至少要保留一侧髋关节的活动。在病变发展过程中,难以决定哪侧融合更适合。现代生活中由于交通工具的发达,人们很少需要走很长的路,特别是对身高175 cm以上的患者,做髋关节融合术后乘坐轿车非常不方便,故经常拒绝这种手术。如髋关节融合手术成功,则可解除髋关节疼痛,髋关节稳定,适于长时间站立或经常走动的工作。因此,对于不宜做其他手术的患者可选用髋关节融合术。

(六)人工关节置换术

1.人工股骨头置换术

适用于病期较短、股骨头已有塌陷,但髋臼尚未发生继发性骨关节炎者。术后效果满意者多,但真正属“优”者少。部分患者术后由于病情发展,或出现人工关节合并症(如松动)而改做其他手术。

2.全髋关节置换术

多数Ⅲ、Ⅳ期患者由于髋关节疼痛严重,活动明显受限,股骨头严重塌陷、脱位,继发髋关节骨关节炎,不适宜做截骨术者,可采用全髋关节置换术。由于全髋关节置换后髋关节疼痛立即消失,髋关节可获得90°左右屈曲、30°左右外展,因而近期疗效满意。同时也适于治疗双髋均有病变者。近年来,由于全髋关节的进展,出现了骨水泥固定与无骨水泥固定的人工关节,对于股骨头缺血性坏死患者采用何种类型人工关节,加以选择。然而,全髋关节置换术后有许多重要合并症,长期疗效尚待进一步观察。

3.双杯全髋关节置换

双杯关节置换是一种表面型人工关节。理论上具有切除骨质少,保留了股骨头颈,更符合髋关节生理状态等优点。但实践证明:手术中对股骨头的血液供给干扰大,术中常发现整个股骨头没有血运。将头杯放置在没有血液供应的股骨头上,成为术后出现某些并发症的根源。临床常见在术后2年左右出现头杯松动,股骨头、颈折断等合并症导致失败。对股骨头缺血性坏死选用双杯全髋关节置换术,应慎之又慎。

(张　剑)

第七节　膝关节脱位

膝关节脱位,中医无相应病名,膝关节外伤性脱位不多见,但损伤的严重程度和涉及组织之广,居各类关节损伤之首。近年其发病率有明显增长趋势,多为高能量创伤所致。

膝关节是人体最复杂的关节,其骨性结构由股骨远端、胫骨近端和髌骨构成。膝关节缺乏球与窝,仅胫骨内、外髁关节面轻度凹陷,缺乏骨结构的自然稳定性,关节的稳定主要靠周围软组织来维持。

膝关节囊宽阔松弛,各部厚薄不一,周围有许多韧带加强。主要有前方的髌韧带,两侧的胫侧副韧带及腓侧副韧带,可防止膝关节向前及侧方移动。关节腔内有前、后交叉韧带,可防止胫骨的前、后移位。膝部前方有股四头肌,外侧有股二头肌,髂胫束止于腓骨小头等,其中尤以股四头肌及内侧韧带对稳定膝关节起重要作用(图 16-6)。

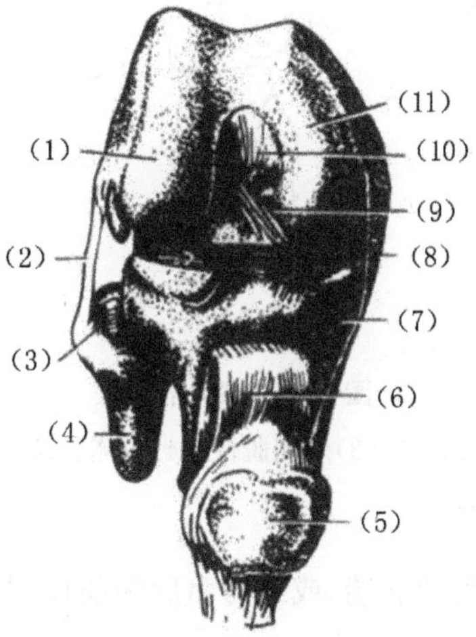

图 16-6　膝关节及其周围结构

(1)外侧髁;(2)腓侧副韧带;(3)腓骨头韧带;(4)腓骨;(5)髌骨;(6)髌韧带;
(7)胫侧副韧带;(8)膝横韧带;(9)前交叉韧带;(10)后交叉韧带;(11)内侧髁

膝关节后方的腘窝内,由浅入深走行有胫神经、腘静脉及腘动脉,在膝关节脱位时,上述血管神经有可能受到损伤。

膝关节的稳定性,主要依靠关节周围坚强的软组织来维持,在遭受强大暴力发生脱位时,可并发关节周围软组织损伤,甚至出现骨折及血管神经损伤,当合并腘动脉损伤时,若诊治不当,有导致下肢截肢的危险,必须高度重视。

一、病因病机

膝关节脱位多由强大的直接暴力及间接暴力引起,以直接暴力居多。如从高处跌下、车祸、塌方等暴力直接撞击股骨下端或胫骨上端而致脱位。

(一)脱位类型(图 16-7)

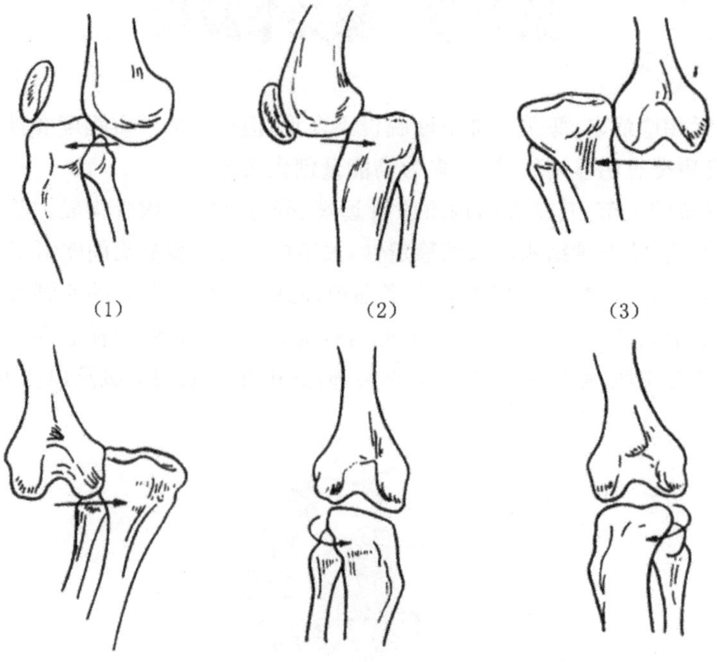

图 16-7 膝关节脱位

(1)前脱位;(2)后脱位;(3)外侧脱位;(4)内侧脱位;(5)、(6)旋转脱位

1.前脱位

膝关节屈曲时外力由前方作用于股骨下端,或外力由后向前作用于胫骨上端,使胫骨向前移位。

2.后脱位

当屈膝时,暴力由前向后作用于胫骨上端,使其向后移位。这类脱位较少见,但损伤极为严重。由于膝关节内侧关节囊与内侧副韧带和胫骨、股骨内侧紧密相连,故有限制后脱位的作用,另外,伸膝装置也有同样的限制作用。故膝关节后脱位时,必然合并严重的交叉韧带、内侧副韧带、内侧关节囊的撕裂伤,并可能发生肌腱断裂及髌骨撕脱骨折。同时,也常并发腓总神经损伤。

3.外侧脱位

强大外翻暴力或外力直接由外侧作用于股骨下端,而使胫骨向外侧移位。

4.内侧脱位

强大外力由外侧作用于胫腓骨上端,使胫骨向内侧脱位。

5.旋转脱位

为旋转暴力所引起,多发生在膝关节微屈位,小腿固定,股骨头发生旋转,迫使膝关节承受扭转应力而产生膝关节旋转脱位。这种旋转脱位可因位置不同分为前内、前外、后内、后外 4 种类型,以向后外侧脱位居多。

(二)并发症

1.关节囊损伤

关节脱位时,多伴有关节囊撕裂,如外侧脱位时,关节囊及内侧副韧带断裂后嵌入关节内,可造成手法复位困难。后外侧旋转脱位时,股骨外髁可被关节囊纽扣状裂口卡住影响复位。

2.韧带损伤

可见有前、后交叉韧带,内、外侧副韧带,髌韧带的损伤,这些韧带损伤可单独发生,也可合并出现。韧带损伤后，影响关节的稳定性。

3.肌腱损伤

脱位时，膝关节周围肌腱，如腘绳肌、腓肠肌、股四头肌、腘肌等会有不同程度损伤。

4.骨折

(1)肌腱、韧带附着部的撕脱骨折。如胫骨结节、胫骨髁间嵴、股骨髁、胫骨髁撕脱骨折。

(2)挤压骨折。如内、外侧脱位时，合并对侧胫骨平台挤压骨折。

5.半月板损伤

脱位时，可合并内外侧半月板不同程度损伤。

6.血管损伤

脱位后可造成腘动、静脉的损伤，轻者为血管受压狭窄，供血下降，重则血管内膜撕裂形成动脉栓塞，引起肢端缺血坏死，甚至动脉断裂，膝以下组织血供中断，腘窝部大量出血而形成巨大血肿，出血后向下流入小腿筋膜间隔，加重膝以下缺血，处理不及时，可导致肢体坏死而截肢。

7.神经损伤

脱位后，神经受压迫或牵拉，重者出现挫伤及撕裂伤。神经损伤后，出现支配区肌肉运动及皮肤感觉功能障碍。

二、诊断要点

(一)症状体征

有严重外伤史，伤后膝关节剧烈疼痛、肿胀、功能丧失。不全脱位者，由于胫骨平台和股骨髁之间不易交锁，脱位后常自行复位而没有畸形。完全脱位者，患膝明显畸形，下肢缩短，筋肉在膝部松软堆积，可出现侧方活动与弹性固定，在患膝的前、后或侧方可摸到脱出的胫骨上端与股骨下端。

前、后交叉韧带断裂时，抽屉试验阳性。内外侧副韧带断裂时，侧向试验阳性。值得注意的是，韧带损伤早期难以做出正确判断，因脱位早期关节肿痛，肌肉紧张，影响上述检查结果的真实性。如有血管损伤迹象时，上述试验被视为禁忌，可在病情稳定或闭合复位数日后复查。

血管损伤的主要体征是足背动脉、胫后动脉无搏动，足部温度降低，小腿与足趾苍白，足趾感觉减退，腘部进行性肿胀。足部动脉可触及和足部温暖，决不能排除血管损伤，足趾感觉消失是明确的缺血征象。此外，膝以下虽尚温暖，但动脉搏动持续消失，亦有动脉损伤的可能。

腓总神经损伤时，可见胫前肌麻痹，足下垂，踝及足趾背伸无力，小腿与足背前外侧皮肤感觉减弱或消失。注意区分神经本身损伤和缺血所致损伤。

(二)辅助检查

1.X 线片检查

膝关节正、侧位片可明确脱位的类型及有无骨折。

2.CT、MRI 检查

CT 对股骨髁、胫骨髁间嵴、胫前平台骨折的显示优于 X 线平片，有时可发现 X 线片上表现不明显的骨折。MRI 对韧带及半月板损伤诊断有帮助。

3.关节镜检查

可在直视下了解前后交叉韧带、关节囊及半月板的损伤情况。

4.多普勒及血管造影

当有血管损伤征象时，需要血管超声多普勒或动脉造影检查，有专家建议，对前、后交叉韧带同时断裂的脱位，无论有无真正的脱位表现，均应行多普勒和动脉造影，尤其是后脱位患者，至少先做多普勒检查，必要时再进一步行动脉造影，以免造成不可挽救的后果。

5.肌电图检查

有神经损伤者，肌电图检查可进一步了解神经损伤的具体情况。

三、治疗方法

(一)整复固定方法

1.手法复位外固定

膝关节脱位属急症，一旦确诊，应在充分麻醉下及早手法复位。

(1)整复方法：患者取仰卧位，一助手用双手握住患侧大腿，另一助手握住患侧踝部及小腿做对抗牵引，保持膝关节半屈伸位置。术者用双手按脱位的相反方向推挤或提托股骨下端与胫骨上端，如有入臼声，畸形消失，即表明已复位。复位后，将膝关节轻柔屈伸数次，检查关节间是否完全吻合，并可理顺被卷入关节间的关节囊、韧带和移位的半月板。

(2)固定方法：脱位整复后，可用长腿石膏托将膝关节固定在20°～30°中立位，固定6～8周。禁止伸直位固定，以免加重血管神经损伤。适当抬高患肢，以利消肿。

外固定期间注意观察伤肢肿胀情况及外固定松紧、位置，及时调整。注意观察患肢末梢血运、感觉、运动功能，发现异常，及时处理。

2.手术治疗

(1)适应证：①韧带、肌腱或关节囊嵌顿，手法难以复位者。②严重半月板损伤者。③合并骨折、韧带、血管及神经损伤者。

(2)手术方法：①切开复位：将关节囊纽扣状裂口纵向延长，使股骨髁还纳，同时修复关节囊、韧带、肌腱，清理关节内软骨碎屑，对严重损伤的半月板给予修复。②切开复位内固定：合并髁部骨折者，应及时手术撬起塌陷的髁部，并以螺栓、拉力螺钉或特制的"T"形钢板固定，否则骨性结构紊乱带来的关节不稳定将在后期给患者造成严重后遗症。③韧带修复、重建：需掌握修复的时机和范围。全面的韧带修复，只有在肯定无血管合并症时才于急性期进行。如有血管损伤或血运障碍，不应在急性期修复，可行二期修复或重建。④血管探查及修复术：有血管损伤时，应毫不迟疑地进行手术探查、修复，不能只切除腘动脉血栓或结扎动脉，否则有肢体坏死截肢可能。目前主张利用大隐静脉修复腘动脉，同时处理损伤的腘静脉，并同期行筋膜切开术。⑤神经探查及修复术：一般不必立即处理，在血运改善后神经功能随之改善者，可继续观察治疗，3个月后如无恢复，可行二期手术探查、修复。对确有神经撕裂者，则应早期修复。

(二)药物治疗

初期以活血化瘀，消肿止痛为主，方用桃红四物汤加牛膝、延胡索、川楝子、泽泻、茯苓或服用跌打丸等。中后期选用强筋壮骨的正骨紫金丹或健步虎潜丸。脱位整复后，早期可外敷消肿止痛膏；中期可用消肿活血汤外洗以活血舒筋；后期可用苏木煎熏洗以利关节。若有神经损伤，早期内服药中可加全虫、白芷；后期宜益气通络，祛风壮筋，方用黄芪桂枝五物汤加川断、五加皮、桑寄生、牛膝、全虫、僵蚕、制马钱子。

(三)功能康复

复位固定后，即可做股四头肌舒缩及踝、趾关节屈伸练习。4～6周后，可在固定下，进行扶双拐不负重步行锻炼，8周后可解除外固定。先在床上练习膝关节屈伸，待股四头肌肌力恢复及膝关节屈伸活动等稳定以后，才可逐步负重行走。

(张　宁)

第八节　髌骨脱位

髌骨古称“膝盖骨”，又称“镜面骨”。髌骨脱位临床不多见，只有在骨及软组织缺陷或暴力致伤时，才会出现脱位。髌骨是人体最大的籽骨，其骨性结构略呈扁平三角形，底朝上，尖朝下，覆盖于股骨与胫骨两端构成的膝关节前面，其后面为两个斜形关节面，在中央部呈纵嵴隆起，该嵴与股骨下端凹形的滑车关节面相对应，可阻止其向左右滑动。髌骨的上缘与股四头肌腱相连，下缘通过髌韧带止于胫骨结节，两侧为止于胫骨髁的股四头肌扩张部所包绕。

髌骨于正常情况下，无论伸直、屈曲都必须位于膝关节的顶点，但由于膝关节有10°～15°的外翻角，股四头肌起止点不在同一直线上，故当股四头肌收缩时，髌骨有自然外移的趋向，但由于止于髌骨内上缘的股内侧肌向内牵拉，能有效地纠正髌骨向外脱位的倾向，维持髌骨的正常位置。只有当髌骨及周围骨质、软组织结构有解剖、生理缺陷，或受暴力损伤致股内侧肌及扩张部撕裂时，才会形成髌骨外侧脱位。特殊暴力时可形成内侧脱位。股四头肌腱或髌韧带断裂时可向下或向上脱位。

一、病因病机

(一)外伤性脱位

当膝关节屈曲位跌倒，髌骨内侧缘遭受向外的直接暴力冲击时，或膝关节在外翻位跌倒，股四头肌扩张部内侧软组织撕裂时，可发生髌骨外侧脱位。当膝关节处于伸直位，突然在髌骨内侧遭到强力外旋暴力伤，髌骨可滑过股骨外髁，而发生髌骨外侧脱位。

当膝关节遭受直接暴力，作用于髌骨外缘，使髌骨外侧支持带及股四头肌腱扩张部外侧撕裂，而使髌骨向内侧脱位，此型较少见。

在暴力作用下，股四头肌腱断裂或髌韧带断裂，髌骨移位于下方或上方，有时可夹在关节间隙。

髌骨外伤性脱位常见的并发症有：髌骨向外侧脱位时，与股骨外髁相撞击，可造成股骨外髁骨折；髌骨内侧缘于外侧脱位时，被股四头肌内侧扩张部撕脱而骨折；股四头肌内侧扩张部撕裂；股四头肌腱、髌韧带断裂。

(二)习惯性脱位

主要是由先天性骨骼或软组织发育缺陷所致。骨骼发育不良，包括髌骨、胫骨、股骨异常。髌骨异常有翼状髌骨、高位髌骨、小髌骨等；胫骨异常有胫骨外旋、胫骨结节外移等；股骨异常有股骨外髁低平、股骨内旋、股骨前倾角增大等。软组织异常包括股四头肌特别是内侧肌松弛，髌骨内侧支持带松弛，髂胫束挛缩或止点异常，髌腱止点异常，股四头肌与髌腱所形成的Q角异常(Q角是从髂前上棘到胫骨结节的连线与髌骨-髌韧带正中线的夹角，正常男性为8°～12°，女性为15°±5°，超过20°为异常)。

此外急性脱位复位不良，固定时间不足，使创伤后愈合不良也可以引起习惯性髌骨脱位。

二、诊断要点

(一)外伤性脱位

有外伤史，伤后膝部肿胀、疼痛、膝关节呈半屈曲位，不能伸直。膝前平坦，髌骨可向外、内、上、下方脱出。股四头肌腱断裂时，膝上方肿胀明显，可触及肌腱断裂后之凹陷，压痛在膝上方，髌骨向下脱位。外侧脱位时，在髌骨内上缘之股内侧肌抵止部有明显压痛，可伴有创伤性滑膜炎及关节内积血或积液。髌韧带断裂时，髌骨向上脱位，膝下方肿胀，压痛明显，可触及髌韧带断裂所形成的凹陷。

注意有部分外侧脱位的患者就诊时，髌骨已在膝关节伸直时自行复位，应仔细检查，若发现髌骨内侧有淤斑，压痛明显，将髌骨向外推移时有松动感，屈膝时(通常在麻醉下)可发现髌骨向外移位，有这些症状即可明确诊断。若临床医师未能想到或未做细致的临床检查,常可误诊为一般的膝关节挫伤或创伤性膝关节滑膜炎等。

膝关节正、侧、轴位片可见髌骨移出于股骨髁间窝之外。

(二)习惯性脱位

青少年女性居多,多为单侧,亦有双侧患病,或有外伤性脱位病史。若先天发育不良者,可无明显创伤或急性脱位病史。每当屈膝时,髌骨即在股骨外髁上变位向外侧脱出,脱出时伴响声,正常髌骨部位塌陷或低平,股骨外髁前外侧有异常骨性隆起。当患者忍痛自动或被动伸膝时,髌骨可自行复位,且伴有响声。平时行走时觉腿软无力,跑步时常跌倒。

膝关节正位片应观察髌骨的大小及位置,侧位片观察髌骨的高低,轴位片观察股骨外髁发育情况。通常双侧膝关节同时拍片以资对比。

根据病史、症状体征及 X 线片检查,通常可做出髌骨脱位的诊断。

三、治疗方法

(一)整复固定方法

1.手法整复外固定

(1)整复方法:外侧脱位者,患者取仰卧位。术者站于患侧,一手握患肢踝部,另一手拇指抵于髌骨外方,使患膝在微屈状态下逐渐伸直,同时用拇指将髌骨向内推挤,使其越过股骨外髁而复位。复位后,可轻柔屈伸膝关节数次,检查是否仍会脱出。

若髌骨与股骨外髁相嵌顿,用上法不能复位者,可让患者仰卧,一助手固定大腿部,一助手握踝关节上方,先使膝关节屈曲外翻,使外侧肌肉松弛。术者站于患侧,双手持膝,先以两手指拉脱位的髌骨内缘,使髌骨向外移以扩大畸形,松解嵌顿,后令牵踝的助手将膝关节慢慢伸直,同时术者以两手拇指推挤脱出的髌骨向内前即可复位。

(2)固定方法:用长腿石膏托固定屈膝 20°～30°位 2～3 周,若合并股四头肌扩张部撕裂,则应固定4～6 周。

2.手术治疗

(1)适应证:①外伤性脱位:有严重的股四头肌扩张部或股内侧肌撕裂及股四头肌腱、髌韧带断裂等,均应做手术修补。②习惯性脱位:应手术治疗,以矫正伸膝装置力线、恢复正常 Q 角。

(2)手术方法:①外伤性脱位:在手术修复撕裂的膝内侧组织,包括股四头肌内侧扩张部的同时,应清理关节内软骨碎片,以免日后形成关节内游离体。股四头肌腱及髌韧带断裂者,行肌腱或韧带吻合术。②习惯性脱位:可根据患者脱位原因、年龄等情况综合考虑,可一种术式或几种术式联合运用,如股内侧肌髌前移植术、胫骨结节髌腱附着部内移术、内侧关节囊紧缩术、膝外翻畸形截骨矫正术、股骨外髁垫高术。在胫骨上端骨骺闭合前,尽量不做截骨术或垫高外髁手术。

(二)药物治疗

早期活血消肿止痛,方选活血舒肝汤加木瓜、牛膝;中期养血通经活络,内服活血止痛丸;后期补肝肾、强筋骨,可服健步虎潜丸。外治早期可用活血止痛膏以消肿止痛,后期以苏木煎熏洗患肢以舒利关节。

(三)功能康复

抬高患肢,并积极做股四头肌收缩练习。解除外固定后,有计划地指导加强股内侧肌锻炼,逐步锻炼膝关节屈伸。早期避免负重下蹲,以防再脱位。

(张 宁)

第九节　股骨髁上骨折

股骨髁上骨折是指发生于腓肠肌起点以上 2～4 cm 范围内的骨折。本病易合并腘血管及/或神经损伤。

一、诊断

(一)病史

本病有明显外伤史,多为高速损伤及由高处坠落所致。

(二)症状和体征

(1)伤后患肢疼痛明显,移动肢体时显著加重。

(2)不能站立与行走,膝关节功能障碍。

(3)患侧大腿中下段及膝部高度肿胀,可见皮肤淤斑。

(4)大腿下段压痛剧烈。

(5)骨折局部有骨异常活动及骨擦感。

(6)骨折局部可出现不同程度的成角、短缩及旋转畸形。

(三)辅助检查

常规应给予前后位与侧位 X 线检查,可明确诊断及骨折类型。

二、分型

AO 骨折分类法。AO 是以数码来表达骨折的诊断分离,前两位数码代表骨折的部位,后三位数码代表骨折的形态特点。股骨髁上骨折即为 AO 股骨远端骨折(代码 33)之 A 型(关节外骨折),其亚分型如下。

(一)A_1 简单骨折

(1)骨突骨折。

(2)干骺端斜形或螺旋形。

(3)干骺端横形。

(二)A_2 干骺端楔形

(1)完整楔形。

(2)外侧折块。

(3)内侧折块。

(三)A_3 干骺端复杂骨折

(1)单一中间劈裂折块。

(2)不规则,局限于干骺端。

(3)不规则,延伸至骨干。

三、治疗

(一)非手术治疗

1.皮肤牵引

(1)适应证:患者全身情况不能耐受手术或整复,血糖控制不佳的糖尿病患者及小儿,皮肤必须完好。

(2)操作方法:将宽胶布条或乳胶海绵条粘贴在患肢皮肤上或利用四肢尼龙泡沫套,利用肌肉在骨骼上的附着点将牵引力传递到骨骼上,牵引重量不超过 5 kg。皮肤有损伤、炎症及对胶布过敏者禁用。牵引期间应定时检查牵引的胶布粘贴情况，定期复查X线片，及时调整牵引重量和体位。一般牵引时间为2～4周，骨折端有纤维性连接后，更换为石膏固定，以免卧床时间太久，不利于功能锻炼。

2.骨牵引

(1)适应证：不愿手术或皮肤条件不具备外固定支架以及手术治疗的股骨髁上骨折患者。

(2)操作方法：①屈曲型骨折：行股骨髁上或髁部牵引，将伤肢置于牵引架上，屈髋40°～45°，屈膝45°位牵引，牵引力线应高于股骨轴线，待牵开后行推挤叩合手法整复，夹板外固定，骨折端有纤维性连接后。更换为石膏固定。如经牵引及手法整复仍不能复位者，将屈膝改为25°，在牵引针上再放置一与股骨垂直向前的牵引弓行双向牵引。②伸直型骨折：行胫骨结节牵引，将伤肢置于牵引架上，屈髋20°～30°，屈膝15°～25°牵引，牵开后视情况行手法整复，夹板外固定，骨折端有纤维性连接后，更换为石膏固定。

3.手法整复外固定

(1)适应证：移位不大的A_1型骨折。

(2)操作方法：根据受伤机制，采用推挤叩合手法使骨折复位，可用超膝关节夹板或石膏托固定患膝于屈膝30°～50°(屈曲型)或0°～10°(伸直型)足部旋中位，一般固定6～8周。通常在胫骨平台后外侧缘以及腓骨颈的部位容易造成腓总神经的压迫致伤，因此石膏固定的时候一定在此部位多垫一些石膏棉。固定期应注意夹板和石膏的松紧度，并定时行X线检查，发现移位应随时进行夹板调整或重新石膏固定。

4.手法整复经皮固定

(1)适应证：具有一般手术禁忌证的各种类型的骨折。

(2)操作方法：①经皮交叉骨圆针固定法：行坐骨神经、股神经阻滞麻醉，严格无菌，透视下先采用牵引、推挤、抱合手法使骨折复位，然后经皮将3 mm骨圆针交叉击入固定，一般需要2～3枚骨圆针。②经皮钳夹固定法：适用于A_1型中长斜形及螺旋形骨折。行坐骨神经、股神经阻滞麻醉，严格无菌，透视下先采用牵引、推挤、抱合手法使骨折复位，然后经皮钳夹固定。术后需辅以外固定。③其他骨折固定器整复固定法：可选用单边外固定器、股骨髁间调节固定器、股骨牵引固定架、孟氏骨折复位固定器或半槽复位固定器行整复固定。

(二)手术治疗

1.切开复位，骨圆针交叉内固定法

(1)适应证：主要适用于股骨远端A_1和部分A_2型骨折，尤其适用于儿童股骨远端的骨骺损伤。

(2)操作方法：采用硬膜外麻醉或全麻，手术取患侧大腿下段前外侧或外后侧手术入路，复位后用2枚2.0～3.5 mm骨圆针交叉固定，针尾留于皮外并折弯，冲洗分层缝合，术后单髋"人"字或长腿石膏固定4～6周。

2.切开复位，"L"形钢板、95°角钢板、动力髁螺钉或股骨髁支撑钢板内固定法

(1)适应证：适用于各型股骨髁上骨折。

(2)操作方法：采用硬膜外麻醉或全麻，手术取患侧大腿下段前外侧或外后侧手术入路，骨折复位后，选择合适长度的钢板固定，术后早期应卧床，根据骨折粉碎程度及固定可靠性，选择合适的时机行主动及被动功能锻炼。

3.切开复位，逆行交锁钉内固定法

(1)适应证：主要适用于股骨远端A_1和部分A_2、A_3型骨折。

(2)操作方法：采用硬膜外麻醉或全麻，选择合适长度及直径的逆行交锁钉，根据骨折情况选用闭合或开放复位置钉，要求置钉时进针点必须准确，骨折良好复位，必要时一期良好植骨，术后早期进行功能锻炼。

(三)药物治疗

1.中药治疗

(1)内治法：首先以"四诊八纲"为依据，根据骨折愈合过程，以三期辨证治疗为基础，再根据年龄、体质、损伤程度、损伤部位进行治疗。一般规律是骨折早期宜破、中期宜和、后期宜补。这种破、和、补的分期治疗，是在治疗骨折的始终必须掌握治伤与扶正的辩证关系。骨折初期是指骨折伤后1～2周，初期治法常用的有

攻下逐瘀法、行气消瘀法、清热凉血法等，可用活血灵、解毒饮、活血舒肝汤；中期是指骨折伤后3～4周，常用的治法有和营止痛法、接骨续筋法、舒筋活络法等，如三七接骨丸、养血止痛丸；后期是指骨折1个月以后，常用治法有补气养血法、健脾益胃法、补益肝肾法、温经通络法等，如加味益气丸、特翩接骨丸。

(2)外治法：是指骨折损伤后的局部用药，如敷、贴、洗、搽、撒、浸、熨等，根据“骨折三期”辨证，一般初、中期以药膏、膏药敷贴，如活血止痛膏；后期以药物熏洗、热熨或涂擦，如展筋丹、展筋酊。

2.西药治疗

围绕骨折各个时期应用西药对症处理，常用的有解热镇痛类药物治疗骨折后疼痛，脱水利尿药物预防及治疗骨折后肢体过度肿胀及筋膜间室综合征等。术前30分钟给予预防性抗生素应用，术后应用一般不超过3天。

(四)康复治疗

1.功能锻炼

一般骨髁上骨折在良好复位与坚强固定的条件下，强调早期有效的功能锻炼。常用的功能锻炼疗法如下：

(1)术后早期的主动及被动的关节活动度训练。股骨髁上骨折为近关节部骨折，由于骨折部和股四头肌粘连，加之关节内积血机化后的关节内粘连等，对膝关节的预后功能影响较大，故初始就应注意膝关节的功能锻炼，即筋骨并重原则。术后早期即应加强足踝部的屈伸活动及股四头肌的收缩，并及早实施被动活动髌、股关节，预防髌、股关节粘连；术后3周即可在卧床及保护下练习膝关节伸展运动，既可减轻膝关节粘连，又能预防股四头肌萎缩；6～8周骨折达到临床愈合后，可加大膝关节伸曲活动度，待骨折愈合牢固后，即可以进行床缘屈膝法练习，继而下地在保护下训练起蹲运动等。

(2)持续被动运动(CPM)。为预防股骨髁上骨折后关节制动导致的僵硬及蜕变，Salter提出了CPM的方法，事实证明CPM是防止关节活动受限，促进关节软骨再生和修复的有效方法，临床主要是通过CPM仪器进行CPM训练及治疗，具有无痛苦，能使肿胀迅速消失，能促进关节软骨的修复，避免关节僵硬、粘连和活动受限，能使关节损伤迅速愈合等优点。若结合术后早期骨折远端骨牵引保护则更加安全。

2.物理疗法

(1)电疗：电疗具有增强肌力、促进骨折愈合、镇痛和局部透热以加强循环等作用，目前常用的仪器有骨创伤治疗仪、KD-Ⅲ治疗仪等，效果显著。

(2)其他物理疗法：包括光疗、水疗、冷疗等，多结合具体药物应用，需康复专业技术人员参与执行。

(侯建平)

第十节　股骨髁间骨折

股骨髁间骨折是指股骨内、外踝或双髁遭受外力后引起的骨折，占全身骨折脱位的0.4%～0.5%，以青壮年男性居多，女性和老年人少见。因本病属关节内骨折，复位要求较高，且预后较股骨髁上骨折差。可合并腘血管及/或神经损伤。

一、诊断

(一)病史

有明显外伤史。

(二)症状和体征

(1)伤后患肢疼痛明显，移动肢体时显著加重。

(2)不能站立与行走，膝关节局部功能障碍。

(3)患侧大腿中下段及膝部高度肿胀，可见皮肤淤斑。

(4)股骨髁部压痛剧烈。

(5)骨折局部有骨异常活动及骨擦感。

(6)伤膝可有内、外翻畸形，并可能有横径或前后径增宽，骨折局部可出现不同程度的成角、短缩及旋转畸形。

(三)辅助检查

(1)X线检查：常规应给予前后位与侧位X线摄片，可明确诊断骨折类型。

(2)怀疑有复杂关节软骨或韧带损伤者可给予CT或MRI检查。

二、分型

AO骨折分类法。股骨髁上骨折即为AO股骨远端骨折(代码33)之B型(部分关节骨折)和C型(完全关节骨折)，其亚分型如下：

(一)B型(部分关节骨折)

(1)B_1：股骨外踝，矢状面。①简单，穿经髁间窝。②简单，穿经负重面。③多折块。

(2)B_2：股骨内髁，矢状面。①简单，穿经髁间窝。②简单，穿经负重面。③多折块。

(3)B_3：冠状面部分骨折。①前及外片状骨折。②单髁后方骨折(Hoffa)。③双髁后方骨折。

(二)C型(完全关节骨折)

C_1：关节简单，干骺端简单

(1)T或Y形，轻度移位。

(2)T或Y形，显著移位。

(3)T形骨骺骨折。

C_2：关节简单，干骺端多折块

(1)完整楔形。

(2)多折块楔形。

(3)复杂。

C_3：多折块关节骨折

(1)干骺端简单。

(2)干骺端多折块。

(3)干骺端及骨干多折块。

三、治疗

(一)非手术治疗

1.皮肤牵引

(1)适应证：患者全身情况不能耐受手术或整复，血糖控制不佳的糖尿病患者及小儿，简单骨折，皮肤必须完好。

(2)操作方法：将宽胶布条或乳胶海绵条粘贴在患肢皮肤上或利用四肢尼龙泡沫套，利用肌肉在骨骼上的附着点将牵引力传递到骨骼上，牵引重量不超过5 kg。皮肤有损伤、炎症及对胶布过敏者禁用。牵引期间应定时检查牵引的胶布粘贴情况，定期复查X线片，及时调整牵引重量和体位。一般牵引时间为2～4周，骨折端有纤维性连接后，更换为石膏固定，以免卧床时间太久，不利于功能锻炼。

2.骨牵引

(1)适应证：不愿手术或皮肤条件不具备外固定支架以及手术治疗的股骨髁部骨折患者，B_1、B_2、C_1、

C_2 型骨折。

(2)操作方法：局麻下行患侧胫骨结节骨牵引，将伤肢置于牵引架上，屈髋 20°～30°，屈膝15°～25°牵引，牵开后视情形行手法整复，夹板外固定。或先采用推挤叩合手法使双髁复位，局麻下用钳夹经皮将双髁固定，将牵引绳连于钳夹上，使之变为股骨髁部牵引，将患肢置于牵引架上视情况行半屈膝位或屈膝位牵引，待牵开后行手法整复夹板外固定。骨折端有纤维性连接后，更换为石膏固定。

3.手法整复外固定

(1)适应证：闭合或未合并血管神经损伤的部分 B_1、B_2、C_1 型骨折。

(2)操作方法：根据受伤机制，采用推挤叩合手法使骨折复位，可用超膝关节夹板或石膏托固定患膝于功能位，一般固定 6～8 周。通常在胫骨平台后外侧缘以及腓骨颈的部位容易造成腓总神经的压迫致伤，因此石膏固定的时候一定在此部位多垫一些石膏棉。固定期应注意夹板和石膏的松紧度，并定时行 X 线检查，发现移位应随时调整夹板，或重新石膏固定。

4.手法整复经皮钢针内固定法

(1)适应证：适用于 B_1、B_2 和部分 C_1 型骨折。

(2)操作方法：行坐骨神经、股神经阻滞麻醉，严格无菌，透视下先采用推挤叩合手法使骨折复位，然后经皮将 3 mm 骨圆针击入固定，一般需要 2～3 枚骨圆针。

5.骨外固定器固定法

(1)适应证：适用于 B_1、B_2 和 C_1、C_2 型骨折。

(2)操作方法：可选用单边外固定器、股骨髁间调节固定器、孟氏骨折复位固定器或半环槽复位固定器行整复固定。

6.经皮钳夹固定法

(1)适应证：适用于 B_1、B_2 型骨折。

(2)操作方法：行坐骨神经、股神经阻滞麻醉，严格无菌，透视下先采用推挤叩合手法使骨折复位，经皮钳夹固定，术后用长腿石膏固定 4～6 周。

(二)手术治疗

1.切开复位螺钉、螺栓内固定法

(1)适应证：B_1、B_2 和 B_3 型骨折。

(2)操作方法：常选用硬膜外阻滞麻醉，依骨折部位选用膝部前内、前外、后内、后外侧入路，清理骨折端，复位骨折，用螺钉、螺栓或松质骨螺钉内固定。注意用螺钉内固定时近端孔应钻成滑动孔使之成为拉力螺钉，用松质骨螺钉内固定时螺纹必须全部穿过骨折线，钉尾及钉尖不能露出关节面外。

2.切开复位动力髁螺钉内固定法

(1)适应证：部分 C_1、C_2 型骨折。

(2)操作方法：采用连续硬膜外麻醉，患侧大腿下段前外侧绕髌切口，显露并清理骨折端，首先复位髁部骨折，骨圆针临时固定，再复位髁上骨折，动力髁螺钉固定。主螺钉应距远端关节面 2 cm，方向与远端关节面及内、外踝前侧关节面切线相平行。

3.切开复位股骨髁部支撑钢板内固定法

(1)适应证：C_1、C_2、C_3 型股骨髁部骨折。

(2)操作方法：切开复位方法同上。选择合适长度的钢板，要求骨折近端应至少置入 4 枚螺钉。注意钢板的准确放置，远端放置不能偏前，以免高出于股骨外踝关节面，影响髌骨关节活动。

4.切开复位逆行交锁钉内固定法

(1)适应证：部分 C_1、C_2 型骨折。

(2)操作方法：采用硬膜外麻醉或全麻，选择合适长度及直径的逆行交锁钉，首先复位髁部骨折，骨圆针临时固定，再复位髁上骨折，置入髓内钉。要求置钉时进针点必须准确，骨折良好复位，必要时一期良好植骨，术后早期进行功能锻炼。

(三)药物治疗

1.中药治疗

(1)内治法:以三期辨证治疗为基础,再根据年龄、体质、损伤程度、损伤部位进行治疗。一般规律是骨折早期宜破,中期宜和,后期宜补,选择相应药物。

(2)外治法:一般初、中期以药膏、膏药敷贴,如活血止痛膏,后期以药物熏洗、热熨或涂擦,如展筋丹、展筋酊。

2.西药治疗

围绕骨折各个时期应用西药对症处理。

(四)康复治疗

1.功能锻炼

股骨髁部骨折在良好复位与坚强固定的条件下,强调早期有效的功能活动。常用的功能锻炼疗法如下。

(1)术后早期的主动及被动的关节活动度训练:股骨髁部骨折为关节内骨折,由于骨折部和股四头肌粘连加之关节内积血机化后的关节内粘连等,对膝关节的预后功能影响较大,故初始就应注意膝关节的功能锻炼,即筋骨并重原则。术后早期即应加强足踝部的屈伸活动及股四头肌的收缩,并及早实施被动活动髌骨关节,预防髌骨关节粘连,基本类似股骨髁上骨折,但更强调通过股骨滑车关节面在胫骨平台上的滚动以模造关节面。术后3周即可在卧床及保护下练习膝关节伸展运动,既可减轻膝关节粘连,又能预防股四头肌萎缩。6~8周骨折达到临床愈合后,可加大膝关节伸曲活动度,待骨折愈合牢固后,即可进行床缘屈膝法练习,继而下地在保护下训练起蹲运动等。

(2)持续被动运动(CPM):为预防股骨髁部骨折后关节制动导致的僵硬及蜕变,亦可遵从Salter提出的CPM的方法。

2.物理疗法

(1)电疗:目前常用的仪器有骨创伤治疗仪、KD-Ⅲ治疗仪等,效果显著。

(2)其他物理疗法:包括光疗、水疗、冷疗等,多结合有具体药物应用,需康复专业技术人员参与执行。

(侯建平)

第十一节 髌骨骨折

髌骨古称连骸骨,俗称膝盖骨、镜面骨。《素问·骨空经》云:“膝解为骸关,侠膝之骨为连骸。”髌骨为人体最大的籽骨,位于膝关节之前。髌骨骨折占全部骨折损伤的10%,多见成年人。

髌骨略呈三角形,尖端向下,被包埋在股四头肌腱部,其后方是软骨面,与股骨两髁之间软骨面相关节,即髌股关节。髌骨后方之软骨面有条纵嵴,与股骨髁滑车的凹陷相适应,并将髌骨后软骨面分为内外两部分,内侧者较厚,外侧者扁宽。髌骨下端通过髌韧带连于胫骨结节。

髌骨是膝关节的一个组成部分,切除髌骨后,在伸膝活动中可使股四头肌肌力减少30%左右,因此,髌骨有保护膝关节、增强股四头肌肌力、伸直膝关节最后10°~15°的作用,除不能复位的粉碎性骨折外,应尽量保留髌骨。髌骨后面是完整的关节面,其内外侧分别与股骨内外髁前面形成髌股关节,在治疗中应尽量使关节面恢复平整,减少髌骨关节炎的发生。横断骨折有移位者,均有股四头肌腱扩张部断裂,致使肌四头肌失去正常伸膝功能,治疗髌骨骨折时,应修复肌腱扩张部的连续性。

一、病因

骨折病因为直接暴力和肌肉强力收缩所致。直接暴力多因外力直接打击在髌骨上,如撞伤、踢伤等,骨折多为粉碎性,其髌前腱膜及髌骨两侧腱膜和关节囊多保持完好,骨折移位较小,亦可为横断骨折、边缘骨折或纵形劈裂骨折。肌肉强力收缩者,多由于股四头肌猛力收缩,所形成的牵拉性损伤,如突然滑倒时,膝关节半屈曲位,股四头肌骤然收缩,牵拉髌骨向上,髌韧带则固定髌骨下部,而股骨髁部向前顶压髌骨形成支点,三种力量同时作用造成髌骨骨折。肌肉强力收缩多造成髌骨横断骨折,上下骨块有不同程度的分离移位,髌前筋膜及两侧扩张部撕裂严重。

二、诊断要点

有明显外伤史,伤后膝前方疼痛、肿胀,膝关节活动障碍。检查时在髌骨处有明显压痛,粉碎骨折可触及骨擦感,横断骨折有移位时可触及一凹沟。膝关节正侧位 X 线片可明确诊断。

X 线检查时需注意:侧位片虽然对判明横断骨折以及骨折块分离最为有用,但不能了解有无纵形骨折以及粉碎骨折的情况。而斜位片可以避免髌骨与股骨髁重叠,既可显示其全貌,更有利于诊断纵形骨折、粉碎骨折及边缘骨折。斜位摄片时,若为髌骨外侧损伤可采用外旋 45°位,如怀疑内侧有损伤时,则可取内旋 45°。如临床高度怀疑有髌骨骨折而斜位及侧位 X 线片均未显示时,可再照髌骨切位 X 线片(图 16-8)。

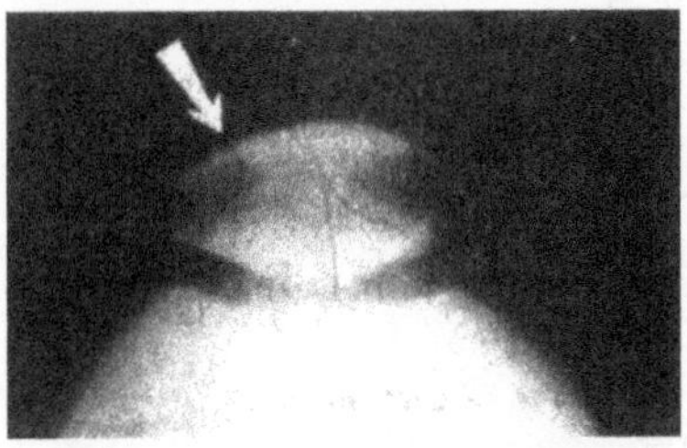

图 16-8 髌骨切线位 X 线片

三、治疗方法

髌骨骨折属关节内骨折,在治疗时必须达到解剖复位并修复周围软组织损伤,才能恢复伸膝装置的完整,防止创伤性关节炎的发生。

(一)整复固定方法

1.手法整复外固定

(1)整复方法:复位时先将膝关节内积血抽吸干净,注入 1%普鲁卡因 5～10 mL,起局部麻醉作用,而后患膝伸直,术者立于患侧,用两手拇示指分别捏住上下方骨块,向中心对挤即可合拢复位。

(2)固定方法:①石膏固定法:用长腿石膏固定患膝于伸直位。若以管型石膏固定,在石膏塑形前摸出髌骨轮廓,并适当向髌骨中央挤压使骨折块断面充分接触,这样固定作用可靠,可早期进行股四头肌收缩锻炼,预防肌肉萎缩和粘连。外固定时间不宜过长,一般不要超过 6 周。髌骨纵形骨折一般移位较小,用长腿石膏夹固定 4 周即可。②抱膝圈固定法:可根据髌骨大小,用胶皮电线、纱布、棉花做成套圈,置于髌骨处,并将四条布带绕于托板后方收紧打结,托板的两端用绷带固定于大小腿上。固定 2 周后,开始股四头肌收缩锻炼,3 周后下床练习步行,4～6 周后去除外固定,做膝关节不负重活动。此方法简单易行,操作方便,但固定效果不够稳定,有再移位的可能,注意固定期间应定时检查纠正。同时注意布带有否压迫腓总神经,以免造成腓总神经损伤。③闭合穿针加压内固定:适用于髌骨横形骨折者。方法是皮肤常规消毒、铺巾后,在无菌操作下,用骨钻在上下骨折块分别穿入一根钢针,注意进针方向须与髌骨骨折线平行,两根针亦应平行,穿针后整复。骨折对位后,将两针端靠拢拉紧,使两骨折块接触,稳定后再拧紧固定器螺钉,如无固定器亦可代之以不锈钢丝。然后用乙醇纱布保护针孔,防止感染,术后用长木板或石膏托将膝关节固定于伸直位(图 16-9)。④抓髌器固定法:方法是患者取仰卧位,股神经麻醉,在无菌操作下抽净关节内积血,用双手拇、示指挤压髌骨使其对位。待复位准确后,先用抓髌器较窄的一侧钩刺入皮肤,钩住髌骨下极前缘和部分髌腱。如为粉碎性骨折,钩住其主要的骨块和最大的骨块,然后再用抓髌器较宽的一侧,钩住近端髌骨上极前缘即张力带处。如为上极粉碎性骨折，先钩住上极粉碎性骨块，再钩住远端骨块。注意抓髌器的双钩必须抓牢髌骨上下极的前侧缘。最后将加压螺旋稍加拧紧使髌骨相互紧密接触。固定后要反复伸屈膝关节以磨造关节面，达到最佳复位。骨折复位后应注意抓髌器螺旋盖压力的调整，因为其为加压固定的关键部位，松则不能有效地维持对位，紧则不能产生骨折自身磨造的效应(图 16-10)。⑤髌骨抱聚器固定法：电视 X 线透视下无菌操作，先抽尽膝关节腔内积血，利用胫骨结节髌骨外缘的关系，在胫骨结节偏内上部位，将抱聚器的下钩刺穿皮肤，进入髌骨下极非关节面的下方，并向上提拉，确定是否抓持牢固。并用拇指后推折块，让助手两手拇指在膝关节两旁推挤皮肤及皮下组织向后以矫正翻转移位。将上针板刺入皮肤，扎在近折块的前侧缘上，术者一手稳住上下针板，令助手拧动上下手柄，直至针板与内环靠近，术者另一手的拇指按压即将接触的折端，并扪压内外侧缘，以防侧方错位，并加压固定。再利用髌骨沿股间窝下滑及膝关节伸屈角度不同和髌股关节接触面的变化，伸屈膝关节，纠正残留成角和侧方移位。应用髌骨抱聚器治疗髌骨骨折具有骨折复位稳定、加速愈合、关节功能恢复理想的优点(图 16-11)。

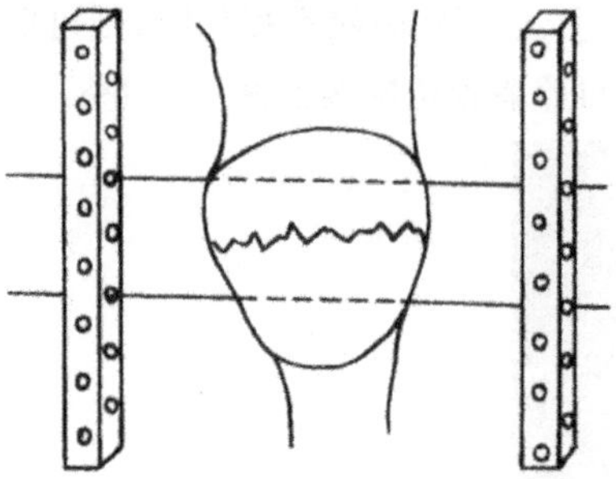

图 16-9　闭合穿针加压内固定

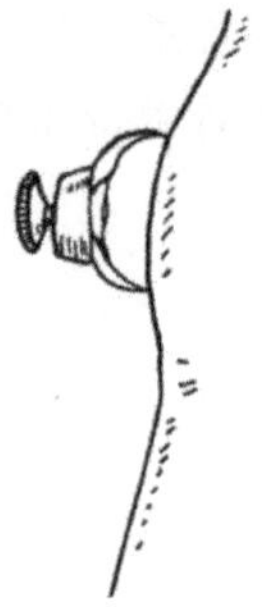

图 16-10　抓髌器固定法

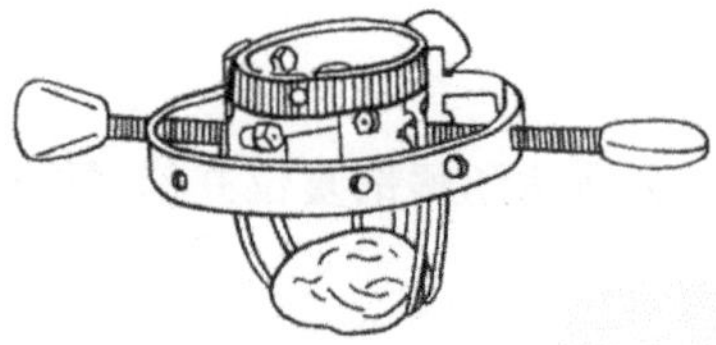

图 16-11　髌骨抱聚器固定法

2.切开复位内固定

适用于髌骨上下骨折块分离在 1.5 cm 以上、不易手法复位或其他固定方法失败者。方法是在硬膜外麻醉或股神经加坐骨神经阻滞麻醉下，取膝前横弧形切口，切开皮肤皮下组织后，即进入髌前及腱膜前区，此时可见到髌骨的折面及撕裂的支持带，同时有紫红色血液由裂隙涌出，吸净积血，止血，进行内固定。目前以双 10 号丝线、不锈钢丝、张力带钢丝固定为常用(图 16-12)。

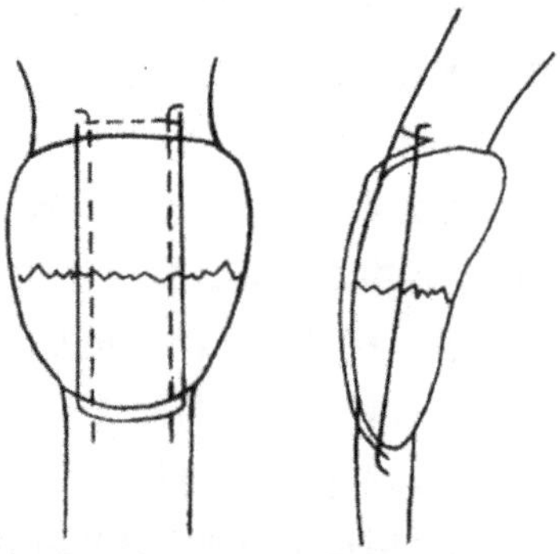

图 16-12　张力带钢丝内固定

(二)药物治疗

髌骨骨折多瘀肿严重，初期可用利水逐瘀法以祛瘀消肿，具体方药参照股骨髁间骨折。若采用穿针或外固定器治疗者,可用解毒饮加泽泻、车前子;肿胀消减后,可服接骨丹;后期关节疼痛活动受限者,可服养血止痛丸。外用药初期肿胀严重者,可外敷消肿散。无移位骨折,可外贴接骨止痛膏。去固定后,关节强硬疼痛者,可按摩展筋丹或展筋酊,并可用活血通经舒筋利节之苏木煎外洗。

(三)功能康复

复位固定肿胀消退后,即可下床活动,让膝关节有小量的伸屈活动,使髌骨关节面得以在股骨滑车的磨造中愈合,有利于关节面的平复。2～3 周,有托板固定者应解除,有限度地增大膝关节的活动范围,6 周后骨折愈合去固定后,可用指推活髌法解除髌骨粘连,以后逐步加强膝关节屈伸活动锻炼,使膝关节功能早日恢复。

(侯建平)

第十二节　胫骨平台骨折

胫骨平台骨折在普通人群中较为常见。体育运动中如高速极限运动及高处坠落亦有发生。胫骨平台骨折多数涉及负重关节面,常合并韧带及半月板损伤。在诊断和治疗中既要考虑关节面的精确对位,又要创造条件,争取关节的早期功能活动。

一、功能解剖

胫骨平台似马鞍形,是支持和承重股骨髁的主要结构。胫骨平台内侧缘有内侧副韧带及比目鱼肌附着点,内侧面稍下有缝匠肌、股薄肌及半腱肌附着其上。外侧缘与腓骨小头之间称为骨间缘,与腓骨小头关节面组成上胫腓关节。外侧缘稍凹处有胫前肌附着,腓骨小头有外侧副韧带附着其上。胫骨平台正面观呈凹形,有内外半月板镶嵌其上。

内外平台之间有一骨性隆起,称为胫骨隆突,上有半月板前后角、前后交叉韧带附着点及胫骨棘。胫骨上端周缘骨皮质较胫骨中段骨皮质薄弱,平台骨皮质内纵向骨小梁与横向骨小梁交叉排列,以支撑体重。由于外侧平台骨小梁密度低于内侧平台,又因膝外侧容易遭受外来暴力打击,所以外侧胫骨平台骨折较内侧多见。

二、损伤机制及分类

(一)压缩并外展

运动员从高处坠落,膝关节伸直并外展位,由于外侧平台外侧缘较股骨外髁宽约 0.5 cm,股骨外髁如楔子插向外侧平台,形成平台塌陷或劈裂骨折。塌陷骨折块挤压腓骨头,造成腓骨头或颈部骨折。若外翻幅度大,可同时发生内侧副韧带和前交叉韧带断裂(图 16-13)。

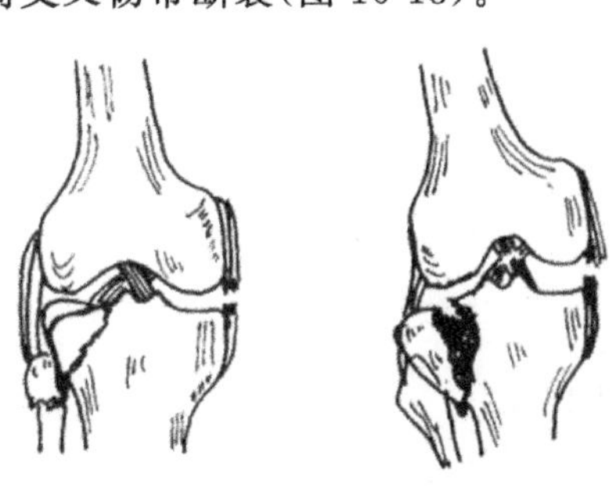

(1)　　(2)

图 16-13　压缩并外展致胫骨外髁骨折

(1)胫骨外髁塌陷骨折;(2)胫骨外髁劈裂骨折

(二)压缩并内收

高处坠落,膝关节伸直并内收,由于股骨内髁与胫骨内侧平台的边缘基本对齐,股骨内髁冲压股骨平台，致使胫骨内侧平台骨折塌陷。骨折后因内侧副韧带的牵拉作用，骨折块向内向下移位（图 16-14）。若内收严重，可合并发生腓骨头撕脱骨折或腓总神经损伤。

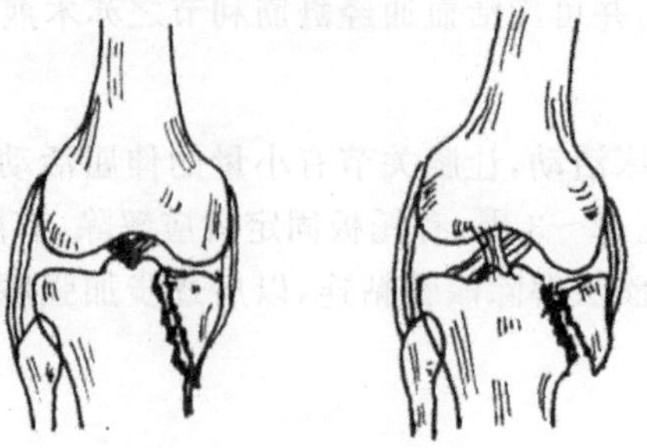

(1)　　(2)

图 16-14　压缩并内收致胫骨内髁骨折

(1)胫骨内髁塌陷骨折；(2)胫骨内髁塌陷骨折合并旋转移位

(三)垂直压缩

高处坠落，足跟着地，股骨内外髁垂直撞击胫骨平台，地面的反作用力使胫骨平台由下向上加大撞击力，造成内外两侧平台分离骨折或粉碎骨折（图 16-15）。坠跌落地若同时伴有外翻力，外侧平台损伤较重或移位较多，若同时伴随内收力，则内侧平台损伤较重。

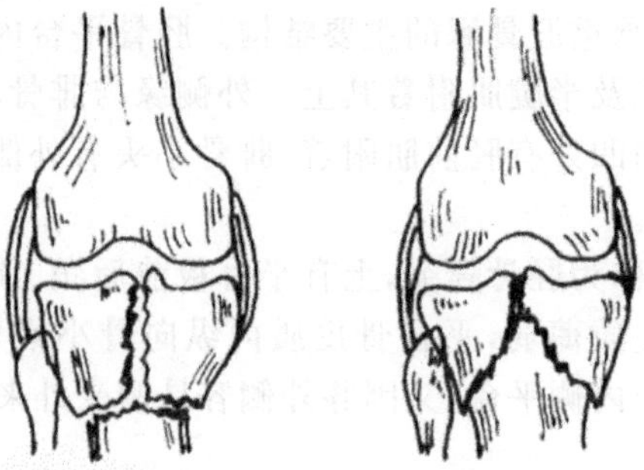

(1)　　(2)

图 16-15　膝部垂直压缩致胫骨双髁骨折

(1)胫骨髁 T 形骨折；(2)胫骨髁 Y 形骨折

三、分类

(一)Hohl 将胫骨平台骨折分为六型

Ⅰ型：骨折无移位。

Ⅱ型：骨折处部分压缩。

Ⅲ型：胫骨髁劈裂又压缩骨折。

Ⅳ型：髁部压缩。

Ⅴ型：髁部劈裂。

Ⅵ型：胫骨平台严重粉碎骨折（图 16-16）。

(二)Morre 分类法

另有特征，它将胫骨平台骨折分为两大类：

1.平台骨折

①轻度移位。②局部压缩。③劈裂压缩。④全髁压缩。⑤双髁骨折。

2.骨折脱位

①劈裂骨折。②全髁骨折。③边缘撕脱骨折。④边缘压缩骨折。⑤四部骨折(图 16-17)。

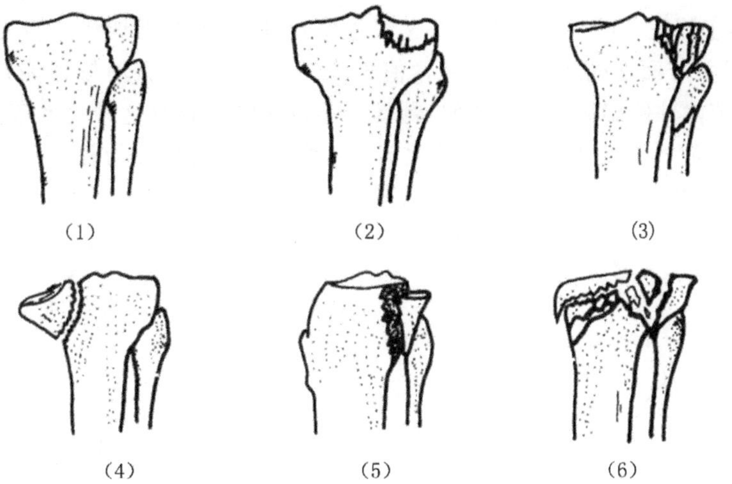

图 16-16　胫骨髁骨折 Hohl 分型

(1)骨折无移位;(2)部分压缩;(3)劈裂压缩;(4)全髁塌陷;(5)劈裂骨折;(6)粉碎骨折

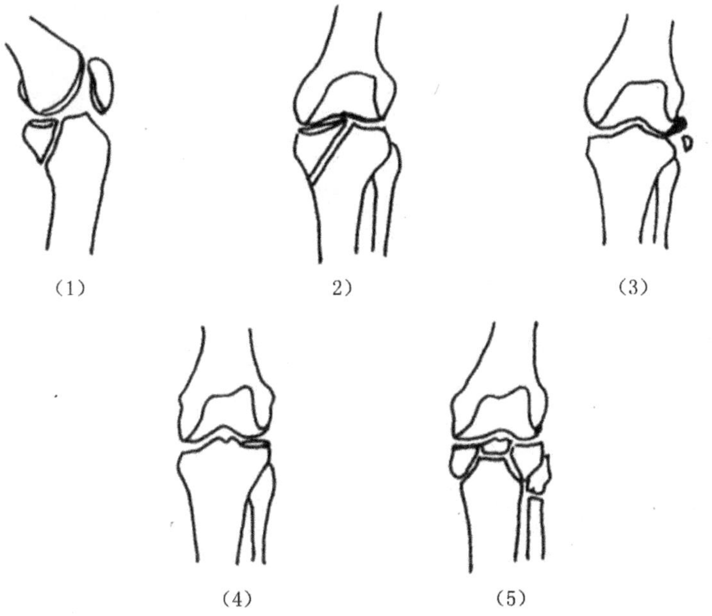

图 16-17　胫骨髁骨折 Morre 分类

(1)劈裂骨折;(2)全髁骨折;(3)边缘撕脱骨折;(4)边缘压缩骨折;(5)四部骨折

四、症状及诊断

(一)损伤史

强大暴力作用于膝部的损伤史,如高处坠落损伤等。

(二)胀肿疼痛

膝部肿胀,疼痛剧烈,严重者有膝外翻或内翻畸形。

(三)功能障碍

膝关节及小腿功能障碍或丧失,不能站立行走。膝关节有异常侧向活动。

(四)X线检查

可显示骨折形式或骨折块移位的方向。部分病例若仅有轻微塌陷骨折,X线片难以显示。分析膝关节X线片时应注意:①膝关节面切线。膝关节X线正位片,股骨关节面切线与胫骨关节面切线成平行关系。股骨纵轴与股骨关节面切线外侧夹角,正常值为75°～85°。胫骨纵轴与胫骨关节面连线的外侧夹角为85°～100°。膝关节内外侧副韧带损伤、胫骨髁骨折移位或膝外翻时这种关系紊乱(图16-18)。②膝反屈角。膝关节X线侧位片,胫骨纵轴线与胫骨关节面连线后方之夹角称为膝反屈角,正常值少于90°。可以此衡量胫骨平台骨折移位及复位情况(图16-19)。

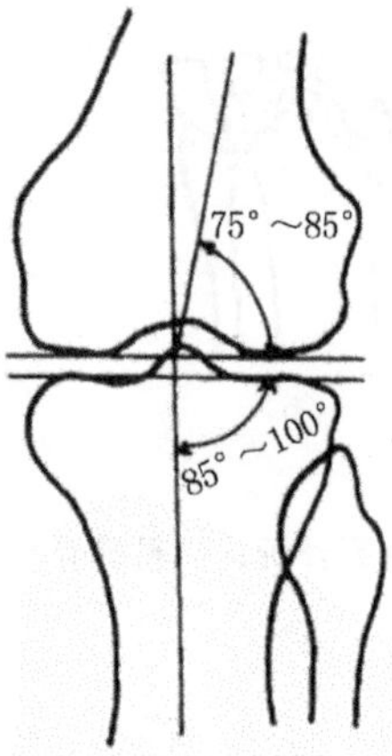

图16-18 膝关节面切线与外侧夹角

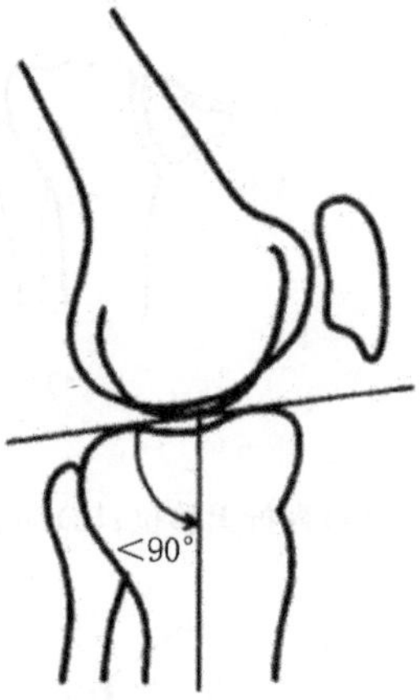

图16-19 膝反屈角,正常值<90°

胫骨平台关节面正常时后倾10°～15°,故摄取正位片时球管也应后斜10°～15°,这样能更好地显示平台情况。有时须加拍左右斜位片,以防漏诊。

(五)CT及MRI检查

清晰地显示关节面破坏情况及骨折移位的细微变化,可以客观地评估关节面压缩程度及骨折块的立体形状,从而为选择治疗方案提供依据。

五、治疗

胫骨平台骨折的治疗目的是解剖对位和恢复关节面的平整,维持轴向对线,同时修复韧带和半月板的损伤,重建关节的稳定性。

胫骨平台骨折有各种治疗方法,观点各有不同。确定治疗方案应根据患者全身情况、运动项目、年龄、有无合并损伤、骨折类型和程度等全面考虑,综合分析。

(一)无移位或轻度移位骨折

无移位骨折均可保守治疗,如HohlⅠ型。抽净关节积血,加压包扎,以石膏托制动3～4周。固定期间每周进行1～2次膝关节主动伸屈活动,负重行走应在8周后进行。

轻度移位塌陷及侧方移位不超过1 cm,膝关节无侧向不稳定也可非手术治疗,如HohlⅡ型。石膏托固定4～6周,固定期间进行股四头肌舒缩活动。每周进行1～2次膝关节主动伸屈活动。伤后8周膝部伸屈幅度应达到正常或接近正常。

(二)塌陷劈裂骨折

胫骨平台骨折塌陷明显或劈裂骨折,如塌陷超过1 cm,关节不稳或合并膝关节交叉韧带损伤、侧副韧带损伤,宜手术切开内固定。如有神经血管损伤,应首先处理。侧副韧带及交叉韧带损伤应以可靠方式重建。对于一些塌陷明显的骨折,虽已将其撬起复位固定,由于下方空虚,复位后有可能又回复到原来塌陷的位置。如平台塌陷严重,复位后空隙较大,须用骨松质或人工骨充填。若关节面已严重粉碎或不复存在,可将与胫骨髁关节面相似的髂骨软骨面放在关节面的位置上,下方空隙处填以骨松质,填实嵌紧,然后实施内固定(图 16-20)。胫骨髁骨折可采用骨松质螺钉加骨栓内固定(图 16-21),也可以支撑钢板内固定。胫骨双髁严重粉碎骨折可采用支撑钢板或加骨栓内固定(图 16-22、16-23)。此类骨折内固定要坚固可靠,防止因骨折块松动而导致关节面错位和不平整。术后外固定 3～4 周拆除,行膝关节伸屈练习直至正常活动。术后第 2 周开始,每周安排 1～2 次股四头肌主动伸屈活动。

胫骨平台骨折如合并骨筋膜室综合征,应早期切开筋膜室减压,避免肢体因血液循环障碍而坏死。

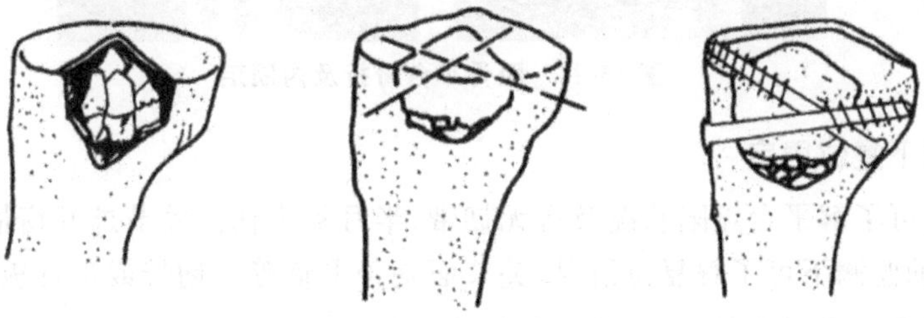

(1)　(2)　(3)

图 16-20　胫骨髁塌陷骨折植骨内固定

(1)胫骨内髁塌陷骨折;(2)先以克氏针将植骨块临时固定;(3)螺钉交叉内固定

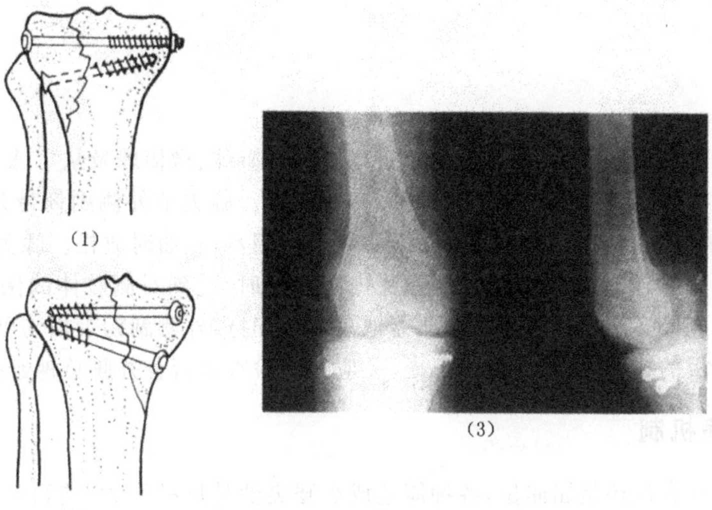

(1)　(2)　(3)

图 16-21　胫骨单髁骨折骨松质螺钉并骨栓内固定

(1)、(2)胫骨单髁骨折骨松质螺钉或加骨栓内固定;(3)胫骨单髁骨折骨松质螺钉内固定术后 X 线片

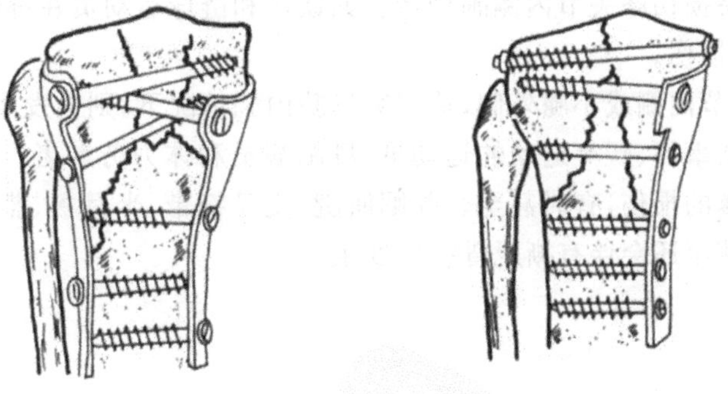

(1)　(2)

图 16-22　胫骨双髁粉碎骨折内固定

(1)胫骨双髁骨折双钢板内固定;(2)胫骨双髁骨折钢板加骨栓内固定

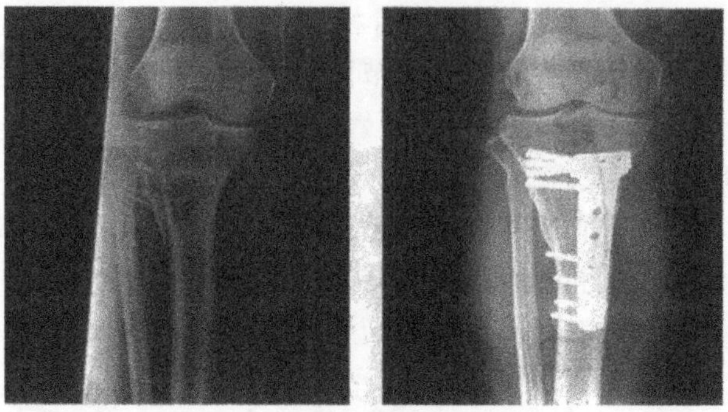

图 16-23 胫骨平台骨折及内固定

(三)关节镜监测下复位固定

通过关节镜监测可了解平台塌陷状况及有无韧带、半月板损伤。关节外开窗撬拔复位,植骨加支撑钢板固定,在关节镜辅助监测下可了解复位情况,关节面是否平整等。韧带或半月板损伤可在关节镜下修复或切除。利用关节镜手术可减少创伤干扰,有利于膝关节功能的尽快恢复。 (侯建平)

第十三节 膝关节侧副韧带损伤

一、概述

膝关节侧副韧带损伤非常多见,尤其常见于足球、摔跤、篮球、橄榄球及从事冰雪项目和跳跃动作的运动员。一旦损伤后应尽快得到明确诊断,从而获得有效治疗。膝关节外侧副韧带是膝外侧稳定的静力结构,可对抗膝关节内翻应力。它是个较小的韧带,膝伸直时绷紧,屈曲时放松。膝关节外侧稳定,更有赖于阔筋膜、髂胫束、股二头肌和腘肌的加强,加之遭受内翻损伤时,受到对侧肢体的保护,因此临床膝关节内侧副韧带损伤远比外侧要多。但损伤后不应孤立地考虑,有时内外侧副韧带损伤可能会同时发生,也可能合并交叉韧带或半月板的损伤,所以应全面考虑,还应仔细检查是否合并腓总神经损伤。

二、病因与发病机制

膝关节无论是在伸直位还是屈曲位,各种能造成小腿突然外展的暴力,均可使膝关节发生突然外翻,引起膝关节内侧副韧带损伤。轻者发生部分纤维撕裂,重者可造成内侧副韧带完全断裂,甚至合并交叉韧带或半月板破裂。如足球运动员用足内侧踢球用力过猛,或当站立时突然有一强大外力撞击膝关节外侧,均可造成此种损伤。内侧副韧带是对抗胫骨外旋应力的主要静力结构之一,当单足站立,躯干过度内旋造成小腿过度外旋位时,最易损伤膝关节内侧副韧带。如铁饼和链球运动员在掷铁饼和链球做旋转动作时,易发生膝关节内侧副韧带损伤。

而在暴力作用于膝关节内侧或小腿外侧,造成突然膝内翻情况下,则会发生膝关节外侧副韧带损伤或断裂,此类损伤易发生在从事摔、跃等运动的运动员,舞蹈演员和体力劳动者。临床所见膝关节外侧副韧带断裂,多合并外侧关节囊的损伤,有时甚至合并腘肌腱、交叉韧带、半月板、腓肠肌外侧头、腓总神经、髂胫束或股二头肌等损伤,甚至还会伴有撕脱骨折的发生。

三、临床表现

(一)症状与体征

1.膝关节内侧副韧带损伤

(1)疼痛:膝关节内侧副韧带损伤为外翻应力作用于小腿引起,表现为内侧局限性疼痛,关节外翻时疼痛加重。

(2)肿胀:膝关节内侧肿胀,当合并关节内损伤时可出现全关节肿胀,重者可出现浮髌试验阳性,穿刺可抽出关节内血性积液,有时可出现膝关节内侧皮下淤斑。

(3)活动障碍:伤后大多存在不同程度的膝关节活动障碍。

(4)压痛:膝关节内侧局限性压痛明显,并可扪及关节内侧有缺损处。

(5)膝关节内侧方应力试验显示阳性:合并交叉韧带断裂时,尤为显著。

(6)关节交锁:当出现关节交锁时,表示可能伴有半月板或交叉韧带的损伤,或膝内侧副韧带深层断裂的断端嵌入关节内。

2.膝关节外侧副韧带损伤

(1)疼痛:膝关节外侧副韧带损伤或断裂,多发生在止点处,多数伴有腓骨小头撕脱骨折,故临床主要症状为膝关节外侧局限性疼痛。

(2)肿胀:腓骨小头附近肿胀、皮下淤血、局部压痛。

(3)活动障碍:膝关节活动障碍,有时可合并腓总神经损伤,表现为足部麻木,甚至足不能背伸。

(4)膝关节外侧方应力试验阳性:当伸直位侧方应力试验阴性,而屈曲 30°时为阳性,此时表示膝关节外侧副韧带断裂合并外侧关节囊、韧带的后 1/3、弓状韧带损伤;当伸直位和屈曲 30°均为阳性时,表示膝关节外侧副韧带断裂同时合并交叉韧带断裂。当伸直位阳性、屈曲位阴性时,表示单纯膝外侧副韧带断裂或松弛。

(二)辅助检查

X 线检查对诊断膝内侧副韧带断裂有重要价值,撕脱骨折者可以显出有骨折片存在。加压下外展位(内展位)双膝正位 X 线片,对本病更有诊断意义。具体方法如下。

取 1%普鲁卡因压痛点注射后,患者平卧,两踝之间置放一软枕,用弹力绷带缠紧双大腿下端至膝关节上缘处,拍摄双膝关节正位 X 线片。当膝关节内侧间隙加宽但不超过 5～10 mm 时,为内侧副韧带部分断裂;而膝关节内侧间隙明显加宽,大于 10 mm 时则为侧副韧带完全断裂;当合并有交叉韧带断裂时,X 线可示膝关节处于半脱位状态。

膝关节外侧副韧带损伤时拍摄膝关节的 X 线正、侧位片,可见有腓骨小头骨折,但对确定膝外侧副韧带断裂诊断的依据不充分。小腿内收位双膝 X 线正位片,对诊断的价值则较大。其投照方法是:先在膝关节外侧压痛点处用 1%普鲁卡因封闭止痛后,患者取仰卧位,双膝之间放一圆的软枕,再用弹力绷带缠紧双踝关节及小腿的远端,然后摄双膝正位 X 线片。当膝外侧副韧带断裂时,伤肢膝关节外侧间隙较健侧加宽,当合并交叉韧带断裂时,膝关节外侧间隙增宽更为明显。健侧膝关节的间隙则无明显改变。

四、治疗

诊断明确后,应积极早期治疗。

(一)保守治疗

1.手法治疗

侧副韧带部分撕裂者,初诊时应予伸屈一次膝关节,以恢复轻微的错位,并可以舒顺筋膜,但手法不可多做,以免加重损伤。新鲜损伤肿痛明显者手法宜轻,日后随着肿胀的消退,手法可逐渐加重。而晚期手法则可解除粘连,恢复关节功能。

(1)内侧韧带损伤治疗手法:患者坐于床边,两腿自然下垂,一助手坐于患侧。两手扶伤侧大腿,二助手于患者的背后扶其两肩。术者半蹲位于患者前方。以右侧损伤为例,左手握于膝部,示指卡住髌骨固定之。另一手拿其小腿的下端,使小腿下垂牵引之。医者先点按血海、阴陵泉、三阴交等穴。然后在损伤局部及其上下施以揉、摩、擦等法。然后膝关节由内向外摇晃 6～7 次,然后医者站起,身体向外,拿小腿的手倒手变为向外牵拉,扶膝的手变握膝的内侧,使膝关节屈曲旋转于 90°位,扶膝的手沿关节间隙推顺其筋。

最后将患肢伸直，术者双手掌在膝关节两侧施捋顺、捻散的手法。

(2)外侧韧带损伤治疗手法：患者侧卧床上，伤肢在上，助手固定大腿下端，勿使晃动。术者一手拿膝，拇指按之，另一手拿踝，做小腿摇法，晃动膝部，再与助手用力相对牵引，然后将膝关节屈曲。同时撤去助手。使膝关节与髋关节尽力屈曲。拿膝的手的拇指用力向膝内侧归挤按压，将伤肢拔直，术者拇指在伤处进行捋顺、捻散法。

2.固定治疗

固定对膝关节内、外侧副韧带损伤非常重要，尤其在损伤的早期。对肿胀严重者，固定前应先将膝关节内的血肿抽吸干净。

(1)膝内侧副韧带轻度损伤或仅有部分断裂者：可采用固定治疗，经查体及膝关节外层位 X 线拍片无明显阳性发现，仅存在膝关节内侧轻度肿胀和局限性压痛的患者，表示存在有膝内侧副韧带轻度损伤或仅有部分断裂的可能，此类患者，可将膝放于 20°～30°屈曲位用石膏前后托制动，以利于损伤的愈合，并指导患者练习股四头肌力量，约 1 周后即可带石膏下地行走，3～6 周后去除石膏，开始做膝关节伸、屈活动的锻炼，其功能可逐渐恢复。若经 3～4 周锻炼观察，显示膝关节不稳，应考虑侧副韧带完全断裂或膝部其他韧带合并伤的可能，宜行手术修复。

(2)对于损伤较轻的单纯膝外侧副韧带损伤者：膝内收应力 X 线显示关节间隙开大 0.4 cm，可用弹性绷带加压包扎；关节间隙开大为 0.5～1.2 cm，给予抽尽膝关节内积血加压包扎，屈膝 20°前后用长腿石膏托固定，6 周后拆除石膏，开始练习膝关节活动。石膏固定期间，应加强股四头肌收缩训练，以防止发生失用性肌萎缩。

3.药物治疗

损伤早期以消肿止痛为主，可用复元活血汤等汤剂，也可服用七厘胶囊、回生第一丹等中成药。损伤中期，以活血化瘀为主，主要用桃红四物汤等，也可服用大、小活络丹等药物。后期以滋补肝肾为主，主要用滋补肝肾的药物。

4.练功疗法

损伤轻者在第 2、3 天后鼓励患者做股四头肌的功能锻炼，以防止肌肉萎缩和软组织粘连。膝关节的功能锻炼对于消除关节积液有好处。后期或手术后患者，膝关节功能未完全恢复者，可做膝关节伸屈锻炼运动及肌力锻炼，如体疗的蹬车，或各种导引的功能疗法。

(二)手术治疗

完全断裂与陈旧性内侧副韧带断裂者，应考虑行手术治疗。根据损伤的范围和程度及是否合并其他韧带损伤，其手术方法也不相同。

1.膝关节内侧副韧带损伤的手术治疗

各种手术均采用仰卧位。在硬膜外麻醉(或腰麻)及气囊止血带下，取膝内"S"形切口。起自股骨内髁上方 1.5～2.0 mm 处，止于股骨内髁前侧，注意保护大隐静脉及隐神经。韧带断裂处多数可见深筋膜下有血肿存在。应仔细分离探查，必要时可做膝关节外展分离试验，以明确韧带断裂的部位。内侧副韧带深层断裂时，往往在浅层中有血肿或淤血斑，此时应沿浅层韧带纤维走行方向进行挤压，即可发现浅韧带出现皱襞或泡状隆起。

(1)膝关节内侧副韧带浅层断裂的修补方法：应视断裂的部位不同而采用不同的方法。在上、下附着处断裂者，其修补方法相同。当撕脱端带有较大的撕脱骨折片者，可用螺丝钉固定。骨折片小或无骨折片者，则在韧带附着处凿一浅槽，在槽的边缘各钻 2 个孔，用粗丝线将断端固定于槽内。内侧副韧带中部断裂时，应行端端缝合或重叠缝合。当内侧副韧带撕裂严重有较多缺损，或经过修补仍不够坚强时，可按陈旧性内侧副韧带断裂处理。

(2)膝关节内侧副韧带深层断裂修复方法：先纵行分开浅层韧带的纤维，在直视下对深层韧带断裂处进行端端缝合。

(3)内侧副韧带断裂合并前交叉韧带断裂的修补方法：其原则是先行修补前交叉韧带后，再修补膝关节内侧副韧带，具体方法各异。

(4)陈旧性膝关节内侧副韧带断裂的治疗：凡陈旧性的膝关节内侧副韧带断裂者，特别是合并前交叉韧带断裂时，膝关节的限制作用遭到破坏。由于长期慢性牵拉而继发其他韧带的松弛，造成膝关节侧方直向不稳定和前内侧旋转不稳，继而发生前外侧旋转不稳定和后内侧旋转不稳定，甚至发生复合不稳等。由于膝关节内侧副韧带的断裂，失去了韧带紧张时使股四头肌产生反射性收缩的机制，导致股四头肌失用性萎缩，最终造成下肢功能的严重障碍。由于陈旧性膝关节内侧副韧带断裂处理困难，治疗效果较差，故目前对其治疗方法的意见尚不完全一致，但近来多数学者认为以行手术修复为宜。其方法有两大类，即静力修复法和动力修复法。

静力修复法：系利用膝关节附近的软组织，对损伤的韧带及缺损进行修补。常用的材料有伤处附近的筋膜或肌腱，也可将已经断裂的韧带行紧缩缝合，以恢复其张力。此种方法往往可得到立竿见影的效果，但是由于所借用的材料缺乏血液供给，久之则发生继发性弹性降低而逐渐松弛，所以往往远期效果不太理想。动力修复法：系将正常肌腱移位，利用肌肉的拉力，达到稳定膝关节的目的，如半腱半膜肌移位代侧副韧带术等。术后处理：上述诸手术术后，均行下肢全长石膏前后托固定于膝关节屈曲 10°～20°。如为单纯韧带、肌腱等软组织修补缝合者，固定 3 周后，去除石膏前后托，开始下肢功能锻炼；凡做骨孔、骨槽或骨片的韧带、肌腱起止点移位固定者，术后 4～6 周去除石膏前后托，练习下肢的功能。

2.膝关节外侧副韧带损伤的手术治疗

膝关节外侧副韧带完全断裂，过去认为可以不必进行修补，但近年来观察，未进行修补者，有的后遗症明显，常导致膝关节前外侧旋转不稳定。如合并前交叉韧带损伤，则更为明显。当合并后交叉韧带损伤时，则发生后外侧旋转不稳定，出现股骨外髁向后旋转半脱位。所以，近年来对严重外侧副韧带断裂或保守治疗未愈者，一经确诊，即决定手术修复。常用的手术方式有撕脱骨折切开复位内固定和腓总神经探查术、膝关节外侧副韧带缝合术、膝外侧副韧带紧缩术等。

手术后处理及功能锻炼：上述膝外侧副韧带损伤术后，均需使用长腿前后石膏托固定于膝关节屈曲 30°位 4～6 周。外固定期间要主动练习股四头肌收缩，以防止股四头肌发生失用性肌萎缩。去除石膏外固定后，积极练习膝关节及全下肢的活动。

五、康复护理

日常应注意进行体育锻炼，活动前应尽量做好锻炼前的热身准备，避免在锻炼或运动时身体处于僵硬状态，尤其在冬季锻炼时。在运动或锻炼时要注意不要在单腿负重状态下猛然旋转膝关节或受到侧方的应力，最好在关节处特别是膝关节部位进行必要的保护，诸如穿着护膝、小腿处安放护腿板等。另外还应在进行运动或锻炼前掌握必要的一些相关锻炼或运动的知识，要根据自己的体能、柔韧性以及全身情况选择合适的运动方法和掌握合理的运动量。

（张　宁）

第十四节　膝关节交叉韧带损伤

一、膝关节前交叉韧带损伤

膝关节前交叉韧带损伤是膝关节较为严重的运动创伤。由于韧带所在的解剖位置较深和功能的重要性，如未能早期发现和及时正确治疗，对运动训练和日常生活都会带来很大影响。

前交叉韧带起于胫骨上端非关节面髁间前区，与外侧半月板的前角紧密结合，止于股骨外髁内侧面的后部，即股骨干纵轴的后面。韧带可分为前内束和后外束。韧带纤维呈螺旋形分布。膝关节伸屈活动时，纤维束交叉扭转，以此调整膝关节活动中的稳定。膝关节屈曲 40°～50°，韧带张力最小，膝关节过伸位或过屈位韧带张力最大。前交叉韧带的主要功能是防止胫骨离开股骨向前移位，同时兼有防止膝过伸、过屈及膝过度内翻的作用。

（一）病因与发病机制

1.膝关节内外翻损伤

篮球、足球及柔道运动员在运动训练或比赛时，由于竞争激烈，膝部被猛力碰撞或在凌空跃起落地时一足边缘着地，重心倾斜，使膝关节处于内翻或外翻位遭受暴力，造成前交叉韧带部分断裂或完全断裂。其中外翻位损伤较为多见，部分伤员常合并内侧副韧带和半月板撕裂。

2.膝关节过伸损伤

武术、足球运动员比赛时膝关节伸直位，对方球员撞击或踢伤小腿上段，胫骨上端接受暴力后突然后移，造成前交叉韧带断裂。足球运动员踢球不准确，即“踢漏脚”时，小腿的重力和股四头肌的收缩力形成“链枷”样作用，造成前交叉韧带断裂。

3.膝关节屈曲损伤

足球或柔道运动员比赛时，当膝关节处于屈曲位时，小腿后方如突然受到暴力打击，可造成前交叉韧带单纯断裂。

膝关节前交叉韧带断裂的部位可在下起点、上止点或中段，以下起点和中段为多见（图16-24）。

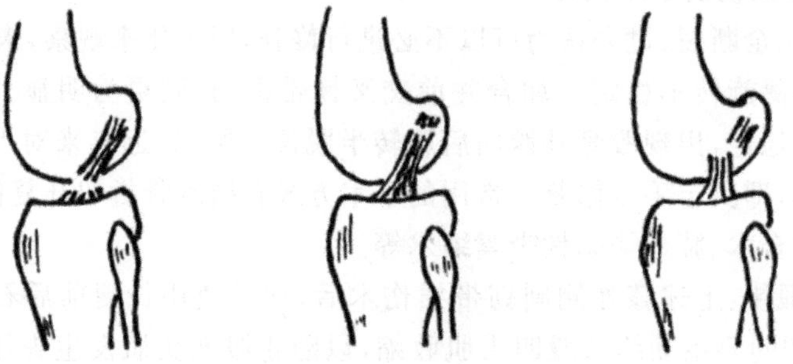

图 16-24 膝关节前交叉韧带断裂的类型

A.韧带下起点离断；B.韧带上止点离断；C.韧带中段离断

前交叉韧带断裂后第 1 周即开始退行性变，3～6 个月后在关节液的侵蚀和自身缺血中多数逐渐溶解而不复存在。

（二）症状及体征

1.急性受伤史

如膝关节内外翻或膝过伸过屈位损伤病史。

2.膝关节疼痛和不稳

伤员主诉，受伤当时有关节撕裂感，疼痛剧烈，随后即不能参加常规训练和比赛，不能站立行走，感觉关节不稳。

3.膝关节肿胀功能受限

膝关节前交叉韧带损伤常有关节出血，如附着点骨片撕脱，出血更快，关节腔积血较多时肿胀明显。伤员常将患肢保持在屈曲位，拒绝帮助扶持，伤侧膝关节伸屈活动明显受限。

（三）检查

1.前抽屉试验

伤员平卧位，屈膝 90°，屈髋 45°，足底踏于床上，助手固定骨盆。医师坐于床上，臀部轻压患者双足，双手拇指放于胫前，其余四指怀抱腘部，将胫骨近端向前拉，如错动幅度超过健侧，前抽屉试验阳性，表示前交叉韧带有断裂，将胫骨近端向后推，移动幅度超过健侧，后抽屉试验阳性，表示后交叉韧带损伤（图 16-25）。

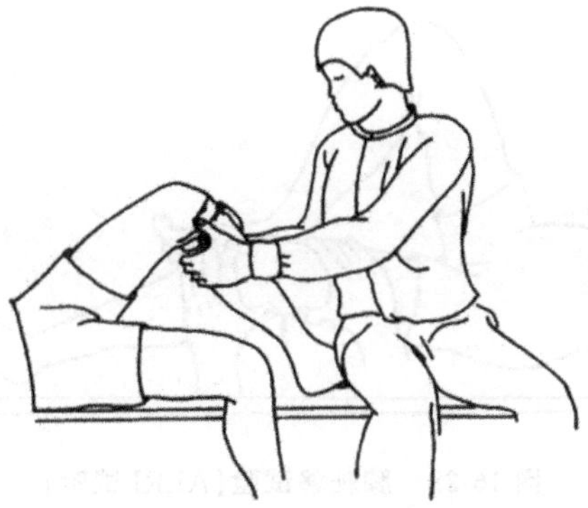

图 16-25　膝关节抽屉试验

2.Lachman 试验

伤员平卧，屈膝 20°，足部放在床上，医师两手分别握住股骨下端与胫骨上端，做方向相反的前后错动，如错动幅度超过健侧，视为阳性(图 16-26)。

3.垂腿位抽屉试验

伤员坐于床边，双小腿自然下垂，肌肉放松，医师双膝固定小腿，双手握住伤员胫骨上端，进行前抽屉试验，如活动幅度超过健侧即为阳性(图 16-27)。

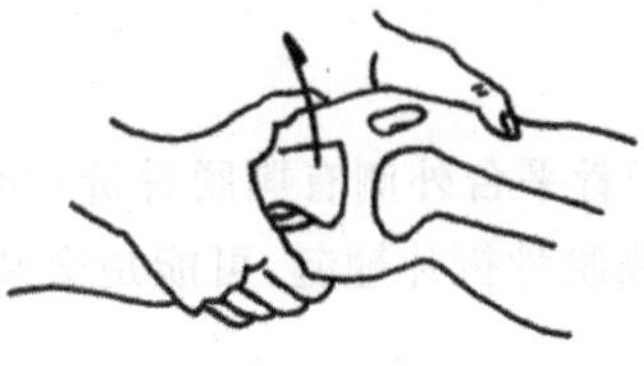

图 16-26　Lachman 试验

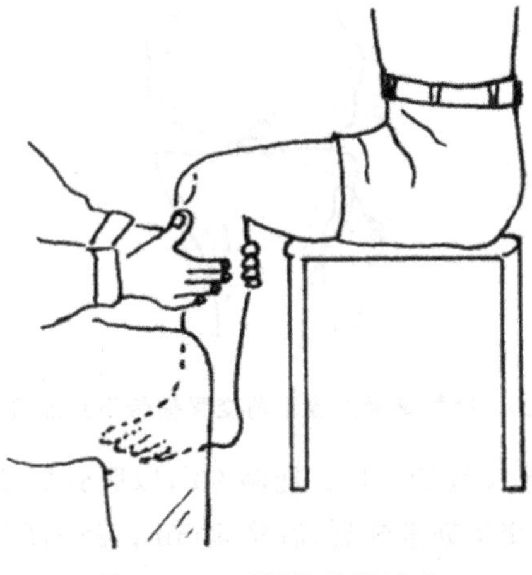

图 16-27　垂腿位抽屉试验

4.轴移试验(ALRI 试验)

患者斜卧位，患侧在上，足内旋放于诊察床上，医师两手置于膝上下，予以外翻应力，膝部逐渐屈曲，股骨外髁有向前半脱位，屈曲至 20°左右时，胫骨髁有突然复位的错动感，即为阳性(图 16-28)。

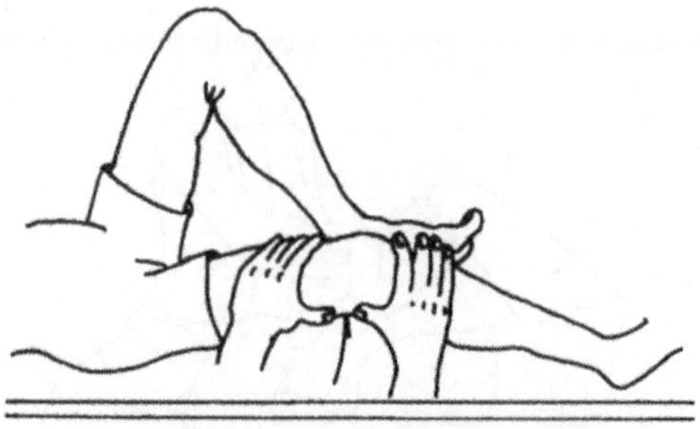

图 16-28 膝轴移试验(ALRI 试验)

值得注意的是即使这些试验阳性,也不能简单地认为前交叉韧带已断裂,因为有时合并损伤也能出现假阳性。

(1)腘肌腱在半月板和腓骨小头附着点断裂时,前内旋位抽屉试验显示假阳性。鉴别的方法是将伤足稍外旋行前抽屉试验即为阴性。

(2)膝内侧副韧带后斜束和纵束同时断裂,膝外旋位前抽屉试验也可表示假阳性。此时将小腿内旋行前抽屉试验假阳性即消失。

(3)后交叉韧带断裂,胫骨近端向后塌陷,前抽屉试验将其向前拉至正常位置有错动,与健侧对比可资鉴别。

5.X 线检查

(1)Segond 征阳性:X 线正位像,胫骨平台外侧有撕脱骨折片时表示前交叉韧带断裂。

(2)X 线正位像:如显示胫骨棘有撕脱骨折片翘起,可能是交叉韧带下止点断裂(图 16-29)。

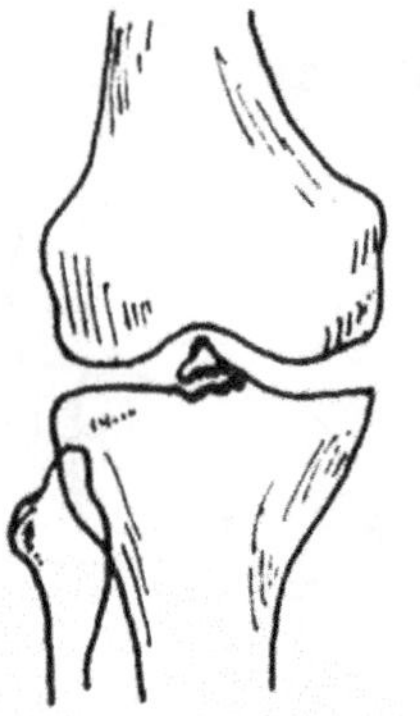

图 16-29 胫骨棘骨折提示前交叉韧带下止点可能损伤

(3)应力 X 线片:前抽屉试验下 X 线侧位像。屈膝 90°,以股骨后髁的切线为基线进行测量,与健侧对比,如小腿前移超过 5 mm,表示前交叉韧带断裂,后移 5 mm,表示后交叉韧带断裂(图 16-30)。

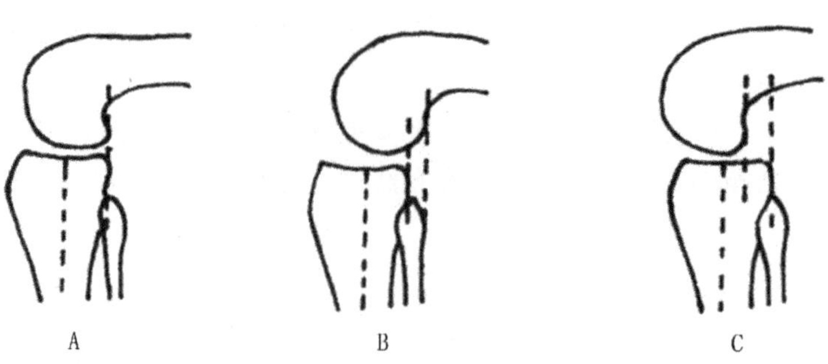

图 16-30 膝关节前后应力 X 线测量

A.正常;B.前交叉韧带断裂;C.后交叉韧带断裂

6.MRI 检查

以 MRI 诊断交叉韧带损伤，有人统计准确性为 93.6%。难以确诊的病例可行 MRI 检查。

7.关节镜检查

急性外伤性关节血肿，体格检查韧带损伤有怀疑但很难肯定或急性复合性损伤，对交叉韧带损伤和半月板损伤有较多怀疑，可行关节镜检查，利于确诊和采取早期治疗措施。

(四)治疗

1.非手术治疗

前交叉韧带部分断裂属新鲜损伤者，可以前后石膏托固定膝关节 3～4 周，拆除外固定后须进行积极的功能活动。

2.手术治疗

前交叉韧带完全断裂属新鲜损伤或确诊在 2 周以内者，应以手术缝合为首选。尽管有学者认为早期手术会加重滑膜炎和关节纤维反应，但多数学者认为早期手术后膝关节功能恢复快，活动能力强，关节趋向稳定。但对于普通人群来说，手术与否应考虑多种因素，例如患者的年龄，有否合并关节囊或半月板损伤，活动能量及患者的要求等，要考虑患者的个体差异性。

前交叉韧带断裂在胫骨附着点带有骨块时，可以克氏针在胫骨结节内侧斜向外上钻孔，对准撕脱骨折块穿出，造成骨孔道 2 个，以尼龙线或钢丝 8 字穿过前交叉韧带近端，拉出骨孔道固定在胫骨上。前交叉韧带断裂在股骨附着点撕脱时，在股骨外髁外侧面对准附着点钻通两个骨通道，以多根尼龙线均匀穿过韧带远断端，牵出骨孔道固定在股骨髁外侧面(图 16-31)。

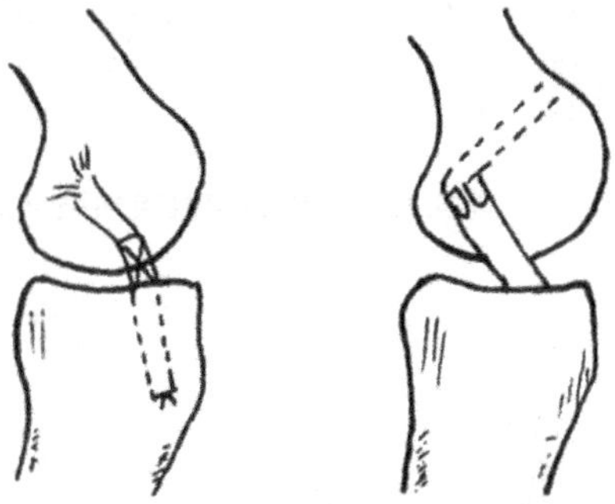

图 16-31　前交叉韧带断裂修复术

A.前交叉韧带于胫骨棘附着点撕脱修复；B.前交叉韧带于股骨髁附着点断裂修复

前交叉韧带体部断裂(中段)，将两断端吻合后，再将缝线引出股骨、胫骨的骨孔道，相向拉紧固定在骨面上，这样较为坚固可靠(图 16-32)。

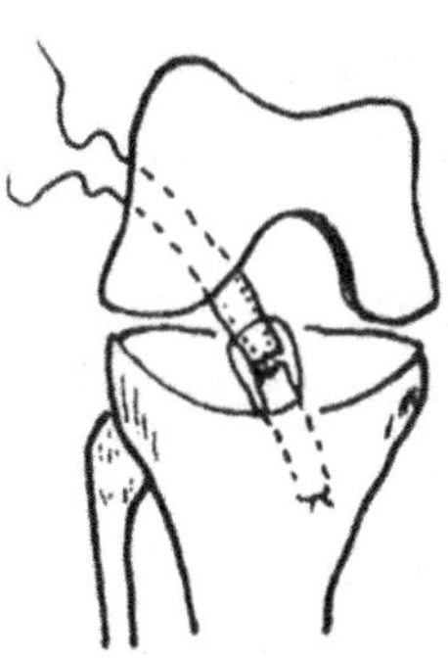

图 16-32　前交叉韧带中段断裂修复术

陈旧性前交叉韧带断裂可用自体髌韧带、半腱肌腱(图 16-33)、股薄肌腱、髂胫束(图16-34)及人工材料等移植物修补。各种材料中以髌韧带重建前交叉韧带较为理想(图16-35)。

膝关节前交叉韧带断裂在关节镜下手术修复，术中创伤小，术后恢复也较快。

前交叉韧带重建的时机，是立即或择期，孰优孰劣目前仍有争议。大多数学者主张伤后先进行关节活动，有了适当的活动度，肿胀趋向消退，然后从容不迫地择期重建较为有利。Graf 报道重建前交叉韧带的 375 例患者中，术后屈曲小于 125°，伸直差 10°以上者，都是集中在伤后 7 d 内手术的患者。

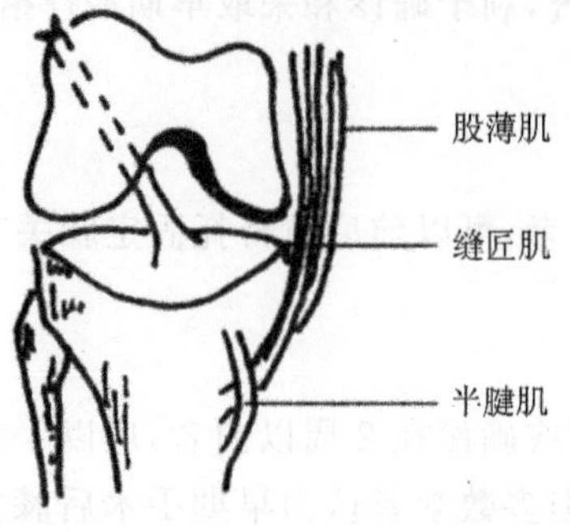

图 16-33　前交叉韧带断裂半腱肌修复术

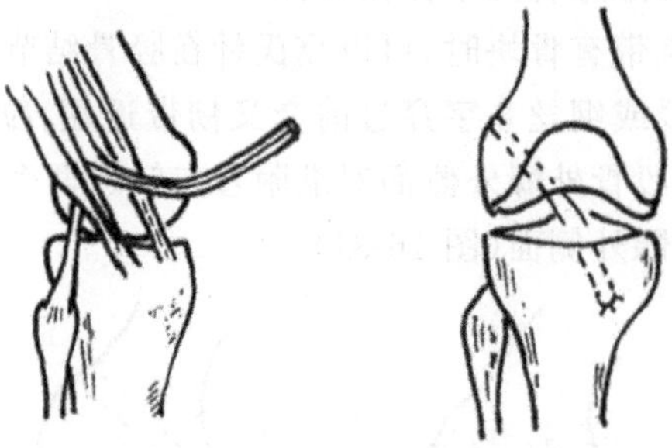

图 16-34　前交叉韧带断裂髂胫束加强修复术

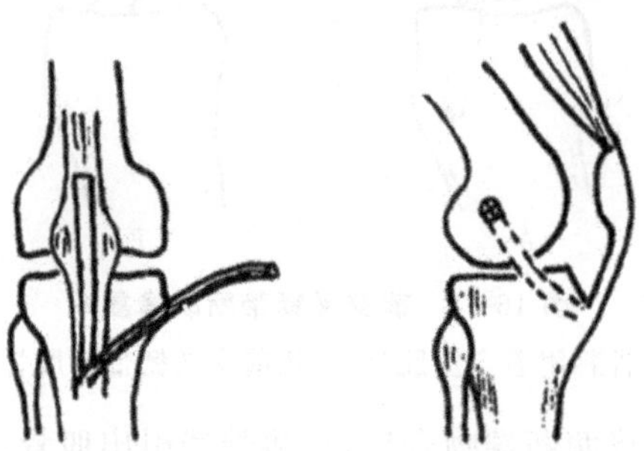

图 16-35　前交叉韧带断裂髌韧带瓣修复术

前交叉韧带重建成功与否取决于移植物的力学质量、位置、张力、固定及康复是否得当。

目前使用较多的移植物有：①自体骨-髌腱-骨（BPTB）；②自体四股半腱肌；③跟腱或阔筋膜；④同种异体 BPTB。

在施行同种异体移植物手术前，对供体须进一步进行实验室检查，以排除人类免疫缺陷病毒（HIV）、肝炎、梅毒、慢性病毒、肿瘤及感染等。在切取异体移植物时应注意供体死亡后取材时间，一般规定冷冻尸体 24 h 内，室温下限为 12 h 内。

前交叉韧带修复重建术，在确定骨孔道定向时应考虑关节屈伸活动中将移植物的弯曲和应变减至最小限度。术中如胫骨孔道靠前太多，可造成股胫撞击和伸直受限。股骨骨孔道如过于靠前，弊端更大，可出现韧带缩短，关节活动度减少，若勉强活动可造成韧带断裂。一些学者主张，股骨钻孔最佳定向冠状面向外侧倾斜 20°，矢状面向前侧倾斜 23°。胫骨钻孔冠状面向内倾斜 24°，矢状面向前倾斜 50°（图 16-36）。骨孔道钻好后应将孔道边缘的毛糙突起磨平，以减少移植物的磨损。

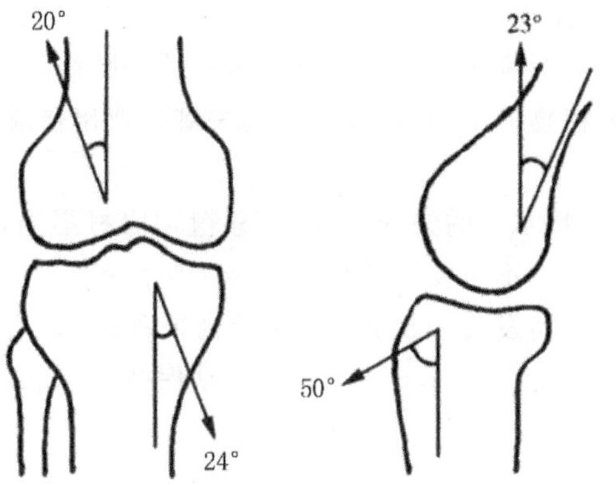

图 16-36　前交叉韧带重建术股骨和胫骨的钻孔定向

关于移植物的强度，Noyes 等人(1984)经实验证实，髌腱的强度是正常前交叉韧带的 168%，半腱肌为 70%，股薄肌为 49%。

移植物的初始张力很重要，初始张力过低，股骨与胫骨出现异常活动，膝关节松弛，应力增加，移植物结合不良。初始张力过高，股胫关节压力增加，可出现关节强直或伸直受限。目前对移植物的最佳初始张力尚难以做出标准确定。一些学者主张在膝关节完全伸直位将移植物拉紧可避免张力过高。Noyes 主张膝关节屈曲 20°，移植物的张力前移 5 mm 较为理想。Burks 认为移植物的张力要根据移植物的不同材料来源及长度来确定，髌腱复合体的张力需 16 N，半腱肌 38 N，髂胫束 60 N。

自体腘绳肌移植前交叉韧带取材时要注意勿损伤隐神经。隐神经从后内侧关节间隙水平行经股薄肌浅面，屈膝 90°隐神经向后方滑移。术中分离肌腱时注意隐神经在缝匠肌与股薄肌腱之间的筋膜层穿出，要仔细辨认，避免损伤。

前交叉韧带重建将移植物予以固定的方式，有钛挤压螺钉、生物可吸收挤压螺钉、丝线及螺杆、U 形钉及内纽扣等。移植物若为带骨的髌腱，目前普遍认为金属挤压螺钉较为适宜。

前交叉韧带重建术后如各种韧带肌腱等动力结构之间的平衡失调，可出现关节纤维化的屈曲挛缩，其发病率在 4%～15%。由于关节内纤维形成，肌内软弱失调，也可出现关节僵直。其原因是：①移植物位置不准确形成髁间窝纤维化；②因活动减少髌上囊纤维化；③开放手术出现股骨外髁和股骨髁上纤维化。关节纤维化造成屈曲或伸直受限，伸直受限损害更大，因为伸直不完全，股四头肌无力，出现屈膝步态，髌股之间因活动受限而疼痛。

关节纤维化的预防措施包括手术，宜在肢体肿胀消退和关节活动度恢复之后进行，康复的观念应贯穿术前及术后。早期认识关节纤维化形成的原因并适当采取措施是预防的关键。

关节纤维化的治疗包括推拿、功能疗法及关节镜下清创及松解术。膝关节屈曲挛缩俯卧位踝部增加重量予以活动和冷冻疗法也有一定疗效。Lobenhoffer 认为屈曲挛缩历时 1 年以上，宜行后关节囊切除术。Vacguero 报道关节松解术可以明显改善关节的活动度，如非手术治疗不满意，宜行关节镜下股四头肌松解术及外侧支持带松解术。

前交叉韧带重建在运动损伤的治疗中使用较为广泛，但需要翻修者也不在少数。据报道，前交叉韧带重建失败率 5%～52%，这个数字应该引起我们高度警觉。前交叉韧带重建失败的原因有：①关节纤维化；②伸膝装置功能不全；③关节炎；④关节松弛。

关节纤维化已如前述。伸膝装置功能不全在前交叉韧带重建术后的并发症中最为常见，其原因有切取自体移植时可能造成髌骨骨折、肌腱断裂、髌腱无力或股四头肌腱损伤等，也有髌腱力线异常或外侧髌骨压迫症。

“隐性骨损伤”是近年来提出的新名词，若以“拔出萝卜带出泥”来比喻，可能更易于理解。前交叉韧带离断时，影像学检查甚至肉眼直视其附着点完好无损，其实部分病例韧带附着点附近的骨小梁及其血管已遭受局限性断裂，骨小梁周围有微小渗血。据报道前交叉韧带损伤的患者中，76%以上存在隐性骨损伤。

形成关节炎的病因可能是原始损伤已有骨软骨骨折、半月板损伤或康复不当等累积而成。

关节松弛造成关节不稳定，在所有前交叉韧带移植重建的失败病例中占7%～8%。出现关节松弛的原因有手术的技术操作，也有移植物的生物性能的优劣，关键是找出造成关节不稳定的根本原因和翻修的最佳方法。

前交叉韧带重建失败在手术技术上的失误主要有：移植物取材不当，骨孔道不在解剖位置上，髁间窝成形术不符合生理活动，移植物张力不当及移植物内固定不坚固等。

青少年前交叉韧带损伤，因骨骼发育未成熟，立即行韧带重建术，可能导致股骨和胫骨的骨骺损伤。所以对骨骺末闭合者须先行非手术治疗，以支具或康复活动保持关节活动度，待骨发育接近成熟时行前交叉韧带重建术较为适宜。

3.基因治疗

近年来在运动损伤的治疗中出现了一支令人可喜的具有划时代意义的奇葩——基因治疗。基因治疗的作用和意义已经被许多实验和临床所证实。对细胞因子的研究最初阶段是受免疫和肿瘤反应所启发。例如白介素、克隆刺激因子、干扰素等涉及免疫与造血调控的多肽类物质在刺激增殖等方面与细胞生长因子的功能有所相似和重叠，将生长因子(TGFs)和肿瘤坏死因子(TNFs)加以转化，用于刺激组织的生长功能，这显然是很有应用前途的方法。实验证实，软组织在愈合过程中，细胞因子在愈合的炎症期和再生期可发生下列作用：①减轻组织的炎症反应；②减少组织的瘢痕形成；③促进软组织的功能恢复。

韧带细胞纤维排列紧密，属无血管性纤维。韧带的细胞构成种类很少，所以韧带的愈合是既缓慢又复杂的过程。细胞因子可使韧带的愈合趋向进步和完善。很多细胞因子对韧带的愈合有促进作用，例如FGFs、TGF-βs、PDGFs等。近年来发现BMP_{12}和BMP_{13}有参与肌腱韧带形态发生的功能。

不同的韧带对各种生长因子的反应也会有差异。例如MCL的愈合能力比ACL强，当生长因子组合(bFGF、TGFβ1、PDGF及胰岛素)发生作用时，MCL可以生长更多的活性细胞。

随着对细胞因子的深入研究和应用，近年来有一种方法是将自体细胞加上增补的细胞因子使其联合发生作用。例如，应用取自骨髓或骨膜的自体间质细胞或增加取自皮肤及其他组织的成纤维细胞，可使韧带愈合中的替代物迅速增殖。这种有细胞基质和细胞因子组成的物质为软组织的愈合提供了新的选择方法。

细胞因子和生长因子为伤口的成功愈合提供了必要的条件。这些因子调节血管生长和有丝分裂，促成细胞分化、基质合成或重塑。细胞因子的来源并非单一性，在伤口愈合的不同时期来自血小板、白细胞、巨噬细胞及组织间质细胞等。

设法在伤口愈合部位促成细胞因子局部合成以加速愈合过程显然是合理的。将转基因疗法与局部注射细胞因子相比，转基因细胞可在愈合部位停留一定时间，以分泌所需要的细胞因子。

运动医学的基因治疗是将选择的基因转移至靶组织中，使转基因细胞在若干时间内维持基因表达水平，促进组织和伤口愈合。

目前基因治疗一方面应用前景非常广阔，另一方面也被一些不利因素所困扰。问题之一是基因表达的时间太短。例如滑膜细胞基因表达一般多在4周内即自行消失。自体肌腱移植时间有所延长，基因表达可超过6周。其次是有关基因表达的知识，我们所涉及的仅仅是冰山之一角，远远没有了解和获取诸如基因的全部类型、反转录病毒的安全性、基因表达时间的延长以及利用基因治疗缩短愈合的过程和提高组织愈合质量的规律性等。但尽管如此，将基因转移至软骨、半月板、韧带和肌腱进行生物化学治疗，促进伤口愈合，为运动损伤的治疗提供了一种新的途径，这显然是非常令人鼓舞的。

二、膝关节后交叉韧带损伤

膝关节后交叉韧带是膝关节静力稳定中的重要结构。它起于胫骨髁间后窝后部，向内上方走行，止于股骨内髁髁间前内侧部。韧带分为前后两束，前束在外，后束在内。膝关节屈曲时前束紧张，伸直时后束紧张。后交叉韧带比前交叉韧带粗大，力量大约是前交叉韧带的两倍。后交叉韧带的主要功能是防止胫骨后移，限制胫骨过伸，适当体位尚有限制旋转和外展的作用。

后交叉韧带损伤在全部膝关节韧带损伤中占 3%～20%，其中单独损伤占 30%，伴有其他韧带损伤占 70%。

(一)病因与发病机制

1.屈膝位损伤

篮球、足球及跆拳道等运动在训练和比赛时膝关节屈曲位，对方运动员以膝盖、肩部或足部踢压或撞击胫骨近端，使之突然向后移位，造成膝关节后交叉韧带断裂。这种损伤形式较为多见，可合并膝关节内侧或外侧副韧带损伤，也有合并前交叉韧带断裂，造成膝关节脱位(图 16-37)。

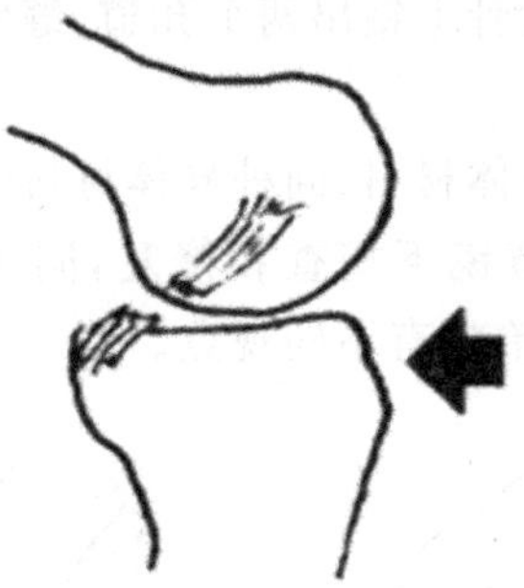

图 16-37　膝屈曲位，胫前受到向后打击，后交叉韧带断裂

2.过伸位损伤

膝关节伸直位，突然被人从前方踢向后方，形成后交叉韧带损伤。如暴力强大，可合并前交叉韧带断裂或关节囊和外侧副韧带损伤(图 16-38)。

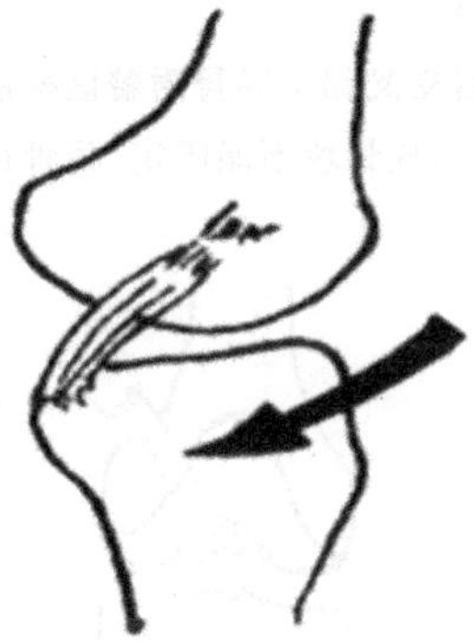

图 16-38　膝过伸位，胫前受到向后打击，后交叉韧带断裂

(二)症状及诊断

1.伤史

膝关节屈曲位或过伸位急性损伤史。

2.膝部剧烈疼痛肿胀

受伤当时有突然撕裂样疼痛，如出血较多，关节积血，肿胀明显。

3.伤肢功能受限

不能继续参加训练活动，常保持在屈膝位以减少疼痛，膝关节明显不稳定。

4.后抽屉试验

后抽屉试验阳性。

5.重力试验阳性

伤员平卧床上，医师将其双足上抬，使屈髋屈膝均呈 90°，伤侧小腿因重力而下沉，胫骨上端与健侧对比有凹陷，称为重力试验阳性。

6.X线检查

如膝关节后交叉韧断裂在下止点，常能显示骨折片。应力位X线检查即后抽屉试验下拍片，胫骨后移5 mm以上有重要意义。为求确诊可行MRI或关节镜检查。

(三)治疗

膝关节后交叉韧带新鲜断裂应早期手术缝合为妥。韧带下止点断裂，如骨折块较大可以骨松质螺钉固定骨块于胫骨上。如不能固定，在胫骨前后方向钻出骨孔道，以钢丝或尼龙线8字缝合韧带拉至骨孔道口，固定于胫前(图16-39)。

后交叉韧带如在上止点离断，须在股骨上钻出两个孔道，缝线8字贯穿韧带远断端，拉出骨孔道固定在股骨上(图16-40)。

后交叉韧带如在中段断裂，可选择自体材料、同种异体材料或人工韧带等进行重建手术。

膝关节后交叉韧带损伤可在膝关节镜下探查和修复，同时可探查和修复其他韧带及半月板等。

近年来对于后交叉韧带运动损伤的治疗有不同观点。

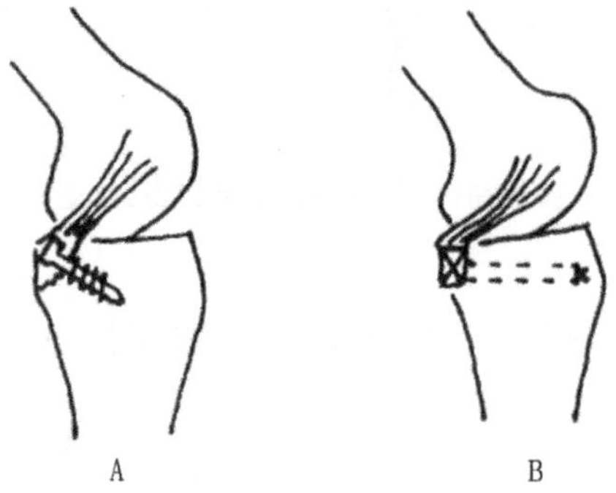

图16-39　后交叉韧带胫骨附着区撕脱离断修复法

A.撕脱骨块螺钉固定；B.骨块不能固定，胫骨钻孔，丝线或钢丝固定

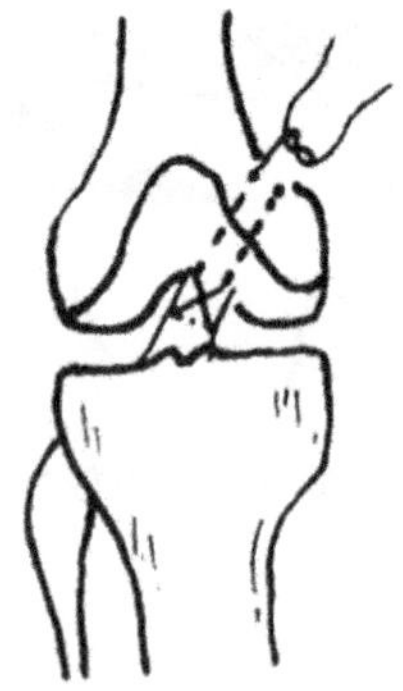

图16-40　后交叉韧带股骨髁附着区离断股骨钻孔丝线或钢丝固定法

根据Boynton和Tietjens等人(1996)报道，膝关节后交叉韧带损伤发生关节不稳定的情况较少。在一组154例后交叉韧带慢性松弛的患者中，主诉关节不稳定仅占23%，48%无功能性不稳定。有功能性不稳定者多发生在快速度下突然改变方向的时候。后交叉韧带运动损伤的患者中72%能重新参加原项运动或更高水平的运动。

后交叉韧带损伤要注意有否合并半月板损伤。据Boynton和Tietjens报道，225例后交叉韧带损伤的患者中，有34例伴有半月板损伤，外侧半月板纵形裂伤最常见。对于这些合并半月板损伤的病例，笔者主张手术治疗。

后交叉韧带损伤的手术指征，一些学者认为伤后膝关节轻度或中度松弛(向后松弛<10 mm)可采用

非手术疗法，同时进行关节的早期功能锻炼活动。后交叉韧带附着点撕脱骨折移位、韧带联合损伤及关节严重松弛(向后松弛＞10 mm)的患者是手术的最佳适应者。后交叉韧带慢性松弛导致功能性不稳定，可选择韧带重建术以恢复功能。

后交叉韧带损伤急性修复宜在 2～3 周内进行，移植物以骨-髌腱-骨、股四头肌腱或腘绳肌腱较为适宜。

(张　宁)

第十五节　膝关节半月板损伤

一、概要

膝关节半月板主要是纤维软骨组织，位于股骨、胫骨之间的关节隙两侧，内外各一。内侧半月板外形呈 C 形，外侧半月板近似于 O 形。半月板的横切面呈三角形(楔形)，外缘厚，中央(游离缘)薄。半月板前、后角附着于胫骨平台前、后部(图 16-41)。

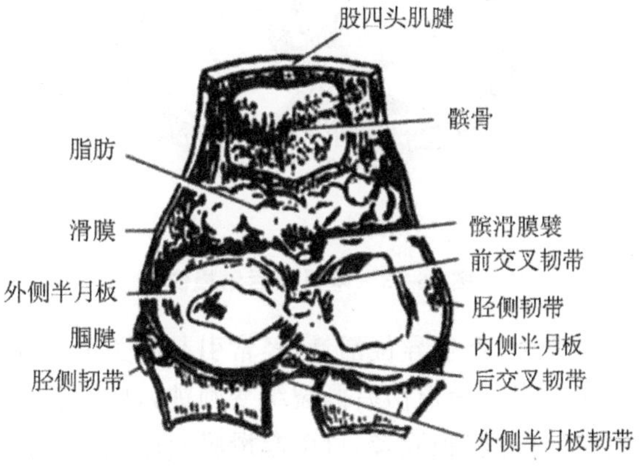

图 16-41　**膝关节内外侧半月板**

半月板的生理功能有：①滚珠作用，有利关节的活动；②缓冲作用，吸收纵向冲击及震荡，保护关节软骨；③稳固关节作用，防止膝过度伸屈、膝内外翻及内外旋，也防止股骨过度前后滑移；④凋节关节内的压力，分布关节液。半月板撕裂后功能丧失，反而引起关节继发病变。

半月板损伤在欧美地区以内侧半月板损伤较多，而在亚洲则以外侧半月板损伤较多，原因是亚洲地区外侧盘状半月板的人较多。

二、发病病因

主要由直接暴力和间接暴力引起，其中以间接暴力多见。最常见的是半月板矛盾运动的结果。

(1)当膝关节运动时，股骨髁和胫骨平台有两种不同方向的活动。屈伸时，股骨内外髁在半月板上面做前后活动；当旋转时，半月板则固定于股骨髁下面，其转动发生于半月板和胫骨平台之间。故半月板破裂往往发生于膝的伸屈过程中又有膝的扭转、挤压或内外翻动作时。在体育运动中，产生这种半月板矛盾运动的动作很多，很容易引起半月板损伤。

(2)以蹲位或半蹲位为主的工作人员反复的蹲立提重物，使膝关节常处于屈曲、伸直位，有时还有外翻和旋转动作，反复磨损引起外侧半月板或后角的损伤，病史中可无明显外伤史。

半月板损伤的类型：损伤类型可根据半月板撕裂形态而分，常见的有：①边缘分离：大多发生在内侧半月板前、中部，有自愈可能；②半月板纵裂：也称“捅柄样撕裂”或“提篮损伤”(图 16-42)，大的纵裂易于产生关节交锁;③前角损伤:可为半月板实质撕裂,也可能为前角撕脱骨折;④后角损伤:多较难诊断,表现为膝后部疼痛(图 16-43);⑤横行损伤:多发生在体部,临床疼痛较明显,偶有关节交锁;⑥水平劈裂:大多在半月板体部中段呈层状部分裂开,尤以盘状半月板多见,无论是关节造影还是关节镜检查均易漏诊,应撬起半月板内缘查看;⑦内缘不规则破裂:半月板内缘有多处撕裂,可产生关节内游离体、关节交锁与疼痛;⑧半月板松弛:常有膝不稳定感,关节间隙触诊可有凸出、压痛及滑进滑出感,半月板摇摆试验常阳性。

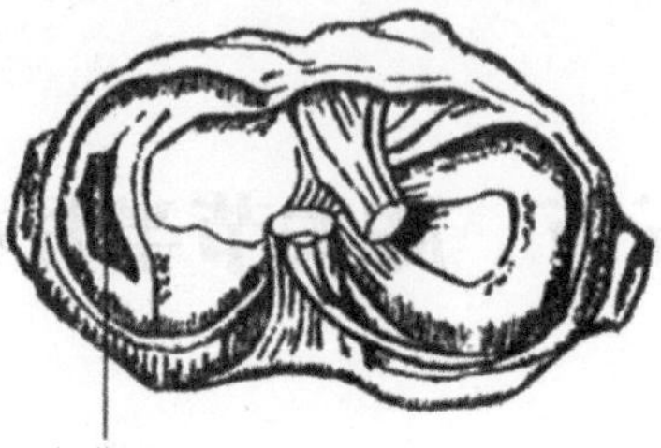

图 16-42　半月板捅柄样撕裂

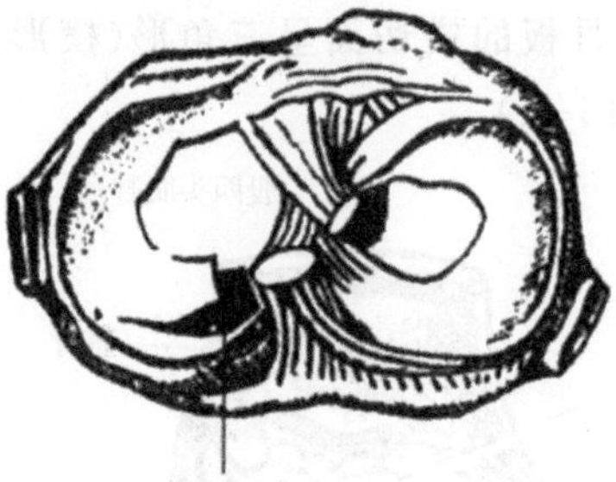

图 16-43　半月板后角损伤

总之,半月板损伤后失去正常张力,产生异位活动,经常引起膝关节疼痛,关节积液,交锁,导致膝关节不稳,甚至引起膝关节骨性关节炎。半月板损伤后撕裂缘变圆钝,显微镜下可见软骨退行性变,细胞坏死,基质破坏等。陈旧性半月板损伤经常肿胀积液者,可引起滑膜肥厚,慢性滑膜炎反应的表现。

三、临床表现

(一)症状与体征

1.疼痛

疼痛是因半月板损伤后牵扯周围滑膜引起的。半月板撕裂后,其张力失常,膝关节运动时半月板的异常活动牵拉滑膜以致疼痛。疼痛特点是:固定在损伤的一侧,随活动量增加疼痛加重,部分患者疼痛不明显。

2.关节交锁

活动时突然关节“卡住”不能伸屈。一般急性期交锁不多见。多在慢性期出现。交锁后关节酸痛,不能伸屈。可自行或在医生帮助下“解锁”。“解锁”后往往会有滑膜反应肿胀,交锁特点固定于损伤侧。

3.弹响声

膝关节活动时可听到或感到半月板损伤侧有弹响声。

4.关节肿胀积液

急性损伤期,多有滑膜牵扯损伤或伴有其他结构损伤,往往关节积血积液。慢性期关节活动后肿胀,与活动量大小有关。关节液是黄色半透明的滑液。是慢性创伤性滑膜炎的结果。关节肿胀积液可用浮髌试验及膝关节积液诱发试验检查。

5.股四头肌萎缩

半月板损伤有明显症状，长期未治疗，可致股四头肌萎缩，股内侧肌更明显。但股四头肌萎缩不是特异体征。

6.关节隙压痛及突出

半月板损伤侧的关节隙压痛阳性，压痛点多与半月板损伤的部位相吻合(如体部损伤，压痛在体部)。还可触到损伤的半月板在关节隙处呈鞭条状隆凸，往往也是压痛所在。半月板隆凸对诊断有意义，但应与囊肿相鉴别。

7.半月板摇摆试验

方法是患者仰卧，膝伸直或半屈，医生一手托患膝，拇指缘放在内或外侧关节间隙，压住半月板缘，另一手握足部并内外摇摆小腿，使关节间隙开大缩小数次，如拇指感到有鞭条状物进出滑动于关节间隙或感到响声或疼痛，即表示该半月板损伤。

8.麦氏征(McMurray 征)

做法等于在重复损伤机制，对急性期患者由于疼痛多不能奏效，但对慢性期最常用，且有一定诊断价值。本法的准确率与检查者的经验有直接关系。传统认为麦氏征阳性必须由疼痛和膝关节内响声两者构成，但这种典型的阳性体征较难诱出，所以现在也有人认为，在麦氏征试验中，疼痛或响声两者其中之一出现，该试验即可为阳性。注意半月板损伤的响声与滑膜炎、膝关节骨关节病等细碎响声不同，为一种弹响声。具体方法是：医师一手握患者足部，另一手扶膝上，使小腿外展内旋，然后将膝由极度屈曲缓缓伸直，如关节间隙处有响声(听到或手感到)和(或)疼痛，即表明内侧半月板损伤。也可反方向进行，外侧痛响，即外侧半月板损伤。

9.研磨试验

患者俯卧位，膝关节屈曲 90°，助手将大腿固定，检查者双手握患侧足向下压并旋转小腿，使股骨与胫骨关节面之间发生摩擦，半月板撕裂者可引起疼痛。若外旋位产生疼痛，表示内侧半月板损伤。若内旋位产生疼痛，表示外侧半月板损伤。

10.鸭步试验

患者全蹲位小腿分开，足外旋向前走，出现疼痛者为阳性。多说明半月板后角损伤。

11.半月板前角挤压试验

膝全屈，一手拇指按压膝关节隙前缘(半月板前角处)，一手握小腿由屈至伸，出现疼痛为阳性。

半月板损伤常合并其他结构的断裂损伤，如内侧副韧带、交叉韧带断裂，关节软骨损伤，骨软骨骨折等。症状、体征往往复杂多样变化很大，尤其在损伤急性期，关节肿胀疼痛明显，须仔细检查明确诊断。

(二)辅助检查

半月板损伤依靠病史及临床检查多可做出较正确的诊断，但仍存在 5%左右的误诊率，因此仍需要一些特殊检查来完善诊断，常见有如下辅助检查。

1.常规 X 线检查

其可排除骨关节本身的病变，关节内其他损伤和游离体。有人认为膝外侧间隙增宽、腓骨小头位置偏高对盘状软骨的诊断有一定价值。

2.关节造影

根据我们的经验，用空气和碘水双重对比造影，结合临床表现对半月板撕裂的诊断符合率可达 96%以上。

3.磁共振成像(MRI)

该技术作为一种非侵入性、无放射线、无并发症的技术，用于半月板损伤的诊断价值较大，能发现一些关节镜难以发现的后角撕裂及半月板变性。其诊断正确率文献报道相差甚大，为 70%～97%。但费用昂贵，有一定的假阳性和假阴性，这方面的研究需进一步发展。

4.膝关节镜

优点是既是诊断手段又是治疗手段，能直接看到关节内的病变及部位，损伤少，恢复快。诊断正确率可达95%以上。对半月板后角损伤和半月板水平裂诊断有一定难度。熟练掌握本法,需要专门的训练和知识,这方面直接关系到诊断正确率的高低。

5.超声波检查

这是一种无损伤的检查方法,与操作人员的经验有直接关系。

四、家庭保健护理

为了预防半月板损伤,运动前要充分做好准备活动,将膝关节周围的肌肉韧带充分活动开。要加强股四头肌的力量练习。股四头肌力量加强了,落在膝关节的负担量相应就会减少。另外不要在疲劳状态下进行剧烈的运动,以免因反应迟钝、活动协调性差而引起半月板损伤。

五、治疗

(一)保守治疗

1.急性期单纯半月板损伤

应抽去积液积血,局部冷敷,加压包扎,石膏托固定,制动2～3周。若有关节交锁,可用手法解锁后石膏托固定。解锁手法,患者侧卧,医师一手握住患足,一手固定患膝,先屈曲膝关节同时稍加牵引,扳开交锁膝关节间隙,然后来回旋转腿至正常范围,突然伸直膝关节,解除交锁,疼痛可立即解除,恢复原有伸屈活动。急性期中有时诊断不明,不必急于明确诊断,以免加重损伤,可按上法处理后,石膏托固定,待肿胀、疼痛消退后再检查。

2.未合并其他损伤的半月板损伤

先予以保守治疗,优点在于小裂伤有时急性期过后可无症状,边缘裂伤有时会自愈。具体手法:患者仰卧,放松患肢,术者左手拇指按摩痛点,右手握踝部,徐徐屈曲膝关节并内外旋转小腿,然后伸直患膝,初期可在膝关节周围和大腿前部施以滚、揉等法以促进血液循环,加速血肿消散。

(二)手术治疗

1.急性期半月板损伤

伴关节积液者,若关节积液严重,怀疑有交叉韧带断裂或关节内骨软骨切线骨折时,应行急诊手术探查,切除损伤的半月板,修复关节内其他损伤。

2.慢性期半月板损伤

诊断明确,且有症状并影响运动者,应手术治疗。能做半月板部分切除的尽量不做全切。有人认为半月板全切后,半月板有自然再生能力。但其再生的质量及时间均不足以防止骨关节炎的发生。对纵裂、大提篮撕裂、内缘小撕裂者宜做部分切除。边缘撕裂或前角撕裂者可做缝合。即使是全切除者,亦应在靠近关节囊的半月板实质中进行,避免出血。

3.手术后处理及功能锻炼

要求术后膝加压包扎加石膏后托固定。第2天床上练股四头肌静力收缩。内侧半月板手术者第3天开始直腿抬高,外侧手术者第5天直腿抬高,并带石膏托下地拄拐行走。10 d拆线,2周去石膏,逐渐增加股四头肌力量,第3个月开始部分训练。康复要有计划按规律进行,以不加重关节肿痛为标准。关节镜手术后用大棉垫加压包扎膝关节,术后6 h麻醉消退后,就可以开始膝关节伸屈活动和股四头肌锻炼。对于术前股四头肌已有明显萎缩者,应积极鼓励其锻炼,并且需待股四头肌肌力恢复达一定程度后,方能负重和行走。

(张　宁)

第十六节　胫腓骨干骨折

胫腓骨干骨折很常见,约占全身骨折的5.2%,各种年龄均可发病,尤以10岁以下儿童或青壮年为多,儿童多为青枝骨折或无移位骨折。如果处理不当,有可能出现开放性骨折、伤口感染、骨折迟缓愈合或不愈合。其中又以胫骨干骨折为多,胫腓骨干双骨折次之,腓骨干骨折少见。胫骨干中上段横截面呈三棱形,有前、内、外三棱将胫骨干分成内、外、后三面,胫骨嵴前突并向外弯曲,形成胫骨的生理弧度,其上端为胫骨结节。胫骨干中下1/3处,横断面变成四方形。该中下1/3交界处比较细弱,为骨折的好发部位。下端内侧骨质突出成为内踝,骑在距骨体的上方,负载全身体重。腓骨居于胫骨外侧,形细而长,四周有肌肉保护,虽不负重,但有支持胫骨的作用,下端膨大,形成外踝。

一、病因病理

由直接暴力重物打击或挤压造成,暴力多由外侧或前外侧来,而骨折多是横断、短斜形,亦可造成粉碎性骨折。胫腓骨两骨折线都在同一水平,软组织损伤较严重(图16-44①)。

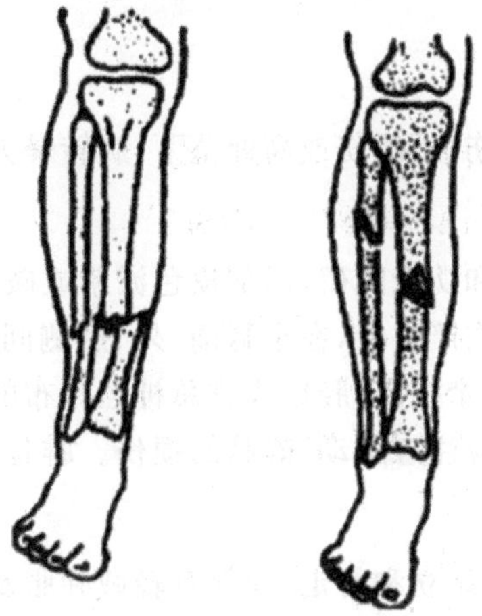

①直接暴力　②间接暴力

图16-44　胫腓骨骨折分类

由间接暴力高处坠下时的传达暴力,扭伤或滑倒时的扭转暴力所致,多为斜形或螺旋形骨折。双骨折时,腓骨的骨折线多较胫骨为高,软组织损伤较轻(图16-44②)。影响骨折移位的因素,主要是暴力的方向、肌肉的收缩、小腿和足部的重力影响,可以出现重叠成角或旋转畸形。股四头肌和腘绳肌分别附着在胫骨上端的前侧和内侧,此二肌收缩使骨折近段向前、向内移位,或使两骨折端重叠。小腿的肌肉主要在胫骨的后面和外面,由于肢体内动力的不平衡,故肿胀消退后,易引起断端移位。小腿重力使骨折前凸成角,足的重力外翻使骨折远端向外旋转。

腓骨其四周有肌肉保护,有支持胫骨和增强踝关节的稳定性之作用。骨折后移位多不大,也容易愈合。腓骨头后有腓总神经通过,此处骨折易引起该神经损伤。

胫骨的血液供应由滋养动脉和骨膜血管提供。滋养动脉由胫后动脉,在比目鱼肌起始处,胫骨后侧斜行向下,经中上1/3交界处的滋养孔进入后外侧骨膜,此动脉发出三个上行枝与一个下行枝。胫前动脉沿骨间膜而向下发出很多分支供应骨膜。在骨折的愈合中哪一条血管起主要作用,目前有争议。大多数学者认为通常是滋养动脉起主要作用,骨膜血液的供应只有在当胫骨骨折后滋养动脉的髓内供应受到破坏时,才起主要作用。

腓骨的血液供应由胫后动脉发出的腓动脉提供,腓动脉经胫骨后肌浅面斜向下处,沿踇长屈肌与腓骨内侧之间下行至外踝后方，终于外踝支，腓动脉在其行程中沿途发出分支营养腓骨。

胫腓骨与骨间膜及小腿筋膜形成四个筋膜间隙即胫前间隙、外侧间隙、胫后浅间隙、胫后深间隙。

胫前间隙包括胫前肌、伸趾长肌、伸趾长肌及第三腓骨肌。内侧为胫骨，外侧为腓骨，后方为骨间膜，在胫骨前方有结实的筋膜相连。胫前动脉和腓深神经走行于肌肉的深层。靠近踝关节部位，胫前肌肌腱、伸𧿹长肌肌腱、伸趾长肌腱的走行靠近胫骨，当开放性骨折时易受损，并且此部位骨折愈合时所成的骨痂对肌腱的功能常造成一定影响。胫前间隙综合征可继发于胫骨骨折或单纯的软组织损伤导致出血、水肿、缺血、坏死，反复的肌肉检查，可早发现并发症的发生。

胫外侧间隙包括腓骨长、短肌。腓浅神经走行在腓骨肌与伸趾长肌的肌间隙中，但外侧间隙综合征的发生率小于胫前间隙综合征。

胫后侧浅间隙包括腓肠肌、比目鱼肌、腘肌和蹠肌。腓肠神经、大隐静脉、小隐静脉走行于此间隙中。后侧间隙综合征的发生率较低。

胫后侧深间隙包括胫后肌、趾长屈肌、𧿹长屈肌。此群肌肉有使足趾、足屈的作用并能使足内翻。胫后神经、胫后动脉、腓动脉走行于此间隙中。该间隙较前间隙大并且张力相对较小，因此此侧间隙综合征的发生率较前间隙综合征较低。

二、诊断要点

(一)明确外伤史

如重物打击、踢伤、撞击伤、碾轧伤、压砸伤或高处坠下、旋转暴力、扭伤跌倒伤。

(二)临床症状与体征

有明显的外伤史，小腿肿胀疼痛和功能障碍，局部皮色淤紫或破损，可有骨擦音及异常活动，移位者可有肢体短缩、成角及足外旋畸形。损伤严重者，在小腿前、外、后侧间室区单独或同时出现极度肿胀，扪之硬实，肌肉紧张而无力，有压痛和被动牵拉痛，胫后或腓总神经分布的皮肤感觉丧失，即为筋膜间室综合征的表现。胫骨上 1/3 骨折者，检查时应注意腘动、静脉的损伤。腓骨上端骨折时要注意腓总神经的损伤。

(三)小儿青枝骨折或裂纹骨折

临床症状可能很轻。但患者拒绝站立和行走，局部有轻微肿胀及压痛。

(四)X 线检查可以明确骨折类型、部位及移位方向

直接暴力引起者，骨折线在同一水平，骨折线为横形、短斜形、蝶形或粉碎性。间接外力引起者，骨折线多不在同一水平，一般胫骨偏下，腓骨偏上，骨折成为螺旋形或长斜形。儿童常为斜形裂纹或青枝骨折。照片时，应包括胫腓骨全长，以免漏诊腓骨骨折。

(五)神经电生理检查

肌电图：是通过特定电子装置测定神经肌肉的生物电活动，以了解神经肌肉的功能状况，小而间接判断其病理形态学改变。对神经病变有重要价值。怀疑有神经损伤时应及早行肌电图检查。

三、临床治疗

胫腓双骨干骨折的治疗原则主要是恢复小腿的长度和负重功能。因此，应重点处理胫骨骨折。对骨折端的成角和旋转移位，应予以完全纠正。无移位骨折只需用夹板固定，直至骨折愈合；有移位的稳定性骨折（如横断形骨折），可用手法整复，夹板固定；不稳定性骨折（如粉碎性骨折、斜形骨折），可用手法整复，夹板固定，配合跟骨牵引。开放性骨折应彻底清创，尽快闭合伤口，将开放性骨折变为闭合性骨折。再行跟骨牵引，伤口愈合后，再行夹板固定，但不做内固定。合并筋膜间室综合征者应切开深筋膜，彻底减压。

(一)手法整复

1.仰卧复位法

患者平卧,膝关节屈曲呈 150°～160°一助手用肘关节套住患者腘窝部,另一助手在下,一手握住足背,一手持握足跟,两助手沿胫骨长轴作对抗牵引 3～5 分钟,矫正重叠及成角畸形。若近端向前内移位,在持续牵引下,术者面向患者站在患肢外侧,两拇指置于近端前侧,余四指环抱远端后侧,提端远端,两拇指向后按压近端,使之复位。如仍有左右侧移位,可同时推挤近端向外、远端向内,一般即可复位。螺旋形、斜形骨折时,远端易向外移位,术者可用拇指置于胫腓骨间隙,将远端向内侧推挤,其余四指置于近端的内侧,向外用力提拉,并嘱助手将远端稍稍内旋,可使其完全对位。

2.小腿下垂直复位法

患者仰卧于诊断床上,膝以下小腿下垂床边,利用桌边缘和一名助手之牵引进行骨折复位,术者两手置于骨折处,先矫正前后移位,然后再矫正正侧方移位,其他手法同仰卧位复位法。

(二)固定方法

1.小夹板固定

根据骨折断端复位前移位的方向及其倾向性而放置适当的压力垫。

胫腓上 1/3 部骨折时,膝关节置于屈曲 40°～80°位,夹板下达内、外踝上 4 cm,内外侧板上超过膝关节 10 cm,胫骨前嵴两侧放置两块前侧板,外前侧板正压在分骨垫上。两块前侧板上端平胫骨内、外两侧髁,后侧板的上端超过腘窝部,在股骨下端作超膝关节固定(图 16-45①)。

胫腓中 1/3 部骨折时,外侧板下平外踝,上达胫骨外侧髁上缘;内侧板下平内踝,上达胫骨内侧髁上缘。后侧板下端抵于跟骨结节上缘,上达腘窝下 2 cm 以下不妨碍膝关节屈曲 90°为宜。两前侧板下达踝下 1/3/部,上平胫骨结节(图 16-45②)。

胫腓下 1/3 部骨折时,内、外侧板上达胫骨内、外侧髁平面,下平齐足底,后侧板上达腘窝下 2 cm,下抵跟骨结节上缘,两侧板与中 1/3 骨折相同(图 16-45③)。

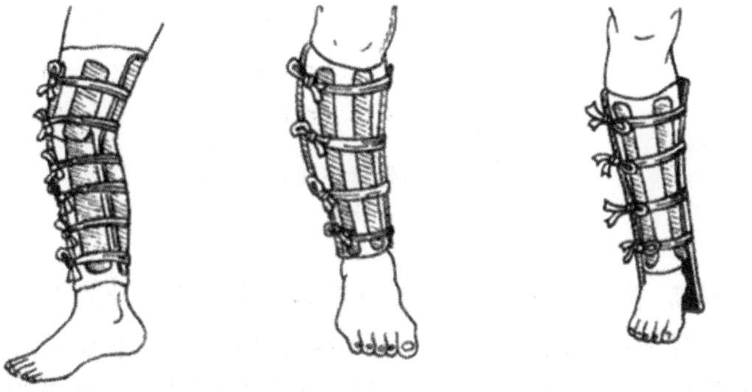

①上1/3部骨折夹板位置　②中1/3部骨折夹板位置　③下1/3部骨折夹板位置

图 16-45　胫腓骨干骨折的夹板固定

将夹板按部位放好后,用布带先捆中间两道,后捆两端。下 1/3 骨折的内、外侧板在足跟下方作超踝关节结扎固定;上 1/3 骨折,内、外侧板在股骨下端作超膝关节结扎固定,松紧适度,腓骨小头处应以棉垫保护,避免夹板压迫腓总神经而引起损伤。需配合跟骨牵引者,穿钢针时,跟骨外侧要比内侧高 1 cm(相当于 15°斜角),牵引时足跟便轻度内翻,恢复了小腿的生理弧度,骨折对位更稳定。牵引重量一般 3～5 kg,牵引后 48 小时内做 X 线片检查骨折对位情况。如果患肢严重肿胀或有大量水疱,则不宜采用夹板固定,以免造成压疮、感染,暂时单用跟骨牵引,待消肿后再上夹板固定。运用夹板固定时,要注意抬高患肢,下肢在中立位置,膝关节屈曲呈 20°～30°,同时可放置适当的条形沙袋,以稳定骨折或进一步纠正骨折畸形,每天注意调整布带的松紧度,检查夹板、纸垫有无移位,若骨对位良好,则 4～6 周后作 X 线片复查,如有骨痂生长,则可解除牵引,单用夹板固定,直至骨折愈合。

2.石膏固定

骨折复位后，可用超膝踝长腿石膏托固定，2 周后为配合膝关节功能锻炼，可改为绞链石膏托固定，或待伤口愈合后直接改用夹板固定。

无论夹板或石膏托外固定，均应注意：①尽量维持固定牢靠，并保持膝踝早期功能锻炼；②防止小腿筋膜间室综合征或腓总神经慢性压迫损伤；③防止小腿骨突部压疮。

(三)手术治疗

1.外固定支架固定

外固定支架固定治疗胫腓骨干骨折，亦有很好的治疗效果，其原理是在骨折的远、近端部位穿入钢针，根据骨折移位方向的不同，通过固定在骨上钢针的调节使移位的折端复位，然后将万向关节及延长调节装置的锁钮旋紧，使已复位的骨折端稳定，患者可早期下地行走。尤其适用于断端粉碎有短缩移位的骨折。因此，近年来得到普遍推广。但对多段骨折不宜适用。

2.小腿钳夹固定

器固定本固定适用于小腿斜形、螺旋形等不稳定性骨折首先进行 X 线透视，以确定钳夹位置，钳夹力的方向应尽量做到与骨折线垂直。然后消毒铺巾，局部麻醉达骨膜，将钳环尖直接刺入皮肤，直达骨质，作加压固定，一定使两尖端稍进入骨皮质内，以防滑脱(图 16-46)。经 X 线检查，若骨折对位良好，用无菌敷料包扎两个钳夹入口，再以小腿夹板做辅助固定患肢。6～8 周后拆除钳夹，小腿夹板可继续固定1～2 周。

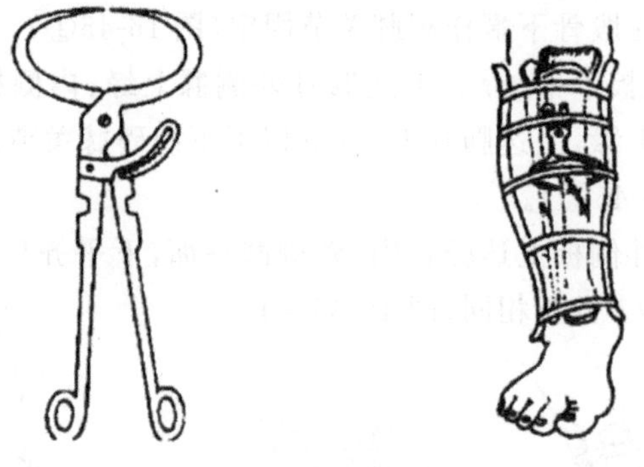

①小腿钳夹固定器　②钳夹固定法

图 16-46　小腿钳夹固定器固定法

3.钢板固定

其主要适用于斜形、横断、粉碎骨折、畸形愈合与不愈合。由于胫骨前内侧皮肤及皮下组织较薄，因此习惯将钢板置于胫骨外侧、胫前肌深面，因其张力侧在胫骨内侧，在皮肤条件好的情况下也可将钢板置于胫骨内侧，但有时可引起伤口破溃等并发症。钢板固定其主要缺点是骨外膜常剥离过多。近年来的钢板已逐渐被加压钢板(Compression Plate)、AO 学派的微创稳定系统(MISS)、高尔夫钢板、林可解剖钢板所占主导。因其各有优缺点，术前的选取，要根据具体情况而定。

4.髓内针固定

其主要适用于斜形、横断、粉碎、多段骨折及骨折不愈合。具有操作简单，对组织损伤小，一般不需要超关节的长期固定，患者肢体负重时间早等优点。近年来骨干骨折已由不控制轴向旋转、不能加压的髓内装置，发展到既能控制轴旋转又能加压的交锁钉髓内装置。目前有分歧的是在远近端 1/4 交锁的使用，交锁钉和螺钉的力学以及对闭合和开放性骨折扩髓与不扩髓的适应证。膝下 5 cm 区和踝上 5 cm 内的骨折是交锁钉的最佳有效范围。穿针技术有扩髓与不扩髓，闭合穿针与开放穿针。如何选择需根据具体情况而定，原则是能闭合穿针时尽量不用开放穿针，能不扩髓尽量不采用扩髓。因为扩髓虽然能加大髓内针与髓腔骨质的接触面积，但对骨内膜损伤较大，开放性穿针也会造成部分骨外膜损伤，不利骨折的愈合。目前各种髓内针种类繁多，早些年应用的多枚弹性髓内针、中心髓内针(如 Kuntscher 针即梅花针、Lotter

针、Ender 钉、“V”形针)已基本上淘汰,被带锁髓内针所占据主导。带锁髓内针解决了中心髓内针的不足,胫骨结节远端 4 cm 至踝关节近端 5 cm 之间的骨折都可应用,对多段骨折有不可比拟的优势。有人主张静力锁钉常规动力化,现在多数学者认为穿针后很少需动力化,如果动力化过早可能造成骨折旋转、短缩移位。

5.开放性骨折治疗

治疗原则是尽可能将开放性骨折变为闭合性骨折。首当其冲的是进行基本清创;固定骨折端且最大限度保留损伤部位的血运,为软组织的修复提供稳定环境;预防性抗菌治疗,降低残留细菌的存活度;4～7 天内应行各种软组织覆盖术,重建防止细菌污染的软组织屏障。如果骨折需内固定,也可在内固定后用健康肌肉软组织覆盖骨折端,令皮肤创口开放,待炎症消退后,再行延迟一期闭合创面或二期处理,最好选用外固定架治疗。

(四)药物治疗

按骨折三期辨证施治。开放性骨折早期在活血化瘀方药中加用清热凉血、祛风解毒之品,如丹皮、银花、连翘、蒲公英、地丁、防风等。若早期局部肿甚,宜酌加利水消肿之药,如木通、薏仁等。胫骨中下 1/3 骨折局部血供较差,容易发生骨折迟缓愈合或不愈合,故后期骨折内治法应着重补气血、益肝肾、壮筋骨。可用补骨生髓汤加减。陈旧性骨折施行手法折骨或切开复位,植骨术后,亦应及早使用补法。

(五)功能锻炼

胫腓双骨折复位固定后,即行跖趾、踝关节屈伸活动及股四头肌的舒缩活动。行跟骨牵引者,可用健侧腿和两手支持体重抬起臀部,稳定性骨折从第 2 周起进行抬腿及膝关节活动,在第 4 周开始扶双拐不负重下地锻炼,不稳定性骨折解除牵引后仍需在床上锻炼 1 周后才可扶拐不负重下地锻炼。此时患肢虽不负重,但是足底要放平,不要足尖着地,也不要悬空,经避免骨折端受力引起旋转或成角移位,锻炼后骨折部无疼痛,自觉有力,可试行用单拐逐渐负重行走。3～5 周内为了维持小腿的生理弧度,防止骨折端向前成角,在床上休息时可用两枕法,如果去除跟骨牵引后,胫骨有轻度的向内成角者,可令患者屈膝 90°,髋屈曲外旋,将患肢足置于健侧的小腿上,呈盘腿姿势,利用肢体本身重力来恢复胫骨的生理弧度,经过 10 周左右根据 X 线片、临床检查,达到临床愈合标准就可去除上固定。骨性愈合后可取出内固定。

胫腓骨干骨折的治疗重点是处理胫骨骨折,胫骨干下 1/3 血液循环差,容易引起骨折迟缓愈合和不愈合,牵引治疗时应定时作 X 线复查,防止过牵而影响骨折愈合。

对于骨折后软组织损伤较严重者,注意观察末梢血运和感觉,积极防治筋膜间室综合征。

缺血的早期症状是足趾剧痛和被动牵拉痛。开放复位注意保护骨膜下动脉,否则可能加重迟缓愈合或不愈合。夹板固定时,注意用棉垫保护腓骨小头,以免引起腓总神经损伤。

(侯宪堂)

第十七节　腓骨骨折

一、解剖概要

腓骨体呈三棱柱形,有三缘及三面。前缘及内侧嵴分别为腓骨前、后肌间隔的附着部。骨间缘起于腓骨头的内侧,向下移行于外踝的前缘。骨间缘向上、下分别与前缘及内侧嵴相合,有小腿骨间膜附着。腓骨体后面发生扭转,上部向后,下部向内。外侧面也出现扭转,上部向外,下部向后。

腓骨体有许多肌肉附着,在上 1/3,有强大的比目鱼肌附着,下 2/3 有长屈肌和腓骨短肌附着;另外在腓骨上 2/3 的前、外、后侧有趾长伸肌、腓骨长肌和胫骨后肌包绕,而下 1/3 则甚少肌肉附着。这样,腓骨上、中 1/3 交点及中、下 1/3 交点均是两组肌肉附着区的临界点,也是相对活动与相对不活动的临界点,承受的张应力较大,在肌肉强大收缩下,可能容易使腓骨遭受损伤。

腓骨滋养孔多为1个,可为多孔(2～7个),滋养动脉起自腓动脉,多为1支,次为2支,多为3支,其行走斜向下或水平向外,进入腓骨滋养孔。

腓骨四周均有肌肉保护,虽不负重,但有支持胫骨的作用和增强踝关节的稳定度。骨折后移位常不大,易愈合。腓骨头后有腓总神经绕过,如发生骨折要注意此神经损伤的可能性。

二、致伤原因

单纯腓骨骨折较少见,常发生于与胫骨骨折的混合性骨折中。

(一)直接暴力

腓骨干骨折以重物打击、踢伤、撞击伤或车轮碾扎伤等多见,暴力多来自小腿的前外侧。骨折线多呈横断形或短斜形。巨大暴力或交通事故多为粉碎性骨折。骨折端多有重叠、成角、旋转移位等。因腓骨位于皮下,所以骨折端穿破皮肤的可能性极大,肌肉被挫伤的机会也较多。如果暴力轻微,皮肤虽未穿破,如挫伤严重,血运不良,亦可发生皮肤坏死,骨外露发生感染。较大暴力的碾挫、绞扎伤可有大面积剥脱皮肤,肌肉撕裂和骨折端裸露。

骨折部位以中、下1/3较多见,由于营养血管损伤、软组织覆盖少、血运较差等特点,延迟愈合及不愈合的发生率较高。

(二)间接暴力

为由高处坠下、旋转扭伤或滑倒等所致的骨折,骨折线多呈斜形或螺旋形;腓骨骨折线较胫骨骨折线高,软组织损伤小,但骨折移位,骨折尖端穿破皮肤形成穿刺性开放伤的机会较多。

骨折移位取决于外力作用的大小、方向。小腿外侧受暴力的机会较多,肌肉收缩和伤肢远端重量等因素,因此可使骨折端向内成角,小腿重力可使骨折端向后侧倾斜成角,足的重量可使骨折远端向外旋转,肌肉收缩又可使骨折端重叠移位。

儿童腓骨骨折遭受外力一般较小,加上儿童骨皮质韧性较大,多为青枝骨折。

三、类型

(一)单纯腓骨骨折

单纯腓骨干骨折较少见,多由直接暴力打击小腿外侧所致。在骨折外力作用的部位,骨折线呈横形或粉碎。因有完整的胫骨作为支柱,骨折很少移位。但腓骨头下骨折时,应注意有无腓总神经损伤。一般腓骨骨折如不影响踝关节的稳定性,均不需复位,用石膏托或夹板固定4～6周即可;如骨折轻微,只用弹力绷带缠紧,手杖保护行走,骨折即可愈合。

(二)腓骨应力性骨折

1.病因

腓骨应力性骨折多见于运动员、战士或长途行走者,多位于踝关节上部。

2.发病机制

为多次重复的较小暴力作用于骨折部位,使骨小梁不断发生断裂,但局部修复作用速度较慢,最终导致骨折。

3.临床症状与诊断

运动或长途行走之后,局部出现酸痛感,休息后好转,运动、长途行走或工作后则加剧。局部可有肿胀、压痛,有时可出现硬性隆起。X线片上的改变出现较晚,一般在2周后可出现不太清晰的骨折线,呈一骨质疏松带或骨质致密带,继而陆续出现骨膜性新骨形成和骨痂生长。

四、治疗方法

根据骨折类型和软组织损伤程度选择外固定或开放复位内固定。

1.手法复位外固定

适用于单纯的腓骨中上段骨折或无移位的腓骨下段骨折。应力性骨折多无移位，确诊后停止运动、患肢休息即可。症状明显时，可用石膏托固定。

2.开放复位内固定

腓骨骨折是踝关节骨折的一部分，通常在固定内、后、前踝之前，先将外踝或腓骨整复和内固定。作踝关节、前外侧纵形切口，显露外踝和腓骨远端，保护隐神经，如骨折线呈斜形，可用1～2枚拉力螺丝钉由前向后打入骨折部位，使骨片间产生压缩力，螺丝钉的长度必须能钉穿后侧皮质，但不要向外伸出太多以致影响腓骨肌腱鞘。如果为横形骨折或远侧骨片较小，可纵形分开跟腓韧带纤维，显露外踝尖端，打入长螺丝钉，也可用其他形式的髓内钉经过骨折线打入近侧骨片髓腔中。手术必须要达到解剖整复，保持腓骨的长度。如果骨折位于胫腓下关节之上，整复后可用一块小型半管状压缩接骨板做内固定。如果用髓内钉则应小心，不要使外踝引向距骨，髓内钉的插入部位应相当于踝部尖端的外侧面。如果髓内钉是直线插入，外踝就能被引向距骨，这样就造会造成踝穴狭窄，踝关节的活动度减小，因此应事先将髓内钉弯成一定的弧度以避免发生这种错误。

3.开放性腓骨骨折的处理

小腿开放性骨折的软组织伤轻重不等，可发生大面积皮肤剥脱伤、组织缺损、肌肉绞轧挫灭伤、粉碎性骨折和严重污染等。早期处理时，创口开放或是闭合，采用什么固定方法均必须根据不同伤因和损伤程度作出正确的判断。小腿的特点是前侧皮肤紧贴胫骨，清创后勉强缝合，常因牵拉过紧造成缺血、坏死或感染。因此，对 Gustilo Ⅰ型或较清洁的Ⅱ型伤口，预计清创后一期愈合无大张力者可行一期愈合；对污染严重，皮肤缺损或缝合后张力较大者，均应清创后开放创面。如果骨折需要内固定，也可在内固定后用健康肌肉覆盖骨折部，开放皮肤创口，等炎症局限后，延迟一期闭合创面或二期处理。大量临床资料证实，延迟一期闭合创口较一期缝合的成功率高。

五、常见并发症

筋膜间室综合征、感染、延迟愈合、不愈合或畸形愈合。

（侯宪堂）

第十八节　踝部骨折脱位

一、踝关节骨折

踝关节骨折是临床常见损伤，约占全身骨折的4.2%，居关节内骨折之首，多发生于16～35岁的青壮年。

踝关节骨折不仅有骨骼的损伤，且常合并有韧带损伤和关节脱位，因此本节在叙述骨折的同时，也讨论韧带损伤和关节脱位的处理。

（一）临床表现

绝大多数踝关节骨折由扭转暴力所致。因外力作用的方向、大小和肢体受伤时所处的位置不同，可造成不同类型、不同程度的损伤。

踝关节骨折的症状主要是局部的疼痛、肿胀和不同程度的运动功能障碍。

踝关节有不同程度的肿胀、皮下淤血和压痛。压痛尖锐的部位表明局部有损伤。若骨折有移位,踝部可有畸形,畸形的方向常可作为判断暴力作用方向的一个指标,如足内翻畸形,常是因内收暴力所致。内、外踝均为皮下骨,若跟部骨折有移位,可清楚地触及骨折断端,并可触及骨擦感。

X线可明确诊断。根据骨折的类型、骨折移位的特点、距骨在踝穴中倾斜或侧移位的情况、以及骨折线的位置与胫距关节面的相应关系等。尚可分析出损伤的机制。

(二)损伤机制与分型

踝关节损伤若采用保守疗法治疗,对治疗有指导价值的是 Lauge-Hansen 分类法,其对特殊的骨折类型及损伤机制作了详细的分类。根据受伤时足所处的位置、外力作用的方向以及不同的创伤病理改变而分为旋后—内收型、旋前—外展型、旋后—外旋型、旋前—外旋型和垂直压缩型,其中以旋后—外旋型最常见。该分类法强调踝关节骨折波及单踝、双踝或三踝是创伤病理的不同阶段。在重视骨折的同时必须也重视韧带的损伤,只有全面地认识损伤的发生与发展过程,方能正确评估损伤的严重程度,确定恰当的治疗方案。

1.旋后—内收型

足于受伤时处于旋后位,距骨在踝穴内强力内收,踝关节外侧组织受到牵拉而损伤,内踝受距骨的挤压而损伤。

所有的踝关节损伤,由于伤力的大小不同,致伤力量可在整个过程中停留于任何一点,因而可有不同程度的损伤形式。

第Ⅰ度:踝关节外侧韧带部分或完全断裂,或引起外踝骨折。

外侧韧带的损伤可能是部分的,只有前距腓韧带的撕裂,这是由于足跖屈强力内翻所致,在此位置上,外侧韧带的前束处于张力下。若内收伤力停止,这是唯一的损伤,常称为“踝扭伤”。

若踝关节在 90°位上强力内翻,踝关节外侧韧带的所有三束均同时被牵拉,可导致外侧韧带的完全断裂;若三束韧带的抗拉力大于外踝骨时,将造成外踝的骨折。该骨折表现为跟腓韧带附着处的外踝尖的撕脱骨片,或在踝关节水平位撕脱整个外踝。这种骨折的特征是横形骨折,在腓骨外侧皮质有明显的裂隙。而在旋前-外展损伤时,腓骨外侧皮质为碎裂状,两者形成鲜明对照。

第Ⅱ度:暴力继续,距骨将推挤内踝发生近乎垂直的骨折,骨折位于踝关节内侧间隙与水平间隙交界处,即在踝穴的内上角,常合并踝穴内上角关节软骨下骨质的损陷,或软骨面的损伤。

2.旋前—外展型

足在旋前位,距骨在踝穴内被强力外展,踝关节内侧组织受到牵拉伤力,外踝受到挤压伤力。

第Ⅰ度:内侧牵拉伤力引起三角韧带断裂或较常见的内踝撕脱骨折。由于距骨的异常活动没有旋转因素,内踝的外展骨折在X线侧位上呈横形,骨折位于踝关节水平间隙以下。

第Ⅱ度:若暴力继续,将导致下胫腓韧带部分或完全损伤。撕裂下胫腓前韧带,造成下胫腓部分分离;也可表现为胫骨前结节撕脱骨折;也可将下胫腓前、后韧带及骨间韧带完全撕裂,而发生下胫腓完全分离。有时也可因后韧带坚强未被撕裂,而发生后踝撕脱骨折。

第Ⅲ度:距骨继续外展,使外踝在胫距关节面上 0.5～1 cm 外形成短斜形或碎裂骨折,小蝶形骨片位于外侧。

3.旋后—外旋型

足处于旋后位,距骨受到外旋伤力或小腿内旋而距骨受到相对外旋的外力。距骨在踝穴内以内侧为轴向外后方旋转,冲击外踝向后外方移位,推开后踝的限制并牵拉内侧组织而损伤。

第Ⅰ度:足处于旋后位,距骨受外旋伤力而外旋,因内侧组织不在张力状态下,因此内侧组织不先损伤,而先撕裂下胫腓前韧带,或造成胫骨前结节撕脱骨折。

第Ⅱ度:伤力继续便产生外踝在下胫腓联合水平的冠状面斜形骨折,骨折线自胫距关节水平处向后上方延伸。

第Ⅲ度:暴力继续,距骨继续向后旋转至踝穴外,推开后踝的限制,造成后踝的骨折。此时后踝骨折块被完整的后韧带与外踝联在一起，向后外方移位。

第Ⅳ度：在前基础上，再进而发生三角韧带撕裂或内踝骨折，形成旋后-外旋损伤的三踝骨折—脱位。

4.旋前—外旋型

足于受伤时处于旋前位，三角韧带处于张力状态，当距骨在踝穴内外旋时，紧张的内侧组织首先损伤而丧失稳定性，距骨以外侧为轴向前外侧旋转移位，撕裂下胫腓韧带与骨间韧带后，造成肋骨的螺旋骨折。

第Ⅰ度：内踝撕脱骨折或三角韧带断裂。由于这类损伤使距骨内侧向前旋转，内踝向前拉脱，结果是骨折线在矢状面上自前上斜向后下。

第Ⅱ度：内侧损伤后，距骨失去三角韧带的限制，在踝穴中向前摆动，故外旋时先撕脱下胫腓前韧带，继而撕裂骨间韧带，发生下胫腓不完全分离，或撕脱胫骨前结节。

第Ⅲ度：若暴力再进而扭转腓骨，造成高位腓骨螺旋形骨折，有的高达腓骨颈，最低的位置也在下胫腓联合上 2.5 cm，骨折线自前上斜向后下。

第Ⅳ度：再严重时，可在Ⅲ度的基础上，撕裂下胫腓后韧带发生下胫腓完全分离，或下胫腓后韧带保持完整，而形成后踝的撕脱骨折，同样也发生下胫腓分离。

5.垂直压缩型

足在不同的伸屈位置，遭受垂直压缩暴力所致。足在中立位时，遭受垂直压缩力，暴力沿肢体纵轴传导，距骨滑车将胫骨下关节面劈成碎片；当足处于背伸位时，将产生胫骨下关节面前缘的压缩骨折；当足处于跖屈位时，产生胫骨下关节面后缘的压缩骨折。

（三）诊断

根据伤后踝部疼痛、肿胀、功能障碍等症状，以及局部压痛、皮下淤血、畸形和骨擦感等体征，结合 X 线片，可得到正确的诊断和分型。

若怀疑有韧带断裂时，有必要在应力下摄 X 线片，此时常需用麻醉。在内翻应力下拍摄双踝前后位片，如距骨倾斜超过健侧 5°～15°，提示前距腓韧带完全断裂，15°～30°提示外侧韧带前束和中束断裂，大于 30°提示外侧韧带的三个组成部分完全断裂。在外翻外旋应力下拍摄前后位 X 线片，若内踝与距骨间隙增宽超过 2～3 mm，下胫腓间距大于 5 mm，提示下胫腓韧带全部断裂；若下胫腓间距小于 5 mm，但大于 3 mm，且对侧下胫腓间隙小于 3 mm，提示下胫腓韧带不全断裂。

对于踝关节损伤，一般来说患者所描述的足扭转的方向是不可靠的，踝关节损伤发生的太快，不能正确地被患者所认识。所以分析其受伤机制时应以 X 线片为主，部分病例可结合体格检查。

在分析 X 线片时主要根据以下诸点。

(1)骨折类型的生物力学机制：对长骨来说，若弯矩起主要作用则致横形、横斜形或蝶形骨折，若扭矩起主要作用则致螺旋形或长斜形骨折。此点在分析腓骨受伤机制类型时尤为重要。另外，由于外踝的轴线和腓骨干的轴线向外成 15°夹角，因此在外翻力作用下导致的腓骨骨折亦可呈由内下略向外上的短斜形。韧带牵拉力导致的骨折线方向和拉力方向接近垂直。压迫力导致的骨折线方向和骨内剪应力方向一致。

(2)骨折移位的特点和距骨在踝穴中倾斜或侧移位的情况。

(3)骨折线的位置与胫距关节面的相应关系：一般来说，牵拉损伤其骨折线低于胫距关节面，挤压损伤则略高于胫距关节面。对腓骨来说，腓骨骨折水平越高，下胫腓韧带损伤越严重，踝穴不稳定的危险性也越大。

(4)损伤的严重程度：下列各点有助于诊断和辨认 Lauge-Hansen 分型：①注意腓骨骨折的类型及位置的高低若为长斜形或螺旋形骨折，是由外旋伤力所致，见于旋后—外旋型损伤与旋前—外旋型损伤。但前者骨折位置较低，从胫距关节水平处向后上方延伸；而后者位置较高，至少在下胫腓韧带联合上方 2.5 cm处。骨折为横形，且低于胫距关节面，外侧皮质裂开、开口，为旋后—内收型损伤所致。骨折为短斜形或外侧皮质碎裂的蝶形骨折，骨折线水平在下胫腓韧带联合上 0.5～1 cm 处，则为旋前—外展型损伤所致；②注意内踝骨折的类型及位置的高低：内踝骨折线水平，且低于胫距关节面，是因三角韧带受牵拉所致。若骨折线自踝穴的内上角发生垂直或斜形骨折，是由旋后—内收损伤所致；③注意是否有下胫腓分离：下胫腓分离最多见于旋前—外旋损伤，少数见于旋前—外展损伤，而旋后—外旋损伤一般不伴有下胫腓分离；④各型损伤中以旋后—外旋损伤最为常见。

(四)治疗

复位的标准(Phillips 提出)：①踝关节内侧间隙不超过距骨顶与胫骨下端关节面间距 2 mm；②内踝向任何方向移位不超过 2 mm；③腓骨骨折远端向外侧移位小于 2 mm，向后侧移位小于 5 mm；④侧位 X 线片显示胫骨后踝骨折块小于胫骨下关节面的 25%，或虽大于 25%，但移位小于 2 mm。

近年来，许多学者研究证实外踝是维持踝关节稳定的重要因素。外踝骨折后的短缩和外侧移位，踝穴势必增宽，使距骨在踝穴内失去稳定而发生外移或倾斜。但距骨向外移位 1 mm，胫骨与距骨接触将减少 40%，接触面减少后每单位负重面积所承受的压力加倍，将导致踝关节的创伤性关节炎。所以我们认为，踝关节骨折应力求解剖复位，最低标准应是：完全纠正外踝的短缩与外移，以及下胫腓分离，而在其他方面不低于 Phillips 的标准。

整复的时机：踝关节骨折移位者，因合并距骨的脱位，故应立即整复。即使是肿胀严重或局部有张力性水泡也不应拖延整复时间，否则患者疼痛难忍，更重要的是，肿胀很难在短期内消退，待肿胀消退后，骨折因纤维组织形成已很难通过手法整复而达到良好的复位。踝关节的骨折—脱位即使肿胀严重，手法复位也不太困难，骨折及脱位复位后，肿胀在 2～3 d 内迅速消退，若有残余移位，此时可再次整复。

关于踝关节骨折的治疗方法，目前大致有手法复位外固定、闭合复位内固定和手术切开复位内固定三大类。手法复位外固定具有方法简便，安全经济的优点，若使用得当，大多数病例可获得满意的疗效；其缺点是稳定性差，尤其是严重不稳定的踝关节骨折，易发生再移位。手术切开复位并坚强内固定，由于是在直视下解剖组织进行骨折复位，故解剖复位率高，坚强的内固定又可早期活动关节，防止关节僵直，因而有明显的优越性；该疗法的缺点是需解剖组织，使软组织的稳定结构受到破坏而影响关节功能，以及感染的威胁等，此外对于局部肿胀严重及伴有皮肤挫伤、张力性水泡等病例，显然不宜立即切开复位，等到皮肤条件好转后再手术，则贻误了骨折治疗的最佳时机。闭合复位内固定则综合了上述二者的优点，具有操作简便、固定牢靠、组织创伤小、感染率低等优点，为治疗不稳定性踝关节骨折的有效方法。

1.手法复位外固定

治疗踝关节损伤时有一个很重要的原则，就是按暴力作用相反的方向进行复位和固定。所以不同类型的损伤有不同的复位与固定方法。

(1)旋后—内收损伤。

Ⅰ°损伤：踝关节外侧韧带断裂或外踝骨折。

如果是外侧韧带的部分断裂，可用胶布外翻位固定。固定时间 2～3 周。去除固定后加强踝关节功能锻炼，并在行走时将鞋底外侧垫高 0.5 cm，以保持患足处于轻度外翻位。

韧带完全断裂者应用石膏固定。应将足固定在 90°并轻度外翻位，并保持石膏固定 4～6 周。若将韧带完全断裂误认为单纯扭伤而处理不当，将引起踝关节复发性脱位，而使关节不稳定。韧带完全断裂者拆除石膏后，应重视愈合韧带组织本身功能的再锻炼，摇板锻炼对增加踝关节稳定有重要的意义。

对外踝骨折采用石膏或夹板固定均可取得良好的疗效。不论何种固定，均应将患足固定于轻度外翻位，6 周后去除固定，逐步负重。

Ⅱ°损伤：双踝内收骨折。

1)手法复位：患者仰卧，由一助手用肘部套在腘窝下，另一助手一手握足跟，一手持足尖，将足保持在 90°位，两人先顺畸形方向牵引，而后调整至中立位。待重叠畸形纠正后，术者双拇指推内踝骨折块向外，余双手四指扳外踝骨折近端向内，下助手同时在保持牵引下将患足外翻，以纠正骨折移位。

2)石膏或夹板固定：若采用石膏固定，可用膝以下石膏管型，注意内、外踝及足跟部用衬垫保护。在石膏未定型前，术者用一手的手掌(不是手指)在足跟的内侧施加轻度压力，而另一手加抗力于外踝骨折的近端，将患足塑形于轻度外翻位。根据骨折愈合的情况，6～10 周拆除石膏固定。注意各期功能锻炼。

若采用小夹板外固定，其长度应上至小腿的中上 1/3 处，下端前侧 2 块应下达踝关节平面，内、外、后 3 块应超过足底 4 cm 左右。注意压垫的位置，应将足固定于轻度外翻位。功能锻炼同石膏固定。

(2)旋前—外展损伤。

Ⅰ°损伤:内踝撕脱骨折或三角韧带断裂。

内踝的无移位骨折及三角韧带断裂者,可用膝以下石膏或超踝夹板内翻位固定6周。后两周,可带石膏负重锻炼。

若内踝骨折有分离者,可用手法复位,复位后固定同上。

Ⅱ°损伤:内踝骨折伴下胫腓韧带部分或完全损伤。

将患足内翻,整复内踝,并用双手掌对抗叩挤两踝,以纠正下胫腓分离。复位后用膝以下石膏管型固定,注意将双踝及足跟处用衬垫保护。在石膏未定型前,术者用双手掌在双踝处加压塑形,以防止下胫腓分离,同时下助手推挤足跟外侧,以使石膏塑形成轻度内翻位。术后注意抬高患肢,注意各期功能锻炼。一般需固定6～8周。也可使用超踝夹板固定。

Ⅲ°损伤:第Ⅱ°加以外踝骨折。

1)手法复位:助手将足置于90°位轻柔牵引,不可使用强力,以防软组织嵌入内踝骨折间隙影响复位及愈合。待重叠畸形矫正后,术者用双拇指推外踝骨折远端向内,双手四指扳胫骨远端向外,助手同时将患足内翻,以纠正骨折移位。若伴有下胫腓分离,术者用双手掌扣挤双踝来纠正。

2)石膏或夹板固定:若采用石膏固定,可用膝以下石膏管型,注意内、外踝及足跟部用衬垫保护。若不伴有下胫腓分离,术者重点将患足塑形于轻度内翻位;若伴有下胫腓分离,术者重点用双手掌在双踝内外侧加压塑形,下助手配合在足跟外侧加压,将患足塑形于轻度内翻位。

若采用夹板固定,应使用超踝夹板,根据骨折的移位情况及是否伴有下胫腓分离而正确使用压垫。固定后,应将患肢抬高,注意各期功能锻炼,及时更换松弛失效的固定。一般需固定8～10周。

(3)旋后—外旋损伤。

Ⅱ°损伤:下胫腓前韧带损伤伴外踝骨折。

该骨折一般移位很少,若外踝轻度移位,助手可将患足内旋15°左右,术者推挤向后外侧移位的外踝而复位。复位后,采用超膝石膏管型将足内旋15°位固定6周。

Ⅳ°损伤:三踝骨折。

1)手法复位:助手在行对抗牵引时,不可用强力牵引,以防过度牵引后软组织嵌入内踝断端之间而影响整复及愈合。骨折重叠畸形矫正后,在下助手将足内旋的同时,术者用双拇指推挤外踝骨折的远端向前、向内,余四指扳胫骨远端向后、向外,如此可纠正距骨的脱位及外踝的移位。触摸腓骨下端骨折平整后,下助手将足置于背伸90°位,推挤内踝向上,以纠正内踝的分离。手法成功的关键是术者推挤复位的同时,下助手将足有力地内旋。企图将足内翻来纠正距骨与外踝向外后侧的旋转移位是错误的,根据距下关节功能机制:距下关节活动的平均轴心角度是在水平位上42°,在矢状面上向内侧16°,所以距下关节成为一个扭矩变换器,跟骨在内翻时引起距骨外旋,将重复受伤过程,加大损伤,使移位增大。

若后踝的骨折块大于肠骨下关节面1/3时,常合并距骨的向后上方脱位。在整复时,术者一手将足跟向下向前推,一手掌置于胫骨远端前方向后压,即可轻易地纠正后踝移位及距骨的向后脱位。绝不可在跖底足前部加力,使踝关节背伸来纠正后踝骨折,否则因杠杆作用会使移位加重。

2)固定:凡不稳定的踝关节外旋类骨折,均应在内旋位固定才能有效地防止骨折再移位,而小夹板难以使患足得到确实的内旋固定,故不宜使用夹板,而应采用长腿石膏超膝关节固定。

整复后,因内、外踝均为皮下骨,可通过触摸而判断骨折复位的情况,若复位良好,即用石膏固定。石膏固定应超膝关节,并使膝关节屈曲15°～20°,方能控制外旋伤力。石膏固定应有良好的塑形,将患足固定于背伸90°、内旋15°～20°位上。如后踝骨折块大于胫骨下关节面1/3时,在足后跟及胫骨下端前侧用棉垫作衬垫,在石膏未定型前,术者一手掌按胫骨远端前方向后,另一手掌推足跟向前,用中等力度加压塑形,可有效地防止后踝的再移位。

复位固定后,患肢抬高,鼓励患者加强足趾活动及小腿肌肉等长收缩功能锻炼,同时辅以活血化瘀药物口服,在3～5 d内应用20%甘露醇250～500 mL静脉滴注。肿胀消除后及时更换石膏。视其年龄、骨折移位程度及软组织损伤程度，6～10周拆除石膏。6周后如骨折尚未牢固愈合，可用行走石膏下地负重锻炼。拆除石膏后，用弹力袜控制废用性水肿，直至肢体的肌力与血循环恢复，如此可有效地减轻关节僵直的程度。

(4)旋前—外旋损伤。

Ⅰ°及Ⅱ°损伤：内踝骨折及内踝骨折伴下胫腓前韧带、骨间韧带断裂。

骨折一般无显著移位，若有移位，将足内旋、内翻下整复移位之内踝。复位后，用石膏将足背伸90°及内旋15°～20°，并轻度内翻位固定。

Ⅲ°损伤：Ⅱ°损伤加腓骨骨折(下胫腓部分分离)。

其手法复位比较容易，将足置于内翻内旋位整复是复位的关键，术者应扣挤双踝以纠正下胫腓的部分分离。应用膝以上的石膏管型固定，塑形时足应有轻度内翻和确实的内旋，内、外踝两侧方应加压塑形。

(5)垂直压缩损伤：若骨折粉碎程度严重，可采用跟骨牵引，在牵引下整复骨折移位，并配合使用夹板固定。在固定期间早期进行踝关节的轻微活动，以起"模造"作用。4周后更换为石膏固定，直至伤后10～12周方可负重。

2.闭合穿针内固定

(1)适应证：①距骨原始移位大于1 cm者。因关节损伤严重，稳定性差，易发生再移位。对此类损伤，手法复位后，经皮穿针内固定可提高固定的效果；②旋前—外旋损伤Ⅳ°。因腓骨高位骨折，下胫腓完全分离，稳定性极差，石膏固定效果不佳。在手法复位后，宜使用穿针内固定；③内踝骨折有软组织嵌入，阻碍骨折复位和愈合时。采用克氏针撬拨，将嵌入的内侧韧带或骨膜等软组织拨出，并用克氏针经皮穿针内固定；④下胫腓分离合并胫骨前结节撕脱骨折者，骨折块卡于下胫腓间隙，影响下胫腓分离的复位。对此类损伤可用克氏针橇拨骨折块，使"卡壳"缓解，手法复位后，用克氏针内固定。

(2)闭合穿针内固定类型。

1)内踝骨折撬拔复位穿针内固定：若骨折线较宽，复位困难，或复而返回者，考虑有软组织嵌夹于骨折线之间，复位时可用克氏针将嵌夹于骨折间的软组织拔出。局部消毒麻醉后，用直径为2 mm的克氏针，从内踝前方或后方，经皮插入骨折间隙由深向浅撬拨，将嵌入的内侧韧带或骨膜等软组织拨出。对内踝骨折复位后不稳定者，采用经皮穿针内固定。取一枚直径2 mm的克氏针自内踝尖处穿入皮下，触及骨质后，用骨钻向外、上方缓缓钻入，直至穿透胫骨外侧骨皮质。再于上一进针点前0.5～1.0 cm处(视骨折块大小而定)，用骨钻穿入另一枚克氏针交叉固定。针尾剪短折弯，埋入皮下或留于皮外。

2)外踝骨折穿针内固定：局部消毒麻醉后，术者维持复位，一助手取1枚直径为2.5 mm的克氏针自外踝尖纵行向上经皮穿入，使克氏针进入近折端4～5 cm为止。若骨折不稳定，可行交叉固定。在固定时应考虑外踝与腓骨干之间有10°～15°的外翻角，以防此角变小，踝穴变窄，影响踝关节背伸功能。

3)下胫腓分离的撬拔复位与穿针固定：下胫腓分离合并胫骨前结节撕脱骨折者，骨折块卡于下胫腓间隙，影响下胫腓分离的复位，此时可用一枚直径为2～2.5 mm的克氏针从下胫腓联合上方经皮穿入，向后下方插入下胫腓联合间隙，向前摔拔，将骨折块撬向前侧，使"卡壳"缓解，再用手法扣挤下胫腓联合而复位。若复位后不稳定，可用一枚克氏针从外踝斜向内上穿透胫骨内侧皮质固定。

4)后踝骨折的穿针固定：后踝骨折块超过关节面1/4者，可自跟腱两侧交叉穿入2枚直径为2.5 mm的克氏针，注意勿损伤胫后血管神经。进针方向与小腿纵轴垂直，深度达胫骨前侧骨皮质。

若为双踝骨折，复位后固定的顺序是先内踝后外踝。因为内踝在足背伸内翻位下易于复位固定，外踝在未固定前可与距骨一起适应、满足内踝的复位体位。

若为三踝骨折，复位后固定的顺序是先后踝，再内踝。因为先固定内外踝，由于内外踝的骨性相夹，后踝难以解剖复位。

本疗法的优点为：①固定可靠：内外踝均为交叉克氏针固定，不仅防止了骨折的侧方移位，而且可以防止骨折端间的旋转移位，从而将其牢固地固定起来；②骨折愈合快：本疗法复位准确，固定可靠，又不破坏骨折处血运，从而保证了骨折的顺利愈合；③功能恢复好：可靠的固定及顺利愈合使患肢早期功能锻炼成为可能，从而促进了其功能恢复；④感染率低：不切开皮肤及周围软组织，故感染率低。

二、踝关节脱位

踝关节由胫、腓、距三骨构成。距骨被内、外、后三踝包围，由韧带牢固固定在踝穴内。内侧的三角韧带起于内踝下端，呈扇形展开，并附着于跟骨、距骨、舟骨等处，主要作用是避免足过度外翻。由于三角韧带坚强有力，常可因过度外翻时，牵拉内踝造成内踝撕脱性骨折。外侧韧带起于外踝尖端，止于距骨和跟骨，分前、中、后3束，主要作用是避免足过度内翻。下胫腓韧带紧密联系胫腓骨下端之间，把距骨牢固地控制在踝穴内，此韧带常在足极度外翻时断裂，造成下胫腓联合分离，踝距变宽，失去生理的稳定性。

踝关节脱位并不少见，由于生理解剖特点，踝关节脱位常伴有内、外踝和胫骨前唇或后踝骨折。

根据脱位的方向不同，可分为外脱位、内脱位、前脱位和后脱位。一般内侧脱位较多见，其次是外侧脱位，后脱位少见，前脱位则极少见。

(一)踝关节内脱位

1.病因病机

多为间接暴力所引起，如扭伤而致。常见由高跌下，足的内侧先着地，或走不平道路，或平地滑跌，使足过度外翻、外旋致伤，往往合并有内、外踝骨折。

2.临床表现

踝关节肿胀、疼痛、皮肤青紫或瘀斑或起水疱；足踝功能丧失，足呈外翻外旋，内踝下高突，局部皮肤紧张，外踝下凹陷，畸形明显，常合并有内踝或外踝骨折或下胫腓韧带撕裂。若合并骨折，疼痛肿胀就更严重。

3.诊断要点

依据外伤史、临床表现，以及足外翻、内踝下突起等典型畸形即可确诊。结合拍X线片，可更明确判断是否合并骨折。

4.治疗方法

(1)手法整复：患者患侧卧位，膝关节半屈曲。一助手握住患肢小腿部，术者一手握住足踝，一手持足跟部，两人用力牵拉，先扩大畸形，然后以两手拇指按压内踝下骨突起部向外，其余指握足，在保持牵引的情况下，使足极度内翻，足踝背伸，即可复位。

(2)固定方法：复位后，用超踝塑形夹板，加垫，将踝关节固定在内翻位。单纯性脱位，固定2周；合并骨折者，可选用石膏固定4～5周。

(3)功能锻炼：踝关节脱位，不论合并骨折与否，从固定开始即应进行股四头肌锻炼，2周后，拆除固定夹板开始下床活动；合并骨折的用石膏固定，固定4～5周待骨痂形成后拆除石膏，开始下床活动，循序渐进，逐步进行踝关节屈伸功能锻炼。

(二)踝关节外脱位

1.病因病机

多为间接暴力所致，与内脱位机制相反，如扭伤、由高跌下，足的外侧先着地，或行走不平道路，或平地滑倒，使足过度内翻、内旋而致伤，往往合并有内、外踝骨折。

2.临床表现

踝关节肿胀，或起水疱，有瘀斑，功能丧失。足呈内翻内旋，外踝下高突，皮肤紧张，内踝下空虚。若伴有内外踝骨折，则肿胀、疼痛更显著；若伴有下胫腓韧带撕裂，则下胫腓联合分离。

3.诊断要点

依据外伤史和临床表现，以及足内翻、外踝下高突等典型畸形，即可确诊。结合拍X线片，可判定是否合并骨折。

4.治疗方法

(1)手法复位:患者健侧卧,患肢在上,膝关节屈曲,一助手固定患肢小腿部,将小腿端起;术者一手持足跖部,一手持足跟部,两手用力牵拉,扩大畸形,然后以两手拇指按压外踝下方突起部向内,其余各指握足,在牵引情况下,使足极度外翻,即可复位。

(2)固定方法:复位后,以超踝关节塑形夹板加垫固定踝关节于外翻位。单纯脱位,固定2周,合并骨折者,可选用石膏固定4～5周。

(3)功能锻炼:踝关节脱位,从固定开始即应进行股四头肌锻炼;2周后,拆除固定夹板开始下床活动,合并骨折的用石膏固定,固定4～5周待骨痂形成后拆除石膏,下床活动,做踝关节屈伸功能锻炼。

(三)踝关节前脱位

1.病因病机

间接暴力或直接暴力引起,如由高跌下,足跟后部先着地,身体向前倾,而致胫骨下端向后错位,形成踝关节前脱位。或由地推跟骨向前、胫腓骨形成一对挤暴力,也可致踝关节前脱位。

2.临床表现

踝关节肿胀,功能障碍,足呈极度背屈,不能跖屈,跟腱两侧有胫腓骨性突起,跟骨向前移,跟腱紧张,常合并胫骨前缘骨折。

3.诊断要点

依据外伤史、临床表现,以及典型的畸形,如足背屈、跟骨前移、跟腱紧张、跟腱两侧可触到胫远端的骨性突起,跟骨向前突等,即可确诊。结合拍X线片,可确定有无合并骨折。

4.治疗方法

(1)手法复位:患者仰卧,膝关节屈曲,一助手固定患肢小腿部,将小腿抬起;术者以一手握踝上,一手握足跖部,握踝的手提胫腓骨下端向前,握足跖的手在顺畸形姿势牵引的情况下使足跖屈,且向后推,即可复位。

(2)固定方法:复位后,以石膏托固定踝关节于稍跖屈的中立位3～4周。此型脱位复位容易,但在固定中常发生再脱位。其主要原因是后侧关节囊撕裂,胫骨前唇又往往合并骨折,复位后患者仰卧致足跟着力,小腿下段因重力下垂,逐渐形成脱位。因此石膏托固定时,一定要注意塑形,后托顶住小腿下段,以防止继发性再脱位。

(3)功能锻炼:解除固定后,开始踝关节的屈伸功能锻炼,1周后再下床练习负重行走。

(四)踝关节后脱位

1.病因病机

足尖或前足着地,暴力由后方推挤胫腓骨下端向前。或由高坠下,前足着地,身体向后倾倒,胫腓骨下端向前翘起,而致踝关节后脱位,往往合并后踝骨折。

2.临床表现

踝关节肿胀、疼痛、功能障碍。足跖屈,跟骨后突,跟腱前方空虚,踝关节前方可触及突出的胫骨下端,而其下方空虚,常合并后踝骨折。

3.诊断要点

依据外伤史和临床表现,以及典型畸形,如足跖屈、踝前能触到橇起的胫骨下端等,即可确诊。结合拍X线片,更可确定是否合并骨折。

4.治疗方法

(1)手法复位:患者仰卧,膝关节屈曲,一助手以两手固定小腿部,将小腿端起。一助手一手持足跖部,一手持足跟部,两手用力牵拉,扩大畸形。术者用力按压胫腓骨下端向后,同时牵足的助手在牵引的情况下,先向前下提牵,再转向前提,并略背屈,即可复位。

(2)固定方法:复位后以石膏托固定踝关节于背屈的中立位4～6周。固定期间,由于小腿不自主地向前抬动，足跟部向后下垂，重复了受伤机制，容易造成继发性再脱位。因此，石膏托要注意塑形，使足不向后垂，同时要经常向前上方牵提足部，以保证复位。

(3)功能锻炼：解除固定后，开始踝关节屈伸功能锻炼，1周后再下床练习负重行走。

（侯宪堂）

第十九节　距骨骨折脱位

距骨无肌肉附着，骨质几乎为关节软骨包围，血供有限，主要是距骨颈前外侧进入的足背动脉关节支，当发生骨折、脱位时易发生缺血性骨坏死。距骨骨折占全身骨折的0.14%～0.9%，占足部骨折的3%～6%，因而不常见。在治疗结果上，少有大宗病例报道。其一，医生对这种损伤相对不熟悉；其二，距骨位置较隐蔽，骨折后不易从常规X线平片上发现，也不易切开复位，获得较好的内固定；其三，距骨参与形成踝、距下和距舟等关节，具有重要的生物力学功能，一旦破坏，对足功能影响较大。

一、距骨头骨折

(一)分型

骨折可分为两型：①过度跖屈时发生距骨头压缩骨折，也可合并舟骨压缩骨折。②足内翻后引起剪力骨折，骨折常为两部分。距骨头骨折因局部血运丰富不易发生缺血性坏死。

(二)治疗

无移位骨折可用非负重小腿石膏固定6周。小块骨折如无关节不稳定，可手术切除移位骨块。移位骨折块大于距骨头关节面50%时，可能会导致距舟关节不稳定，需要内固定。如骨折粉碎，无法复位固定，可行距舟关节融合术。

二、距骨颈部骨折

距骨颈部骨折约占距骨骨折的50%，青壮年男性多见。由于颈部是血管进入距骨的重要部位，该部位骨折后较易引起距骨缺血性坏死。严重损伤多合并开放性损伤和其他损伤。

(一)分型

(1)Hawkins(1970年)把距骨颈部骨折分为三型(图16-47)。

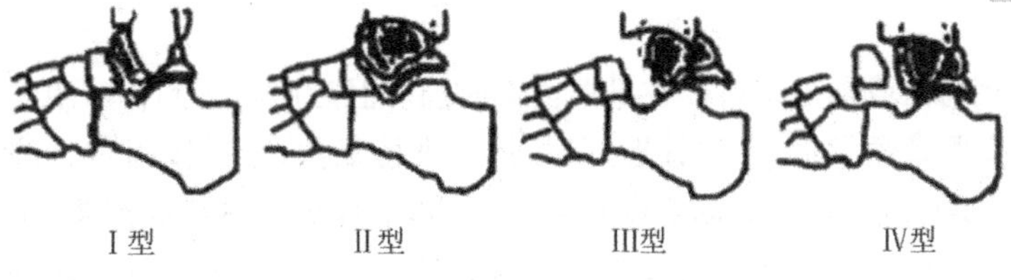

图16-47　Hawkins分型

Ⅰ型：无移位的距骨颈部骨折。

Ⅱ型：移位的距骨颈部骨折合并距下关节脱位或半脱位。

Ⅲ型：移位的距骨颈部骨折，距骨体完全脱出，距下关节脱位。

(2)Canale(1978年)提出HawkinsⅡ、Ⅲ型可伴有距舟关节脱位。这种骨折又被称为HawkinsⅣ型(图16-47)。

当足强力背伸时，距骨颈恰抵在胫骨下端前缘，就像一个凿子对距骨颈背部施予剪切力而导致距骨颈骨折。如骨折无移位，此时称HawkinsⅠ型骨折。暴力进一步作用，距骨体被挤压向后，并以三角韧带为轴旋转，距下关节半脱位，此时称 HawkinsⅡ型骨折。距下关节移位越大，距跟骨间韧带断裂可能越大，复位越困难。暴力加大使距跟韧带、距腓后韧带断裂，三角韧带可断裂也可完整，距骨体从踝穴中完全脱出，此时称 HawkinsⅢ型骨折。此时距骨体被挤压向后内侧，位于内踝和跟腱之间，并以纵轴旋转 90°，近端骨折面指向外侧。内踝可由于距骨体撞击而骨折。由于距骨体移位挤压皮肤，可引起皮肤缺血性坏死。约 50%为开放性损伤。距骨体虽离胫后神经血管束较近，但由于长屈肌腱的阻挡，神经血管束较少受到损伤。Ⅱ、Ⅲ型骨折如合并距舟关节脱位，即为 HawkinsⅣ型骨折。

（二）治疗

1.HawkinsⅠ型

非负重小腿石膏固定足中立位或轻度跖屈位 6～12 周。此型不愈合极少见，但发生缺血性坏死的可能性约为 10%。确定骨折有无移位非常重要，但有时不太容易诊断，可摄 Canale 位 X 线平片以帮助诊断（图 16-48）。摄片时患足内翻 15°，X 线向头侧倾斜 75°，此位置可较好地显示出距骨颈部。骨折后的主要问题是易遗留距下关节和距小腿关节活动受限。

手法复位：可先试行手法复位，如移位较大，应尽快复位。越早复位，发生缺血性坏死的可能性越小。复位时先使足跖屈，再向后推挤足并向前牵拉踝部，以恢复距骨轴线。牵引足跟部以纠正距下关节脱位。如距骨颈和距下关节达到解剖复位，用小腿石膏固定足踝于轻度跖屈和内、外翻位。也可先用克氏针经皮固定，再用石膏固定，但手法复位常不易获得距骨颈和距下关节的解剖复位。此时不应反复操作，以加重软组织损伤，而应切开复位。

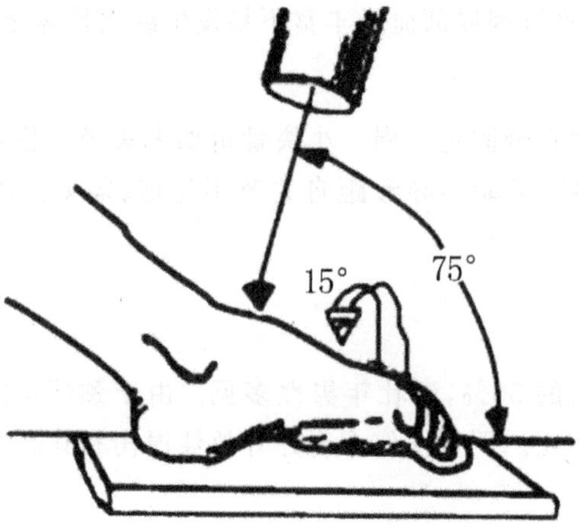

图 16-48 Canale 位投照法

2.HawkinsⅡ型

切开复位：一般采用前内或前外切口。在足前内侧胫前和胫后肌腱之间作一纵形切口，切口起自舟骨结节，近端止于内踝。显露距骨颈骨折，复位骨折，用复位钳维持复位，克氏针固定。透视骨折满意后，用 2 枚 3.5 mm 或 4.5 mm 直径螺钉或空心螺钉固定（图 16-49）。如果骨折内侧粉碎严重，不能较好判断复位情况，可在足背伸肌腱外侧作一纵形切口，其走向和第 4 跖骨轴线一致，显露距骨颈和体部，从此切口也可看到距下关节。较易复位骨折和脱位，如有条件，使用钛螺钉可为以后做 MRI 检查提供较好的条件，以便早期发现距骨缺血性坏死。有时螺钉需要经距骨头软骨面打入，螺钉尾部外露将影响距舟关节活动并引起后期骨性关节炎。此时，应使用埋头处理，使螺钉尾沉于关节面下或使用可吸收材料螺钉固定。

从距骨远端向近端固定，因受穿针和螺钉位置限制，易发生骨折跖侧张开，不易达到较好的固定效果（图 16-50）。固定强度亦不如从后向前固定理想（图 16-51）。后方穿钉可采用后外切口，从跟腱和腓骨肌腱之间进入，显露距骨后外结节，在此结节和外踝之间，以及距骨后关节面和跟骨后关节面之间，可作为入针点。沿距骨纵轴线穿入导针，然后旋入 4.5 mm 或6.5 mm空心螺钉（图 16-52）。由于颈部骨折粉碎严重，有时需清除碎骨块后植入髂骨块后再予以固定。

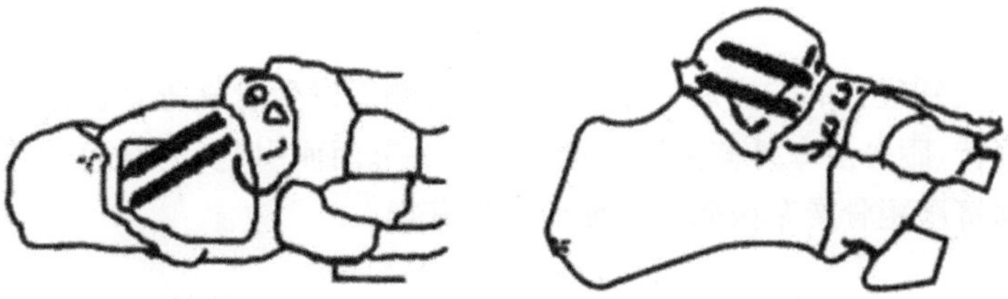

(1) (2)

图 16-49　距骨颈部骨折螺钉固定

(1)直径为 4.5 mm 的螺钉固定;(2)直径为 3.5 mm 的螺钉固定

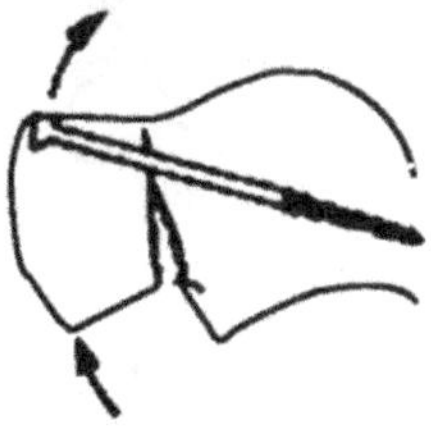

图 16-50　螺钉由远向近固定,跖侧易张开

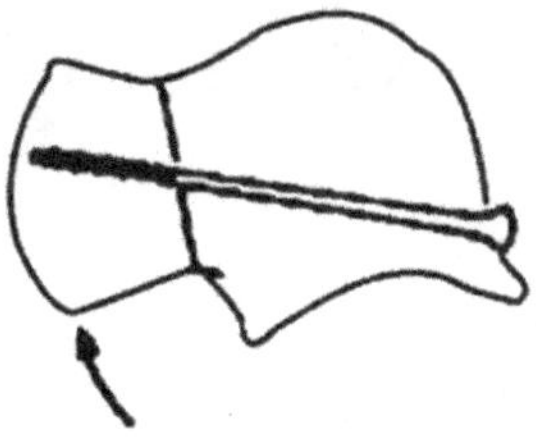

图 16-51　螺钉由后向前固定,固定力线好

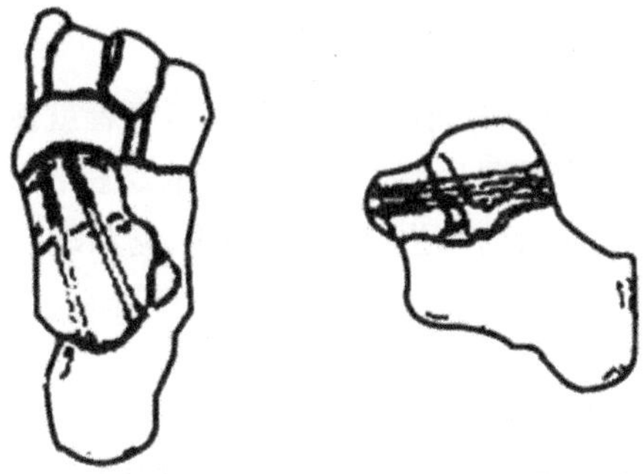

(1) (2)

图 16-52　从距骨后方向头颈部固定螺钉

(1)旋入 6.5 mm 空心螺钉;(2)旋入 4.5 mm 空心螺钉

如果骨折固定稳定,石膏固定 4～6 周,去石膏后可早期开始非负重活动。10～12 周如 X 线检查证实骨愈合后方可负重。

3.HawkinsⅢ型

对闭合性损伤,手法复位更加困难。开放复位可采用前内侧入路。如合并内踝骨折,复位较容易。如内踝完整,为方便复位可做内踝截骨,向下翻开内踝进入关节,注意保护三角韧带勿受损伤。复位距骨体时,如遇困难,可用跟骨牵引或股骨撑开器或外固定器固定于胫骨和跟骨,以牵开关节间隙后再复位。骨折复位后可采用上述固定方法。开放性损伤应彻底清创,如果污染不重,距骨体仍有软组织相连,可考虑将脱位的距骨体复位固定。如不能保留距骨体,则需行 Blair 融合术或跟胫融合术。

4.HawkinsⅣ型

除复位距骨颈骨折和距下关节脱位半脱位外,尚需复位距舟关节并固定该关节。

三、距骨体部骨折

距骨体骨折占距骨骨折的 13%～23%,该骨折的缺血性坏死及创伤性关节炎的发生率高,分别为 25%～50%和 50%。致伤原因以坠落伤为主,距骨体受到胫骨和跟骨间轴向压力,由于距小腿关节位置不同和跟骨的内外翻而形成不同类型的骨折。

(一)骨软骨骨折

距骨滑车关节面在受到应力的作用后可在其外侧和内侧面发生骨软骨骨折。外侧面骨软骨骨折是由于足背伸时受内翻应力旋转,距骨滑车外侧关节面撞击腓骨关节面而引起;内侧面骨软骨骨折是足跖屈时内翻应力使胫骨远端关节面挤压距骨滑车内侧关节面而发生骨折。

1.分型

Berndt 和 Harty(1952 年)提出了一种分类方法(图 16-53),如下所述。

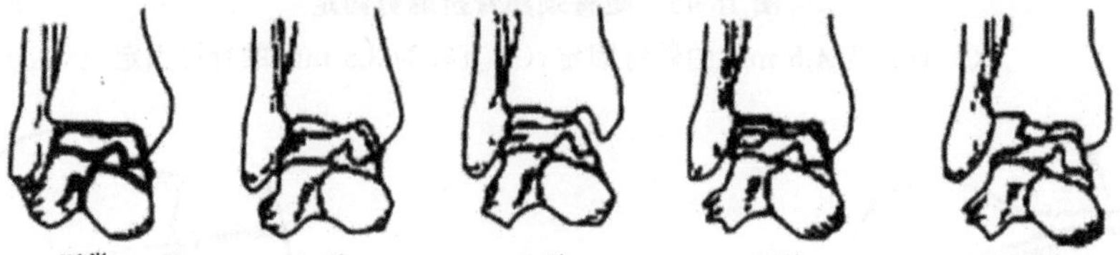

图 16-53 Berndt 和 Harty 分型

(1)Ⅰ型:软骨下骨质压缩。

(2)Ⅱ型:骨软骨部分骨折。

(3)Ⅲ型:骨软骨完全骨折,无移位。

(4)Ⅳ型:骨软骨完全骨折,有移位。

2.诊断

距骨滑车关节面的骨软骨骨折常发生于距小腿关节扭伤后,患者就诊时关节肿胀、疼痛、活动受限,很易诊为踝扭伤。有报道,此类骨折在急诊室的漏诊率为 75%。所有踝扭伤患者中有 2%～6%后来被确诊为骨软骨骨折。因此,踝扭伤后应注意此类骨折的发生,拍摄足的正、侧和踝穴位 X 线平片。高度怀疑骨折时,可做关节 MRI 检查。

3.治疗

(1)Ⅰ型损伤:限制活动。

(2)Ⅱ型损伤:用小腿石膏固定 6 周。

(3)Ⅲ型损伤:内侧损伤可用小腿石膏固定 6 周,外侧损伤应手术切开或在关节镜下切除骨块,缺损区钻孔,以使再生纤维软骨覆盖,大的骨块可用可吸收螺钉固定。

(4)Ⅳ型损伤:手术切开或在关节镜下切除骨块或固定骨块。

(二)距骨外侧突骨折

距骨外侧突骨折常由足背伸时受到纵向压缩和旋转暴力引起,也可于足内翻后撕脱骨折或外翻旋转时腓骨撞击而产生。治疗石膏固定 6～8 周。如果发现较晚,持续有症状,骨块小时可手术切除,大的骨块可手术内固定。

(三)距骨后侧突骨折

距骨后侧突可分为较大的后外侧结节和较小的后内侧结节。骨折可发生于外侧结节、内侧结节或整个后侧突。

1.距骨后外侧结节骨折

距骨后外侧结节骨折最多见,多发生于足强力跖屈后胫骨后下缘撞击后外侧结节所致。少数可由足过度背伸后距腓韧带牵拉所致撕脱骨折。

(1)诊断:患者常述踝部扭伤史。于患侧距小腿关节后外侧有压痛,踝及距下关节活动受限。被动伸屈足趾时,可加重骨折部疼痛。骨折后应和距骨后三角骨鉴别,三角骨一般边界清楚,呈圆形、椭圆形。骨扫描和螺旋 CT 有助于区别,必要时行三维重建。而双侧对比摄片不可靠,因约 1/3 为单侧三角骨骨折。

(2)治疗:小腿石膏固定 6 周后练习活动,如仍有症状,可再继续固定 6 周;如为陈旧性损伤或持续有症状时，小的骨块可手术切除。较大骨块如影响关节稳定，应切开复位，内固定。

2.距骨后内侧结节骨折

距骨后内侧结节骨折较少见。由 Cedell 首次报道，又被称为 Cedell 骨折。骨折常发生于踝背伸和旋后时，内后结节被胫距后韧带撕脱。骨折移位后可压迫或刺激胫后神经引起踝管综合征。治疗同上述外侧结节骨折。

3.整个后侧突骨折

整个后侧突骨折极为罕见。移位骨折亦可压迫或刺激胫后神经，因骨块较大，带部分关节面，常需切开复位、内固定。

(四)距骨体部剪力和粉碎性骨折

剪力骨折损伤机制类似于距骨颈骨折，但骨折线更靠后。粉碎性骨折常由严重压轧暴力引起(图 16-54)。

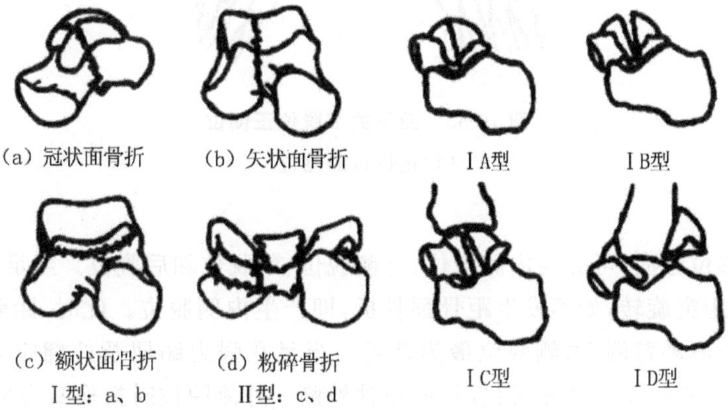

图 16-54　距骨体部剪力骨折和粉碎性骨折

1.分型

Boyd 把距骨体部剪力骨折分为两型。

(1) Ⅰ型：骨折线位于冠状面或矢状面，有四个亚型。ⅠA 型：无移位骨折。ⅠB 型：有移位骨折。ⅠC 型：骨折移位伴距下关节脱位。ⅠD 型：骨折移位并脱出距下关节和距小腿关节。

(2) Ⅱ型：骨折线位于额状面。ⅡA 型：无移位骨折和移位小于 3 mm 的骨折。ⅡB 型：骨折和移位大于 3 mm 的骨折。

2.诊断

诊断要点主要有：①内踝下后方肿胀并压痛最明显。②骨折常合并距下关节内翻脱位，复位脱位后拍片可发现骨折。③距小腿关节正位片有时可见靠近内踝尖处横形或三角形骨折片，但侧位片距骨后方骨折片应与距骨后突籽骨相鉴别。④行垂直距下关节面的 CT 扫描可确诊。

3.治疗

治疗ⅠA 型、ⅠB 型且移位小于 3 mm 者及ⅡA 型、无移位粉碎性骨折，均可用小腿石膏固定 6～8 周。移位大于 3 mm，ⅠB 型、ⅠC 型、ⅠD 型、ⅡB 型骨折，可先手法复位，位置满意后石膏固定，如复位失败，应切开复位，螺钉固定。严重移位粉碎性骨折，复位已不可能，可能需要切除距骨体，做 Blair 融合术或跟一胫骨融合术。

4.并发症

并发症多为创伤性关节炎，治疗方法以关节融合为主或全距小腿关节置换术。

四、距骨脱位

距骨脱位主要分为距骨周围脱位和完全脱位，前者占外伤性脱位的 1%～1.3%，多数可以闭合复位，后者距骨缺血性坏死率极高，治疗以关节融合为主。

(一)距下关节脱位或距骨周围脱位

距下关节脱位是指足在外力作用下，薄弱的距跟韧带和距舟韧带断裂以及关节囊破裂，继而产生距下关节和距舟关节脱位。此时，距骨仍停留于踝穴中，未发生脱位。坚强的跟舟韧带保持完整亦无跟骰关节脱位。脱位一般不合并距骨颈骨折(图 16-55)。

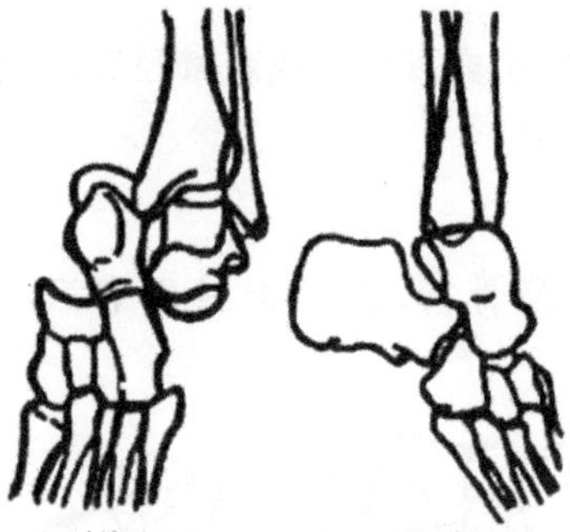

(1)　　　(2)

图 16-55　距下关节脱位正侧位

(1)正位；(2)侧位

1.分型

按脱位后足远端移位方向，可分为内侧脱位、外侧脱位、前脱位和后脱位。当足在强力跖屈、内翻应力作用下，距骨颈抵于载距突旋转，如不发生距骨颈骨折，即产生内侧脱位。此时，距骨头向足背外侧移位，舟骨常位于距骨头颈内侧和背侧，内侧脱位最为常见。当足在强力跖屈及外翻应力作用时，发生外侧脱位。距骨头移向内侧，舟骨位距骨外侧，跟骨移向距骨外侧。外侧脱位时损伤暴力更大，软组织损伤严重，开放性损伤多见，且多伴有距下关节和距小腿关节的骨软骨骨折。前、后脱位极为罕见。

2.诊断

距下关节脱位后，足有明显的内翻或外翻畸形。有时软组织肿胀严重，可掩盖畸形，结合足 X 线正、侧位和斜位平片可明确诊断。少数患者可合并神经血管束损伤，应注意检查足的感觉和血运情况。

3.治疗

脱位后应及早复位，以免皮肤长时间受压坏死和足血运障碍。闭合性损伤可先手法复位，屈曲膝关节，放松腓肠肌，纵向牵引足跟部，先稍加大畸形后再反畸形方向复位。内侧脱位时足外翻、外展，然后背伸。外侧脱位时足内翻，前足内收、背伸。

(1)闭式复位：有 5%～20%复位失败。内侧脱位时，复位失败的主要原因为伸肌支持带和距舟关节囊嵌顿，外侧脱位时复位失败的主要原因为胫后肌腱和屈趾长肌腱绕过距骨颈阻碍复位。另外，如合并距下关节和距舟关节内的骨折，也可影响复位。

(2)切开复位：闭式复位失败或合并关节内骨折需要切开复位时，去除阻碍复位的原因，使距骨复位。小的骨块可以切除，大的骨块应复位，内固定。开放性损伤应彻底清创，污染严重时可二期关闭伤口。

(3)复位后处理：如果关节稳定，可用小腿石膏固定足于中立位 4 周，4 周后练习功能活动。如不稳定，可用克氏针临时固定距舟关节和距下关节，再用小腿石膏固定并适当延长固定时间。

(4)预后：距下关节脱位后，虽然距骨血供可能受到损害，但由于未从距小腿关节脱位，从而保留了距小腿关节前关节囊进入距骨体的血管和踝内侧下方的血管，较少发生距骨缺血性坏死。但在外侧脱位、开放性损伤或合并关节内骨折时，都难以达到较好的疗效。其他并发症有皮肤坏死、关节不稳定、感染、神经血管束损伤等。

(二)距骨全脱位

在距骨周围脱位的基础上，如果外力继续作用，可使距骨不仅和其他跗骨分离，而且还从可踝穴中脱出，导致距骨全脱位。

1.损伤机制

由于内、外翻应力不同，有内侧全脱位和外侧全脱位。在足极度内翻时，距骨围绕垂直轴旋转 90°，致使距骨头朝向内侧，与此同时距骨还沿足长轴外旋，故其跟骨关节面朝向后方。由于损伤暴力大，距骨可脱出踝穴将皮肤冲破而脱出体外。此种脱位多为开放性损伤，即便是闭合性损伤，距骨脱位至皮肤下，对皮肤造成很大压力。

2.诊断

患侧足部肿胀明显，骨性隆起使局部皮肤光亮，甚至裂开，露出脱位的距骨。

3.治疗

(1)开放性损伤：距骨全脱位是一种严重损伤，多为开放性损伤，易合并感染，预后差，选择治疗亦很困难。如把脱位的距骨复位，发生感染的可能较大，易产生距骨缺血性坏死及踝和距下关节的创伤性关节炎，功能不满意。因此，有人主张应早期切除距骨，行胫跟融合术，但由于足畸形，也很难达到满意功能。如果污染不严重，清创彻底或仍有部分软组织相连，均为距骨再植入创造了条件。如污染严重，完全脱出无任何软组织相连，估计再植入后不能成活时，可切除距骨，行胫跟融合。

(2)闭合性损伤：可先手法复位，将足极度屈曲、内翻，用拇指从足前内侧向外推挤距骨头，同时在足踝内侧向下推压距骨体，希望将距骨重新纳入踝穴，也可同时配合跟骨牵引或用钢针撬拨以协助复位。如复位失败，应切开复位。因手法复位困难，也可直接采取切开复位，采用前外或前内侧入路，尽量少剥离软组织。术后固定 6 周以便关节囊愈合，并应密切观察距骨有无缺血性坏死。 **(孙荣鑫)**

第二十节 跟骨骨折

跟骨骨折是常见骨折，占全身骨折的 2%。以青壮年最多见，严重损伤后易遗留伤残。至今仍没有一种大家都能认可的分类及治疗方法。应用 CT 分类跟骨骨折，使我们对跟骨关节内骨折认识更加清楚。像其他部位关节内骨折一样，解剖复位、坚强内固定、早期活动是达到理想功能效果的基础。

一、分类

跟骨骨折根据骨折线是否波及距下关节分为关节内骨折和关节外骨折。

(一)关节内骨折

1.Essex-Lopresti 分型法

根据 X 线检查把骨折分为舌状骨折和关节塌陷型骨折。缺点是关节塌陷型包含了过多骨折，对于骨折评价和临床预后带来困难。

(1)A 型：无移位骨折。

(2)B_1 型：舌状骨折。

(3)B_2 型：粉碎性舌状骨折。

(4)C_1 型：关节压缩型。

(5)C_2 型：粉碎性关节压缩型。

(6)D 型：粉碎性关节内骨折。

2.Sanders CT 分型法

Sanders 根据后关节面的三柱理论，通过初级和继发骨折线的位置分为若干亚型，其分型基于冠状面 CT 扫描(图 16-56)。在冠状面上选择跟骨后距关节面最宽处，从外向内将其分为 A、B、C 三部分，分别代表骨折线位置。这样，就可能有四部分骨折块、三部分关节面骨折块和二部分载距突骨折块。

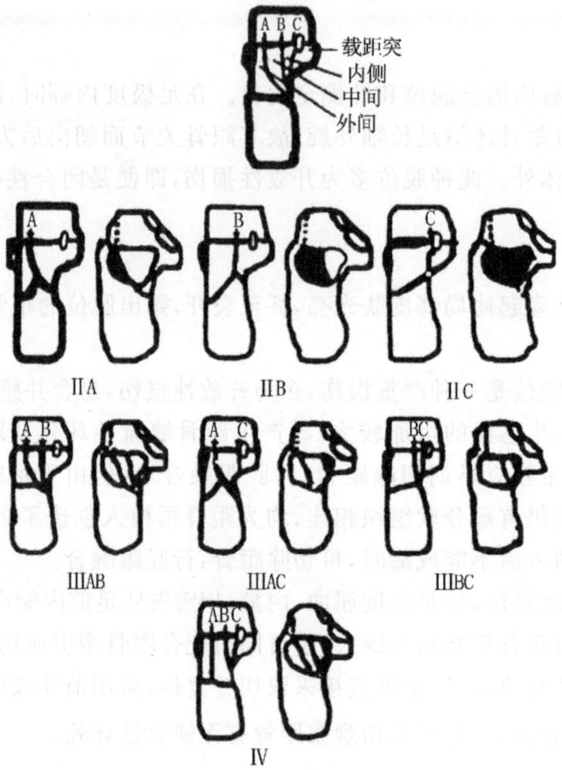

图 16-56　Sanders CT 分型法

(1)Ⅰ型：所有无移位骨折。

(2)Ⅱ型：二部分骨折，根据骨折位置在 A、B 或 C 又分为ⅡA、ⅡB、ⅡC 骨折。

(3)Ⅲ型：三部分骨折，同样，根据骨折位置在 A、B 或 C 又分为ⅢAB、ⅢBC、ⅢAC 骨折，典型骨折有一中央压缩骨块。

(4)Ⅳ型：骨折含有所有骨折线，ⅣABC。

(二)关节外骨折

按解剖部位关节外骨折可分为：①跟骨结节骨折。②跟骨前结节骨折。③载距突骨折。④跟骨体骨折(图 16-57)。

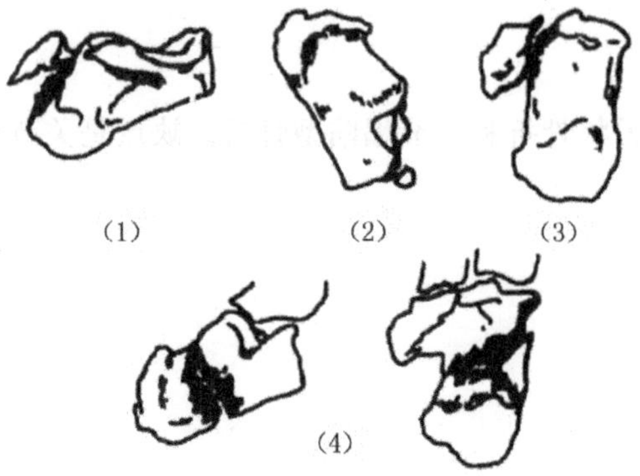

图 16-57　跟骨关节外骨折

(1)跟骨结节骨折；(2)跟骨前结节骨折；(3)载距突骨折；(4)跟骨体骨折

二、关节内骨折

关节内骨折约占所有跟骨骨折的 70%。

(一)损伤机制与病理

由于跟骨形态差异、暴力大小方向和足受伤时位置不同,可产生各种类型跟骨后关节面粉碎性骨折。但在临床中常会出现以下三种情况:①跟骨骨折后,载距突骨折块总是保持原位,和距骨有着正常关系。骨折线常位于跟距骨间韧带外侧。②关节压缩型骨折较常见,SandersⅡ型骨折较常见。后关节面骨折线常位于矢状面,且多将后关节面分为两部分,内侧部分位于载距突上,外侧部分常陷于关节面之下,并由于距骨外侧缘撞击而呈旋转外翻,陷入跟骨体内。③由于距骨外侧缘撞击跟骨后关节面,使骨折进入跟骨体内,从而推挤跟骨外侧壁突出隆起,使跟腓间距减小,产生跟腓撞击综合征和腓骨肌腱嵌压征(图 16-58)。

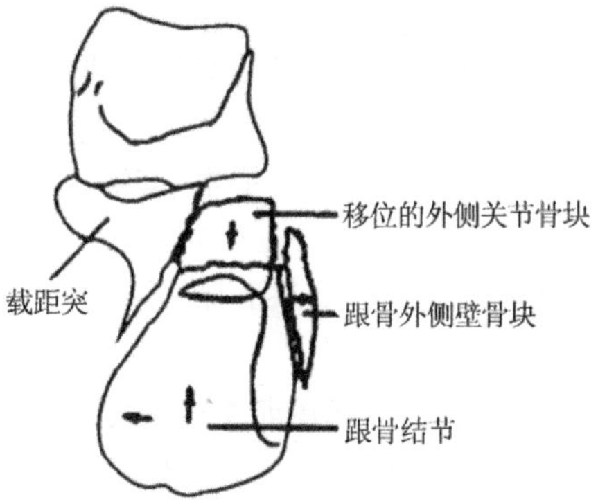

图 16-58 骨折后病理改变

跟骨骨折后可出现:①跟骨高度丧失,尤其是内侧壁。②跟骨宽度增加。③距下关节面破坏。④外侧壁突起。⑤跟骨结节内翻。因此,如想恢复跟骨功能,应首先恢复距下关节面完整和跟骨外形。

(二)临床表现

骨折多发生于高处坠落伤或交通事故伤。男性青壮年多见。伤后足在数小时内迅速肿胀,皮肤可出现水泡或血泡。如疼痛剧烈,足感觉障碍,被动伸趾引起剧烈疼痛时,应注意足骨筋膜室综合征的可能。亦应注意全身其他合并损伤,如脊柱、脊髓损伤。

(三)诊断

1.X 线检查

足前后位 X 线平片可见骨折是否波及跟骰关节,侧位可显示跟骨结节角和交叉角(Gissane 角)变化,跟骨高度降低,跟骨轴位可显示跟骨宽度变化及跟骨内、外翻。Broden 位(图16-59)是一种常用的斜位,可在术前、术中了解距下关节面损伤及复位情况。投照时,伤足内旋 40°,X 线球管对准外踝并向头侧分别倾斜 10°、20°、30°、40°。

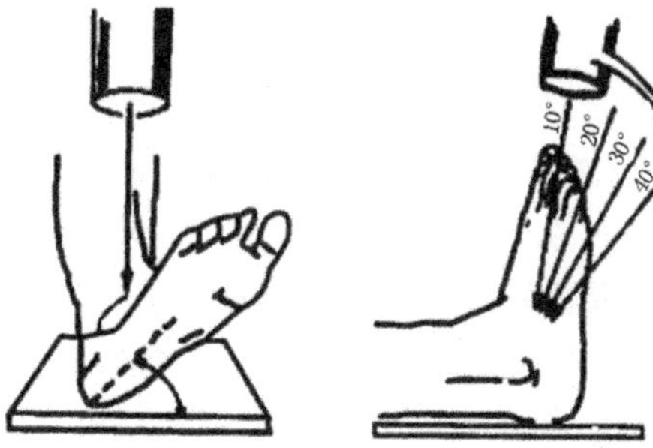

(1) (2)

图 16-59 Broden 投照方法

(1)正面观;(2)侧面观

2.CT 检查

关节内骨折应常规行 CT 检查,以了解关节面损伤情况,必要时行螺旋 CT 进行三维重建。

(四)治疗

对于跟骨关节内骨折是行手术治疗还是非手术治疗,多年来一直存在争论。CT分类使我们对关节内骨折的病理变化更加清楚,使用标准入路和术中透视可明显减少手术并发症。各种专用钢板的出现,使内固定更加稳定,患者可早期活动。跟骨关节内骨折如要获得好的功能,应该解剖复位跟骨关节面及跟骨外形,但即使是达到解剖复位也不能保证一定可以获得好的功能。

1.治疗应考虑的因素

(1)年龄:老年患者,骨折后关节易僵硬,且骨质疏松,不易牢固内固定,一般50岁以上的患者,以非手术治疗为宜。

(2)全身情况:如合并较严重糖尿病、周围血管疾病,身体极度虚弱,或合并全身其他部位损伤不宜手术时,应考虑非手术治疗。

(3)局部情况:足部严重肿胀、皮肤水泡,不宜马上手术,应等1～2周肿胀消退后方可手术。开放性损伤时,如软组织损伤较重,可用外固定器固定。

(4)损伤后时间:手术应在伤后3周内完成。如果肿胀、水泡或其他合并损伤而不能及时手术时,采用非手术治疗。

(5)骨折类型:无移位或移位小于2 mm时,采用非手术治疗。SandersⅡ、Ⅲ型骨折应选用切开复位。虽然关节面骨折块无明显移位,但跟骨体骨折移位较大,为减少晚期并发症,也应切开复位,内固定。关节面严重粉碎性骨折,恢复关节面形态已不可能,可选用非手术治疗。如有条件,也可在恢复跟骨外形后一期融合距下关节。

(6)医生的经验和条件:手术切开有一定的技术和设备条件要求,如不具备时,应将患者转到其他有条件医院治疗或选用非手术方法治疗。不能达到理想复位及固定的手术,不如不做。

2.治疗方法

(1)功能疗法:功能疗法适用于无移位或少量移位骨折,或年龄较大、功能要求不高或有全身并发症不适于手术治疗的患者。

适应证及禁忌证:无移位或少量移位骨折,应用此方法,可早期活动,较早恢复足的功能。但对移位骨折由于未复位骨折可能会遗留足跟加宽,结节关节角减小,足弓消失及足内、外翻畸形等,患者多不能恢复正常功能。

具体操作方法:伤后立即卧床休息,抬高患肢,并用冰袋冷敷患足,24小时后开始主动活动足距小腿关节,3～5日后开始用弹性绷带包扎,1周左右可开始拄拐行走,3周后在保护下或穿跟骨矫形鞋部分负重,6周后可完全负重。伤后4个月可逐渐开始恢复轻工作。

(2)闭合复位疗法:用手法结合某些器械或钢针复位移位的骨折。有以下两种方法:

Bahler法:在跟骨结节下方及胫骨中下段各横穿一钢针,做牵引和反牵引,以期恢复结节关节角和跟骨宽度以及距下关节面,逐渐夹紧则可将跟骨体部恢复正常,透视位置满意后,石膏固定足于中立位,并将钢针固定于石膏之中。内、外踝下方及足跟部仔细塑形,4～6周去除石膏和钢针,开始活动足距小腿关节。此方法由于不能够较好恢复距下关节面,疗效不满意,现已很少采用。

Essex-Eopresti法:患者取俯卧位,在跟腱止点处插入一根斯氏针,针尖沿跟骨纵轴向前并略微偏向外侧,达后关节面下方后撬起。撬拨复位后再用双手在跟骨部做侧方挤压,侧位及轴位透视,位置满意后,将斯氏针穿入跟骨前方。粉碎性骨折时,也可将斯氏针穿过跟骰关节,然后用石膏将斯氏针固定于小腿石膏管型内。6周后去除石膏和斯氏针。此方法适用于某些舌状骨折。由于石膏固定,功能恢复较慢。

(3)切开复位术:可在直视下复位关节面骨块和跟骨外侧壁,结合牵引可同时恢复跟骨轴线并纠正短缩和内、外翻。使用钢板螺钉达到较坚强固定,可使患者早期活动。尽快地恢复足的功能,避免了由于复位不良带来的各种并发症。

患者体位取单侧骨折侧卧位,如为双侧骨折,则取俯卧位。切口采用外侧"L"形切口。纵形切口位于跟腱和腓骨长短肌腱之间,水平切口位于外踝尖部和足底皮肤之间。切开皮肤后,从骨膜下翻起皮瓣,显露距下关节和跟骰关节，用三根克氏针从皮瓣下分别钻入腓骨、距骨和骰骨后，向上弯曲以扩大显露。腓肠神经位于皮瓣中，注意不要损伤。复位，掀开跟骨外侧壁，显露后关节面。寻找骨折线，认清关节面骨折情况。取出载距突关节面外侧压缩移位的关节内骨折块。使用 Schanz 针或跟骨牵引，先内翻跟骨结节，同时向下牵引，再外翻，以纠正跟骨短缩及跟骨结节内翻，使跟骨内侧壁复位，用克氏针维持复位。然后把取出的关节面骨折块复位，放回外侧壁并恢复 Gissane 角和跟骰关节面，克氏针固定各骨折块。透视检查骨折位置，尤其是 Broden 位查看跟骨后关节面是否完全复位。如骨折压缩严重，空腔较大，可使用骨移植，但一般不需要骨移植。根据骨折类型选用钢板和螺钉固定，如可能，螺钉应固定外侧壁到对侧载距突下骨皮质上，以保证固定确实可靠。少数严重粉碎性骨折，需要加用内侧切口协助复位固定。固定后，伤口放置引流管或引流条，关闭伤口，2 周拆线。伤口愈合良好时，开始活动，6～10 周穿行走靴部分负重。12～16 周去除行走靴负重行走，逐渐开始正常活动。

(4)关节融合术：严重粉碎性骨折的年轻患者对功能要求较高时，切开难以达到关节面解剖复位，非手术治疗又极有可能遗留跟骨畸形而影响功能。一期融合并同时恢复跟骨外形可缩短治疗时间，使患者尽快地恢复工作。在切开复位时，亦应有做关节融合术的准备，一旦不能达到较好复位，也可一期融合距下关节。手术时用磨钻磨去关节软骨，大的骨缺损可植骨，用钢板维持跟骨基本外形，用 1 枚 6.5 mm 或 7.3 mm直径的全长螺纹空心螺钉经导针从跟骨结节到距骨。

(五)并发症

1.伤口皮肤坏死感染

外侧入路"L"形切口时，皮瓣角部边缘有可能发生坏死，所以手术时应仔细操作，避免过度牵拉。一旦出现坏死，应停止活动。如伤口感染，浅部感染，可保留内置物，伤口换药，有时需要皮瓣转移。深部感染，需取出钢板和螺钉。

2.神经炎、神经瘤

手术时可能会损伤腓肠神经，造成局部麻木或形成神经瘤后引起疼痛。如疼痛不能缓解，可切除神经瘤后，将神经残端埋入腓骨短肌中。在非手术治疗时，由于跟骨畸形愈合后内侧挤压刺激胫后神经分支引起足跟内侧疼痛，非手术治疗无效时，可手术松解。

3.腓骨肌腱脱位、肌腱炎

骨折后由于跟骨外侧壁突出，缩小了跟骨和腓骨间隙，挤压腓骨长短肌腱引起肌腱脱位或嵌压。手术时切开腱鞘使肌腱直接接触距下关节或螺钉、钢板的摩擦及手术后瘢痕也是引起肌腱炎的原因。腓骨肌腱脱位、嵌压后，如患者有症状，可手术切除突出的跟骨外侧壁，扩大跟骨和腓骨间隙。同时紧缩腓骨肌上支持带，加深外踝后侧沟。

4.距下关节和跟骰关节创伤性关节炎

由于关节面骨折复位不良或关节软骨的损伤，距下关节和跟骰关节退变产生创伤性关节炎，关节出现疼痛及活动障碍。可使用消炎止痛药物、理疗和支具等治疗，如症状不缓解，应做距下关节或三关节融合术。

5.跟痛

跟痛可由于外伤时损伤跟下脂肪垫引起，也可因跟骨结节跖侧骨突出所致。可用足跟垫减轻症状，如无效可手术切除骨突出。

三、关节外骨折

关节外骨折占所有跟骨骨折的 30%～40%。一般由较小暴力引起，常不需手术治疗，预后较好。

1.前结节骨折

前结节骨折可分为两种类型。撕脱骨折多见，常由足跖屈、内翻应力引起。分歧韧带或伸趾短肌牵拉跟骨前结节附着部造成骨折。骨折块较小并不波及跟骰关节。足强力外展造成跟骰关节压缩骨折较少见，骨折块常较大并波及跟骰关节，骨折易被误诊为踝扭伤。骨折后距下关节活动受限，压痛点位于前距腓韧带前 2 cm 处，向下 1 cm。检查者也可用拇指置于患者外踝尖部，中指置于第 5 跖骨基底尖部，示指微屈后指腹正好落在前结节压痛点。加压包扎免负重 6～8 周，预后也较好。

2.跟骨结节骨折

跟骨结节骨折也有两种类型：一种是腓肠肌突然猛烈收缩牵拉跟腱附着部，发生跟骨后部撕脱骨折；另一种为直接暴力引起的跟骨后上鸟嘴样骨折(图 16-60)。骨折移位较大时，跟骨结节明显突出，有时可压迫皮肤坏死。畸形愈合后可使穿鞋困难。借助 Tompson 试验可帮助判断是否跟腱和骨块相连。有时骨块可连带部分距下关节后关节面。骨折无移位或有少量移位时，用石膏固定患足跖屈位固定 6 周。骨折移位较大时，应手法复位，如复位失败可切开复位，螺钉或钢针固定。

3.跟骨结节内、外侧突骨折

单纯跟骨结节内、外侧突骨折少见且常常无移动位，相比较而言，内侧突更易骨折。骨折常由足内或外翻时受到垂直应力而产生的剪切力作用所致，通过跟骨轴位或 CT 检查可做出诊断。无移位或少量移位时可用小腿石膏固定 8～10 周。可闭式复位，经皮钢针或螺钉固定。如果骨折畸形愈合且有跟部疼痛时，可通过矫形鞋改善症状，无效者也可手术切除骨突起部位。

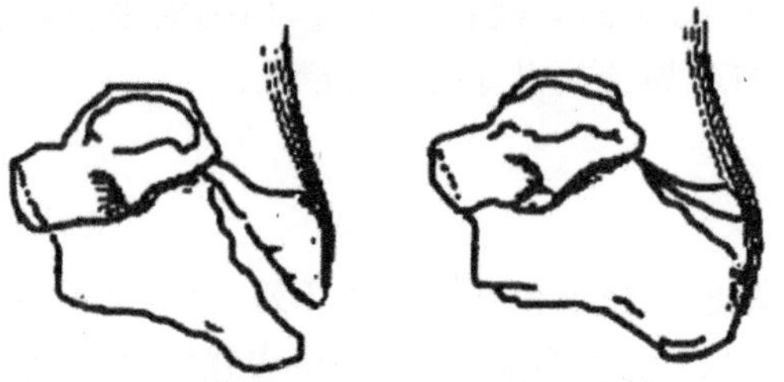

(1)　　(2)

图 16-60　跟骨结节骨折

(1)撕脱骨折；(2)鸟嘴样骨折

4.载距突骨折

单纯载距突骨折很少见。按 Sanders 分类此类骨折为ⅡC 骨折。骨折后可偶见屈趾长肌腱卡压于骨折之中，移位骨块也可挤压神经血管束，被动过伸足趾可引起局部疼痛加重。无移位骨折可用小腿石膏固定 6 周。移位骨折可手法复位足内翻跖屈，用手指直接推挤载距突复位，较大骨折块时也可切开复位。骨折不愈合较少见，不要轻易切除载距突骨块，因为有可能失去弹簧韧带附着而致扁平足。

5.跟骨体骨折

跟骨体骨折因不影响距下关节面，一般预后较好。骨折机制类似于关节内骨折，常发生于高处坠落伤。骨折后可有移位，如跟骨体增宽，高度减低，跟骨结节内外翻等。此类骨折除常规 X 线摄片外，还应行 CT 检查，以明确关节面是否受累及骨折移位情况。骨折移位较大时，可手法复位石膏外固定或切开复位、内固定。

(孙荣鑫)

第二十一节　跖骨骨折

跖骨又称脚掌骨，是圆柱状的小管状骨，并列于前足，从内向外依次为第 1～5 跖骨，每根跖骨均由基底部、干部、颈部、头部等构成。5 个跖骨中，以第 1 跖骨最短，同时最坚强，在负重上亦最重要。第 1 跖骨在某些方面与第 1 掌骨近似，底呈肾形，与第 2 跖骨基底部之间无关节，亦无任何韧带相接，具有相当的活动度，它的跖面通常有 2 个籽骨。外侧 4 个跖骨基底部之间均有关节相连，借背侧、跖侧及侧副韧带相接，比较固定，其中尤以第 2、3 跖骨最稳定。第 4 跖骨基底部呈四边形，与第 3、5 跖骨相接。第 5 跖骨基底部大致呈三角形，这两根跖骨具有少量活动度。第 1、2、3 跖骨基底部，分别与 1、2、3 楔骨相接；第 4、5 跖骨基底部，与骰骨相接，共同构成微动的跖跗关节。第1～5跖骨头分别与第1～5趾骨近节基底部相接，构成跖趾关节。第5跖骨基底部张开，形成粗隆，向外下方突出，超越骨干及相邻骰骨外面，是足外侧的明显标志。在所有附着于第5跖骨基底部的肌肉中，只有腓骨短肌腱有足够的力量导致撕脱骨折的发生，而不是肌腱断裂。

第1与第5跖骨头是构成足内外侧纵弓前方的支重点，与后方的足跟形成整个足部的三个负重点。5根跖骨之间又构成足的横弓，跖骨骨折后必须恢复上述关系，以便获得良好负重功能。跖骨骨折是足部最常见的骨折，多发生于成年人。

一、发病机制

跖骨骨折多由直接暴力，如压砸或重物打击而引起，以第2、3、4跖骨较多见，可多根跖骨同时骨折。间接暴力如扭伤等，亦可引起跖骨骨折，如第5跖骨基底部撕脱骨折。长途跋涉或行军则可引起疲劳骨折。骨折的部位可发生于基底部、骨干及颈部。

按骨折移位程度，可分为无移位骨折和移位骨折。由于跖骨并相排列，相互支撑，单一跖骨骨折，多无移位或仅有轻微移位。但多发跖骨骨折，由于失去了相互支撑作用，可以出现明显移位(图16-61)。

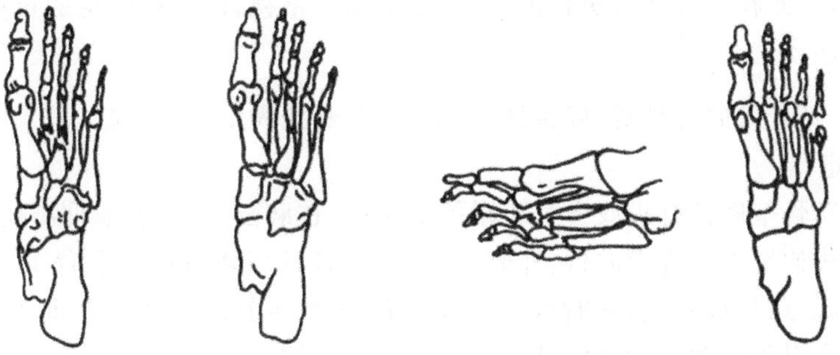

(1)　　　　(2)

图16-61　跖骨骨折类型

(1)无移位型跖骨骨折;(2)移位型跖骨骨折

按骨折线可分为横断、斜行及粉碎骨折。按骨折的部位，又可分为跖骨基底部骨折、跖骨颈部骨折、跖骨干骨折。

(一)跖骨基底部骨折

最常见的是第5跖骨基底部撕脱骨折。骨折常发生在足跖屈内翻时，腓骨短肌腱牵拉将基底部粗隆撕脱。

(二)跖骨颈骨折

骨折常因为踝跖屈、前足内收而引起。少部分也可以由直接暴力引起。由于该部血液供应主要来自从关节囊进入的干骺端血管和自跖骨干内侧中部进入的滋养血管，血供相对较差，骨折后愈合较慢。

跖骨颈部还可发生疲劳骨折，因好发于长途行军的战士，故又名行军骨折。骨骼的正常代谢是破骨和成骨活动基本上处于平衡状态，如果对它施加的应力强度增加及持续更长的时间时，骨骼本身会重新塑形以适应增加了的负荷。当破骨活动超过骨正常的生理代谢速度后，而成骨活动又不能及时加以修复时，就可在局部发生微细的骨折，继续发展就成为疲劳骨折。多发于第2、第3跖骨。

(三)跖骨干骨折

多由于直接暴力所致，可为一根或多根，易发生开放性骨折。骨折端多向跖侧成角，受骨间肌的牵拉，骨折端还会有侧方移位。

跖骨骨折任何方向的成角都会出现相应的并发症，如背侧残留成角，则跖骨头部位可以出现顽固性痛性胼胝。跖侧成角残留，可导致邻趾出现胼胝，侧方移位则可以挤压胼间神经造成神经瘤。因此，有移位的骨折应尽量纠正。

二、诊断要点

外伤后足部疼痛剧烈、压痛、明显肿胀，活动功能障碍，纵向叩击痛，不能用前足站立和行走，碾压伤者可以合并严重的肿胀和淤斑。

跖骨骨折应常规摄前足正、斜位X线片。跖骨疲劳骨折最初为前足痛，劳累后加剧，休息后减轻，X线可能无异常，3～4周后，可以发现骨膜反应，骨折线多不清楚，在局部可摸到有骨隆凸，不要误诊为肿瘤，由于没有明显的暴力外伤史，诊断常被延误。第5跖骨基底部撕脱骨折，就诊患者为儿童时，应注意与骨骺相区别：儿童跖骨基底部骨骺在X线上表现为一和骨干平行的亮线，且边缘光滑。成人应与腓骨肌籽骨相鉴别，这些籽骨边缘光滑、规则、且为双侧性，局部多无症状。而骨折块多边缘毛糙，认真阅片，应该不难鉴别。

三、治疗方法

跖骨骨折后，一般侧方移位错位不大，上下错位应力求满意复位。尤其是第1和5跖骨头为足纵弓三个支撑点的其中两个，因此在1、5跖骨头骨折中，一定要格外重视，以免影响足的负重。

(一)整复固定方法

无移位骨折、第5跖骨基底部骨折、疲劳骨折应局部石膏托固定4～6周。

1.手法复位外固定

(1)整复方法：①跖骨基底部骨折或合并跖跗关节脱位：在麻醉下，患者取仰卧位，一助手固定踝部，另一助手握持前足部做拔伸牵引。骨折向背、外侧移位者，术者可用两拇指置足背1、2跖跗关节处向内、下推按，余指置足底和内侧跖骨部对抗，同时握持前足部的助手将前足背伸外翻即可复位。②跖骨干部骨折：在适当麻醉下，先牵引骨折部位对应的足趾，以矫正其重叠移位，以另一手的拇指从足底部推压断端，矫正向跖侧的成角。如仍有残留的侧方移位，仍在牵引下，从跖骨之间用拇、示二指采用夹挤分骨手法迫使其复位[图16-62(1)、(2)]。③跖骨颈部骨折：颈部骨折后，短小的远折端多向外及跖侧倾斜成角突起移位。整复时，一助手固定踝部，另一助手持前足牵拉，术者两手拇指置足底远折端移位突起部，向足背推顶，余指置足背近折端扶持对抗和按压跖骨头，同时牵拉前足之助手将足趾跖屈即可。

(2)固定方法：整复后，局部外敷药膏，沿跖骨间隙放置分骨垫，胶布固定后，用连脚托板加牵引的固定方法：即连脚托板固定后，在与跖骨骨折相应的趾骨上贴上胶布，用橡皮筋穿过胶布进行牵拉，并将它固定在脚板背侧。牵引力量要适当，避免引起趾骨坏死。移位严重的多发跖骨骨折，在第1周内，应透视检查1次。固定时间6～8周。

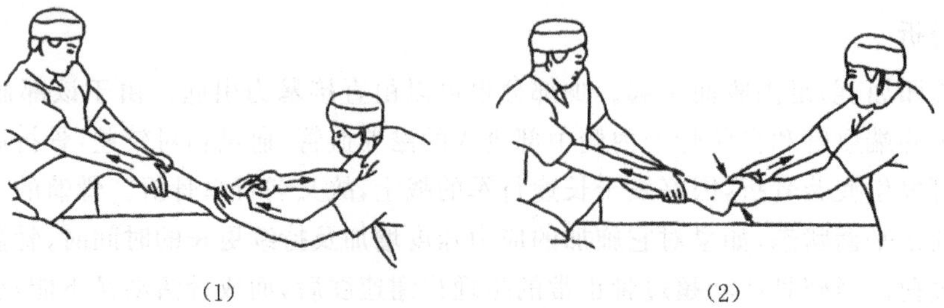

(1)　　(2)

图16-62　跖骨骨折整复法

2.外固定器复位固定

跖骨骨折也可以采取小腿钳夹固定。操作在X线透视或C形臂下进行。麻醉后，常规消毒，铺无菌治疗巾。跖骨基底部骨折合并跖跗关节脱位者，从跖骨的背、外侧和第一楔骨内下缘进针。不合并跖跗关节脱位者可以固定跖骨的背、外侧和第一跖骨基底部的内缘。固定时先将钳夹尖端刺进皮肤后，在C形臂下复位，选择稳定点进行钳夹。牢固后用无菌纱布包扎，石膏托固定，4～6周后确定骨折愈合去除外固定器,下床活动(图 16-63)。

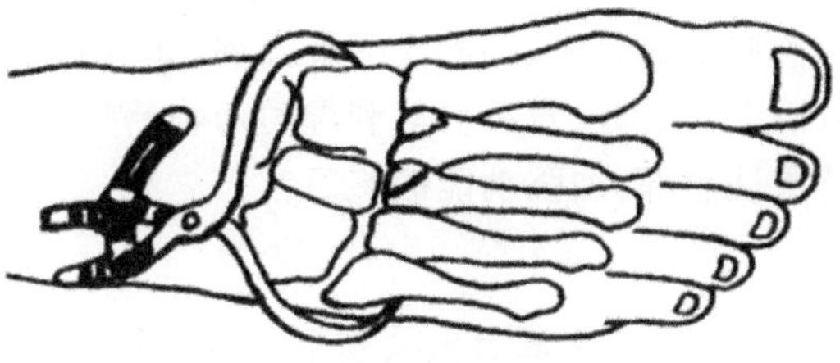

图 16-63 钳夹固定法

3.切开复位内固定

经闭合复位不成功或伴有开放性伤口者,可考虑切开复位内固定。

以骨折部为中心,在足背部做一长约 3 cm 的纵切口,切开皮肤及皮下组织,将趾伸肌腱拉向一侧,找到骨折端,切开骨膜并在骨膜下剥离,向两侧拉开软组织充分暴露骨折端,用小的骨膜剥离器或刮匙,将远折段的断端撬出切口处,背伸患趾用手摇钻将克氏针从远折段的髓腔钻入,经跖骨头和皮肤穿出,当针尾达骨折部平面时,将骨折复位,再把克氏针从近折段的髓腔钻入,直至钢针尾触到跖骨基底部为止,然后剪断多余钢针,使其断端在皮外 1~2 cm,缝合皮下组织和皮肤。第 1 跖骨干骨折最好采用克氏针交叉固定。第 5 跖骨基底粗隆部骨折也可以采用张力带固定。术后用石膏固定 4~6 周。其他内固定物如小钢板、螺丝钉等固定牢固,术后功能恢复快,患者更容易接受(图 16-64,图 16-65)。

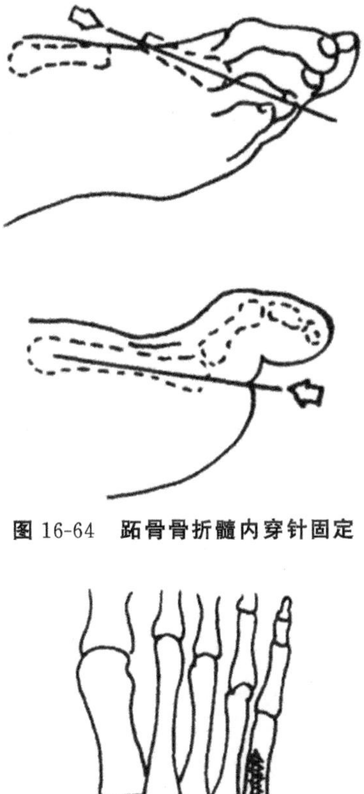

图 16-64 跖骨骨折髓内穿针固定

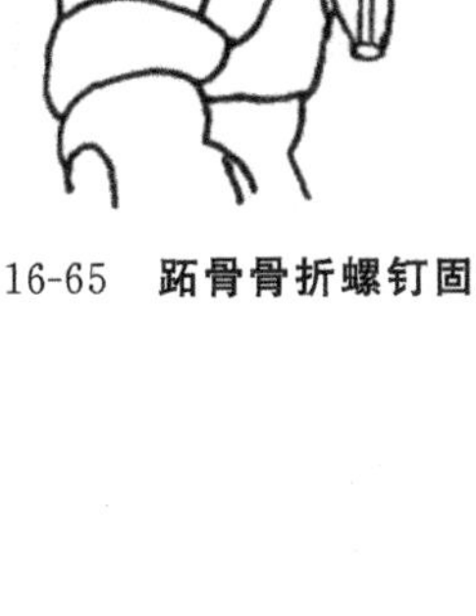

图 16-65 跖骨骨折螺钉固定

(二)药物治疗

按骨折三期辨证用药,早期内服活血化瘀、消肿止痛类方剂,如桃红四物汤加二花、连翘、蒲公英、地丁等清热解毒药,肿胀严重者还可以配合云苓、薏苡仁等利湿类药物治疗。中期内服新伤续断汤或正骨紫金丹。后期解除固定后,用中草药熏洗患部,加强功能锻炼。

(三)功能康复

复位固定后,可做足趾关节屈伸活动。2周后做扶拐不负重步行锻炼。解除固定后,逐渐下地负重行走,并做足底踩滚圆棍等活动,使关节面和足弓自行模造而恢复足的功能。

(孙荣鑫)

第十七章 骨肿瘤

第一节 脊索瘤

原发性骶骨肿瘤占骨肿瘤总数的1%左右，包括良性及原发性恶性肿瘤，常见的为脊索瘤、骨巨细胞瘤、软骨肉瘤等。由于部位深在，四周解剖关系复杂，骶骨前方有直肠、膀胱及大血管，如果肿瘤位置高些，更有肠腔脏器存在，早期不易发觉，一旦有症状出现，肿瘤往往已很大，骨质破坏已很明显，此时诊断多无困难。

一、病因

在胚胎发育过程中，由中胚层发生的脊索，最早是由原条头端的细胞团增生形成，后沿胚胎中轴生长成柱状的细胞团，上起自颅颏，下终于尾端。在胚胎第4周时，它位于神经管和原肠之间。不久，它与神经管一起形成原始脊柱，并逐渐呈软骨化和骨化。脊索组织也随之退化和消失，有一小部分脊索组织的遗迹，以髓核形式存留下来。但在胚胎发育过程中，脊索组织仍可能残留或迷走，通常残存于体轴的两端，即颅底蝶骨枕骨部和骶尾部。脊索瘤(chordoma)就是这些残留或异位的脊索组织发生的，并有恶变倾向。其特点是以局部骨性破坏为主，晚期可发生远处转移，约有10%的脊索瘤发生转移。

二、病理

脊索瘤大体观为质软、凝胶状肿瘤，呈灰白色，有时瘤体很大，表面为高低起伏的形状，肿瘤呈明显的分叶现象。有不完整的假包膜，包膜很薄，紧贴于瘤体上。切面可见肿瘤组织为灰白色的胶状物，出血后可表现为暗红色，形成坏死区。部分区域可发生液化、囊性变和钙化。钙化越多，肿瘤的恶性倾向也越大。镜检下可见大小不等、形状各异的上皮样细胞，排列成束状或成片状，细胞间为黏液基质。大的瘤细胞的胞浆内含有大量的空泡，这些大细胞多位于瘤小叶的中央，有时细胞的大空泡胀破或将胞核推到外围，形成印戒状空泡细胞。分化较差的脊索瘤，瘤细胞排列紧密，细胞体积较小，边缘清晰，细胞内外的黏液成分较少；小的细胞呈梭形或多边形，空泡较小，核和核仁清晰，若用特殊的染色法，可显示细胞内的空泡为黏液蛋白。凡肿瘤富于黏液者，其恶性程度一般较低，核分裂较少见。当肿瘤呈高度间变时，常可见到核分裂相，有时尚可见骨和软骨小岛，甚至出现骨肉瘤或纤维肉瘤的结核，故不能混淆，应予以鉴别。

三、临床表现

(一)发病率

本病可发生于任何年龄，但由于脊索组织残留的衍生物演变为瘤体是个缓慢的过程，因此好发年龄大多数在40～50岁，男性多于女性。残留部位以骶尾部最为多见，约占60%。其次为颅底蝶骨，个别的也见于胸腰椎。一般均为单发。

(二)症状与体征

发病缓慢,隐袭性进展,常在发病后数年,病情已转入中、晚期才开始出现症状。位于骶尾部者,多表现为腰骶部疼痛,疼痛性质为钝痛,部分病例有一侧或双侧下肢放射痛,但极少有感觉运动障碍。初起时不严重,以后出现腰腿痛,随着肿瘤的增大,可在盆腔内或腹膜后形成巨大肿块,肿瘤向前生长,可压迫直肠、膀胱或其他脏器而引起相应之受压症状,易误诊为膀胱炎或直肠炎。脊索瘤若波及或压迫骶神经,可出现大小便困难或失禁。由于骶尾部脊索瘤向前发展多于向后生长,所以在骶骨后的肿块不太明显。查体可发现骶后叩击痛、压痛、局部隆起或肿块突起,骶神经分布区感觉减退、肌力减弱、肛门括约肌松弛。肛门指检查时,可扪及巨大肿块,位于直肠后壁,质硬,表面光滑,基底宽而固定,有压痛。

四、辅助检查

(一)X线表现

在早期,骨膨胀明显,骨内正常结构改变,呈磨砂玻璃样阴影。但由于肠腔内气体存在,有时在X线正位片上很难判辨。晚期时,表现为广泛性溶骨性破坏,并在骨病灶周围可见大而边缘清楚的软组织肿块阴影,肿块内可见残存的骨片或钙化灶。如果仅见到溶骨性破坏而见到肿块内骨片或钙化斑,很难肯定是骶骨脊索瘤。为获得清晰度较好的X线片,在摄片前应做清洁灌肠,有助于确定肿瘤的范围、部位及与脏器的关系。

(二)CT与MRI检查

对骶骨肿瘤的大小,侵犯椎节的范围及与神经根的关系,同周围组织、血管、坐骨神经的关系等辨别较清楚。尤其MRI检查能辨清肿瘤在骶骨上向前生长还是向后生长,有否压迫直肠、膀胱等,肿瘤向软组织侵犯情况。搞清这些情况,对于手术前准备,确定手术方案有较大意义。CT成像上脊索瘤表现出与肌肉相似的密度。MRI检查显示脊索瘤呈膨胀性改变,局部见一软组织肿块影,边缘清楚,可累及多个椎体和附件,脊柱旁见软组织影。病灶T_1加权呈低信号,T_2加权里不均匀高信号,肿瘤内见散在片状T_1低信号、T_2低信号钙化影,增强后强化明显,常呈不均匀强化,死骨及钙化部分无信号。

(三)实验室检查

血常规有时可见血色素偏低,呈贫血貌,白细胞有轻度升高。

五、诊断与鉴别诊断

本病好发于40～50岁,多位于骶椎及颅底蝶骨,发病缓慢,腰骶部疼痛,可引起直肠和膀胱压迫症状。查体可发现骶后叩击痛、压痛、局部隆起或肿块突起,骶神经分布区感觉减退、肌力减弱、肛门括约肌松弛。肛门指检时,可扪及巨大肿块。结合影像学检查有助于诊断本病。

鉴别诊断如下。

(一)骶骨巨细胞瘤

20～40岁为多见,更有年轻者出现。好发于骨骺端,类似于脊索瘤的部位。X线片为一膨胀性骨破坏。在年轻患者易于鉴别,以骨巨细胞瘤可能性大。但在40岁以上甚至50岁以上患者,以脊索瘤的可能大。当然也不能排除骨巨细胞瘤,需在手术中或术后病理检查鉴别。

(二)软骨肉瘤

为一恶性程度高于脊索瘤,病情发展较快的肿瘤,好发年龄大致与脊索瘤相同。X线片为一密度减低的阴影,病灶中有斑点或块状钙化点,肿瘤生长过程中,周围皮质骨膨胀变薄,但很少有皮质骨穿破现象,有时不易鉴别,需依赖病理检查。

六、治疗

骶骨脊索瘤与骨巨细胞瘤均可行放射治疗,但骶骨部脊索瘤一般发现往往很大,放射治疗难以奏效因此常采用手术切除与术后放射治疗结合。骶骨脊索瘤的手术切除,因解剖复杂。肿瘤很大,与盆腔脏器及大血管广泛粘连,手术比较困难,所以手术也带有一定的危险性。

(一)手术治疗

1.肿瘤内刮除

肿瘤内刮除能部分刮除肿瘤组织,但残留瘤体常可迅速复发或远处转移。

2.根治性肿瘤切除术

根治性肿瘤切除术较刮除术彻底,是根治骶骨脊索瘤的理想方法。但由于脊索瘤所在部位毗邻的骶丛、大血管及神经根,手术时很难彻底根除肿瘤。位于 $S_{2\sim3}$ 以下者,宜从 S_2 以下行骶骨大部分截除术,位于 $S_{1\sim2}$ 者,宜做骶骨次全截除或骶骨全截除术。术后应行骨盆稳定性重建。

(二)放射治疗

术后可局部辅助放疗,剂量 50 Gy 左右。发现复发后应再手术切除,以提高疗效。

(朱勋兵)

第二节 骨巨细胞瘤

骨巨细胞瘤(giant cell tumor of bone)是一种常见的侵袭性骨肿瘤,富含血管,瘤细胞呈肥大的梭形或卵圆形,并见大量散在均匀分布的破骨细胞样多核巨细胞。该瘤最常累及长骨的骨端,呈膨胀性、溶骨性破坏,局部刮除治疗易复发,少数病例可肉瘤样恶变,甚至发生肺转移。自从 Cooper 最早描述该肿瘤以来,有关其组织来源和良、恶性问题一直有所争议。我国自 20 世纪 50 年代开始研究骨巨细胞瘤,曾将其分为良、恶性两类。WHO 将骨巨细胞瘤归为一类,认为该瘤具有局部侵袭性或潜在恶性,原发恶性者极其罕见,多系放射治疗或反复刮除术后继发的恶变。

一、发病情况

骨巨细胞瘤系我国常见的骨肿瘤,据黄承达等统计,良、恶性骨巨细胞瘤占原发骨肿瘤的13.62%,仅次于骨软骨瘤和骨肉瘤,居第 3 位。在我国各地区统计资料中,刘子君统计骨巨细胞瘤占 12.4%,居第 2 位;李瑞宗统计为 10.7%,和骨软骨瘤同居首位;刘昌茂、胡云洲统计则为第 3 位,少于骨软骨瘤和骨肉瘤。该瘤在西方发生率相对较低,约占原发骨肿瘤的 4%。

骨巨细胞瘤发病年龄多在 20～40 岁,15 岁以下及 55 岁以上的病例较少见,无明显性别差异,多发生于四肢长骨的骨端,常见于股骨下端、胫骨上端和桡骨下端,绝大多数患者的骨骺板已闭合。长骨以外则以骶骨和脊椎多见。

二、临床表现

(一)症状、体征

主要症状为患部酸胀痛、钝痛与压痛。位于胫骨上端、桡骨下端等表浅部位者,可于早期即出现局限性隆起或肿块。患部功能活动受限,皮温可增高。肿瘤穿破骨皮质侵入软组织时,局部肿块更为明显,表面皮肤呈暗红色,静脉可充盈曲张,少数患者以病理骨折为始发症状。位于脊椎的肿瘤可产生不同程度的脊髓压迫症状。

(二)影像学表现

1.X 线表现

X 线典型表现为长骨骨端偏心性、膨胀性透亮区,可有肥皂泡样分隔,骨皮质菲薄,无骨膜反应。破坏区直达软骨下骨，边界较清楚，无硬化及成骨反应(图 17-1)。少数病例骨皮质穿破，关节面塌陷，并发病理性骨折。Campanaeci 等根据不同的 X 线表现将骨巨细胞瘤分为三期，即静止期(Ⅰ型)、活跃期(Ⅱ型)、侵袭期(Ⅲ型)，Enneking 将其作为外科分期的依据之一。静止期骨破坏主要局限于髓腔内，骨皮质无或很少累及，破坏区周围常有一个硬化边缘。活跃期骨皮质膨胀，变薄，边界欠清楚。侵袭期表现为边界不清的溶骨性破坏，骨皮质穿破，肿瘤侵入软组织。临床实践表明，所谓放射学上的侵袭特征，与组织学表现及肿瘤的生物学行为常不相吻合，其实质可能为肿瘤发展的不同阶段。

2.CT 与 MRI

骨巨细胞瘤一般采用普通 X 线检查即可明确诊断，在脊柱、骨盆和股骨颈等结构复杂，重叠较多的部位，CT、MRI 有助于了解肿瘤的破坏范围与浸润情况。CT 表现为溶骨性破坏，可发现骨皮质穿破部位。骨巨细胞瘤的 MRI 表现较有特征性，T_1 加权像呈低信号，T_2 像呈边界较清楚的高信号(图 17-2)。肿瘤内出血时，T_1、T_2 像均可表现为高信号。

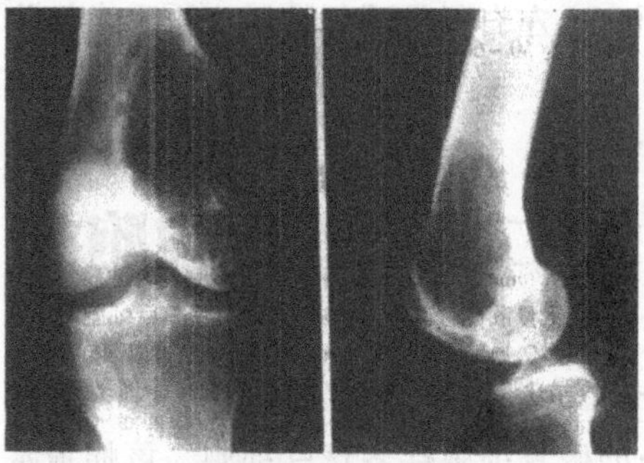

图 17-1　股骨下端骨巨细胞瘤 X 线片

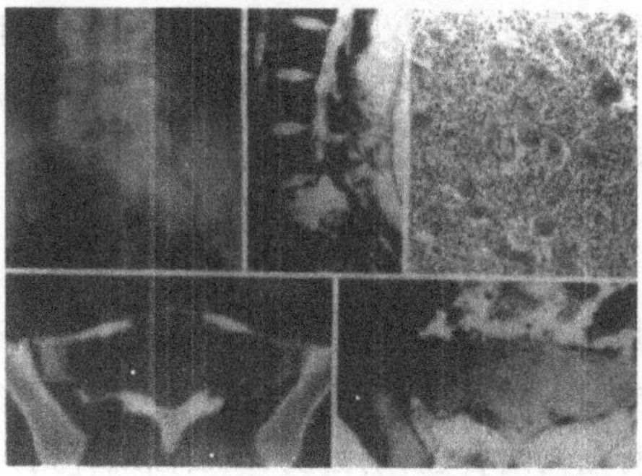

图 17-2　骶骨巨细胞瘤的 MRI 表现

三、病理改变

(一)肉眼所见

肿瘤组织呈红褐色，质软而脆，常见出血、坏死或形成大小不等的空腔，内含棕黄色或紫红色液体。有时肿瘤组织大部分是巨大空腔，其间仅见薄层纤维间隔，很像动脉瘤样骨囊肿。肿瘤常侵犯至关节软骨下骨，致使关节软骨失去支撑而塌陷；穿破骨皮质时，则形成软组织肿块。股骨下端的肿瘤，可沿交叉韧带起止处侵入关节腔内。

(二)显微镜检查

骨巨细胞瘤主要由单核基质细胞和多核巨细胞两种瘤细胞成分构成。单核基质细胞呈圆形、椭圆形或梭形，较肥硕。多核巨细胞均匀散布于大量单核基质细胞之间，体积巨大，胞浆红染，核多而圆，聚集于细胞中央(图 17-3)。肿瘤富含血管，血管腔内有时可见瘤细胞。此外，肿瘤组织中常并发新旧出血、坏死、空腔形成及动脉瘤样骨囊肿。Jaffe 等曾根据骨巨细胞瘤的组织学表现将其分为三级：一级多核细胞较多，单核基质细胞分化良好，为良性；三级多核巨细胞少，基质细胞分化差，核分裂像多，为恶性；介于两者之间者为二级。临床研究发展，不少一级骨巨细胞瘤复发，甚至发生肺转移。因此，Jaffe 分级不能作为判断预后指标，已逐渐被淘汰。

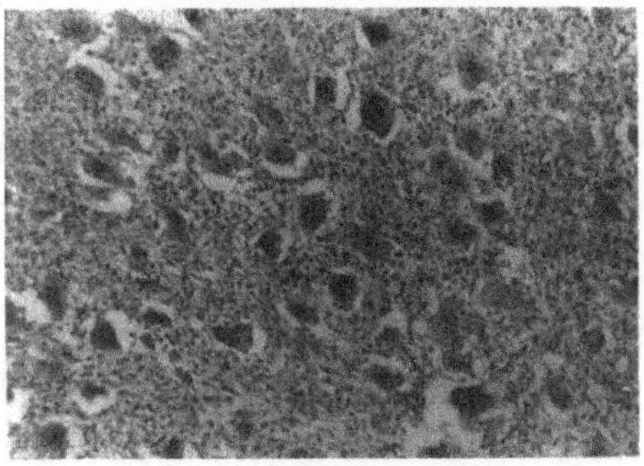

图 17-3　骨巨细胞瘤光镜下表现（×200）

四、诊断与鉴别诊断

强调临床、病理、影像学三者结合。放射学上应注意与骨囊肿、动脉瘤样骨囊肿、骨母细胞瘤、软骨母细胞瘤、纤维肉瘤、恶性纤维组织细胞瘤等溶骨性病变相区别。病理方面主要和含多核巨细胞的肿瘤及瘤样病变鉴别：①动脉瘤样骨囊肿：囊壁内可见散在或聚集成群的多核巨细胞，但以含血液的大小不等的腔隙为主要成分。分隔腔隙的是厚薄不等的囊壁，在实质部位主要是纤维组织、骨样组织与成骨组织，并见含铁血黄素、组织细胞及数量不等的炎症细胞。②甲状旁腺功能亢进引起的棕色瘤：临床上表现为广泛性骨质疏松、吸收，伴边缘清晰的囊性骨破坏，血中甲状旁腺素分泌增多等生化改变。另外，软骨母细胞瘤、软骨黏液样纤维瘤、非骨化性纤维瘤、骨样骨瘤、骨母细胞瘤、骨肉瘤、纤维肉瘤等瘤组织中有时可见散在的多核巨细胞，但不是主要的瘤细胞成分。

五、治疗

骨巨细胞瘤的治疗以手术为主。由于大部分恶变病例均与放射治疗有关，故放疗仅适用于脊柱等手术难以彻底刮除或切除肿瘤的部位。手术方法取决于肿瘤破坏范围、恶性程度、关节面是否塌陷及技术条件。对于肺转移灶，行楔形切除或瘤块摘除常可取得较好效果。

（一）肿瘤刮除瘤腔灭活植骨术

肿瘤刮除瘤腔灭活植骨术适用于关节面尚完整的初发病例和部分复发病例。行刮除术时，骨窗大小宜适度，力求直视下彻底刮除肿瘤，并注意保护手术野，以免造成软组织内瘤细胞种植。为了减少肿瘤复发，刮除后的瘤腔可酌情选用 10%甲醛、95%乙醇或 50%氯化锌处理，也可采用液氮冷冻灭活。在处理瘤腔前，先妥善保护周围毗邻的重要血管神经及正常组织，然后用纱布团蘸处理溶液，仔细涂擦瘤腔壁 3 遍，5～10 分钟后用大量生理盐水冲洗。近年来，有学者采用微波天线插入瘤体内原位加温 50 ℃，灭活 30 分钟后再刮除肿瘤，认为可明显降低局部复发率。经处理后的瘤腔可用自体骨、同种异体骨植骨，或采用羟基磷灰石、骨水泥等填充。对于瘤腔较大、刮除后残留的骨壳很薄弱、易出现关节面塌陷者，可用“T”形骨块支撑植骨，周围填充碎骨块，也可直接用骨水泥填充。

（二）肿瘤节段截除功能重建术

1.适应证

（1）肿瘤侵犯绝大部分骨端，关节面即将塌陷或已塌陷者。

（2）临床病理表现已有恶性倾向者。

（3）腓骨小头、尺骨小头等处的骨巨细胞瘤切除后功能影响较小者。

2.重建方式

瘤段切除后可根据情况选用不同方式重建肢体功能。

(1)关节融合术：适用于股骨、胫骨、肱骨和尺桡骨上、下端的巨细胞瘤，广泛性瘤段切除后做髋、膝、肩、肘或腕关节融合。股骨下端、胫骨上端肿瘤段切除后，可用髌骨、自体髂骨、带血管的游离腓骨植骨，行膝关节加压融合。此法重建了患肢的负重行走等功能，但丧失了关节的活动度。

(2)关节成形术：①异体半关节移植术：用同种异体的股骨下端、胫骨上端、肱骨上端移植，替代切除的瘤段骨。由于异体骨爬行替代缓慢，关节软骨易变性塌陷，故异体骨关节移植重建的关节功能常不理想，且有并发骨折、感染等风险。②自体腓骨上端移植术：对于切除的肱骨上端、桡骨下端，可采用带血管的自体腓骨上端游离移植重建肩、腕关节，其功能优于异体骨关节移植，但创伤及手术难度较大。

(3)人工假体置换术：适用于股骨、胫骨、肱骨和桡骨下端的巨细胞瘤。术前根据影像学资料设计订制假体。广泛性瘤段截除后，可根据骨缺损情况，选用合适的人工假体置换，重建肢体和关节的功能。此法可早期恢复肢体功能，但因肿瘤假体杠杆长，易松动、断裂，远期效果大多不满意。

(4)异体骨和人工假体复合移植术：肿瘤广泛性截除后，根据骨缺损情况，采用复合大段异体股骨、胫骨或肱骨的人工关节重建肢体功能，既解决了骨缺损问题，又恢复了关节的活动度，兼具异体骨移植与人工关节两者之优点，更符合生物力学，近年来已广泛用于肿瘤保肢术。

(三)截肢术

对于骨巨细胞瘤施行截肢术应十分慎重，仅限于有明确恶变证据或局部软组织神经血管广泛浸润无法彻底切除者。

六、预后

骨巨细胞瘤具有潜在恶性，刮除后有25%～35%局部复发，且多发生于术后3年内。瘤段广泛切除可降低复发率，但常影响肢体功能。少数病例发生纤维肉瘤样恶变，多与放射治疗有关，原发恶性骨巨细胞瘤罕见。1%～2%的患者可发生肺转移，手术切除肺转移灶预后良好，只有极少数患者死于广泛肺转移。

有关骨巨细胞瘤生物学行为的影响因素和预后判断，目前知之甚少，有待于进一步深入研究。

(朱勋兵)

第三节　成骨源性肿瘤

一、骨肉瘤

骨肉瘤(osteosarcoma)是最常见的原发恶性骨肿瘤，好发于青少年和青年，其病理特点是肉瘤细胞直接形成骨样组织。大多数骨肉瘤恶性程度高，早期发生远处转移。

(一)发病率、发病比率、发病年龄及部位

骨肉瘤在骨肿瘤中的发病比率较高，据统计，每100万人口中有2～3人发病。骨肉瘤占原发性骨肿瘤的12%～20%，占原发性恶性骨肿瘤的20%～40%，是我国居首位的恶性骨肿瘤。骨肉瘤可发生在几乎各年龄组，但多数发生在10～20岁，21～30岁次之。男女之比约2∶1。主要发生在生长活跃的干骺端、股骨远端和胫骨近端是最常见的部位，50%以上的患者肿瘤发生在膝关节周围，次为肱骨近端，腓骨近端和髂骨等处。

(二)临床表现

早期出现疼痛，开始为间歇性隐痛，后为持续性并渐进性加重，夜间痛明显。局部逐渐肿胀，进行性加重，疼痛和肿胀可影响邻近关节的活动。

病史一般2～4个月，肿瘤分化好者病史可在半年。早就诊者一般情况尚好，多数患者经过理疗、药物

外敷等不恰当治疗，肿痛没有明显缓解，反逐渐加重。随着病情进展，可出现发热，消瘦，贫血。死亡原因为远处转移。

检查可见局部肿胀，压痛，压痛点在关节旁而不在关节内。肿块的大小或肿胀程度依肿瘤侵犯范围和深浅而有所不同，边界不清，其硬度依肿瘤的成分不同而不同。肿瘤生长增大致表面皮肤张力增高、发亮，皮温可升高，浅静脉怒张。

(三)实验室检查

1.血沉

约半数患者血沉加快，多发生在肿瘤大，分化差，进展快的病例。血沉可做为对肿瘤发展或复发的观察指标之一，但特异型和敏感性不够强。

2.碱性磷酸酶

50%～70%患者碱性磷酸酶升高，骨肉瘤早期、硬化型骨肉瘤、分化较好骨肉瘤、皮质旁骨肉瘤的碱性磷酸酶可正常。进展快，发生转移的可明显升高。切除肿瘤和化疗后可降低，复发或转移再次升高，因此，碱性磷酸酶可做为复发和转移的监测和预后评估的指标之一。

(四)影像学检查

1.X线检查

典型的骨肉瘤表现为长骨干骺端浸润性、弥漫性骨质破坏，骨质破坏可呈筛孔状、斑片状或虫蚀状等不同形态，破坏程度不同，范围不一，边缘不清，溶骨性或成骨性为主，或混合存在。可见骨皮质破坏、缺损，断裂，可发生病理骨折，但不多见。病变累及周围软组织，表现为软组织阴影，并可见各种形态的瘤骨阴影，可针状、棉絮状或高密度的象牙质样。

骨膜反应呈 Codman 三角或“日光”放射状。Codman 三角是在肿瘤边缘掀起骨膜与皮质相交处，形成新骨，表现为骨膜反应性三角。“日光”放射状阴影是肿瘤向软组织内浸润生长的表现，形成垂直于骨干的肿瘤性成骨。

胸片可显示肺转移灶。

2.CT

患者 CT 表现为不规则的骨质破坏、肿瘤骨的形成、骨膜反应、软组织肿块以及其中的瘤骨形成。可显示骨肉瘤在髓腔内、皮质和软组织受累的范围，有助于肿瘤分期的评估和保留肢体的手术设计，以及适用于脊柱、骨盆和部位较深的骨肉瘤。

多数骨肉瘤发现时已侵犯间室外组织，为$Ⅱ_B$期。由于肿瘤的分化不同以及发现早晚，肿瘤累及的范围有程度上的不同。肿瘤大小不同、侵犯范围不同，对手术方式的选择和预后有所不同。

肺部 CT 可显示小的转移灶。

3.放射性核素全身骨扫描

放射性核素全身骨扫描可显示骨肉瘤的部位和范围以及骨转移灶的部位和数目，做为分期的评价之一，也可作为随访的检查内容。

4.血管造影

临床上可在术前辅助介入治疗时通过血管造影了解肿瘤血液供应特点，肿瘤与主要血管的关系，为设计手术方案提供参考依据，同时通过导管进行化疗栓塞。

5.磁共振

磁共振其作用与 CT 相似，尤其对髓内和软组织病变范围显示更为清楚，适用于脊柱、骨盆等位置深在的肿瘤。四肢保肢术前的 MRI 检查，了解肿瘤在髓腔扩散情况和软组织受累范围，有利于判断截骨平面和切除范围。

(五)病理与分型

1.肉眼所见

肿瘤穿破骨皮质,侵入周围软组织,可向髓腔扩散。肿瘤组织呈"鱼肉样"改变,其断面还可见钙化灶,软骨组织,出血,坏死,液化和囊腔形成。肿瘤的肉眼改变和组织密度与肿瘤内所含的组织成分的不同有关。

2.显微镜下所见

梭形或多形性肉瘤细胞及其形成的肿瘤性骨样组织是骨肉瘤的病理特征,后者是诊断骨肉瘤的关键。肉瘤细胞具有明显的异型性,大小不一,核大,形态奇异,核深染,核分裂多见,可见瘤巨细胞。

3.骨肉瘤的分型

(1)根据肿瘤细胞形态:分为骨母细胞型、软骨母细胞型、纤维母细胞型和混合型骨肉瘤。有研究表明,这种分类与预后关系不大。根据分化程度,可分为三级。Ⅰ级肿瘤细胞分化较高,有一定异型性,核分裂少见;Ⅲ级瘤细胞分化很差,明显异型性,瘤巨细胞多见,核分裂多见;Ⅱ级介于两者之间。

(2)骨肉瘤亚型:随着对骨肉瘤的深入研究,发现有些骨肉瘤在临床,病理、X线表现、发生部位、恶性程度和预后等与"典型"骨肉瘤有所不同,具有各自的一些特征。从而将一些骨肉瘤从典型骨肉瘤中分出来,形成骨肉瘤的亚型(表17-1)。骨肉瘤可以认为是一组既有共性、又由不同生物学特性和临床病理特征构成的肿瘤病变,其恶性程度有所不同。亚型的建立,加深对骨肉瘤的认识,并使诊断和治疗更为合理和准确。

一般分为中心性(髓性)和表面骨膜性两大类。中心性骨肉瘤指原发骨内破坏骨质的类型,包括普通型骨肉瘤、髓内分化好低度恶性骨肉瘤,小圆细胞骨肉瘤和血管扩张性骨肉瘤等,普通型中心性骨肉瘤是最常见的"典型"类型,占骨肉瘤80%以上,除了髓内分化好低度恶性骨肉瘤,其余各型均为高度恶性、早期转移。

表17-1 常见骨肉瘤分类和亚型

名称	恶性程度
典型骨肉瘤(中央型)	分化差,高度恶性
髓内低度恶性骨肉瘤	分化较好
毛细血管扩张性骨肉瘤	分化差,高度恶性
圆形细胞性骨肉瘤	分化差,高度恶性
皮质旁骨肉瘤	分化较好
骨膜性骨肉瘤	中度恶性
高度恶性表面骨肉瘤	分化差,高度恶性
多中心骨肉瘤	高度恶性
继发性骨肉瘤	
Paget骨肉瘤	高度恶性
放射后骨肉瘤	低中度恶性

表面性骨肉瘤(surface osteosarcoma)发生在骨表面,一般较少侵犯骨质,包括骨旁骨肉瘤、高度恶性表面性骨肉瘤和骨膜性骨肉瘤。

(六)诊断

主要依据临床,影像学表现和病理活检。质量良好的X线对大多数骨肉瘤病例可提供有力的诊断依据。

病理活检是必小可少的诊断步骤,应作为常规。尤其对于拟开展化疗、放疗和截肢等破坏性大的手术时一定要有明确的病理诊断作为依据。可通过穿刺或切开活检获取明确的病理诊断,活检切口需考虑对下一步手术的影响。由于骨肉瘤多数瘤体较大,肿瘤成分较多,不同部位的活检结果可能有差异,而且需要与炎症、有关的肿瘤进行鉴别,如小圆细胞型的骨肉瘤与其他类型的小圆细胞肿瘤的鉴别。成软骨细胞型骨肉瘤与软骨肉瘤的鉴别,骨肉瘤与恶性骨母细胞瘤鉴别,还有纤维肉瘤,尤因肉瘤,转移瘤等。因此,应仔细全面观察细胞的形态,是否有肿瘤性骨样组织,有时还需要做免疫组化做进一步的鉴别诊断。

根据 Enneking 的骨肿瘤外科分期。还要考虑肿瘤累及的解剖间室和是否有远处转移。多数骨肉瘤属$Ⅱ_B$期,但 Enneking 外科分期对累及间室外的$Ⅱ_B$期,未根据累及的程度不同而再作进一步的分级。$Ⅱ_B$期肿瘤的手术治疗原则是根治性切除或截肢,但在临床实际,对间室外累及范围小的$Ⅱ_B$期肿瘤,仍有机会实施广泛性的局部切除。

诊断困难时需要临床,X 线和病理三结合会诊。

(七)治疗

早期发现和及时诊断极为重要,一旦确诊应立即开始治疗。过去骨肉瘤的治疗主要采用高位截肢手术。单纯手术治疗的 5 年生存率仅有 5%～20%。自 20 世纪 70 年代开始结合化疗以来,尤其在应用大剂量甲氨蝶呤(MTX)和四氢叶酸钙(CF)解救疗法,骨肉瘤的生存率不断提高。

当今骨肉瘤的治疗是以化疗和手术为中心环节的综合治疗,外科治疗包括术前分期的确定、切除肿瘤的“无瘤”技术。手术方式由单一的截肢发展为在有效的辅助治疗基础上选择合适的病例实施保留肢体的方式。化疗是治疗骨肉瘤的重要组成部分,不是可有可无的辅助治疗。化疗包括术前和术后两个阶段,结合静脉化疗和动脉化疗及栓塞,化疗以大剂量 MTX-CF 疗法为主的联合用药。

1.化疗

(1)化疗的作用与药物选择:手术结合化疗使骨肉瘤的 5 年生存率由 20%增加到 50%以上,甚至达到了 70%以上,取得了令人瞩目的疗效。化疗在一经确诊应尽早进行,其作用在于杀灭亚临床转移的肿瘤细胞,抑制或延缓致命的肺转移,同时控制原发瘤的生长,有利于手术切除。新辅助化疗即术前化疗、并根据化疗效果调整术后化疗方案。目前对骨肉瘤化疗采用较多的是以大剂量甲氨蝶呤和四氢叶酸钙解救疗法(HDMTX-CF)为主的联合用药。其他常用的药物包括阿霉素、卡铂、环磷酰胺和长春新碱等。

(2)大剂量 MTX-CF 疗法:MTX 是细胞周期特异性药物,主要作用于 S 期,MTX 进入机体后,与叶酸还原酶结合。由于 MTX 与还原酶的亲和力大于叶酸,产生竞争性拮抗作用,使叶酸不能形成四氢叶酸,从而使叶酸不能在合成嘌呤类和嘧啶类化合物时起到辅酶作用,进而影响了 DNA 和 RNA 的合成。为了解除大剂量 MTX 所产生骨髓抑制、肝肾功能障碍等一系列毒性作用,需使用甲基四氢叶酸钙(CF)进行解毒。

甲氨蝶呤的单次用量根据患者的体重或体表面积[(8～10)g/m^2 或(200～300)mg/kg]计算。一般的单次剂量在 5 g 以上,达到 10～15 g 或以上。可在输入 MTX 前应用长春新碱 1～2 mg/m^2,后者为植物药,作用于 M 期细胞,前者对 S 期细胞敏感,两者配伍有利杀灭肿瘤细胞。

使用方法是长春新碱 1～2 mg/m^2,静脉缓慢注射,1 h 后 MTX 溶于 5%葡萄糖 500 mL 中,在 6 h 内滴完。输完后 6 h 开始肌内注射 CF 9～12 mg,每 6 h 注射 1 次,共 12 次。

在输入 MTX 的前一天需进行水化。静脉输入液体 2 000～3 000 mL,输入 MTX 的当天和随后的3 d 均需补充足够的液体,每天 3 000 mL,适量补钾,给予碱性液体碱化尿液,可每日静滴 5%碳酸氢钠100～200 mL。

(3)大剂量 MTX 临床应用的注意事项:①大剂量 MTX 的应用相当于常规剂量的 300 倍以上,对患者可引起全身的反应,需要医护人员的高度重视。化疗前应进行全面检查,包括心、肺、肝、肾和血液方面。不能应用大剂量 MTX 的情况有诊断不清者,体质虚弱者。严重心、肺、肝肾功能障碍者,血白细胞在 4×10^9/L 以下、血红蛋白 80 g/L(8 g/dL)以下、血小板 100×10^9/L 以下者。治疗中需密切观察病情的变化,定期复查血常规和有关的生化检验,及时发现毒性反应并给予积极的处理。必要时可进行 MTX 的血药浓度的监测。②治疗中给予适当的支持疗法和对症处理,缓解和减轻毒副反应。③在输入 MTX 的前后、注射 CF 时间、次数和安排等每一环节,都必须做好记录和交班,以免延误注射 CF 或漏注射,使 MTX 的毒性作用解救不及时引起严重后果。④记录每天尿量,用药当日和次日应保持尿量在 3 000 mL 以上。

(4)骨肉瘤化疗的其他常用药物包括阿霉素、顺铂或卡铂、环磷酰胺等。

(5)化疗方案介绍:目前常用的骨肉瘤化疗方案不少,包括 RosenT 系列方案,Jaffe 设计的 TIOS 方案(treatment and investigation of osteosarcoma),德奥的 COSS 系列方案(cooperative osteosarcoma studies),意大利 Rizzoliy 研究所的化疗方案和日本国立癌症中心医院的化疗方案等。

(6)《中华骨科杂志》推荐的化疗方案如下(图 17-4~图 17-5)。

推荐化疗方案Ⅰ术前化疗。

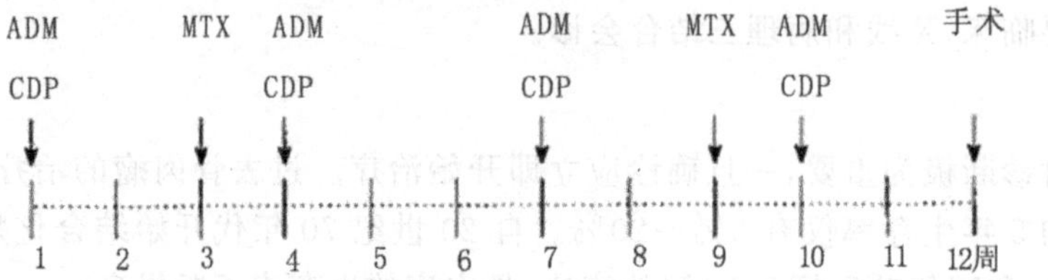

图 17-4 术前化疗

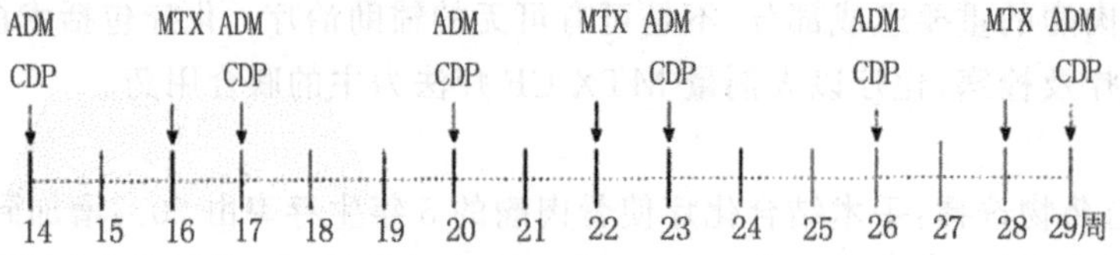

图 17-5 术后化疗

用药剂量:阿霉素 45 mg/m^2,静脉滴入;顺铂:100~120 mg/m^2,阿霉素后第 1 天给药,静脉或动脉;甲氨蝶呤:8~12 g/m^2,静脉 4~6 h 输入,6 h 后 CF 解毒。

推荐方案Ⅱ(图 17-6~图 17-8)。

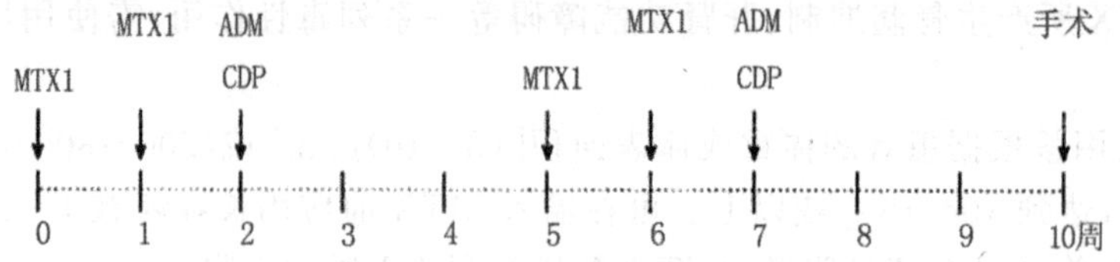

图 17-6 术前化疗

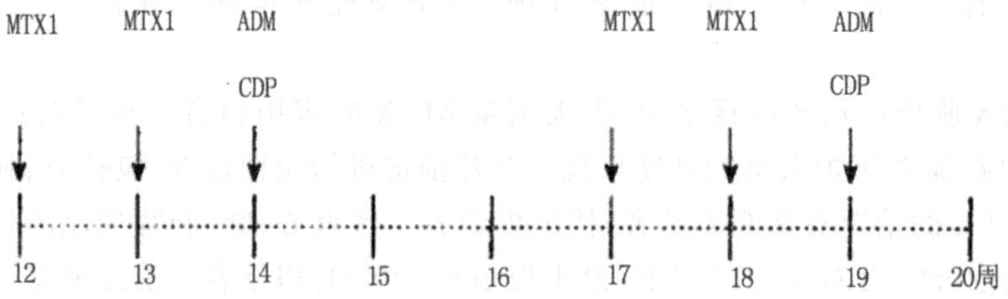

图 17-7 术后化疗(肿瘤坏死率大于 90%)

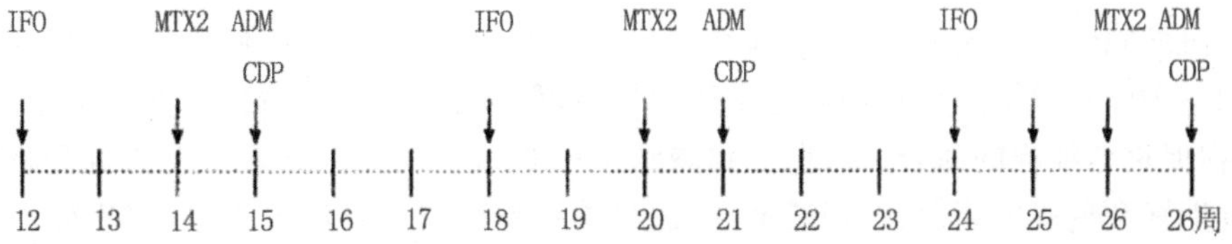

图 17-8 术后化疗(肿瘤坏死小于 90%)

用药剂量:甲氨蝶呤 1,18～12 g/m²,静脉滴入,6 h 输入,6 h 后 CF 解毒。监测 MTX 浓度,如浓度小于 1×10^{-3} mol/L,追加 MTX 2 g/m²;甲氨蝶呤 2,15 g/m²,用于肿瘤坏死率小于 90%的术后化疗;顺铂,120 mg/m²,动脉导管滴入,术前第 1 次对局部,第 2 次对肺;阿霉素,60 mg/m²,术前第 1 次静脉滴入,持续 24 h,以后为肺动脉导管化疗,持续 24 h。

美国 Rosen 的 $T_1$2 方案(图 17-9～图 17-11)。

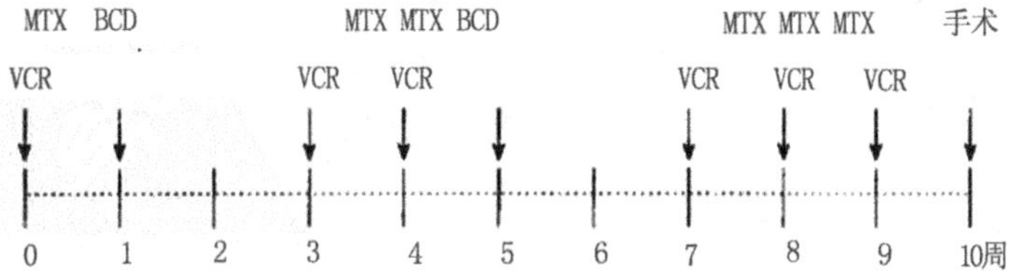

图 17-9 术前化疗

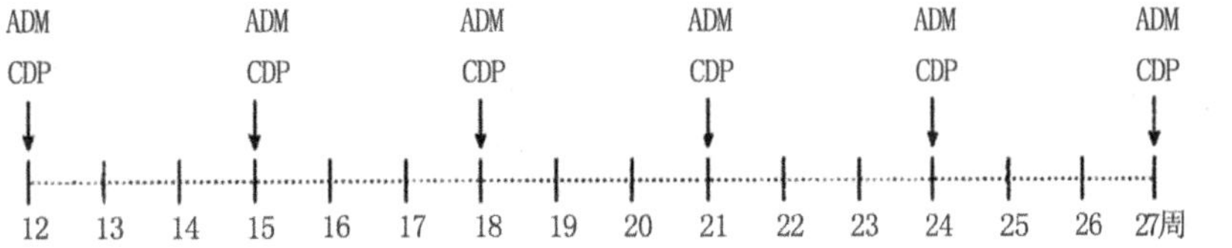

图 17-10 术后化疗(肿瘤坏死率Ⅰ～Ⅱ级)

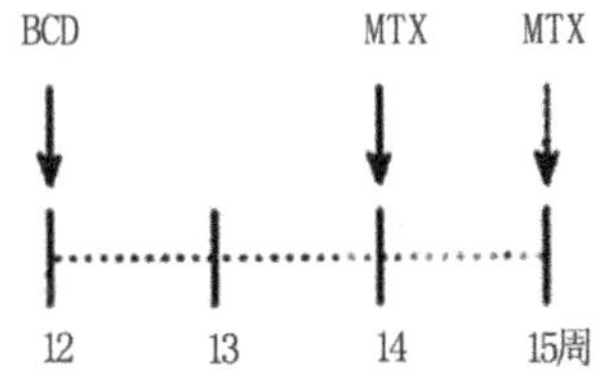

图 17-11 术后化疗(肿瘤坏死率Ⅲ～Ⅳ级)

用药剂量:甲氨蝶呤 8～12 g/m²,静脉滴入,4 h 输入,6 h 后 CF 解毒;BCD 博莱霉素20 mg/m²,环磷酰胺 600 mg/m²,放线菌素-D 600 μg/m²,静脉,连用 2 d;顺铂 120 mg/m²,静脉;阿霉素 30 mg/m²,静脉,连用 2 d;长春新碱(VCR)1.5 mg/m²,静脉。

骨肉瘤化疗方案众多,可根据具体情况选用,其基本内容是:①术前化疗。②术前静脉化疗或动脉化疗,或两者结合。③术后化疗。④术后化疗用药根据术前化疗效果进行调整,化疗效果好,可重复术前用药,疗效差,则调整改换药物。⑤术后早期用药。⑥化疗药物足量、多药联合、交替用药;化疗的规范化。术后化疗期一般在 1～1.5 年。化疗剂量可结合个体情况调整。

(7)化疗并发症及处理有以下几种情况。

胃肠道反应:常发生在化疗的当天或次日,可持续 3～5 d,表现为恶心、呕吐、食欲减退,口腔炎,甚至腹泻腹痛。可给予泼尼松、昂丹司琼、枢丹、格雷司琼及其他对症药物和相应处理。

骨髓抑制：白细胞受影响最大，血小板和红细胞也可受到影响。白细胞减少多出现在 7～14 d，个别患者可下降到 2×10^9/L 以下。化疗期间应常规应用鲨肝醇、利血生等药物，根据白细胞下降程度适当使用升白细胞药物促进白细胞的回升。当白细胞降到 1×10^9/L 以下时，合并感染的机会将明显增加，需隔离患者、应用抗生素和免疫球蛋白、处理感染灶、加强支持疗法等。可给予少量、多次输血，使用小量皮质激素。血小板减少到 50×10^9/L 以下伴有出血倾向时可输血小板和给予止血药物。对患者全身情况较差近期做过化疗者应适当减量，给予积极的支持疗法。

肝功能损害：部分患者有转氨酶升高，可给予输入高渗葡萄糖、护肝、大量维生素及对症处理，有利于肝功能恢复。

心肌损害：阿霉素对心肌有损害作用，主要发生在总量超过 500 mg 时，心电图表现为心律失常、T 波低平或倒置，患者表现为心悸。应用阿霉素时需注意总量控制。

黏膜溃疡：表现为口腔、胃肠道或阴道溃疡。给予对症处理，保持口腔清洁卫生。

感染：可发生疖肿等皮肤感染或呼吸道感染，应密切观察，及时发现和积极处理。

局部组织坏死：一些抗癌药物注射时漏到皮下可引起疼痛、肿胀和局部坏死。因此在经血管给药时应避免药物外漏。如药物漏到皮下，应局部注射生理盐水或硫代硫酸钠，以冰袋冰敷，外用氢化可的松软膏，不能热敷。

栓塞性静脉炎：静脉给药可引起静脉炎或栓塞性静脉炎，因此，应注意药物的浓度、变换注射部位，减少或减轻静脉炎的发生。

(8)动脉化疗栓塞：通过动脉插管，对肿瘤供血动脉选择性插管，灌注化疗药物，并进行栓塞。通过化疗药物和栓塞的双重作用，从而减少肿瘤血供，促使肿瘤坏死，使肿瘤缩小，分界变清，有利手术治疗。如肿瘤不能切除，化疗栓塞对抑制肿瘤发展有一定作用。

(9)对术前化疗反应的评价及意义：有效的术前化疗可杀灭大部分肿瘤细胞，减少扩散和转移的机会，减轻临床症状，使肿块缩小，影像学检查病变部位密度增加，血管造影见血供减少，为手术提供有利于切除肿瘤的相对安全的外科切除边缘。

对经术前化疗的手术切除肿瘤标本进行评定肿瘤细胞破坏情况，进一步了解骨肉瘤对术前化疗的反应和效果，对预后的评价和术后化疗方案的调整有指导价值。如对术前用药反应良好，大部分区域肿瘤细胞坏死，可继续术前用药。如反应不敏感，杀死肿瘤细胞不到 50%，则需调整化疗方案。研究表明，对化疗反应好的病例有较长的无瘤生存期。

(10)化疗耐药性及药敏试验：部分患者对化疗不敏感，可能与肿瘤的耐药性有关。骨肉瘤的多药耐药性(MDR)研究目前正在逐步开展：研究显示，骨肉瘤的 mdr1 基因及其蛋白产物 P-170 过度表达与肿瘤细胞的耐药性有关，mdr1 基因启动区 DNA 发生点突变，而且，这些改变与预后相关。临床上通过联合用药、筛选有效药物提高化疗效果，逆转肿瘤的耐药性的研究展现出对耐药性肿瘤治疗的前景。

对骨肉瘤筛选有效化疗药物目前仍未广泛用于临床常规。主要方法有体外细胞培养方法和动物体内法。在临床应用受到骨肉瘤细胞培养困难、技术要求较高的限制，而且骨肉瘤化疗疗效与多种因素有关，筛选试验与临床疗效的确切关系仍未肯定，但药敏试验的研究显示出疗效改善的前景。

2.手术治疗

(1)截肢术：截肢是治疗骨肉瘤主要术式之一，适用于肿瘤浸润广泛。神经血管受侵犯，邻近肌肉皮肤广泛受累，患肢已无法保留者。截肢平面原则上应为骨肿瘤外科分期中的根治性截肢手术边缘，即间室外的手术切除。但在某些部位可采用广泛性切除边缘，如股骨下段肿瘤可做股骨中上段截肢术。

下肢截肢后义肢的安装随着义肢技术的不断改进，其功能得到改善。

(2)改良截肢术：在彻底切除肿瘤的前提下，保留肢体的部分功能，从而减轻截肢所带来的残废。①Tikhoff-Linberg 肢体段截术：适用于肱骨上段骨肉瘤，主要神经血管未受侵犯。手术将神经、血管保留，将肿瘤段的骨、肌肉和皮肤一起切除，然后将前臂上移固定于胸壁，主要血管可切除多余部分后重新吻合。术后虽然患肢明显缩短，但手的功能仍可保留，减轻了残废的程度。②Salzer 手术：即下肢旋转成形术，适用于发生在膝关节周围的骨肉瘤，主要神经未受侵犯时。手术保留神经，切除肿瘤段的骨、肌肉和皮肤。将踝关节上移置于对侧膝关节水平，旋转小腿 180°，使跟骨位于前面，胫骨上端与股骨断端固定。优点在于踝关节可代替膝关节的功能，有利于发挥假肢的功能。

(3)保留肢体的手术：随着骨肉瘤的早期和及时的诊断，在有效术前化疗的基础上，肢体重建技术的提高，骨肉瘤保肢术在合适的病例逐步得到开展。

开展保肢术的条件为：①骨肉瘤范围较局限。病变主要在骨内，或累及周围软组织的范围较局限，主要神经血管未受侵犯，估计手术可完整切除肿瘤，并可达到外科分期中的广泛切除边缘。②切除肿瘤后仍有正常肌肉维持肢体一定的功能，皮肤应完好。③有条件开展术前和术后化疗。④活检部位需完整切除。⑤有肿瘤切除和各种肢体重建的技术。⑥无远处转移。⑦儿童骨肉瘤因仍在生长发育，而且可调假体的设计和应用仍未成熟，因此多考虑做截肢或改良截肢。但当患儿年龄已较大、肿瘤范围局限、医院具备成熟和丰富经验的肢体重建技术，也可慎重考虑做保肢手术。

不适合保肢手术的情况有：①患者年龄小。②肿瘤范围广泛。③软组织条件差。④化疗后肿瘤仍继续增大。⑤主要血管神经受侵犯和局部感染。

肢体重建有以下几种方式。

假体置换：优点有术后早期肢体活动，不受化疗的影响。假体根据病变部位、大小、形状和长度进行定制。不足是远期效果欠佳，可发生松动、假体折断等并发症。临床常用近段股骨和肱骨假体，人工髋、膝关节等。

骨水泥假体是假体置换的方式之一。

自体骨移植：可采用吻合血管或游离自体髂骨或腓骨移植修复骨肿瘤切除后的骨缺损。根据具体情况进行关节重建或关节融合，如肱骨近端肿瘤切除后腓骨移植重建、恢复肩关节的一定功能，膝部周围肿瘤切除后关节融合等。

异体骨移植：以异体半关节移植重建肢体，还可同时结合自体骨移植、给予骨形态发生蛋白等辅助措施，促进骨的生长。以异体骨修复的主要问题在于异体骨的免疫排斥反应；异体骨吸收(图 17-12)容易并发感染；异体骨所需的爬行替代时间很长，用于下肢时长期不能负重；化疗可能影响异体骨移植的骨愈合；可有较明显的骨吸收，容易骨折等问题。因此，在以异体骨移植进行肢体重建时，应充分考虑可能发生的并发症，并给予防治措施，如异体骨的处理、异体骨和自体骨的混合移植、良好的软组织覆盖，适量使用皮质激素和正确的肢体活动等，以减轻和减少并发症的发生。

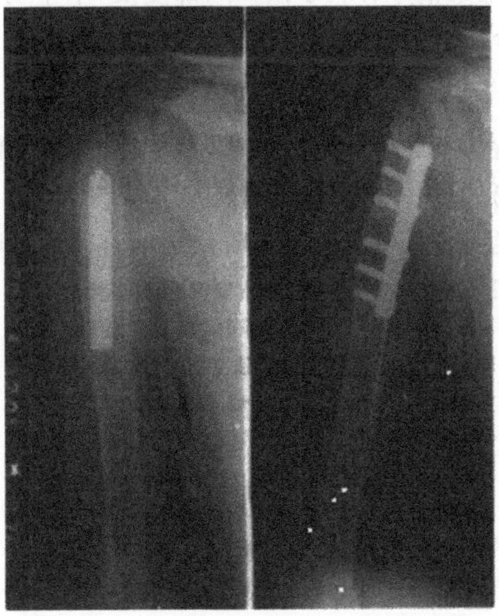

图 17-12　显示异体骨移植后明显的骨吸收

异体骨移植较适合非负重的上肢骨重建，低度恶性的肿瘤，软组织条件好的患者，下肢负重骨重建，高度恶性肿瘤需要进行术后化疗和放疗以及软组织条件差者在应用异体骨移植时应做好充分的考虑和准备，并应有完善的异体骨处理技术、重建技术和软组织修复技术。

肿瘤骨灭活再植：将肿瘤段骨切下后清除肿瘤组织，对残留骨壳进行灭活处理，灭活方法包括物理或化学法，如高温、高压蒸气、微波、乙醇浸泡等，以骨水泥填充残壳，再植入原位，以钢板螺钉、交锁髓内钉等方式固定。

复合重建：以异体骨、自体骨和人工假体结合应用重建肢体，可发挥各自的优点-复合重建可应用于膝部周围、肱骨和股骨近端等部位骨肉瘤切除后的肢体重建。

(4)骨肿瘤手术的无瘤污染原则与技术：虽然肿瘤的播散和转移与肿瘤性质、特性和机体的免疫功能有关，但手术操作的不当对肿瘤的播散和转移有促进的可能，对此应有足够的重视。①术前检查和皮肤准备应动作轻巧。②切口应能充分显露肿瘤，避免挤压肿瘤。③用锐性分离而少用钝性分离，分离时应在肿瘤包膜外正常组织中进行，避免穿破肿瘤包膜或在肿瘤内手术，尽量完整地整块切除肿瘤。④可使用电刀，减少出血，同时使小血管封闭，减少血源播散。⑤活检部位应完整切除。⑥手术时以纱布或纱垫保护好周围正常组织。⑦阻断血管、减少转移的发生。⑧关闭切口前或肢体重建前，反复冲洗创面，更换手套和手术器械。

骨肉瘤的保肢治疗可看作是一项综合和系统的“工程”，包括正确分期，准确判断肿瘤范围和边界，正确的活检和活检道的切除，重视术前化疗，边缘完整地合理切除肿瘤，合理的重建方式和正确的重建技术，选择化疗方案和规范的术后化疗以及长期的随访。

(5)骨肉瘤肺转移的预防、观察和处理：术后坚持规范的化疗是防治骨肉瘤转移的有效措施。肺部是骨肉瘤发生转移最常见的部位，术后应定期进行肺部 X 线复查，怀疑肺转移灶做 CT 检查。

对骨肉瘤肺转移应采取积极治疗的态度，关键在于早期发现，早期手术切除。其手术适应证是肺转移瘤孤立，外周性，局限在一侧肺可手术完整切除，原发肿瘤无复发，无肺外转移灶。对两处和两处以上的多发肺转移瘤是否手术，应考虑转移瘤的数目、部位、能否全部切除等因素，并应进行一段时间的观察。决定手术应对患者的长期生存有临床价值。

3.其他疗法

放疗和热疗可做为骨肉瘤综合治疗或姑息治疗的选择之一，可用于：①保肢手术前。②难以彻底切除的脊柱骨盆骨肉瘤。③已发生远处转移的肢体骨肉瘤。

后装近距离放疗用于手术的辅助治疗有利于减少局部复发，术中切除肿瘤后将塑料管排在可能残留肿瘤的部位，术后通过导管进行分次后装近距离内照射。

(八)预后

未经治疗的骨肉瘤患者多数在 1～2 年内因肺转移而死亡，已发生肺转移者多在 6 个月内死亡。骨肉瘤的预后与肿瘤的分化、部位、侵犯范围(肿瘤体积大小)、分期、年龄、诊断是否早期、治疗是否及时合理、化疗效果等多种因素有关。未发生转移、侵犯范围相对局限的骨肉瘤及时诊断和术前化疗，按照外科分期选择手术类型，依无瘤污染原则和技术手术，坚持术后化疗，并结合支持疗法、免疫疗法等综合性治疗，其 5 年生存率可达到 50%以上。

二、其他类型骨肉瘤

(一)骨皮质旁骨肉瘤

骨皮质旁骨肉瘤(parosteal osteosarcoma)也称骨旁骨肉瘤，是一种特殊类型的骨肉瘤。其特征是肿瘤生长在皮质骨旁，低度恶性，生长缓慢，占骨肉瘤的 7%。肿瘤组织结构较致密，有些病变区以纤维组织为主，也有软骨组织。肿瘤附着或环绕骨表面，与骨皮质有一间隔。肿瘤境界清楚，质硬。随着肿瘤发展，可侵犯皮质累及髓腔。病理可见大量分化较成熟骨小梁，周围分布梭形肿瘤细胞，可见较多纤维组织。瘤细胞分化较好，核分裂少见。X线和病理表现需与骨化性肌炎鉴别。

发病年龄较一般骨肉瘤大，平均30岁，多见于股骨下端的后方，胫骨上端和肱骨上端次之。多数病例病程较长。早期无症状，逐渐出现硬块，疼痛较轻，肿块固定，不活动，压痛不明显。X线的典型表现为致密肿块，可呈分叶状或结节状，边缘清楚，肿瘤与骨之间常有一透亮带，无骨膜反应。CT表现为骨外大片骨性密度影，宽基底，并形成包绕骨干倾向，可显示骨皮质和髓腔是否受侵犯。该瘤早期属Ⅰ$_A$期，随着肿瘤向骨质和周围肌肉侵犯，分期为Ⅰ$_B$期。治疗以大块切除为主，应采取广泛切除边缘。切除不彻底易复发，多次复发常要截肢。对化疗和放疗不敏感。预后较一般骨肉瘤好。

(二)毛细血管扩张性骨肉瘤

毛细血管扩张性骨肉瘤(telangieetatic osteosarcoma)是一种高度恶性的骨肉瘤类型。肿瘤内为扩张的血窦，血窦相互连接、大小不一。纤维间隔和周围分布恶性细胞，多核细胞，可见核分裂和少量骨样组织。其组织学改变有时类似动脉瘤样骨囊肿。临床表现肿胀和疼痛明显，病情进展快，病理性骨折较一般骨肉瘤多见。X线以溶骨性破坏为主，骨皮质变薄，呈浸润性进展，界限不清，可穿破骨皮质形成软组织肿块，可有骨膜反应。CT表现为膨胀性溶骨性破坏，边界不清，骨皮质破坏形成软组织肿块。病理活检可确诊。但影像学和病理诊断易与动脉瘤样骨囊肿、尤因肉瘤等发生误诊。病理检查时需多处取材，全面观察病变区。临床表现、X线和病理三结合会诊有助于本瘤的诊断。该类型骨肉瘤分化差，预后不良，宜采用截肢加化疗的综合疗法。

(三)圆形细胞骨肉瘤

圆形细胞骨肉瘤(round cell osteosarcoma)病理以小圆细胞为主，并见肿瘤性骨样组织，此与尤因肉瘤不同，糖原染色和对S-100免疫组化阴性。临床以肿痛为主。X线表现溶骨性破坏，累及骨皮质和髓腔，边缘模糊，可有骨膜反应和软组织肿块。病理活检确诊。治疗为截肢加术前后辅助化疗。预后欠佳。

(四)骨膜型骨肉瘤

骨膜型骨肉瘤是(periosteal osteosarcoma)从骨旁骨肉瘤分出的亚型，病变主要发生在骨膜和骨皮质，肿瘤与骨皮质紧密相连，可侵犯软组织形成软组织肿块。镜下可见软骨样组织，表现为软骨肉瘤样改变，可见异型性梭形细胞，形成类骨组织。病理切片看见肉瘤细胞和肿瘤性类骨可做出诊断，但常需全面检查才能发现。该瘤多见于青年，临床表现以肿块和疼痛为主，多见于胫骨和股骨。X线可见肿瘤位于骨皮质表面，可见钙化、成骨改变，受累骨皮质表面破坏形成缺损。可见Codman三角和放射状阴影。CT或MRI可了解骨质破坏、肿瘤范围和骨髓腔受侵犯情况。该瘤的恶性度较低。治疗包括局部的广泛切除，或截肢，术前后辅助化疗。

(五)髓内低度恶性骨肉瘤

髓内低度恶性骨肉瘤(intraosseous well differentiated or low grade ostersarcoma)一种少见分化良好的骨肉瘤，肿瘤细胞的异型性不明显，瘤巨细胞少，核分裂少见，可见分化较好的类骨组织。起病较缓慢，主要症状为疼痛和缓慢增大的包块。X线表现为局部的溶骨破坏，骨皮质变薄，可有膨胀，边界相对较清。需与良性肿瘤和其他低度恶性骨肿瘤鉴别。手术局部广泛切除或截肢，结合化疗，预后较好。

(六)多发性骨肉瘤

多发性骨肉瘤主要表现为骨的多处骨肉瘤和多块骨的骨肉瘤，单个病灶的临床，X线和病理与典型骨肉瘤所见相同，术后标本显示多个独立的肿瘤病灶。但多发性骨肉瘤与骨肉瘤的骨转移不易鉴别。治疗采用截肢和化疗。

(七)放射性骨肉瘤

放射性骨肉瘤由一些肿瘤放疗后诱发所致，因此有局部放疗史，与放射剂量有关，还与机体的敏感性有关。通常有较长的潜伏期，一般约5年以上，可长达10多年。临床表现为原放疗处疼痛，肿胀。发生病理骨折。X线显示硬化型骨肉瘤，软组织肿块，需与放射性骨炎鉴别。病理活检证实。治疗视肿瘤的部位、范围、局部软组织条件和患者全身情况而定。

(八)Paget 肉瘤

中老年的骨肉瘤多与 Paget 病有关，病程较长，表现为肿痛，逐渐加重。X 线显示骨质破坏明显。病理活检确诊，显示骨肉瘤的改变。治疗以截肢为主。

(九)高度恶性表面型骨肉瘤

高度恶性表面型骨肉瘤(high grade surface soteosarcoma)发生部位同骨旁骨肉瘤，但肿瘤分化差，异型性明显，相当于以前分化差的骨旁骨肉瘤。影像学表现为骨皮质表面的软组织肿块，内有瘤骨形成，骨皮质和髓腔也受到侵犯，边界模糊，可见骨膜反应。

三、骨瘤

骨瘤(osteoma)由分化良好、形成成熟的板层骨或编织骨为特点的良性肿瘤，生长缓慢。多发性骨瘤并发其他部位肿瘤，如肠息肉、软组织肿瘤，称为 Gardner 综合征，临床少见。

(一)发病率

骨瘤约占骨肿瘤总数的 5%，占良性骨肿瘤的 9%，男性略多，发病多在 20～40 岁，好发颅骨和颌骨，其次为胫骨和股骨。

(二)临床表现

肿瘤生长缓慢，一般无疼痛，肿块，质硬如骨，无明显压痛，表面光滑，呈半圆形或球形。

(三)X 线表现

在颅骨为局部密度增加，呈象牙质样，边缘清晰，在长管状骨表现为局部骨隆起。

(四)病理

组织学上分为两种类型。一是致密或象牙骨瘤，由成熟致密的板层骨组成，骨小梁粗大，可见较多成骨细胞。另一种是疏松型骨瘤，发生在骨髓或骨膜下，由板层骨和编织骨构成，骨小梁之间为脂肪或纤维组织。

(五)诊断

根据病史、体检和 X 线可做出诊断。

(六)治疗

无症状者可予观察，但诊断不明确时，可切除以排除其他肿瘤。对有症状者可手术切除。

四、骨样骨瘤

骨样骨瘤是发生在皮质骨的良性病变，其特点是病灶中心有 1 cm 以内的“瘤巢”或核心，核心由类骨组织构成，周围由增生反应骨包绕。

(一)发病情况

骨样骨瘤约占骨肿瘤总数的 1%，占良性骨肿瘤的 2%，男性较多见，好发年龄 10～20 岁，多在胫骨和股骨。

(二)临床表现

疼痛为主要症状，服用阿司匹林可缓解，这是该病的一个特点，但不能单纯以此作为确诊的依据。疼痛时间长可伴有肌萎缩、跛行。压痛局限，可有局部隆起或肿胀。

(三)影像学检查

X 线显示该瘤多发生在长骨干皮质骨内，可有骨干增粗，皮质增厚和硬化。在皮质骨可见1 cm以内的椭圆透亮区，称为瘤巢，瘤巢中心较致密，周围有致密反应性骨包围，其范围可比瘤巢大。

CT 扫描多可清楚显示瘤巢的准确位置和特征，瘤巢因有丰富血管表现为中等强化，可与骨脓肿鉴别。CT 对诊断和指导手术有价值。但瘤巢直径小于 3 mm，或 CT 扫描平面不合适时，不易显示瘤巢。

（四）病理

肿瘤核心为瘤巢，周围为增生骨。镜下可见病灶由骨样组织、不成熟的编织骨，可见成骨细胞和多核巨细胞散在分布，周围为致密增生骨包绕，为成熟骨质。

（五）诊断

多数病例根据病史、体检和 X 线可做出诊断。不典型者需要与皮质内骨脓肿，Garre 硬化性骨髓炎，骨结核、应力性骨折和无菌性坏死进行鉴别。因此，需结合病史、X 线表现和病理做出最后诊断。

（六）治疗与复发

手术切除瘤巢以及周围增生骨可治愈，但术中要确切将瘤巢去除。因此，有时需要通过 CT 了解肿瘤的确切位置，选择合适的手术入路，确定切除的部位和范围。复发多为手术遗留“瘤巢”未彻底切除。

五、骨母细胞瘤

骨母细胞瘤是一种有不同程度侵袭性的骨肿瘤，其病理类似骨样骨瘤，但肿瘤范围较大。有些骨母细胞瘤具有较强的侵袭性，应根据病史、临床、影像学和病理表现，评价该瘤的性质。

（一）发病情况

骨母细胞瘤占骨肿瘤总数的 0.8%，良性骨肿瘤的 1.5%。男性多见。发病年龄多在 10～30 岁。好发于胫骨、股骨和脊椎。

（二）临床表现

间歇性隐痛，阿司匹林止痛效果不好，临床表现无特征性，可有局部肿胀、压痛，也可引起关节活动受限。发生在脊柱者可有胸、腰背痛，可压迫脊髓或神经根出现相应的表现。

（三）X 线表现

表现为膨胀性透亮区，病变区直径大于 2 cm，周围为薄层骨壳，边界清楚，可见骨皮质中断。有时可见硬化边缘。脊柱的骨母细胞瘤多位于椎弓、椎板等附件结构。

CT 扫描可显示肿瘤的范围，对指导手术有帮助、尤其是发生在脊椎的肿瘤。

（四）CT 表现

CT 扫描可显示肿瘤的范围，对指导手术有帮助，尤其是发生在脊椎的肿瘤。

（五）病理

可见较丰富的骨母细胞和骨样组织，瘤细胞围绕不成熟骨小梁极向排列，横切面显示菊花样，瘤细胞无明显异型性，也少见核分裂。可见弥散分布的多，核巨细胞，有时被误诊为骨巨细胞瘤。间质内含丰富血管组织，可继发动脉瘤样骨囊肿。骨母细胞瘤在组织学上与骨样骨瘤相似，但在临床和 X 线表现各不相同，前者体积较大，直径大于 2 cm，侵入骨髓，无典型的瘤巢和增生反应骨表现。少数病例病理见细胞的异型性、多形性、核肥大、深染、分裂及瘤巨细胞等恶性表现，X 线有不同程度的侵袭征象，如瘤体较大、边缘不清、累及软组织等，应诊断为恶性骨母细胞瘤或侵袭性骨母细胞瘤（malignant osteoblastoma or aggressive osteoblastoma），但需与骨肉瘤作鉴别。

（六）治疗

手术方式的选择取决于肿瘤的性质、范围，根据外科分期，如属于 $G_0T_0M_0$，肿瘤范围小，可做局部的彻底刮除、自体骨填塞。对Ⅱ期活跃性肿瘤单纯刮除容易复发，可在局部刮除后加用辅助处理，有助于减少复发。如肿瘤范围广，有侵袭表现，病理活检有恶性的组织学表现，外科分期为 $G_0T_{1\sim2}$、$G_1T_{1\sim2}$，根据侵袭程度不同，应选择边缘性整块或广泛性的截除。脊柱病变引起脊髓神经受压，应予减压和切除肿瘤。手术后需要进行长期随访，及时发现复发或恶变。

(朱勋兵)

第四节　成软骨源性肿瘤

一、软骨肉瘤

软骨肉瘤是起源于软骨组织的恶性骨肿瘤，病灶内可见肿瘤性软骨组织，无骨样组织。分为原发性和继发性，可继发于软骨瘤和骨软骨瘤。

(一)发病情况

软骨肉瘤的发生仅次于骨肉瘤，我国的统计资料显示软骨肉瘤占原发性骨肿瘤的4.3%，占原发性恶性骨肿瘤的14.2%。软骨肉瘤多发生在30～50岁，男多于女。长骨和骨盆是软骨肉瘤的好发部位，长骨以股骨、胫骨和肱骨多见，还见于肩胛骨等。

(二)临床表现

发病缓慢，常见局部疼痛，主要为隐痛，间歇性。多有逐渐增大的肿块，在骨盆的肿瘤，长得很大时才引起注意。局部可有压痛，关节活动可受限。病史较长，一般为1～1.5年，短期内肿块增长较快，疼痛加剧提示肿瘤的恶性度较高。继发性软骨肉瘤一般有较长的肿块病史，然后突然疼痛，肿块明显增大，提示为恶性变。继发性软骨肉瘤预后较原发性好。

(三)影像学表现

1.X线检查

(1)中央型：表现为溶骨性破坏，内有各种形态的钙化灶，呈斑点状、环状、絮状等。分化好的肿瘤有硬化边缘。肿瘤进展较快使骨皮质变薄，轻度膨胀。恶性度高的肿瘤边界不清，骨皮质破坏，形成软组织肿块，并有骨膜反应。

(2)周围型：见于骨盆、肩胛骨等部位，表现为境界不清的肿块影，内有斑点状或絮状钙化灶，骨皮质可受侵犯。周围型肿瘤发生在骨表面，多继发于骨软骨瘤，其恶性特点为边界不清，病变内不规则的钙化，骨质的不规则破坏，明显的软组织阴影等。软骨肉瘤的钙化与肿瘤的性质有关，钙化多、密度高提示低度恶性，钙化少而模糊提示恶性程度较高。

2.其他影像学检查

中央性软骨肉瘤CT显示溶骨性骨质破坏，轻度膨胀，边界模糊，骨皮质破坏，可见软组织肿块，肿瘤内有不规则、不同密度的斑点状、半环状或片状钙化。周围型以继发于骨软骨瘤多见，其恶变首先发生在软骨帽，表现为软骨帽的增厚，还可见邻近骨质的破坏和软组织肿块，可清楚了解肿瘤的范围及与周围结构的关系。因此，CT对骨软骨瘤恶变、恶性程度的判别、分期的评价以及术后复发的判断有参考价值。

(四)病理

1.肉眼所见

多数软骨肉瘤较大，尤其在扁平骨或不规则骨。向骨外生长的软骨肉瘤呈结节样肿块，与软组织分界较清。肿瘤切面呈蓝白色分叶状，有光泽，半透明状。可见钙化灶，可有黏液变性。髓腔内分界不清。高度恶性时皮质破坏，有软组织肿块。

2.显微镜下所见

软骨肉瘤的镜下变化复杂。瘤细胞丰富，肥大，核饱满，大小不规则，染色质深染。可见双核或多核细胞，巨核细胞，或具有多核或单核的瘤巨细胞。高度恶性肿瘤具有多形性的肿瘤细胞。瘤细胞间为软骨基质，含有钙化。分化好、低度恶性的软骨肉瘤与良性软骨瘤、软骨黏液样纤维瘤有时不容易鉴别。软骨肉瘤有时需与软骨母细胞型骨肉瘤进行鉴别。

根据瘤细胞的分化程度，核分裂，软骨化骨等组织学所见，可将软骨肉瘤分为3级。Ⅰ级为低度恶性，Ⅱ级中度恶性，Ⅲ级分化最差。有研究显示分级与预后有关。继发性软骨肉瘤多为低度恶性，预后较好。近年随着流式细胞仪在临床的应用和细胞形态计量技术的开展，根据DNA含量、细胞倍体类型和比例、细胞类型和形态对软骨肉瘤进行定量分析并据此进行分级减少了传统分级的主观性。

(五)诊断

主要依据临床，影像学检查和病理活检。X线对多数软骨肉瘤病例可做出初步诊断，但分化好的软骨肉瘤和早期的继发性软骨肉瘤，可因平片上缺乏特征性的改变而难以做出恶性的诊断。

活检对明确诊断是必要的，但是，软骨肉瘤组织学上的改变不都是一致，尤其是继发性软骨肉瘤和高分化的软骨肉瘤，取材部位不同可能对诊断有影响。因此，术前的活检应取有代表性的部位，并结合临床和影像学检查分析活检结果。术后应在肿瘤标本的多个有代表性的部位取材进行病理观察，才能准确做出诊断。

需要与软骨肉瘤鉴别的肿瘤包括含有较多软骨组织的骨肉瘤。低度恶性，或早期继发的软骨肉瘤与良性软骨肿瘤的鉴别有时较困难，可从发病部位、病灶大小、X线表现和多部位的病理检查等多个方面进行分析，有困难通过临床，X线和病理三方面会诊解决。

(六)治疗

手术是治疗软骨肉瘤的主要方法。手术原则是彻底切除肿瘤，手术方案应结合肿瘤的分级，部位.大小。范围和患者情况而定。应对肿瘤做出外科分期。如肿瘤局限在骨内，范围小，肿瘤分化较好，属$Ⅰ_A$或$Ⅰ_B$期，可局部广泛性切除。分化差、范围小，如$Ⅱ_A$期，或间室外累及范围较局限的$Ⅱ_B$期，也可局部广泛切除。对高度恶性肿瘤，病变范围广，软组织受累广泛，并与重要血管神经粘连，应予截肢或关节离断。

如需要进行重建，可用自体骨移植，异体骨移植，人工假体置换，瘤段灭活再植以及异体骨假体复合重建。

骨盆软骨肉瘤根据肿瘤的分化、大小、部位采用半骨盆截肢或局部广泛切除，局部切除后可根据具体情况采用以上方式重建或不重建。难以切除者可用微波方法原位杀灭肿瘤姑息治疗。介入治疗可做为术前辅助治疗或姑息治疗的选择。

软骨肉瘤对化疗和放疗不敏感。

采用局部切除的肿瘤可发生复发，因此手术时的无瘤技术、保肢广泛性切除边缘对减少复发是关键环节。术后应加强随访，及时发现复发。

(七)预后

软骨肉瘤的预后较骨肉瘤好。一般躯干和肢体近端的软骨肉瘤，恶性度较高，预后较差。肿瘤的病理分级与术后的生存率有关。可完整彻底切除，分化较好，肿瘤较小的肢体肿瘤预后较好。骨盆肿瘤较大，发现晚，不易彻底切除，术后复发率高，预后较差。

二、其他类型软骨肉瘤

(一)透明细胞型软骨肉瘤

透明细胞型软骨肉瘤病理特征是肿瘤呈分叶状，细胞大，核居中，胞浆丰富，透亮。细胞境界清，可见多核巨细胞，属低度恶性肿瘤。肿瘤生长缓慢，多见于中老年，疼痛较轻，可有肿胀。X线表现为溶骨性破坏，边界较清。一般需病理证实。手术治疗为主，根据具体情况采用广泛局部切除，或截肢。

(二)去分化型软骨肉瘤

在分化较好的软骨肉瘤中，伴有分化不良的肉瘤部分。如纤维肉瘤、恶性纤维组织细胞瘤或骨肉瘤等。病理可见较成熟软骨样组织，而在去分化区为高度恶性表现。取材不当可与软骨瘤、或与骨肉瘤等恶性骨肿瘤误诊。本型恶性程度较高，多见于中老年，进行性疼痛和肿胀是主要的临床表现。X线表现复杂，显示软骨肉瘤的X线征象，同时有纤维肉瘤或骨肉瘤的表现。需病理确诊。发生转移早，手术根据分期采用广泛切除或截肢。预后较差。

(三)间叶性软骨肉瘤

间叶性软骨肉瘤病理特征是未分化的间叶细胞和软骨样病灶构成肿瘤，细胞体积较小，形态较一致，呈圆形或梭形。软骨组织分化成熟，软骨细胞形态大小一致。多见于中年。肿瘤多发生在脊椎、骨盆。临床表现为疼痛和肿块。X线显示溶骨性破坏，边缘模糊，可见各种类型钙化灶，有软组织肿块。诊断依据病理。治疗采用广泛性切除或截肢。

(四)继发性软骨肉瘤

多继发于骨软骨瘤和软骨瘤约占软骨肉瘤总数的1/3。骨软骨瘤恶变多数发生在骨盆和肩胛骨。而且，恶变多见于多发性的病变。恶变的年龄常见于中年以后，多在原发瘤基础上出现疼痛和肿胀，或加重。短期内肿胀明显、疼痛明显加重提示恶性改变。X线表现除了原发瘤表现，还可出现骨质破坏、边缘模糊、钙化影改变等恶性变的征象。CT可显示肿瘤破坏特征、钙化情况。对恶变的判断有参考价值。由于肿瘤恶变在瘤体的不一致性，活检结果与取材部位有关，是否恶变常需要结合临床、肿瘤部位、影像学和病理进行综合评估。手术进行广泛性或边缘性切除。术后应进行长期随访，警惕复发。继发性软骨肉瘤较原发者预后较好。

三、骨软骨瘤

骨软骨瘤是一种向皮质骨外生长的最常见良性骨肿瘤，又称外生骨疣，可孤立性或多发性，肿瘤表面的软骨帽是该瘤特点。多发性骨软骨瘤为常染色体显性遗传，又称为骨干续连症或遗传性多发性骨疣。

(一)发病情况

占骨肿瘤总数的20%，良性骨肿瘤的40%，男女之比约2∶1，发病年龄常在10～20岁。好发于股骨和胫骨，其次为肱骨。

(二)临床表现

骨软骨瘤主要表现为肿块，一般无疼痛，常因局部发现硬肿块而就诊。疼痛是由肿瘤刺激或压迫周围的肌肉、肌腱或神经所致，也可因肿瘤恶变增大的刺激和压迫所致。肿块旁可因摩擦形成滑囊，并发生滑囊炎。在脊柱可压迫脊髓或神经根。

肿块随生长发育而增大，发育成熟时肿瘤的生长速度变缓慢，甚至停止增长。软骨帽生长活跃可转变为软骨肉瘤，单个的骨软骨瘤恶变率约1%，多发性遗传性骨软骨瘤的恶变率为10%，而且多见于骨盆和肩胛带等中轴骨或扁平骨，多在中年后发生。恶性变主要表现为肿块停止生长后又出现增大，或短期内增大明显、疼痛，影像学有恶性表现。

由于该瘤的生长特性，其分期也有特殊性，在生长期肿瘤可以是良性肿瘤的Ⅱ期活跃性病变，当生长停止后可转变成Ⅰ期静止性病变，发生继发恶变即为恶性肿瘤的Ⅰ期改变。

多发性骨软骨瘤可使骨骼发育畸形，患者多有家族史。

(三)X线表现

肿瘤发生在长骨干骺端，起自骨皮质，与髓腔相通，可带蒂或宽基底型，带蒂肿瘤的方向总是对向着骨干，瘤体可见钙化影，表面为软骨帽。脊柱、骨盆和肩胛骨等躯干骨除X线平片，还可借助CT清楚显示肿瘤的部位和范围。

恶性变时表现为不规则的骨质破坏，边界模糊，钙化带中断、密度减低、模糊，软骨帽明显增厚，骨皮质破坏，瘤骨形成，有骨膜反应，软组织肿块影等征象。

(四)病理

该瘤发生在骨表面，有软骨帽的骨性突出物，软骨帽为白色、半透明的透明软骨组织，其外观可呈分叶状、菜花样、结节样等不同形状。镜下从表面往深层可见典型的三层结构，纤维组织膜、软骨帽和松质骨。软骨细胞排列不规则。当肿瘤发生恶变时，可见软骨细胞增生活跃，有软骨肉瘤的病理改变。

(五)治疗

骨软骨瘤应定期复查，肿瘤小、无症状者可予观察。有症状、疑恶性变应予手术切除，影响外观也可切除。手术应从肿瘤基底部正常骨质予以切除，包括软骨帽和纤维膜。如有明显恶性倾向，应做广泛切除。

四、软骨瘤

(一)内生软骨瘤

内生软骨瘤是一种含成熟软骨的良性肿瘤，发生在髓腔，呈孤立性或多发性，多发性内生软骨瘤称为 Ollier 病，也称为内生软骨瘤病。多发性内生软骨瘤伴有软组织血管瘤称为 Maffucci 综合征。

1.发病情况

内生软骨瘤占骨肿瘤总数的 8%，占良性肿瘤的 15%。男女之比 1.7∶1，多见于指骨，其次为肱骨和股骨。

2.临床表现

可有局部肿胀。疼痛不明显，也可有隐痛不适，发生病理性骨折有疼痛。

3.X 线表现

肿瘤呈膨胀性透亮区，边缘清晰，内有不同程度的钙化，骨皮质完整，但变薄，可病理性骨折。在长骨的肿瘤，膨胀不如指骨明显，肿瘤内的钙化呈点片状。如无钙化表现，可与纤维结构不良等良性病变误诊。

4.病理

肿瘤组织呈透明软骨改变，可有钙化或骨化，也可有黏液样变。肿瘤生长时细胞增殖活跃。内生软骨瘤也可恶性变，继发软骨肉瘤。多发性内生软骨瘤发生在骨盆或肩胛骨，应警惕恶性变。软骨瘤与软骨肉瘤有时鉴别困难，应结合临床、影像学改变、发生部位做出鉴别。

5.治疗

内生软骨瘤外科分期为 $G_0T_0M_0$ 或 $G_0T_1M_0$，在指骨可用刮除植骨治疗。在骨盆或长骨的肿瘤。单纯刮除容易复发，可用瘤腔灭活措施减少复发。也可结合病史、肿瘤的部位和范围、影像学提示的性质，考虑整块切除。如有恶变表现，应活检明确肿瘤性质，恶变者按恶性肿瘤处理。

(二)多发性内生软骨瘤

多发性内生软骨瘤早在 1899 年首先由 Ollier 描述，故称之为 Ollier 病。较少见，为非遗传性疾病，其特点为多发，常合并肢体的畸形。

该病好发于少年，表现为局部肿胀或肿块，患肢的畸形，如肢体的短缩弯曲、变形等，随生长发育加重。该病可恶变，发生率 5%～20%。X 线表现与单发者类似，但畸形明显。病理特点同单发，但需注意排除恶性变。由于病变多发，治疗较为困难，可定期观察。对病理骨折、可疑恶性变、畸形影响功能活动者需要考虑手术。可做病灶刮除加植骨，骨折可做内固定，明显畸形可做矫形。恶性变者，按恶性骨肿瘤原则处理。

(三)马方综合征

马方综合征首先由 Maffucci 在 1881 年描述，为多发性软骨瘤合并血管瘤。本病罕见，多发生在儿童，患骨生长发育缓慢，不同部位和畸形程度可形成各种畸形，该病可恶性变。血管瘤发生在皮肤、皮下，肌肉，表现为局部隆起，质软，可有蓝色外观。诊断主要根据 X 线软骨瘤表现和软组织有血管瘤，病理可做出诊断。该病需与骨纤维结构不良、干骺续连症鉴别。

治疗较为困难，肿瘤巨大、严重畸形影响肢体功能采取肿瘤切除、矫正畸形的手术，恶性变应按恶性肿瘤治疗原则处理，根据部位和范围，选择大块切除或截肢。

五、软骨母细胞瘤

软骨母细胞瘤是一种病理特征为软骨母细胞样细胞构成瘤细胞，并有一定局部侵袭性的良性骨肿瘤。

(一)发生率

软骨母细胞瘤占全部骨肿瘤的0.8%，良性骨肿瘤的1.5%。好发在青少年，大多数在10～20岁。多见于股骨、胫骨和肱骨，主要发生在骨骺部。

(二)临床表现

局部酸痛，轻微的肿胀，病变进展缓慢，可影响邻近关节的活动，可轻度肿胀或少量积液。

(三)X线表现

多见于长管状骨的骨骺端，肿瘤呈类圆形溶骨性破坏，可有轻度膨胀性改变。内有不同程度点状或环状钙化，边界清楚，肿瘤周围可见硬化带。CT对诊断和鉴别诊断有参考价值。

(四)病理

肿瘤组织为较多的软骨母细胞，细胞呈圆形或多角形，边缘清晰，细胞间可见软骨样基质，伴有钙化，细胞周围的钙化表现为网格状。还可见数量不等的多核巨细胞，少数病例可同时合并动脉瘤样骨囊肿。

(五)诊断

根据典型X线表现可做出诊断，有时需与含巨细胞的肿瘤和软骨性肿瘤鉴别，如骨巨细胞瘤、动脉瘤样骨囊肿、内生软骨瘤等。术后病理证实诊断。

(六)治疗与预后

彻底刮除和植骨。少数病例显示一定的局部侵袭性，出现局部复发，因此，术后应予随访。如肿瘤较大，肿瘤已破坏骨皮质，侵入软组织，或肿瘤复发，发生恶性变，可根据肿瘤的部位、范围做肿瘤大块切除，或瘤段切除。

六、软骨黏液样纤维瘤

该瘤的病理特征为软骨样组织和黏液样改变，是一种少见的良性骨肿瘤。

(一)发病率

软骨黏液样纤维瘤占骨肿瘤总数的1.0%，良性骨肿瘤的1.9%。男女之比1.9∶1，发病年龄10～20岁。好发于股骨和胫骨。

(二)临床表现

局部疼痛、肿胀，症状轻，发病缓慢，临床表现无特异性。

(三)X线表现

干骺端圆形或椭圆形病灶，偏心性，膨胀性生长，边缘清楚，硬化。需与骨巨细胞瘤、内生软骨瘤、软骨母细胞瘤、动脉瘤样骨囊肿、非骨化性纤维瘤作鉴别。

(四)病理

肉眼见肿瘤呈白色，光滑，质坚实有弹性，像纤维软骨。切面肿瘤边界清楚，呈分叶状。皮质骨可膨胀生长。镜下见分叶状结构，肿瘤由梭形细胞和黏液样基质构成，可见梭形细胞和软骨样基质构成的软骨样组织。肿瘤内分布多核巨细胞。需与软骨肉瘤鉴别。

(五)治疗

彻底刮除加植骨,对瘤腔行灭活,刮除术可有10%～30%的复发率。范围较大、复发多次、有较强侵袭性的肿瘤,可根据肿瘤的部位、范围和破坏程度,选择局部的大块切除。恶性变应给予瘤段骨的广泛性切除。

(朱勋兵)

第五节　骨盆肿瘤

骨盆肿瘤比较常见,占原发骨肿瘤的3%～4%。软骨系统肿瘤最多,造血系统肿瘤和骨转移癌,都因骨盆骨松质为终生红骨髓而多发,居第二位。有学者研究国内40多家医院38 959例原发骨肿瘤与瘤样病变的报道,软骨系统肿瘤617例,占44.58%。造血系统肿瘤和骨转移癌502例,占36.27%,良恶性骨巨细胞瘤130例,约占10%。上述发病情况与Enneking的论著完全一致。

一、临床表现

骨盆环由两个髋骨和骶骨组成,前方有耻骨联合,后方有两个骶髂关节与骶骨相连。骨盆环的骨小梁按压应力和张应力分布。两个髋臼把骨盆环分成前后两个弓,后弓由上部骶骨、骶髂关节和部分髂骨构成,是直立位和坐位的负重部分,比较坚固。前弓由髂坐骨至耻骨的部分组成,有连接两侧后弓的作用。骨盆弓分承重弓和联结弓两种,承重弓即股骶弓和坐骶弓,前者起自髋臼,上行经髂骨至骶骨,站立时承受体重;后者起于坐骨结节经坐骨支和髂骨后部至骶骨,坐位时承受体重。联合弓在骨盆前面,借耻骨体及其水平分支与股骶弓相连,或借耻、坐骨的下支与坐骶弓相连。联结弓加强和稳定了承重弓。

当骨盆环遭到肿瘤性破坏,其承受应力能力将明显改变。若后弓破坏,站立时承受髋臼和骨盆侧壁的相互挤压力量将大大减弱。若前弓破坏,耻骨支撑承重弓的作用也明显变小。当患者坐、站、走及运动时将产生不适和疼痛或轻微活动引起病理性骨折。结合肿瘤的良恶性、生物学行为,破坏的部位与范围而出现各种症状。

骨盆良性肿瘤症状轻微,如骨囊肿、病理性骨折时或偶尔摸到硬性肿块才发现。恶性肿瘤常潜在发展,从第一次出现症状到诊断明确有时要很长时间。髂部肿物可引起下腹不适或疼痛;病变位于髋臼可有关节痛和活动受限等退行性关节炎的表现;位于闭孔环的病变可有大腿内侧不适与疼痛。位于髂骨后侧可有臀部和腰部的疼痛。高恶肿瘤刺激坐骨神经或股神经,可引起剧烈疼痛,难以忍受,或处于强迫体位,彻夜不眠,必须服用强镇疼剂。

骨盆是骨盆肌肉及一些下肢肌肉的起止点,几乎全部肌肉与骨盆均呈非腱性连接,彼此有丰富的血管相通而缺乏屏障。因此,骨内恶性肿瘤容易破出骨进入软组织,软组织肿瘤也无阻挡能很快侵蚀骨骼。肿瘤性包块的发现对诊断非常重要,早期不易触及,可疑的部位应与健侧对比进行仔细检查。当临床上发现包块时,肿瘤早已有长时间的生长。晚期肿瘤生长变大形成包块,可以充满盆腔并向内向上扩展超过脐和腹中线,把膀胱和直肠推向健侧,向后生长的包块侵犯臀肌,使臀部皮肤发红发亮。闭孔环的肿物,侵犯闭孔肌肉和内收肌,肿块可以深入到大腿内侧后侧,肛门指诊可以触及包块并有压痛。盆腔内的恶性肿瘤可以沿坐骨神经束向盆腔外臀肌深层发展,或经腹股沟韧带深处向大腿前内侧蔓延。同样盆腔外的肿物也可以向盆腔内发展。

骨盆肿瘤发生病理性骨折与脱位后,疼痛症状更加严重,患者很难选择合适体位使疼痛减轻;无论是下肢还是躯干的活动都能牵扯骨盆引起疼痛,因此及时予以治疗非常重要。

二、影像学表现

骨盆原发肿瘤的X线片表现多种多样，最好发的骨软骨瘤表现为突出骨外的无疼痛性肿块和形成钙化的软骨帽，在X线片上常与骨盆重叠，难与其他软骨肿瘤区别需经临床反复检查才能确认或通过CT确诊。骨盆软骨系统肿瘤，除骨软骨瘤外主要是软骨瘤和软骨肉瘤，后者有分化较好和高度恶性之别，骨盆内生软骨瘤容易复发与恶变，也应按分化好的软骨肉瘤处理，因此，把高恶性软骨肉瘤区分出来具有重要意义。

骨盆软骨肿瘤的X线片显示为边缘不规则的透亮区，其中有点状、环形和成片钙化与骨化斑点，有时大量棉絮状钙化及骨化斑点遮盖骨质破坏区，形成致密阴影，可随肿瘤生长扩大，穿破皮质进入软组织。高度恶性软骨肉瘤发展很快，为纯溶骨性破坏，不规则透亮区中没有钙化和骨化，骨皮质可以膨胀变薄，或穿破皮质进入软组织，也无钙化和骨化。因此，钙化和骨化可以判断其生长速度和恶性程度。

骨髓瘤的X线片特点与骨转移癌有相似之处，普遍的骨质疏松与老年性骨萎缩难以区别。多发的溶骨区呈虫蛀样、颗粒样、穿凿样或片状破坏。模糊的边缘无反应骨，可有软组织阴影。

恶性淋巴瘤的X线破坏影呈溶骨、成骨或两者混合的皂泡样改变，可有软组织阴影。偶尔可见残留骨质位于溶骨区内呈融冰样。

尤文肉瘤的片状溶骨，其破坏阴影也是虫蛀样、斑点状，软组织阴影较为明显。

骨盆的良性囊性破坏，如骨囊肿、动脉瘤样骨囊肿、海绵状血管瘤，均为膨胀性缓慢生长，透亮区边界清楚，均匀一致，呈单房、多房或皂泡样。

单发或多发的纤维异样增殖症溶骨性破坏呈毛玻璃样。

X线断层片可准确提示破坏区及其周围微小反应带；可见到病变在骨内的蔓延及骨盆周围病变的范围；可先于平片发现软骨钙化区。

ECT可以标记病变边界，指出在骨内软组织内隐性蔓延情况，由于病灶、反应区和正常骨的代谢不同，浓聚反应也不同，从而提示反应区。

DSA检查非常有意义，可先于临床勾画出骨与软组织肿瘤的范围，发现进入邻近软组织的灶性小病变，能区分看起来是良性，实为恶性的病变，指出血管丰富区，活检时应予以避开。显示大血管与肿瘤的关系，相邻的情况和被侵的程度以指导于术。为减少术中出血术前可行栓塞治疗。

CT检查非常重要，从横断面了解肿瘤的扩展，骨侵及软组织或软组织侵袭骨质的情况，为外科切除选择合理边界。

三、病理活检

为了明确诊断，制订治疗方案，术前病理活检非常重要。针吸或用套管针取材活检大大优越于切开活检。前者方法简便易行，大部分患者能明确诊断。穿刺活检失败时可改用切开活检，术前要备血，术中应注意：①切口应和以后正式治疗的切口一致。②切开活检容易污染伤口，种植，继发血肿可把肿瘤带入手术达不到的组织，因此应尽力减少血肿。③勿把反应区和肿瘤中坏死区的组织当成肿瘤取出，术中冰冻切片检查可帮助确定诊断。

四、治疗原则

骨盆良性肿瘤外科切除均能治愈，对于软骨系统的良性肿瘤，因恶变倾向较大，应尽早做较广泛的切除。外科切除是骨盆恶性肿瘤的注要治疗方法(图17-13，图17-14)。早期诊断，早期手术可争取保肢和好的预后；就医和诊断较晚的患者，肿瘤巨大，截肢术是解除痛苦、延长生命的重要治疗手段；对于骨肉瘤、恶性纤维组织细胞瘤和尤文肉瘤、非霍奇金淋巴瘤可行化疗和手术切除或保肢治疗，必要者也行放疗，某些骨髓肿瘤可行化疗。

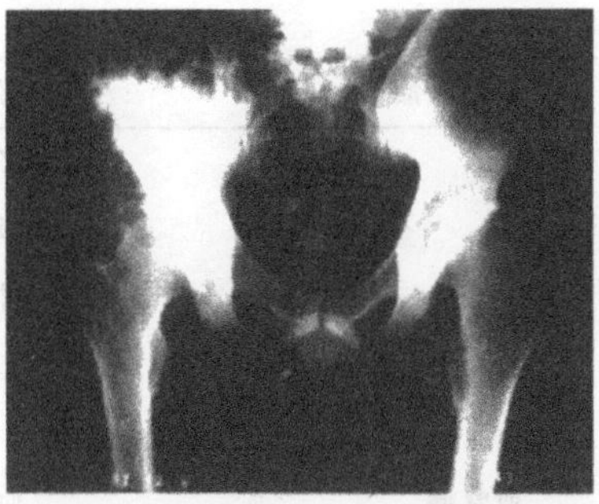

图 17-13　髂骨软骨肉瘤侵及髋臼(右)

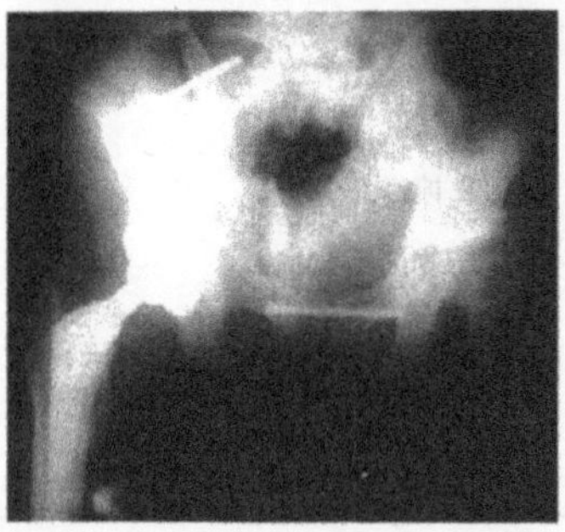

图 17-14　半侧骨盆切除,灭活再植螺丝钉固定全髋关节置换术

(朱勋兵)

第六节　脊柱肿瘤

一、概述

脊柱肿瘤的治疗是对脊柱外科的巨大挑战。为了避免严重的并发症,需要考虑脊柱本身解剖结构的复杂性,以及神经系统是否受累。幸运的是,原发性恶性骨肿瘤的发生率较其他肿瘤而言是相当低的,在美国每年大约 7 000 例肉瘤中有 2 000 例被诊断为骨恶性肿瘤,其中 4%～20%的骨肿瘤为脊柱肿瘤,为 80～400 例。

脊柱肿瘤在临床上可分为三大类:原发性良性肿瘤、原发性恶性肿瘤、转移肿瘤。如果不考虑原发肿瘤的来源的话,转移性肿瘤是最常见的骨肿瘤,也是最常见的脊柱肿瘤,而其中最常见的主要是女性乳腺癌的转移。常见原发性脊柱肿瘤的组织来源见表 17-2(Schimidek 和 Schiller 分类方法)。

表 17-2　常见原发性脊柱肿瘤的组织来源(Schimidek 和 Schiller 分类方法)

组织来源	良性肿瘤	恶性肿瘤
纤维组织	纤维瘤	纤维肉瘤
		恶性纤维组织细胞瘤
软骨	成软骨细胞瘤	软骨肉瘤
	骨软骨瘤	
	内生软骨瘤	
	黏液软骨纤维瘤	
骨	骨样骨瘤	骨肉瘤
	成骨细胞瘤	骨肉瘤伴 Paget 病

续表

组织来源	良性肿瘤	恶性肿瘤
造血来源		多发性骨髓瘤
		孤立性浆细胞增多症
		淋巴瘤
脂肪细胞	脂肪瘤	脂肪肉瘤
脉管系统		
血管	血管瘤	血管肉瘤、血管外皮细胞瘤
淋巴管	淋巴管瘤	淋巴管肉瘤
神经	神经鞘膜瘤	恶性神经鞘膜瘤
	神经纤维瘤	
	色素神经鞘膜瘤	
	神经节细胞瘤	
脊索		脊索瘤
未知		骨巨细胞瘤
		尤文肉瘤

年龄是诊断骨肿瘤的一个重要因素。一些肿瘤在一定的年龄范围内发生率最高：Dahlin 在调查了 8 542 例骨肿瘤患者后指出，60％的良性肿瘤发生在 20～30 岁；恶性骶骨肿瘤多发生在儿童；骨样骨瘤、成骨细胞瘤、骨肉瘤和尤文肉瘤多见于 10～30 岁组；而多发性骨髓瘤、脊索瘤和软骨肉瘤多发于 40～60 岁的年龄；骨巨细胞瘤、内生软骨瘤、淋巴瘤和纤维肉瘤等其他一些肿瘤好发于 30～40 岁；超过 60 岁的患者更多见于转移性疾病。

肿瘤破坏椎体的区域与肿瘤的类型和特征有关，也与是否存在神经损伤有密切联系，同时与手术范围的选择密切相关。脊柱肿瘤更多地发生于胸、腰、骶段，颈段较少。较多的发生于椎体，后方结构较少发生。

在良性肿瘤当中，血管瘤更好发于脊柱的前部结构，而骨样骨瘤和成骨细胞瘤易发于脊柱后部。骨巨细胞瘤可发生于脊柱的所有区域。恶性肿瘤中，多发性骨髓瘤、孤立性浆细胞增多症、淋巴瘤、软骨肉瘤、脊索瘤和尤文肉瘤好发于椎体前柱，骨肉瘤可以发生于前柱和后柱。转移性肿瘤主要侵及椎体，最初被影响的椎体结构多是椎弓根，只有约 14％转移至后部附件。25％转移性肿瘤来源于乳腺、前列腺、肾、甲状腺，以及淋巴瘤和骨髓瘤。来源于不同器官的肿瘤，由于脉管系统的解剖特点，侵及脊柱不同的部位：乳腺癌和肺癌更多地转移到胸椎，而前列腺癌通常转移到腰椎、骶骨和骨盆。

（一）临床表现

脊柱肿瘤患者的共同表现是疼痛、脊柱变形和神经症状；较少触及局部块状肿物；恶性肿瘤的损害可能出现系统性全身性的症状。

1.疼痛

背痛是最常见的症状，来源于肿瘤的疼痛有时候会和微小的外伤或者脊椎退变的下腰痛混淆。肿块的疼痛通常是持续性的、逐渐进展的、休息无法缓解的；夜间痛是骨肿瘤的另一个特征（例如骨样骨瘤，成骨细胞瘤），这种疼痛可以用阿司匹林缓解。如果肿瘤累及到神经结构则会出现放射痛，伴或不伴麻木感，类似于腰椎间盘突出的症状。如果上述症状出现在十几岁的青少年，肿瘤需要被怀疑。

转移性肿瘤的疼痛通常是相当严重的。大部分的转移性肿瘤侵及胸椎或腰椎的常累及到前柱和中柱。伴随着肿瘤的扩大，椎体的病理性骨折常会发生，导致严重的急性疼痛，类似于外伤引起的椎体压缩性骨折。不同的是，前者常诱发于微小的不明显的外伤。接近 85％的转移性肿瘤导致脊柱的不稳和累及神经。脊神经和脊髓受压来源于病理性骨折或者肿瘤侵及。另外，有些转移性肿瘤最初是没有症状的，只是偶然发现肿瘤。

2.脊柱变形

侧弯在脊柱肿瘤患者中也是常见的,原发性良性肿瘤、原发性恶性肿瘤和转移性肿瘤中都可能发生。良性肿瘤如骨样骨瘤或者成骨细胞瘤通常伴随着脊柱侧弯,典型者出现脊柱旁肌肉的痉挛和僵硬。不同于青年特发性脊柱侧弯,这种类型的侧弯伴随着疼痛、快速进展的曲度和僵硬。结构上并没有同时的椎体旋转和楔形变,而这些在青少年特发性脊柱侧弯中很常见。恶性肿瘤如神经母细胞瘤引起的脊柱变形会影响到脊柱和脊髓。神经母细胞瘤导致脊柱变形的病因,本质上是轴向骨骼的受累和神经脊髓受压导致的神经功能丧失。转移性肿瘤破坏椎体导致的压缩性骨折,伴随着脊柱的变形和脊柱旁肌的痉挛,但是脊柱后凸尚没有受到过多关注。

3.神经症状

良、恶性肿瘤破坏或者危及神经(脊髓或者神经根)都发生在肿瘤的进展期。恶性肿瘤由于其侵袭性,比良性肿瘤更容易导致神经受损。神经受损的主要原因就是肿瘤直接累及脊神经根或者脊髓,其次是椎体破坏导致的病理性骨折。当神经根受压,患者表现为局部的背痛、放射痛,以及颈椎、腰椎损伤都会出现的局部麻木感。当上述症状出现,脊柱肿瘤就要被高度怀疑。另外,累及脊髓可能会出现更为严重的临床症状和体征。依据破坏程度的不同,患者会出现渐进性的极度虚弱、感觉异常、肛门和膀胱括约肌功能丧失。肿瘤的压迫可以发生在颈和胸段的脊髓、圆锥和马尾,导致不同的神经功能损伤。混合型的神经损伤可能发生,尤其当转移性肿瘤侵及多个部位时。颈椎神经受压可能导致四肢瘫痪,而胸腰部的肿瘤会导致下肢无力、肌痉挛、行走困难和皮肤感觉丧失。

4.其他症状

肿瘤肿块在颈部和尾部发现的可能较胸腰段要明显得多。骶骨肿瘤如软骨肉瘤或者脊索瘤伴随着腹面肿块的增大,可能会导致肠或膀胱的症状,可以通过直肠指检触及。

全身性症状通常出现在恶性肿瘤中,特别是圆细胞肿瘤如淋巴瘤和骨髓瘤、尤文肉瘤和转移性肿瘤。伴随着破坏的进展,患者表现为体重减轻,发热,虚弱,全身状况的恶化。

(二)实验室检查

1.一般检查

包括红细胞沉降率(血沉)、肝肾功能、血清钙、血磷、尿钙及尿磷等。溶骨性骨转移先在尿内有尿钙明显增多,若病情进展,血钙将进一步增高。

2.生化标记物

包括酸性磷酸酶(ACP)、碱性磷酸酶(AKP)、尿本-周蛋白等,当骨骼有正常形成或异常成骨时,如骨折愈合、骨肉瘤和成骨性转移性细胞瘤等,AKP 将会增高。血清中 ACP 增高多见于前列腺癌转移。血尿本-周蛋白增高等见于骨髓瘤。

3.肿瘤标记物

多发性骨髓瘤患者尿和血清中可出现 M 蛋白。转移性肿瘤根据原发性肿瘤的不同,可能有一些不同的肿瘤相关性标记物。

(三)影像学研究

脊柱肿瘤的正确诊断依赖于临床医生、放射科医生和病理科医生的团队合作。脊柱肿瘤的检查手段包括 X 线平片、CT、MRI、骨扫描和血管造影。其他还包括 SPECT 骨扫描、PET 扫描和实验室检查。

1.X 线平片

X 线片是对怀疑脊柱肿瘤患者的最初步的检查手段。正、侧位片是最常应用的;张口位的正位片对于评估齿状突是必要的。上胸段侧位片很难读片,因此增强的 X 线断层扫描技术,对于高度怀疑此处占位是很有帮助的。椎体肿瘤的主要放射性表现是成骨、骨硬化、溶骨,或者是混合的表现。椎体的破坏、钙化、肿块范围作为诊断的重要线索。良性和恶性肿瘤有不同的放射学特征:缓慢膨胀性生长的肿瘤通常是良性的、有较好的预后；而侵袭性破坏通常是恶性肿瘤，同时伴有全身状况短时间内迅速恶化。如通常所见，良性肿瘤比如骨样骨瘤、成骨细胞瘤通常会在脊柱的后部产生一个硬化性的破坏，中心溶解伴随周围的反应形成骨，位于椎弓根的硬化性破坏不同于转移性肿瘤。确诊的转移性肿瘤如前列腺癌或者乳腺癌来源，可以在椎体上出现成骨性改变。

椎弓根溶骨性的破坏，椎体轮廓的改变，少量累及椎间盘，侵及软组织，这些都是原发性恶性肿瘤和转移性肿瘤的特征。虽然椎体通常最先累及，位于正位片上的 Winkle owl 征显示了椎弓根的破坏，是累及脊柱的一个早期的影像学特征，通常来源于恶性的破坏。30%～50%的椎体在溶骨能够通过影像学显示出来之前已经被破坏了。相反，椎弓根的微小溶骨可以较早地被发现；椎弓根通过正位片可以很清楚地了解横断面的情况。皮质和骨小梁的破坏可以导致椎体轮廓的改变，伴有局部的脊柱后凸。病理性的压缩性骨折，可以发生在多个平面，需要与骨质疏松引起的压缩性骨折相鉴别。弓形或者鱼嘴样变位于多层的终板，表明弥散性的骨量减少，提示多发性骨髓瘤的可能。在骨质疏松的脊柱，没有椎弓根的溶骨性表现。肿瘤患者的椎间盘通常是存在的，不同于化脓性感染，椎间盘及其邻近的椎体都会被破坏。此外，X 线片上被破坏椎体延伸出的软组织影也是恶性肿瘤的一个重要特征。

2.CT 和脊髓造影 X 线片

一旦某个区域的病变已经被 X 线平片或者骨扫描确定，就需要采用 CT 或者 MRI 来确定破坏的范围和来源。CT 技术由于其对于骨性结构的良好分辨能力，被用于描述微小区域的骨破坏和病理性骨折中管腔内碎片的实质。肿瘤转移到骨可以在 CT 上很明显地显示出来，而 MRI 对于骨皮质的显示是比较差的。CT 也可以帮助鉴别在 X 线平片上不能显示的软组织特征的破坏。螺旋 CT 的出现可以快速实现薄层轴向横扫(1～1.5 mm)，计算机软件允许快速的重建合适的平面。

3.MRI

MRI 在软组织成像和轴向骨骼成像上有明显的优势。因为它有较高的软组织和肿瘤的对比度，MRI 可以用来描述局部肿瘤的范围和周围累及的软组织。轴向、矢向、冠状面可以被显现出来而不需要暴露在辐射下。MRI 也被推荐用于判断可疑单个或多发肿瘤破坏的范围和程度，而不需要通过侵入性的脊髓造影。它也可以被应用于确定肿瘤的分期，明确足够安全的手术切除范围。对于椎管内占位，MRI 可以明确地提示腹侧对后侧的压迫。

不同于 X 线平片和 CT，MRI 在检测椎骨骨髓被肿瘤侵及中提供了有价值的信息。多变的 MRI 信号强度与细胞的结构相关。肿瘤破坏正常的骨髓结构代之以高多孔性，导致了 T_1 加权图像信号强度下降和 T_2 加权信号的轻度升高。多孔状的血管瘤是唯一 T_1 加权信号相对增高和多变的 T_2 加权信号或者梯度回声序列。MRI 较放射性核素骨扫描在检测脊柱转移肿瘤上有着更高的敏感性，可以检测出超过 3 mm的转移病灶。检测骨肿瘤的敏感度 MRI 为 90%，CT 为 49%。

钆-增强 MRI 可以为转移性肿瘤检测提供额外的信息，对比扫描可以帮助区别椎间盘疾病和上皮肿瘤，或帮助选择活检范围；也可用于评估放疗、化疗的效果，以及是否存在肿瘤坏死。Diffusion-weighted MRI 是一项新技术，也可以用于评估化疗和放疗后肿瘤坏死的数量。

MRI 同时也被应用于区分诊断肿瘤、感染或骨折：恶性破坏时，MRI 显示出均一的弥散性脊柱的信号异常，凸起的椎体边界，累及椎弓根和部分椎间盘；对于化脓性骨关节炎，脊柱信号 T_1 加权信号降低，T_2 加权信号增高，伴随终板、椎间盘和邻近椎体的破坏；由于骨折、血肿和水肿引起的骨髓改变，MRI 有时候很难将骨质疏松性骨折和恶性压缩性骨折相鉴别。但有时肿瘤(如骨样骨瘤或成骨细胞瘤)周围软组织炎性反应引起的 MRI 信号改变，可被误认为肿瘤侵袭软组织。

4.骨扫描

骨扫描通常使用^{99m}Tc 标记的磷酸盐复合物，被广泛应用于初步的和后继的肿瘤诊断。^{99m}Tc 扫描对于宿主的骨破坏是相当敏感的，最小可以检查到约 2 mm 的破坏。它可以发现细微到局部骨代谢 5%～15%改变，而细微到 1 cm 伴有 50%骨密度降低需要通过平片检测溶骨性的破坏，30%的骨密度增高需要考虑硬化性破坏。放射性核素骨成像检测早期骨转移性肿瘤，较普通提高 50%～80%的敏感性，较普通 X 线片改变提前 2～18 个月发现溶骨或者成骨性的改变。

高质量的放射性照片能够观测到任何区域的放射性核素摄入增高区。患者如果有一个单独的或者少量区域的摄入量增多而 X 线片正常，需要 CT 扫描这些区域。使用这项技术，假阳性率相当低。新骨形成的过程（例如：骨折愈合期，感染，炎症和骨关节退变）会造成“热斑”——焦点区域核素摄入增加——肿瘤进展造成严重的骨破坏，而不伴有新生骨的沉积（例如：孤立性浆细胞增多症，多发性骨髓瘤，肺癌）会产生“冷斑”，或负向骨扫描。检测骨的放射性核素的摄入是非特异性的，骨扫描不能用于区别良恶性肿瘤。不过当一个扫描结果显示多发性的骨强阳性病灶时，转移性肿瘤需要被怀疑。

5.血管造影

脊柱血管造影可以应用于富含血管的肿瘤结构，例如血管肉瘤和转移性肾细胞癌。血管造影可以明确病灶破坏的范围和解剖结构，以及血供和流出管道。血管造影时，还可酌情进行选择性栓塞，以减少手术中出血。

(四)活检

病理学诊断对于手术计划的设计是必要的，有时需作活检。获得肿瘤病灶样本有两个方法：穿刺活检和开放型活检。

1.穿刺活检

(1)优点与指征：穿刺活检具有安全、快速、几无并发症等优点，并对那些最终治疗手段为非手术治疗的患者，可避免遭受开放手术的痛苦。据报道诊断成功率在 75%～95%。

穿刺活检的适应证包括：①可疑的圆细胞肿瘤（例如骨髓瘤和淋巴瘤）。②原发性肿瘤需要重建手术。③初步放疗或化疗后怀疑或明确转移肿瘤的。

荧光镜或 CT 引导对于确定肿瘤位置避免神经血管损伤是很必要的。CT 提供了一个最佳边界，对周围结构很安全。

(2)缺点：穿刺活检受限于过小的样本组织，有时候很难建立一个明确的病理诊断。活检成骨细胞瘤推荐使用大针。需要采取多个样本，因为单一样本的阳性检出率只有 20%～25%。另外，穿刺活检容易出血，特别是当获取样本可能来自于富血管肿瘤时，故当高风险的出血可能发生时，针刺活检不能被应用。

2.开放型活检

当采用开放活检时，手术的要求需要被考虑，要在有限的范围、并遵循一定的通路来切取肿瘤，以避免感染或导致肿瘤播散。活检通路选择：脊柱后部结构的肿瘤通过后路入路；累及椎体的肿瘤，可以通过经肋骨入路（用于累及椎体同时伴有软组织肿块的肿瘤）和经椎弓根入路（用于胸椎或特别是腰椎骨内肿瘤）。

术中冰冻切片必须来自于被充分证实的样本。必须获得足够多的软组织同时伴有溶骨区和成骨区，同时获得足够数量的样本用于病理学诊断，包括特殊染色和免疫组化的研究。当进行骨活检时，需要有血液用于细胞学分析，同时样本进行培养。

(五)治疗

在选择最合适的治疗方法之前，必须确认患者是否能耐受手术，是否有神经损害，肿瘤是原发性还是转移性，以及特定类型肿瘤的局部和全身行为。

1.手术治疗

(1)手术指征。

1)活检：组织学诊断。

2)减压：骨折或压迫所致神经受压的情况。

3)切除：①可切除的原发肿瘤。②可切除的孤立转移性肿瘤。

4)稳定重建：力学不稳或病理性骨折。

(2)手术目的：①尽可能除去病灶。②维持即时的或永久的脊柱稳定性。③恢复和保留神经功能，防止脊髓压迫。④缓解疼痛。⑤最大程度地保留和改善患者的生存质量，延长生存期。

(3)切除范围的选择。

1)良性肿瘤：①1期(潜伏性)：良性肿瘤在行囊内切除(刮除和咬除)后复发率很低。②2期(活跃期)：活跃性肿瘤在囊内切除后有明显的复发率，如果进行界面性大块切除，可以大大降低复发率。③3期(浸润期)：侵袭性良性肿瘤具有囊外扩展的特性(T_1甚至是T_2)，在囊外或者边界性切除后均具有较高的复发率。应采用广泛边界切除加相邻组织切除。

2)恶性肿瘤：①I_A期(G1T1M0)：低度恶性的G期，局部侵袭性肿瘤在反应区内有隐匿性浸润，并形成卫星结节，无论囊外切除还是边界性切除都有较高的复发率。治疗方式以广泛切除为佳，可以辅以有效的辅助治疗。②I_B期(G1T2M0)：间隔外的G期肿瘤与间隔内的肿瘤有不同的边界，间隔外的肿瘤难以到达边界，间隔外的肿瘤一旦切除不充分将会引起更大范围的隐匿性播散，脊柱由于其解剖结构的特殊性，间隔外的肿瘤切除不可能达到边界，术后的内科治疗将是重要的辅助措施。③II_A期(G2T1M0)：具有高度恶性极具破坏幽的肿瘤很少是间隔内的，且可能伴有跳跃性转移，需要根治切除＋周围的软组织广泛切除。即使给以辅助治疗也难于降低复发的危险性。④II_B期(G2T2M0)：根治性的边界切除对肿瘤局部病变的控制是最有效的，单纯的大范围切除ⅡB期肿瘤，复发率高达40%～60%，在反应区加有效的辅助治疗可以使复发率降至20%。⑤Ⅲ期(G1～2T1～2M1)：在恰当的对原发肿瘤进行外科治疗的同时，对肺转移和其他的远处转移也进行有效的控制。

可以将脊柱分为4个区。1区为脊柱后部结构累及，此区的肿瘤作后正中切口。2区为椎弓根和横突累及，此区需行后外侧入路，手术往往会造成一定程度的节段不稳，通常需要后路内固定和融合。3区为椎体前部，累及此区肿瘤经前路手术，根据切除的范围，决定是否必要行正规的重建手术。4区为椎体的后部和脊髓前方的硬膜累及，此处的肿瘤需行前后路联合手术。

另外，放疗不敏感的肿瘤也可以行手术治疗。早期发现和治疗脊髓压迫，可以避免永久性的神经损伤。压迫可由肿瘤膨大形成的软组织肿块、突入椎管内的病理性骨折碎片、椎体塌陷引起的后凸或肿瘤直接转移累及硬膜或硬膜间隙引起。快速进行性瘫痪预后较差，其他类型的患者减压后，症状都有不同程度的缓解。减压的手术入路应根据病灶部位而定，前部的肿瘤行前路减压，后部的肿瘤行后路减压。前部的肿瘤使用椎板切除术效果不佳。椎体肿瘤以前路手术较为合适。胸椎肿瘤可以采用经肋横突关节或经椎弓根后外侧入路，到达椎体行前方减压。由于其不能充分暴露硬膜囊的整个前方，此入路效果不能取得普遍满意。坚强的脊柱内固定可以防止早期进行性畸形，减轻因节段不稳所致的疼痛，同时有利于植骨融合。

2.放疗

放疗适应证如下：

(1)术前放疗：①给予肿瘤区照射，缩小肿瘤范围或体积，使部分原不能手术的病例得以手术。②降低肿瘤细胞活性，减少由于手术操作过程引起的肿瘤转移种植可能。③减少手术中的出血。

(2)术后放疗：①消灭残存的肿瘤细胞。②局部有残存或可疑残存病变。③手术证实确有淋巴转移。④术后标本检查，切缘不光整或疑有肿瘤残存者。

(3)术中放疗：术中放射治疗是通过手术方法切除或暴露肿瘤，并在手术中，直视下放置限光筒，准确单次大剂量直接照射肿瘤瘤床与淋巴引流区，避免和减少附近重要器官和组织的照射，从而提高局部控制率。

3.化疗

化疗在恶性肿瘤的治疗中，具有越来越重要的作用。最近的研究表明，大约5%的恶性肿瘤通过单纯的化疗可以完全治愈，另有55%的肿瘤患者通过各种途径的化疗，生存期可以延长，余下的肿瘤患者经过适当的化疗可以从中获益，包括生活质量明显改善，无症状生存或无进展生存期延长等。

二、脊柱骨与软骨良性肿瘤

(一)骨样骨瘤和成骨细胞瘤

脊柱的骨样骨瘤和成骨细胞瘤是不同的。组织学上,两种占位都是成骨细胞来源,富含纤维血管基质和大量的成骨细胞。区别在于两种肿瘤不同的大小及不同的生物学行为。肿瘤占位小于 1.5 cm 确定为骨样骨瘤,大于 1.5 cm 确定为成骨细胞瘤。骨样骨瘤在原发性骨肿瘤中占 3%,在脊柱肿瘤中占 20%,而成骨细胞瘤分别是 1%和 41%。

骨样骨瘤发病年龄较轻,通常在 20～30 岁,男女比例为 2∶1。成骨细胞瘤发生年龄与骨样骨瘤类似,男性好发,约占 75%。两种占位累及脊柱的部位有其独特的倾向,通常位于脊柱后部结构。除了在大小上成骨细胞瘤较骨样骨瘤更大外,累及的范围也更广,可能累及到骨骼外的软组织。

主要的临床表现包括:背痛和脊柱侧弯。有一半的患者表现为典型的持续性痛和夜间痛。半数以上的患者需要承重的活动会使疼痛加剧。30%～73%骨样骨瘤患者的疼痛可被阿司匹林明显缓解,但对于阿司匹林缺少反应的患者也不能排除此种肿瘤的诊断。脊柱侧弯的发生率为 60%～77%,肿瘤多位于凹面的顶点。骨样骨瘤较成骨细胞瘤更易引起侧凸,成骨细胞瘤发生神经损伤的情况较骨样骨瘤多。

X 线片上骨样骨瘤表现为孤立的放射线透光区,伴周围反应性骨硬化。由于其较小,可能会被交叠的脊柱所遮挡。成骨细胞瘤在占位和软组织之间形成一个很薄的反应骨边缘。累及到椎体通常是由于椎弓根的肿瘤延伸而来,侵及的范围是很有限的。放射性核素骨扫描是最敏感的,通过可靠的技术可以发现两种肿瘤,用于检测微小的脊柱占位。成骨细胞瘤显示的是典型的热斑信号。CT 扫描可以界定占位的范围和骨所累及的范围,对于手术设计是很有帮助的。有神经损伤的患者,MRI 可以用来评估脊髓和神经受压的情况。

两种肿瘤的治疗就是彻底地切除全部的肿块,并刮除周围部分的正常椎骨,疼痛的症状可以得到缓解。但是目前也有推荐使用高速机械钻去除病灶,或者使用经皮射频消融技术。

(二)骨软骨瘤

骨软骨瘤又称外生骨疣,是最常见的原发性良性肿瘤,占所有骨肿瘤的 12%。此种类型肿瘤大多发生于青年人的长骨中,而发生在脊柱中的只占 3%,男女比例约 1.5∶1。脊柱的后部结构,特别是棘突是此种肿瘤的好发部位。就脊柱节段而言,多见于颈椎和上胸椎。多发性骨软骨瘤中,遗传性多发性外生骨疣是一种家族性遗传病,好发于颈椎,有时会引起进行性急剧恶化,导致永久性损害甚至死亡。

骨软骨瘤通常是没有症状的。当占位过大侵及邻近结构时,症状差异很大,从占位上一个疼痛性的囊肿到不同的神经损伤症状。部分学者报道同时伴有神经损伤可能从 0.5%～1%。青春期生长的骨软骨瘤伴有疼痛者需要怀疑其他肉瘤转移。

X 线片上的典型特征是正常骨和肿瘤之间的皮质是连续的,正常骨和肿瘤之间有骨小梁连接。肿瘤尖端可见透亮软骨阴影,相间不规则钙化与骨化影。不过此特征不一定能在 X 线片表现出来。确定的诊断需要通过进一步的骨扫描、CT 和 MRI。

脊髓压迫＞40%或者 MRI T_2 加权脊髓有高信号影者,应考虑预防性手术治疗。对病变广泛的外科切除是有效的,而且很少有复发的危险,如果有复发要考虑恶性肿瘤的可能。

(三)内生软骨瘤

内生软骨瘤发生于骨髓腔内,好发于青年,男女比例 1∶1。一般无症状,多在体检或其他情况下偶然检出。可以发生于任何骨,手上最好发,脊柱好发于椎弓根。单发性内生软骨瘤比骨软骨瘤的恶变率高,达 10%～20%。在 X 线上通常显示为薄层的皮质内一个略微膨胀的结构,但皮质通常不会被肿块突破(除非发生病理性骨折),部分区域有钙质沉着。椎弓根的占位(特别在老年患者)可能会长得相当大,有时需要通过活检同低度恶性的软骨肉瘤相鉴别。

大多数良性内生软骨瘤不需要手术治疗。伴有多发性内生软骨瘤的患者,很可能会转变为软骨肉瘤,故需要手术治疗。而椎弓根的巨大肿瘤也需要活检排除软骨肉瘤。当活检结果内生软骨瘤有软骨肉瘤的可能性时,需要做根治切除。

三、脊柱血管瘤

骨血管瘤是较为常见的骨及其附属组织良性肿瘤,据统计有 1/4～1/3 发生于脊柱,女性发病率略高于男性,随年龄增加有增高的趋势。在脊柱中好发节段依次为胸椎、腰椎、颈椎和骶椎。一项大宗尸检报告中,约 12%脊柱标本发现血管瘤。国内病理统计,骨血管瘤占良性肿瘤的 2.1%,而脊椎血管瘤仅占 0.3%。80%～90%的脊柱血管瘤为单发病变,邻近脊柱也可受累及,这在 X 线平片上可能与动脉瘤样骨囊肿相混淆。Young BC 报道相邻椎节发病,并且血管瘤均局限于后柱,引起脊髓受压。Lee S 等报道相邻椎体血管瘤外骨化这一罕见现象。有报道证实,怀孕期间脊柱血管瘤症状可能增加,在首次怀孕的 6～9 个月期间,血管瘤患者常会出现症状,一般在分娩后症状消失,再次怀孕时症状又可重复出现。

原发性脊柱血管性肿瘤分为良性与恶性。良性包括血管瘤、骨消失症、血管脂肪瘤;恶性包括血管内皮细胞肉瘤(血管肉瘤)和血管外皮细胞肉瘤。血管外皮细胞肉瘤常被看成是血管肉瘤的一种亚型。Gorham's 病及 Jackson-Gorham's 病代表单一椎体和多椎体血管瘤。血管瘤(良性血管内皮瘤)是一种良性骨缺损,通常是一种错构瘤,包括毛细血管型、海绵状型、静脉血管型与混合型血管瘤。

椎体血管瘤可能与一些系统性疾病或先天性异常有关,如 Kassabach-Merritt 综合征和 Klippel-Trenaunay-Weber 综合征及节段性椎管血管瘤病(也称 Cobb's 综合征)等。

(一)临床表现

脊柱血管瘤可发生于任何年龄,最小 13 岁,最大为 70 岁。男女发病无明显差别。大多数血管瘤无明显症状,无症状的血管瘤很少转变为有症状,且不需随访。Daphlin 报道 3 981 例血管瘤患者中仅 47 例出现症状,其发病率为 1.2%。Jacobson 的统计结果是 0.9%的患者有症状。

有症状的脊柱血管瘤常发生于 30～40 岁,病变常位于椎体前部,但 40%以上病变有椎体后部受累,好发于椎弓与棘突,尤以胸椎易于发病。可能有 4 种原因会引起症状,即病理性骨折、出血、扩张的软组织肿瘤以及椎体的"空泡"样改变。其中近 10%有症状的血管瘤会发生病理性骨折,60%仅表现为局部疼痛,约 30%有神经压迫或刺激症状,主要表现为疼痛肿胀或搏动性疼痛,患椎棘突和椎旁压痛、叩击痛和肌肉痉挛,发展为神经损害并不常见,如发生是由于椎弓和椎体的膨胀性生长,可出现硬脊膜外软组织肿块及出血(胸椎较易发生)。后期脊柱可能发生畸形,由于生物力学的不稳定性,这可能导致侧突与后突畸形。血管瘤的一个重要特征是不易形成压缩性骨折,这可能是血管瘤内粗大的骨小梁在一定程度上弥补了骨缺损。但高清晰度的 CT 仍然可以观察到受累椎体骨皮质骨折,但与其他肿瘤不同的是,一段时间后,椎体骨折的骨皮质已愈合。临床观察到的现象说明,对一部分的病例来说,仅仅制动就足够了。少数消耗性凝血障碍性病例(Kassabach-Merritt 综合征)可能是这种血管畸形所致,这在儿童中并不少见,椎体或内脏巨大海绵状血管瘤导致血小板减少性紫癜,既往病死率达 30%,近年由于放疗技术的进步,病死率有所下降。

(二)影像学检查

1.X 线检查

约 1/3 患者可通过 X 线平片发现病变,表现为血管瘤区域有反应性骨化,可见垂直样的细条结构(俗称栅栏样)改变,也可有蜂巢或灯芯绒布样改变,非特异性的骨破坏主要限于椎体或后部结构,甚至肋骨。蜂巢结构的椎体常是特征性的,骨皮质和椎间盘是完整的,椎体崩溃不常见,不同于转移瘤。Healy 报道 1/3 的椎体血管瘤是多椎体的,最多可达 5 个椎体。

椎体血管瘤有时可见椎旁软组织阴影,这代表血管瘤向椎旁软组织扩张。尽管结核同样可导致椎旁软组织团块,但和血管瘤不同的是,结核常伴椎体塌陷,在塌陷前常有椎间隙高度的丢失和椎体前方的破坏,垂直样的栅栏状结构不会出现在结核椎体中。与转移瘤相区别的是,椎体血管瘤没有骨皮质的破坏,通过骨化的程度和塌陷的趋势可资鉴别;骨膨胀在转移瘤中(除外肾细胞癌和骨髓瘤)少见;转移瘤常破坏非邻近节段的椎弓根。Paget 病尤其局限于单一椎体,也常引起粗大骨小梁形成,粗看与血管瘤相似,但后者常有骨皮质的增厚,椎体形成画框样结构;Paget 病常有骨结构的改变,通常有碱性磷酸酶的增高。其他引起粗大骨小梁的疾病还有多发性骨髓瘤,淋巴瘤和血液病的晚期恶病质。

2.CT 检查

椎体骨小梁在 CT 轴状位上表现为具有特征的圆点状低密度影,附近呈高密度的点状残留骨小梁断面影,称“满天星”征。CT 可清晰显示病变的范围和软组织的浸润程度,增强扫描可进一步显示病变的范围、程度和硬膜受压情况,软组织可能被强化。

3.MRI 检查

主要表现为境界清楚的类圆形病损。在 T_1、T_2 加权像上均可表现为高信号,并混杂有点状的低信号区。骨外病灶扩展则在 T_1 加权像上不显示高强信号。注射造影剂后血管瘤可得到增强。

4.血管造影检查

血管瘤的供应血管通常是肋间动脉,造影可显现扩张的血管丛。在考虑外科手术之前必须行血管造影,但 Schuyder 及 Feuerman 等报道,有血管造影后未能明确血管瘤诊断的情况。

5.其他

脊髓造影是一种诊断脊髓压迫的方法,但在血管瘤脊髓受压方面没有特异性。骨扫描在血管瘤可能是阴性,无法在血管瘤和转移瘤之间作出鉴别。

(三)病理特点

肿瘤为骨皮质包裹,骨表面可有较粗的骨嵴,骨皮质变薄而软,色紫红,肿瘤本身无包膜。切面可见海绵状小窦,其中充满血液与血栓,血栓可机化,有时可形成静脉石。镜检可见肿瘤组织,主要由增生的毛细血管或扩张的血窦构成。若以毛细血管增生为主,称为毛细血管瘤,两者可混合存在。有些血管瘤尚有大量淋巴管参与组成,形成血管淋巴管瘤病。

通常骨缺损可能位于髓质或骨膜下,增粗的骨小梁和骨吸收形成蜂巢样结构,镜下可见毛细血管型血管瘤由大量毛细血管床和大的滋养血管组成,血管内皮由小的、形状相仿的扁平内皮细胞组成。海绵状血管瘤是由较多大的扁平内皮细胞组成。静脉型血管瘤由小的、厚壁内皮细胞组成,有较大滋养血管。动脉瘤样骨囊肿有时与血管瘤相似,但前者出血区域没有内皮细胞,而常出现纤维细胞、反应骨及多核巨细胞。

(四)诊断

本病进展缓幔,椎体血管瘤在中青年为多。如有典型临床表现,并结合 X 线片、CT 及 MRI 等辅助检查诊断不难。如果怀疑血管瘤,尽量不做活组织检查,因为容易出血,有时因出血被误认为恶性肿瘤。脊柱血管瘤应与骨巨细胞瘤、转移性肿瘤及结核鉴别。

(五)治疗

1.放射治疗

血管瘤对放疗敏感,对有症状的血管瘤可首先考虑放疗,放射剂量在 3 000～4 000 cGy。作为椎体血管瘤的有效治疗方法,每个疗程 6～8 周。这种疗程治疗结果优于小剂量多疗程的疗效。当超过 3 000 cGy放射量作用于肿瘤时,50%～80%的患者症状完全消失;若小于 3 000 cGy,仅有 29%的患者症状完全消失。放疗仅被推荐用于只有局部疼痛表现的患者,如果肿瘤不能完全切除,放疗可以作为外科手术的辅助治疗手段。某些作者认为,放疗应该只作为成人的治疗手段,因为给儿童必要的放疗量时,会产生潜在的副作用。这种治疗主要目的是为了减轻疼痛,有报道 77%的患者获得 6～44 个月的显著缓解期。Glanzman 等在 62 例患者中共获得 36 年的疼痛缓解期。

2.介入治疗

通过血管内介入技术和放射治疗血管瘤在过去 40 年已广泛应用于临床。Hskster 等经皮栓塞滋养血管,Benati 联合应用栓塞和椎板切除减压来治疗椎体血管瘤,在减压后进行放疗。Gross 报道一例 T_9

血管瘤减压术后再出现痉挛性瘫痪症状，采用栓塞疗法获得临床改善。有研究显示，单纯栓塞治疗仅能暂时缓解症状，但有学者建议用于神经损害进展迅速的病例。

1977 年首先报道对急性出血的血管瘤进行栓塞后椎体切除的报道。栓塞可减轻蛛网膜下隙阻塞和减轻疼痛，并可降低手术风险。由于椎体动静脉瘘的存在，为减少术中出血，可以考虑在术前或放疗前使用介入技术。对于 3 条以上的血管蒂供血，栓塞可能会安全些，不会造成明显的脊髓局部缺血。常用的栓塞材料有气囊、丝线、生物胶、明胶海绵、微弹簧圈、多聚甲基丙烯树脂等。气囊栓塞是传统方式，微弹簧圈更容易进入直径小而弯曲的血管，放置位置精确。但单独使用栓塞疗法只能提供暂时性的血管阻塞，以后有进一步血管化的趋势。

3.手术治疗

近年来，随着外科技术的进步，椎体血管瘤治疗取得较大进展。对于无临床症状、体征的脊柱血管瘤，通常不需要手术治疗。对于椎体高度无塌陷及无脊髓压迫症患者单纯放射治疗有效率达 100%，无需手术治疗。椎体血管瘤一旦造成椎体塌陷，椎节不稳，脊髓或神经根压迫致神经功能受损，须采取外科干预手段，以期达到病灶清除、椎管减压和重建脊柱稳定性的目的。对于放射治疗无效，或者在放射治疗过程中病情进行性加重，出现神经压迫症状或瘫痪的患者，也应考虑手术治疗。怀孕期间有症状的血管瘤必须在分娩后行手术治疗，尽管有时在终止妊娠后症状会消失，但再次怀孕时症状可复发。

手术能迅速解除压迫，有利于脊髓神经功能的恢复。术前应行血管造影和栓塞，术中应尽量行肿瘤总体切除而非单纯的病灶内肿瘤切除，并行植骨和内固定以重建脊柱的稳定性。若肿瘤切除困难可考虑行椎板切除减压加放射治疗。截瘫程度重、进展快者宜早期手术。

4.椎体成形术

自从 1984 年法国人 Deramond 应用经皮椎体成形术(PVP)治疗疼痛性脊椎血管瘤以来，症状性脊椎血管瘤已成为 PVP 的首选适应证，在国内外广泛开展。但作用机制尚未完全明确，机械性、血管性、化学性、放射性等因素均可使肿瘤坏死及感觉神经末梢破坏，微小骨折的固定和应力的降低也可起到止痛作用。疼痛缓解与充填率不呈正比，有时充填不足也有良好效果。注射无水乙醇对脊椎血管瘤也有止痛、缓解神经压迫等作用，但需静脉造影显示造影剂局限在瘤体内时方可注射，而且不能增加椎体强度，无法在影像监测下注射，术后也不能显示渗漏情况。但对有血管瘤存在的椎体外软组织肿块可通过注射无水乙醇使其坏死，可与注射骨水泥结合使用。PVP 的并发症主要与灌注剂渗漏有关，包括发生血压骤降、肺栓塞等危险。预防的关键是将灌注剂调成微黏稠的糊状再缓慢注射，并行影像监测。

目前椎体血管瘤可分为 4 型。①Ⅰ型：无症状，影像学无侵袭性表现，没有 PVP 治疗适应证。②Ⅱ型：有症状，影像学无侵袭性表现，如有剧烈的疼痛症状适宜行 PVP 治疗。③Ⅲ型：无症状，影像学有侵袭性表现，需密切随访，PVP 适宜那些无法行长期定期随访，以及椎体血管瘤发展为有症状并有连续影像学评估的患者。④Ⅳ型：有症状，影像学有侵袭性表现，有行 PVP 治疗的指征。在 PVP 大力开展的同时，理想的灌注材料(包括了无毒、可注射、容易操作、高度 X 线不透射性、持久不变的黏度(5～10 min)、较长的固化时间(约 15 min)、处理温度低与合适持久的力学性能等等)已成为研究的热点，以获得更高的临床满意率。

四、脊柱软骨肉瘤

软骨肉瘤是一种趋向于分化成为软骨细胞的肉瘤。在所有原发性恶性骨肿瘤中，发病率在多发性骨髓瘤和骨肉瘤之后，位于第三位。事实上除骨髓瘤外，软骨肉瘤对中年人也是最常见的原发性恶性骨肿瘤之一，在美国每年大约有 380 例软骨肉瘤新病例。软骨肉瘤的发病年龄为 3～80 岁，平均为 45 岁，发病高峰是 50～60 岁。

软骨肉瘤最常见的发病部位是骨盆、股骨、肱骨、肩胛骨，约 10% 的软骨肉瘤发生于脊柱。与其他部位的软骨肉瘤相比，脊柱软骨肉瘤的发病年龄较轻，男女比例为(1.5～2)∶1。Mayo 医院 634 例软骨肉瘤病例中，55 例发生在脊柱(8.7%)，其中颈椎 9 例，胸椎 18 例，腰椎 12 例，骶椎 16 例。Memorial 医院报道

285 例软骨肉瘤病例，有 30 例发生在脊柱（占 10.5%），其中 27 例发生在可活动椎节。Camins 等报道 19 例脊柱软骨肉瘤病，其中颈椎 6 例，胸椎 5 例，腰椎 3 例，骶骨 5 例。Torma 报道了 250 例软骨肉瘤，发生在脊柱共 11 例，占 4.4%。

（一）临床表现

软骨肉瘤可分为中央型（源自骨内）、周围型（源自骨外的外生骨疣的前期组织）、骨膜型（或骨旁型）、间充质型和透明细胞型 5 种类型。中央型和骨膜型很少源自软骨瘤前期细胞，最初发病即为恶性；周围型则源自良性软骨病变（如软骨瘤、骨软骨瘤）等前期组织，也有极少数继发于放射治疗之后。

脊柱软骨肉瘤的临床表现取决于肿瘤的发病部位和肿瘤的侵犯情况。疼痛是患者最常见的主诉。最初的疼痛多数为脊柱区隐痛，间歇性发作或逐渐加重，也有少数患者在发病的初期疼痛就较为严重。随着病程的发展，疼痛逐渐剧烈，甚至会出现无法控制的进行性疼痛，夜间及俯卧位时疼痛加重。脊柱区疼痛最严重的部位通常是肿瘤的好发部位，如果出现脊柱区以外部位的疼痛与麻木，则是肿瘤侵犯神经或压迫脊髓引起。这种疼痛或麻木往往是由神经支配的区域而定，根据这些特定区域体征可初步推断肿瘤发生的部位。肿瘤如果发生在颈椎或腰骶部，常出现神经根性疼痛，一侧神经根痛多见，而胸椎神经根痛常是双侧，并呈带状分布。

肢体的乏力和反射异常是脊柱软骨肉瘤的一个重要表现，它是神经和脊髓受损的直接表现，但以肢体无力作为就诊主要病因的患者并不多见。当肿瘤压迫神经根时，症状较为局限，仅发生在神经根支配的肌肉，同时会出现该区域的麻木、感觉异常、肌肉牵张反射的减弱或消失。当脊髓受压时则产生该节段支配区域以下肌力减退，同时可伴有肌张力增高、痉挛、反射亢进、病理征阳性等。L_1 以下肿瘤通常会对腰椎神经根及马尾神经造成损伤或刺激，出现下肢感觉、运动异常，部分患者是以马尾神经受损表现而就诊，主要表现为鞍区感觉减退、便秘、排尿困难或大小便失禁、直立性低血压、阳痿和出汗减少等。

体征上，由于脊柱软骨肉瘤多发生在椎体，位置较深，一般难以在脊柱区触到肿块，部分仅仅在肿瘤发生椎节的棘突部有压痛或扣击痛。由于脊柱软骨肉瘤病程缓慢，部分肿瘤的体积可能较大，在颈椎、腰椎或骶椎的肿瘤在前方可以触及，在胸椎由于有胸廓的保护难以通过触诊发现。

辅助检查上脊柱软骨肉瘤通常无特异性，但近年来发现 75%患者糖代谢增高，血糖水平虽正常，但糖耐量水平却呈现异常，体内胰岛素水平较高。Tripell 发现肿瘤患者胰岛素生长因子（IGF）的结合率增高，但 IGF 在软骨肉瘤发病中所起的作用目前还不清楚。

（二）影像学检查

1.X 线检查

X 线片可表现为椎体和（或）后部附件溶骨性破坏，含有分散的点状分布的高密度钙化斑，这种钙化斑的多少可能与肿瘤的性质有关，是影像学诊断的重要依据。肿瘤边缘较为模糊，在病程较长的患者，周边的骨皮质可增厚，粗糙而不光滑，部分患者的肿瘤边缘可出现薄而微弱的不透 X 线的带状影，垂直于皮肤，是骨膜反应的表现，也是恶性程度较高的表现。大约有 1/4 的软骨肉瘤位于椎体边缘，属周围型软骨肉瘤，通常起源于以前存在的骨软骨瘤部位，这种类型的软骨肉瘤内部钙化更为明显，可见叶状的模糊影像，类似菜花状。断层 X 线片在确定肿瘤的位置和观察肿瘤的表现上更具优点。

2.CT 扫描

能够很好地显示肿瘤的部位、范围，尤其对显示肿瘤内部结构的改变以及脊柱皮质破坏和增生的情况更为有效。

3.MRI 检查

MRI 具有良好的组织分辨率，在显示脊柱软骨肉瘤的侵犯范围以及与周围组织（如脊髓、神经及肌肉等）的关系上具有明显的优势，对确定肿瘤手术范围有指导作用，由于对骨性结构的作用较差，常常要和 CT 协同应用。

4.骨核素扫描

有助于肿瘤的性质和远处转移的发现。部分骨软骨瘤恶变为软骨肉瘤的病例,在早期一般的检查难以发现,但是核素扫描早期可以显示出放射性浓集。

(三)病理特点

1.病理形态特点

脊柱软骨肉瘤患者手术时通常肿瘤较大,表面不平,呈菜花状,或由于骨质增生而呈现出不规则的粗糙面,在肿瘤外面有一层薄的纤维性假包膜。肿瘤内部的软骨比正常的软骨灰暗,柔软而透明,其中可有散在、不规则形坚硬的钙化或骨化。血供不良的部位可出现变性、坏死,呈现囊性或出血性液化。

2.病理组织特点

软骨肉瘤在组织学有不同分级,随着分级的增加,肿瘤的恶性程度亦不断增加。Ⅰ级:细胞有轻度的不典型增生,一些细胞增生活跃,有丰富的透明蛋白基质,在组织学上与生长活跃的软骨瘤区分困难,放射学与临床诊断标准有助于鉴别诊断。Ⅱ级:有明显的不典型和更为紧密的细胞,一些细胞呈现多核。Ⅲ级:有明显的不典型有丝分裂,多核细胞的细胞核浓缩而多形,基质很少,有大量的坏死区。出现黏液软骨基质是一个不良的预兆,因为这些病变会有更大的侵袭性。软骨肉瘤的恶性程度易于转化,可按照组织学的分级标准向更高一级转化(但仍然是软骨肉瘤);或者从软骨肉瘤转化为恶性程度更高的肉瘤,如纤维肉瘤、骨肉瘤、恶性纤维组织细胞瘤,称去分化软骨肉瘤。

也有将软骨肉瘤分为小细胞性、间叶性和去分化软骨肉瘤几个亚型。小细胞软骨肉瘤的特点为表面类似软骨瘤,但有较高的局部复发率和远处转移率。间叶性软骨肉瘤的特点为有软骨基质的小细胞肉瘤,30%有外骨化,但极少发生在脊柱。去分化软骨肉瘤为从低度恶性软骨肉瘤向高度恶性细胞肿瘤转化的一种亚型,长期随访表明预后较差,但在一些患者中肿瘤广泛切除和辅助化疗证明是有效的。

(四)诊断

在临床上作出软骨肉瘤的诊断并不困难,但由于软骨肉瘤的恶性程度在组织学上有不同的分期,要获得正确的诊断和组织学分类,在病理组织学检查的基础上,必须结合临床和解剖及放射学资料。

脊柱软骨肉瘤一方面由于其病程较长,发展缓慢,一些发生在腰椎的软骨肉瘤要注意和腰椎间盘突出症相鉴别,避免诊治过程中的疏忽,因腰椎软骨肉瘤而误诊为腰椎椎间盘突出症的并不少见。

(五)治疗

脊柱软骨肉瘤治疗措施包括放射治疗、化学治疗及手术治疗,其中手术治疗是主要治疗手段,一旦确诊即应考虑手术治疗。

1.手术治疗

手术治疗原则是彻底切除肿瘤组织,恢复和重建脊柱的稳定性。由于脊柱解剖结构的特殊性,难以达到彻底的肿瘤根治,理想的治疗方式是广泛的切除,但更多的是边界切除或瘤内切除。

对于侵犯前方椎体并向前方突出的肿瘤患者,应考虑采用前方或侧前方手术入路,这样可以直接切除肿瘤;对于侵犯附件的则选用后方手术入路;对于椎体、附件均有侵犯的,则必须根据情况选择一次或分次前后联合入路将肿瘤切除,在部分全椎节受累的脊柱软骨肉瘤患者中,可以选择行全椎节切除。

脊柱软骨肉瘤手术中稳定性重建的手段有多种。目前可以选择的有各种前后路钉棒系统(如 USS、TSRH、MOSS 等)和钉板系统(如 Orion、Ventrofix、Z-plate 等)。在肿瘤切除后,各种固定所起的作用都仅仅是暂时的,要获得较为长久的稳定,脊柱前柱、中柱的融合是必须的。目前的方法有自体骨、异体骨和人工骨移植,或骨水泥填塞,以及人工椎体、钛网等组合式重建。这些方法在临床上取得较好的疗效。

冷冻手术在脊柱软骨肉瘤的手术切除中的综合作用目前所知甚少,但对于其在预防软骨肉瘤复发上的疗效已有报道,有研究发现冷冻外科应用于瘤内和界线切除手术没有局部的复发,而没有应用冷冻外科手术的复发率为43%。

2.放射治疗

由于软骨肉瘤的 DNA 合成率非常低，因此对放疗不敏感。在选择治疗时放疗不能作为首选方法。其适应证主要包括：肿瘤边界不清晰、手术切除不完全及肿瘤晚期作为缓解或减轻疼痛的手段。

3.化学治疗

目前无很好的化疗方案对软骨肉瘤有效。报道维 A 酸可刺激软骨细胞释放溶酶体酶，可抑制培养的软骨肉瘤或骨肉瘤细胞生长，但现在仅仅处于体外实验阶段，还没有应用到人体的报道。具有放射活性的硫(S-35)可通过进入细胞内抑制葡萄胺聚糖的合成，从而抑制软骨细胞和软骨肉瘤的生长，可作为一种化疗剂。

(六)转归和预后

由于脊柱软骨肉瘤一般发展缓慢，许多软骨肉瘤并不转移或转移出现时间晚，部分患者甚至可在原发肿瘤切除后 10 年才出现局部复发和远处转移，治疗效果相对较好，5 年生存率约 50%。

在临床工作中导致脊柱软骨肉瘤治愈率有所下降的原因有以下几点：①临床上无特异性表现，早期容易误诊或漏诊。②发生部位在脊柱的特殊结构，如上颈椎或腰骶椎，位置相对较深且解剖复杂，难以完全切除肿瘤。③对软骨肉瘤自然史、放射学和组织细胞学方面的知识缺乏了解，因而低估其恶变的可能，易被误诊为软骨瘤等情况。软骨肉瘤的预后主要取决于两个因素：手术切除的范围和组织学上的恶性程度。周围型和骨膜型的软骨肉瘤比中央型软骨肉瘤恶性程度低，即使组织学级别一样，其恶性程度仍然较低。尽管这些肿瘤的病理解释通常是困难的，但有一点是确定的，肿瘤的病理分级与存活率有关。低度恶性患者的生存率明显高于高度恶性的患者。另外，瘤体侵袭的范围、大小，也是决定肿瘤预后的重要因素。

五、脊柱骨巨细胞瘤

骨巨细胞瘤是一种以多核巨细胞散在分布于圆形或纺锤形单核基质细胞中为特征的原发性骨肿瘤。1818 年 Astley Cooper 首次从人体标本上描述骨巨细胞瘤，将其列为良性病变。1845 年 Lebert 在骨巨细胞瘤标本上识别出了多核巨细胞，开始将骨巨细胞瘤与其他的骨实质性肿瘤和转移性肿瘤分别开来。1940 年 Jaffe 对骨巨细胞瘤作了更为详细的描述，提出骨巨细胞瘤是与其他骨肿瘤完全不同的独立病变。20 世纪 60 年代以来，骨巨细胞瘤开始被公认为半恶性或潜在恶性的肿瘤。

骨巨细胞瘤在中国人中发病率较高，占全部骨肿瘤的 13%～15%。女性发病率高于男性。发病年龄多见于 11～50 岁，70%～80%的病例发生于 20～40 岁，尤其是 20～30 岁的女性，骨骺未闭前很少发生。女性发病年龄较轻，可能与女性骨骺闭合较早有关。脊柱骨巨细胞瘤占脊柱肿瘤的 2%～10%。国外学者报道骨巨细胞瘤有 2.65%～3%发生在脊柱，国内报道其发生率为 7.1%～8.9%，在脊柱原发性骨肿瘤中骨巨细胞瘤高居首位。发生部位最常见于骶椎，其次是腰椎、胸椎、颈椎。病变最常发生于椎体，其次为椎弓根。

(一)临床表现

最常见的临床表现是椎旁肌痉挛。疼痛为常见的主诉，早期疼痛不典型，通常出现脊柱病变局部钝痛，酸胀不适。颈部肿瘤如侵犯椎前软组织，有时可看到或触及肿块。发生在腰椎的患者有时可看到或触及椎旁巨大肿块。如肿瘤位置比较表浅，可出现局部皮温升高，静脉怒张。当骨皮质破坏，形成软组织内肿块时，皮温增高明显，这与肿瘤血液丰富有关。骨巨细胞瘤一旦引起椎体压缩、塌陷、骨折等，可导致脊髓受损而截瘫。位于骶骨的病灶可引起骶区疼痛、鞍区麻木及大小便障碍，肛门指检多可扪及骶前肿块。

(二)影像学检查

1.X 线检查

脊柱骨巨细胞瘤的 X 线特征是单纯的溶骨性破坏，既没有周围反应性硬化，也没有基质钙化。病变区膨胀明显，可以延伸至骨皮质表面，造成骨皮质中断，但是较少穿破骨膜。当发生骨折或手术治疗后可出现明显的钙化。当肿瘤较小时，常不易被发现。当骨巨细胞瘤恶性程度高时，破坏区边界就会模糊不清，骨性包壳破坏，侵犯软组织形成软组织肿块，后者的表现有时与恶性肿瘤区别困难。

脊柱骨巨细胞瘤多侵犯椎体，约 1/4 的患者出现病理性压缩骨折，脊柱后凸继发于病理性骨折后的椎体塌陷。骶骨骨巨细胞瘤常发生在上部节段，病灶往往是偏心性的，并常扩展到骶髂关节；生长活跃的骶骨骨巨细胞瘤可穿过骶髂关节，侵犯邻近的髂骨。

2.CT 检查

在确定肿瘤边界方面比 X 线平片及断层摄片优越。骨巨细胞瘤呈实体性改变，CT 值与肌肉相近。检查结果显示椎体病变呈溶骨性、膨胀性和偏心性改变，可见肥皂泡沫样改变，易侵及椎旁组织。瘤体可有假性荚膜包裹以形成所谓的“骨包壳”。有学者报道这种“包壳”的发生率为 42.8%，是骨巨细胞瘤特征性表现。病灶内可有分隔，形成多房性的所谓“肥皂泡”样外观，也可呈均一性圆形或卵圆形溶骨腔。肿瘤大多无硬化性边缘和骨膜反应，有时肿瘤内含有囊腔，但很像动脉瘤样骨囊肿那样看到液体平面，新型的双螺旋 CT 通过静脉注射造影剂后，可进行各层面的重建，显示肿瘤内血管，可代替动脉造影。CT 在观察骨皮质破坏及反应性骨壳方面有优势，被认为是最好的检查方法。

3.MRI 检查

MRI 有助于确定肿瘤与椎管内结构的关系，具有高质量的对比度和分辨率。肿瘤在 T_1 加权像上呈现低信号，在 T_2 加权像上表现为高信号。肿瘤皮质层的骨质在肿瘤 T_2 加权像高信号的衬托下，呈明显的低信号，边界清晰。肿瘤的骨皮质受到侵害时，周围的低信号环表现为不完整。肿瘤内常可见到囊变区，表现为明显的 T_2 加权像上高信号。肿瘤出血时，在 T_1 和 T_2 加权像上均出现高信号(亚急性期)。在评价肿瘤软组织肿块的大小和范围以及对脊髓和神经根的压迫程度方面，MRI 检查明显优于 CT 扫描。

4.核素骨扫描

同其他大多数骨肿瘤一样，骨巨细胞瘤可以增加摄取放射形核素 ^{99m}Tc，故肿瘤及其周围有核素浓聚，超过肿瘤边缘的广泛浓聚提示肿瘤具有高度侵袭性。一方面，由于核素摄取可以超过肿瘤的边界，因此无法用来判定在髓腔内的情况；另一方面，骨外肿瘤组织对核素摄取很低，也无法用骨扫描确定肿瘤的范围。放射性浓聚可以出现在与肿瘤相近的关节，核素骨扫描对于确定多节段和多处跳跃性病变的患者很有帮助。

(三)病理特点

1.病理形态

肉眼观察骨巨细胞瘤通常由反应骨和纤维组织形成的包壳所包绕，与周围组织有较清楚的界限。但在侵袭性强的病例中反应性包壳菲薄，肿瘤组织可直接侵入肌肉、脂肪等组织。肿瘤组织通常是实质性的，颜色呈褐黄色，或者淡红色，质软，由血管及纤维组织组成，伴有出血。瘤腔的内壁凹凸不平。瘤内出血、囊性变及坏死也相当常见。

2.病理组织

在完好的肿瘤区域标本发现骨巨细胞瘤组织富含细胞，由圆形、椭圆形或纺锤形的单核基质细胞和弥散分布的多核巨细胞组成。基质细胞决定肿瘤的性质，其数量、大小、形态等在不同肿瘤以及同一肿瘤的不同部位可以有所差异。多核巨细胞分布在基质细胞之间，胞质内常有空泡出现。间质血管丰富，有时血管壁或血管腔内可见肿瘤细胞。在肿瘤内有时可见到基质细胞变为梭形并产生胶原，这些区域相当于肉眼所见的瘤内纤维隔膜。如果肿瘤内有大片致密的胶原纤维形成，应考虑是否有恶性变。肿瘤本身并不成骨，但有时可见骨样组织，有可能为反应性新骨形成、纤维性间质的骨性化或病理性骨折后形成的骨痂。

(四)肿瘤生物学行为

骨巨细胞瘤的生物学行为包括以下几个方面：①生长情况，范围大小。②临床及病理的良性或恶性表现。③影像学所见，如骨质破坏程度，溶骨或成骨，有无转移，软组织有无侵袭等。

1.组织学分级

1940 年 Jaffe 根据单核基质细胞的形态、细胞核的大小与深染程度、有无核分裂，以及多核巨细胞的数量与大小，将骨巨细胞瘤分为3级。但其不能完全反应肿瘤本身的生物学行为。

2.X线结合组织学或单独X线分级

Campanacci等(1975)和王云钊(1982)结合影像学和组织学基质细胞异型性进行分级。对外科治疗具有指导意义。王云钊的分级系统如下：

(1)良性(Ⅰ～Ⅱ级)：①肿瘤呈囊性破坏，膨胀性生长，膨出部分外层有薄层骨壳，骨壳完整，骨壳以外没有肿瘤组织。②如肿瘤膨出部生长较快，即不形成骨壳，或者该处又形成骨壳或者骨壳中断处软组织轮廓清楚并且与骨壳相连接。

(2)生长活跃(Ⅱ级)：区别于良性者是肿瘤在骨质破坏区以外有明确的软组织肿块：①肿瘤突破皮质或者骨壳，又形成肿块。②肿瘤突破骺板软骨。③肿瘤突破关节软骨，在关节内形成肿块。④肿瘤突破皮质又形成骨壳。⑤肿瘤突破骨壳又出现不规则骨膜新生骨。⑥肿瘤外围形成多层骨壳。

(3)恶性(Ⅲ级)：①肿瘤在短期内迅速增大，骨壳大部吸收、消失，肿瘤向骨外浸润，环绕骨干周围形成软组织肿块。②发生弥漫性浸润性骨破坏。③肿瘤发生于骨干，骨皮质没有明确界限，但有巨大软组织肿块环绕骨干。④有时有密度不均匀的骨化阴影。

一般认为，所有Ⅰ级及多数Ⅱ级患者应该采用刮除术，部分Ⅱ级和多数Ⅲ级患者应采用扩大切除术。这种分级方法有助于对患者预后的判断。恶性骨巨细胞瘤初期病变往往是良性膨胀性或侵袭性生长，经过数年以后演变为恶性。一年内有恶性倾向者可认为是恶性骨巨细胞瘤。治疗后一年以上发生恶变者则认为是良性转为恶性变。

(五)诊断及鉴别诊断

1.诊断

脊柱骨巨细胞瘤的初步诊断主要依靠病史、体征和影像学表现，最终确诊需要依靠病理检查结果。

2.鉴别诊断

含多核巨细胞的多种脊柱骨病变的鉴别见表17-3。

表17-3 含多核巨细胞的脊柱骨病变的鉴别

病理诊断	好发年龄	好发部位	X线特点	大体表现	多核巨细胞	基质细胞
骨巨细胞瘤	20～40岁	椎体及附件	偏位扩张	肉样，柔软	大量，分布均匀，核多	肥硕，多边形，大量胞质
动脉瘤样骨囊肿	＜20岁	椎体及椎板	偏位，肥皂泡样	含血囊腔	局灶性，围绕血管腔隙	细小或肥硕含铁血黄素
骨母细胞瘤	11～30岁	椎弓及椎板	放射，透射	柔软或硬	局灶性	骨样组织，小梁间大量骨母细胞
棕色瘤	任何年龄	椎体及附件	牙硬板层缺如	肉样，柔软	局灶性	纤维型基质中细长细胞

(六)治疗

1.手术治疗

Campanacci等报道脊柱骨巨细胞瘤行囊内切除复发率为27%，边缘切除复发率为8%，广泛切除复发率为零。根据Weinstein Boriani Biagini(WBB)脊柱原发肿瘤外科分区，对肿瘤病灶尽可能采用包膜切除或广泛切除，对于侵犯椎旁软组织的病灶应在肉眼下彻底切除，并重建脊柱的稳定性。只有完整切除肿瘤方可以取得最佳效果。但是根据脊柱的解剖结构，只有在S2以远和1，2期脊柱后弓的骨巨细胞瘤可以作整块切除。骶骨肿瘤没有超过中线的可在高位切除，不会丧失泌尿生殖系统功能(可由对侧骶神经代偿)。当肿瘤不能完全切除时(如骶骨广泛受累)，应采用有限的手术切除并刮除残余的肿瘤组织，进一步用氯化锌烧灼可以杀死残存的边缘肿瘤细胞。该手术可保留大小便功能。1968年Lievie等报道应用全脊柱切除术治疗骨巨细胞瘤；Stener和Johnsen在此基础上进行推广，在切除骶骨肿瘤时将整个骶骨神经根切除和下腰椎切除，通过牺牲大小便功能和下肢功能来达到肿瘤切除彻底和预防复发的目的。不管采用何种切除方式，一般术后均辅助放射治疗。如果采取大范围的骨移植稳定脊柱，术后放疗应推迟至术后8～12周进行，以防止早期植骨不融合。虽然术后放疗可以降低复发率，但也可增加恶变倾向。

2.化疗

对于少数骨巨细胞瘤恶性变或肺转移的患者，可采用大剂量MTX全身化疗。局部采用MTX，可降低局部复发率，目前已常规使用。另外，术后干扰素的长期使用可以降低复发率。

3.放射治疗

1986年Saider等报道15例GCT放疗后35年随访资料，3例肺转移化疗失败后用放疗，平均生存4年3个月，他主张放疗要用大剂量(^{60}Co 40～50 Gy)，对于脊柱GCT手术治疗有困难的可以用放射治疗。

放疗一般在脊柱骨巨细胞瘤扩大切除后6周进行。超高压和不同粒子的放疗可降低继发肉瘤的发生率。放疗适用于控制术后残存的微小病变，使病灶得到长期控制，但对于不能切除的巨大肿瘤病灶，应慎用局部放疗，因为骨巨细胞瘤有一定的恶变率，在放疗后其恶变率为5%～15%，如果剂量超过45 Gy，恶变率可达29%。另外，放疗后可引起放射性脊髓病。

(七)预后

骨巨细胞瘤刮除后复发率为40%～60%。1%～6%的病例发生肺转移。多数肺转移病例为Ⅲ级。无论是原发还是复发，都可发生肺转移。骨巨细胞瘤即使发生肺转移，其预后也相对良好，转移病灶可以通过肺的锲形切除而治愈，辅助性放疗只应用于不能手术的病例。有20%的肺转移，病情可进展迅速，导致死亡。肺外转移很少见。

骨巨细胞肉瘤属于高度恶性肿瘤，原发骨巨细胞肉瘤很少见，大多数继发于骨巨细胞瘤放疗后。放射治疗骨巨细胞瘤后骨巨细胞肉瘤的发生率约为20%。随着放射治疗设备的改进，这种并发症已经减少。

六、脊柱骨髓肿瘤

脊柱骨髓肿瘤包括浆细胞瘤、脊柱恶性淋巴瘤、脊柱尤因肉瘤和脊柱原始神经外胚层细胞瘤。

(一)浆细胞瘤

浆细胞瘤是一种原发性全身骨髓恶性肿瘤，源于B淋巴细胞，并具有B淋巴细胞分化特征。浆细胞肿瘤分为下列两种类型：①很少或没有骨破坏的肿瘤，如单克隆丙种球蛋白症、华氏巨球蛋白血症、IgE骨髓瘤和α重链病。②以骨破坏为主的肿瘤，如孤立性骨浆细胞瘤和多发性骨髓瘤。孤立性浆细胞瘤和多发性骨髓瘤都是B淋巴细胞增殖性疾病，但是表现却完全不同。

1.孤立性浆细胞瘤

轮廓完整的单一浆细胞出现在某一椎节或相邻椎节时称之为孤立性浆细胞瘤。孤立性浆细胞瘤占全部病例的25%～50%，多数发生在胸椎。男性多于女性，发病年龄往往在40～50岁，浆细胞骨髓瘤无论是分泌型还是未分泌型，常常有本-周蛋白(Bence-Jones protein)出现。孤立性浆细胞瘤在最终扩散前可以在数年内无进展。尽管大多数(并非所有)肿瘤最终将转为弥漫性骨髓瘤并迅速致死，但在孤立性浆细胞瘤仍有存活20年以上的报道。Shaw和Cutler等最早报道对孤立性骨浆细胞瘤患者行肿瘤切除及内固定重建术，术后患者长期存活。

(1)病理：肿瘤大体观多呈多发性瘤结节，也可呈浸润性瘤块。小的瘤结节可以似黄豆大小，切面呈灰白色或灰红色，有时可见胶冻状骨溶解区、出血区和坏死灶。大的瘤结节可融合成片，使骨皮质变薄、变软，并浸润骨膜和骨外软组织。在病理上这种肿瘤是由正常和异常的浆细胞组成，可以见到各分化阶段的浆细胞。肿瘤细胞的胞质呈嗜酸性，可见空泡，细胞核常固缩，外形奇异，核仁较明显(尤其在较原始的浆细胞)，核分裂多见，形状类似组织细胞或网织细胞。介于两种分化程度之间有各种过渡型细胞。肿瘤间质少，由纤维血管组织构成，有时可有丰富的网状纤维，偶尔可见血管淀粉样变性。

(2)临床表现：最常见的临床表现是局部疼痛，在确诊前患者平均有6个月的疼痛期。由于孤立性浆细胞瘤的发病年龄特点，常常被误诊为脊椎的退行性病变。患者常有根性症状，约半数的患者会出现脊髓和神经根受压的症状和体征，偶尔会出现瘫痪。浆细胞瘤还可产生副蛋白。副蛋白可以造成凝血机制障碍或血黏度增高、肾功能衰竭和组织淀粉样变性，进而出现一系列临床症状。通常孤立性浆细胞瘤的副蛋白综合征发生率低于骨髓瘤。常见的副蛋白综合征包括多发性神经病、皮肤色素沉着、浮肿、多毛症。

(3)辅助检查：X线表现为单一或相邻两个椎节溶骨性破坏伴随很少的骨膜反应，椎体呈不同程度的塌陷，出现椎体楔形变或扁平椎。病变常位于椎弓根并延伸至椎体前方，X线正位片上显示受累椎弓根消失。CT及MRI检查有助于确定是否存在硬脊膜外压迫和与转移瘤鉴别。孤立性浆细胞瘤可出现软组织肿块，CT显示病椎呈筛孔样改变。MRI上T_1加权像上为等信号，T_2加权像上为高信号。Moulopoulos等发现只有17%的椎体病变既能在MRI显影，也可以通过X片发现。Tc-磷酸盐骨扫描并不能明确孤立性骨髓瘤的诊断，放射性浓集处往往是病理性骨折后的新骨形成区，而不是溶骨损害。

孤立性浆细胞瘤必要时可通过病灶抽吸检查以确定诊断，但必须注意肿瘤穿刺后的出血。一旦孤立性浆细胞瘤的诊断成立，必须明确系统性疾病情况，骨髓穿刺和活检必须进行，以明确其分化程度。利用血清和尿的蛋白电泳检查副蛋白产物，约50%的患者呈阳性反应。通过副蛋白水平的测定可以随访患者疾病的根治、复发以及手术后病灶是否有残留。

(4)治疗：孤立性浆细胞瘤对放疗敏感，对于出现疼痛和椎体轻度塌陷的胸椎单发浆细胞瘤患者，单纯放疗即为初始治疗的最佳方案。对于病情进展迅速，存在明显椎体塌陷、神经受压、局限性后凸畸形和脊柱不稳的患者，则最好选用前路减压和稳定脊柱作为初期的治疗方案；当病变累及椎体后部结构时，应加后路手术。手术目的为稳定脊柱、缓解疼痛和神经减压。术后6～8周开始接受放疗。手术也适用于对放疗不敏感的复发病例。对于术后、放疗后辅助化疗，目前尚有争议。

(5)预后：孤立性脊柱浆细胞瘤5年存活率可达60%，60%的孤立性浆细胞瘤可发展成为多发性骨髓瘤。孤立性浆细胞瘤细胞的核仁和细胞未分化程度与是否演变成多发性骨髓瘤显著相关。预后的不良因素有年龄、软组织受累情况、治疗后仍存在副蛋白物质等。

2.多发性骨髓瘤

多发性骨髓瘤(multiple myeloma，MM)是骨髓中浆细胞进行性增殖的恶性疾病。这些异常增殖的细胞可产生大量的单克隆球蛋白、κ或λ轻链蛋白(M蛋白)。偶有患者肿瘤细胞不能分泌免疫球蛋白或轻链。多发性骨髓瘤进展迅速并且高度致命。

(1)流行病学：多发性骨髓瘤是一种成人疾病，发病率为2.0/10万～3.1/10万人口。发病年龄多为50～70岁，诊断时平均年龄为65岁，40岁以下少见，小儿病例更少。随年龄增大，发病率呈倍数增长，男女发病比例相同。发病还与人种和地区有关。近20年来发病率略有增加，可能与诊断水平提高及人均寿命延长有关。

(2)病理生理：骨髓瘤细胞的病理生理是骨组织的异常增长、分泌，最终骨髓被瘤细胞所取代。常出现贫血，大多数贫血是正色素性贫血，有时出现巨幼红细胞，可以观察到血细胞自身凝结现象。骨髓瘤细胞的膨胀性生长会导致常见的疼痛症状，随着肿瘤的进一步发展，可出现高血钙和骨折。诊断明确时，30%的患者有高钙血症，随着病情的发展，2/3患者出现高钙血症，钙结合蛋白可以对抗高钙血症。骨髓瘤细胞分泌多种副蛋白，不断增加的浆细胞数量导致血红蛋白凝集、假低钠血症、血黏度增加，修复性止血导致血液凝固、纤维蛋白聚合，有时有因子Ⅲ的加入，则凝血过程加速。肾功能的损害与免疫球蛋白轻链栓子造成肾小管损伤程度有关。

(3)临床表现：本病初期有一个长短不一的无症状期，有的长达数十年。在这期间唯一的发现是红细胞沉降率升高、蛋白尿和血清蛋白改变等征象。全身性征象主要是因进行性贫血和恶病质引起的症状如消瘦、乏力、头晕和食欲减退等。在骨骼系统方面，局部由于骨内瘤组织的膨胀导致疼痛、病理性骨折以及神经受压。在胸椎患者可能出现锥体束征。继发性贫血后可出现疲劳感，而肾功能衰竭不常见。尿和血清蛋白电泳可发现副蛋白。

早期体内瘤细胞总数在$5\times10^{11}/m^2$左右时，无任何症状，称亚临床型或隐匿型骨髓瘤。瘤细胞总数

达 10^{12} 时开始出现临床症状。病情进展达终末期，体内瘤细胞总数接近 $3\times10^{12}/m^2$。常见的全身症状有苍白、虚弱、乏力、心悸、活动后气急、体重减轻等，接着出现骨骼损害表现，最终发生慢性肾功能衰竭。

1）骨骼疼痛、骨骼肿块与病理性骨折：70％以上患者有骨痛，开始较轻，呈“风湿样”游走性、间隙性，活动时加剧。疼痛部位多见于胸、背部，向腿部放射。数周或数个月内逐渐变为持续性，持续几小时、几日甚至更长。胸背部突然剧痛可能是胸、腰椎压缩性骨折的迹象。

2）神经系统症状：开始是神经根痛，局限于某一区域，咳嗽、喷嚏、活动时加剧，逐渐出现肢体麻木、知觉减退、运动障碍，最后大小便失禁与截瘫。其原因系浆细胞侵袭椎管，或因脊椎压缩性骨折压迫脊髓与神经根所致。

3）单克隆球蛋白增高与正常 γ 球蛋白降低：①感染：由于患者体内正常抗体形成障碍，呈现体液免疫缺陷甚至伴细胞免疫缺陷，极易发生细菌与病毒感染。因此感染是常见的初发表现之一，既是治疗中的重要并发症，也是主要的死亡原因。②血液高黏滞综合征：2％～5％患者发生此综合征，表现为紫癜、鼻出血、头晕、头痛、耳鸣、视力模糊与障碍、倦怠迟钝、记忆力减退、共济失调、精神混乱，甚至意识丧失。视网膜静脉节段性扩张、视乳头水肿，眼底渗血、出血。③冷球蛋白血症：少数患者由于出现冷球蛋白血症而有手足发绀等雷诺现象。④血液学相关症状：贫血是最常见的表现之一，多为正细胞正色素性贫血。贫血的原因有骨髓浆细胞浸润抑制造血，血浆容量扩张后的稀释性贫血，肾功能不全，红细胞寿命缩短，失血及化疗影响等。⑤肾脏损害：50％患者早期即出现蛋白尿、血尿、管型尿，因而有些患者开始易被误诊为慢性肾炎、肾病综合征、间质性肾炎、肾小管性酸中毒及肾功能衰竭。肾衰可以是本病的初发表现，也是主要死亡原因之一。几乎所有患者在不同阶段都先后出现蛋白尿，而 80％患者有本一周蛋白尿。

(4）辅助检查。

1）实验室检查：①血象：正细胞低色素性贫血，大多数血红蛋白在 70～100 g/L，血细胞比容降低，红细胞呈钱缗形成（高球蛋白所致），网织红细胞低。白细胞、血小板正常或轻度减少。红细胞沉降率增快，多在 50～100 mm/h 以上。②骨髓象：骨髓涂片与活检是诊断本病的主要手段之一，一般呈增生性骨髓象。浆细胞达 10％～95％，浆细胞在 10％左右、伴有形态异常者应疑及本病。发现有成堆的幼稚浆细胞即可确诊。骨髓中浆细胞除弥散浸润外，还可呈灶性分布，故应选择适当部位或作多部位穿刺。③血清及尿液蛋白检测：血清总蛋白可达 80～120 g/L，系球蛋白增高所致；血清蛋白电泳在 Y 区带之前或在 α_2、β 之间可见单株峰（M 蛋白），是单克隆球蛋白或轻链蛋白（本-周蛋白）；免疫电泳可以进一步鉴定 M 蛋白类型及亚型。尿液的轻链免疫电泳检测法要比凝溶蛋白测定法敏感得多，阳性率可达 80％以上。

2）其他检测：①血清 β_2：微球蛋白增高并不能用来诊断骨髓瘤，而是判断预后与治疗效果的重要指标，β_2 微球蛋白的高低与肿瘤的活动程度成正比。②血清乳酸脱氢酶增高与疾病严重程度相关。③血清碱性磷酸酶正常或轻度增高。④高尿酸血症、高钙血症、氮质血症与高尿钙、高尿酸血症等。⑤血清黏滞度在少数患者增高，一般见于 M 蛋白明显增高者。⑥C 反应蛋白增高。⑦血清 IL-6 及可溶性 IL-6 受体水平增高。

3）影像学表现：①X 线表现：病灶主要表现为多个溶骨性破坏和广泛性骨质疏松，见于头颅骨、椎骨、肋骨、骨盆、锁骨或长骨近端，可表现为病理性骨折。溶骨性病灶的边缘呈穿凿状，锐利清晰，周围无骨膜反应和新骨形成。小的缺损可呈弥漫性的斑点状，大的缺损可达 4～5 cm，骨皮质变薄，甚至形成软组织肿块。若发生病理性骨折时，可见轻度骨膜反应和骨痂形成。应注意的是，经过系统的化疗和局部放疗后，典型的穿凿状溶骨性改变可转变成为骨硬化。②CT 与 MRI：可更清楚地显示溶骨性破坏，可进一步明确骨皮质的破坏程度和椎旁软组织的侵犯程度。MRI 对于骨髓瘤的诊断更为敏感。③全身骨骼核素扫描：对于多发性骨髓瘤的敏感性争论较多，因核素浓聚常是骨折后新生骨形成的结果。

(5）诊断：根据临床表现、实验室检查和影像学征象，较易作出诊断。

1）诊断标准：细胞学标准：①骨髓涂片中浆细胞或异常浆细胞（骨髓瘤细胞）超过 10％。②活检证实浆细胞瘤存在。其他实验室标准：①血清中大量 M 蛋白，IgG＞25 g/L，IgA＞10 g/L，IgD＞2 g/L，IgE＞2 g/L，IgM＞10 g/L。②尿中有轻链蛋白（本-周蛋白）＞0.2 g/24 h。③放射学溶骨性损害的证据或无任何其他原因的广泛性骨质疏松。④至少2张外周血片见到骨髓瘤细胞。

如细胞学标准2项同时存在或细胞学标准中任1项加上其他标准4项中任1项，即可确立诊断。

2)临床分期：最常用的是Durie-Soimon分期系统，具体如下。

1期：瘤细胞数$<0.6\times10^{12}/m^2$，并符合以下各项：①血红蛋白>100 g/L。②血清钙正常$\leqslant3$ mmol/L。③骨骼X线片正常，或只有孤立性骨损害。④血清M蛋白水平低：IgG<50 g/L，IgA<30 g/L，尿轻链M蛋白<4 g/24 L。

2期：瘤细胞数$<(0.6\sim1.2)\times10^{12}/m^2$，各项标准介于1期与3期之间。

3期：瘤细胞数$>12\times10^{12}/m^2$，并符合以下各项：①血红蛋白<85 g/L。②血清钙增高，>3 mmol/L。③广泛的溶骨损害。④血清M蛋白水平增高，IgG>70 g/L，IgA>50 g/L，尿轻链M蛋白>12 g/24 h。

每期根据肾功能变化又分为A、B两种亚型。A型：肾功能正常，血清肌酐<176.8 μmol/L，B型：肾功能损害，血清肌酐$\geqslant176.8$ μmol/L。

(6)治疗。

1)治疗原则：多发性骨髓瘤的治疗必须考虑全身系统情况、代谢的并发症、骨骼的破坏情况，化疗和放疗是标准治疗方法。如果伴有病变椎节严重不稳或引起脊髓受压，就应考虑手术治疗。由于疾病本身和治疗的因素而致乏力、骨结构溶解、骨小梁丢失、骨质稀疏，行内固定较困难，易导致螺钉松动或脱落。

2)一般治疗：除非发生脊椎压缩性骨折需卧床休息外，应鼓励患者适当活动，可避免骨质进一步疏松。鼓励多饮水。易感染者应设法提高其免疫功能。一旦发生感染，做细菌学检查并及时使用有效抗生素。严重贫血者应适当输血。

3)化疗：烷化剂是主要的化疗药物，环磷酰胺和美法仑有相当的疗效，比亚硝基脲的效果好。氢化可的松在控制骨髓瘤的软组织肿块、高钙血症、蛋白尿以及改善脊髓压迫症方面有较好的疗效。将美法仑和氢化可的松联合应用效果优于单用其中一种。骨髓瘤细胞由于细胞周期时间长，增值比率低，因此不如白血病、淋巴瘤那样对化疗敏感。化疗期间应每周观察外周血象，如白细胞低于3×10^9/L，血小板在20×10^9/L以下时应该停止化疗。

4)放疗：MM对放射线有较高的敏感性，正确应用放疗是重要的治疗手段，但对放疗缺乏反应而又合并骨折的患者需要外科干预。

5)干扰素：干扰素仅有抗肿瘤活性。肿瘤负载小的早期患者可单用干扰素；而2期患者宜化疗或化疗联合干扰素治疗。

6)骨髓及外周血干细胞移植：①异体骨髓或外周血干细胞移植：大剂量化疗与全身放疗后进行异体骨髓移植，仅适合45岁以下、有合适供者的患者。②自体骨髓或外周血干细胞移植：常用于耐药的晚期患者，年龄可放宽至70岁以下，大剂量化疗与全身放射预处理后输入原先取出保存的自身骨髓进行解救，适当选择较早期病例进行自体移植，移植的死亡率<10%，晚期缓解率>30%，80%患者生存超过3年。

7)手术治疗：对于肿瘤造成脊髓压迫症状或椎节不稳所致顽固性剧烈疼痛，可以进行手术治疗。由于MM病灶常涉及多个椎节，呈跳跃性溶骨性椎体破坏，椎体明显塌陷，椎节失稳，最终导致脊髓神经功能障碍，手术治疗主要针对神经受压节段椎节进行选择性切除肿瘤病灶，椎管减压，重建脊柱稳定。由于多数患者伴有骨质疏松，切除病灶时特别容易出血，术后易发生钉棒或钉板内固定松动。因此术中对拟切除椎节相应节段血管应予充分结扎，椎体切除后残腔宜填充骨水泥，脊柱内固定节段范围最好包括减压区域邻近上下各2个节段，以后路椎弓根螺钉系统或侧块钢板内固定系统重建。术后应强调辅助化疗、抗骨质疏松及抑制骨溶解治疗。

椎体成形术对于多发性骨髓瘤骨质破坏、椎体轻中度塌陷（不超过椎体高度的1/2）所致的顽固性局部疼痛，排除脊髓、神经根受压可能，经MRI、CT检查确认椎管内硬膜结构无明显受压且椎体后部皮质完整者，可考虑椎体成形术治疗，以缓解疼痛、增强脊椎的强度和稳定性，同时纠正或减轻椎体塌陷所致的后突畸形。

(7)预后：累及脊柱的多发性骨髓瘤1年存活率较低。影响预后的因素主要有以下几种：①反映浆细胞恶性克隆增殖能力高的指标:浆细胞标记指数(PCL)较高,血清胸腺嘧啶核苷激酶(STK)增高,浆细胞形态较幼稚,出现多药物耐药(MDR)。②反映肿瘤的负荷量增高:β_2 微球蛋白升高,Durie-Soimon 分期系统。③反映肾功能受损:血清肌酐升高,β_2 微球蛋白升高。④反映肿瘤与机体的相互作用:C 反应蛋白升高,IL-6 及 SIL-6R,CD38+细胞,IL-2 水平,骨髓中浆细胞增多的程度与浆细胞的形态以及浆细胞标记。

(二)脊柱恶性淋巴瘤

脊柱恶性淋巴瘤是一组起源于淋巴结和结外淋巴组织的恶性肿瘤。可孤立发病或作为弥漫性疾病的局部表现。原发性骨恶性淋巴瘤是少见的结外淋巴组织恶性肿瘤,病理学上分为霍奇金病和非霍奇金病两大类,以后者多见。恶性淋巴瘤的病因至今未完全阐明,但与如下因素相关:①EB 病毒的感染。②机体免疫缺陷。③电离辐射。④遗传因素,有时可见明显的家族聚集性。

1.临床表现

主要表现为脊柱区的局部疼痛,当有神经或脊髓损害时可表现出神经支配区域的感觉、运动功能和括约肌功能障碍,部分患者可以出现截瘫。如脊柱恶性淋巴瘤只是弥漫性疾病的组成部分之一时,患者还可存在发热、盗汗、淋巴结肿大和肝脾肿大。

2.辅助检查

脊柱的 X 线可表现为椎体的溶骨性破坏且压缩变扁,但是椎间隙基本正常,椎旁可以有软组织肿块影,也有部分患者椎体表现为成骨样的改变而密度增高。CT 平扫可以发现椎体及其附件结构有破坏,密度不均。MRI 除可以发现椎体及其附件结构信号异常外,还可以观察脊髓、神经的受累情况。值得注意的是大多数的患者还可以发现椎体邻近淋巴结呈串珠样改变。当患者为弥漫性疾病时,其他受累骨出现类似影像学改变。另外,胸片显示纵隔阴影增宽,胸腹部 CT 发现纵隔和腹腔淋巴结肿大。

3.治疗

恶性淋巴瘤的治疗以放疗、化疗为主,辅以手术,可根据免疫表型选择不同的化疗方案。大多数恶性淋巴瘤不需要手术治疗。手术治疗通常作为化疗、放疗的辅助手段,但是彻底切除肿瘤可使孤立的淋巴瘤被控制。肿瘤或病理性骨折引起的脊髓、马尾和神经根受压以及脊柱不稳为手术减压的适应证。手术治疗的适应证具体包括下列几点:①椎体破坏、塌陷,造成椎节后凸畸形或椎节不稳。②脊髓、神经根或马尾神经受压或刺激,出现相应的感觉、运动、括约肌功能障碍或神经根痛。手术应该在放疗或化疗的基础上进行,根据脊柱肿瘤所在部位,可以采取肿瘤切除、植骨或骨水泥填塞和脊柱内固定,以重建、恢复脊柱的稳定性。其固定方式可为前路钛网+钉板或钉棒系统以及后路经椎弓根螺钉系统内固定,其目的在于解除椎管压迫,重建脊柱稳定性。

(三)脊柱尤因肉瘤

脊柱尤因肉瘤(Ewing Sarcoma)为原发性或转移性。大约 3.5%的尤因肉瘤被认为是原发于脊柱,尤因肉瘤占原发性恶性骨肿瘤的 6%左右。现在的研究认为,尤因肉瘤为神经外胚层细胞起源,与神经外胚层母细胞瘤、神经上皮瘤、Askin 肿瘤等同属于尤文肿瘤家族(ESFT),这类肿瘤在分子生物学上都有染色体易位 t(11,22)(q24,q12)。

1.病理特点

(1)肉眼所见:肉眼下呈现为灰白黏液样软组织肿瘤,质地柔软,为典型髓样物质,切开后可挤出胶冻样液体。常见出血区域,组织呈灰紫色或单纯血色。坏死区也常见,组织呈黄色,有时发生液化。术中可能会把这种半液化组织误认为脓液,而将尤因脊柱肉瘤误诊骨髓炎。

(2)镜下所见:可见规整的片状、小圆形细胞核,排列紧密,染色深。胞质很少,色淡,有空泡,界限不清。细胞坏死后出现聚焦现象,细胞常聚集于小血管周围,形成假玫瑰征象。肿瘤细胞渗透骨小梁,常扩散至骨皮质血管腔及骨膜软组织。染色技术可用来鉴别尤因肉瘤和其他圆形细胞肿瘤。使用 PAS 染色和淀粉酶处理后,尤因肉瘤细胞中可发现糖原颗粒。网状嗜银染色显示网状结缔组织包围整个细胞岛。

2.临床表现

尤因肉瘤是儿童第二常见的原发恶性肿瘤,第四常见的恶性骨肿瘤,仅次于浆细胞瘤、骨肉瘤和软骨肉瘤。脊柱尤因肉瘤的发病率男性高于女性。发病年龄平均16.5岁,88%为20岁左右的年轻人。大多数肿瘤发生在骶椎,其次是腰椎,少数发生在胸椎和颈椎。若患者小于5岁应注意与神经母细胞瘤的骨转移鉴别,若患者大于25岁应与淋巴瘤和小细胞癌的骨转移鉴别。

局部疼痛是最早和最常发生的症状。初期的疼痛轻微且为间断性,部分患者出现发热(弛张热,约38℃),常误诊为骨髓炎;然后逐渐加重,需要镇痛药物止痛。由于肿瘤与脊髓、神经根相近,患者常有脊柱部位相关的主诉,包括下肢痛、肢体乏力或行走困难、感觉改变和大小便障碍等。常规体检发现大多数患者有局部肌群无力,还可能有感觉缺失、马尾综合征或神经根病变的表现。病变局部的肿胀一般很快发生,发展迅速而有弹性,有压痛。发生在骶骨者肛门指检可发现,而其他脊柱部位的病变很少能被直接触及。

3.辅助检查

(1)实验室检查:可有红细胞沉降率增快,血清碱性磷酸酶升高、中性粒细胞增高等,部分患者有贫血表现等非特异性改变。

(2)影像学表现:

X线平片:脊柱尤因肉瘤的影像学表现变化较大,在骨肿瘤中是最多样化的,与患者年龄、发病部位、肿瘤侵犯范围、内骨膜和外骨膜的反应程度有关,不同的病期也会有不同的表现。基本的X线片表现有:①虫蚀状、浸透状的溶骨性破坏。②骨皮质有破坏。③骨膜反应,如葱皮征和Codman三角等。④缺少钙化的骨外软组织阴影。整体所见是上述诸项的不规则组合。

CT检查:增强后CT扫描最有助于确定肿瘤的三维形态,CT显示的骨外肿物内部质地比较均匀,信号强度与肌肉相似,在很多部位与周围的肌肉界限不明确,较难据此设定术中切除范围。偶尔在骨外肿瘤中有破碎的骨片及反应性成骨,CT上见到高密度区。

MRI表现:MRI在确定骨外软组织边界上更有意义。T_1加权像显示与肌肉相同或稍高的信号,在T_2加权像呈明显的高信号。

核素骨扫描:尤因肉瘤骨转移频度高,全身骨扫描是非常重要的,瘤体的骨外肿物本身没有核素浓聚,但骨膜反应区域可见浓聚。

骨髓穿刺结合原发病变处活检,评估有无扩散至骨髓。

4.鉴别诊断

(1)神经母细胞瘤转移:如果患者为5岁以下的儿童,则神经母细胞瘤的可能性高,其他诊断依据包括在就诊时溶骨病变不同的扩展范围、颅骨病灶和眼球突出,局部淋巴结肿大和CT显示腹膜后增多的钙化阴影。从发病开始就是神经母细胞瘤单发转移的病例不能根据其放射学影像与尤因肉瘤鉴别。另外,神经母细胞瘤还可能在儿童后期、青春期甚至在成人期发病。神经母细胞瘤患者尿中儿茶酚胺代谢产物增高,而在尤因肉瘤则相反。组织学方面神经母细胞瘤可形成玫瑰花结,其核在周围,而胞质生长在中央;在尤因肉瘤中发现的玫瑰花结为假的玫瑰花结,其中央为一毛细血管或少量坏死细胞。电镜显示神经母细胞瘤的胞质中有神经分泌颗粒,而尤因肉瘤的胞质中仅有糖原。

(2)未分化癌引起的转移:少数病例,如肺癌、甲状腺癌、乳腺癌、胃癌、睾丸癌等伴有小的未分化细胞上皮转移,可能在组织学方面与尤因肉瘤相同。如果在成年或老年尤因肉瘤病例中发现骨病变时必须考虑有上皮转移的可能,并应该在临床、放射学和组织学方面全面检查和深入研究。

(3)胚胎性横纹肌肉瘤:该肿瘤在向邻近组织扩展或因转移而侵犯骨骼时,容易与尤因肉瘤混淆,但其胞质丰富,浓重染色,含有糖原肌动蛋白和肌球蛋白的试验阳性。

(4)间充质软骨肉瘤:在其尚未形成软骨岛的部位可能有类似于尤因肉瘤的组织学表现。

5.治疗

治疗方案为化疗、放疗和手术的综合治疗。对尤因肉瘤的有效治疗包括多药物化疗和高剂量放疗。

手术治疗的目的是神经减压和脊柱稳定。

放疗是传统经典的治疗方法，尤因肉瘤对放疗极其敏感，仅经过几次放疗后即可缓解疼痛和发热。骨骼重建的速度通常较慢，但很明显，有时其速度很快。放射区的范围必须大于影像学上骨肿瘤范围的5 cm以上。但是放疗有许多并发症，剂量较大时可能继发恶性肿瘤。化疗能增加这种危险性。Wagner等报道放疗后骨折发生率为64%，并认为放疗后骨折发生时，应注意有无局部复发或继发恶性肿瘤。故放疗需要制订一个严密的计划，根据手术后肿瘤坏死率的评估，确定放疗剂量以减少放疗的并发症。Donaldson等对40例患者的随机研究表明，化疗前给予肿瘤边缘2 cm范围内5 580 cGy的放疗，与同样处理后再对肿瘤累及骨骼作3 960 cGy的全骨放疗比较，在局部病灶的控制和无病生存率方面没有明显差异。Merchant等降低放疗剂量至3 000 cGy以减少并发症发生，但肿瘤转移和远处复发率却明显增加。目前放疗在对于手术后切除边缘阳性的病例中运用较多，效果比较肯定，而且放疗剂量低，并发症相应减少。

化疗是近30年才开始应用的，大剂量间歇化疗的效果有可能优于中等剂量持续化疗。

尤因肉瘤的原发肿瘤外科切除治疗后的局部复发率低。化疗和放疗后分别施行手术治疗，比单纯的化疗或放疗生存率明显提高。术前化疗可使原发灶明显消退，使手术切除成为可能。术前化疗还可进行组织学上的化疗效果评价。局部复发和后期转移的病例化疗敏感性不如原发瘤，外科手术可以切除那些耐化疗而引起复发及转移的细胞。手术后还需进行化疗或放疗。一般先对原发肿瘤病灶施行局部放疗，若有复发或转移，再对原部位或其他部位进行放疗。病变范围非常广泛，发生在脊柱、多中心或在发现时已经转移的尤因肉瘤，在化疗后不能手术者，可单独进行放射治疗，在原发肿瘤经手术清除或放射治疗后可持续性进行化疗12个月。

6.预后

影响预后的主要因素有肿瘤发生的部位、大小、诊断时有无转移、肿瘤对化疗的敏感性等。治疗初期肿瘤负荷大，一般预后较差；诊断时已有转移，生存率降低。化疗后病理检查见肿瘤坏死率大于95%提示较好的预后。对于临床上化疗后局部肿瘤病灶明显缩小者预后较好。局部复发者预后差。男性预后较女性差。有全身症状者，血沉加快，LDH升高以及骨盆及骶骨起源等预后欠佳。脑转移者化疗效果欠佳，可以施行预防性脑部放疗或经脑脊液使用抗肿瘤化疗药物，预后通常比四肢肿瘤者差，但应用新化疗方案后无瘤存活期已有所延长。Saylors等研究发现对于复发的病例，联合运用环磷酰胺和拓扑异构酶抑制剂有一定的效果，并可以作为复发患者治疗的选择。Cosetti等单独应用拓扑异构酶抑制剂治疗复发的病例也有效。Frohlich等研究表明高剂量的化疗对于复发的患者可以改善预后，而改善的这部分患者主要是2年内复发者，对于2年以后复发的患者，高剂量化疗和常规化疗无差异。

Paulussen等对171例转移性患者的研究发现，所有患者4年的无疾病生存率为27%，仅肺部转移者为34%，仅骨骼或骨髓转移者为28%，合并肺部及骨骼或骨髓转移者为14%。并且发现高剂量化疗联合骨髓移植对于仅有肺部或骨骼、骨髓转移的患者没有改善，而对于合并有肺部及骨骼或骨髓转移的患者，30%的患者达到了4年无疾病存活率。

Hawkins等对于转移性的尤文肉瘤患者使用高剂量化疗，同时用粒细胞集落刺激因子及外周血干细胞支持治疗，发现缓解率增高了，但2年的无生存率和其他化疗没有明显差异。Burdaeh等通过对许多高剂量化疗联合干细胞移植、全身放疗的研究资料总结认为：高剂量化疗联合干细胞移植、全身放疗是一种强化治疗措施，对常规化疗耐药的肿瘤患者不能得到很好的治疗效果，可以提高部分患者的生存率。

(四)脊柱原始神经外胚层细胞瘤

原始神经外胚层细胞瘤(primitive neural ectodermal tumor，PNET)是起源于神经细胞嵴的高度恶性肿瘤，为恶性小圆细胞瘤的一种，发生率极低。可发生于机体各部位，累及多种组织，但以躯干部常见。

1.病理

(1)组织学：可见的Homer-Wright玫瑰花结。

(2)组织培养证实瘤细胞有轴突发育。

(3)电镜下见到神经分泌颗粒。

(4)免疫组化 NSE、HNK-1、choline-sterase 呈阳性,而 S-100、NF、GFAP 则呈阴性。

2.临床表现

临床症状依据发生部位而有所不同。疼痛为主要症状,最初为钝痛或酸痛,较局限,无放射性,以后逐渐加重,夜间痛特征较明显。早期体征上多不明显,可出现肿瘤累及的椎节深压痛或棘突叩击痛;在肿瘤侵犯椎旁软组织时,有时局部可触及包块;在椎体骨质被破坏后逐渐发生塌陷,出现脊柱侧凸或后凸畸形、活动受限,有时轻微外伤即可发生病理性骨折而出现急性的剧烈疼痛、肢体活动受限等表现。累及脊髓与神经根时,可出现肢体无力,活动受限,甚至大小便失禁等。

3.影像学表现

(1)X 线检查:肿瘤累及椎体及附件者,主要表现为溶骨性改变,边界不清,肿瘤内部无钙化点。如果肿瘤局限于椎管内软组织,X 线摄片难以显示异常改变;随着肿瘤的发展,当椎管内肿瘤侵犯脊柱骨性结构时,可出现椎管扩大、椎弓根间距加宽,局部骨质破坏、溶解、椎体塌陷,呈压缩变形、脊椎侧凸或后凸畸形,另椎管外可以发现椎旁肌肉内有异常肿块影。

(2)CT 检查:除对肿瘤所在的位置及范围等可以确定外,肿瘤病灶常显示有低密度区,增强后肿瘤区域明显强化。

(3)MRI 检查:肿瘤实质部分在 T_1 加权像上为等信号或略低信号,信号均匀或不均匀,个别肿瘤因含少量脂肪或斑点状出血而呈现高信号;在 T_2 加权像上以较高信号或以高信号为主。

核素骨扫描显示肿瘤区域有放射性浓聚,在肿瘤转移区域核素聚集同样明显。

4.诊断

原始神经外胚层细胞瘤的诊断单纯依据症状、体征、影像学检查甚至病理检查是很难确定的,得出的结论往往并不可靠,易误诊为尤因肉瘤,其确诊需要依赖于组织细胞培养、免疫组化及电镜等手段。原始神经外胚层细胞瘤主要与其他小圆细胞瘤鉴别,包括尤因肉瘤、神经母细胞瘤、横纹肌肉瘤、恶性淋巴瘤及小圆细胞癌等,主要从肿瘤的形态特点、免疫组化等方面进行鉴别诊断。

5.治疗

治疗上以手术切除为主,并辅以化疗和放疗。脊柱 PNET 由于恶性程度很高,肿瘤与周围组织间的界线并不清晰,肿瘤本身并无包膜或仅有不完全的假包膜,因此在切除时应尽可能从周围正常组织入手,脊柱骨肿瘤的切除可以采用前方、前后联合入路切除肿瘤,全椎节切除后填充物尽量不选用植骨,这种高度恶性的肿瘤以人工骨或骨水泥为宜,尤其是骨水泥,其散发的热量可以在一定程度上杀灭病灶内残存的肿瘤细胞。

患者的化疗包括全身治疗和局部治疗。目前多采用新辅助化疗方案,即在手术前便开始化疗 1～2 个疗程,手术后继续化疗,目的在于防止复发和转移。这种新辅助化疗的方法不仅能消灭亚临床转移灶,还能使原发灶体积变小,使广泛切除得以施行,达到局部彻底切除肿瘤病灶的目的。局部化疗是指在术中、术后局部给药,给药的途径可以采用单次给药或微泵持续给药。

放疗主要用于不能行肿瘤广泛切除的患者,单纯局部放疗虽有一定的疗效,但仍有较高的复发率,并可能导致严重的功能障碍。

6.预后

原始神经外胚层细胞瘤是恶性程度较高的肿瘤,国外有资料表明其预后比尤因肉瘤差。

七、脊柱骨肉瘤

脊柱骨肉瘤是起源于间叶组织的原发性恶性骨肿瘤,在脊柱部位发病率极低,预后相对较差。包括了脊柱原发性骨肉瘤和放疗后肉瘤。

(一)脊柱原发性骨肉瘤

1.流行病学

骨肉瘤占所有原发性恶性骨肿瘤的1/4～1/3,好发于四肢长骨的干骺端,发生于中轴骨相对少见,约占10%。任何年龄的人群都可发病,其发病高峰为30岁左右。Th与Ra均可致骨肉瘤;良性骨肿瘤恶变导致骨肉瘤较少见;骨生成障碍恶变出现大量骨痂形成也可以导致骨肉瘤;非常罕见情况下骨肉瘤发生在骨梗死的基础上。另外,双侧视网膜母细胞瘤的患者中有较高的骨肉瘤发病率。

2.分型

按组织类型分为骨性、成软骨性、成纤维性、混合性和细胞退行性发育性骨肉瘤。根据肿瘤发生部位可分为中央性骨肉瘤和周围性骨肉瘤。根据病因可分为原发性和继发性。

3.临床表现

大部分脊柱骨肉瘤患者表现为与肿瘤部位有关的疼痛,伴随各种神经功能障碍。因早期症状无特征性,这些患者通常被诊断为椎间盘突出等良性病变。从有症状到确诊的平均时间为6个月。文献报道2/3脊柱骨肉瘤患者确诊时已有神经功能障碍,这些临床发现提示,所有脊柱骨肉瘤患者确诊时,肿瘤已向硬膜外延伸,不利于有效地手术切除。脊柱骨肉瘤远处转移的发生率尚不清楚。10%～20%的患者在明确诊断时就已经有明显的肺部或骨转移灶。骨肉瘤复发或转移灶出现,并不意味着不能长期存活,尽管其生存率比只有局部病灶的患者低得多。大部分肿瘤在2年内复发,20%的转移在骨、心脏、脑和其他部位;80%的转移部位在肺部,肺转移瘤多位于胸膜下和周边1/3肺,尽管一些骨肉瘤肺转移患者长时间内几乎没有症状,但更多的情况下,可有气胸、胸腔积液或胸膜炎性胸痛等症状。

4.影像学检查

(1)X线检查:脊柱骨肉瘤中有95%病变位于椎体。X线平片显示皮质破坏、软组织钙化和骨膜反应,某些患者还有椎体塌陷。X线片上,脊柱骨肉瘤分为溶骨型、硬化型和混合型,以后者常见,病理性骨折常有发生。

椎体旁通常可见软组织肿块,范围可较为广泛。肿瘤可能包绕或侵犯大血管或其他邻近组织。椎管内扩散可导致脊髓或马尾受压。

(2)CT和MRI检查:可发现肿瘤侵袭周围软组织与椎管内,CT扫描可排除早期肺转移。MRI表现主要受矿化程度影响,非矿化肿瘤在T_1加权像上相对低信号,在T_2加权像上为高信号;矿化肿瘤在所有序列相上都显示低信号。

(3)核素骨扫描:有利于发现脊柱骨肉瘤的卫星病灶和远处骨转移灶。在治疗期间或治疗后,如骨扫描持续表现为热结节,这是肿瘤持续存在或复发的可靠指标。

(4)动脉造影:近年来,采用动脉造影术来确定肿瘤新生血管、胸腰椎脊髓的节段性血供;进行节段性血管栓塞,以消除肿瘤血管和减少术中出血;选择性递送有效的化疗药物。

(5)肺的影像学检查:有助于发现有否肺转移。

5.组织活检

当疑诊骨肿瘤时,手术前应常规行活检来明确组织类型。大部分脊柱骨肉瘤患者有不同程度的脊髓神经根压迫或刺激症状,当针刺活检困难时,可采用开放活检。如果CT扫描发现椎体受肿瘤侵犯,宜采用前路活检或者CT引导下经椎弓根穿刺活检。

6.病理

(1)肉眼观察:脊柱骨肉瘤的血供较丰富,在出血性肿瘤中常可发现出血灶和大的血管腔,有时肿瘤灶内有血块。由于有骨生成,通常有砂砾感;如骨被矿化,可出现钙化区。

(2)镜下所见:恶性成骨细胞的产物——编织骨,是所有骨肉瘤的共同组织学特征,也是定性诊断的依据。骨肉瘤组织杂乱无章,编织骨的骨针或骨块被丰富的血管网住,骨针周围细胞因含有过多不典型的有丝分裂而导致纺锤体,周围组织中看到很多的恶性成骨细胞。

7.治疗

外科手术仍是治疗骨肉瘤原发病灶的主要手段，但应该强调早期的穿刺活检，明确诊断后施行新化疗方案，以及手术前须行CT和MRI检查，以确定肿瘤的边缘。对于脊柱骨肉瘤手术治疗应尽量行整块切除或广泛切除，有助于延长生存期。术前行栓塞后24～48 h内手术，可以明显减少术中出血，使术野清晰，缩短手术时间，有利于脊柱肿瘤的彻底切除。术中应注意以下问题：①脊柱骨肉瘤的恶性程度很高，软组织浸润广泛，术中很难达到广泛切除。②建议使用骨水泥填塞。③术中尽量保留邻近椎体终板。终板是防御肿瘤的间室屏障，如单纯植骨或破坏终板则容易导致肿瘤复发扩散。

手术治疗骨肉瘤肺转移也已被普遍接受，选择肺手术患者应符合以下要求：①原发瘤必须完全控制或能够完全控制。②没有无法控制的肺外转移。③转移瘤能完全切除。④预计术后能保留足够的肺组织。⑤患者能耐受手术。

个别患者在行椎板切除减压时意外地被确诊为骨肉瘤，如果患者神经功能良好、脊柱稳定，经过几个周期化疗后，可以控制转移病灶的发展。在有严重神经功能障碍或脊柱不稳引起疼痛的脊柱骨肉瘤患者中，脊柱的稳定性与肿瘤切除、脊髓减压要在化疗之前完成。脊柱骨肉瘤患者术后继续联合化疗，用放射性核素骨扫描和CT扫描进行连续评估。另外碱性磷酸酶水平检测有助于连续评价骨肉瘤对化疗的反应。

骨肉瘤细胞对放疗不敏感，放疗一般作为手术前后辅助手段。

8.预后

脊柱的骨肉瘤预后较差，其确诊后的中期存活时间为6～18个月。如果手术能控制局部复发，则其存活时间与四肢肿瘤相近，但能获得完全局部切除的脊柱肿瘤患者不会超过半数。积极的治疗已使存活率提高。联合应用辅助治疗和前、后路广泛切除术可以控制局部复发、改善神经功能和延长存活时间。大于12岁患者的生存率明显优于小于12岁的患者。

肺是骨肉瘤转移的主要靶器官，在应用化疗前，80%～90%的患者死于肺转移。因此如何及早发现和有效治疗肺转移，对改善骨肉瘤患者的预后至关重要。影响肺转移预后的因素包括：①肺转移瘤坏死率。②转移瘤数目。③能否手术切除。④无瘤间期：无瘤间期是指原发灶切除后至转移灶被发现的时间。

（二）放疗后骨肉瘤

1.病因及分类

近年来放疗后脊柱肉瘤的发病率逐渐上升，一方面是由于放疗日益成为霍奇金病、乳腺癌等肿瘤的常规治疗手段，脊柱正处于放疗照射区内，正常椎体骨质在放射线反复刺激下恶变；另一方面原发性脊柱肿瘤首次手术切除不够彻底，残余肿瘤组织在放射线诱导下恶变，特别是原发巨大肿瘤，病灶大部分未切除而进行放疗极易导致局部肉瘤样改变。

放疗后肉瘤根据起源分为骨性和软组织性；根据组织学分为骨肉瘤和其他纺锤样细胞肿瘤。

2.临床表现

临床表现与肿瘤部位有关。所有患者均有进行性背部疼痛，可伴有肢体麻木、无力等神经损害表现。有时可触及迅速增大的脊柱周围肿块，直径超过10 cm，相应皮肤可出现毛细血管扩张、营养不良和纤维化。

3.影像学检查

放疗后骨肉瘤X线平片一般无特异性，脊柱的溶骨性破坏伴少量反应性硬化骨是最常见的表现，椎体的破坏比附件更明显。从X线片上难以区分放射性骨炎与恶性骨肿瘤。椎旁软组织肿块有时可出现钙化。最有价值的诊断性检查是CT扫描，可显示除骨破坏以外肿瘤的情况。

4.诊断

放疗后骨肉瘤Cahan诊断标准包括：①原始良性病变的显微切片或放射学证据。②必须接受过放疗并在治疗区域内出现肉瘤。③放疗与骨肉瘤出现之间有一相对较长的时间。④所有肉瘤均经组织学证实。最易导致放疗后脊柱肉瘤的原发肿瘤为霍奇金病、乳腺癌和颈部肿瘤及骨巨细胞瘤，但要注意与这些肿瘤的晚期转移灶相鉴别。此时病灶活检更具价值。

5.治疗及预后

放疗后肉瘤生长迅速，对传统放疗和化疗不敏感，故早期发现和早期手术治疗显得尤为重要，可酌情施行病灶部分肿瘤刮除术、肿瘤部分或完全切除。出现脊髓压迫症时需急诊行椎管减压。

无论组织学检查结果如何，脊柱部位的放疗后肉瘤预后较差。主要原因之一在于脊柱肿瘤解剖结构较为复杂，难以得到根治切除；另一原因是临床诊断易于将脊柱肿瘤误诊，丧失早期治疗时机。

八、其他类型脊柱骨肿瘤

（一）脊柱脊索瘤

脊索瘤是一种起源于胚胎残余脊索组织的原发性恶性肿瘤。男性较女性多见。发病年龄主要为50～70岁。脊索瘤为浸润性生长、缓慢进展的恶性肿瘤，其发病率占恶性骨肿瘤的1%～4%。约50%发生在骶尾部，30%在颅骨斜坡，20%分布在颈、胸、腰椎。这种缓慢生长的肿瘤以局部进行性生长和术后易复发为特征。脊索瘤的组织学特点多变，在临床上儿童比成人更具侵袭性。

1.病理

肿瘤大体观呈灰白色，质软，凝胶状，有时瘤体很大，表面不平，呈明显的分叶现象。有不完整的假包膜，包膜很薄，紧贴于瘤体上。出血后可表现为暗红色的坏死区。部分区域可发生液化、囊性变和钙化，钙化越多，肿瘤的恶性倾向越大。

2.临床表现

疼痛是脊索瘤最常见的主诉，肿瘤发现时体积多已很大，患者可表现为1年或更长时间的进行性疼痛，无法端坐和便秘。胸椎脊索瘤的最初表现是胸背部、肋间神经痛，卧床休息后症状缓解，直立后症状加重。骶骨脊索瘤患者疼痛的特点是下腰疼痛或骶尾部疼痛，偶尔有患者主诉腿部疼痛。疼痛无明显的特征性，通常呈间歇性，但也可为持续性，早期症状不典型。许多患者因腰骶神经干受累出现髋、膝、踝部疼痛而被误诊为退行性关节炎，因出现神经性跛行而被误诊为腰椎管狭窄，尤其是老年人。脊索瘤的腰背痛一般是逐渐出现的，可放射至臀部和下肢，可能被误诊为腰椎间盘突出症。

骶骨脊索瘤确诊时瘤体往往已较大，这是由于肿瘤生长缓慢，后盆壁内有相当大的空间可以生长，所以大部分患者早期常常没有症状。至后期因肿瘤生长侵犯至骶神经，造成直肠和膀胱功能障碍才得以确诊。

椎体病理性骨折和肿瘤的椎管内侵犯可压迫脊髓和神经。颅颈交界处病变常引发颅内压增高的体征。

另外，常由椎旁软组织团块引起相应的临床症状与体征。体检可发现病损区与椎旁肿块。

3.影像学检查

脊索瘤的X线表现依据病变部位不同而异。脊柱脊索瘤能累及多个椎节，很少呈偏心性生长。在早期，骨膨胀明显，骨内正常结构改变，呈磨砂玻璃样阴影。晚期时表现为广泛性的溶骨性破坏，在骨病灶周围可见大而边缘清楚的软组织肿块阴影，肿块内可见残存的骨片或钙化斑。如果仅仅见到溶骨性破坏而未见到肿块内骨片或钙化斑，很难肯定是脊索瘤，拍片前最好作清洁灌肠。

CT可以提供骨骼、椎体的破坏和周围软组织肿块影（密度与肌肉相似），清晰地显示肿瘤的大小、侵犯椎节的范围以及与神经根、血管、坐骨神经的毗邻关系，还可以观察到肿瘤的钙化及其分布，钙化通常分布在肿瘤的周边区域。

MRI能清楚地显示肿瘤自身的组织结构、范围以及与周围组织、器官之间的关系。MRI上可以显示脊索瘤呈异质性改变，T_1加权像呈低至中等信号，T_2加权像呈高信号，死骨及钙化部分无信号。MRI对椎前软组织阴影有更好的显示能力，对肿瘤周围假囊的辨认非常清楚，有助于判定肿瘤的范围、周围的反应带与后腹膜脏器的关系，决定骶骨肿瘤的切除范围，对复发病例能提供有价值的资料。肿瘤起源于单一的椎体，伴有骨溶解和周围钙化，脊索瘤与相邻椎体之间的椎间盘一般不破坏，前外侧肿块几乎见于所有脊索瘤患者。

4.治疗

脊索瘤的治疗手段主要包括放疗、化疗和手术治疗。手术切除脊索瘤证明是有效的,由于肿瘤对放疗和化疗一般不敏感,清洁的切除边缘对于防止局部复发至关重要,如肿瘤侵犯直肠穹隆时应行结肠切除。椎体受累时需行前、后路联合切除,而骶骨病变则可选择作高位骶骨切除术,S_3 以下的脊索瘤采用根治性切除手术,多数患者能够获得治愈,是脊索瘤的主要治疗方法。但是高位脊索瘤或上颈椎脊索瘤,术后复发率较高。由于脊索瘤主要发生在中轴骨,因此其手术治疗的原则为尽可能彻底的切除肿瘤组织,恢复和重建脊柱的稳定性。

5.预后

只有 5%的脊柱脊索瘤会发生转移,大约 70%死于局部肿瘤增大。

(二)脊柱恶性纤维组织细胞瘤

恶性纤维组织细胞瘤(malignant fibrous histiocytoma,MFH)来源于原始间叶组织,是由组织细胞和成纤维细胞组成的高度恶性肿瘤,其特点是兼有纤维性和组织细胞性成分。Bren 和 Stout 于 1964 年首先报道此具有特征性的骨恶性纤维组织细胞瘤,亦称纤维组织细胞瘤,较少见,但近年来国内外文献报道逐渐增多。按 WHO 统计,占原发性骨肿瘤的 0.42%,占恶性骨肿瘤的 0.78%。肿瘤局部复发率较高,为 41%~51%。

1.临床表现

好发于中年人,发病年龄为 30~70 岁,男性略多于女性。主要发生在软组织,以下肢最多见,其次是上肢及腹膜后。发生在骨骼者以长骨干骨骺端多见,发生于脊柱少见。病程长短不一,数个月到数年。

(1)肿块或肿胀:肿块呈渐进性增大,发生于胸腔和腹腔内肿块多见,且容易增大;颈椎病变可触及颈部肿块。

(2)疼痛:早期疼痛较轻,随着肿块的逐渐增大,局部压力增高或者神经受压而出现难以忍受的剧烈疼痛,夜间尤其明显。

(3)脊髓或神经损害表现:根据肿瘤生长的累及情况,可以出现相应水平的脊髓和神经受压的表现。

(4)全身情况:早期全身症状较轻,无特殊表现,偶有发热、白细胞升高,少数患者血沉增快。最终会出现恶病质表现。

2.影像学检查

(1)X 线检查:特征性表现为溶骨性破坏区,多呈偏心性斑片状、虫噬样或纯溶骨性改变,伴骨皮质破坏,可伴或不伴有膨胀性改变。软组织肿块较大,范围常超过骨破坏区。较少出现骨膜反应。易发生病理性骨折。Link 等报道,MFH 溶骨性破坏区 15%呈膨胀性改变,10%破坏区边缘有不完整性反应性硬化,28%出现骨膜反应,2.6%肿瘤内有钙化或骨化;20.5%(8 例)合并病理性骨折。

(2)CT 扫描:可观察到肿瘤范围与周围组织的关系。显示骨质呈溶骨性、膨胀性破坏,不完整线样骨脊、骨性包壳及巨大不规则软组织肿块,与恶性骨巨细胞瘤影像特征相似,两者极易混淆。

(3)MRI:可清楚显示脊髓和神经根受压的程度,以及肿瘤与周围组织的关系。

3.病理

肉眼观察肿瘤为单发性,分叶状,部位常常较深,可无包膜,呈浸润性生长,切面呈灰白鱼肉状或灰红质。如有假包膜,则呈黄色鱼肉样,也可为黄色及黄褐色,较大肿瘤常伴出血、囊性变及部分区域坏死。肿瘤质地较软,如纤维成分多,质地则较硬;含较多黏液成分时,则呈半透明黏液样。肿瘤靠近骨时可引起骨膜反应或骨皮质破坏。

组织学特征如下:①瘤细胞呈组织样细胞或纤维细胞双相生长。组织细胞一般呈圆形或多角形,细胞质丰富,淡伊红色,絮状或细胞粒状,含微小空泡。肿瘤内核分裂象多少不等,异型明显者多见核分裂象。成纤维细胞呈细长或胖梭型,多排列成特殊席纹状结构。②纤维细胞呈轮辐状排列。③细胞多形性,有多核巨细胞,且常有泡沫细胞及未分化的原始间质细胞和各种炎性细胞,特别是淋巴细胞的浸润。

4.诊断

临床表现、影像学检查是 MFH 诊断依据,但是最终确诊需要根据病理学检查。应与溶骨性骨肉瘤、骨纤维肉瘤、骨巨细胞瘤、网织细胞肉瘤、纤维肉瘤和成骨肉瘤等鉴别。如骨破坏局限于皮质表面,范围不大,而软组织肿块却很大时,就应考虑本病的可能。实验室检查多数患者血沉增快,但碱性磷酸酶不高。

5.治疗

手术治疗是脊柱 MFH 的首选治疗措施,包括广泛切除、根治性切除以及内固定重建术。手术治疗的目的是:①切除肿瘤病灶。②解除脊髓、神经根和血管压迫,重建和稳定脊柱,防止神经功能恶化,推迟或避免截瘫,延长行走能力。③解除疼痛,提高生活质量。如病灶仅位于后腹膜,宜行根治性或广泛性切除,尽量在术中避免有基部残留,并辅以正规的化疗以减少术后复发。如肿瘤较大、位置深、侵袭范围广,且周围均为重要组织结构,手术具有相当大的难度和风险,术前应充分做好准备。因脊柱肿瘤多数位于椎体,较少单独累及椎板或其他后方结构,椎板切除术不但没有切除肿瘤病灶,反而加重了脊柱的不稳及神经损害的危险性,因此,对大多数肿瘤患者来说,前路手术更为适合。

肿瘤如过于广泛,侵犯主要神经、血管及骨关节,可试行术前化疗或动脉灌注化疗,3～4 周后再手术,常能使肿瘤与正常组织出现"空壳状"界限,易于手术切除;术后还可应用辅助化疗。Bacci 等用辅助化疗加手术切除治疗恶性纤维组织细胞瘤 12 例,无瘤存活率为 59%,同期单用手术治疗的 18 例只有 1 例存活。化疗不仅能够控制微小的肿瘤病灶,而且能够降低局部的复发率。

放疗对 MFH 的治疗效果尚存在争议,有学者认为广泛切除的病例术后应行放疗。

6.预后

MFH 属中、高度恶性肉瘤,有局部复发和转移倾向,预后较差,但比骨肉瘤、纤维肉瘤略好。

九、脊柱转移性肿瘤

脊柱是骨转移最常见的部位,据统计,转移至脊椎的恶性肿瘤仅次于肺和肝脏,居第三位。研究表明,死于恶性肿瘤的患者中,约有 40%以上发生脊椎转移。脊椎转移肿瘤以胸、腰椎为多见,其次为颈椎和骶椎。

最容易产生脊椎转移的恶性肿瘤有乳腺癌、肺癌、前列腺癌、子宫颈癌、肾癌、甲状腺癌、肝癌、胃癌、结直肠癌等,其中乳腺癌、肺癌、前列腺癌最为多见。脊柱转移可以发生在原发肿瘤灶演变的各个阶段,但结直肠癌和黑色素瘤则多发生于疾病晚期。转移的主要途径为血行转移,少数为淋巴道转移。

(一)发病机制

脊柱转移性肿瘤的转移机制迄今尚缺乏最后的定论,但已经明确多种因素涉及到脊柱转移癌的形成过程。从解剖学上来看:一方面,脊椎骨属于红骨髓,具造血功能,血供丰富,但血流速度缓慢,同时其血窦缺乏基底膜包围,这一显微结构有利于肿瘤细胞滞留并穿出血窦。另一方面,正常脊椎静脉系统是位于硬脊膜和脊髓周围的无瓣静脉丛,既独立于腔静脉、门静脉、奇静脉和肺静脉成为专门体系,又有交通支与上、下腔静脉联系,故从肺部来的癌细胞进入大循环后容易在脊椎停留,或直接从肝、肺达到脊椎,形成脊椎转移癌。

从分子生物学的角度来看,脊柱肿瘤转移是一个非常复杂的过程,涉及多个方面的生理、生化变化,不仅包括肿瘤细胞表面性质的变化、基因表达和细胞外基质的变化、细胞骨架的变化,还包括宿主组织自身的一些变化过程。

原发肿瘤转移至脊柱并形成转移肿瘤的过程与转移至其他脏器的过程相似,可分为 5 个阶段:①肿瘤细胞从原发瘤脱落。②肿瘤细胞对其周围血管和淋巴管的浸润与侵袭,并穿过管壁进入体循环。③肿瘤细胞在循环中移行并于脊柱滞留。④肿瘤细胞穿越微血管和血窦。⑤肿瘤细胞在局部进一步生长、繁殖,并最终形成转移灶。

(二)临床表现

脊柱转移性肿瘤中,仅有 40%～50%患者有原发恶性肿瘤的病史。多数患者以转移为首发症状,在临床上应引起足够的重视。

1.疼痛

是最常见的症状，约有70%患者均以疼痛起病。疼痛常逐渐变为持续性加剧，夜间痛明显，制动多无效，疼痛严重者服止痛药也无效。根性疼痛主要来自肿瘤的压迫，大约有50%的胸脊髓损害患者在脊髓压迫症状出现时即有神经根性疼痛。轴性疼痛症状的出现是由于脊柱生物力学上的稳定性受到破坏引起，这种疼痛休息时可缓解，运动时加剧。疼痛因病灶部位不同而不同，并与其他系统疾病的症状相混淆。腰椎转移可表现为腹痛；上颈椎转移常伴有枕大神经分布区域的放射痛。对于上颈椎转移应注意，由于上颈椎椎管相对较宽，早期患者并没有脊髓的压迫症状，此时疼痛可为唯一的症状。

凡有过恶性肿瘤病史者，出现不明原因的脊柱部位疼痛，应高度怀疑是否有椎体转移。

2.脊髓压迫症状

转移性肿瘤常很快出现神经根或脊髓的压迫症状。由于脊柱转移性肿瘤主要位于椎体，往往从前方压迫锥体束或前角细胞，故常以运动功能损害先出现。与其他脊髓病损类似，括约肌功能损害往往提示预后不良。研究表明，术前神经功能损害严重程度常与术后预后不良或并发症增多有关。如颈椎肿瘤累及交感神经丛，则可出现Homer综合征。

3.活动受限及畸形

如上颈椎转移肿瘤累及枕寰关节或寰枢关节，会引起头颈部的活动受限、僵硬。部分患者可出现斜颈，长期斜颈导致头面部发育不对称。其余部位的脊柱转移肿瘤由于椎体破坏、塌陷，易造成鹅颈畸形，胸椎、腰椎后凸畸形。

4.病理性骨折

有轻微外伤或根本没有任何诱因，可发生椎体压缩性骨折，此时疼痛加剧，可以很快出现截瘫等。

5.全身症状

有原发癌表现者全身情况差，常有贫血、消瘦、低热、乏力等症状。

(三)辅助检查

1.实验室检查

(1)一般实验室检查：包括血沉、肝肾功能、血清钙、血磷、碱性磷酸酶、尿钙及尿磷等。脊柱转移癌患者可出现血红蛋白降低、红细胞减少、白细胞计数略升高、血沉增快、血浆蛋白下降和白蛋白与球蛋白比例倒置。

(2)肿瘤标志物：根据原发肿瘤的不同可有不同的肿瘤相关标志物，如CEA、PSA、CA199、CA120等。

(3)生化标志物：研究发现，血清含有多种反映骨代谢早期改变的生化标志物，与溶骨反应相关的有Ⅰ型胶原C-末端(C-telopeptide of collagen Ⅰ)等；与成骨反应有关的有骨钙素、碱性磷酸酶、前胶原ⅠC-末端前肽(procollagen Ⅰ carboxy-terminal propeptide)、吡啉啶等。溶骨性标志物还可用于双膦酸盐治疗骨转移的疗效评价。

2.影像学表现

(1)X线检查：X线平片是目前最简便、快速和经济的诊断脊柱转移癌的主要手段之一，但是由于其分辨率较低，尤其是对软组织分辨率较差，因此对于早期脊柱转移灶无法显现。研究表明，有20%～50%患者出现X线改变以前椎体就有破坏。轻微的椎体破坏，X线片不能显示，有报道认为只有当椎体骨小梁破坏达50%～70%时，才能在X线平片上表现出来。脊柱转移癌X线平片早期仅表现出骨松质的稀疏，椎体发生压缩性骨折后，病椎的上、下椎间隙常保持不变。脊椎转移瘤X线片大致可有3种表现。①溶骨性型。②成骨型。③混合型。胃癌、结直肠癌、肺癌发生脊柱转移，主要表现为溶骨性破坏。成骨型变化可见于部分前列腺癌、乳腺癌的硬癌、鼻咽癌和骨肉瘤等肿瘤发生脊柱转移时。X线片上如显示椎弓根的破坏，称为椎弓根阳性，对于诊断脊柱转移具有很大意义。

(2)CT：主要的优点在于可明确骨皮质及小梁的微小破坏，能准确显示椎体的溶骨性或成骨性病灶，以及肿瘤侵入硬膜外腔或椎旁软组织的程度。肿瘤转移灶边缘多无硬化，基质钙化亦不多见。肿瘤浸润处椎体可显现椎旁软组织肿块，增强扫描肿瘤一般呈不规则强化。根据CT所显示的病变情况，可为手术方案选择提供依据，同时CT还有助于对局部放疗效果的评价，可显示椎体溶骨性破坏是否钙化或骨化，椎体受累范围是否减少等情况。

(3)MRI检查：是诊断脊柱转移性肿瘤的重要手段。MRI的敏感性可以和核素骨扫描相媲美。MRI对骨松质的变化尤为灵敏，成人骨松质中以黄骨髓为主，肿瘤侵犯替代黄骨髓后，可使正常骨髓信号消失而产生异常的信号。MRI能反映转移灶的分布、数目、大小及与毗邻组织的关系。局灶性溶骨性病变在T_1加权像上一般表现为低信号，在T_2加权像上由于出血、坏死或炎性反应而常表现高信号或高低混杂信号，但信号变化缺乏特异性。局灶性硬化的病变在T_1和T_2加权像上均表现为低信号。通过MRI上所反映的信息，有助于对于良恶性疾病的鉴别。在MRI上出现骨髓异常信号、脊椎后结构破坏及同时椎间盘的形状基本正常，常提示恶性疾病。MRI上出现多发椎体跳跃性受累、椎间盘嵌入征、椎间隙扩大征及附件受累也是诊断脊柱转移肿瘤的有力依据之一。

(4)核素骨扫描(ECT)：放射性核素骨扫描在检测椎体骨转移灶局部代谢改变时非常敏感，诊断价值较大，可早期发现原发灶。核素扫描阳性时，异常骨至少占正常骨的5%～10%。应注意到肿瘤侵袭、创伤和感染均可产生反应性新骨形成，在ECT上表现为异常浓聚。但是，浆细胞骨髓瘤、恶性黑色素瘤及肾癌脊柱转移在ECT上可呈假阴性。

(5)正电子发射计算机断层成像(single photon positive emission computed tomography，PET)：PET与CT、MRI不同，其显像是在分子水平上反映人体生理或病理变化，是一种代谢功能显像，能在形态学变化之前发现代谢功能异常。

3.病理活检

对于难以判别性质的脊柱占位病变，可考虑进行术前活检以明确病变的性质。活检主要有切开活检或穿刺活检。如病变位于椎体，在椎旁无法取到活检样本，可选择经椎弓根的穿刺活检，但其风险较大。如患者的原发肿瘤为一些富含血管的肿瘤，同时肿瘤已经累及椎体后缘皮质时，穿刺活检应慎重，因活检后可造成出血及对脊髓的压迫。

(四)治疗

1.手术治疗

脊柱转移性肿瘤是脊柱肿瘤中最常见的肿瘤，也是脊柱肿瘤外科治疗的重要方面。然而，患者一旦发生脊柱转移后，其生存期有限。对于脊柱转移瘤的手术指征仍是目前临床工作中研究的焦点问题。脊柱转移肿瘤患者的生存期受多种因素的影响，如肿瘤病理类型、转移情况、脊髓压迫情况、患者一般状况及基础疾病等。相对而言，骨髓瘤、淋巴瘤和部分软组织肉瘤转移者生存期较长。腺癌转移中，以乳腺癌、肾透明细胞癌、前列腺癌生存期相对较长，肺癌和肝癌生存期则较短。一般认为准备行手术治疗时，患者的预期存活时期一般不应短于半年。

脊柱转移性肿瘤手术治疗的目标包括：①恢复或保留充分的神经功能。②缓解疼痛。③切除孤立肿瘤病灶。④确保即时或永久的脊柱稳定。

脊柱转移肿瘤手术的主要适应证：①预期生存期大于6个月。②脊柱不稳与畸形，或椎间盘、骨折片压迫脊髓、马尾和(或)神经根，引起进行性神经功能损害。③顽固性疼痛经非手术治疗无效。④转移灶对放、化疗不敏感，或经放、化疗后复发，引起脊髓压迫。⑤一般状况能耐受手术治疗，无原发肿瘤或化疗导致的严重免疫功能损害。

脊柱转移肿瘤的主要手术方式包括姑息减压和肿瘤切除。其中，姑息减压手术主要为椎板切除或椎体次全切除减压，但研究表明其疗效较差，并不优于放疗。肿瘤切除术包括全椎体切除、次全椎体切除、次全椎节切除和全椎节切除术。对于全身情况较好的患者，尤其是孤立性转移瘤病灶，部分学者认为全椎体切除和全椎节切除术术后疗效较好。

2.放疗

放射治疗是治疗脊柱转移性肿瘤的一种重要方法。淋巴瘤、骨髓瘤和精原细胞瘤对放疗敏感，乳腺癌、前列腺癌转移对放疗中度敏感，肾癌及胃肠道肿瘤转移对放疗不敏感。尽管某些转移性肿瘤患者的生存期较短，但是合理地运用手术、放疗、化疗及其他综合治疗手段，也能有效地延长患者生存期。

脊柱转移性肿瘤放射治疗的主要目的有两点：①局部治疗椎体转移性肿瘤，直接杀灭肿瘤细胞。②缓解疼痛，60%～80%的患者在行放疗后其疼痛能得到有效缓解。但这种疼痛主要为根性疼痛，轴性疼痛则需行手术稳定才能缓解。研究表明，放疗后2个月可见到溶骨性破坏出现重新钙化。一般总剂量应小于50 Gy，超过这一剂量则可能引起放射性脊髓炎。如为术后放疗，一般至少在术后2周进行以利于伤口局部愈合。

3.其他治疗

此处叙述的治疗方法主要包括化疗、激素治疗、内分泌治疗和免疫治疗等疗法。

(1)化疗：对于全身化疗敏感的肿瘤如淋巴瘤、骨髓瘤、精原细胞瘤和神经母细胞瘤，化疗可作为一线治疗方案。对于转移性肿瘤，手术即使能从边缘广泛切除瘤体，也不能消除全身所有的亚临床病灶，而亚临床病灶的存在是肿瘤复发和转移的主要原因，也是影响存活的主要因素，故可用全身化疗治疗原发肿瘤与亚临床病灶，以减少肿瘤复发和转移。目前多主张行多药联合化疗以提高疗效，尽量降低肿瘤耐药性。化疗可根据肿瘤类型的不同选择合适的方案。

(2)激素治疗：皮质类固醇在脊柱转移癌中的作用主要有两个方面：①减轻脊髓水肿，保护神经功能，防治截瘫。②对于淋巴瘤、精原细胞瘤及尤因肉瘤有较为显著的治疗作用。研究表明，以皮质类固醇单剂治疗髓外淋巴瘤可发现肿瘤负荷明显减小。

(3)内分泌治疗：乳腺癌和前列腺癌是激素治疗敏感性肿瘤，对于这两类肿瘤，早期单用内分泌治疗，对于改善神经功能及抑制肿瘤生长有重要作用。乳腺癌脊柱转移患者，尤其是绝经后和激素受体阳性的患者，激素治疗更有意义。主要用于乳腺癌内分泌治疗的药物有他莫昔芬、氨鲁米特、孕激素及芳香化酶抑制剂。对于前列腺癌脊柱转移，内分泌治疗包括睾丸切除术、雌激素类药物。作为二线内分泌治疗的雄激素阻断类药物，主要有尼鲁米特、氟硝基丁酰胺等。

(4)免疫治疗：近年来由于分子生物学技术的进步，肿瘤疫苗、单克隆抗体、细胞因子、免疫活性细胞输注以及基因转移技术等，在临床上的应用逐渐成为现实。生物反应调节剂概念的提出，进一步奠定了肿瘤免疫治疗的理论基础，并建立了手术、放射治疗、化学治疗和肿瘤免疫治疗的综合治疗模式。目前，肿瘤免疫治疗尚未取得令人满意的疗效，主要与肿瘤患者突变的基因、免疫状况个体差异以及各自特异性免疫的病理生理变化不尽相同等有关。

4.骨溶解抑制剂

脊柱转移癌引起的溶骨性破坏，可导致明显的骨痛、病理性骨折及高钙血症。近年来研制开发出了多种双膦酸盐。其主要作用机制是抑制羟基磷灰石的溶解，抑制破骨细胞活性，进而阻止骨质的吸收。对脊柱溶骨性转移有明显止痛作用，并可治疗高钙血症。

十、脊柱瘤样病变

脊柱的瘤样病变属于良性病变，临床发病率较低，主要包括孤立性骨囊肿、动脉瘤样骨囊肿、嗜酸性肉芽肿、纤维结构不良、甲状旁腺功能亢进“棕色瘤”。

(一)孤立性骨囊肿

孤立性骨囊肿(solitary bone cyst，SBC)是良性自愈性肿瘤样病损，常侵犯长管状骨的干骺端，脊柱受累很少见，男女发病之比约为2∶1。有学者认为创伤和局部出血是形成孤立性骨囊肿的重要原因。

1.病理

肉眼观察，可见整个病损区为薄壁膨胀性囊肿，囊内充满稻草色液体和疏松结缔组织，整个囊壁内衬菲薄白色囊膜。显微镜观察可见病损区外周有血供良好的新生编织骨，病损区内有少量炎性细胞、结缔组织和血管。

2.临床表现

所有患者发病前均有损伤、剧烈运动、重体力劳动史，故临床表现可能与患者运动、体力劳动后椎体承受应力增加，造成病损椎体或附件结构发生病理性骨折有关。

本病临床表现与病损累及的部位和程度有关，主要表现为突发性腰背部疼痛和颈部疼痛。一般孤立性骨囊肿不伴有脊髓神经损伤体征。

3.辅助检查

X线平片显示病损区为边界清楚的溶骨膨胀性病灶，病灶周边有明显的硬化带，没有骨膜反应和新骨形成。CT表现病损为溶骨膨胀性病灶，没有椎旁软组织浸润。MRI表现病损区有多个囊腔组成，边界清晰，T_1 加权像为低信号病灶，T_2 加权像为高信号病灶。

4.治疗

由于临床病例数少，对于如何治疗脊柱孤立性骨囊肿尚未有统一的认识，文献中采用手术治疗更多是为了明确诊断。随着微创脊柱手术的开展，治疗四肢长管状骨孤立性骨囊肿所采用的病灶内注射甲泼尼龙的方法，可在今后治疗脊柱孤立性骨囊肿中进行尝试。

（二）动脉瘤样骨囊肿

动脉瘤样骨囊肿（aneurismal bone cyst，ABC）是良性、膨胀性、进行性发展的肿瘤样病变，其发病率占原发性骨肿瘤的1%～2.5%，脊椎动脉瘤样骨囊肿则占脊椎原发性肿瘤的10%～15%。目前大多数学者倾向于将动脉瘤样骨囊肿分为原发性动脉瘤样骨囊肿和继发性动脉瘤样骨囊肿，前者少见，但具有动脉瘤样骨囊肿的典型特征，没有发现有其他原发性病变存在；后者有明确的原发病变，其中最常见的原发疾病是骨巨细胞瘤（19%～39%），其次是成骨细胞瘤、血管瘤和成软骨细胞瘤。

1.病理

手术中可见动脉瘤样骨囊肿病损区骨壳外很少有软组织反应，软组织很容易从病灶上剥离，病损内含有分割成小室样的空腔，内有大量血液成分，病损腔内衬壁的结构和形态类似于色素性绒毛结节性滑膜炎表现，容易剥离。镜下组织学特征是含有良性梭形细胞基质，多核巨细胞和含铁血黄素弥散在基质中，多核巨细胞的细胞核为圆形空泡样，与基质细胞完全不同，巨细胞的胞质中可有大量的含铁血黄素。

原发性动脉瘤样骨囊肿很难与骨巨细胞瘤相鉴别，主要通过患者的年龄、病损的部位、病损的影像学特征进行大体鉴别，镜下鉴别包括：动脉瘤样骨囊肿含有大量的充血囊腔，而骨巨细胞瘤不具有；动脉瘤样骨囊肿缺乏组织细胞和泡沫细胞，其中多核巨细胞较小，核也较小，但含有较多的含铁血黄素。

2.临床表现

原发性动脉瘤样骨囊肿通常在5～20岁时发病，女性患者略多，有遗传倾向。主要临床表现为疼痛和（或）局部肿胀、局部包块，这些症状常持续6个月以上；疼痛主要表现为后背部局部疼痛或一侧肢体疼痛；10%以上的患者会出现脊柱侧凸、后凸畸形；脊椎病损会出现脊髓和神经根受压等神经损伤体征，脊椎的病理性骨折不是常见的临床表现。

继发性ABC的临床表现反映了原发病变的特征，可同时存在原发病损的临床表现。它常与一些病损，如骨巨细胞瘤、成骨细胞瘤、血管瘤、成软骨细胞瘤、孤立性骨囊肿、嗜酸性肉芽肿等相互混淆。

3.辅助检查

（1）X线检查：原发性动脉瘤样骨囊肿好发于腰椎，其次为颈椎和胸椎。典型X线表现为溶骨性、膨胀性、气球样改变。外周骨皮质变薄，可以连续或中断，部分病损可有骨膜反应和反应骨生成。

（2）CT检查：CT显示动脉瘤样骨囊肿边界清晰，骨皮质连续，部分出现骨皮质中断，病灶内部显示为低密度的病损区，并有液平面出现，当改变体位时，液平面会消失，恢复原体位时，会再次出现液平面。脊椎旁软组织包块显示有清晰、完整的边界，表明软组织包块有完整的骨膜包裹。

（3）MRI检查：表现为完整低密度包裹的脊椎和椎旁软组织病损区，病灶内信号强度不一，其中有许多分割的小室样结构，以及不同信号强度的液-液平面。

4.治疗

原发性动脉瘤样骨囊肿预后良好，可以自愈，临床上对于无症状、不发展、不影响脊柱稳定、无神经和脊髓压迫症状的患者可以暂时观察，定期随访。有学者将乙醇和植物蛋白、降钙素、甲泼尼龙直接注入病灶，疗效满意。

对于有症状的脊椎原发性动脉瘤样骨囊肿，常规的治疗方法是手术切除病灶组织，方法有病灶包膜内完整切除和病灶包膜外整体切除，前者的复发率为10%～60%，后者没有复发。术中病灶切除时植骨与否与病灶复发没有相关性。由于脊椎的解剖结构复杂，病损区有大量的出血，临床上要完全做到病灶包膜外整体切除，有时很难实施。选择性动脉栓塞可以作为术前辅助治疗，也可以单独使用治疗动脉瘤样骨囊肿。对于颈胸段和胸腰段脊椎原发性动脉瘤样骨囊肿使用选择性动脉栓塞要慎重。

大多数的原发性脊椎动脉瘤样骨囊肿的复发在术后2年内，因此2年的随访期是最短的随访时间，要求对所有患者进行5年的随访，对于进行放射治疗的患者，要求终身随访。对于继发性脊椎动脉瘤样骨囊肿，应该根据原发病变进行治疗。

(三)嗜酸性肉芽肿

嗜酸性肉芽肿(eosinophilic granuoma，EG)是一种良性、溶骨性、肿瘤样病变，起源于网状内皮系统。本病病因不详，发病率约为0.6/百万人口。儿童发病多见，主要在20岁以前发病，发病高峰年龄为5～10岁，儿童中男性发病多见，男女比例为(2～5)∶1，成人中没有明显的性别差异。嗜酸性肉芽肿最常侵犯的骨骼部位为颅骨、肋骨、盆骨、股骨和其他长骨的干骺端，6.5%～25%发生于脊柱，其中胸椎最多(占54%)，腰椎其次(占35%)，颈椎最少(占11%)。椎体是最常见的受累部位，脊椎后柱结构很少受累，仅在活跃期病损会累及椎体和脊椎后柱结构。

1.病理

脊椎嗜酸性肉芽肿手术中，见病损往往包裹于厚的反应环内，活跃期的嗜酸性肉芽肿病损常为紫红色、柔软、脆弱肉芽组织，肉芽组织中有血液渗出，偶见黄色的脂肪块。迟发期病损为黄褐色或灰色软的、肉芽组织细胞样物质。

光镜下，嗜酸性肉芽肿常显示大的脂肪团，有大量组织细胞聚集，在组织细胞中混杂大量成熟的嗜酸粒细胞和多核巨细胞，免疫组化染色显示CD1a抗原阳性；组织细胞具有明显的吞噬活性，细胞核没有有丝分裂象，病灶区内散布着出血点和坏死灶。

2.临床表现

嗜酸性肉芽肿临床上可以表现为疼痛、活动受限、畸形、局部炎性反应和发热，其中局部疼痛和后凸畸形最为常见，疼痛呈轻度到中度，常常在就诊前已经持续数周到数个月，卧床休息或服用非甾体抗炎药可以缓解，外伤常常是发病的诱因。病损在颈椎的患者，可以出现颈部僵硬和活动受限，成人表现为颈椎活动范围减少，在旋转或伸屈过程中出现疼痛；儿童主要表现为颈椎活动受限和斜颈畸形。后凸畸形是由于病损椎体部分或完全塌陷所致，这种畸形在治疗过程中会逐步改善，后凸角度逐渐减小。

3.辅助检查

(1)实验室检查：有文献报道，嗜酸性肉芽肿患者可有轻至中度的血沉加快和轻度的嗜酸粒细胞增多，这些变化是非特异性的，没有明确的诊断意义。嗜酸性肉芽肿标本的免疫组化染色显示，病损组织中S100蛋白和CD1抗原呈阳性。

(2)影像学表现：早期脊椎嗜酸性肉芽肿的X线平片显示椎体中心区局灶的骨质破坏，随后很快会出现进行性椎体压缩、塌陷，最终形成扁平椎，塌陷的椎体随着时间的延长，椎体高度可逐渐得到部分恢复和重新塑形，部分病损显示周边有硬化带和骨膜反应。

4.治疗

对于无症状、不发展、不影响脊柱功能、没有神经和脊髓压迫症状的患者可以暂时观察，定期随访。有学者采用在针吸活检时，病灶内注射甲泼尼龙治疗脊柱嗜酸性肉芽肿，疗效满意。

对于有脊髓和(或)神经损伤的患者应进行手术治疗。手术治疗的目的在于明确病变性质，解除脊髓或神经压迫，重建脊柱的稳定性。手术方法包括活检、病灶内刮除、病灶外切除，根据病灶部位、大小和对脊柱的影响，决定是否植骨和内固定。

(四)纤维结构不良

其特点是增生的纤维结缔组织中含有编织骨性原始骨小梁结构，发病率没有明显的性别差异。1942年 Lichtenstein 和 Jaffe 将本病分为单发性和多发性纤维结构不良，前者少见；后者的 4%～14%累及脊椎。

1.病理

病理的基本变化是，增生的纤维结缔组织中有呈岛状分布的不成熟骨小梁(为由矿物质类骨生长不良形成的圆形组织块，它较正常骨小梁厚，但没有黏合线，其内的骨细胞陷窝较正常为大。在偏光显微镜下，胶原纤维排列杂乱，类似编织骨。在病灶中有弥散的多核巨细胞，部分类似破骨细胞。若发生恶变时，均匀排列的纤维结构不良骨中出现破坏区，病损区呈现灰白色组织，类似纤维肉瘤表现；镜下表现类似恶性纤维组织细胞瘤和纤维肉瘤的改变。纤维结构不良的恶性变多发于多发性纤维结构不良。

2.临床表现

纤维结构不良症状首次出现通常在 5～20 岁，但也有些患者直到 20 岁以后、甚至老年时才出现症状，随着病变的发展可以出现畸形、神经和脊髓压迫症状。临床症状因病变的部位不同而各异，主要表现为下腰痛、背痛、胸痛、颈痛、外周神经及脊髓压迫症状。

3.辅助检查

(1)实验室检查：血清学检查发现，1/3 纤维结构不良患者的血清碱性磷酸酶、尿羟脯氨酸水平升高和尿中Ⅰ类胶原蛋白 C 端片段分泌增多(其多少反映了纤维结构不良疾病的活跃程度)。

(2)影像学表现：X 线平片多表现为溶骨性、膨胀性、椭圆形骨质缺损，骨皮质变薄，病变处呈现透明、半透明状或磨砂玻璃样改变。CT 扫描显示病损灶为膨胀性、溶骨性、非匀质样病变，病灶部侵犯骨皮质，在病灶周边有高密度的硬化带。CT 检查在临床上有助于判断是否有周边软组织的浸润和椎管的变化，以及是否存在脊髓、神经受压。放射性核素骨扫描时，病变区域通常表现为放射性核素浓聚。

4.治疗

有文献报道采用二膦酸盐治疗纤维结构不良，疗效明显，临床结果表明，18 个月后有 50%的患者疼痛和影像学表现得到改善。

对于有神经、脊髓症状的患者，可行病灶切除植骨和脊椎内固定。

放疗可以增加纤维结构不良的恶变概率，临床上不提倡使用。

恶变的纤维结构不良，可按骨肉瘤治疗。

(五)甲状腺功能亢进性“棕色瘤”

棕色素瘤(brown tumor，BT)是一种溶骨性肿瘤样骨质破坏性病变，临床上常表现为多发性病损，类似转移性肿瘤表现。本病起源于原发性或继发性甲状旁腺功能亢进，好发于趾骨、跖骨、骨盆和股骨，脊椎受累较少见。早期的文献报道以原发性甲状旁腺功能亢进性棕色素瘤多见。目前，随着透析技术的进步和肾移植成功率的增高，肾衰患者的自然寿命延长，继发性棕色素瘤的数目逐渐增多。

1.病理

手术中棕色素瘤呈现红棕色的软组织团块，质地软脆，横断面显示有大小不同的出血区和囊变区。镜下显示骨髓为血管丰富的结缔组织所替代，含有较多的破骨细胞性巨细胞，呈不规则散在和丛状分布，骨小梁内有破骨细胞性吸收和纤维变性。病损周围有新生的类骨质和不成熟的骨小梁。

2.临床表现

棕色素瘤的临床表现包括原发病的表现和骨骼系统的表现，前者主要表现为反复出现泌尿系统结石，部分患者出现胃、十二指肠溃疡，并可同时出现上消化道出血、高钙血症和低磷血症。在骨骼中，棕色素瘤常表现为多发性骨质破坏性病灶，但累及脊椎骨极其少见，主要累及胸椎。有较大比例脊椎棕色素瘤患者表现有脊髓和神经受压体征。

3.辅助检查

(1)实验室检查：血液中PTH增高，血清钙增高，血清磷降低，血清碱性磷酸酶常增高，24 h尿钙排出量显著增加，尿中cAMP排出量升高。

(2)影像学表现：棕色素瘤最常见的影像学表现是骨膜下骨质吸收，溶骨性骨质破坏；病损区边界清楚，有时表现为病损边缘多环形，周边骨皮质变薄，部分病损呈现膨胀性改变。CT显示病损区为溶骨性骨质破坏，局部为软组织团块替代，组织块可以突入椎管，压迫脊髓或神经根。在MRI T_1加权像整个病损区表现为低信号，T_2加权像为高信号。

4.治疗

本病预后良好，目前临床上没有治疗后复发和恶性变的报道。本病治疗时首先治疗原发病，降低血钙浓度，升高血磷，从而抑制骨骼病损的发展，并同时治疗骨骼系统外钙盐沉积。由于大部分脊椎棕色素瘤患者表现为脊髓和神经受损的体征，对于这一部分患者应该进行椎管减压和病灶刮除，以及植骨融合和内固定以重建脊柱的稳定性。

十一、儿童及青少年脊柱肿瘤

在儿童及青少年脊柱疾病中，无论是原发性或继发性脊柱肿瘤均较少见。儿童及青少年脊柱肿瘤的临床表现和处理方式与成人有许多不同之处：①婴幼儿及少年期的患者通常存在语言表达能力差、交流困难，肿瘤往往难以早期发现。②儿童及青少年脊柱肿瘤的发病及组织学特征和成人有较大的差异，在疾病的诊断上存在一定的困难。③儿童及青少年的肿瘤处理时需要考虑中枢神经系统及脊柱的生长发育等因素。

(一)流行病学

在儿童及青少年脊柱肿瘤中，男女比例约为2.5∶1，男性多于女性。在肿瘤的发生部位上，胸椎肿瘤最为多见，然后是颈椎、腰椎和骶椎。在儿童及青少年脊柱肿瘤的发病年龄上，肿瘤的发生率总体上随着年龄的增加而增加。骨巨细胞瘤的发病主要集中在15～16岁；神经鞘瘤及骨软骨瘤的发病在15岁左右；嗜酸性肉芽肿主要分布在年龄相对较大的儿童，一般在10～16岁；畸胎瘤的发现年龄根据马尾神经损伤症状出现的阶段而有所不同，早的可以在2岁就能发现，晚的可以到15岁，有部分甚至到成人才能发病。其他肿瘤由于病例较少，分布上尚无规律可寻，而呈现出散在分布的特点。

(二)临床表现

1.疼痛

是就诊时最为常见的主诉，74%的患儿在就诊时表明有不同程度的疼痛，大部分为脊柱病灶或邻近区的疼痛。疼痛最为明显的特点是持续性、进行性加重，良性肿瘤疼痛的加重相对缓慢；而恶性肿瘤病程进展相对较快，且以静息痛为主，60%左右的恶性肿瘤患儿有夜间卧位疼痛加重的表现。约一半患儿有脊柱骨肿瘤累及脊髓或神经根时产生的神经压迫及刺激症状。

2.肢体活动受限

在儿童脊柱肿瘤中并不少见，在大部分患儿中均有不同程度的脊柱或四肢活动受限表现，临床上有28%的患儿是以活动受限作为首发症状。脊柱的活动受限主要是肿瘤对脊柱的破坏和(或)对神经的刺激而导致病变区肌肉保护睦痉挛所致。

3.神经系统表现

发生在椎管内的良性肿瘤或恶性度较低的恶性肿瘤，最初常常有神经系统症状表现。这方面的表现，由于儿童及青少年本身脊髓、大脑的发育上的差异而往往不易被重视，如小孩有时因神经源性膀胱而导致的排尿习惯异常，往往会被错过或完全忽略。

4.手足无力，行走姿势、步态的改变

这些是比较容易被发现的表现，特别是小孩走路蹒跚或足下垂等。在颈椎、腰椎节段肿瘤中，部分患儿仅表现为颈部僵硬、斜颈及腰部活动受限。

5.肿块

肿块是肿瘤最基本的生物学表现特征，但由于脊柱的位置相对较深，且脊柱骨肿瘤往往以椎体及椎弓最常见，所以一般较难在体表扪及明显肿块，因该原因就诊的患儿所占的比例极低。

(三)辅助检查

1.X 线检查

普通 X 线检查可观察：①脊柱生理曲度的改变，包括脊柱的侧凸、驼背、腰椎前屈等。②椎体及附件骨小梁的改变情况，如有无溶解、沉积、成骨、破坏、膨胀等。③脊柱侧块的表现和附件轮廓的改变。④椎弓根间距离增宽。

2.CT 扫描

可以获得脊柱层面上骨性结构的改变，较断层 X 线摄片更为清晰，能够显示椎体、附件病灶及骨结构受累情况，以及软组织侵入椎管和异常骨化，通过三维成像技术了解脊柱肿瘤的大小、范围、椎管腔隙的完整性。

3.MRI 检查

特别是 MRI 增强技术能提供多层面(横切面、矢状面及冠状面)图像、较清晰的软组织(包括脊髓)解剖图片，以揭示肿块的侵犯范围及肿瘤病灶邻近反应区组织信号改变，便于确定手术切除的界限。

(四)诊断

儿童及青少年脊柱肿瘤的初步诊断主要依据病史、体征和辅助检查，但最终确诊要依据细胞学检查或组织病理学检查。从患者所提供的病史，可以对肿瘤的特性有一个初步的印象。一般情况下，恶性肿瘤的病史相对较短且发展较快，良性肿瘤病史较长且变化慢。在肿瘤的辅助检查中，除了 X 线、CT、MRI 检查外，血液的细胞学检查及生化、碱性磷酸酶和免疫学检查对一些特殊性质的肿瘤的诊断有一定的参考价值。

(五)治疗

儿童及青少年脊柱肿瘤的治疗包括手术治疗、化学治疗、放射治疗、免疫治疗及生物治疗。但由于儿童及青少年正处于生长、发育阶段，制定一切治疗方案均需要考虑对正常生长和发育能力的影响，所以选择何种治疗措施应根据患儿的机体状况、肿瘤的病理学类型、临床分期、外科分期等，合理规范地采用有效、安全、可靠的治疗方案。

1.手术治疗

大多数儿童及青少年脊柱恶性肿瘤一旦确诊，手术治疗即是重要的治疗手段之一。基于对儿童及青少年肿瘤病理认识的提高和诊治方法的不断更新，儿童及青少年肿瘤的治疗目的不仅是要满足于存活率的提高，而且要求生活质量的提高，治疗原则已经由过去的安全、根治，变迁为肿瘤根治、功能维持、心理健康三者的有机结合。手术目的在于：①解除脊髓和神经的压迫。②缓解疼痛。③尽可能完全切除肿瘤和受影响的骨组织。④重建和维持脊柱的排列序列及稳定性。当然，对于脊柱的良性肿瘤，如果出现临床症状而影响患儿的生活和(或)发育，则同样应该进行手术治疗。

近几年来，随着材料工程学的快速发展，内固定器材得到了迅速发展，并在脊柱外科中得到较为广泛的应用。但是内固定器材在儿童及青少年脊柱手术中的应用一直是有争议的，理论上讲，无论是前路还是后路内固定术，都将不可避免地影响儿童及青少年脊柱的发育。但是，儿童及青少年脊柱肿瘤手术以后，给予内固定至少有以下优点：①可以使患儿的脊柱获得即刻稳定性，使患儿能够早期活动，便于护理，减少术后并发症的发生，促进病情恢复。②可以使植入骨块维持在一个相对稳定的环境中，促进植骨融合。③减少了植入骨块不融合和吸收的发生概率，在一定程度上减少了脊柱畸形的发生。

在肿瘤残腔的填塞问题上，应尽可能采用自体骨或异体骨，儿童患者植骨的融合率较高。但在部分恶性度很高的肿瘤，如神经外胚层细胞瘤，以人工骨或骨水泥填塞为好。

2.放射治疗

放射治疗是脊柱恶性肿瘤的重要治疗手段，而且部分肿瘤（如恶性淋巴瘤）甚至放疗或化疗比手术治疗更为有效。但有临床研究表明，放射治疗可导致儿童出现骨骼畸形、性腺损害、放射性功能损害和智力损害等并发症，加上儿童及青少年脊柱肿瘤相对较为少见，对放射治疗剂量的控制尚缺经验；长期大剂量的放疗对儿童肾功能、心功能、内分泌等方面的影响也受到关注和警觉，故对放射治疗的选择、取舍必须慎重，全面考虑。

3.化学治疗

有效的化疗能辅助性、全身性控制肿瘤细胞的扩散，使手术范围不必为强求全部根治而不断扩大。术前化疗或二次手术前的全身化疗常使肿瘤缩小、局限，辅以局部根治或广泛切除可达到较好的效果。对于化疗的具体方案应根据肿瘤的病理情况来选择。

（六）预后

儿童及青少年脊柱肿瘤的预后与肿瘤的性质、治疗的早晚、治疗方法的选择及后续治疗有关，尤其是肿瘤的性质。所有良性肿瘤的预后相对较好，即使是术后肿瘤局部复发再次手术，同样可以获得较好的疗效。儿童及青少年脊柱恶性肿瘤患者的预后相对较差，且与成人同种性质的肿瘤治疗效果相比更差。总体来讲，除了低度恶性或恶性倾向的骨巨细胞瘤外，其他恶性脊柱肿瘤患儿的 5 年存活率达到 75%左右外，其他恶性度高的恶性肿瘤 5 年存活率不到 5%，3 年存活率低于 30%，一般均在术后 1～1.5 年死亡。

（朱勋兵）

参考文献

[1] 博菲斯，韦尔东克. “十二五”国家重点图书 半月板[M]. 北京：北京大学医学出版社，2013.
[2] 费格朗德. 美国骨科医师学会骨科学教程 骨科知识更新[M]. 北京：北京大学医学出版社，2012.
[3] 莱特. 循证骨科学[M]. 北京：人民军医出版社，2012.
[4] 洛克，阿布德，恩德原著. 骨科诊疗指南与思路[M]. 北京：人民军医出版社，2015.
[5] 米勒. 高级骨科学精要[M]. 北京：人民军医出版社，2014.
[6] 瑞思帕里. 达拉斯贡袖珍骨科学[M]. 北京：人民军医出版社，2012.
[7] 萨米恩托. 骨折非手术治疗[M]. 北京：人民军医出版社，2013.
[8] 斯坦纳德，施密特，克莱格. 创伤骨科手术学[M]. 济南：山东科学技术出版社，2013.
[9] 托德森. 足踝外科学精要[M]. 北京：北京大学医学出版社，2013.
[10] 星野，提贝瑞，哈里斯. 骨科门诊急诊技术操作手册[M]. 北京：人民军医出版社，2015.
[11] BERNARD F.MORREY ，KAI－NAN AN JOHN W.SPERLING. 关节置换与成形术肩与肘[M]. 北京：人民卫生出版社，2014.
[12] Grant Cooper. 骨科学[M]. 北京：人民卫生出版社，2012.
[13] 白跃宏. 下腰痛临床与康复[M]. 北京：人民军医出版社，2006.
[14] 毕荣修，谢进. 骨伤科典型创伤病例精解[M]. 济南：山东科学技术出版社，2013.
[15] 曹建中. 骨内科及骨外科诊断治疗学[M]. 北京：中国科学技术出版社，2002.
[16] 曾炳芳. OTC 中国创伤骨科教程[M]. 上海：上海科学技术出版社，2015.
[17] 曾昭洋. 临床创伤骨科学[M]. 北京/西安：世界图书出版公司，2013.
[18] 陈安民，田伟. 骨科学[M]. 北京：人民卫生出版社，2014.
[19] 陈义泉. 临床骨关节病学[M]. 北京：科学技术文献出版社，2010.
[20] 程少丹. 骨伤科疼痛疾病术后康复咨询[M]. 上海：上海交通大学出版社，2014.
[21] 仇湘中. 骨伤科中西医诊疗套餐[M]. 北京：人民军医出版社，2013.
[22] 戴克戎，裴福兴. 中华骨科学 关节外科卷[M]. 北京：人民卫生出版社，2014.
[23] 冯卫，李筱贺，赵岩，付裕，祝勇. 临床医学 骨科学[M]. 北京：知识产权出版社，2013.
[24] 郝定均. 简明临床骨科学[M]. 北京：人民卫生出版社，2014.
[25] 何建军，汤志刚. 实用微创骨科学[M]. 北京：北京科学技术出版社，2012.
[26] 侯树勋. 骨科学[M]. 北京：人民卫生出版社，2015.
[27] 姜鑫. 现代骨科常见病诊疗学[M]. 北京：科学技术文献出版社，2014.
[28] 邱贵兴.骨科学高级教程[M]. 北京：人民军医出版社，2013.
[29] 邱贵兴. 骨科诊疗常规[M]. 北京：中国医药科技出版社，2013.
[30] 容可，李小六. 常见骨伤康复运动与评定[M]. 北京：人民军医出版社，2014.
[31] 申小年. 骨伤科 X 线诊断学[M]. 北京：人民卫生出版社，2014.

[32] 申小年. 骨伤科影像诊断技术[M]. 北京:人民卫生出版社，2014.
[33] 田伟. 骨折[M]. 北京:人民卫生出版社，2013.
[34] 王春成. 骨科手术入路解剖学[M]. 北京:人民卫生出版社，2014.
[35] 谢冰主. 图解骨伤科痛症治疗手法[M]. 北京:人民卫生出版社，2013.
[36] 谢艳主. 骨伤科临床用药指南[M]. 郑州:郑州大学出版社，2014.
[37] 胥少汀,葛宝丰,徐印坎. 实用骨科学 上[M]. 北京:人民军医出版社，2012.
[38] 胥少汀,葛宝丰,徐印坎. 实用骨科学 下[M]. 北京:人民军医出版社，2012.
[39] 杨庆铭. 骨科学[M]. 北京:中国协和医科大学出版社，2007.
[40] 杨述华. 骨科学教程[M]. 北京:人民卫生出版社，2014.
[41] 詹红生. 中西医结合骨伤科学[M]. 北京:中国中医药出版社，2013.
[42] 张海生. 实用临床骨病学[M]. 北京:科学技术文献出版社，2013.
[43] 张铁良,王沛,马信龙. 临床骨科学 上[M]. 北京:人民卫生出版社，2012.
[44] 张铁良,王沛,马信龙. 临床骨科学 下[M]. 北京:人民卫生出版社，2012.
[45] 张卫华. 颈椎病的诊断与非手术治疗[M]. 北京:人民军医出版社，2014.
[46] 张英泽. 脊柱损伤外科治疗[M]. 北京:人民卫生出版社，2014.
[47] 赵定麟,陈德玉,赵杰. 现代骨科学 脊柱外科卷 上[M]. 北京:科学出版社，2014.
[48] 中国工程院. 骨科热点讨论[M]. 北京:高等教育出版社，2014.